RECLUS. KIRMISSON. PEYROT. BOUILLY

MANUEL

DE

PATHOLOGIE EXTERNE

II

MALADIES DES RÉGIONS

Tête et Rachis

PAR

E. KIRMISSON

Professeur agrégé de la Faculté de Médecine
Chirurgien des hôpitaux

PARIS

G. MASSON, ÉDITEUR

LIBRAIRE DE L'ACADÉMIE DE MÉDECINE

120, BOULEVARD SAINT—GERMAIN, 120

M DCCC LXXXV

MANUEL

DE

PATHOLOGIE EXTERNE

MALADIES DES RÉGIONS

TÊTE ET RACHIS

CHAPITRE PREMIER

MALADIES DU CRANE.

Au crâne, comme dans les autres régions, nous aurons successivement à étudier : 1° les lésions traumatiques ; 2° les maladies inflammatoires ; 3° les néoplasmes ou tumeurs ; 4° les vices de conformation.

ARTICLE PREMIER

LÉSIONS TRAUMATIQUES DU CRANE.

Sous le nom de *plaies de tête*, les lésions traumatiques de la région crânienne ont joué un grand rôle dans les descriptions des anciens chirurgiens, qui leur consacraient une large place. Ces lésions méritent aujourd'hui, comme autrefois, une grande attention ; mais

MANUEL

DE

PATHOLOGIE EXTERNE

DIVISION DE L'OUVRAGE

I. **Maladies communes à tous les tissus. Maladies des tissus,** — par M. le Dr RECLUS.

II. **Maladies des régions.** Tête et Rachis, — par M. le Dr KIRMISSON.

III. **Maladies des régions.** Cou, poitrine, abdomen, — par M. le Dr PEYROT.

IV. **Maladies des régions.** Organes génito-urinaires, membres, — par M. le Dr BOUILLY.

Chaque volume est vendu séparément.

MANUEL

DE

PATHOLOGIE EXTERNE

MALADIES DES RÉGIONS

TÊTE ET RACHIS

CHAPITRE PREMIER

MALADIES DU CRANE.

Au crâne, comme dans les autres régions, nous aurons successivement à étudier : 1° les lésions traumatiques ; 2° les maladies inflammatoires ; 3° les néoplasmes ou tumeurs ; 4° les vices de conformation.

ARTICLE PREMIER

LÉSIONS TRAUMATIQUES DU CRANE.

Sous le nom de *plaies de tête*, les lésions traumatiques de la région crânienne ont joué un grand rôle dans les descriptions des anciens chirurgiens, qui leur consacraient une large place. Ces lésions méritent aujourd'hui, comme autrefois, une grande attention ; mais si les *plaies de tête* semblent avoir perdu de leur importance, c'est que la signification de ce terme s'est modifiée. Sous ce titre les anciens chirurgiens englobaient à la fois les lésions traumatiques des parties molles, celles des os, et des organes encéphaliques. Aujourd'hui l'on est convenu d'étudier à part ces diverses lésions, et de ne conserver l'expression de *plaies de tête* que pour désigner les lésions traumatiques des parties molles.

Nous suivrons cet ordre; et nous étudierons successivement :

A. Les lésions traumatiques des parties molles.

B. Celles des os.

C. Celles des organes encéphaliques.

A — LÉSIONS TRAUMATIQUES DES PARTIES MOLLES

Elles sont de deux ordres : *a*, des *contusions*, et *b*, des *plaies*.

a. **Contusions.** — Les contusions des parties molles du crâne ne diffèrent pas de celles des autres régions. Elles méritent cependant une mention particulière à cause de leur grande fréquence, facile à comprendre quand on réfléchit à la minceur et à l'adhérence des parties molles qui ne peuvent fuir devant la cause vulnérante, et qui sont écrasées entre le corps contondant et le plan osseux sous-jacent.

Souvent les contusions amènent au crâne la production de bosses sanguines ou hématomes dont la physionomie doit être bien connue du chirurgien, qui, faute de connaissances suffisantes, pourrait commettre à cet égard la plus étrange erreur. Telles sont en effet la dureté et l'élévation du bourrelet qui limite la bosse sanguine, contrastant si singulièrement avec la mollesse de sa partie centrale, qui se laisse affaisser sous le doigt, qu'on pourrait croire à une solution de continuité de la voûte osseuse, permettant la pénétration dans l'intérieur de la cavité crânienne. Il suffit d'être prévenu de la possibilité d'une pareille erreur pour l'éviter. En déprimant avec quelque insistance la partie centrale de la bosse sanguine, on arrivera sur le plan osseux sous-jacent et l'illusion sera dissipée.

b. **Plaies.** — Elles donnent lieu à des considérations différentes, suivant qu'il s'agit : 1° de plaies par instruments piquants; 2° de plaies par instruments tranchants; 3° de plaies par instruments contondants.

1° **Plaies par instruments piquants.** — Elles ne sont ni très fréquentes ni très importantes par elles-mêmes. Bien traitées, les simples piqûres des parties molles du crâne ont la plus grande tendance à se réunir par première intention. Les complications qui naissent surtout de soins mal entendus, telles que le phlegmon, l'érysipèle, leur donnent seules de l'importance.

L'instrument piquant est-il dirigé perpendiculairement au crâne, il est bien vite arrêté par le plan osseux sous-jacent, et la plaie n'a que très peu de profondeur. La plaie a-t-elle été faite, au contraire, plus ou moins obliquement, l'instrument pourra glisser sous les téguments du crâne dans une certaine étendue ; mais la forme arrondie de la région fait qu'il traversera bientôt de nouveau les parties molles, en donnant lieu à une seconde plaie séparée de la première par un foyer traumatique sous-cutané (plaie en séton).

2° **Plaies par instruments tranchants.** — Plus fréquentes que les simples piqûres, les plaies par instruments tranchants n'ont, comme elles, et pour la même raison, que peu d'étendue. Il en serait autrement, on le comprend aisément, si au lieu de frapper en un seul point, l'instrument tranchant était promené sur la région crânienne dans une certaine étendue.

3° **Plaies par instruments contondants.** — Beaucoup plus fréquentes que les deux variétés précédentes, les plaies contuses des téguments du crâne peuvent leur être associées. Un homme tombe sur des fragments de verre ; ceux-ci pourront agir à la fois comme instruments piquants et tranchants, tandis que, dans sa chute sur le sol, le malade se fera une contusion plus ou moins large de la région crânienne.

Quelle que soit d'ailleurs la cause qui les ait produites, les plaies contuses du crâne affectent un grand nombre de variétés. Il peut se faire que la plaie soit nette et régulière comme si elle avait été faite par un instrument tranchant. Plus souvent elle est anfractueuse, irrégulière, à bords déchiquetés, compliquée de la présence d'une infiltration sanguine plus ou moins considérable, et de décollements étendus. Lorsque enfin le corps contondant a agi presque parallèlement au crâne, il peut faire glisser sur les os les parties molles, les arrachant, les décollant, et formant ainsi un lambeau qui retombe sur les parties saines et présente au dehors sa face cruentée. Ainsi agit, par exemple, une roue de voiture, ou bien encore un corps pesant qui, dans sa chute, a glissé sur les parties molles et les a entraînées avec lui.

Une autre division qui n'a pas moins d'importance que celle relative à la forme extérieure des plaies de tête et à la nature de l'agent qui les produit, c'est celle qui est relative à leur profondeur. A cet égard on peut établir les trois groupes suivants : Parmi ces plaies, les unes intéressent seulement la peau et les couches sous-cutanées sans mettre à nu le périoste ; dans d'autres cas, le périoste est découvert ; enfin, dans une troisième variété de plaies, le périoste lui-même est décollé avec les plans sous-jacents et l'os est dénudé. On comprend qu'au point de vue des complications possibles du côté de l'os et du périoste, ces deux dernières variétés présentent une gravité bien plus considérable que la première.

Complications communes à toutes les plaies de tête. — La première à noter, c'est l'hémorrhagie. Vu la richesse du réseau artériel de la région épicrânienne et sa distribution dans l'épaisseur des couches sous-cutanées, on comprend que les moindres plaies de tête donnent habituellement naissance à un écoulement de sang abondant. Si les gros troncs, tels que les artères temporale, occipitale, auriculaire postérieure, sont ouvertes, il pourra même en résulter des hémorrhagies d'une réelle gravité.

Au premier rang des complications ultérieures nous devons noter le phlegmon, et surtout l'*érysipèle*, dont la fréquence est telle en cette région qu'elle doit imposer au chirurgien des précautions toutes particulières à propos du traitement.

Déjà nous avons signalé la dénudation des os et du périoste ; de là, des ostéites et des mortifications plus ou moins étendues du squelette. Mais de ce que ces accidents sont possibles, il ne faudrait pas conclure avec les anciens chirurgiens qu'ils doivent nécessairement se produire. Ç'a été le grand mérite de Ténon, de démontrer que, même dénudés, les os peuvent continuer à vivre ; et par là il a modifié profondément la conduite des chirurgiens qui s'efforçaient de hâter cette mortification de l'os dénudé, qu'ils regardaient comme inévitable, tandis que nous, la regardant comme une complication fâcheuse, nous nous efforçons de la prévenir par tous les moyens.

Disons en terminant que la plaie des parties molles peut s'accompagner de plaie et de fracture des os du crâne ; mais ici la plaie de tête n'est plus elle-même qu'un accident dont l'importance s'efface en présence de la gravité beaucoup plus grande des lésions osseuses.

Traitement des plaies de tête en général. — La première indication qui se présente au chirurgien, c'est d'arrêter l'hémorrhagie. La forme et la disposition anatomique de la région se prêtent admirablement à l'emploi de la compression, qu'on réalisera le plus souvent à l'aide de rondelles d'amadou, et qui suffira seule si l'hémorrhagie est de peu d'importance. Y a-t-il au contraire une artère importante lésée, c'est à la ligature du vaisseau qu'il faut avoir recours; mais dans la région crânienne, cette petite opération présente une difficulté spéciale. Telle est en effet l'adhérence intime des vaisseaux avec les tissus voisins, qu'il est souvent impossible de les saisir avec des pinces; le ténaculum est alors l'instrument le plus convenable.

L'hémorrhagie arrêtée, il faut procéder au pansement de la plaie, et tout d'abord il faut la débarrasser de tous les corps étrangers qui peuvent s'y trouver. Les cheveux sont eux-mêmes de véritables corps étrangers, capables d'entretenir l'irritation de la blessure. De là, la nécessité de raser soigneusement le cuir chevelu dans une étendue de deux ou trois travers de doigt sur chacune des lèvres de la plaie. Cette manière de faire a encore un autre avantage, c'est de permettre d'explorer aisément les environs de la blessure. Si même on a lieu de soupçonner d'autres plaies du cuir chevelu ou des complications du côté du crâne, ce n'est plus seulement les bords de la plaie, mais bien le cuir chevelu tout entier qu'il faut raser. On a ainsi le double avantage de faire une exploration complète et de soigner aisément la blessure et les complications qui peuvent survenir.

Une question fort discutée, c'est celle de savoir s'il convient de réunir par la suture les plaies de tête. D'une façon générale, nous pensons qu'il est préférable de s'abstenir de sutures. Une compression légère, quelques bandelettes agglutinatives suffisent le plus souvent à mettre en contact les lèvres de la plaie. Si la suture n'est pas indispensable, elle présente à la région crânienne de graves dangers. En s'opposant à l'écoulement facile des liquides, elle cause trop souvent des accidents de rétention, phlegmons, érysipèles, faciles à comprendre, dans ces tissus denses et serrés, qui ne sauraient se prêter aisément à la distension.

Dans les cas où il y a trop de tendance au déplacement des lèvres de la plaie, on pourra recourir à la suture; mais en ayant soin de placer toujours un drain dans la portion la plus déclive, et en écartant suffisamment les points de suture. A plus forte raison, la suture est-elle de mise s'il existe un lambeau retombant par son propre poids ; mais alors il importe de suivre une pratique inspirée à la fois de deux grands chirurgiens, J. L. Petit et Chassaignac, dont le premier faisait à la base du lambeau, dans le point le plus déclive, une contre-ouverture où le second plaçait un de ses tubes à drainage. Une compression douce aidera encore au recollement du lambeau. Si es os sont dénudés, on se gardera bien de les laisser au contact de l'air, on les recouvrira autant que possible avec les lambeaux des parties molles, et on s'efforcera, par des pansements convenables, d'éviter leur mortification.

Nous ne saurions terminer cet article sans faire remarquer combien les pansements des plaies de tête appellent l'attention du chirurgien. Ils sont difficiles à maintenir en place, et dans cette grande abondance d'érysipèles du cuir chevelu, nul doute que bon nombre ne tiennent à des pansements mal faits, ou à une absence absolue de pansements. Un large pansement de Lister, allant du sourcil à la nuque, d'une part, enveloppant de l'autre les deux régions auriculaires, et solidement maintenu par ces bandes de gaze trempées dans l'eau phéniquée, qui se moulent si bien sur les parties où on les applique, réalise pour cette région délicate toutes les conditions fondamentales d'un bon pansement.

B. — LÉSIONS TRAUMATIQUES DES OS DU CRANE.

Elles sont de deux ordres : 1° des plaies ; 2° des fractures.

1° Plaies des os du crâne. — Les diverses variétés d'instruments piquants, tranchants et contondants capables de léser les téguments du crâne peuvent en même temps intéresser les os. Les piqûres acquièrent une haute gravité lorsque, traversant de part en part les os du crâne, l'instrument vulnérant pénètre dans l'intérieur de la cavité encéphalique. Il n'est pas très rare en pareil cas de voir l'instrument se rompre, et un fragment rester implanté dans la plaie.

Les plaies par instrument tranchant peuvent faire une entaille plus ou moins profonde au squelette, ou même détacher complètement du crâne une lamelle osseuse.

Enfin, les contusions sont surtout produites par les armes à feu, par exemple lorsqu'une balle, sans avoir assez de force pour pénétrer dans la cavité crânienne, vient frapper violemment sa surface. En pareil cas les tissus sont le plus souvent lacérés; mais ils peuvent être sains en apparence, alors que les os sous-jacents sont écrasés, le diploé infiltré de sang, le périoste et la dure-mère décollés. Ce qui fait la gravité particulière de ces traumatismes, c'est l'invasion des phénomènes inflammatoires qui exposent à de redoutables complications du côté des centres nerveux.

En présence de contusions graves des parties molles auxquelles se joint la notion de l'agent vulnérant, le diagnostic de la contusion osseuse ne présentera pas de grandes difficultés; mais lorsque les parties molles paraissent saines, il n'en est plus de même. Si des complications encéphaliques surviennent, s'il s'y joint des douleurs, de l'empâtement du cuir chevelu, c'est en pareil cas que le chirurgien est parfaitement autorisé à pratiquer une incision exploratrice, pour constater, par la vue et par le toucher, l'état de l'os sous-jacent.

2° **Fractures du crâne.** — Que la contusion atteigne une violence plus grande que nous ne l'avons supposé jusqu'ici, et elle pourra aller jusqu'à la fracture. Tel est, en effet, la cause la plus habituelle des fractures du crâne, que le corps contondant soit venu frapper la tête ou, ce qui est plus fréquent, que, dans une chute, le crâne ait porté sur un corps résistant, capable de le fracturer. Il n'est pas toutefois nécessaire, pour que la fracture ait lieu, que le crâne lui-même soit frappé. La solution de continuité peut être produite d'une manière indirecte, par exemple à la suite d'une chute sur le menton ou sur les pieds. La violence est alors transmise au crâne par les os de la face ou la colonne vertébrale. Enfin les instruments piquants et contondants peuvent aussi, bien que plus rarement à la vérité, produire des fractures du crâne.

Quelle que soit d'ailleurs la cause qui ait agi, elle peut produire la fracture directement au point frappé ou bien sur les parties voisines. On retrouve là la division classique des fractures en général, en *directes* et *indirectes*. L'expression de fracture *par contre-coup* introduite dans cette question par l'Académie de chirurgie, qui s'est beaucoup occupée des fractures du crâne, est propre à y jeter une grande confusion; du moment où elle désigne des fractures qui se produisent ailleurs qu'au point percuté, mieux vaut lui substituer l'expression de *fractures indirectes*.

Anatomie pathologique. — Variétés des fractures du crâne. — Ces fractures présentent en général des caractères différents suivant qu'elles siègent à la voûte ou à la base du crâne ; à la voûte, on rencontre souvent des fractures multiples, esquilleuses, des enfoncements de portions plus ou moins larges des os. Il peut se faire également que la fracture soit limitée à une partie de l'épaisseur de l'os ; le plus souvent c'est la table interne qui se fracture en pareil cas, formant parfois plusieurs fragments qui se dépriment et viennent irriter l'encéphale et ses enveloppes.

Au lieu de ces fractures multiples, esquilleuses, avec grands déplacements, qu'on rencontre souvent à la voûte, les fractures de la base se présentent le plus souvent sous la forme de simples fissures ou fêlures, qui sillonnent en diverses directions les os. Empressons-nous d'ajouter que cette division en fractures de la voûte et fractures de la base en donnerait une idée bien fausse, si on la prenait dans un sens absolu. Si les fractures de la voûte se voient assez fréquemment isolées, il n'en est pas de même de celles de la base qui, le plus souvent, ne sont que la propagation des fractures de la voûte et méritent pour cela le nom de *fractures par irradiation*.

Mécanisme des fractures du crâne. — Dans le cas de fractures directes, aucune difficulté n'existe. La solution de continuité de l'os se produit au point percuté, la force de l'instrument vulnérant étant suffisante pour triompher de la résistance osseuse. Ainsi se produisent habituellement les fractures de la voûte du crâne. Même à la base, on peut observer des fractures directes, par exemple, quand un instrument vient frapper la base du crâne, en passant par les cavités des fosses nasales, de l'orbite, ou encore par la cavité pharyngienne. Mais c'est là l'exception. L'immense majorité des fractures de la base ou plutôt des fractures communes à la voûte et à la base (par irradiation) reconnaissent des causes indirectes. Ici se présente à nous la délicate question du mécanisme des fractures de la base du crâne, qui a toujours vivement préoccupé les chirurgiens, et a suscité un nombre considérable de travaux.

L'Académie de chirurgie avait mis au concours cette question des fractures indirectes de la base du crâne. Dans leurs mémoires présentés à cette occasion, Sabouraut et Saucerotte s'appuyèrent sur des raisonnements géométriques pour résoudre le problème. Sabouraut compare le crâne à un sphéroïde ; Saucerotte, dont le travail fut couronné, l'assimile à un ovale imparfait tronqué par sa base. D'après ces auteurs, dans le crâne, comme dans les corps auxquels ils le comparaient, les chocs produiraient des vibrations ellipsoïdes qui se transmettraient de la voûte à la base, et donneraient naissance à des solutions de continuité de cette dernière plus ou moins loin du point frappé. Cette assimilation du crâne avec les solides géométriques était absolument grossière, et les déductions qu'on en tirait étaient nécessairement erronées. Tous les auteurs qui ont traité depuis lors la question se sont attachés à le démontrer. Nous les indiquerons ici, car leurs noms doivent être retenus, vu l'importance des conclusions auxquelles ils sont arrivés.

Nous citerons tout d'abord Aran, médecin des hôpitaux, qui, en 1844, publia dans les *Archives de médecine* un mémoire intitulé : *Recherches sur les fractures de la base du crâne.* Après avoir fait ressortir combien était erronée l'assimilation du crâne avec les divers solides géométriques, Aran donne le résumé de ses expériences, qui le conduisent à enseigner, le premier, que l'immense majorité des prétendues fractures indirectes de la base du crâne, ou par contre-coup, ne sont en réalité autre chose que des fractures propagées de la voûte à la base. Jamais, en effet, il n'a pu obtenir dans ses expériences de fractures de la base sans fracture au point percuté. Il établit que ces fractures gagnent la base, même à travers les fissures, et par le chemin le plus court, c'est-à-dire en suivant la courbe du plus court rayon.

Aran va plus loin ; il établit une relation entre la région du crâne qui a été frappée et le siège de la fracture de la base. Ainsi, la percussion ou la chute a-t-elle porté sur la région sincipitale, la fracture au point percuté se propage des deux côtés dans la fosse moyenne du crâne, à travers la lame écailleuse du temporal et la grande aile du sphénoïde, pouvant même intéresser le rocher dans ses portions antérieure et moyenne, se réunissant quelquefois dans la fosse pituitaire avec celle du côté opposé, de manière à diviser le crâne en deux portions, l'une antérieure, et l'autre postérieure.

Les chutes ou percussions sur la région temporale produisent des effets semblables à ceux des coups sur le sinciput.

Les chutes ou percussions sur la région frontale produisent des fractures vers l'étage supérieur de la base du crâne. Celles qui portent sur l'occipital produisent des irradiations dans l'étage inférieur, gagnant le trou occipital, atteignant quelquefois la selle turcique, soit en traversant le rocher, soit en suivant la suture sphéno-pétrée.

Les conclusions du mémoire d'Aran sont généralement exactes et ont été confirmées par les travaux ultérieurs. Dans une étude sur les conditions de résistance du crâne, publiée dans les bulletins de la Société anatomique de 1855, M. Trélat démontre à son tour l'inanité de toutes les comparaisons géométriques. Il établit que si l'homogénéité et l'égalité de répartition des chocs sont les modes de résistance de la voûte, la base du crâne, au contraire, présente des anfractuosités, des coudures brusques, des parties de consistance très différente. Cet édifice irrégulier constitué par la base du crâne et la face, dit-il, supporte la voûte comme un soubassement ; cette dernière s'y appuie par des portions osseuses plus solides, qui lui servent de piles ; ce que Rathke appelait les poutres du crâne. Ce sont, en avant, la crête frontale interne ; en arrière, la crête et la protubérance occipitales. Sur les parties latérales, en avant, les côtés du front s'appuient sur la colonne osseuse formée par l'apophyse orbitaire externe et l'os malaire. En arrière, les pariétaux reposent de chaque côté sur les masses osseuses constituées par l'apophyse mastoïde, les éminences jugulaires, les condyles occipitaux. Ces piliers ou poutres du crâne sont capables par leur grande résistance de s'opposer à la propagation du choc ; ce sont eux qui limitent les fractures à l'intérieur des fosses qu'ils contribuent à former. Si donc Aran a eu le mérite incontestable d'indiquer à la fois la propagation habituelle des fractures à la base du crâne, et leur limitation à certains étages de cette base, M. Trélat a bien exposé la raison de cette disposition anatomique, en insistant sur le rôle des piliers de la voûte crânienne. Les conclusions des deux mémoires que nous venons d'analyser sommairement ont été confirmées par des recherches ultérieures, notamment la thèse de Félizet, riche en expériences (1873), et un mémoire de Baum, publié en 1876 dans les Archives de Langenbeck.

C'est le plus souvent dans la fosse moyenne du crâne que se font les fractures irradiées de la voûte à la base. La distance des deux pièces de résistance qui supportent la courbe de la région moyenne, aussi bien que la minceur de cette partie du crâne, rendent compte, suivant Félizet, de la prédilection des irradiations des fêlures du vertex vers la fosse moyenne. On pourrait y joindre la grande fréquence des chutes sur la région temporale qui s'irradient, comme nous l'avons déjà noté, à la fosse moyenne de la base du crâne.

Dans ces fractures de l'étage moyen, se trouve souvent intéressée une partie que sa dureté et son épaisseur sembleraient tout d'abord devoir protéger, le rocher. Sa densité considérable le prive de l'élasticité qui lui permettrait de fuir devant le choc, sans se rompre; les nombreuses cavités dont il est creusé, et qui lui enlèvent une partie de sa solidité; enfin son obliquité qui fait que la violence vient presque toujours le frapper dans une direction plus ou moins perpendiculaire à son axe et tend à rompre sa continuité : ce sont là autant de circonstances anatomiques permettant de comprendre la grande fréquence des fractures du rocher.

D'après la direction de ces fractures, il y a lieu de les diviser en trois grands groupes, suivant qu'elles sont parallèles, perpendiculaires ou obliques à l'axe du rocher. M. Trélat et, après lui, Félizet ont bien précisé les circonstances dans lesquelles se produisent chacune de ces trois variétés de fractures. Les fractures obliques et perpendiculaires à l'axe sont consécutives à des chutes sur la région occipitale. Les premières se produisent par un véritable arrachement de la base du rocher, et passent à travers les cellules mastoïdiennes et l'oreille moyenne. Bien que rares, elles le sont moins cependant que les fractures perpendiculaires, tout à fait exceptionnelles. Comme les précédentes, ces dernières résultent le plus souvent de violences portant sur la région occipitale; elles passent au niveau ou un peu en dehors du conduit auditif interne. Enfin les fractures parallèles à l'axe, beaucoup plus fréquentes que les deux variétés précédentes, longent le bord antérieur du rocher et se voient dans les fractures irradiées de la fosse moyenne.

Une autre complication assez fréquente des fractures irradiées à l'étage moyen du crâne, c'est la lésion de l'artère méningée moyenne, qui devra attirer plus tard notre attention.

Il est une particularité des fractures de la base du crâne bien mise en relief par M. Trélat et Félizet, c'est l'immunité spéciale dont jouit la zone qui borde le trou occipital. Elle la doit sans doute à la densité et à l'épaisseur du tissu osseux qui la constitue. Faisons remarquer avec M. Trélat, que c'est là une circonstance heureuse pour le bulbe rachidien, que les fractures de cette région exposeraient à

des lésions dont nous n'avons pas besoin de faire ressortir l'absolue
gravité.

Nous ne pouvons terminer ce qui a trait aux fractures par irradiation de la base du crâne sans ajouter, avec M. Duplay, que cette localisation des fractures à tel ou tel étage de la base, généralement
vraie, ainsi que l'a indiqué Aran, n'est pas absolue. Dans les traumatismes d'une grande violence, il n'est pas rare de voir le trait
de fracture passer d'un étage à l'autre, sans respecter les piliers ou
contreforts osseux sur lesquels nous avons insisté. C'est ce qui ressort également des expériences de M. Félizet.

A côté des fractures directes de la base du crâne que nous avons
signalées comme exceptionnelles, à côté des fractures communes à la
voûte et à la base (*fractures par irradiation*) sur lesquelles nous avons
longuement insisté, et que nous avons présentées comme étant de
beaucoup les plus nombreuses, il convient d'ouvrir un chapitre spécial pour les fractures *indirectes*, uniquement limitées à la base du
crâne.

Elles se montrent dans diverses circonstances, soit comme conséquence d'une chute sur les pieds ou sur la voûte du crâne, soit à la
suite d'une chute sur le nez ou sur le menton. Dans ce dernier cas, ce
sont les os de la face qui transmettent le choc à la base du crâne; les
chutes sur le nez amènent des fractures de la lame perpendiculaire et
de la lame criblée de l'ethmoïde, ou bien du corps du sphénoïde; celles
qui portent sur le menton peuvent produire la fracture de la cavité
glénoïde défoncée par le condyle du maxillaire inférieur, qui pénètre
même parfois dans la cavité crânienne. Quant aux fractures indirectes
de la base qui succèdent à des chutes sur les pieds ou sur le sommet
de la tête, leur mécanisme est le même; dans un cas comme dans
l'autre, la colonne vertébrale forme une tige rigide qui s'enfonce dans
la base du crâne et la fracture. Si la chute a lieu sur les pieds, la
pénétration se fait de bas en haut; elle se produit de haut en bas dans
le cas de chutes sur la tête. MM. Berchon, Trélat, Chauvel ont cité des
pièces anatomiques à l'appui de cette manière de voir.

Symptômes et diagnostic. — Suivant que la fracture traduit
ou non son existence à l'extérieur par des signes visibles, le diagnostic des fractures du crâne peut être très facile, ou présenter au
contraire les plus sérieuses difficultés.

S'il y a plaie, on peut voir l'os à nu et constater *de visu* son en-

foncement, et ses fissures. Mais, même en cas de plaie, il peut y avoir
du doute ; la fêlure peut échapper aux recherches les plus minu-
tieuses, ou bien encore une suture normale ou anormale du crâne
peut en imposer pour un trait de fracture. Partout l'on trouve citée
cette histoire d'un ecclésiastique chez lequel Nouvelle démontra
qu'une prétendue fissure n'était autre chose qu'une suture anormale, épargnant ainsi au malade l'opération du trépan qu'on se dis-
posait à pratiquer. Se préoccupant de la possibilité d'une semblable
erreur, les anciens chirurgiens ont imaginé des moyens pour l'éviter.
On trouve dans Boyer les deux procédés suivants : On met de l'encre
à écrire sur le crâne, et on l'essuie ensuite ; si la trace subsiste, on
conclut qu'il s'agit d'une fracture ; mais il est facile de voir que
l'encre peut laisser des marques lors même que le crâne n'est point
fracturé, parce qu'elle s'insinue également dans une fracture et dans
le sillon d'un vaisseau. Le seul moyen alors de découvrir la fêlure,
c'est de ruginer l'os ; si la trace de la division ne disparaît pas malgré
la rugination, c'est une preuve que l'os est fracturé.

Mais outre qu'une pareille opération n'est pas exempte de gravité,
elle ne peut donner des renseignements absolument certains, la suture pouvant rester distincte encore à une grande profondeur. Le
mieux est donc en pareil cas de s'en rapporter à l'anatomie, qui nous
renseigne sur le siège des sutures normales et de celles qui résultent
accidentellement de la présence d'os wormiens. Ajoutons que les sutures du crâne présentent des dentelures en grand nombre, qui ne se
retrouvent pas dans les fêlures des os, toujours plus ou moins rectilignes.

A défaut de la constatation, par la vue et par le toucher, des fractures du crâne, les caractères de la plaie qui les accompagne peuvent
mettre sur la voie du diagnostic. C'est ainsi que, dans les cas de fractures, la cicatrisation des parties molles tarde à se faire, la suppuration continue fort longtemps, les bourgeons charnus sont mous, bla-
fards ; le périoste est décollé et l'os mis à nu dans une plus ou moins
grande étendue.

Même en l'absence de plaie, le diagnostic peut être rendu évident
par l'existence de déformations tenant à la saillie des esquilles ou à
l'enfoncement des fragments.

Un autre symptôme de certitude, c'est l'issue de la substance cérébrale soit par une plaie, soit par les orifices naturels du conduit auditif externe ou des fosses nasales.

Mais quand ces divers signes font défaut, on se trouve réduit à des symptômes qui n'ont plus le même degré de certitude, et qui pour cela prennent le nom de *symptômes rationnels*.

Le premier de ces symptômes, c'est l'écoulement de sang par les fosses nasales, la bouche ou l'oreille externe. Il s'en faut de beaucoup. qu'un pareil signe ait une valeur absolue. On connaît la fréquence des hémorrhagies nasales et buccales à la suite des chutes sur la tête. Pour qu'elles prennent une réelle importance, il faudrait qu'elles fussent à la fois très abondantes et très prolongées. On comprend qu'en présence d'une fracture des os du nez ou du maxillaire supérieur, ce symptôme perd toute sa valeur.

Les hémorrhagies par l'oreille étant beaucoup moins fréquentes en dehors des fractures de la base du crâne, ont par là même une bien plus grande importance. Elles sont loin toutefois d'avoir une valeur absolue ; c'est là un point sur lequel insiste beaucoup le professeur Duplay, qui a inspiré à ce sujet la thèse de son élève, le docteur Lebail (1873). Des lésions traumatiques du conduit auditif externe ou de l'apophyse mastoïde ; de simples déchirures de la membrane du tympan, sont en effet capables de déterminer des otorrhagies, même très abondantes. Toutefois ici encore la grande quantité de l'écoulement sanguin, sa persistance, sa répétition pendant les jours qui suivent l'accident ont une valeur réelle comme signes de fractures du crâne.

Un autre symptôme de même ordre, c'est l'apparition d'*écoulements séreux par les oreilles ou par le nez*. Indiqué autrefois par Bérenger de Carpi et Stalpart van der Wiel, ce signe avait été oublié, quand Laugier eut le mérite, en 1859, de rappeler sur lui l'attention des chirurgiens. Mais il se trompa sur son origine, en le faisant provenir de la sérosité exhalée par le sang épanché entre les os et la dure-mère, et filtrant à travers la fracture du crâne.

Une autre hypothèse consiste à le faire venir des cavités de l'oreille même et à y voir, soit le liquide de Cotugno (Fédi et Hagen), soit la sérosité exhalée sous l'influence d'une inflammation de la caisse, et s'écoulant au dehors grâce à la rupture du tympan (Ferri, Prescott-Hewett). Bien que ces opinions aient pour elles un certain nombre de faits anatomo-pathologiques, elles ne visent cependant que des exceptions, et l'on s'accorde généralement aujourd'hui à voir dans les écoulements séreux succédant aux fractures du crâne le liquide sous-arachnoïdien faisant issue grâce à la déchirure des méninges et de la membrane du tympan. A l'appui de cette manière de voir on invoque la composition chimique de ce liquide qui se rapproche de celle du liquide céphalo-rachidien normal, riche en chlorure de sodium, et renfermant peu d'albumine.

L'existence d'un écoulement séreux par l'oreille externe indique une fracture du rocher; l'issue du même liquide à travers les fosses nasales est en rapport avec l'existence d'une fracture de l'étage antérieur du crâne; mais il peut indiquer aussi une fracture du rocher, quand, la membrane du tympan étant intacte, le liquide reflue par la trompe d'Eustache.

Aux écoulements sanguins et séreux il faut joindre comme signes rationnels la présence d'*ecchymoses* dans certains points déterminés ; à la région mastoïdienne, dans le pharynx, aux paupières, et surtout sous la conjontive. Mais pour que cette dernière ait toute sa valeur, il faut qu'elle remplisse certaines conditions bien mises en relief par Maslieurat-Lagémard. L'ecchymose doit apparaître d'abord sous la conjonctive, pour de là s'étendre aux paupières. Si elle suivait une marche inverse, elle pourrait résulter d'une simple contusion de la région palpébrale, et par là même perdrait toute valeur.

Les lésions du système nerveux que nous devrons étudier bientôt, et notamment les paralysies de certains nerfs crâniens, viennent encore aider le diagnostic. On comprend qu'en raison de son passage dans l'intérieur du rocher, le nerf facial soit le plus souvent lésé. Les nerfs moteurs de l'œil (3e, 4e et 6e paires) sont aussi assez fréquemment atteints, soit au niveau du rocher, soit dans le sinus caverneux.

Enfin, la douleur de tête persistant dans un point fixe, l'altération des facultés intellectuelles sont encore des symptômes qui, joints à quelques-uns de ceux que nous avons précédemment énumérés, sont de nature à éclairer le diagnostic.

C'est ici le cas de faire remarquer, avec Bérenger de Carpi, qu'à défaut de signes de certitude, il faut rechercher le plus grand nombre possible de symptômes, et ne pas se contenter d'un seul ou de quelques-uns.

Pronostic. — Pas n'est besoin d'insister sur la gravité de ces fractures, qui se tire moins de leurs diverses circonstances anatomiques que des complications qu'elles amènent du côté de l'encéphale et de ses enveloppes. Cependant, la guérison est possible, et la forma-

tion du cal niée par certains auteurs, Malgaigne, Houel, a été démontrée par Richet. Ici toutefois le cal présente une disposition
particulière. Il ne forme jamais de saillie exubérante, circonstance
éminemment favorable, puisqu'elle évite aux organes encéphaliques
les dangers d'une compression osseuse.

Le traitement des fractures du crâne ne sera examiné par nous,
qu'après avoir traité des lésions traumatiques de l'encéphale. La
plupart des indications thérapeutiques reposent en effet sur les complications encéphaliques, et ne sauraient être bien comprises, qu'à
la condition d'avoir préalablement étudié ces diverses complications.

C. — LÉSIONS TRAUMATIQUES DE L'ENCÉPHALE.

Ces lésions sont de deux ordres : 1° des plaies; 2° des contusions. Bien qu'elles puissent exister sans lésion concomitante des os,
cependant, dans l'immense majorité des cas, les lésions traumatiques
de l'encéphale coïncident avec les fractures du crâne et doivent leur
être rattachées comme de véritables complications.

1° *Plaies de l'encéphale.* — Grâce à leur petit volume, les instruments piquants ont pu parfois léser l'encéphale sans fracture, en
pénétrant par un des orifices normaux de la base du crâne, tels que
le trou optique, la fente sphénoïdale, le trou occipital. Quelque exceptionnels que soient ces faits, il est un cas particulier qui mérite une
mention spéciale, à cause de son importance en médecine légale.
C'est celui dans lequel une aiguille longue et fine cause la mort en
pénétrant entre l'occipital et l'atlas, et en lacérant la substance du
bulbe. C'est une circonstance qu'il faut avoir présente à l'esprit dans
les cas d'infanticide.

Plus rares que les précédentes, les plaies de l'encéphale par instruments tranchants peuvent affecter deux formes différentes. Tantôt
il s'agit d'une plaie simple, tantôt elle se complique d'une perte de
substance.

Enfin les instruments contondants sont représentés le plus souvent
par les projectiles lancés par la poudre, ou par les esquilles osseuses
qui pénètrent dans la substance cérébrale dans les cas de fractures du
crâne.

Une complication commune à toutes les plaies de l'encéphale, c'est
la présence de corps étrangers; dans le cas d'instruments piquants et

tranchants, il arrive que l'instrument se rompt et reste implanté dans la plaie. De même, les projectiles, tels que les balles, les fragments d'obus peuvent aussi se perdre dans l'épaisseur de la substance cérébrale.

A part les cas où la substance nerveuse blessée est mise à nu, le diagnostic ne se tire que des symptômes fonctionnels, convulsions, paralysies, sur lesquels nous aurons longuement à revenir, quand nous parlerons de la contusion du cerveau.

Résultat imprévu, même dans les cas de plaies contuses, compliquées de la présence de corps étrangers, la guérison est possible. La substance cérébrale, par exemple, fait saillie à l'extérieur ; elle se détache même souvent par parcelles qui sont trouvées dans les pansements ; puis au bout d'un certain temps, des bourgeons charnus se forment, recouvrent la perte de substance cérébrale et arrivent à constituer un tissu de cicatrice à l'aide duquel la guérison définitive est obtenue. Mais il faut bien le dire, de pareils résultats sont exceptionnels, et dans l'immense majorité des cas, la mort est la conséquence de ces traumatismes si graves. L'inflammation dépasse les limites de la blessure ; elle s'étend à une grande partie de l'encéphale et de ses enveloppes, et le blessé succombe à la méningo-encéphalite traumatique.

2⁰ *Contusion de l'encéphale.* — Elle s'observe beaucoup plus fréquemment que les plaies de l'encéphale, et se lie habituellement à l'existence des fractures du crâne. Toutefois elle peut exister indépendamment de toute lésion osseuse. Elle comprend des degrés très divers ; nous en distinguerons trois principaux.

a. **Premier degré de la contusion encéphalique. Commotion cérébrale.** — On admet que, dans un certain nombre de cas, la contusion ou l'ébranlement de l'encéphale puisse amener une suspension brusque de ses fonctions, sans lésion matérielle appréciable. C'est à cet accident qu'on donne le nom de commotion cérébrale. D'après l'intensité des symptômes, on en a distingué trois degrés : 1⁰ la commotion légère, suivie bientôt de guérison ; 2⁰ la commotion grave qui, après avoir duré plus ou moins longtemps, après avoir produit des symptômes plus ou moins graves, finit également par disparaître, et enfin ; 3⁰ la commotion foudroyante, capable d'amener la mort en quelques instants.

Mais il s'en faut de beaucoup que tous les faits sur lesquels on a voulu édifier cette théorie de la commotion cérébrale soient bien établis. On cite partout la fameuse autopsie de Littré et quelques autres cas semblables dans lesquels on n'aurait trouvé aucune lésion appréciable, à part une diminution de volume de l'encéphale, mise sur le compte du tassement des éléments nerveux. Mais si ces faits ne peuvent être absolument repoussés, il est à remarquer que, dans les expériences entreprises sur les animaux, dans le but de reproduire les accidents de la commotion cérébrale, on a le plus souvent trouvé un épanchement sanguin à la base du cerveau, au voisinage du bulbe. C'est ce qui ressort du mémoire de M. Fano (1855), et de la thèse de M. Duret (1878).

D'autre part, à l'autopsie de malades morts rapidement à la suite de traumatismes crâniens, on a souvent trouvé de petites apoplexies capillaires disséminées dans l'épaisseur de la substance nerveuse. De semblables lésions rentrent donc dans la contusion cérébrale, et rien n'autorise à les en distraire pour constituer une classe à part sous le nom de commotion. Enfin dans les cas même où l'autopsie ne révélait aucune lésion encéphalique, on a trouvé d'autres lésions capables par elles-mêmes d'entraîner la mort, telles que des épanchements sanguins intra-rachidiens, des ruptures du cœur. De pareils faits sont de nature à jeter du doute sur les observations dans lesquelles on dit n'avoir constaté aucune lésion. Ainsi donc, il n'est pas prouvé que la commotion foudroyante, celle qui tue sur-le-champ, puisse exister sans lésion.

Quant à la commotion grave, celle qui guérit après un temps plus ou moins long, il est à noter que sa guérison n'est pas toujours persistante et définitive. Quelquefois elle est suivie d'accidents tardifs, tels que des névroses, des troubles de l'intelligence et des sens. Il est bien difficile de croire que de pareils symptômes puissent se manifester sans lésions matérielles, et dans ces cas encore, il est probable que la commotion n'a pas d'existence propre, et qu'elle se confond avec la contusion cérébrale.

Reste la commotion légère, celle qui ne dure qu'un temps très court et qui est suivie d'une complète guérison. Grande est l'hésitation en pareil cas, puisque les malades guérissant, le chirurgien est nécessairement privé des secours de l'anatomie pathologique pour arriver à se faire une idée de la nature des accidents. Toutefois c'est bien en présence de tels faits, où tout se réduit à un ensemble symptomatique essentiellement passager, qu'on peut croire à un simple trouble fonctionnel, sans lésions matérielles. Cette idée serait bien en rapport avec la fugacité des accidents, et leur complète guérison.

De toutes les théories qui ont été données pour expliquer la commotion cérébrale, la plus satisfaisante est celle de Fischer et de Bergmann, qui consiste à faire de la commotion une anémie aiguë de l'encéphale, sous l'influence de la contraction réflexe des vaisseaux. A l'appui de cette opinion, on peut citer les expériences de Beck qui examina par une ouverture faite au crâne le cerveau de chiens qu'il avait commotionnés. Pendant que les animaux étaient encore sous l'influence du choc, la surface du cerveau était pâle ; et quand ils revenaient à eux, les vaisseaux se remplissaient de nouveau. On comprend que cette anémie puisse aller jusqu'à la syncope mortelle. Par là, on s'expliquerait la diminution de volume constatée à l'autopsie des sujets morts de commotion cérébrale sans lésion apparente, le cerveau privé de sang présentant nécessairement un volume plus petit qu'à l'état normal.

Symptômes. — Les symptômes attribués à la commotion cérébrale sont caractérisés par leur diffusion, et par là, ils se différencient des symptômes de la contusion proprement dite et de la compression cérébrale, qui sont essentiellement des lésions à localisations distinctes. Résolution complète du système musculaire, lenteur du pouls, pâleur extrême de la face, perte de la sensibilité et de l'intelligence, puis réapparition graduelle et plus ou moins rapide de toutes les manifestations cérébrales, telle est la physionomie habituelle de la commotion cérébrale. Enfin dans les cas graves, exagération de tous les symptômes, et mort rapide dans le coma.

b. **Deuxième et troisième degré de la contusion encéphalique. — Contusion cérébrale proprement dite.** — Si l'on peut admettre un premier degré de contusion ne s'accompagnant pas de lésions anatomiques, et caractérisé uniquement par un trouble physiologique momentané, l'anémie aiguë de l'encéphale, il n'en est pas de même de la contusion au second et au troisième degré. Ici on retrouve les lésions habituelles à toutes les contusions en général ; d'après leur intensité, on peut les ranger en deux groupes différents, mais qui présentent trop d'analogies pour qu'on soit autorisé à les séparer.

Dans un cas, en effet, il y a simple déchirure de vaisseaux formant, soit à la surface, soit dans l'épaisseur de la substance nerveuse, de petits épanchements circonscrits. Dans l'autre, la pulpe cérébrale elle même est réduite en bouillie et forme des cavités analogues à celles que crée l'hémorrhagie spontanée du cerveau.

Bien que les foyers de contusion puissent se voir dans l'épaisseur de la substance cérébrale, il est à noter qu'on les rencontre le plus souvent à sa surface. Tantôt ils siègent à la base de l'encéphale, tantôt, et plus souvent, au niveau des circonvolutions cérébrales.

La contusion cérébrale se produit dans deux conditions très différentes, au point même qui a été frappé, ou bien à une distance plus ou moins grande de ce point. Dans le premier cas, la contusion est dite directe ; elle porte, au contraire, le nom de contusion indirecte dans le second cas. Il arrive même que le foyer de contusion siège dans un point diamétralement opposé à celui qui a été percuté, au niveau de l'occipital par exemple, si le choc a porté sur la région frontale ; dans l'une des fosses temporales, si c'est la fosse temporale du côté opposé qui a été frappée. C'est ce qu'on appelle la contusion par contre-coup.

Symptômes. — On a beaucoup discuté pour savoir si la contusion cérébrale avait des symptômes propres qui permettent de la différencier des autres lésions traumatiques de l'encéphale, et en particulier de la commotion cérébrale. Une telle netteté serait sans doute très désirable, mais elle n'existe pas en clinique. Tout ce qu'on peut dire à cet égard, c'est que, tandis que la commotion est essentiellement caractérisée par des symptômes diffus, sans aucune sorte de localisation particulière, la contusion au contraire peut se traduire par des phénomènes localisés. De plus, les symptômes de la commotion cérébrale sont essentiellement passagers, tandis que ceux de la contusion persistent, et font place au bout d'un certain nombre de jours à l'encéphalo-méningite traumatique, qui est leur complication habituelle.

Ainsi donc, *phénomènes diffus, passagers, suivis de guérison,* telle est la caractéristique de la commotion cérébrale ; au contraire, *symptômes à localisation spéciale* (contractures, paralysies), *persistants, faisant place au bout de quelques jours à l'envahissement des phénomènes inflammatoires* (méningo-encéphalite traumatique); telle est la marche habituelle de la contusion cérébrale. De sorte que le diagnostic différentiel est possible, facile même dans un certain nombre de cas, entre la contusion et la commotion. Mais il n'en est pas de même pour un troisième ordre de lésions traumatiques dont il nous reste à parler, et qui est décrit sous le nom de compression cérébrale.

c. **Compression de l'encéphale.** — Sous ce titre on décrit les effets produits par tout corps venant presser sur la substance encéphalique, en diminuant la capacité de la boîte crânienne. Des fragments osseux, des esquilles, des corps étrangers peuvent produire un pareil résultat. Mais hâtons-nous d'ajouter que, dans des cas semblables, il est bien rare que les accidents observés puissent être mis uniquement sur le compte de la compression. Le plus souvent il s'y joint un certain degré d'attrition de la substance cérébrale, de sorte que la compression et la contusion ont chacune une part dans l'ensemble symptomatique.

Mais il est des cas dans lesquels le cerveau, les méninges même sont intactes, et où il se fait entre les os et la dure-mère des épanchements sanguins parfois considérables, capables par leur présence de déterminer des troubles fonctionnels dans la substance nerveuse sous-jacente. Ici point de doutes ; les phénomènes observés tiennent uniquement à la pression exercée sur l'encéphale, et cela suffit à démontrer que la compression cérébrale a bien une existence réelle.

Toutefois, si l'existence de la compression cérébrale est bien établie, ses symptômes sont loin d'être nettement définis. L'on s'accorde à les considérer comme des symptômes de dépression et de paralysie ; le caractère particulier de la respiration, dite respiration stertoreuse, appartiendrait aussi le plus souvent à la compression cérébrale ; mais les mêmes accidents peuvent se voir à la suite des contusions. Enfin les deux lésions peuvent également donner naissance à l'encéphalite traumatique ; de sorte que, nous le répétons, ce diagnostic différentiel entre la contusion et la compression laisse la plupart du temps beaucoup à désirer.

D. — ACCIDENTS ET COMPLICATIONS COMMUNES AUX LÉSIONS TRAUMATIQUES
DU CRANE ET DE L'ENCÉPHALE.

Les lésions traumatiques du crâne et de l'encéphale que nous venons de passer en revue peuvent présenter un certain nombre de complications qui leur sont communes. D'après le moment de leur apparition, on peut les ranger en deux grands groupes : De ces complications, en effet, les unes surviennent plus ou moins rapidement après l'accident, et peuvent être dites *complications primitives*. Les autres ne se développent que longtemps après le traumatisme et constituent les *accidents éloignés ou consécutifs*.

A. **Accidents et complications primitives.** — Ce sont : La hernie du cerveau ou encéphalocèle traumatique, les corps étrangers, les épanchements sanguins intra-crâniens, et la méningo-encéphalite traumatique.

1° **Hernie du cerveau.** — Elle peut se produire immédiatement après l'accident, ou plus ou moins tardivement.

Les conditions de son existence sont de larges pertes de substance de la voûte crânienne, surtout au niveau des régions frontale et pariétale; beaucoup plus rarement aux environs de la base du crâne.

L'encéphalocèle traumatique se présente sous forme d'une tumeur dans laquelle on reconnaît tout d'abord aisément la substance cérébrale. Plus tard, cette masse se gonfle, devient turgescente; elle s'étale au dehors sous forme d'un champignon relié au reste de la masse encéphalique par un pédicule étroit. Quelquefois même des portions de la hernie se détachent sous la forme de détritus putrilagineux. L'inflammation qui s'empare de la tumeur se communique le plus souvent à l'intérieur du crâne, se généralise et amène une terminaison funeste. Mais, dans d'autres cas, la tumeur se recouvre de bourgeons charnus, son volume se réduit de plus en plus, une cicatrice se forme, et le malade arrive à la guérison.

Quant à la pathogénie de l'encéphalocèle traumatique, deux explications se trouvent en présence : l'une voit dans la hernie cérébrale un fait mécanique, le cerveau faisant saillie en dehors du crâne, au moment de l'effort, comme l'intestin dans les hernies de l'abdomen. L'autre fait remonter la cause du phénomène à l'inflammation. Et, de fait, on trouve souvent le tissu constituant la hernie enflammé, sclérosé; parfois même il renferme dans son intérieur de véritables abcès. Ces deux explications ne s'excluent pas l'une l'autre. Mais, on le comprend, la théorie mécanique est seule applicable dans les cas où la hernie survient immédiatement après le traumatisme, tandis que la théorie inflammatoire convient mieux aux cas d'encéphalocèle se montrant plus ou moins tardivement.

Une remarque applicable à tous les cas, c'est l'absence de la dure-mère au niveau de la hernie : c'est là, comme nous le verrons plus tard, un caractère très-important pour différencier l'encéphalocèle traumatique de l'encéphalocèle spontanée.

Symptômes. — D'abord réductible par la pression, la hernie ne tarde pas à devenir irréductible, quand sa substance se gonfle et s'étale au dehors. Ses signes caractéristiques sont les mouvements d'expansion qu'elle présente en rapport avec les battements du pouls et avec l'expiration.

Bien que, dans certains cas, la hernie du cerveau ne donne lieu à aucun trouble fonctionnel, le plus souvent, au contraire, on note des paralysies, des convulsions, qui trahissent la méningo-encéphalite concomitante.

2° **Corps étrangers.** — Il est facile de comprendre que de nombreux corps étrangers, constitués par des balles, des éclats d'obus, des fragments d'épée, des esquilles osseuses, puissent compliquer les lésions traumatiques du crâne et de l'encéphale. Mais ce qu'on comprend moins facilement, c'est que de pareils corps puissent rester longtemps renfermés dans la boîte crânienne sans amener d'accidents. C'est cependant ce qui s'est vu plusieurs fois, notamment dans le cas de Lejeal présenté par M. Lefort à la Société de chirurgie, et où une culasse de fusil resta longtemps dans le crâne sans produire de complications.

Mais, dans l'immense majorité des cas, il n'en est pas ainsi ; et quand le corps étranger n'a pas été retiré ou qu'il n'est pas tombé spontanément, il détermine autour de lui des accidents sérieux d'inflammation. La suppuration survenant, l'inflammation se généralise et entraîne la mort du blessé. D'autrefois, la suppuration se tarit, le corps étranger s'enkyste et il est désormais supporté. Toutefois cette tolérance n'est pas indéfinie, et l'on peut voir à un moment donné reparaître de nouveaux accidents.

Le diagnostic se tire surtout des commémoratifs ; l'exploration directe n'est de mise que si le malade est sérieusement en danger.

3° **Épanchements sanguins intra-crâniens.** — En dehors des foyers sanguins dus à la contusion cérébrale, il peut se produire dans les traumatismes des épanchements sanguins intra-crâniens, dont la cause est dans la rupture d'un des nombreux vaisseaux contenus dans la cavité crânienne. A ce titre, il faut citer tout d'abord l'artère méningée moyenne, qui est la source la plus fréquente des grands épanchements sanguins accompagnant les fractures du crâne. La carotide interne, la jugulaire, les sinus crâniens, les vaisseaux du diploé eux-mêmes peuvent être l'origine de semblables épanchements.

Siège. — Au point de vue de leur siège, les épanchements sanguins intra-crâniens doivent être divisés en deux grands groupes, suivant qu'ils siègent en dehors de la dure-mère, c'est-à-dire qu'ils sont extra-méningés, ou bien en dedans de la dure-mère, intra-méningés.

Le type du premier genre est représenté par les cas dans lesquels une fracture du crâne s'accompagne d'une lésion de l'artère méningée moyenne, et par suite, de la collection d'une certaine quantité de sang dans la fosse moyenne du crâne. Ajoutons que, dans les cas de fractures avec grand délabrement, il peut exister entre les fragments un intervalle par lequel l'épanchement sanguin intra-crânien communique avec un épanchement extra-crânien, se diffusant plus ou moins loin dans les parties molles.

Quant aux épanchements intra-méningés, ils siègent soit dans la cavité arachnoïdienne, soit dans le tissu cellulaire sous-arachnoïdien, et alors se mélangent au liquide céphalo-rachidien. Un même épanchement peut du reste être à la fois extra et intra-méningé, quand il existe une rupture de la dure-mère.

Cette division des épanchements sanguins en extra et intra-méningés a, comme nous le verrons tout à l'heure, une très grande importance clinique.

Symptômes. — Nul doute qu'on ait beaucoup exagéré autrefois la fréquence et l'importance de la compression produite par les épanchements sanguins intra-crâniens. Mais si l'Académie de chirurgie a commis des excès en ce sens, d'autre part Gama et Malgaigne sont allés trop loin, en niant jusqu'à l'existence de la compression cérébrale. Ce qu'il est vrai de dire, c'est qu'elle est beaucoup plus rare qu'on ne l'a cru, et qu'il faut une notable quantité de sang pour la produire. Aussi ces petits foyers sanguins siégeant à la surface des circonvolutions, ou bien encore ces caillots minces formés dans la cavité arachnoïdienne n'agissent-ils guère comme moyens de compression. Rarement la quantité de sang épanché est assez grande en pareil cas pour qu'elle puisse exercer sur l'encé-

phale une compression réelle. Ou bien, si le sang épanché est abondant, son mélange avec le liquide céphalo-rachidien, sa diffusion sur
une large surface l'empêchent d'avoir une action mécanique. Il en
va tout autrement quand l'épanchement se fait entre les os et la
dure-mère ; son origine la plus habituelle dans un tronc artériel
important, l'artère méningée moyenne, lui permet d'atteindre à
250 ou 500 grammes. D'autre part, la dure-mère ne se laissant pas
indéfiniment décoller, oblige le sang à se collecter dans un espace
circonscrit. Nous trouvons donc là réunies les deux conditions nécessaires de la compression cérébrale, un épanchement sanguin
abondant, et une collection bien limitée. Ces considérations justifient
les conclusions que nous avons laissé entrevoir, à savoir que les collections sanguines extra-méningées sont des agents beaucoup plus
efficaces de compression que les épanchements siégeant en dedans de
la dure-mère.

Quant aux symptômes de la compression en elle-même, ils consistent surtout dans des phénomènes de paralysie; perte de l'intelligence, paralysie du mouvement et de la sensibilité. Ce sont là, on
le voit, des symptômes qui n'appartiennent point en propre à la compression cérébrale, et qu'on peut retrouver, soit dans la commotion,
soit dans la contusion. Le signe le plus caractéristique de la compression serait la respiration stertoreuse.

L'époque d'apparition des phénomènes peut aussi intervenir dans
le diagnostic. Les symptômes primitifs qui suivent immédiatement
le traumatisme appartiennent à la commotion. Mais les épanchements
sanguins peuvent aussi se produire dans les premiers moments. Ce
serait donc alors la durée des accidents qui, seule, permettrait de
conclure qu'il ne s'agit plus de commotion, mais bien d'une autre
complication. Cette première question résolue, resterait encore à faire
le diagnostic entre la compression et la contusion cérébrale; or il
faut bien le dire, nous ne possédons aucun signe certain pour arriver
à distinguer l'une de l'autre ces deux lésions.

4° **Méningo-encéphalite traumatique.** — De toutes les complications qui peuvent se montrer à la suite des traumatismes crâniens, la méningo-encéphalite traumatique est certainement la plus
grave. La dénomination qu'on lui donne indique suffisamment que,
dans la plupart des cas, les méninges et le cerveau participent en
même temps à l'inflammation. Toutefois, il est des cas dans lesquels

la suppuration se produit au sein même de la substance cérébrale, loin des méninges, et constitue de véritables abcès du cerveau. De là, deux formes anatomiques qui doivent être décrites isolément : a, la méningo-encéphalite traumatique, dans laquelle l'inflammation diffuse envahit à la fois les méninges et l'encéphale ; b, les abcès du cerveau, dans lesquels la suppuration est circonscrite et développée dans la substance cérébrale isolément.

Étiologie. — Tous les traumatismes crâniens que nous avons passés en revue peuvent donner naissance à l'inflammation des méninges et de l'encéphale, que les lésions portent uniquement sur les os, contusions, plaies, fractures, ou qu'elles atteignent en même temps l'encéphale, contusion, compression, plaies compliquées ou non de la présence de corps étrangers. Plus il y aura eu d'attrition de la substance cérébrale, plus on devra redouter cette grave complication. De là, le danger des fractures avec grands délabrements, des foyers étendus de contusion cérébrale.

Anatomie pathologique. — C'est ici surtout que nous devons reprendre la division que nous avons tracée précédemment entre la méningo-encéphalite diffuse et les foyers circonscrits d'encéphalite ou abcès du cerveau.

a. Méningo-encéphalite diffuse. — Dans cette forme, les épanchements purulents peuvent se produire, soit entre les os et la dure-mère, soit à la face interne de cette membrane, dans la cavité arachnoïdienne et dans la pie-mère. Les deux variétés coexistent d'ailleurs sur un assez grand nombre de sujets. C'est surtout dans les cas d'enfoncements, dans les cas de fractures avec grands délabrements que l'on voit la suppuration se développer au contact des os, à la face externe de la dure-mère. Elle y forme habituellement des épanchements qui sont assez limités, la dure-mère ne se laissant pas indéfiniment décoller par le pus. Quand l'inflammation siège, au contraire, à la face interne de la dure-mère, elle peut diffuser dans une étendue beaucoup plus considérable, et quelquefois même se généraliser à toutes les méninges. Au début, il y a une vascularisation intense de ces membranes, en même temps que production d'une quantité variable de sérosité. Au fur et à mesure que l'inflammation fait des progrès, cette sérosité devient de plus en plus louche, elle se charge de leucocytes et finit par constituer du pus véritable. La suppuration forme de larges nappes purulentes, diffuses, qui agglutinent par place

l'un à l'autre les deux feuillets de l'arachnoïde ; elle se dépose aussi
dans la pie-mère, principalement autour des vaisseaux, et parfois
même dans l'épaisseur de la substance cérébrale, où elle constitue
des abcès plus ou moins multipliés.

    b. Encéphalite circonscrite, — *abcès du cerveau.* — Cette
seconde forme diffère surtout de la première, en ce que l'inflammation et la suppuration qui lui succède sont bien limitées. Comme l'a
montré Hayem dans son étude sur l'encéphalite, c'est aux dépens de
la névroglie que se fait la prolifération cellulaire qui caractérise l'inflammation de la substance cérébrale, et plus tard le pus, qui en est
la conséquence. La suppuration peut se montrer dans les couches les
plus superficielles du cerveau ; les membranes participent alors à
l'inflammation, elles sont épaissies et intimement adhérentes à la
substance cérébrale ; mais, quelquefois, le pus se collecte dans l'épaisseur même de l'encéphale, à une profondeur variable, sans retentissement sur les méninges. De là, ces cas dans lesquels un abcès encéphalique a dû être ouvert par le bistouri plongé dans la substance
nerveuse. Le fait de Dupuytren est le plus célèbre dans ce genre. Ce
qu'il y a de particulier à ces abcès circonscrits, c'est qu'ils peuvent
s'enkyster, et être pendant très longtemps tolérés. On les a même
vus être évacués au dehors par les orifices naturels, nez, oreilles, ou
se faire jour à travers les fragments d'une fracture.

    Symptômes. — Ce n'est pas immédiatement après le traumatisme
que débute la méningo-encéphalite traumatique, mais bien au bout
d'un certain nombre de jours qui varie de 3 à 15. Aussi M. Duplay
lui décrit-il une période d'incubation dont la durée moyenne est de
5 à 6 jours. Les phénomènes de la commotion ont quelquefois complètement disparu ou tout au moins se sont beaucoup amendés,
quand on voit de nouveaux symptômes apparaître, indiquant l'invasion de quelque complication. Dans d'autres faits, il n'y a point eu
de rémission ; les accidents de compression et de contusion de l'encéphale ont succédé sans interruption à ceux de la commotion initiale.
Aussi, en pareil cas, le début de la méningo-encéphalite traumatique
est-il moins net et moins frappant que s'il y a eu rémission ou cessation complète de tous les accidents.

    Quoi qu'il en soit, ce sont le plus souvent des phénomènes d'exci-
tation qui caractérisent le début de la méningo-encéphalite traumatique. Par ses cris, par ses mouvements, le blessé manifeste la plus

vive agitation ; il porte fréquemment la main à la tête, au niveau de
sa blessure. En même temps surviennent des convulsions générales
ou localisées ; des troubles de la sensibilité consistant le plus souvent
dans de l'hyperesthésie ; enfin, surtout de la fièvre. Le pouls qui le
plus souvent était fort lent jusque-là et présentait tous les caractères
du pouls cérébral, devient très dur et très fréquent, la face est rouge,
le corps se couvre de sueur, la température s'élève et atteint 40°.
Les phénomènes d'excitation font quelquefois place à des symptômes
de dépression et de paralysie, et la mort survient habituellement
dans le coma.

Du reste, la marche de l'encéphalo-méningite traumatique est
extrêmement variable. Généralisée, elle se termine par la mort qui
survient en un court espace de temps, ne dépassant guère habituellement cinq à huit jours. Au contraire, quand il s'agit d'encéphalites
circonscrites ou d'abcès du cerveau, la marche peut être extrêmement longue, si longue même que le malade semble guéri, jusqu'à
ce que l'abcès trahisse de nouveau sa présence par le retour des
accidents.

Rappelons qu'en pareil cas la guérison est possible, soit à la suite
de la résorption du pus, soit après son évacuation au dehors par le
nez, les oreilles, ou à travers le foyer d'une fracture. Ainsi donc, au
double point de vue de la marche et du pronostic, la distinction que
nous avons établie entre les deux formes anatomiques de l'inflammation méningo-encéphalique présente une réelle importance ; la
méningo-encéphalite diffuse étant à la fois beaucoup plus rapide
dans son évolution et beaucoup plus fatalement mortelle que les
abcès du cerveau.

Diagnostic. — Aucun des symptômes de la méningo-encéphalite
ne lui appartient en propre. Les convulsions, les paralysies, les contractures, les troubles de l'intelligence et des organes des sens se
voient en effet aussi bien dans la compression et dans la contusion
cérébrale que dans l'inflammation du cerveau et de ses méninges.
Le seul signe véritablement caractéristique des phénomènes inflammatoires, c'est la fièvre caractérisée par l'élévation de la température
et par la fréquence du pouls qui contraste avec sa lenteur dans les
autres lésions traumatiques de l'encéphale que nous avons précédemment signalées.

B. **Accidents éloignés ou consécutifs des lésions trauma-**

tiques du crâne et de l'encéphale. — A côté des accidents que nous venons de passer en revue, et qui tous ont pour caractère commun de survenir au moment même du traumatisme, ou peu de temps après, nous devons maintenant étudier brièvement certaines complications qui ne se montrent que longtemps après la blessure, et qui, pour cela, méritent le nom d'accidents consécutifs. Ce sont des troubles de l'intelligence, du mouvement, de la sensibilité générale ou des organes des sens.

1° *Troubles de l'intelligence.* — Ce sont l'affaiblissement ou la perte complète de la mémoire, l'hébétude, l'imbécillité, et même l'aliénation mentale qui, suivant la remarque de M. Duplay, ne survient sans doute que chez des sujets prédisposés.

2° *Troubles de la motilité.* — Ce sont quelquefois des paralysies ; mais beaucoup plus souvent des convulsions et des contractures. Les convulsions revêtent parfois la forme de véritables accès épileptiformes ; de là, la dénomination d'épilepsie traumatique.

3° *Troubles de la sensibilité.* — Ils consistent le plus souvent en des douleurs névralgiques siégeant sur le territoire du trijumeau, liées parfois à l'existence de cicatrices englobant les nerfs, et disparaissant à la suite de la section de ces troncs nerveux.

4° *Troubles des organes des sens.* — Ce sont, du côté de la vision, de l'amblyopie ou de l'amaurose tenant à des lésions de la rétine et du nerf optique ; ou bien encore de la diplopie monoculaire ou binoculaire. La diplopie binoculaire s'explique aisément par la paralysie d'un des muscles de l'œil ; quant à la diplopie monoculaire, elle peut tenir à la luxation du cristallin, comme Terrier en rapporte un exemple observé par lui sur un officier pendant la guerre de 1870.

Les altérations de l'ouïe consistant en des bourdonnements ou une surdité plus ou moins complète, ne sont pas surprenantes quand on se rappelle la fréquence des lésions de l'oreille moyenne et du nerf acoustique dans les fractures du rocher.

L'odorat lui-même a pu être perdu à la suite d'une fracture de la lame criblée de l'ethmoïde.

5° *Troubles du langage articulé. — Aphasie.* — Les cas n'en sont pas très rares à la suite des traumatismes ; les recherches de Broca ont montré que la cause en était dans une lésion de la troisième circonvolution frontale du côté gauche.

6° *Troubles de la sécrétion urinaire.* — On peut observer la polyurie et la glycosurie; la production de ces troubles physiologiques est rendue plus facile à comprendre par les expériences bien connues de Cl. Bernard qui produisait la polyurie, la glycosurie, l'albuminurie, par la piqûre du plancher du quatrième ventricule en des points variables.

Nous ne saurions terminer ce court chapitre sur les accidents éloignés des traumatismes crâniens et encéphaliques, sans faire remarquer qu'un certain nombre d'entre eux peuvent être produits par des abcès du cerveau. L'encéphalite circonscrite aboutissant à la formation de ces abcès peut en effet ne se montrer que longtemps après le traumatisme; ou bien si elle apparaît de bonne heure, les abcès qui en sont la conséquence peuvent s'enkyster et être pendant fort longtemps tolérés. Toutefois cette tolérance n'est pas indéfinie, et à un moment donné, de redoutables accidents inflammatoires peuvent survenir et amener une terminaison mortelle. Les abcès du cerveau doivent donc être compris à la fois parmi les complications immédiates et parmi les accidents éloignés des traumatismes crâniens, suivant le moment de leur apparition, ou du moins suivant la période à laquelle ils révèlent leur présence par des symptômes apparents.

E. — TRAITEMENT DES LÉSIONS TRAUMATIQUES DU CRANE
ET DE L'ENCÉPHALE.

Nous réunissons dans un même chapitre tout ce qui a trait à la thérapeutique des lésions traumatiques du crâne et de l'encéphale. Il n'y a pas en effet de traitement spécial pour chacun des accidents que nous venons de passer en revue. De même que ces divers traumatismes se trouvent le plus souvent combinés, les indications thérapeutiques auxquelles ils donnent lieu se prêtent à des considérations communes.

Déjà, à propos des lésions traumatiques des parties molles, nous avons tracé les règles qui doivent présider au pansement des plaies de tête. Qu'une contusion, une plaie, une fracture de la boîte crânienne s'ajoute à la lésion des téguments; qu'il y ait même une altération de la substance encéphalique, le pansement de la plaie ne sera pas pour cela modifié; ce sera seulement une raison pour y apporter, s'il est possible, encore une attention plus grande. Raser soigneusement la tète ; laver la plaie avec des liquides antiseptiques, la débarrasser de tous les corps étrangers qui peuvent s'y trouver ; puis, à l'aide d'un pansement bien fait, la mettre à l'abri du contact de l'air, telles seront encore ici les règles qui s'imposent au chirurgien. S'il y a des esquilles complètement détachées, on les enlèvera ; celles, au contraire, qui sont encore adhérentes aux parties molles devront être soigneusement conservées, car elles pourront continuer à vivre, et contribuer à la réparation osseuse. Dans les cas où il y a un enfoncement considérable des fragments, si l'on ne peut réussir à les relever à l'aide d'un instrument mousse, on sera conduit à pratiquer à la base du fragment enfoncé une trépanation, qui en permettra le soulèvement. De même aussi lorsqu'un corps étranger est assez solidement implanté dans les os pour qu'il soit impossible de l'extraire par des tractions directes, il pourra devenir nécessaire d'appliquer tout autour de lui plusieurs couronnes de trépan, de façon à l'isoler, et à enlever en même temps que le corps étranger, la portion d'os dans laquelle il a pénétré.

Même en l'absence de plaie, la trépanation peut devenir nécessaire dans les cas de fractures de la voûte du crâne pour relever les fragments. Le chirurgien est guidé en pareil cas par la déformation de la voûte osseuse, toujours très apparente, même à travers les parties molles.

Dans les cas de fractures de la base du crâne, le traitement est le plus souvent purement médical. Il doit tout d'abord avoir pour but de dissiper les phénomènes de la commotion cérébrale ; pour cela, des frictions excitantes sur les membres inférieurs, des aspirations de vapeurs irritantes peuvent être utilement employées. Si les accidents encéphaliques continuent, et qu'on puisse croire à l'existence de la contusion ou de la compression cérébrale, le traitement devra être révulsif, ou même antiphlogistique suivant les cas. Les sinapismes, les vésicatoires volants appliqués sur les membres inférieurs, la révulsion sur le tube digestif, soit à l'aide des lavements, soit à l'aide des purgatifs ordinaires, ou de l'émétique en lavage (5 centigrammes d'émétique dans un litre de tisane ou de bouillon) suivant la méthode des anciens chirurgiens, constituent autant de moyens utiles. Enfin si le pouls est plein et fort, s'il y a des phénomènes congestifs, de la douleur du côté de la tête, si surtout la température s'élève et fait craindre l'invasion de la méningo-encéphalite, il y a lieu d'insister sur les antiphlogistiques pour s'opposer au développement de cette complication. Une vessie de glace appliquée sur la tête préalablement rasée, des sangsues derrière l'oreille suivant la méthode de Sanson, c'est-à-dire en petit nombre, deux ou trois seulement à la fois, mais plusieurs fois renouvelées, de manière à produire un écoulement sanguin continu, sont les procédés les plus recommandables en pareil cas.

Que si déjà la méningo-encéphalite est survenue, c'est encore par un traitement antiphlogistique énergique qu'on doit la combattre; mais, trop souvent, hélas! sans grand espoir d'un succès. Les sangsues en grand nombre, le large vésicatoire recouvrant toute la surface du cuir chevelu, les révulsifs sur le tube digestif, calomel à doses fractionnées, émétique en lavage, lavements purgatifs, trouvent encore ici leur indication.

Mais est-ce à dire que le traitement doive être toujours purement médical, et que l'intervention chirurgicale ne trouve jamais ici sa place? Nullement. C'est la question de la trépanation qui se présente à nous, question grosse de controverses, et qui n'est pas encore aujourd'hui complètement résolue. Toutefois des travaux modernes l'ont pour ainsi dire rajeunie, et en portant plus de précision dans les indications et contre-indications de la méthode, lui ont donné par là même un plus vif intérêt.

Il est à peine besoin de rappeler à quel point les anciens chirurgiens ont usé et abusé du trépan. Ce n'était pas seulement pour combattre les diverses complications que nous avons étudiées, contusion, compression, méningo-encéphalite, qu'ils y avaient recours. Ils l'employaient même dans des fractures simples du crâne, avant l'apparition de tout accident, d'une manière préventive en un mot. De là, le nom de trépan préventif sous lequel on désignait cette application de la méthode. Cette doctrine fut celle de J. L. Petit et et de l'Académie de chirurgie en France; elle fut défendue en Angleterre, par Percival Pott; par Richter, en Allemagne. Le bon sens de Boyer fit justice du trépan préventif; et aujourd'hui, on peut le dire, cette application particulière de la méthode est complètement abandonnée, malgré la tentative en sa faveur faite par Sédillot dans une note à l'Académie des sciences, en 1874.

Certains chirurgiens, parmi lesquels Desault, Bichat, Gama, Mal-

gaigne, s'avancèrent même beaucoup plus loin dans cette voie. Ils
ne se contentèrent pas de repousser la trépanation préventive, ils
allèrent jusqu'à rejeter complètement et dans tous les cas le trépan.
Ce fut le signal d'une réaction générale; et si la trépanation avait
été jusqu'alors employée sans mesure et exaltée à outrance, elle fut
à partir de ce moment injustement condamnée sans retour et trop
complètement délaissée. Les noms des chirurgiens que nous venons
de citer, leur légitime autorité ont certainement contribué à ce résultat, mais il faut bien le dire, les revers déplorables que fournissait
la trépanation dans les hôpitaux de Paris étaient bien faits pour justifier une semblable condamnation. Toutefois il est juste de dire que
c'est en France surtout qu'on se montra sévère à l'égard du trépan;
en Angleterre et en Amérique, ainsi que le démontrent les statistiques des guerres de Crimée et d'Italie, de la guerre de sécession, on
continua toujours à y recourir. En France même les chirurgiens
militaires, Larrey, Sédillot, Legouest, sans doute à cause du terrain
spécial sur lequel ils observent, ont continué à se faire les défenseurs
ardents de la trépanation.

Dans ces dernières années, la question s'est présentée sous un
jour nouveau, et la trépanation semble à l'heure actuelle devoir se
relever du discrédit trop grand dans lequel elle était tombée. Il y a
à cela deux raisons : la première, c'est l'apparition de la méthode
antiseptique et ses heureux résultats. Du moment, en effet, où la
plupart des grandes complications des plaies, infection purulente,
septicémie, ont disparu, nul doute que la trépanation comme les
autres traumatismes chirurgicaux ne présente aujourd'hui un pronostic beaucoup moins grave. Ce n'est point en effet l'opération en
elle-même qui est grandement à redouter, mais bien les accidents
auxquels elle donnait lieu si fréquemment dans les hôpitaux, ainsi
que l'ont montré Desault, Bichat et Malgaigne.

La seconde raison qui a remis en honneur le trépan, c'est la découverte des localisations cérébrales. Il suffit de rappeler brièvement ici
les travaux de Bouillaud, de Dax, de Broca, qui ont démontré que
la faculté du langage articulé avait son siège dans la troisième circonvolution frontale gauche; les recherches de Fritsch et d'Hitzig,
en Allemagne, celles de Ferrier, en Angleterre, confirmées expérimentalement sur les animaux par Carville et Duret, et surtout par
la clinique et sur l'homme, par Charcot, Pitres et Bourdon. Ces

différents travaux ont démontré que les régions motrices du cerveau siégeaient toutes au voisinage de la grande scissure de Rolando. On se rend aisément compte de l'influence que de semblables découvertes devaient avoir sur les destinées de la trépanation. Une des plus grandes objections à son emploi, était en effet, la difficulté qu'on éprouve dans un certain nombre de cas à préciser le siège exact des lésions qu'il s'agit de découvrir pour y remédier. ❀

Mais ce n'est pas seulement la localisation précise des lésions qu'il est difficile de déterminer. C'est aussi leur nature. Nous avons vu, en parlant du diagnostic, qu'il est souvent bien difficile de distinguer l'une de l'autre, la commotion, la contusion et la compression cérébrale. Aussi se guide-t-on beaucoup plutôt pour intervenir, sur l'époque d'apparition des accidents et sur la nature des symptômes que sur le diagnostic de la complication cérébrale existante. D'après cela, on a divisé les indications du trépan en immédiates et en médiates.

A. **Indications immédiates.** — Nous avons déjà signalé les applications du trépan à l'extraction des esquilles et des corps étrangers, au relèvement des fragments enfoncés. Mais à part ces cas qui sont hors de toute contestation, et sur lesquels tous les chirurgiens sont d'accord, on peut dire que jamais les complications immédiates ne sont une indication de la trépanation. Elles peuvent en effet tenir uniquement à la commotion cérébrale et disparaître avec elle ; ou bien dans les cas même où il s'agit de contusion ou de compression par un épanchement sanguin, elles peuvent arriver à une guérison spontanée. De sorte qu'en définitive, les indications de la trépanation primitive sont extrêmement restreintes. Elles se bornent aux cas dans lesquels la présence d'esquilles, de corps étrangers, d'un vaste enfoncement du crâne expose le malade à une mort certaine.

B. **Indications médiates.** — Quand les accidents de commotion ont disparu, s'il survient de nouveaux symptômes, ou bien si les phénomènes du début persistent, sans qu'il y ait eu de période de calme, on peut se poser la question de la trépanation. Ce ne sera donc plus immédiatement après l'accident, mais plusieurs jours ou quelquefois même longtemps après qu'on aura recours au trépan ; de là, le nom de trépanation médiate.

La grande distinction à établir entre les accidents au point de vue du trépan, c'est celle qui consiste en phénomènes diffus et localisés.

La diffusion des symptômes, coma, résolution des membres, stertor, ne saurait fournir d'indications à la trépanation. On ne peut en effet en pareil cas préciser le siège des lésions ; d'ailleurs elles sont habituellement de celles auxquelles il est impossible de porter remède, soit qu'il s'agisse d'attritions très considérables de la substance cérébrale, soit qu'il y ait un épanchement sanguin volumineux produit par la déchirure d'un sinus ou de l'artère méningée moyenne. Ce dernier cas mérite de nous arrêter; car l'évacuation des foyers sanguins était pour les anciens chirurgiens l'une des indications principales de la trépanation. Nous devons donc nous demander si, en supposant fait le diagnostic d'épanchement sanguin par lésion de l'artère méningée moyenne, il y a lieu de recourir au trépan. Il est à remarquer qu'en pareil cas l'épanchement est toujours très considérable; pour l'évacuer entièrement, il faudrait appliquer plusieurs couronnes de trépan, il faudrait des manipulations longues qui exposeraient d'autant plus à la méningo-encéphalite, que le contact de l'air et du sang coagulé produirait bientôt un mélange septique. Enfin la destruction du caillot pourrait renouveler l'hémorrhagie par une artère qu'il est bien difficile, sinon impossible de lier, et pour laquelle la présence d'un caillot est le meilleur agent hémostatique. Aussi concluons-nous avec MM. Duplay et Tillaux, avec M. Gérard Marchant, auteur d'une étude sur les ruptures de l'artère méningée moyenne, que l'abstention doit être la règle en pareil cas.

En présence de symptômes localisés, il en va tout autrement. Qu'il s'agisse d'hémiplégie, de monoplégie brachiale avec ou sans paralysie faciale, d'aphasie, de convulsions ou de contractures localisées, on peut recourir au trépan. La seule contre-indication formelle, c'est l'existence de la fièvre qui indique que les phénomènes observés sont sous la dépendance de la méningo-encéphalite, et ne tiennent pas à la contusion ou à la compression cérébrale.

Longtemps après l'accident, les mêmes considérations trouvent encore leur place. Les phénomènes localisés observés en pareil cas sont dus alors à l'existence d'un abcès du cerveau; le trépan a donné dans ces circonstances de très bons résultats.

Mais, ici, deux cas sont possibles; ou bien, en même temps que les symptômes localisés, il y a sur le crâne des traces de violences extérieures, ou bien celles-ci font complètement défaut. S'il y a des signes locaux, l'indication est facile à saisir, et l'on se guidera pour l'application du trépan sur les lésions observées du côté du crâne. Mais quand on ne peut saisir aucune trace de violences, l'embarras est grand. Sans doute, l'étude des paralysies spontanées nous a appris que la lésion siège du côté opposé à l'hémiplégie. C'est donc sur ce côté qu'il faudra trépaner ; mais dans quel point? Voilà la question difficile, capable d'arrêter la main du chirurgien. C'est ici précisément qu'est le progrès réalisé par l'étude des localisations cérébrales. Broca a démontré, dès 1861, que le siège du langage articulé était la troisième circonvolution frontale gauche ; les recherches les plus modernes nous ont appris que les centres moteurs des membres sont tous groupés autour du sillon de Rolando. De là, la nécessité de procédés spéciaux permettant au chirurgien de découvrir ces centres encéphaliques. Pour le centre du langage, le procédé a été fourni par Broca. Il consiste à tracer, à partir de l'apophyse orbitaire externe, à travers la fosse temporale, une ligne horizontale sur laquelle on prend une longueur de 5 centimètres. A partir de ce point situé à 5 centimètres en arrière de l'apophyse orbitaire externe, on élève une perpendiculaire haute de 2 centimètres. On détermine ainsi un point qui correspond à peu près au centre de la région du langage. C'est sur ce point que devra porter le trépan dans les cas d'aphasie.

M. Lucas-Championnière s'est inspiré du procédé de Broca pour arriver à déterminer à travers les parois du crâne le siège de la scissure de Rolando et des zones motrices qui lui sont accolées. La première recherche à faire dans ce but consiste à déterminer le bregma, lieu d'intersection des sutures frontale et bipariétale. En effet, le sommet de la scissure de Rolando se trouve à 47 ou 48 millimètres en arrière de ce point chez l'homme adulte. Pour déterminer le bregma, on se sert de l'équerre auriculaire flexible de Broca ; un petit tourillon en buis fixé à l'union des deux branches horizontale et verticale est introduit dans l'oreille, et la branche horizontale de l'équerre est amenée au-dessous de la sous-cloison du nez. La branche verticale est alors fléchie à son tour, et amenée, en passant sur le sommet de la tête, sur l'oreille du côté opposé. Le point où elle coupe la ligne médiane détermine le bregma, par là même, se trouve connu le sommet de la scissure de Rolando qui siège à 47 millimètres en arrière du bregma. Mais il faut connaître la situation de la scissure Rolandique dans toute son étendue; c'est ici qu'intervient le procédé imaginé par M. Championnière. Il consiste à chercher l'extrémité inférieure ou pied de la scissure de Rolando; son extrémité supérieure étant déjà déterminée, il suffira de joindre ces deux points l'un à l'autre pour connaître dans toute son étendue la direction de la scissure Rolandique. Pour cela, à partir de l'apophyse orbitaire externe, on tire une ligne horizontale longue de 7 centimètres; à l'extrémité postérieure de celle-ci, on élève une perpendiculaire de 3 centimètres de hauteur; l'extrémité supérieure de cette dernière se trouve vers l'extrémité inférieure ou pied de la scissure de Rolando.

C'est donc aux environs de la ligne Rolandique ainsi déterminée que devront être pratiquées les applications de trépan destinées à découvrir les centres moteurs de la face et des membres. C'est en avant de cette ligne et sur ses deux tiers supérieurs que seront appliquées les couronnes de trépan destinées à découvrir les centres moteurs communs aux membres supérieur et inférieur. On trépanera vers le tiers moyen et en avant de la même ligne pour atteindre le centre des mouvements isolés du membre supérieur; enfin, en avant d'elle et sur son tiers inférieur pour découvrir le centre des mouvements de la partie inférieure de la face.

Il est toutefois une objection à cette méthode que nous trouvons formulée dans l'excellent rapport de M. Le Dentu à la Société de chirurgie, c'est que les phénomènes observés peuvent ne pas tenir toujours uniquement à la lésion anatomique elle-même, mais aussi à des irradiations à distance. Ce serait là, comme le dit M. Le Dentu, une circonstance qui pourrait nécessiter l'emploi non d'une seule, mais de plusieurs couronnes de trépan, et non une objection fondamentale contre la trépanation elle-même.

Résumé. — En résumé, les applications immédiates du trépan paraissent devoir être singulièrement restreintes. A part les cas où il existe des fractures esquilleuses, des corps étrangers à enlever, un enfoncement considérable du crâne, la règle est d'attendre. On peut toujours espérer en effet que les accidents primitifs sont dus à la commotion cérébrale et disparaîtront avec elle.

Dans les jours suivants, s'il n'y a que des symptômes diffus, le trépan n'a pas son indication. C'est seulement en présence de symptômes nettement localisés, hémiplégie, monoplégie brachiale, convulsions ou contractures localisées à un membre, que la trépanation peut être indiquée. Si toutefois, à ces symptômes se joignent de l'agitation, du délire, de la fièvre, la méningo-encéphalite traumatique doit être incriminée, et le trépan mis de côté.

Plus tard enfin, en présence des accidents consécutifs, quelquefois même très éloignés des traumatismes cérébraux, la même localisation des symptômes indiquera l'intervention du trépan qui pourra permettre d'ouvrir des abcès du cerveau, de combattre utilement des paralysies limitées, des contractures, l'épilepsie traumatique.

Quand on appliquera le trépan, il faudra toujours se guider à la fois sur les symptômes fonctionnels et sur les signes locaux, plaies, contusions, déformations crâniennes. Les recherches récentes sur les localisations cérébrales et sur les rapports du crâne avec les centres moteurs pourront être d'un grand secours en pareil cas. Si même les signes locaux faisaient complètement défaut, elles pourraient à elles seules guider le chirurgien, pourvu d'ailleurs que l'indication du trépan fût nettement posée par les symptômes fonctionnels.

ARTICLE II

MALADIES INFLAMMATOIRES DE LA RÉGION CRANIENNE.

Sous ce titre, nous n'aurons à étudier que les inflammations des parties molles, ou téguments du crâne, et celle des os, les inflammations primitives du cerveau et des méninges appartenant à la pathologie interne. Quant à la méningo-encéphalite traumatique, nous en avons parlé dans l'article précédent.

I

INFLAMMATIONS DES PARTIES MOLLES OU TÉGUMENTS DU CRANE.

Déjà nous avons signalé l'érysipèle comme l'une des complications les plus fréquentes et les plus redoutables des traumatismes de la région crânienne. Les éruptions du cuir chevelu, les contusions, les

plaies, peuvent amener le développement de phlegmon ; phlegmon
et érysipèle ont souvent pour conséquence la formation d'abcès du
cuir chevelu, dont nous n'avons rien à dire, sinon que, limités par
un bourrelet dur et saillant, ils peuvent, comme les bosses sanguines
de la même région, donner la sensation fausse d'un enfoncement de
la voûte crânienne. Nous devons insister davantage sur le phlegmon
diffus du cuir chevelu qui a été de la part de Chassaignac l'objet
d'une description minutieuse.

Les traumatismes de la région épicrânienne, l'érysipèle, sont les
causes locales les plus habituelles du phlegmon diffus du cuir chevelu. Mais ici, comme pour toutes les inflammations diffuses du tissu
cellulaire, au-dessus des causes locales, il faut placer les causes générales tenant au mauvais état constitutionnel du sujet. C'est ainsi
que Chassaignac a vu cette affection se développer dans la convalescence des maladies graves. Chez un alcoolique atteint de délirium
tremens, nous avons vu un phlegmon diffus s'étendre à toute la
région épicrânienne, amener le sphacèle du tissu cellulaire, et le
décollement total du cuir chevelu.

La maladie se développe dans le tissu cellulaire sous-aponévrotique
de la région, parfois même elle gagne le périoste lui-même qui est
décollé, et laisse à nu les os sous-jacents.

Au début de l'affection, il y a de la rougeur et du gonflement ;
celui-ci augmente de plus en plus, s'accompagne d'un, œdème considérable, et enfin d'une fluctuation manifeste. A cette période, la
tête du malade semble recouverte d'une sorte de turban, tant est
considérable le gonflement mou et pâteux qui l'enveloppe, Si le
phlegmon s'ouvre spontanément ou s'il est ouvert par la main du
chirurgien, il donne issue à un pus fétide, et au bout de quelques
jours, à d'énormes lambeaux de tissu cellulaire sphacélé. Ainsi se
trouve disséqué tout le cuir chevelu ; le périoste est décollé par place ;
mais il n'en résulte pas toujours une nécrose de l'os sous-jacent, le
recollement de cette membrane se faisant au déclin de l'inflammation. Quant au cuir chevelu, c'est une particularité remarquable du
phlegmon diffus de cette région, qu'il n'est jamais sphacélé. On en a
facilement la raison dans cette abondance d'artères qui, situées dans
le tissu cellulaire sous-cutané, assurent la vitalité de la peau. même
après le décollement des couches profondes.

Toutefois ces artères baignant dans le pus peuvent être ulcérées, et amener une hémorrhagie fatale, comme Dupuytren en a rapporté un exemple.

L'épuisement par la suppuration, la pyohémie, la propagation de l'inflammation au cerveau et aux méninges sont encore ici des complications mortelles.

Le pronostic a donc une grande gravité.

Le diagnostic peut être hésitant au début entre le phlegmon diffus et l'érysipèle. Mais l'absence d'engorgement ganglionnaire, l'intensité du gonflement et de l'œdème, et plus tard, la fluctuation tranchent la question. La difficulté est plus grande au sujet de la périostite qu peut amener même rougeur, même gonflement œdémateux, même fluctuation. Disons cependant qu'il est rare que la périostite envahisse, comme le phlegmon diffus, la totalité de la région épicrânienne.

Le traitement doit être d'abord résolutif. On a conseillé aussi la révulsion, sous forme d'un large vésicatoire, recouvrant tout le cuir chevelu. Dès que la fluctuation est manifeste, les larges débridements, le drainage, les injections antiseptiques sont les bases fondamentales du traitement.

II

LÉSIONS INFLAMMATOIRES DES OS DU CRANE (OSTÉOPÉRIOSTITE, CARIE, NÉCROSE).

A. **Ostéopériostite.** — A part les cas où l'inflammation des os du crâne, désignée aussi sous le nom de péricranite ou cranite, est due à une lésion traumatique (fracture, plaie, dénudation osseuse), elle est presque toujours sous l'influence d'une cause générale. Notons toutefois les inflammations de l'oreille moyenne comme pouvant donner lieu à des ostéopériostites étendues de la région temporale et de la région mastoïdienne.

Quant aux causes générales de cette inflammation, elles sont au nombre de deux : la syphilis et la scrofule.

La marche peut être aiguë ou chronique.

a. **Ostéopériostite aiguë.** — Elle est circonscrite ou diffuse.

La forme circonscrite se traduit par l'existence en un point limité du crâne d'une douleur continue, exaspérée par la pression ; bientôt s'y joint un gonflement pâteux qui fait corps avec l'os. A moins de complication cérébrale, les phénomènes généraux sont peu marqués. La fièvre est modérée; le symptôme le plus caractérisé, c'est l'insomnie due à l'exacerbation des douleurs pendant la nuit.

Si la suppuration se produit, tous les phénomènes s'exaspèrent; la fièvre augmente, il y a des frissons; enfin la fluctuation devient manifeste, et l'ouverture de la tumeur montre la dénudation de l'os.

La guérison par résolution est possible; mais plus souvent il y a passage à l'état chronique. Dans ce cas, l'ostéopériostite donne naissance à des dépôts osseux de nouvelle formation, qui sont l'origine des exostoses crâniennes.

La forme diffuse sur laquelle Graves a particulièrement insisté, se caractérise surtout par l'extension de la douleur et l'intensité des symptômes généraux qui peuvent la faire confondre avec une affection du cerveau. La fièvre est vive; il y a de l'agitation, de l'insomnie, du délire. Plus tard, quand survient le gonflement, puis la suppuration, la maladie présente les caractères du phlegmon diffus du cuir chevelu dont il est difficile de la différencier.

b. **Ostéopériostite chronique.** — La forme chronique beaucoup plus lente aboutit surtout à des dépôts osseux de nouvelle formation. C'est à cette forme qu'appartient habituellement l'ostéopériostite syphilitique. Il faut lui rattacher aussi les gommes des os du crâne. Celles-ci peuvent être circonscrites ou diffuses; elles peuvent se résorber, en laissant à leur place une cicatrice osseuse étoilée, comblée par du tissu fibreux; c'est là ce que Virchow appelle la carie syphilitique. D'autres fois elles suppurent; elles mettent à nu les os et donnent lieu à des fistules interminables.

Ce qu'il y a de plus redoutable dans l'ostéo-périostite des os du crâne, c'est que le même travail pathologique qui se passe à l'extérieur peut se produire à l'intérieur de la boîte crânienne; la suppuration peut prendre naissance et l'inflammation se propager aux méninges et au cerveau. Ce sont là des complications le plus souvent mortelles.

B. **Carie.** Comme l'ostéo-périostite, la carie des os du crâne reconnaît le plus souvent pour causes la scrofule et la syphilis.

Son siège est surtout à la partie antérieure de la région crânienne, soit sur le frontal, soit sur le pariétal. L'apophyse mastoïde constitue un second point d'élection de la maladie.

La division la plus importante à établir dans l'étude de la carie des os du crâne est celle des caries superficielles et des caries profondes.

La carie superficielle est celle qui respecte la table interne. Tantôt circonscrite, tantôt diffuse, elle affecte parfois la forme annulaire ou demi-annulaire des syphilides cutanées.

Cette disposition propre aux caries syphilitiques peut aider à reconnaître la nature de la maladie.

La carie superficielle traduit au dehors son existence par la formation d'une tumeur pâteuse, molle, qui devient rapidement fluctuante et donne issue à un pus grisâtre, parfois mélangé de gouttelettes huileuses.

La carie profonde se caractérise surtout par son siège au niveau de la table interne de l'os ; de là, sa gravité tenant au voisinage des méninges et du cerveau ; de là, pendant longtemps, l'obscurité des symptômes. Tout se borne d'abord à une douleur fixe et persistante en un point du crâne, sans aucune trace de lésion extérieure. Quelquefois il s'y joint des symptômes cérébraux, tels que convulsions, paralysies. Puis au bout d'un temps plus ou moins long, on voit se former, comme dans la carie superficielle, une tumeur molle et diffuse, qui indique que la maladie, d'abord profonde, a gagné les couches superficielles de l'os. Mais ici la tumeur présente des caractères particuliers qui n'appartenaient pas à la carie superficielle. Elle est réductible par la pression, et cette réduction s'accompagne de l'exagération des phénomènes cérébraux. Quelquefois la tumeur se tend sous l'influence de l'effort ou de l'expiration pour diminuer pendant l'inspiration. Ce sont là des symptômes qui dénotent clairement l'existence d'une communication entre la tumeur extérieure et l'intérieur du crâne, établie à la faveur d'une ou plusieurs perforations osseuses. Au moment où l'abcès s'ouvre à l'extérieur, on peut à travers l'orifice cutané reconnaître par l'exploration la perforation osseuse. On est du reste frappé par l'abondance du pus qui n'est pas en rapport avec le volume de la tuméfaction extérieure ; il provient en effet et de celle-ci et de la nappe purulente sous-jacente aux os du crâne. On est en un mot placé dans les conditions de l'abcès dit par Velpeau abcès en bouton de chemise ; une des poches étant située au-dessus, l'autre au-dessous de la calotte crânienne, et la communication entre les deux étant établie par une perforation osseuse. On comprend ce que le voisinage de cette nappe purulente a de dangereux pour les méninges et pour le cerveau.

C. **Nécrose.** — Plus souvent que la carie, la nécrose présente une origine traumatique. C'est ainsi que les fractures du crâne, les brûlures de la région peuvent lui donner naissance. Mais ici encore la circonstance étiologique la plus importante, c'est la syphilis. De là vient que, comme la carie, la nécrose siège habituellement sur les parties antérieures du crâne, au niveau du frontal ou du pariétal. Exceptionnellement, elle peut s'étendre à toute la calotte crânienne, comme chez une femme opérée par Saviard, dont la nécrose était consécutive à une plaie de tête. En 1879, Broca a présenté à l'Académie de médecine un énorme séquestre, constitué par les deux pariétaux, une partie du frontal et de l'occipital. Dans ce cas, la nécrose avait été causée par une brûlure ; le séquestre s'était détaché au bout de trois mois et, vers la partie moyenne du pariétal droit, on percevait les battements du cerveau. Tantôt, du reste, la mortification envahit toute l'épaisseur de l'os ; tantôt elle se limite à la table externe. C'est ce qui existait sur une pièce de nécrose consécutive à une brûlure que j'ai observée ; la table interne du crâne était parfaitement intacte ; le séquestre, limité à la table externe, n'était pas encore détaché, quand la malade mourut.

Comme pour la carie, on a noté, dans la nécrose syphilitique, la forme annulaire ou semi-annulaire des séquestres.

La marche de la maladie est lente en général ; les parties osseuses mortifiées ne se détachent que très tardivement ; l'abondance de la suppuration, sa stagnation au contact de l'encéphale peuvent devenir le point de départ d'accidents.

Une fois le séquestre détaché, l'os ne se régénère pas ; il reste une perte de substance comblée par une cicatrice fibreuse adhérente aux bords de la perforation osseuse.

Traitement des lésions inflammatoires des os du crâne (ostéo-périostite, carie, nécrose). — Relevant le plus souvent d'une cause commune, la syphilis, les maladies inflammatoires des os du crâne se prêtent à des considérations thérapeutiques générales. Cette donnée étiologique a une si grande importance que, même dans les cas où l'existence de la syphilis n'est pas prouvée, on devra tenter le traitement spécifique. L'iodure de potassium et les frictions mercurielles méritent la préférence dans ces cas où l'imminence d'accidents cérébraux commande d'agir avec la plus grande promptitude. Quand les produits inflammatoires ne sont pas encore complètement organisés, quand il n'y a pas encore d'altération osseuse irréparable, comme dans la carie et dans la nécrose, en un mot dans les premières périodes de l'ostéo-périostite, l'action du traitement spécifique sera rapide et complète. Lorsqu'au contraire, il y a déjà suppuration, lorsque surtout les os sont altérés profondément, on ne peut plus attendre du traitement interne les mêmes bienfaits. Le traitement local prend alors la plus grande importance ; donner issue au pus, assurer son écoulement facile, maintenir soigneusement l'asepsie de la plaie, telles sont les indications fondamentales à remplir. On peut toutefois se proposer de hâter la marche de la maladie et d'en limiter les progrès. C'est ainsi que dans les cas de carie profonde ou très étendue, on peut recourir avantageusement à la cautérisation ; les caustiques qui fusent comme la potasse, le fer rouge, doivent être mis de côté en pareil cas. C'est aux caustiques produisant une eschare sèche et bien limitée, comme le chlorure de zinc, qu'on donnera la préférence.

Le grand danger des affections dont nous parlons en ce moment, c'est la possibilité des complications cérébrales. Si donc, on voit survenir des phénomènes cérébraux, troubles sensitifs, moteurs, troubles intellectuels, il faut intervenir pour faciliter l'écoulement du pus, et hâter l'élimination des séquestres ou des portions osseuses cariées. C'est la trépanation qui conviendra en pareil cas ; soit qu'on la pratique avec la couronne de trépan ou avec le perforatif. Si même le séquestre est déjà mobile, on pourra essayer de l'enlever à l'aide des pinces ou de l'élévatoire.

Une fois la guérison obtenue, la réparation osseuse n'est jamais complète ; aussi doit-on faire porter au malade une calotte résistante, capable de protéger efficacement le cerveau.

ARTICLE III

TUMEURS DU CRANE.

Au point de vue anatomique, ces tumeurs peuvent être rangées en trois groupes, suivant qu'elles se développent : 1° dans les parties molles extérieures au crâne ; 2° dans les os du crâne; 5° dans l'intérieur de la cavité crânienne.

En clinique, un grand fait domine leur histoire, savoir la présence ou l'absence de communication avec la cavité crânienne. Mais ce fait, quelle que soit son importance, n'est pas assez constant pour servir de base à une description. Cette tumeur peut en effet, suivant les circonstances, communiquer ou non avec l'intérieur du crâne. Aussi suivrons-nous la classification anatomique.

I

TUMEURS DES PARTIES MOLLES EXTÉRIEURES AU CRANE.

De ces tumeurs, les unes se développent dans la région épicrânienne comme en tout autre point du corps ; telles sont : les productions cornées, les fibromes, les lipomes, l'épithélioma, les anévrysmes artériels et artérioso-veineux, les angiomes ; nous n'y insisterons pas.

Un second groupe de tumeurs, sans appartenir en propre à la région crânienne, s'y développent cependant avec une prédilection marquée. De ce nombre sont les kystes sébacés et dermoïdes ; les tumeurs cirsoïdes.

' Enfin dans un troisième groupe, nous étudierons les tumeurs qui appartiennent en propre à la région crânienne : savoir, la pneumatocèle et le céphalœmatome.

1° **Tumeurs communes à la région crânienne et aux autres points du corps.** — Les productions cornées n'ont d'autre intérêt que de pouvoir devenir l'origine de cancroïdes. L'épithélioma lui-même en se propageant aux os peut pénétrer dans la cavité crânienne.

Les fibromes et les lipomes sont rares ; quant aux anévrysmes, ils rentrent dans la catégorie des anévrysmes des petites artères, contre lesquels presque toutes les méthodes directes, si mauvaises en général dans le traitement des anévrysmes des grosses artères, ont donné des succès. On a pu utiliser contre eux le perchlorure de fer (Raoul Deslongchamps), la galvanopuncture, l'extirpation, la méthode ancienne, la suture entortillée (Malgaigne).

Les anévrysmes artérioso-veineux du crâne sont très rares, et d'origine traumatique. Le seul intérêt de leur étude, c'est la difficulté du diagnostic entre ce genre de tumeurs vasculaires et les anévrysmes cirsoïdes dont nous allons bientôt parler. Si l'on était conduit à intervenir contre eux, il faudrait recourir à l'ouverture du sac, avec ligature de l'artère au-dessus et au-dessous de sa communication avec la veine.

2° **Tumeurs affectant pour la région crânienne une prédilection marquée.** — Dans ce groupe, nous avons rangé les kystes sébacés et dermoïdes, et les tumeurs cirsoïdes.

Les kystes sébacés, vulgairement connus sous le nom de loupes, sont souvent multiples à la région crânienne; on a pu les voir dégénérer en épithélioma.

Quant aux kystes dermoïdes, ils sont congénitaux et en rapport avec l'existence des fentes branchiales; ils siègent au front, aux tempes, aux environs des oreilles. On a pu les voir développés au niveau de la fontanelle antérieure. J'ai observé un cas de cette nature.

Les tumeurs cirsoïdes constituent sans contredit l'une des tumeurs les plus intéressantes de la région crânienne, et par leur fréquence, et par l'obscurité dont est encore entouré leur développement.

Deux faits toutefois dominent leur étiologie, savoir l'existence d'angiomes antérieurs, et le traumatisme. On a voulu également établir une relation entre l'existence des fentes branchiales et le développement fréquent des tumeurs cirsoïdes du crâne. À l'appui de cette opinion, on a fait remarquer la fréquence de ces tumeurs dans les points qui occupent les fentes branchiales, c'est-à-dire dans les région fronto-nasale et auriculo-temporale. Mais cette explication, bonne dans les cas où la tumeur est congénitale, ne saurait convenir à la majorité des tumeurs cirsoïdes, qui ne se développent que plus ou moins tardivement après la naissance.

La tumeur se reconnaît en général aisément à ses vaisseaux enroulés sur eux-mêmes que, depuis J. L. Petit, on compare à un paquet de ficelles, à son souffle et à ses battements. Toutefois nous avons déjà noté la possibilité de la confusion avec l'anévrysme artérioso-veineux sur laquelle Robert, dans un mémoire à l'Académie de médecine (1851) a tout spécialement insisté. Les éléments du diagnostic sont les suivants : Dans l'anévrysme artérioso-veineux, la tumeur est mieux limitée, il y a une dilatation des veines efférentes, qui ne se rencontre qu'exceptionnellement dans l'anévrysme cirsoïde ; enfin les battements et le souffle ont leur maximum en un point très circonscrit, qui répond à l'orifice de communication entre l'artère et la veine ; tandis que, dans la tumeur cirsoïde, le souffle et les battements sont beaucoup plus diffus.

Un autre diagnostic qui peut présenter dans certains cas particuliers, une difficulté très grande, c'est celui de l'anévrysme cirsoïde et de l'encéphalocèle ; mais nous n'en parlerons pas maintenant, nous courrions risque de n'être pas compris ; nous renvoyons ce que nous avons à en dire au moment où nous parlerons de l'encéphalocèle.

Quant au traitement des anévrysmes cirsoïdes du crâne, parmi les nombreuses méthodes qui ont été proposées, il en est deux seulement qui restent aujourd'hui debout : l'injection de perchlorure de fer, et l'extirpation avec ligature des vaisseaux afférents. Quand il sera difficile d'interrompre complètement la circulation dans la tumeur, quand on craindra son inflammation et sa rupture, c'est à l'extirpation, déjà conseillée par Decès dans sa thèse en 1857, qu'il faudra avoir recours.

3° **Tumeurs appartenant en propre à la région crânienne.** — Dans ce groupe, nous aurons à parler de la pneumatocèle et du céphalœmatome.

a. PNEUMATOCÈLE.

Sous le nom de pneumatocèles crâniennes, on décrit des tumeurs gazeuses en communication avec les cavités aériennes du crâne (sinus frontaux, cellules mastoïdiennes). On ne saurait donc les confondre avec l'emphysème de la région crânienne qui consiste en une simple infiltration de gaz dans le tissu cellulaire de la région, sans communication avec les cavités aériennes du crâne.

L'histoire de la pneumatocèle crânienne est de date récente ; c'est une affection rare et dont l'étude présente encore bien des obscurités. Les deux principaux travaux sur ce sujet sont le mémoire du professeur Costes de Bordeaux publié dans le *Moniteur des Hôpitaux* en 1859, et la thèse de Thomas (de Tours) parue en 1865, dont le point de départ était une observation du service de Denonvilliers.

Étiologie. — La pneumatocèle s'observe dans deux conditions très différentes : ou bien, elle survient à la suite d'un traumatisme (fracture du frontal ou du temporal) ou d'une inflammation osseuse (ostéite, carie, nécrose des sinus frontaux et des cellules mastoïdiennes) ; ou bien elle survient en dehors de toute cause apparente. Dans le premier cas, ce n'est qu'un épiphénomène ; dans la seconde hypothèse, au contraire, elle constitue à elle seule toute la maladie. C'est cette dernière variété qu'on pourrait appeler la pneumatocèle idiopathique que nous aurons en vue dans la description.

Anatomie pathologique et pathogénie. — Le gaz contenu dans la tumeur est de l'air atmosphérique, avec cette restriction que l'oxygène y est en proportion moindre, l'azote et l'acide carbonique, au contraire, plus abondants que dans l'air atmosphérique normal. C'est du moins ce qui ressort de l'analyse pratiquée par Fordos, dans le cas de Denonvilliers. Ce résultat permet déjà de prévoir qu'il ne s'agit point ici d'un gaz anormalement sécrété par les tissus, mais de l'air atmosphérique lui-même ayant pénétré dans la région épicrânienne à la faveur d'une solution de continuité des cavités gazeuses du crâne.

Reste à prouver l'existence de cette solution de continuité des os. Nous devons avouer tout d'abord que les preuves anatomiques font presque complètement défaut. Dans les deux seuls cas suivis de mort, celui de Lecat et celui de Fleury, les os du crâne étaient perforés en plusieurs points ; mais ni dans l'un, ni dans l'autre, on ne put constater de perforation des sinus frontaux ou des cellules mastoïdiennes. Le fait le plus probant, c'est celui de Jarjavay dans lequel le malade conserva, après sa guérison, une fistule des sinus frontaux.

Mais à défaut de preuves anatomiques, on peut s'appuyer sur les caractères cliniques de la tumeur ; sa réductibilité, son augmentation de volume pendant les efforts et les expirations prolongées sont des phénomènes impossibles à interpréter, sans admettre une communication entre la poche et les cavités aériennes du crâne.

Une question qui se lie intimement à celle de l'existence d'une perforation osseuse, c'est celle du siège anatomique exact de la tumeur. Si en effet, l'air s'échappe à travers un orifice osseux, c'est entre les os et le périoste que doit se faire l'épanchement gazeux. Tel n'est pas cependant l'avis de tous les auteurs qui se sont occupés de cette question.

Ainsi Costes admettait que le gaz est infiltré à la fois entre le périoste et l'os et dans la couche celluleuse qui sépare le périoste de l'aponévrose épicrânienne. Thomas, au contraire, a conclu de ses recherches que l'air est exclusivement épanché entre le péricrâne et les os. Ce siège a pu, du reste, être constaté *de visu* dans un certain nombre de cas; il est bien en rapport avec la marche clinique de la tumeur qui reste toujours exactement circonscrite, grâce à l'adhérence du périoste aux sutures crâniennes. Si l'air était infiltré dans la couche celluleuse sus-jacente au périoste, on ne comprendrait pas quel obstacle s'opposerait à sa diffusion.

Ainsi donc, la nature du gaz épanché, le siège exact qu'il occupe, les caractères cliniques de la tumeur, tout concourt à démontrer la réalité de la perforation osseuse. Mais il nous faut encore nous demander par quel mécanisme se fait cette perforation.

D'après les recherches de Hyrtl, les cavités aériennes du crâne subissent chez certaines personnes un accroissement énorme par suite de l'atrophie graduelle de leurs parois. Cette atrophie peut aller jusqu'à la rupture, jusqu'à la déhiscence spontanée de ces cavités, permettant le passage de l'air au-dessous du péricrâne. On a fait jouer un rôle aux efforts, à l'action de se moucher; mais ce sont là bien évidemment des circonstances secondaires, qui n'entrent en jeu que quand déjà l'atrophie des parois osseuses les a préparées à se rompre.

Symptomatologie. — Quelquefois l'apparition de la tumeur a été précédée par une douleur fixe soit dans la région frontale, soit au niveau de l'apophyse mastoïde. Mais dans la plupart des cas c'est par le gonflement que s'est révélée tout d'abord la maladie; exceptionnellement ce gonflement occupe la région frontale et est en rapport avec une altération des sinus frontaux; dans l'immense majorité des cas, il répond à la région mastoïdienne.

La tumeur de la pneumatocèle est lisse, arrondie, sans changement de couleur à la peau; à la percussion, elle fournit une sonorité tympanique des plus manifestes. L'effort, l'action de se moucher, augmentent la tension de la tumeur, qui diminue au contraire, et peut même se réduire complètement par la compression. La réduction s'est quelquefois accompagnée, dans la région mastoïdienne. d'un sifflement perçu par le malade et plus rarement par les assistants.

D'abord peu volumineuse, de la grosseur d'une noisette ou d'un œuf de pigeon, la pneumatocèle augmente graduellement de volume et n'envahit qu'après plusieurs mois le côté de la tête où elle a débuté. On l'a même vue passer du côté opposé et former autour de la tête comme un vaste turban. Dans ces cas extrêmes, les limites de la tumeur sont constituées par la ligne courbe supérieure de l'occipital, l'apophyse mastoïde, les arcades zygomatiques et sourcillières. Chez le malade de Jarjavay, dont l'affection s'était développée aux dépens du sinus frontal, le périoste de la voûte orbitaire avait été décollé et l'œil repoussé en bas, en produisant un commencement d'exophthalmie. Arrivée à cet énorme développement, la tumeur cesse d'être complètement réductible; mais elle ne détermine pas de troubles importants de l'état général; les fonctions auditives sont même habituellement respectées.

La marche de la maladie est essentiellement chronique; et la plupart des sujets portaient leur tumeur depuis plusieurs années lorsqu'ils se sont présentés au chirurgien.

Diagnostic. — La sonorité tympanique de la tumeur, sa réductibilité, son augmentation de volume pendant l'effort ne permettent pas de la confondre avec d'autres affections.

Le siège de la tumeur à son début, le sifflement perçu dans l'oreille par le malade au moment de la réduction, l'auscultation de la région mastoïdienne feront reconnaître que la maladie s'est développée aux dépens de l'apophyse mastoïde. Rappelons que son développement aux dépens des sinus frontaux (cas de Jarjavay) est tout à fait exceptionnel.

Pronostic et traitement. — Le pronostic est sans gravité, à la condition que le chirurgien n'intervienne pas par des traitements intempestifs. L'incision, l'excision des parois de la poche, le séton, la rugination des os, sont des procédés dangereux qui ont amené la mort dans certains cas et qui doivent être absolument abandonnés. La seule indication à remplir, c'est d'évacuer le contenu de la tumeur par une ponction capillaire, puis de favoriser le recollement des parois de la poche, soit par la compression seule, soit par la compression jointe à l'injection iodée, comme l'a conseillé Wernher. Ce n'est que dans le cas où cette méthode de traitement aurait échoué qu'on serait autorisé à inciser la tumeur au niveau de l'orifice osseux et à provoquer son oblitération par suppuration et par bourgeonnement. A cette période, c'est-à-dire quand déjà les ponctions et la compression auraient très notablement diminué le volume de la tumeur, cette conduite présenterait beaucoup moins de danger.

b. CÉPHALŒMATOME.

Sous le nom de céphalœmatome, on décrit une collection sanguine enkystée siégeant entre la voûte crânienne osseuse et le périoste.

Bien qu'on puisse rencontrer de semblables épanchements sanguins chez des enfants qui ne sont plus des nouveau-nés et même chez des adultes, c'est habituellement aux tumeurs qui se forment au moment de la naissance qu'on réserve le nom de céphalœmatome. Ce sont les seules que nous avons actuellement en vue.

Fréquence. — Le céphalœmatome est une maladie assez rare, puisqu'on ne le rencontre guère qu'une fois sur 250 ou 300 nouveau-nés.

Siège. — Son siège le plus habituel est l'angle postérieur et supérieur du pariétal droit, moins souvent le point correspondant du pariétal gauche, plus rarement encore les autres parties du crâne (frontal, occipital).

Le plus ordinairement on n'en trouve qu'un ; mais quelquefois il en existe deux, un sur chaque pariétal, séparés par la suture sagittale. Il est très rare d'en voir un plus grand nombre. Cependant Nœgelé, Burkhardt, Seux en ont observé trois sur un même enfant.

Pathogénie. — Cette question, très controversée, ne nous semble pas avoir été complètement élucidée par les auteurs classiques. Nous ne rappellerons que pour mémoire les diverses opinions erronées qui ont été émises à ce sujet. Ainsi, l'hypothèse d'une violence subie par la tête du fœtus avant l'accouchement ne résiste pas à l'examen des faits. De même l'idée de Pigné plaçant dans la rupture d'une artère la cause de la maladie; celle de Burkhardt rapportant le mal à une altération primitive des os du crâne, ne sauraient être admises. On s'accorde généralement aujourd'hui, avec Valleix, à placer la cause initiale du céphalœmatome dans le mode et l'état de développement des os du crâne, à la naissance, tout en faisant jouer un rôle secondaire aux phénomènes mécaniques de l'accouchement.

Rappelons-nous, en effet, qu'à la naissance, l'ossification des os du crâne est loin d'être complète; la table interne est beaucoup plus avancée dans son développement que la table externe; le diploé est rudimentaire, la table externe est à peine formée; elle consiste seulement en travées osseuses, séparées les unes des autres par des fissures. Cet os incomplet, rempli de vaisseaux, semble une éponge gorgée de sang. Ces conditions anatomiques sur lesquelles Valleix a surtout appelé l'attention sont de la plus haute importance. La fragilité de la lame externe de l'os, la richesse de son développement vasculaire nous expliquent comment les ruptures s'y produisent avec la plus grande facilité et comment elles versent du sang en quantité assez considérable pour former des tumeurs du volume de celles que constitue parfois le céphalœmatome. Les violences mécaniques que subit la tête pendant l'accouchement sont les agents de ces ruptures. Ainsi donc, l'état de l'os à la naissance, voilà la cause primitive; les phénomènes mécaniques de l'accouchement jouent le rôle de cause secondaire. Mais, dira-t-on, si telle est la véritable étiologie, comment se fait-il que tous les enfants ne présentent pas de céphalœmatomes? A cela nous répondrons que les violences supportées par la tête varient beaucoup dans chaque accouchement; que l'état du développement osseux n'est pas non plus le même, à la naissance, chez tous les enfants. Ce sont ceux chez lesquels l'ossification est le moins avancé qui présenteront surtout le céphalœmatome.

Reste à savoir la raison de la localisation habituelle du céphalœmatome à l'angle postérieur et supérieur du pariétal droit. Quant au côté droit, les rapports de la tête avec l'excavation pelvienne dans la position la plus fréquente (occipito-iliaque gauche antérieure), nous expliquent comment, étant plus exposé aux traumatismes, il est le plus souvent atteint. Les raisons qui font que la maladie siège au niveau de l'angle postérieur et supérieur du pariétal sont celles que les auteurs classiques ont jusqu'ici passé sous silence. Nous les trouvons exposées dans le cours d'anthropologie de Broca, et dans le mémoire de son élève, M. Féré (Revue de médecine et de chirurgie, 1880). Elles se rattachent essentiellement au mode de développement du pariétal.

Cet os naît par un point d'ossification qui se montre vers le quarante-cinquième jour, au niveau de la bosse pariétale. De ce point central partent en divergeant comme des rayons les fibres osseuses qui vont former les tables externe et interne de l'os. Or, il arrive que ces fibrilles laissent entre elles, à la naissance, des incisures, des fissures qui ne seront comblées que plus tard par les progrès de l'ossification. De ces incisures, il en est une qui occupe le bord sagittal du pariétal près de son angle postérieur et supérieur. Elle est quelquefois si considérable qu'elle forme avec l'incisure semblable du côté opposé une véritable fontanelle décrite en 1837 par Vulfranc Gerdy dans sa thèse inaugurale, et connue sous le nom de fontanelle de Gerdy. Quand l'incisure sagittale se comble, elle laisse cependant comme vestige de sa présence un orifice qui n'est autre que le trou pariétal. Ainsi donc, le retard de l'ossification au niveau de l'angle postérieur et supérieur du pariétal et la fissure sagittale qui en est la conséquence, telle est la disposition anatomique qui nous explique la localisation habituelle du céphalœmatome en ce point. Il est une autre particularité de la maladie qui trouve une explication facile dans la présence de la fissure sagittale ; savoir, la coexistence d'un épanchement sanguin au-dessus et au-dessous de la voûte osseuse. Ce sont ces cas desquels on dit que le céphalœmatome externe se complique de l'existence d'un céphalœmatome interne. Sans doute, dans bon nombre d'entre eux, les auteurs notent la présence d'une fracture, mais il en est d'autres où il existait seulement une fissure. Sur une pièce appartenant à M. Guéniot, on voit un céphalœmatome à la fois externe et interne, et à son niveau une fissure tout à fait semblable aux fentes sagittales de développement. Un fait qui prouve bien que la communication entre les foyers sanguins sus et sous-osseux n'est pas toujours établie par une fracture, c'est celui de Mignot qui signale à la fois une perte de substance et une petite fracture. Ces perforations crâniennes difficiles à interpréter, en ne tenant pas compte des fissures sagittales, deviennent au contraire très simples à l'aide de la connaissance des faits précédents.

Anatomie pathologique. — Les enveloppes extérieures du crâne, cuir chevelu, aponévrose, tissu conjonctif, sont habituellement saines. Parfois cependant elles présentent une teinte ecchymotique ; mais bientôt les modifications que subit le sang épanché, son enkystement, s'opposent à sa transsudation, et toute trace d'ecchymose disparaît.

Les enveloppes extérieures du crâne enlevées, le péricrâne laisse apercevoir par transparence la masse sanguine sous-jacente. Le sang contenu dans la tumeur ne s'y rencontre pas toujours sous le même aspect. D'abord, il est liquide, et, suivant la remarque de Virchow qui dit que le sang est très peu plastique chez l'enfant, il conserve longtemps sa fluidité. Mais plus tard il se coagule; il cesse d'ailleurs de se trouver en contact direct avec l'os et le périoste; car une fausse membrane conjonctive se dépose à la périphérie, passe de la face externe de l'os à la face interne du périoste, et forme à la tumeur une nouvelle enveloppe, qui l'enkyste complètement. Outre ces modifications subies par le sang épanché, il en est d'autres qui se passent du côté de l'os et du périoste. En effet, au fur et à mesure que la tumeur diminue de volume et augmente de consistance par le fait de la coagulation sanguine, on voit se former à sa périphérie un bourrelet osseux sécrété par le périoste au niveau du point où il se continue avec l'os sous-jacent. Suivant la remarque de Féré, ce bourrelet osseux peut masquer dans certains cas la fissure sagittale et expliquer comment elle a été méconnue. La formation osseuse qui commence à l'union de l'os et du périoste s'étend à la face interne du péricrâne décollé, et bientôt il en résulte une coque osseuse flexible, qui se laisse déprimer sous le doigt en produisant la sensation parcheminée. C'est par ce mécanisme que se produit la guérison. Le sang se résorbant complètement, la lame osseuse de nouvelle formation arrive au contact de l'os ancien, et se fusionne avec lui, en même temps que le bourrelet osseux périphérique s'affaisse, de sorte qu'à un moment donné, toute trace de l'affection a disparu.

Symptômes; marche et terminaison. — Au début, le céphalœmatome se présente sous la forme d'une tumeur arrondie, mollasse, qui grossit pendant les jours suivants, se tend et peut arriver, comme l'a noté Valleix, à contenir 240 grammes de sang. A ce moment, la fluctuation y est des plus manifestes. Dans quelques cas exceptionnels, on y a même perçu des battements. La coïncidence d'un céphalœmatome interne et externe, communiquant à travers une large fissure osseuse, expliquerait comment les battements du cerveau peuvent être transmis à la masse sanguine et donner lieu à ce phénomène. La peau conserve, au niveau de la tumeur, ses caractères normaux. Au bout de deux ou trois jours, la tumeur se modifie par l'adjonction du bourrelet osseux que nous avons signalée à sa périphérie. Il peut ne pas se déposer tout d'une pièce, mais sous la forme de saillies osseuses qui, d'abord isolées, arrivent à se rejoindre et à constituer un cercle osseux complet.

Dès lors la tumeur cesse de croître, elle augmente graduellement de consistance, puis diminue de volume, en donnant quelquefois lieu à la sensation parcheminée dont nous avons déjà parlé.

Un des caractères les plus importants à noter dans l'étude du céphalœmatome, c'est que la tumeur respecte constamment les sutures et les fontanelles dont elle reste toujours quelque peu écartée. Lors même qu'il y a un céphalœmatome double, occupant à la fois les deux pariétaux, les tumeurs n'arrivent pas à se rejoindre sur la ligne médiane. Elles restent, au contraire, séparées l'une de l'autre par un sillon qui répond à la suture sagittale. La raison de ce fait est dans l'adhérence intime du péricrâne au niveau des sutures, qui ne permet pas au sang épanché de décoller la membrane en ce point.

Enfin, après avoir passé par les phases successives que nous avons énumérées, la tumeur disparaît, laissant après elle le bourrelet osseux qui persiste plus longtemps, mais finit également par s'effacer.

Diagnostic. — Les bosses sanguines du cuir chevelu ne peuvent pas être confondues avec le céphalœmatome. Elles se produisent au moment du travail, et diminuent après la naissance, au lieu de continuer à augmenter pendant quelques jours, comme fait le céphalœmatome. Elles sont moins bien circonscrites que ces dernières tumeurs, s'accompagnent d'ecchymose cutanée, et surtout ne respectent pas les sutures. Leur résorption est beaucoup plus rapide que celle du céphalœmatome; on n'y rencontre pas le bourrelet osseux périphérique. Toutefois la coïncidence d'une bosse sanguine avec un céphalœmatome pourrait tout d'abord obscurcir le diagnostic; mais, quand les signes de la bosse sanguine auraient disparu, ceux du céphalœmatome deviendraient facilement reconnaissables.

Quant aux abcès du cuir chevelu, ils ne respectent pas les sutures, comme le céphalœmatome; de plus, ils s'accompagnent de phénomènes inflammatoires du côté de la peau.

Reste à faire le diagnostic entre le céphalœmatome et l'encépha-
cocèle qui présente comme lui, ce caractère, d'exister au moment
même de la naissance. Mais pour éviter les répétitions, nous ne donne-
rons les bases de ce diagnostic qu'au moment où nous traiterons de
l'encéphalocèle.

Pronostic. — D'après ce que nous venons de dire, le pronostic
est des plus favorables, puisque le céphalœmatome tend naturellement à la guérison. On cite comme tout à fait exceptionnel un cas
funeste observé par Hœré, et dans lequel une large perforation du
crâne donna lieu à une hernie du cerveau.

Mais si tel est le pronostic dans le céphalœmatome ordinaire, il
n'en est pas de même quand il y a complication de céphalœmatome
interne. Le cerveau est alors gravement compromis. Heureusement
une pareille complication est des plus rares ; à part les battements
cérébraux, que nous avons déjà notés, nous ne possédons pas de
signe précis pour arriver au diagnostic de cette variété.

Traitement. — De nombreuses erreurs chirurgicales ont été
commises à ce sujet, des traitements dangereux ont été employés et
ont amené des accidents mortels dans une affection qui, livrée à
elle-même, aboutit le plus souvent à la guérison. Aujourd'hui la
connaissance de l'évolution naturelle du céphalœmatome conduit le
chirurgien à l'expectation pure et simple. On peut y joindre quelques
applications résolutives et une légère compression ; encore ces moyens
ne doivent-ils être employés qu'avec prudence, de peur d'amener
l'inflammation de la tumeur, ou sa diffusion, sous l'influence d'une
compression trop forte, alors que l'épanchement sanguin n'est pas
encore enkysté. C'est seulement dans les cas où des phénomènes cérébraux feraient supposer l'existence d'un céphalœmatome interne
qu'on serait autorisé à intervenir. On devrait alors recourir à la
ponction capillaire pour enlever une certaine quantité de sang et, par
là, diminuer les symptômes dus à la compression cérébrale.

II

TUMEURS DES OS DU CRANE.

Dans ce chapitre, nous avons à étudier : 1° L'hypertrophie partielle ou totale des os du crâne, exostoses et hyperostoses, et 2° les tumeurs malignes ou cancer des os du crâne.

1° EXOSTOSES ET HYPEROSTOSES.

De ces deux variétés, la première est surtout intéressante pour le chirurgien. Nous y insisterons, puis nous dirons quelques mots de l'hyperostose.

a. **Exostoses.** — Leurs causes sont générales ou locales :

La cause générale la plus importante c'est la syphilis. Quant aux causes locales, ce sont les lésions traumatiques capables de produire l'ostéo-périostite, et, à sa suite, des exostoses.

Le siège le plus habituel, c'est la voûte du crâne, et, en particulier, le frontal où se manifestent le plus souvent les lésions tertiaires de la syphilis. Parfois uniques, les exostoses sont le plus souvent multiples. Elles font saillie soit à la face externe de l'os, *exostoses*, soit à sa face interne, *exostoses internes ou énostoses*. Enfin elles peuvent affecter la forme d'exostoses parenchymateuses, qui, constituées par un gonflement de l'os dans toute son épaisseur, font saillie à la fois sur la face externe et sur la face interne de la boîte crânienne.

Le volume et la forme de ces tumeurs sont excessivement variables. Tantôt elles présentent des pointes plus ou moins acérées, tantôt elles sont constituées par des mamelons arrondis ; parfois enfin, elles constituent des tumeurs aplaties, qui se continuent insensiblement avec le reste de l'os. Elles sont le plus souvent de consistance éburnée.

Les symptômes varient suivant qu'il s'agit d'une exostose superficielle ou d'une exostose interne ou énostose. Dans l'exostose superficielle, le malade accuse généralement une céphalée qui se caractérise par des exacerbations nocturnes. Au point occupé par la douleur, on rencontre la tumeur faisant corps avec l'os, et au niveau de laquelle la peau conserve généralement ses caractères normaux.

L'existence de l'exostose interne ou énostose peut rester longtemps très obscure, car ici, il n'y a point de tumeur appréciable à l'extérieur. De plus, la tumeur progressant lentement peut ne déterminer aucun retentissement du côté du cerveau qui s'habitue à la compression. Mais à un moment donné, cette tolérance cesse et l'on voit éclater du côté de l'intelligence, de la sensibilité, de la motilité, des phénomènes graves. Parfois, on note des convulsions épileptiformes; enfin le malade succombe, soit avec des symptômes de méningite, soit avec tous les phénomènes de l'hémorrhagie cérébrale.

Le pronostic de cette dernière variété est donc extrêmement grave et il s'aggrave encore de la difficulté du diagnostic.

Traitement. — La fréquence de la syphilis comme cause des exostoses crâniennes impose la nécessité de tenter toujours le traitement spécifique, qui donne de prompts résultats, quand l'étiologie est bien celle qu'on avait supposée.

Quand la cause est toute locale (inflammation antérieure, traumatisme), le seul traitement possible, c'est l'ablation de la tumeur osseuse avec le trépan. Mais une pareille opération n'est justifiée que si l'exostose amène des accidents cérébraux. En l'absence de troubles symptomatiques, le chirurgien doit toujours s'abstenir.

b. **Hyperostoses.** — Il nous suffira de signaler cette affection contre laquelle la chirurgie est impuissante. Elle consiste en un épaississement considérable de la voûte crânienne qui peut atteindre 4 centimètres d'épaisseur. Tantôt le tissu osseux est condensé, tantôt il est raréfié. Cette énorme hypertrophie peut d'ailleurs exister avec ou sans diminution de capacité de la boîte crânienne. Le diagnostic d'une pareille affection est aussi obscur que son étiologie. Elle est plus fréquente dans la vieillesse; on a voulu y voir une relation avec l'hydrocéphalie, les os augmentant d'épaisseur pour combler le vide qui se produit au fur et à mesure de la résorption de la sérosité intra-crânienne.

2° CANCER DES OS DU CRANE.

Sous ce titre, nous décrirons les différentes variétés de tumeurs malignes des os du crâne.

Pendant longtemps le cancer primitif des os du crâne ne fut pas admis; avec Louis et l'Académie de chirurgie, on pensait que toutes les tumeurs malignes de la région crânienne prenaient naissance dans la dure-mère, et ne se montraient à l'extérieur qu'après avoir perforé

la voûte osseuse. C'étaient là les fongus de la dure-mère dont nous
aurons à parler plus tard. Déjà Sandifort et Siebold, en opposition
avec l'opinion précédente, admettaient que ces tumeurs pouvaient
naître de toutes les parties constituantes de la région, aussi bien des
os que des parties molles. Enfin Walther et Chélius, par des observations concluantes, démontrèrent la réalité du cancer débutant par les
os du crâne.

Les os du crâne peuvent d'ailleurs être atteints de cancer dans
trois conditions différentes : ou bien le cancer a débuté par les parties
molles de la région, et a gagné plus tard les os, ou bien déjà l'économie tout entière est infestée, et il s'agit de dépôts cancéreux secondaires dans la voûte crânienne. Enfin dans une troisième hypothèse,
le cancer a débuté primitivement dans les os du crâne. C'est cette
dernière variété que nous aurons seule en vue dans ce moment.

Étiologie. — Tout ce qu'on en peut dire, c'est que ces tumeurs
sont plus fréquentes dans l'âge adulte, plus fréquentes chez l'homme
que chez la femme.

Anatomie pathologique. — La variété anatomo-pathologique la
plus fréquente, c'est le sarcome, dont la vascularisation excessive lui a
fait donner quelquefois le nom de fongus hématode (sarcome télangiectasique). Quant au carcinome, il serait beaucoup plus rare. L'épithélioma est le plus souvent consécutif à une affection semblable du
cuir chevelu.

Quelle que soit leur nature histologique, ces différentes tumeurs
prennent naissance soit à la surface de l'os, soit dans son épaisseur ou
même à sa face interne. Elles amènent par voisinage une ostéite raréfiante, et enfin une perforation osseuse, par laquelle la tumeur primitivement contenue dans le crâne vient faire saillie au dehors. Enfin
le mal se propage aux parties molles de la région épicrânienne, de
sorte qu'à un moment donné, il est très difficile de dire quel a été le
tissu primitivement atteint.

Symptômes. — Quand la tumeur fait saillie au dehors, on reconnaît des bosselures de consistance différente, pouvant aller depuis la
dureté la plus ferme, jusqu'à la mollesse et même à la fluctuation.
Son développement est rapide, elle envahit le cuir chevelu, amène
l'ulcération de la peau, et, avec elle, tous les caractères de la cachexie cancéreuse.

Lorsqu'au contraire, la tumeur commence dans l'épaisseur, ou vers la face interne de l'os, il n'y a pas primitivement de saillie visible. C'est seulement au fur et à mesure que le mal fait des progrès qu'on voit une élévation se produire ; l'os s'amincit à son niveau, il fait entendre une crépitation parcheminée, puis la tumeur faisant saillie au dehors se comporte comme dans le cas précédent.

A ces symptômes s'ajoutent ceux qui tiennent à la compression et à l'irritation du cerveau, et qui peuvent se montrer à une période variable de la maladie, suivant le point où elle a pris primitivement naissance. Ce sont des vertiges, des convulsions, des paralysies ; dans les cas où il existe une perforation crânienne, on peut quelquefois, en pressant sur la tumeur, amener sa réduction partielle, et provoquer l'éclosion ou l'aggravation des phénomènes précédents.

Diagnostic. — Lorsque la tumeur, encore contenue dans la boîte crânienne ou dans l'épaisseur de l'os, ne fait aucune saillie à l'extérieur, elle ne saurait être diagnostiquée. Si même elle détermine des phénomènes cérébraux, elle ne peut être distinguée des autres tumeurs intracrâniennes.

Quand il y a une tumeur apparente, on est exposé, en dehors de l'adhérence à la peau, de l'ulcération, de l'engorgement ganglionnaire, en un mot, en dehors de tous les phénomènes caractérisant les affections cancéreuses, à la confondre soit avec une tumeur syphilitique, soit avec un abcès froid. La fréquence des exostoses syphilitiques doit engager, en cas de doute, à tenter le traitement spécifique ; mais si l'on n'en obtient pas de prompts résultats, il faut bientôt l'abandonner. Telle est la sensation de fluctuation produite parfois par le cancer, qu'on peut le confondre avec un abcès froid. Duplay dit avoir vu une tumeur cancéreuse de la région temporo-pariétale, développée chez une jeune fille de seize ans, et qui présentait une telle apparence de fluctuation, qu'il hésita entre un cancer ramolli et un abcès chronique ossifluent. Je ne saurais passer sous silence un cas analogue que j'ai pu observer dans les hôpitaux. Un homme portait à la région temporale droite une tumeur qui fut diagnostiquée syphilome par deux de nos maîtres les plus éminents ; plus tard, la fluctuation était si manifeste qu'on pensa à un abcès froid ; une ponction pratiquée resta sans résultat, comme déjà le traitement antisyphilitique l'avait été. Plus tard, nous rencontrâmes ce même malade dans un état cachectique avancé, portant une énorme tumeur cancéreuse, du volume d'une tête de fœtus, précisément dans le même point. De tels faits montrent quelle peut être dans certains cas la difficulté du diagnostic.

Étant admis qu'on est en présence d'une tumeur cancéreuse des os, on doit se demander s'il existe ou non une perforation de la voûte crânienne. On peut se renseigner, à cet égard, en pratiquant l'acupuncture qui permet de constater la présence ou l'absence d'un plan osseux résistant.

Quand la constatation d'une perte de substance osseuse montre que la tumeur pénètre dans l'intérieur du crâne, on peut se demander si le cancer a débuté par l'os ou s'il s'agit d'un fongus de la dure-mère. Nous établirons ce diagnostic quand nous parlerons de cette dernière affection.

Pronostic. — Si la marche de la tumeur peut être lente, tant qu'elle est contenue dans l'épaisseur de l'os, elle évolue rapidement dès que l'enceinte osseuse est perforée, et sa terminaison funeste ne peut être entravée.

Traitement. — Le chirurgien est donc le plus souvent désarmé en présence d'une aussi terrible affection. Tout au plus pourrait-on, dans les cas où la tumeur est encore assez limitée, et ne dépasse pas la lame externe de l'os, pratiquer son extirpation. Encore la récidive du mal est-elle presque fatale.

III

TUMEURS VENANT DE L'INTÉRIEUR DE LA CAVITÉ CRANIENNE.

Ces tumeurs naissent dans l'épaisseur de la dure-mère; les unes sont des tumeurs malignes, répondant à ce qu'on appelait autrefois le fongus de la dure-mère; les autres, bénignes, sont des tumeurs vasculaires en communication avec la circulation veineuse intracrânienne.

A. — FONGUS DE LA DURE-MÈRE.

Nous rapprochons à dessein le fongus de la dure-mère du cancer des os du crâne, à cause de la similitude des symptômes auxquels

ils peuvent donner lieu, et de la difficulté de diagnostic qui en est
la conséquence.

Déjà nous avons dit qu'autrefois, sous le nom de fongus de la
dure-mère, on avait englobé la plupart des tumeurs malignes en
communication avec l'intérieur du crâne. Malgré l'exagération d'une
telle opinion, malgré la réalité du cancer primitif des os, le fongus
de la dure-mère n'en conserve pas moins une existence distincte.

Étiologie. — Comme celle du cancer des os, l'étiologie du fongus
de la dure-mère reste très obscure. Bien qu'on l'observe de préférence
chez l'homme et dans l'âge adulte, on peut le voir aussi chez de
très jeunes enfants.

Anatomie pathologique. — D'après M. Duplay, la plupart des
tumeurs qui se développent sur la face externe de la dure-mère, et
qui perforent les os, sont des carcinomes vrais. Beaucoup plus rarement, ce seraient des sarcomes. D'après Virchow, en effet, ces derniers siègent le plus souvent à la face interne de la dure-mère et du
côté de la base du crâne.

C'est au sarcome qu'il faut rattacher ces tumeurs appelées chloroma, et qui doivent leur coloration verdâtre à du sang plus ou
moins modifié.

Habituellement uniques, ces tumeurs peuvent être multiples. Bien
qu'elles occupent le plus souvent la voûte du crâne, elles peuvent aussi
quelquefois siéger à sa base. Elles amènent l'usure des os et, passant à
travers des orifices osseux irréguliers, viennent s'épanouir au dehors.

Symptômes. — La marche de la maladie peut être divisée en deux
périodes, suivant que la tumeur est encore contenue dans la cavité
crânienne, ou qu'elle fait saillie au dehors.

Dans la première période, les symptômes sont très obscurs. Parfois
tout se borne à une douleur localisée; d'autres fois il s'y joint des
irradiations douloureuses, plus ou moins éloignées du siège de la maladie, de sorte que les caractères de cette douleur ne sauraient éclairer d'une façon précise sur le point occupé par la tumeur. Comme
tous les néoplasmes intracrâniens, le fongus de la dure-mère peut
amener en outre des phénomènes de compression ou d'excitation cérébrale, tels que vertiges, vomissements, pertes de connaissance, parésies d'un membre ou d'une moitié du corps. Mais si de tels signes
font admettre l'existence d'une tumeur intracrânienne, rien ne permet d'en localiser le siège à la dure-mère.

Plus tard, quand le fongus, par son développement, a usé de dedans en dehors et aminci les os du crâne, on peut, comme dans le cancer osseux primitif, obtenir la sensation parcheminée.

Dans la seconde période, la tumeur a franchi la voûte osseuse du crâne, et est venue s'étaler au dehors. On peut constater alors ses caractères : elle est bosselée, de consistance inégale, généralement molle ; son trait le plus saillant, c'est d'offrir des battements isochrones à ceux du pouls, quelquefois même aux mouvements de la respiration. Enfin elle est partiellement ou complètement réductible, et sa réduction s'accompagne des phénomènes dus à la compression cérébrale. Quand la réduction est complète, on peut apprécier les caractères de la perforation osseuse.

Au fur et à mesure que la tumeur se développe et s'épanouit au dehors, elle peut subir un étranglement au niveau de l'orifice osseux qui lui livre passage, de sorte que ses battements et sa réductibilité disparaissent.

Enfin, l'ulcération du fongus, les symptômes de cachexie cancéreuse, ici comme dans toutes les tumeurs malignes, caractérisent la période terminale de la maladie.

A côté du fongus faisant saillie au niveau de la voûte du crâne, il importe de signaler ces tumeurs qui se font jour à la base de la cavité crânienne, par quelques-uns des orifices normaux qu'elle présente, et pénètrent ainsi dans les cavités naturelles de l'oreille, de l'orbite, des fosses nasales. Leur existence est importante à connaître, car elles peuvent être prises pour des polypes et amener de cruels mécomptes, si l'on tentait d'en pratiquer l'extirpation.

Diagnostic. — C'est surtout entre le cancer primitif des os et le fongus de la dure-mère que le diagnostic doit être établi. Un premier caractère différentiel, c'est la marche. Elle est beaucoup plus rapide dans le cancer primitif des os que dans le fongus de la dure-mère. Les auteurs notent en effet que le fongus a pu exister pendant un très grand nombre d'années avant de venir faire saillie au dehors. Les battements isochrones au pouls y sont aussi beaucoup plus fréquents ; la réductibilité y est beaucoup plus manifeste que dans le cancer des os. Ces caractères sont surtout marqués au début ; mais c'est à cette période seulement que le diagnostic différentiel présente de l'intérêt.

Pronostic. — Malgré sa gravité évidente, le fongus, d'après ce que nous venons de dire de la lenteur de sa marche, a un pronostic moins défavorable que le cancer primitif des os.

Traitement. — Tant que la tumeur est encore contenue dans la cavité crânienne, il ne saurait être question d'intervention chirurgicale. Plus tard, quand le fongus fait saillie au dehors, s'il est bien limité, s'il n'a pas contracté d'adhérences avec les parties molles extérieures du crâne, s'il est facilement réductible, on peut en tenter l'extirpation. Pour cela, il sera nécessaire d'appliquer tout autour de la tumeur plusieurs couronnes de trépan, et de pratiquer l'excision de la dure-mère. Malgré sa gravité, cette opération a pu fournir d'excellents résultats.

B. — TUMEURS VASCULAIRES EN COMMUNICATION AVEC LA CIRCULATION VEINEUSE INTRA-CRANIENNE.

Il existe, à la région crânienne, des tumeurs vasculaires dont le principal caractère est de communiquer avec la circulation veineuse intra-crânienne. Le plus souvent, elles siègent aux environs du sinus longitudinal supérieur et communiquent avec lui. Elles ont été décrites pour la première fois dans la thèse de Dupont, en 1858. Leur histoire est donc récente et présente encore bien des obscurités.

Anatomie pathologique. — Ces tumeurs siègent tantôt entre l'os et le péricrâne, tantôt entre celui-ci et l'aponévrose épicrânienne. Bien que les deux variétés anatomiques aient été constatées à l'autopsie, il semble plus rationnel d'admettre, avec le professeur Duplay, qu'au début le sang se trouve toujours contenu entre le péricrâne et les os, et que c'est seulement à une période plus avancée que la tumeur traverse le périoste, pour se placer entre lui et l'aponévrose. Enfin, à un degré extrême, l'aponévrose elle-même semble avoir disparu, et la peau distendue paraît prête à se rompre.

Le sang contenu dans la tumeur est du sang veineux, fluide. Une fois, d'après Dupont, il a été trouvé vermeil, mais il rougissait au contact de l'air. Tantôt la poche est uniloculaire, tantôt elle est cloisonnée par des travées fibreuses qui lui donnent l'apparence aréolaire.

La portion osseuse qui forme la paroi interne de la tumeur présente une ou plusieurs ouvertures établissant la communication avec la cavité crânienne. Tantôt l'ouverture unique a la forme d'une fente résultant de l'enfoncement d'un fragment osseux dans le sinus longitudinal supérieur ou de l'écartement d'un trait de fracture non consolidée ; tantôt il s'agit d'un orifice circulaire, irrégulièrement étoilé. Dans le cas d'orifices multiples, ils étaient parfois si petits qu'il a fallu recourir à l'injection de liquides ou de gaz pour constater que l'os était criblé de pertuis très fins.

Étiologie et pathogénie. — Ces tumeurs peuvent se développer à la suite de violences extérieures, ou bien sans cause traumatique appréciable. Les violences traumatiques ont été un coup de pied de cheval, un coup de bâton, de sabre, ou de crosse de fusil.

Quand la tumeur s'est développée en dehors de tout traumatisme, elle s'est quelquefois montrée dans la première enfance ; on l'a même vue être congénitale.

Les différentes théories relatives au mode de formation de ces tumeurs peuvent être rangées sous les trois chefs suivants :

1º Tumeurs produites par déchirure traumatique du sinus ;

2º Tumeurs résultant de l'atrophie et de la perforation des os au niveau du sinus ou des cavités pacchioniennes ;

3º Tumeurs produites par la dilatation variqueuse d'une veine émissaire de Santorini, ou d'une veine du diploé.

a. — Tumeurs produites par déchirure traumatique du sinus. — Ces faits sont prouvés par l'observation. Dans deux cas, l'un de Percival Pott, l'autre de Hutin, on constata *de visu* la perforation du sinus longitudinal supérieur par une esquille osseuse ; mais il faut bien le dire, de pareils faits sont exceptionnels ; et, dans l'immense majorité des cas, le traumatisme fait défaut ou n'a joué qu'un rôle tout à fait secondaire. D'où la nécessité de chercher une autre interprétation.

b. — Tumeurs résultant de l'atrophie et de la perforation des os, au niveau du sinus et des cavités pacchioniennes. — Cette théorie a été développée par le professeur Duplay, s'appuyant sur les recherches anatomiques de Trolard. Ce dernier auteur, en effet, a décrit sous le nom de lacs sanguins des espaces situés dans le voisinage du sinus longitudinal supérieur, et répondant aux dépressions osseuses qui logent les glandules de Pacchioni. Ces espaces sont limités d'une part par les glandules de Pacchioni elles-mêmes, d'autre part par les os, et renferment du sang veineux qui communique avec celui du sinus longitudinal supérieur.

Que spontanément ou sous l'influence du traumatisme, ces dépressions osseuses naturellement plus minces que le reste de l'os, viennent à être perforées, et l'on comprend que le sang contenu dans leur intérieur fera issue au-dessous du périoste, donnant naissance à des tumeurs veineuses, qui continueront à être en communication avec le sinus longitudinal supérieur.

c. — **Tumeurs produites par la dilatation variqueuse d'une veine émissaire de Santorini ou d'une veine du diploé.** — Chassaignac a cité un cas dans lequel Bérard aîné aurait vu une tumeur veineuse du crâne constituée par la dilatation variqueuse d'une veine émissaire de Santorini. Dans des observations analogues dues à Stromeyer et à Rex, les tumeurs résultaient de l'ectasie d'une veine du diploé. Mais de pareils faits sont certainement exceptionnels ; ceux même où, comme dans les cas de Pott et de Hutin, le traumatisme amène à la fois une fracture et une déchirure du sinus sont fort rares, et l'interprétation la plus générale reste celle qu'a donnée M. Duplay, d'après les recherches anatomiques de Trolard.

Symptômes. — Déjà nous avons noté le siège de la tumeur sur le trajet du sinus longitudinal supérieur ; quelquefois, cependant, elle est située un peu en dehors du sinus. Le plus souvent elle occupe la région frontale, mais parfois aussi les régions occipitale et pariétale.

Généralement la tumeur n'atteint pas un grand volume ; sa forme est régulièrement arrondie. Cependant chez une jeune malade observée en 1876 par M. Duplay, la tumeur présentait une forme irrégulière. Très étroite dans le sens antéro-postérieur, elle était sept fois plus étendue en travers. De son extrémité inférieure et interne partait un prolongement s'étendant sur le temporal droit, à la façon d'une veine variqueuse, et venant se terminer au niveau de l'apophyse mastoïde.

Les enveloppes de la tumeur sont le plus souvent normales ; quelquefois cependant la peau amincie et violacée semble prête à se rompre. La fluctuation est en général très manifeste ; dans quelques cas, cependant, la tumeur a présenté de la mollesse, plutôt que de la fluctuation. Il n'y a ni battements, ni bruits vasculaires.

La réductibilité est un des caractères les plus importants de ces tumeurs ; quand elle est complète, la réduction permet quelquefois de reconnaître par la palpation l'orifice osseux par lequel est établie la communication avec la circulation intracrânienne. Dans le cas du professeur Duplay, dont nous avons déjà parlé, la pression sur cet orifice s'opposait à la réapparition de la tumeur.

Un autre caractère très important consiste dans l'influence de la position de la tête sur le volume de la tumeur. Quand la tête est fléchie et inclinée en avant, la tumeur se gonfle instantanément. Elle diminue de volume, et même peut disparaître complètement, lorsque la tête est maintenue droite et fixe. Quant aux changements de volume qui surviennent lorsque la tête est étendue et rejetée en arrière, ils se sont montrés très variables, puisqu'on a vu tantôt une augmentation, tantôt une diminution de volume.

La tumeur augmente pendant les expirations forcées et diminue pendant l'inspiration. D'après les expériences de Dupont, la compression des veines jugulaires internes produirait le gonflement de la tumeur.

Un signe indiqué par Middeldorff montre que ces variations de volume tiennent, bien à la communication avec la circulation intracrânienne, et non à des vaisseaux afférents. Si, en effet, on enserre exactement avec un anneau d'ivoire la tumeur de façon à empêcher tout afflux sanguin périphérique, on voit se produire, dans les différentes expériences que nous avons relatées, les mêmes changements de volume que si la tumeur était complètement libre. La conclusion forcée est donc que les modifications de volume tiennent à la communication avec la circulation intracrânienne. Cette expérience différencie les tumeurs veineuses que nous avons en vue en ce moment des autres tumeurs vasculaires de la région crânienne, qui ne sauraient ni se réduire, ni augmenter de volume, quand, par une exacte compression périphérique, elles ont été isolées de toute circulation.

Un autre caractère qui peut servir à distinguer ces tumeurs veineuses des autres tumeurs qui, comme le fongus de la dure-mère, l'encéphalocèle, communiquent avec la cavité crânienne, c'est que leur réduction ne s'accompagne pas habituellement des symptômes de compression cérébrale qu'on voit se développer dans ces dernières. Elles sont indolentes, et c'est exceptionnellement que leur compression amène des vertiges.

Pronostic. — La marche est très lente, et le pronostic favorable. Le sujet de la première observation de Hutin dont la lésion était d'origine manifestement traumatique, portait sa tumeur depuis 52 ans, lorsqu'il mourut d'érysipèle à l'âge de 81 ans.

Toutefois l'existence d'une tumeur expose le malade à des complications redoutables, si elle venait à être ouverte, soit accidentellement, soit par suite d'une erreur de diagnostic. L'hémorrhagie, la phlébite, l'introduction de l'air dans les sinus, tels sont les accidents qu'on aurait surtout à redouter en pareil cas.

Traitement. — La possibilité de semblables complications indique assez la nécessité de s'abstenir de tôute intervention chirurgicale. Le traitement devra donc être purement palliatif. On se bornera à faire porter au malade une plaque protectrice; on lui conseillera en outre d'éviter les efforts et les positions de la tête dans lesquelles la tumeur tend à augmenter.

ARTICLE IV

VICES DE CONFORMATION DU CRANE.

Les vices de conformation du crâne doivent être divisés en deux grandes classes, suivant qu'ils sont congénitaux ou acquis.

1° VICES DE CONFORMATION CONGÉNITAUX.

Bien que les traités de chirurgie décrivent habituellement l'hydrocéphalie, nous n'y insisterons pas; car cette affection nous semble, dans l'immense majorité des cas, échapper à toute intervention chirurgicale. La compression n'a pas donné de bons résultats ; la ponction suivie d'injection iodée est une opération trop grave. Reste la ponction seule, qui, d'après Conquest et West, a fourni des succès. Encore cette opération nous semble-t-elle ne présenter que de bien rares indications.

Nous ne décrirons donc, parmi les vices de conformation congénitaux du crâne, que l'encéphalocèle.

DE L'ENCÉPHALOCÈLE OU SPINA BIFIDA CRANIEN.

Définition. — Sous le nom d'encéphalocèle, ou mieux de spina bifida·crânien (Cruveilhier), on décrit une tumeur congénitale, formée par la hernie d'une portion variable de l'encéphale ou de ses enveloppes, à travers une ouverture du crâne.

Cette affection diffère complètement de la hernie encéphalique qui peut se montrer à la suite de traumatismes ou d'affections pathologiques des os du crâne, et qu'on désigne sous les noms d'encéphalocèle traumatique ou pathologique.

Historique. — Les termes d'encéphalocèle, d'hydrencéphalocèle, apparaissent, pour la première fois, dans le cours du dix-huitième siècle, dans les travaux de Ledran et de Corvinus. Mais, à cette époque, on n'évitait pas la confusion entre l'encéphalocèle et la plupart des autres tumeurs crâniennes.

Les recherches de Meckel et de Geoffroy Saint-Hilaire jetèrent un grand jour sur l'anatomie pathologique de la maladie, et l'on vit apparaître alors plusieurs mémoires importants, parmi lesquels nous devons mentionner surtout celui de Roberts Adams (1853) et celui de Spring de Liège (1854).

Enfin, tout près de nous, citons la thèse de Leriche sur le spina bifida crânien (1871), et un mémoire de Larger publié dans les *Archives de médecine* de 1877, et dans lequel l'auteur propose le nom d'exencéphale.

Étiologie. — Le spina bifida crânien est une affection rare, puisque, d'après la statistique de Trélat, on ne l'a rencontré que trois fois sur 12900 accouchements. Meckel, Spring et Larger s'accordent à reconnaître sa fréquence plus grande dans le sexe féminin.

Anatomie pathologique. — D'après Larger, c'est à tort qu'avec Spring, on considère le spina bifida comme beaucoup plus fréquent à la région occipitale. On le rencontre presque aussi souvent à la partie antérieure du crâne qu'à sa partie postérieure.

L'étude anatomo-pathologique de la tumeur offre à considérer : 1° l'orifice par lequel se fait la hernie ; 2° les enveloppes et le contenu de la tumeur.

1° L'orifice osseux se présente sous la forme d'un trou arrondi ou ovalaire, à bords toujours lisses, contrairement à ce qu'on voit dans l'encéphalocèle acquise, où les bords de l'orifice herniaire sont rugueux et déchiquetés.

2° La peau fait toujours partie des enveloppes de la tumeur; mais ce qui caractérise surtout le spina bifida crânien, c'est la présence constante dans les parois du sac, de la dure-mère, qui fait défaut dans l'encéphalocèle acquise.

Quant au contenu de la tumeur, il varie beaucoup suivant les cas; de là, des divisions importantes :

a. La tumeur ne renferme que les méninges; elle est dite alors *méningocèle ou hydro-méningocèle.*

b. La hernie contient, outre les méninges, une portion variable de l'encéphale ; *encéphalocèle* proprement dite.

c. L'encéphale hernié est distendu par une hydropisie ventriculaire ; *hydrencéphalocèle.*

Il faut examiner successivement ces trois variétés :

La *méningocèle* représente un véritable kyste renfermant une sérosité transparente, dont la quantité peut aller jusqu'à plusieurs litres. D'après Spring, ce liquide communique à travers l'orifice herniaire avec celui de la cavité arachnoïdienne; toutefois Leriche l'a vu en communication avec le liquide sous-arachnoïdien. Quelquefois il existe un engagement du cerveau à travers l'orifice herniaire, représentant, dans l'intérieur de la méningocèle, une véritable pointe de hernie.

Dans l'*encéphalocèle*, une partie plus considérable du cerveau fait issue à l'extérieur ; dans la plupart des cas, toujours même d'après Leriche, on rencontre au-devant de la hernie encéphalique une certaine quantité de sérosité.

Il ne faudrait pas confondre l'*hydrencéphalocèle* avec la variété précédente. Dans l'hydrencéphalocèle, en effet, la sérosité n'est plus située au-devant de la portion cérébrale herniée, mais bien dans l'intérieur même de la masse cérébrale, représentant une cavité ventriculaire dilatée. Telle est la caractéristique de l'hydrencéphalocèle; mais ceci une fois établi, il est juste d'ajouter que, le plus souvent, on trouve à la fois du liquide dans l'intérieur de la masse cérébrale herniée et au-devant d'elle. Quelquefois même ces deux épanchements de liquide intra et extra cérébraux communiquent l'un avec l'autre à l'aide d'un trajet fistuleux.

La portion du cerveau qui fait partie de l'hydrencéphalocèle est ordinairement très mince, et dépourvue de circonvolutions.

La cavité contenue dans la portion de l'encéphale hernié communique avec le reste du ventricule, tantôt par une large ouverture, tantôt par un étroit pertuis. Celui-ci même peut s'oblitérer; de là résultent les prétendus kystes cérébraux distincts des ventricules, trouvés dans l'hydrencéphalocèle.

A côté des lésions de l'encéphalocèle, nous devons signaler les altérations qui peuvent l'accompagner. Elles sont de deux ordres, suivant qu'elles portent sur l'encéphale, ou sur d'autres points de l'économie.

Le cerveau des sujets atteints d'encéphalocèle présente souvent de l'asymétrie, des arrêts de développement; les commissures, les corps striés, les couches optiques peuvent manquer. On observe souvent aussi l'hydrocéphalie ventriculaire, la microcéphalie, et même, d'après Heineke, la macrocéphalie.

Quant aux vices de conformation étrangers au cerveau, les principaux sont le spina bifida rachidien, le bec-de-lièvre, le pied-bot.

Pathogénie. — C'est là le point le plus délicat dans l'étude de l'encéphalocèle. Ici, comme pour toutes les malformations congénitales, deux théories se trouvent en présence : l'une qui voit dans une altération pathologique la cause de la malformation ; l'autre qui la rattache simplement à un arrêt de développement.

La première théorie, celle de l'origine pathologique de l'encéphalocèle, a été surtout développée par Spring. Pour lui, les phénomènes initiaux consistent dans des accidents inflammatoires du côté de l'encéphale et des méninges ; la perforation osseuse est consécutive. La méningocèle serait la conséquence d'une inflammation localisée de l'arachnoïde, amenant des adhérences entre la face interne de la dure-mère et la séreuse arachnoïdienne. D'où la formation d'un kyste rempli de liquide constituant la méningocèle. Pour l'encéphalocèle, Spring admet la théorie d'Adams, dans laquelle la hernie du cerveau est secondaire. Ce qui se forme d'abord, c'est la méningocèle ; puis, plus tard, après la naissance et sous l'influence des mouvements respiratoires, le cerveau fait issue à l'extérieur et prend la place du liquide.

Quant à l'hydrencéphalocèle, pour la comprendre, dans la théorie de Spring, il suffit d'appliquer à la séreuse ventriculaire ce que nous

avons dit de l'arachnoïde dans la formation de la méningocèle. Sup-
posez une inflammation localisée à une corne ventriculaire ; il en
résulte des adhérences isolant cette portion du ventricule du reste de
la cavité. Dès lors, le liquide qui s'y accumule forme un véritable
kyste, propulsant au-devant de lui la substance cérébrale, et amenant la formation de la hernie.

A l'appui de sa théorie, Spring fait observer que l'arrêt de développement osseux ne saurait expliquer la formation de la hernie. S'il
en était ainsi, dit-il, la tumeur devrait siéger au niveau des sutures
et des fontanelles ; or c'est ce qui n'a pas lieu. Sur l'occipital, ce
n'est pas sur la ligne médiane, au point de soudure des deux moitiés
latérales de l'os, mais bien sur les parties latérales que se voit la
tumeur. Mais en cela Spring a introduit une notion fausse dans la
science. Plusieurs observations démontrent que le spina bifida crânien de la région occipitale siège bien réellement sur la ligne médiane. Quant à celui de la partie antérieure du crâne, M. Larger a
démontré qu'il siège toujours sur une ligne brisée qui va de l'angle
externe à l'angle interne de l'œil, et de là, suit le sillon naso-jugal,
c'est-à-dire sur une ligne correspondant à la première fente branchiale.

Les orifices par lesquels se fait l'encéphalocèle ne sont donc pas
des orifices accidentels, comme le veut Spring, mais bien des orifices
normaux répondant à une certaine période du développement. La
théorie de l'auteur est, du reste, passible de bien d'autres objections.

Déjà, à propos de l'anatomie pathologique, nous avons dit que le
liquide de la méningocèle n'était pas toujours contenu dans la cavité
arachnoïdienne ; mais, d'après Leriche, dans l'espace sous-arachnoïdien. D'ailleurs, quand le liquide est contenu dans la cavité arachnoïdienne, il communique le plus souvent largement avec elle, ce qui
ne devrait pas être d'après Spring, puisque, pour lui, le dépôt
d'adhérences et la limitation du kyste seraient les conditions nécessaires de formation de la tumeur.

Quant à la théorie d'Adams, adoptée par Spring, d'après laquelle
l'encéphalocèle se développe consécutivement à la méningocèle, sous
l'influence des mouvements respiratoires, il y a longtemps qu'on a
fait remarquer que de nombreux enfants naissaient porteurs d'encéphalocèle, quoique n'ayant pas respiré. A propos de l'hydrencéphalocèle, nous pourrons renouveler l'objection que nous avons déjà faite
à la méningocèle ; on ne trouve pas le plus souvent ce bouchon, qui,

d'après Spring, isolerait la corne ventriculaire dilatée du reste de la
cavité du ventricule. Et d'ailleurs, puisque Spring admet que l'affection est due à l'hydropisie d'un ventricule, il est bien forcé d'indiquer
pour époque de sa formation un moment où les ventricules existent ;
et il note que l'hydrencéphalocèle ne se produit qu'au septième mois
de la vie intra-utérine. Or, on a observé l'encéphalocèle sur un
fœtus de six mois.

D'ailleurs, comme le fait remarquer Larger, la théorie de Spring
n'est qu'un cas particulier de la théorie générale qui fait de l'hydrocéphalie la cause unique des anomalies de la tête et du rachis. Complètement abandonnée aujourd'hui pour le bec-de-lièvre, elle persiste
encore pour l'encéphalocèle et le spina bifida. Cependant les faits
montrent que la pathogénie de ces affections doit être la même. On a
vu l'encéphalocèle se continuer directement avec un spina bifida
cervical ; des encéphalocèles de la base du crâne coexister avec un
bec-de-lièvre compliqué de fissure génienne ou palatine.

La théorie de l'arrêt primitif de développement est donc la plus
satisfaisante. Elle a été appuyée par Leriche sur des preuves
embryogéniques. Dans le développement de l'extrémité céphalique,
la vésicule crânienne proprement dite ou pariétale se forme posté-
rieurement à la vésicule encéphalique ou viscérale. Le spina bifida
crânien paraît dû à une anomalie de développement ayant porté
primitivement sur la vésicule viscérale. Un défaut d'ossification est
en effet incapable de faire comprendre la situation d'une partie
du cerveau et des méninges en dehors du crâne. Et d'autre part,
chez le fœtus, il n'existe aucune force capable de propulser l'encéphale au dehors. Les parties constituantes de la hernie se forment
donc dans un point anormal, et consécutivement elles s'opposent à
l'occlusion du crâne à leur niveau. De sorte que le défaut de conformation porte primitivement sur l'encéphale, et secondairement sur
les os. Il n'y a donc pas à proprement parler de hernie, puisque les
parties constituantes de la tumeur se sont développées primitivement
en dehors du crâne.

Cette théorie, développée par Leriche dans sa thèse, est admise
par Larger et Terrier, et nous semble aujourd'hui la plus probable.
D'après cela, le spina bifida serait une anomalie de la période
embryonnaire, et non des derniers mois de la vie intra-utérine,
comme l'a prétendu Spring.

Symptômes. — Il faut décrire isolément les symptômes communs à toutes les variétés d'encéphalocèle, et ceux qui sont particuliers à chacune des espèces de ces tumeurs.

L'encéphalocèle est une tumeur congénitale, présentant à sa base un resserrement, plutôt que pédiculée. Son volume, extrèmement variable, va depuis celui d'une fève ou d'un pois jusqu'à celui d'une tête de fœtus à terme. C'est à tort que, parmi ses caractères principaux, on note la réductibilité; dans l'immense majorité des cas, la tumeur est tout à fait irréductible, et lors même que la réduction est possible, elle est toujours très incomplète.

La transparence existe ou fait défaut, suivant la quantité de liquide contenue dans la tumeur, et surtout suivant l'épaisseur de la poche. Il existe une exagération de tension sous l'influence de l'effort et des cris, mais ni souffle, ni battements, sauf certains cas particuliers sur lesquels nous aurons à revenir.

Les symptômes fonctionnels sont en général peu marqués; c'est seulement dans les cas où il y a une méningo-encéphalite qu'on voit survenir des cris, des convulsions, des contractures, de l'assoupissement. La compression de la tumeur peut déterminer les mêmes phénomènes cérébraux.

Les caractères généraux que nous venons d'indiquer sont susceptibles de varier beaucoup suivant la forme de la tumeur à laquelle on a affaire.

a. **Méningocèle**. — C'est surtout dans la méningocèle que la tumeur est pédiculée et prend un gros volume; c'est elle aussi qui est le plus susceptible de réduction, et permet le mieux d'apprécier les caractères de l'orifice herniaire. La peau, à son niveau, est amincie, quelquefois même éraillée, et permettant la transsudation du liquide; les cheveux sont rares au sommet de la tumeur, et forment une collerette autour de sa base.

b. **Encéphalocèle proprement dite**. — Elle diffère de la méningocèle par son volume qui ne dépasse guère celui d'un œuf ou d'une bille de billard, et par sa forme, qui n'est jamais pédiculée. Sa réductibilité est bien moins grande que celle de la méningocèle, et les pressions exercées sur elle s'accompagnent de tous les symptômes de la compression cérébrale.

c. **Hydrencéphalocèle**. — Elle tient le milieu entre les deux variétés précédentes; mais ses caractères se rapprochent beaucoup

plus de ceux de la méningocèle que des signes de l'encéphalocèle.
Comme la méningocèle, l'hydrencéphalocèle est susceptible d'acquérir un grand volume; comme elle, elle est pédiculée, transparente et fluctuante. La peau est glabre à sa surface; elle est
amincie, quelquefois même fissurée. A sa base, se voit une collerette
de longs poils. Il n'existe dans la tumeur ni battements, ni mouvements d'expansion; on n'y constate aucune réductibilité.

Ces différentes variétés de tumeurs ne se rencontrent pas dans les
mêmes points; de là, des différences dans les caractères du spina
bifida crânien, suivant le point qu'il occupe.

Les tumeurs de la partie antérieure du crâne sont généralement
des encéphalocèles ou des hydrencéphalocèles. Elles sont de petit
volume, de forme souvent irrégulière; la peau à leur niveau est
épaissie, et présente fréquemment des angiomes, qui sont la cause
des battements qu'on y perçoit.

Les tumeurs de la région occipitale, au contraire, sont souvent
des méningocèles et des hydrencéphalocèles, rarement des encéphalocèles proprement dites. Leur forme est toujours régulière, arrondie,
globuleuse. Leur volume est considérable. Elles présentent à leur
base une collerette de cheveux plus allongés que ceux du reste du
crâne. La peau qui les recouvre est amincie, quelquefois même
fissurée, et laissant transsuder le liquide contenu dans la tumeur.

Pronostic. — A ces caractères des diverses variétés de tumeurs
correspondent des différences dans la marche et le pronostic. L'encéphalocèle, et, en général, les petites tumeurs de la région antérieure du crâne, ont une marche très lente. Les malformations concomitantes sont peu graves; aussi sont-elles compatibles avec une
longue durée de l'existence.

Bien que la méningocèle puisse guérir par résorption de la
sérosité qu'elle contient, telle n'est pas sa marche habituelle.
Comme l'hydrencéphalocèle, elle a tendance à progresser sans
cesse, et à se compliquer, à un moment donné, d'encéphalo-méningite, soit à la suite d'un traumatisme, soit après rupture de la
tumeur. Enfin les malformations qui les accompagnent sont généralement graves. Aussi le pronostic des volumineuses tumeurs de la
région occipitale est-il infiniment plus sérieux que celui des
tumeurs de la partie antérieure du crâne.

Diagnostic. — Il ne faut pas oublier que les caractères autrefois

attribués à l'encéphalocèle sont très loin d'être constants. Beaucoup
de ces tumeurs ne présentent ni expansion, ni battements, ni
réductibilité. C'est surtout à la partie antérieure du crâne que ces
caractères font défaut, et par là on s'explique les erreurs de diagnostic qui ont été commises. On lira avec un vif intérêt l'histoire
d'une erreur de ce genre rapportée par Duplay et commise par
ce chirurgien. Il avait pris une petite tumeur de la région antérieure
du crâne pour un kyste ; heureusement, au cours de l'opération
l'erreur fut reconnue, la dissection ne fut pas poussée plus loin, et
le malade guérit. Ce qui vient encore compliquer le diagnostic, c'est
la coïncidence avec l'encéphalocèle de ces angiomes qu'on rencontre
fréquemment au-devant des petites tumeurs de la région crânienne
antérieure. On connaît à cet égard le cas de Guersant devenu
classique ; les uns y virent une encéphalocèle, les autres un angiome ;
les deux tumeurs coexistaient. J'ai observé un kyste dermoïde
datant de l'enfance qui aurait pu être pris pour une encéphalocèle ;
mais il siégeait au niveau de la fontanelle antérieure, où l'on ne
rencontre pas cette dernière tumeur.

Le céphalœmatome, en raison de son existence chez le nouveau-
né, pourrait être confondu avec l'encéphalocèle. Mais le céphalœmatome siège toujours en dehors des sutures crâniennes que ne respecte
pas l'encéphalocèle ; de plus il présente bientôt dans sa constitution
et dans son volume, des modifications qui le font reconnaître ; de
ce nombre sont la dépressibilité de sa partie moyenne, et le bourrelet osseux qui le circonscrit.

Quant aux tumeurs veineuses en communication avec la circulation intracrânienne, leur siège le long de la suture sagittale, leur
fluctuation, leur réductibilité facile, les changements de volume
qu'elles présentent dans les diverses positions de la tête, les différencient suffisamment de l'encéphalocèle.

Traitement. — Du grand nombre de procédés thérapeutiques qui
ont été conseillés, compression, ponction, injections irritantes, séton,
caustiques, incision, excision, il en est un bien petit nombre qui
puissent être recommandés.

Le séton, les caustiques, l'incision, l'excision doivent être repoussés comme beaucoup trop dangereux.

La compression peut être employée, si elle est bien supportée.
La ponction n'est applicable que dans les méningocèles et dans l'hy-

drencéphalocèle. Enfin la ligature, qui doit être rejetée dans l'hydrencéphalocèle, est applicable à la méningocèle.

2° VICES DE CONFORMATION ACQUIS.

Nous laisserons de côté toutes les déformations artificielles du
crâne qui, produites par l'homme, intéressent surtout l'anthropologie. Nous nous contenterons de rappeler l'atrophie des os du crâne
que nous avons invoquée dans la formation de la pneumatocèle, et
des tumeurs veineuses en communication avec la circulation crânienne, mais qui peut aussi être généralisée. Et nous insisterons
seulement sur ces curieuses déformations du crâne que le professeur
Parrot a démontré être en rapport avec la syphilis congénitale.

Les lésions décrites par Parrot sont de deux ordres : les unes sont
des exostoses, les autres des perforations. Les exostoses ont la forme
circulaire, et sont plus saillantes à leur partie centrale; le périoste
est épaissi et adhérent à leur niveau. Dans ces exostoses, on constate
de nombreuses fibres de Sharpey, et l'état fibreux du contenu des
espaces médullaires.

Les perforations crâniennes consistent en une usure du crâne,
qui se fait du dedans au dehors. La table externe des os disparaît,
puis le périoste et la dure-mère se trouvent accolés. Le diamètre des
perforations varie de un millimètre à deux centimètres.

Les altérations occupent surtout la région postérieure et inférieure
du crâne. L'os présente quelquefois un aspect criblé, tellement les
perforations sont nombreuses. D'autres fois, il y a seulement usure du
crâne. Le plus souvent les lésions sont symétriques et siègent sur
l'occipital et sur les pariétaux. Quelquefois elles sont unilatérales, et
siègent surtout du côté droit.

Rarement on voit se développer ces altérations osseuses du crâne
avant deux mois, jamais avant un mois, ni après trois ans. Il faut
faire une part dans leur production à l'influence mécanique des mouvements du cerveau, et à l'action de la pesanteur.

Les exostoses forment des mamelons durs dont le siège de prédilection est la région péribregmatique. Il existe parfois quatre mamelons occupant les deux frontaux et les deux pariétaux, au voisinage
du bregma, et séparés les uns des autres par des sillons situés au

niveau des sutures frontale et sagittale. Quelquefois les mamelons postérieurs très saillants et très étendus, sont séparés l'un de l'autre par un sillon profond; d'où l'aspect désigné sous le nom de crâne natiforme.

Les perforations et l'usure des os font que le crâne cède sur certains points.

A ces lésions il faut joindre la suture prématurée des os qui, se faisant sur place, amène des arrêts de développement et, consécutivement, des déformations du crâne. Lorsque ces synostoses précoces prennent une grande extension, elles peuvent s'opposer au développement normal de l'encéphale, et déterminer l'idiotie.

CHAPITRE II

MALADIES DU RACHIS.

ARTICLE PREMIER

LÉSIONS TRAUMATIQUES DU RACHIS.

Bien que, dans la plupart des cas, la colonne vertébrale et la moelle soient atteintes simultanément par le traumatisme, leurs lésions peuvent exister isolément. D'où la nécessité de décrire à part : 1º les lésions traumatiques de la colonne vertébrale; 2º les lésions traumatiques de la moelle.

I

LÉSIONS TRAUMATIQUES DE LA COLONNE VERTÉBRALE.

Elles comprennent : 1º l'entorse et le diastasis des vertèbres; 2º les fractures; 3º les luxations traumatiques du rachis.

1° ENTORSE ET DIASTASIS DES VERTÈBRES.

Le Compendium décrit dans deux articles séparés l'entorse et le diastasis que la plupart des auteurs, Duplay, Legouest (*Dict. encycl.*), Terrier, réunissent. Il n'y a là, en effet, qu'une différence de degré. Lorsque la violence se borne à tirailler et distendre les fibres musculaires et ligamenteuses, il y a *entorse*. Si les causes vulnérantes, au lieu d'amener seulement la distension ou la déchirure partielle des ligaments, en produisent la rupture complète, les surfaces articulaires s'écartent l'une de l'autre, et il y a *diastasis*. Dans ce dernier cas, deux choses peuvent se produire : ou bien les parties qui avaient été séparées reprennent leurs rapports naturels, sans laisser ni déplacement, ni déformation; ou bien, en revenant à leur place, elles se rencontrent, s'accrochent par quelques saillies, et restent légèrement écartées. Dans le premier cas, c'est un *diastasis;* dans le second, c'est un *écartement des vertèbres.* Ces deux lésions, qui ont été distinguées l'une de l'autre par Ch. Bell, sont intermédiaires à l'entorse, dans laquelle la déchirure ne va pas jusqu'au déplacement et à la luxation. Comme souvent la violence agit sur plusieurs vertèbres à la fois, il n'est pas rare d'observer, à côté d'une fracture ou d'une luxation, une entorse ou un diastasis.

Quant à la différence établie par Ch. Bell entre le diastasis et l'écartement des vertèbres, nous pensons, avec le professeur Duplay, que c'est là une distinction subtile, impossible à vérifier sur le malade, et par suite, sans aucune utilité pratique.

On ne connaît guère les lésions anatomiques de l'entorse que par les expériences de Bonnet, reproduites par Hentzel (thèse de doct., Paris 1873). On a observé la déchirure des muscles grands droits antérieurs de la tête et longs du cou, la rupture des ligaments antérieurs et postérieurs, des disques intervertébraux, l'arrachement de parcelles osseuses.

L'entorse et le diastasis sont surtout fréquents au cou, où ils constituent une forme de torticolis, et aux lombes, où on les désigne souvent sous le nom de tour de reins. La région dorsale est protégée par la présence des côtes et l'absence de mouvements.

Les causes de l'entorse sont des chocs directs, ou plus souvent, des mouvements forcés de la colonne vertébrale.

Les symptômes consistent en une douleur toujours très vive, de la gêne des mouvements, de la contracture des muscles. Le plus souvent, il n'y a pas de déformation, pas, non plus, de phénomènes médullaires; toutefois, dans certains cas, on a noté une paraplégie incomplète et passagère.

En l'absence de complications, la terminaison est heureuse; mais la douleur et la gêne des mouvements persistent longtemps. L'entorse peut devenir cause d'arthrite vertébrale et même d'ostéite, chez des sujets prédisposés, rhumatisants ou scrofuleux (Bonnet).

Le traitement consiste dans le repos et l'immobilisation; on combattra les phénomènes douloureux par des sangsues, des ventouses scarifiées, des opiacés.

2° FRACTURES DU RACHIS.

Les fractures de la colonne vertébrale sont rares. Malgaigne n'en a relevé que 14 cas en 11 années à l'Hôtel-Dieu.

Comme elles succèdent en général à de grands traumatismes, elles sont plus fréquentes chez l'homme, et dans l'âge adulte, où les travaux professionnels y exposent davantage (chutes, éboulements dans les carrières).

Outre les coups, les chutes sur le dos ou sur les extrémités, il faut encore signaler parmi les causes, les coups de feu. En un mot, il y a des fractures par *causes directes* et par *causes indirectes.*

L'atlas et l'axis ne se fracturent guère que lorsqu'il y a en même temps une luxation. Aussi leur étude est-elle distraite de celle des fractures de la colonne vertébrale en général, et se fait avec celle des luxations du rachis.

Quant aux autres vertèbres, leur fracture peut porter sur les différentes parties qui les constituent, apophyses épineuses, apophyses transverses, lames et corps vertébraux.

a. **Fractures des apophyses épineuses.** — Les apophyses épineuses sont de toutes les parties de la vertèbre celles qui sont le plus souvent atteintes isolément. Cette fracture isolée est la moins grave de toutes les fractures du rachis. Elle a lieu par choc direct. Elle peut exister sans déplacement et se révéler seulement par la mobilité de l'apophyse. Dans d'autres cas, et surtout à la suite des coups de feu, il y a du déplacement.

b. Fractures de l'arc vertébral. — On les désigne sous le nom de fractures des lames vertébrales. Ordinairement le trait de fracture est double, et sépare complètement les lames vertébrales portant l'apophyse épineuse, du corps auquel restent attachées les apophyses articulaires et transverses. Cependant M. Legouest, dans son article du *Dictionnaire encyclopédique*, cite une pièce du musée du Val-de-Grâce, sur laquelle on voit une fracture isolée d'un des côtés d'un arc vertébral.

Les fractures isolées de l'arc vertébral sont de causes directes; elles sont produites surtout par des chutes sur la partie postérieure du tronc.

Dans un cas de Boyer, un sac de 300 livres était tombé sur la nuque d'un fort de la halle. Le malade accusait une douleur vive; l'épine de la septième vertèbre cervicale était plus saillante qu'à l'état normal. Les membres supérieurs et inférieurs se paralysèrent, de même que le rectum et la vessie; la respiration devint laborieuse, et la mort eut lieu au bout de cinq jours. A l'autopsie, on trouva une fracture de l'arc postérieur de la septième cervicale, avec enfoncement d'un fragment qui pressait sur la moelle, et y exerçait une forte compression.

Mais la fracture peut exister aussi sans déplacement, ou bien avec un déplacement si léger que la moelle ne soit pas compromise.

Le diagnostic n'est pas sans présenter de sérieuses difficultés. Lors même qu'on a pu constater la mobilité des apophyses épineuses, on doit se demander si cette mobilité ne tient pas à une fracture isolée de cette apophyse, plutôt qu'à une fracture de l'arc postérieur de la vertèbre. Les symptômes médullaires sont les meilleurs signes; encore peuvent-ils être produits par la commotion ou par un épanchement sanguin, au lieu de l'être par la compression de la moelle par le fragment déplacé. C'est cette incertitude dans le diagnostic qui s'oppose à l'adoption de la conduite conseillée par Paul d'Egine, Fabrice de Hilden, Malgaigne, et qui consiste à faire une incision pour extraire ou relever le fragment qu'on suppose enfoncé. Une semblable opération est justifiée dans les fractures compliquées de plaie, comme les fractures par armes à feu, et Louis a pu y recourir avec succès. Elle serait applicable encore dans les cas où il y aurait un enfoncement manifeste, en l'absence de plaie. Mais en dehors de ces indications parfaitement déterminées, il faut s'abstenir, et se contenter de maintenir le malade au repos.

c. — **Fractures du corps des vertèbres.** — C'est à tort que les fractures des corps vertébraux ont été regardées comme la variété la plus rare des fractures du rachis; M. Legouest les considère avec raison comme les plus communes.

Les causes qui les produisent sont très variables; le plus souvent ce sont des chutes d'un lieu élevé, dans lesquelles le tronc heurte le sol par sa face postérieure; quelquefois le tronc rencontre dans sa chute un corps saillant sur lequel le rachis vient se briser; ainsi, les maçons, les charpentiers, en tombant d'un échafaudage, heurtent des poutres, des barres de fer. D'autres fois, la chute a lieu sur l'une des extrémités de la tige formée par la colonne vertébrale, sur le bassin ou sur la tête. Dans quelques cas, la fracture a eu lieu à la suite d'une chute sur les pieds. Enfin, des chocs sur le rachis, la chute de corps pesants, des éboulements, des coups de feu, telles sont les causes nombreuses qui produisent le plus habituellement les fractures de la colonne vertébrale.

Le mécanisme de ces fractures, aujourd'hui bien établi, a fait naître une discussion. Boyer pensait que les causes directes étaient seules capables de produire ce genre de fractures. Quelques auteurs, après lui, admirent la réalité des fractures indirectes, mais ils les regardaient comme les plus rares. Malgaigne, au contraire, dans son *Traité des fractures*, pose en fait que, dans la grande majorité des cas, les fractures des corps des vertèbres ont lieu par contre-coup, par flexion forcée de la colonne vertébrale, soit en avant, soit en arrière. Le Mémoire de Chédevergne, couronné par l'Académie de médecine en 1868, ne laisse aucun doute à cet égard.

Ainsi donc, l'immense majorité des fractures des corps vertébraux sont des fractures par causes indirectes; et elles se produisent par deux mécanismes, soit par flexion forcée du tronc en avant ou en arrière, soit par une pression verticale exercée sur l'une des extrémités de la tige rachidienne.

Les fractures dues à la flexion forcée du tronc se font par arrachement. Elles siègent dans le point qui est le centre des mouvements de totalité de la colonne vertébrale, c'est-à-dire entre la onzième dorsale et la deuxième lombaire. Le ligament surépineux rompt son insertion au sommet de l'apophyse épineuse de la douzième dorsale ou de la première lombaire ; le ligament interépineux entraîne la crête de l'apophyse épineuse, et le ligament jaune, le bord supérieur de la lame vertébrale. Le grand surtout ligamenteux postérieur cède à son tour, et le corps de la vertèbre est séparé en deux fragments dont le supérieur est généralement très mince, l'inférieur beaucoup plus considérable. En même temps, les surfaces articulaires se disjoignent, ou se luxent complètement.

Les fractures par écrasement sont aisées à comprendre. L'une des extrémités de la tige rachidienne étant fixe, la violence traumatique vient presser sur l'autre extrémité, de façon à tasser les uns contre les autres les corps vertébraux, au point d'en produire l'écrasement. Comme la variété précédente, cette fracture se produit également dans la région lombaire. Il y aurait toutefois entre les deux variétés cette différence, d'après Chédevergne, que la fracture par écrasement siégerait de préférence sur la douzième dorsale, tandis que la première lombaire serait le siège de la fracture par arrachement.

Ces deux variétés de fracture sont établies par l'expérimentation ; mais il est bien difficile de préciser quelle part revient à chacune d'elles dans la clinique ; d'autant plus que, dans ces grands traumatismes dont nous avons parlé, les deux mécanismes sont le plus souvent combinés.

La direction de la fracture est variable : elle peut être verticale dans les fractures par écrasement ; dans l'arrachement, elle est le plus souvent transversale, ou bien oblique d'arrière en avant et de haut en bas.

La fracture peut exister sans déplacement ; mais lorsqu'il y a eu luxation plus ou moins complète des apophyses articulaires, les apophyses transverses proéminent quelquefois sous la peau, au point de simuler une apophyse épineuse déplacée. L'apophyse épineuse au-dessous de laquelle siège la fracture s'éloigne de l'apophyse inférieure, en devenant horizontale. Le fragment supérieur de la vertèbre s'incline en avant, et le rachis se courbe en formant un angle plus ou moins obtus dont le sommet est en arrière. C'est le bord postérieur et supérieur du fragment inférieur qui constitue le sommet de cet angle, et qui, faisant relief dans le canal rachidien, vient comprimer la face antérieure de la moelle ; un autre agent de compression, c'est la lame de la vertèbre sus-jacente, qui presse sur la face postérieure de la moelle, de sorte que celle-ci est parfois étranglée entre ces deux agents de compression.

Comme complications, il faut signaler, outre les luxations des apophyses articulaires et les fractures des lames et des apophyses épineuses, la déchirure de la plèvre ou du péritoine, des veines extra ou intra-rachidiennes, des méninges, le tiraillement ou la rupture de la moelle.

Outre les signes tirés du déplacement que nous avons décrit plus haut, il faut signaler comme symptôme très important de ces fractures une vive douleur locale, augmentant par les mouvements volontaires et par la pression des doigts. Un autre signe presque aussi constant, dit Malgaigne, c'est la paralysie de toutes les parties dont les nerfs prennent leur origine au-dessous de la fracture.

Dans les cas où la fracture siège au-dessous de la deuxième lombaire, la moelle est hors de cause, et il n'y a pas de paralysie, à moins que les nerfs de la queue de cheval ne soient comprimés.

Les fractures de la dernière dorsale et de la première lombaire s'accompagnent habituellement d'une paralysie complète. Plus le siège de la fracture est élevé, plus la paralysie à laquelle elle donne lieu acquiert de gravité. A la région dorsale, les muscles respiratoires sont paralysés; de là, une gêne considérable de la respiration, qui s'accroît encore, quand la fracture atteint la région cervicale. Il ne reste plus au malade que la respiration diaphragmatique. Enfin quand la fracture siège au-dessus de la quatrième vertèbre cervicale, le nerf phrénique lui-même est compromis, le diaphragme est paralysé, et le malade succombe rapidement.

Dans les fractures qui sont compatibles avec l'existence, celles de la région dorso-lombaire par exemple, les complications les plus graves tiennent à la paralysie de la vessie et à la gêne de la respiration. En général, on observe d'abord la rétention d'urine; de plus, il y a très rapidement une altération de la sécrétion; les urines deviennent alcalines et prennent une forte odeur ammoniacale. Plus tard à la rétention fait suite quelquefois l'incontinence, le col de la vessie lui-même perdant sa tonicité. C'est là une circonstance des plus fâcheuses, car le malade est constamment baigné par l'urine, et les eschares que détermine de bonne heure le décubitus chez ces malades atteints de paraplégie sont ainsi entretenues et aggravées.

Du côté de la respiration, il faut noter l'engorgement hypostatique des poumons, et les phénomènes bronchiques notés par Chédevergne dès le sixième ou septième jour. Ce sont une gêne notable de la respiration, et même des accès de suffocation assez violents avec ronchus. Ces accidents respiratoires sont encore exagérés par la paralysie intestinale qui amène une constipation opiniâtre et un tympanisme considérable, refoulant en haut le diaphragme, et augmentant par là la difficulté de la respiration.

Marche et terminaisons; pronostic. — D'une manière générale, le pronostic des fractures de la colonne vertébrale est donc extrêmement grave. Ce que nous venons de dire montre que sa gravité augmentera au fur et à mesure que la fracture siégera à un niveau plus élevé.

Les complications respiratoires et celles du côté de l'appareil urinaire sont les causes de mort les plus fréquentes. Il faut faire intervenir dans leur production, non seulement la paralysie qui se manifeste au moment même de l'accident, mais encore la myélite qui se développe secondairement. La mort est encore assez souvent la conséquence des eschares, qui mettent à nu les os, amènent la suppuration du foyer de la fracture, et déterminent une méningite du canal rachidien.

Il ne faudrait cependant pas croire que toutes les fractures de la colonne vertébrale fussent fatalement mortelles. Et d'abord, en l'absence de lésion médullaire, la guérison pourra être facilement obtenue. Elle le sera encore dans les cas où il n'y a eu qu'une paraplégie incomplète, comme celle que détermine la compression des nerfs de la queue de cheval. Enfin, même après une paraplégie complète, la guérison est encore possible; souvent, dans ces cas, à la rétention d'urine fait place une incontinence passagère, qui indique que les fibres musculaires du corps de la vessie reprennent leur contractilité; puis les fonctions de la vessie et de l'intestin se rétablissent; la sensibilité et la motilité reparaissent graduellement. Le malade guérit en conservant quelquefois certains troubles du système nerveux et une déformation de la colonne vertébrale, importante à connaître pour ne pas la confondre, dans la suite, avec des déformations tenant à une autre affection.

Diagnostic. — Quand la fracture de la colonne vertébrale s'accompagne de déformation et de phénomènes médullaires, le diagnostic est des plus simples. En l'absence de déformation, la constatation d'une vive douleur localisée en un point du rachis, est le meilleur signe; mais on comprend qu'il y ait des cas douteux. La paraplégie, en effet, ne traduit rien autre chose qu'une lésion de la moelle, qui peut exister sans fracture. Toutefois, en général, la paraplégie est moins complète et moins durable, lorsqu'elle existe indépendamment d'une fracture.

Traitement. — Dans l'immense majorité des cas, le traitement des fractures de la colonne vertébrale se bornera à l'immobilisation dans une bonne position. En même temps on combattra les complications dues aux lésions médullaires.

On fera reposer le malade sur un plan horizontal, ce qu'on obtiendra facilement, en glissant une planche au-dessous du matelas. Mais il faudra se préoccuper de la grande tendance à la formation des escharres. Pour cela, on fera coucher le malade sur un matelas d'eau. La rétention d'urine nécessite l'emploi du cathétérisme, répété matin et soir. La sonde qui servira à le pratiquer devra être d'une propreté rigoureuse, et, pour cela, maintenue constamment dans une solution phéniquée. Si les urines deviennent ammoniacales et ont tendance à la purulence, on lavera la vessie avec une solution d'acide borique. Toutes les manœuvres du cathétérisme doivent être faites avec d'autant plus de douceur que la perte de la sensibilité de l'urèthre ne permet pas au malade de guider le chirurgien. La constipation sera combattue par les laxatifs et par des lavements. Une propreté minutieuse devra être entretenue autour du malade, toujours dans le but d'éviter les excoriations.

Plus tard, l'emploi de l'électricité aidera au rétablissement des fonctions musculaires et nerveuses.

Telle est la conduite à suivre dans la plupart des cas; mais, quand il existe un déplacement très marqué, et des phénomènes médullaires immédiats, graves, ne peut-on pas tenter la réduction? Plusieurs chirurgiens l'ont pratiquée dans ces conditions; mais tandis que les uns ont fait la réduction brusque, d'autres, avec Malgaigne, ont employé la réduction graduelle à l'aide de tractions continues. Nous croyons avec M. Legouest que la réduction brusque est préférable; mais il ne faut pas oublier que, dans certains cas, et en particulier à la région cervicale, la réduction a pu déterminer des accidents graves et même une mort rapide.

Quant à la trépanation du rachis qui a été proposée pour relever les lames vertébrales, elle a donné des résultats déplorables. Il suffit d'ailleurs pour la juger de se rappeler ce que nous avons dit du déplacement et des causes de compression et de lésions de la moelle. C'est surtout le fragment inférieur du corps vertébral qui est l'agent de ces désordres; c'est donc par la face antérieure du canal rachidien qu'il faudrait agir, et la trépanation des lames vertébrales portant sur la face postérieure ne saurait avoir aucune action. Elle conviendrait seulement dans les cas de fracture isolée de l'arc vertébral s'accompagnant d'un enfoncement très manifeste, quand tous les autres moyens employés pour relever le fragment auraient échoué.

3° LUXATIONS TRAUMATIQUES DES VERTÈBRES.

Pendant longtemps considérées à tort comme une simple complication des fractures du rachis, les luxations des vertèbres ont bien réellement une existence indépendante. Mais elles ne sont pas également fréquentes dans tous les points de la colonne vertébrale. La région cervicale qui possède la plus grande mobilité est leur siège de prédilection; encore dans cette région faut-il décrire isolément les luxations de certaines vertèbres. Nous devrons donc examiner successivement : 1° les luxations de l'atlas sur l'occipital ou occipito-atloïdiennes; 2° les luxations de l'atlas sur l'axis ou atloïdo-axoïdiennes; 3° les luxations des cinq dernières vertèbres cervicales; 4° les luxations des vertèbres dorso-lombaires.

1° **Luxations occipito-atloïdiennes.** — Ces luxations sont excessivement rares. Contrairement à l'opinion ancienne qui admettait leur production dans la pendaison, nous verrons que ce sont des luxations de l'atlas sur l'axis, et non de l'atlas sur l'occipital, qui ont été observées chez les pendus. Jamais on n'a vu de luxation complète; dans les faits de Lassus et de Paletta, il n'y avait qu'un diastasis de l'articulation occipito-atloïdienne. Le déplacement était beaucoup plus prononcé dans le fait de Bouisson de Montpellier, où l'on observait, au lieu d'un simple écartement des surfaces articulaires, comme dans les deux premiers cas, une projection en avant de la masse latérale droite de l'atlas, ayant abandonné le condyle de l'occipital.

La luxation peut s'accompagner de l'existence d'une fracture, comme dans un cas de Milner, où il y avait, en même temps qu'une luxation de l'occipital, fracture des arcs postérieurs de l'atlas et de l'axis.

La mort est la conséquence immédiate ou rapide d'une pareille lésion.

2° **Luxations atloïdo-axoïdiennes.** — Bien que rares, ces luxations le sont beaucoup moins que les déplacements de l'atlas sur l'occipital. Elles ne sont pas habituelles dans la pendaison, comme on le pensait autrefois. Cependant on les y a observées cliniquement (Ansiaux de Liège, Duméril) et expérimentalement (Bardinet de Limoges).

Une particularité de ces luxations, c'est d'être souvent compliquées de fractures, soit de l'atlas, soit de l'apophyse odontoïde. Ainsi, M. Richet a observé une luxation de l'axis consécutive à une fracture de l'apophyse odontoïde.

C'est tout à fait exceptionnellement que le déplacement de l'atlas sur l'axis se fait en arrière. Presque toujours, au contraire, la luxation a lieu en avant. On comprend dès lors que les causes qui lui donnent naissance soient celles qui tendent à fléchir brusquement la tête en avant ; ainsi un choc direct sur l'occiput, une traction de la tête en avant, avec ou sans mouvement de torsion.

L'étude des déplacements a été soigneusement faite par Malgaigne ; il en admet trois variétés :

1° L'inclinaison de l'atlas sur l'axis en avant, avec écartement des deux vertèbres en arrière.

2° La seconde variété ne diffère de la première que par la présence d'une fracture de l'apophyse odontoïde qui vient compliquer la subluxation. Les causes sont les mêmes que celles de la première variété ; mais la résistance des ligaments odontoïdiens a été plus forte que celle de l'apophyse odontoïde, et celle-ci s'est rompue à sa base. Dans d'autres cas, ce sont les ligaments odontoïdiens et transverses qui se sont rompus, et l'apophyse odontoïde, libre dans le canal rachidien, est venue comprimer, ou même lacérer le bulbe. Enfin, il peut se faire que le ligament transverse reste intact, et que l'apophyse odontoïde passe au-dessous de lui, pour déterminer la compression du bulbe, comme dans le cas précédent.

3° Dans la troisième variété, le déplacement des surfaces articulaires est plus marqué ; il n'y a pas seulement inclinaison, mais glissement de l'atlas en avant ; et, chose remarquable, dit Malgaigne, ce glissement, pourvu qu'il ne soit pas porté à l'extrême, rétrécit moins le canal rachidien que l'inclinaison, et laisse plus de chances de salut. L'inclinaison complète, au contraire, avec ou sans fracture de l'apophyse odontoïde, est immédiatement mortelle.

Les symptômes des luxations de l'atlas sur l'axis en avant n'ont rien de précis. Bien que le plus souvent la tête soit fléchie en avant, on l'a trouvée aussi renversée en arrière, ou inclinée latéralement. Donc l'attitude de la tête n'est nullement caractéristique. Tantôt cette attitude est fixe, tantôt la tête, privée de soutien, peut être portée en tous sens. L'examen méthodique de la région a plus de valeur. Si l'on sentait, dit Malgaigne, une dépression insolite en arrière, entre l'atlas et l'axis ; si la douleur siégeait bien dans la région de ces deux vertèbres, et non plus bas ; si surtout la rotation de la tête était empêchée ; enfin, si, en portant le doigt au fond du pharynx, on trouvait l'atlas fortement proéminent, la réunion de tous ces signes donnerait au diagnostic une probabilité voisine de la certitude.

Mais, il faut bien l'avouer, le diagnostic reste souvent très obscur ; les fractures des deux premières vertèbres peuvent en effet simuler la luxation. Il est surtout bien difficile de dire s'il n'y a pas, comme cela arrive souvent, en même temps fracture et luxation.

Malgré la fréquence de la mort subite ou rapide, le pronostic n'est cependant pas toujours fatal ; et il y a des exemples de guérison.

Dans les cas où il n'y a pas de symptômes médullaires, il faut se borner à immobiliser la tête. Si les symptômes sont menaçants, il faut, au contraire, tenter la réduction.

Enfin, dans le cas où il y a tendance à un déplacement consécutif, on peut avoir recours à l'extension graduelle. La guérison ne s'obtient qu'avec raideur du cou et perte des mouvements de rotation.

5° **Luxations des cinq dernières vertèbres cervicales.** — Les cinq dernières vertèbres cervicales ne sont pas toutes également sujettes aux déplacements. Ce sont la cinquième et la sixième qui se luxent le plus souvent, plus rarement la quatrième, exceptionnellement la troisième et la septième.

Étiologie. — La flexion forcée de la tête, des coups, des chutes sur la nuque, telles sont les causes habituelles de la luxation ; on l'a vue aussi produite par l'extension forcée, et par l'action musculaire dans une brusque rotation de la tête.

Anatomie pathologique. — Les luxations en arrière sont tout à fait exceptionnelles. Quant aux luxations en avant, elles peuvent être complètes ou incomplètes, unilatérales ou bilatérales, simples ou compliquées de fractures. Dans la luxation bilatérale, les apophyses articulaires de la vertèbre supérieure glissent au-devant de celles de la vertèbre inférieure. Il y a, en arrière, un écartement entre les lames et l'apophyse épineuse de la vertèbre luxée et les mêmes parties de la vertèbre qui est au-dessous. Si le glissement est plus marqué, les deux corps vertébraux s'abandonnent en partie, les lames postérieures de la vertèbre luxée se portent en avant et interceptent la lumière du canal rachidien, en comprimant la moelle.

Dans la luxation unilatérale, une seule des apophyses articulaires glisse au-devant de l'apophyse correspondante de la vertèbre sous-jacente. Du côté opposé, les facettes articulaires sont écartées l'une de l'autre; les apophyses épineuses ne sont plus sur une même ligne verticale.

Symptômes. — Le premier des symptômes, c'est la douleur, qui est exagérée par la pression; quelquefois les malades ont perçu un craquement au moment de l'accident. Vient ensuite l'attitude de la tête, qui varie suivant que la luxation est uni ou bilatérale. Dans la luxation bilatérale, la tête est fléchie directement en avant sur le sternum. Dans la luxation unilatérale, la tête est dans la rotation, la face tournée du côté opposé à la luxation.

La déformation consiste en une dépression du côté de la nuque, correspondant à la vertèbre déplacée, tandis que l'apophyse épineuse de la vertèbre sous-jacente forme une saillie appréciable. Dans la luxation unilatérale, les apophyses épineuses, au lieu d'être sur un même plan vertical, forment une ligne sinueuse, ce qui est dû à la rotation subie par la vertèbre luxée et toutes celles qui sont au-dessus d'elle. Dans les cas où ce sont les vertèbres supérieures qui sont déplacées, on peut sentir dans le pharynx la tumeur formée par le corps vertébral porté en avant.

A ces symptômes, il faut joindre ceux qui résultent de la paralysie due aux lésions médullaires.

Pronostic. — Il est excessivement grave, moins cependant dans la luxation unilatérale. La mort résulte, soit des lésions médullaires primitives, amenant d'autant plus rapidement l'asphyxie que la luxation est située plus haut, soit de la méningite et de la myélite consécutives.

Traitement. — S'il n'y a pas d'accidents graves, on peut se contenter d'immobiliser la tête et le cou. Mais, en présence de phénomènes inquiétants, nul doute qu'il ne faille tenter la réduction.

Pour cela, il faut fixer les épaules, pratiquer l'extension directe sur la tête et repousser en avant les vertèbres inférieures, si la luxation est bilatérale. Si le déplacement est unilatéral, après avoir fait l'extension, on imprimera à la tête un mouvement de rotation dans le sens opposé à celui du déplacement.

Une fois la réduction obtenue, il faut maintenir l'immobilité par un appareil convenable, pour empêcher la reproduction du déplacement.

4° Luxations des vertèbres dorso-lombaires. — Ce ne sont guère que des complications des fractures ; comme elles, elles siègent surtout à la partie inférieure de la région dorsale ou au commencement de la région lombaire. Malgaigne n'a pu trouver que trois cas de luxation simple, sans fracture, dont deux en avant et un seul en arrière.

II

LÉSIONS TRAUMATIQUES DE LA MOELLE.

Le plus souvent associées aux traumatismes du rachis, les lésions de la moelle peuvent aussi exister isolément, indépendamment de toute fracture ou luxation de la colonne vertébrale.

Comme au cerveau, on décrit dans la moelle la commotion, la contusion, la compression et enfin les plaies du cordon médullaire.

a. **Commotion de la moelle.** — Elle peut être de cause directe et résulter d'un coup, d'une chute sur le dos ; ou bien indirecte, à la suite d'une chute sur les pieds ou sur le siège. Erichsen, en Angleterre, et Leudet, en France, ont insisté sur les commotions médullaires qui se voient dans les accidents de chemins de fer.

Comme celle de la commotion cérébrale, l'anatomie pathologique de la commotion médullaire laisse beaucoup à désirer. A côté de cas où l'on trouve un épanchement sanguin, soit entre le canal vertébral et la dure-mère, soit dans l'intérieur de la cavité arachnoïdienne, il en est d'autres où la moelle ne présentait en apparence aucune lésion. Mais avant d'admettre que la commotion puisse exister sans lésions, il faudrait avoir pratiqué avec soin l'examen histologique de cet organe. Des faits comme celui de Bastian montrent bien la nécessité d'un semblable examen. Dans ce cas, en effet, la moelle était saine en apparence ; mais, au microscope, on put constater l'existence de trois ruptures distinctes à travers la substance grise du renflement cervical.

Toutefois, dans les cas où la commotion est légère et où tous les symptômes se dissipent rapidement, il est impossible d'admettre l'existence de lésions persistantes. De sorte que la question se pose ici comme pour la commotion cérébrale. Dans les cas de commotion grave, entraînant à sa suite des symptômes de longue durée, il y a certainement des altérations de la moelle, probablement de nature diverse, mais encore très imparfaitement connues. Dans les cas de commotion légère, dont les phénomènes se dissipent rapidement, il est impossible d'admettre des altérations persistantes, et tout se borne, sans doute, comme le pensent MM. Duplay et Legouest, à l'anéantissement momentané des fonctions de la moelle, provoqué par l'anémie réflexe des vaisseaux. Pour Karow, il y aurait une paralysie vasomotrice limitée à une faible portion de la moelle allongée.

b. **Contusion de la moelle**. — Si la commotion de la moelle existe habituellement sans lésions du rachis, la contusion, au contraire, est le plus souvent une complication des fractures et des luxations des vertèbres.

La contusion de la moelle traduit son existence par des ecchymoses, des épanchements sanguins dans le canal arachnoïdien ; à un degré plus élevé, la substance nerveuse est ramollie, et quelquefois même complètement transformée en une bouillie rougeâtre.

Les enveloppes médullaires sont le plus souvent déchirées ; quelquefois cependant la dure-mère, et même la pie-mère sont intactes.

c. **Compression de la moelle**. — Comme la contusion, la compression de la moelle d'origine traumatique est liée aux lésions du rachis; qu'il s'agisse de fractures, de luxations, de plaies par armes à feu de la colonne vertébrale. Les agents de la compression peuvent être des corps étrangers, comme des balles, ou des fragments osseux; [ou bien encore ce sont des épanchements sanguins abondants qui pressent sur le cordon médullaire, et compromettent ses fonctions et sa nutrition.

Si l'agent de compression est supprimé de bonne heure, la moelle peut revenir à l'état normal. Dans le cas contraire, après avoir passé par une période d'anémie, la moelle se congestionne, puis s'enflamme; de là des ramollissements et des scléroses médullaires.

d. **Plaies de la moelle.** — Si les plaies contuses de la moelle existent souvent, au même titre que les contusions et les compressions de cet organe, les plaies par instruments piquants et par instruments tranchants sont au contraire beaucoup plus rares.

Cela tient à la forme même du canal rachidien dont les apophyses épineuses imbriquées les unes sur les autres, et les lames serrées, permettent difficilement le passage des instruments piquants et tranchants. Toutefois, à la région cervicale, les apophyses épineuses horizontales, et les lames obliquement dirigées laissent entre elles des intervalles qui grandissent encore dans les mouvements de flexion, et permettent plus aisément l'introduction des instruments vulnérants. Aussi est-ce à la région cervicale que s'observent surtout les plaies de la moelle par instruments piquants et tranchants.

Symptômes généraux des lésions traumatiques de la moelle. — A part les cas de commotion passagère dont nous avons parlé, les lésions traumatiques de la moelle déterminent des phénomènes permanents. Ce sont des troubles de la motilité, de la sensibilité, des actions réflexes et de la nutrition des tissus.

1° Troubles de la motilité. — Ils consistent en une paralysie complète du mouvement dans toutes les parties qui sont situées au-dessous du siège de la section. Cette paralysie survient d'emblée; mais tandis qu'aux membres inférieurs elle est habituellement complète, aux membres supérieurs, elle est souvent incomplète. Parfois, en même temps que la paralysie, il existe des mouvements spasmodiques, des soubresauts des membres inférieurs, dus à l'exagération des mouvements réflexes.

2° Troubles de la sensibilité. — Ils sont variables; car la sensibilité peut être, ou bien complètement perdue, ou exagérée, ou pervertie. Il y a une anesthésie complète dans tous les organes qui reçoivent leurs nerfs de la partie de la moelle située au-dessous de sa section. Au contraire, il y a hyperesthésie des parties qui sont innervées par le bout supérieur, au niveau du point lésé. C'est à cette hyperesthésie que sont dues les douleurs en ceinture accusées par les malades.

Il s'y joint des irradiations douloureuses qui gagnent la périphérie, en suivant le trajet des paires rachidiennes. Les perversions de sensibilité consistent en des sensations subjectives de froid et de chaud, qui ne sont en rapport, ni avec la température ambiante, ni avec la température de la peau. Quelquefois aussi, il y a des retards dans la perception.

Dans les cas d'hémisection de la moelle, il y a, comme l'a montré Brown-Séquard, hyperesthésie du côté de la section, et perte de la sensibilité du côté opposé.

3° **Troubles de l'action réflexe.** — Au moment de la section complète de la moelle, les mouvements réflexes sont exagérés; plus tard, ils vont en s'amoindrissant, et finissent par disparaître complètement.

4° **Troubles de la nutrition.** — Du côté de la peau et du tissu cellulaire, ce sont de l'œdème, des eschares, des éruptions variées, herpès, eczéma, pemphigus. Du côté des articulations, ce sont des arthropathies qui, dans deux cas d'hémisection de la moelle, se sont développées dans l'articulation du genou correspondant au côté paralysé.

Au nombre des troubles viscéraux les plus importants se placent les désordres des fonctions urinaires; le plus souvent il y a rétention, quelquefois incontinence d'urine. La sécrétion urinaire est elle-même promptement modifiée, et devient ammoniacale. La paralysie intestinale amène de la tympanite.

Symptômes propres aux lésions de chaque région de la moelle. — 1° *Région lombaire.* — La moelle se terminant au niveau de la première vertèbre lombaire, il peut se faire que les plaies de cette région portent uniquement sur les nerfs de la queue de cheval. Lorsqu'il en est ainsi, la paralysie n'est presque jamais complète. Souvent un des membres inférieurs est pris à un moindre degré. D'ailleurs la paralysie ne persiste pas longtemps, et l'on voit bientôt une amélioration surtout marquée du côté des muscles adducteurs et extenseurs. De même, la sensibilité est presque toujours conservée plus ou moins, notamment vers les organes génitaux, et la face antéro-interne de la cuisse. Enfin la vessie et le rectum peuvent échapper à la paralysie.

Lorsqu'au contraire, la lésion porte sur le renflement lombaire lui-même, tous les symptômes sont beaucoup plus accusés. La paraplégie est complète; l'anesthésie s'étend aux organes génitaux; la rétention d'urine est la règle. Les mouvements réflexes sont très exagérés.

2° *Région dorsale.* — Aux symptômes précédents se joignent les troubles respiratoires, qui sont d'autant plus accusés que la lésion occupe un niveau plus élevé. Les muscles intercostaux étant paralysés, la respiration se fait uniquement par le diaphragme, le grand dentelé et les muscles du cou; la tympanite, et la sécrétion de mucosités bronchiques abondantes ajoutent encore à la gêne de la respiration.

3° *Moelle cervicale.* — Quand la lésion porte sur la moelle cervicale, on observe en outre une paralysie plus ou moins complète des membres supérieurs. La gêne de la respiration est encore plus marquée, car les grands dentelés sont paralysés. La déglutition elle-même est difficile.

La rétention d'urine est toujours absolue, et c'est dans ces cas qu'on a noté le plus souvent la diminution de la sécrétion urinaire.

L'érection, ou, du moins, la turgescence du pénis, bien qu'observée quelquefois dans les lésions des autres régions de la moelle, est assez spéciale à la région cervicale; rarement, elle est suivie d'éjaculation.

Ce sont aussi les lésions de la moelle cervicale qui déterminent le plus souvent les troubles oculo-pupillaires, consistant en un resserrement, rarement une dilatation des pupilles.

Il y a souvent un ralentissement très considérable du pouls; tantôt un abaissement, tantôt une élévation de la température centrale.

Rappelons enfin que si la blessure siège au-dessus de la troisième vertèbre cervicale, la mort survient rapidement, par suite de la paralysie du diaphragme.

Marche, durée, terminaisons. — Nous diviserons, avec M. Terrier, l'évolution des accidents en trois périodes : une période d'état ou de paralysie, une période de réaction, une période d'aggravation ou de réparation.

a. Période d'état. — Essentiellement caractérisée par la paraplégie, cette période dure peu, et fait bientôt place au travail de réaction.

b. Période de réaction. — Au bout de quelques jours, le malade accuse des symptômes qui indiquent le développement de la myélite; ce sont des fourmillements, des crampes, des douleurs lancinantes, de la fièvre. Au lieu de rester limitée, la myélite devient quelquefois diffuse, affecte la forme de myélite ascendante aiguë et détermine rapidement la mort.

c. Période d'aggravation ou de réparation. — Les progrès de la myélite conduisent le plus souvent le malade à la période d'aggravation caractérisée par la persistance des phénomènes paralytiques, avec perte des mouvements réflexes, indiquant la désorganisation de la moelle. Les troubles urinaires amènent la cystite purulente, la néphrite et l'urémie; les eschares ouvrent quelquefois le canal médullaire et déterminent la mort soit par méningite suppurée, soit par infection purulente.

Dans les cas rares où les malades guérissent, on voit peu à peu reparaître les fonctions médullaires. C'est la sensibilité qui se montre la première; puis la vessie et le rectum reprennent leurs fonctions; enfin les mouvements reviennent de la périphérie au centre.

Dans les cas où le malade a échappé à la mort, la guérison est loin d'être toujours complète. Les malades peuvent rester paralysés; ils peuvent présenter des atrophies musculaires, des troubles trophiques variés. On a vu quelquefois se développer une amblyopie tardive, etc.

Diagnostic. — D'une manière générale, le diagnostic de lésion traumatique de la moelle ne présente pas de sérieuse difficulté. Mais il est beaucoup plus difficile de préciser la nature de la lésion, et de dire si l'on a affaire à une plaie de la moelle, ou bien à une compression, à une contusion de cet organe. La commotion seule, dans les cas où elle est passagère, se différencie des états précédents; mais, dans ses formes graves, elle ne saurait être distinguée tout d'abord. C'est seulement la marche ultérieure de la maladie qui pourra éclairer le chirurgien; quand la compression est due à un épanchement sanguin, par exemple, les phénomènes de paralysie seront plus vite dissipés; si, au contraire, la compression est permanente, comme celle que produit un fragment osseux, un corps étranger, on voit se développer des dégénérescences secondaires de la moelle sur lesquelles nous reviendrons plus tard.

Pronostic. — Le pronostic est grave, puisque la mort est le plus souvent la conséquence de la lésion. Elle survient à des époques différentes, suivant le point de la moelle qui est atteint. A la région lombaire, la mort survient généralement dans un délai d'un mois à six semaines. A la région dorsale, le délai ne dépasse guère quinze jours à trois semaines. La vie ne se prolonge pas au delà du troisième au septième jour lorsque la lésion occupe le niveau de la cinquième vertèbre cervicale.

Dans les cas où la guérison survient, elle est toujours extrêmement lente ; elle demande six mois à un an. Encore reste-t-elle souvent incomplète.

Enfin, quand le malade a échappé aux accidents primitifs, comme dans la commotion, il ne faut pas croire toujours à une guérison définitive. En effet, Leudet et Erichsen ont insisté sur les paraplégies tardives qui se montrent plus ou moins longtemps après l'accident, comme conséquence d'une inflammation secondaire de la moelle.

Traitement. — Nous en avons déjà formulé les principales indications, en parlant des fractures de la colonne vertébrale. Placer le malade sur un matelas d'eau, le maintenir dans une propreté rigoureuse ; combattre par le cathétérisme la paralysie de la vessie, et par les lavements, celle de l'intestin. S'il existe une plaie, il faut, après l'avoir soigneusement lavée avec les liquides antiseptiques, en pratiquer l'occlusion.

S'il y a des corps étrangers, des esquilles, comme il arrive souvent dans les plaies par armes à feu, il faut en pratiquer l'extraction, dût-on pour cela recourir au trépan.

Les émissions sanguines locales, les ventouses scarifiées par exemple, peuvent être utilisées pour combattre la congestion et l'inflammation secondaire. Dans le même but, on a conseillé également l'emploi de l'ergot de seigle et de la belladone.

Plus tard, lorsque les accidents inflammatoires sont dissipés et que la paralysie persiste, la révulsion le long de la colonne vertébrale, surtout au moyen de pointes de feu, doit être conseillée ; on peut en même temps administrer les préparations de strychnine.

Enfin la convalescence sera aidée par l'emploi de l'électricité, des douches, des bains sulfureux.

ARTICLE II

LÉSIONS INFLAMMATOIRES DU RACHIS

MAL DE POTT. — ABCÈS PAR CONGESTION

MAL DE POTT

Sous le nom de mal de Pott ou mal vertébral on décrit une lésion vertébrale caractérisée par une gibbosité, pouvant s'accompagner de paraplégie et d'abcès par congestion.

Il ne faut pas y voir une maladie parfaitement définie, mais bien un complexus symptomatique, pouvant être produit par bien des états anatomiques différents, ostéite, carie, tubercule des os. Absolument comme le mal de Bright reconnaît pour cause des lésions très diverses du rein. De même aussi que le complexus symptomatique désigné sous le nom de mal de Bright n'est pas toujours complet, et que, des trois termes qui le constituent, lésion rénale, albuminurie, œdème, le dernier peut faire quelquefois défaut ; de même, le mal de Pott ne se présente pas toujours à nous avec tous ses symptômes. Souvent la difformité du rachis existe seule ; il peut y avoir une gibbosité avec un abcès par congestion, mais sans paralysie ; ou au contraire, une paralysie sans abcès.

Le mal de Pott doit son nom à l'illustre chirurgien anglais Percival Pott qui, en 1792, a donné de la maladie une description symptomatique qui, depuis lors, n'a pas été surpassée.

Anatomie pathologique. — Nous devons étudier trois ordres de lésions : 1° les altérations du rachis ; 2° les lésions de voisinage qui portent sur la moelle et les nerfs rachidiens ; 3° les lésions viscérales qui peuvent se montrer à titre de complications.

1° **Lésions du rachis.** — Elles affectent deux formes anatomiques principales, suivant que la lésion, pénétrant dans la profondeur du corps vertébral, y creuse une cavité, ou bien qu'elle reste superficielle et s'étend à un plus ou moins grand nombre de vertèbres. La première forme peut être appelée *forme limitée caverneuse* ; la seconde, *forme diffuse superficielle*.

a. **Forme limitée caverneuse.** — Dans cette variété, le corps d'une ou de plusieurs vertèbres, a disparu, et il est remplacé par une cavité, tantôt centrale, tantôt ouverte à l'extérieur. Les parois de la cavité sont limitées de toutes parts par le tissu osseux, inégal et rugueux, quand la cavité est centrale. Lorsqu'au contraire, elle est ouverte au dehors, la caverne se trouve limitée par places par du tissu fibreux, et principalement par le grand surtout ligamenteux antérieur ; car, c'est du côté de la face antérieure des corps vertébraux, que s'ouvre le plus souvent la cavité. Le contenu de ces cavernes est constitué par une matière blanche, tantôt solide et comparable à du mastic, tantôt plus ou moins liquide. Elles renferment également des parcelles osseuses, et quelquefois même des séquestres assez volumineux.

En même temps que ces cavités, on constate souvent, dans l'épaisseur du corps des vertèbres voisines, des noyaux jaunâtres, circonscrits, de matière caséeuse.

b. **Forme diffuse superficielle.** — Dans cette seconde forme, les corps vertébraux, au lieu de présenter des excavations profondes, offrent seulement à leur partie antérieure des érosions superficielles, au niveau desquelles l'os, dépouillé de son périoste, est recouvert de bourgeons charnus fongueux et grisâtres. Cet état s'étend habituellement à plusieurs vertèbres voisines ; les disques intervertébraux participent à cette altération. Ils sont ramollis, érodés, et finissent même par disparaître complètement.

Tel est l'aspect extérieur des lésions, reste à pénétrer leur nature.

Trois opinions sont ici en présence : celle qui rattache le mal de Pott à la tuberculose osseuse ; celle qui en fait une carie vertébrale ; enfin celle qui place dans les articulations des vertèbres le point de départ de la maladie.

Nul doute que la forme caverneuse, celle que Boyer appelait la carie profonde, ne se rapporte à l'affection décrite par Nélaton sous le nom de tubercule enkysté. Même la forme diffuse, superficielle, carie superficielle de Boyer, n'est autre chose le plus souvent qu'une ostéite tuberculeuse. Cette forme à laquelle Nélaton donnait le nom d'infiltration tuberculeuse n'a pas paru pendant longtemps aussi bien démontrée que le tubercule enkysté. Tout en l'admettant, Ranvier faisait observer que, dans un grand nombre de cas, on avait dû la confondre avec certaines formes d'ostéite, dans lesquelles le

pus infiltré et condensé dans les trabécules osseuses produisait un
aspect semblable à celui de l'infiltration tuberculeuse véritable. Pour
lui, la présence de granulations tuberculeuses dans le voisinage était
nécessaire pour trancher la question. Les recherches modernes sur
la tuberculose ont fait varier les idées à cet égard, et l'on tend aujourd'hui à revenir de plus en plus à la conception de Nélaton. Il est
donc certain que, sous ses deux formes caverneuse et superficielle, le
mal de Pott est le plus souvent de nature tuberculeuse. Toutefois il
est des altérations vertébrales qui n'appartiennent pas à la tuberculose. Dans ce groupe se rangent les lésions décrites par Nichet,
Ripoll et Broca, où la maladie débute par les articulations vertébrales; c'est la forme qui a reçu le nom de mono ou de polyarthrite vertébrale. Les fibro-cartilages intervertébraux ont disparu
par usure ; les corps des vertèbres mis à nu ont subi une véritable
éburnation, comparable à ce qui se passe dans l'arthrite sèche; quelquefois même il existe des jetées osseuses qui réunissent entre eux
plusieurs corps vertébraux. De sorte qu'à côté du mal de Pott de
nature tuberculeuse, qui est la forme de beaucoup la plus commune,
il faut admettre la polyarthrite vertébrale, commençant par les articulations des corps vertébraux, et se rattachant, comme l'arthrite
sèche des autres articulations, à la diathèse rhumatismale.

2° **Lésions de voisinage.** — Dans les parties molles voisines
du rachis se développent les abcès par congestion, que nous ne
faisons que signaler ici, puisque nous leur consacrerons une description spéciale. Mais nous devons insister sur les lésions de voisinage que peuvent présenter la moelle et ses enveloppes, et les
origines des nerfs rachidiens.

La moelle peut souffrir de deux manières différentes du voisinage d'un mal de Pott. Elle peut être comprimée soit par les os
déformés, soit par le pus d'un abcès par congestion pénétrant dans
le canal rachidien. Dans d'autres cas, il ne s'agit plus de compression,
mais de l'inflammation de voisinage qui se propage à la moelle et
à ses enveloppes.

Ces deux mécanismes d'altérations médullaires sont loin de
présenter le même degré de fréquence, ainsi que le montre la clinique. On a bien pu voir la paraplégie disparaître au moment où un
abcès par congestion se manifestait au dehors, ce qui prouve que,
dans ce cas, le pus était l'agent de compression. Mais on voit des

maux de Pott 'acccompagnés d'une déviation considérable du rachis, sans qu'il y ait pour cela de phénomènes médullaires ; et d'autre part, des symptômes nerveux graves peuvent exister en l'absence de toute déformation osseuse. Ce n'est donc point à la compression mécanique qu'il faut attribuer le plus grand rôle dans les phénomènes médullaires du mal de Pott, mais bien à la propagation de l'inflammation à la moelle et à ses enveloppes, bien étudiée par M. Charcot et par son élève, M. Michaud, dans sa thèse de doctorat de 1871, par M. Bouchard et par M. Cornil.

La dure-mère acquiert parfois une épaisseur considérable et paraît recouverte d'une couche de pus caséeux. Cet épaississement se rencontre sur la face externe de cette méninge à sa partie antérieure, c'est-à-dire dans les points qui sont en rapport avec le produit pathologique d'origine osseuse, par le fait de l'ulcération du ligament vertébral. Le pus caséeux se met alors en contact avec la dure-mère, irrite directement sa face externe et y détermine la formation de plaques végétantes. Il s'agit, en un mot, d'une pachyméningite externe caséeuse. M. Cornil a fait l'étude histologique de ces lésions, et il n'hésite pas à rattacher à la tuberculose ces masses caséeuses et ce tissu bourgeonnant qui caractérisent la pachyméningite rachidienne du mal de Pott.

Exceptionnellement le processus inflammatoire retentit jusque sur la face interne de la dure-mère ; il peut également amener la formation de petits abcès dans l'épaisseur de cette membrane.

Cette pachyméningite est elle-même pour la moelle un agent de compression. Tantôt le cordon médullaire a conservé son volume, tantôt il présente un rétrécissement considérable. Au point comprimé, il se produit un foyer de myélite, souvent plus prononcé d'un côté que de l'autre. Au-dessus du foyer principal de myélite, il existe une sclérose ascendante des cordons postérieurs, et au-dessous, une sclérose descendante des cordons latéraux.

Les racines des nerfs rachidiens sont souvent aussi le siège de lésions. Elles résultent moins de la compression par les os que de celle que leur fait subir la dure-mère altérée. Souvent en effet plusieurs trous de conjugaison se réunissent en un seul orifice suffisant pour mettre les nerfs à l'abri d'une compression osseuse ; mais l'inflammation de la dure-mère se propage aux troncs nerveux, qui présentent tous les caractères de la névrite.

3° **Lésions viscérales.** — Elles n'ont rien de spécial au mal de Pott; elles s'y produisent comme conséquence d'une longue suppuration, et consistent dans des dégénérescences, soit graisseuses, soit amyloïdes des viscères.

Les lésions que nous venons de passer en revue amènent trop souvent la mort des sujets; mais lorsque la guérison survient, nous devons examiner par quel mécanisme elle se fait. La réparation peut se produire, non seulement du côté des os, mais encore dans la moelle elle-même.

a. **Réparation des lésions osseuses.** — Dans les cas où la lésion affecte la forme caverneuse, la partie supérieure de la colonne vertébrale s'affaisse en formant avec la partie inférieure un angle saillant en arrière, puis les portions osseuses mises en contact se soudent, et le malade guérit à l'aide de la gibbosité qui s'est ainsi produite. Quelquefois cependant la cavité ne se comble pas, ou du moins ne se comble qu'incomplètement; et la réparation se fait alors à l'aide de jetées osseuses périphériques qui rétablissent la continuité de la tige rachidienne. Lorsqu'il n'y a que des lésions superficielles, la réparation est plus facile; des lames de tissu compact, fournies par le périoste et les tissus fibreux voisins arrivent à combler la perte de substance, sans qu'il se produise une déformation aussi marquée.

b. **Réparation de la moelle.** — Comme les os, la moelle peut réparer ses lésions. Quelquefois, dans les cas où la paraplégie a guéri, il n'y a en apparence rien de changé dans l'état de la moelle; elle est réduite à un mince cordon sclérosé, mais l'examen histologique permet de constater qu'il y a eu dans ce point une régénération des tubes nerveux, rétablissant la continuité entre le bout supérieur de la moelle et son bout inférieur, et expliquant la réapparition de ses fonctions.

Étiologie. — Le mal de Pott se voit surtout chez les enfants et les adolescents, plus rarement chez l'adulte. La cause principale, c'est la scrofule dont les autres manifestations l'accompagnent souvent. La masturbation à laquelle Boyer attachait une grande importance n'agit sans doute que comme cause débilitante chez des sujets prédisposés par leur constitution lymphatique. Le rhumatisme se trouve beaucoup plus rarement dans l'étiologie du mal de Pott, ainsi que les traumatismes de la colonne vertébrale.

Symptômes. — Le début de l'affection peut être assez obscur; toutefois ce qui domine à ce moment, ce sont les douleurs et la gêne des mouvements du rachis. La douleur est spontanée, mais elle est exagérée par la pression et par la percussion au niveau des apophyses épineuses; elle présente quelquefois des exacerbations nocturnes.

La gêne des mouvements de la colonne vertébrale se traduit par une raideur d'une portion du rachis, qui se meut tout d'une pièce dans les mouvements d'extension et de flexion.

Plus tard se manifestent les symptômes caractéristiques de l'affection que nous allons étudier, en faisant de nouveau observer que, suivant les cas, un ou plusieurs d'entre eux peuvent faire défaut.

Le premier de ces symptômes, c'est la gibbosité, dont le double caractère est d'être médiane et angulaire. Mais cette forme n'est pas constante, et dans les cas où plusieurs vertèbres sont atteintes, on observe quelquefois, au lieu d'un angle brusque, une courbe plus ou moins molle, qui peut ne pas être toujours située dans le plan antéro-postérieur, mais affecter au contraire le caractère d'une déviation latérale. Cette courbure anormale de la colonne vertébrale amène dans les autres régions du rachis la production de courbures de compensation. Par le fait de la flexion du tronc, le sternum est projeté en avant, où il forme une bosse saillante; lès côtes aplaties offrent un allongement apparent dû à l'ouverture de l'arc qu'elles décrivent. Le bassin lui-même est altéré dans sa forme; il y a élargissement du détroit supérieur et rétrécissement du détroit inférieur, portant surtout sur le diamètre transverse, et dû au rapprochement des ischions.

La gibbosité se produit ordinairement peu à peu, par le tassement graduel des corps vertébraux. Mais, exceptionnellement, elle peut avoir une apparition brusque. Dans un fait rapporté par Nélaton, un garçon marchand de vin portant un broc de chaque main, vit tout à coup sa taille diminuer, en même temps qu'apparaissait dans son dos une gibbosité. Jusque-là ce malade n'avait accusé aucun symptôme. Le plus souvent, quand les choses se passent ainsi, la mort est immédiate. Tel est le cas rapporté par Tillaux d'un malade chez lequel une chute provoqua une incurvation instantanée de la colonne vertébrale, et qui mourut le lendemain.

Les troubles de l'innervation ne sont point en rapport direct avec

la gibbosité, puisqu'ils peuvent manquer avec une déformation très
marquée, ou au contraire exister en l'absence de toute déformation.
Ils consistent en troubles de la sensibilité, du mouvement et de la
nutrition.

Les premiers troubles de la sensibilité sont les douleurs en ceinture, qui s'accompagnent quelquefois de sensations de constriction,
de brûlure. Ces douleurs sont surtout marquées au début de la maladie ; plus tard, elles font place à l'affaiblissement de la sensibilité,
aux fourmillements dans les membres, qui coïncident parfois avec des
points d'hyperesthésie ; mais il n'y a jamais abolition complète de la
sensibilité.

Les troubles de la motilité sont presque toujours plus marqués que
ceux de la sensibilité. Bouvier les divise en trois degrés : dans le
premier degré, les malades marchent encore, mais avec peine ; leurs
genoux fléchissent souvent. Dans le deuxième degré, les malades ne
peuvent plus se tenir debout ni marcher ; mais ils peuvent encore
imprimer des mouvements aux membres inférieurs, quand ils sont
assis ou couchés. Enfin, dans le troisième degré, tout mouvement
volontaire est aboli. Même à ce point, la sensibilité est ordinairement
conservée. Les mouvements réflexes, d'abord exagérés, disparaissent
avec les progrès de la lésion médullaire. L'irritabilité musculaire
peut également persister ; quand les muscles perdent leur contractilité électrique, cela dénote une altération grave dans leur structure,
dégénérescence fibreuse ou graisseuse. Enfin, on peut observer au
début des crampes, et plus rarement des contractures.

Les troubles du côté de la vessie et du rectum sont en général
moins marqués que dans les paralysies traumatiques ; rarement il
y a une rétention ou une incontinence d'urine persistante.

A ces troubles du côté de la sensibilité et du mouvement peuvent
se joindre ici, comme dans les lésions traumatiques de la moelle, des
troubles de la nutrition, arthropathies, éruptions diverses, eschares, etc.

Enfin, le dernier symptôme consiste dans l'apparition de l'abcès
par congestion, dont nous ferons une étude isolée.

Marche, durée, terminaisons. — La marche du mal de Pott
est essentiellement chronique ; et sa durée n'est jamais inférieure à
six ou huit mois, elle dépasse quelquefois deux années.

Même après l'existence d'une paraplégie, même après la formation et l'ouverture d'abcès par congestion, la guérison est possible.

Quand la mort survient, elle est causée soit par la tuberculisation généralisée, soit par la septicémie à la suite de l'ouverture des abcès, ou bien encore par les progrès des eschares ouvrant le canal rachidien.

Diagnostic. — Quand le mal de Pott est confirmé et traduit son existence par des phénomènes médullaires, un abcès par congestion, une gibbosité, le diagnostic n'est pas douteux. Si l'abcès manque, il faut étudier surtout les caractères de la gibbosité, et ne pas oublier que si la déformation est le plus souvent angulaire et médiane, elle peut aussi affecter la forme d'une courbure allongée et latérale. C'est ce qui explique qu'on puisse la confondre avec celles que déterminent les tumeurs de la colonne vertébrale, certains anévrysmes de l'aorte, certaines formes de scoliose. Enfin quand abcès et gibbosite font à la fois défaut, ce qui arrive surtout au début de la maladie, on n'a pour se guider que les troubles fonctionnels et la douleur. Celle-ci pourrait en imposer pour une affection rhumatismale, une névralgie intercostale simple ou symptomatique d'une maladie viscérale (reins, utérus, ovaires) ; l'examen du malade, le siège précis de la douleur permettront d'éviter l'erreur. On pourrait encore confondre le mal de Pott, à cette période, avec cette singulière affection nerveuse de la colonne vertébrale à laquelle Brodie a donné le nom de névralgie spinale. Mais tandis que dans le mal de Pott la douleur sur les apophyses épineuses s'accompagne d'une gêne considérable dans les mouvements, dans la névralgie spinale, les vertèbres conservent au contraire, toute leur mobilité.

Quant à diagnostiquer la nature du mal vertébral, tout ce que nous pouvons dire à cet égard, c'est que l'affection tuberculeuse est de beaucoup la forme la plus commune ; habituelle chez les enfants et les jeunes gens, elle peut se voir aussi chez l'adulte. Elle détermine souvent des gibbosités angulaires et des abcès par congestion. La polyarthrite vertébrale de nature rhumatismale se voit plutôt chez les adultes ; elle ne s'accompagne qu'exceptionnellement d'abcès ; enfin, au lieu de courbure angulaire brusque, elle détermine des courbures longues et arrondies. Elle ne se complique pas de paraplégie.

Pronostic. — Le pronostic est toujours grave ; il l'est infiniment plus dans la forme tuberculeuse que dans la polyarthrite rhumatismale, où la guérison est presque la règle.

La formation d'abcès, l'existence d'une paraplégie aggravent beaucoup le pronostic. Quant à la gibbosité, elle aurait plutôt une signification favorable; elle indique en effet que, grâce à l'affaissement des corps vertébraux, les os malades arrivent au contact et vont pouvoir fournir les matériaux nécessaires à la réparation.

Traitement. — Ici, comme dans les maladies osseuses et articulaires en général, le premier principe à formuler, c'est celui de l'immobilisation. Mais celle-ci peut être obtenue de deux manières, ou bien par le séjour prolongé au lit dans un appareil convenable, comme la gouttière de Bonnet, ou bien à l'aide d'appareils qui, tout en maintenant immobile la colonne vertébrale, permettent au malade de se lever et de marcher. De ce nombre sont les différents corsets, et surtout le bandage plâtré de Sayre, qui, en soutenant efficacement la colonne vertébrale, fait souvent cesser les douleurs et la paralysie. Le choix est délicat à faire entre ces deux ordres de moyens; mais, d'une manière générale, on peut dire que tant que l'affection osseuse est douloureuse, il faut maintenir le malade au lit; l'existence d'abcès par congestion impose la même nécessité. C'est seulement à une période plus avancée de la maladie, quand la réparation osseuse commence à se faire, quand il n'existe qu'une gibbosité indolente, qu'on peut se départir de cette rigueur et se contenter de l'immobilité relative que donne le port d'appareils permettant la marche et la station. Jamais, par des mouvements communiqués, par des massages, il ne faudra chercher à rétablir les mouvements de la colonne vertébrale, sous peine de voir se produire une récidive.

En même temps qu'on soigne l'état local, il faut se préoccuper de l'état général : une bonne hygiène, le séjour à la campagne, au bord de la mer, une alimentation tonique, la médication antiscrofuleuse, l'huile de foie de morue, le phosphate de chaux, tels sont les principaux moyens qui constituent la base du traitement général.

S'il existe une paraplégie, on la combattra par les préparations de seigle ergoté, de noix vomique, et surtout par les pointes de feu le long du rachis, que M. Charcot considère comme le moyen le plus favorable à l'arrêt des phénomènes inflammatoires et à la reproduction des éléments nerveux.

2° 'ABCÈS PAR CONGESTION

Bien que les abcès par congestion n'appartiennent pas en propre aux lésions de la colonne vertébrale, ils s'y rencontrent avec une telle fréquence, leurs migrations y offrent un si grand intérêt, qu'ils trouvent naturellement leur place à la suite du mal de Pott.

Pathogénie. — Les conditions nécessaires à la formation de ces abcès ont été nettement formulées par Denonvilliers dans l'article ABCÈS du *Dictionnaire encyclopédique*.

Elles sont au nombre de trois; il faut qu'il y ait :

1° Un obstacle à la réunion du pus dans le point qui l'a fourni.

2° Un transport facile du pus dans un point déclive.

3° Une sécrétion lente et continue du pus. Toutes ces conditions se trouvent réunies à la colonne vertébrale.

Le pus incessamment sécrété par la lésion osseuse est arrêté en arrière par les apophyses transverses et les lames fibreuses qui les relient. Il est bridé en avant par le ligament vertébral commun antérieur, qui, beaucoup plus fort sur la ligne médiane, ne se laisse pas distendre en ce point et refoule le pus sur les parties latérales. Aussi est-ce sur les côtés du rachis que le pus se collecte; quelquefois même il occupe en même temps les deux parties latérales des vertèbres, et forme deux abcès qui marchent parallèlement l'un à l'autre.

Quant aux causes qui facilitent la progression du pus, elles sont nombreuses; la première, c'est la pesanteur qui conduit sans cesse le liquide des parties supérieures vers les régions déclives de la colonne vertébrale; il faut y joindre la laxité du tissu cellulaire prévertébral, les contractions musculaires, les mouvements des organes thoraciques et abdominaux, les secousses de la marche et de l'exercice.

Marche. — Très importante à connaître pour le chirurgien, la marche des abcès par congestion est variable suivant les cas et suivant les points de la colonne vertébrale d'où vient la suppuration. Elle a été soigneusement étudiée par Bouvier dans son traité des maladies chroniques de l'appareil locomoteur.

1° Le pus venant de la région lombaire ou de la partie inférieure de la région dorsale suit la gaine fibreuse du psoas; il arrive ainsi dans la fosse iliaque, passe au-dessous de l'arcade de Fallope, et suit le muscle psoas-iliaque jusqu'au petit trochanter, en formant une tumeur à la partie supérieure et interne de la cuisse.

Ces abcès de la gaine du psoas peuvent, à un moment donné, communiquer avec l'articulation coxo-fémorale, en raison des rapports intimes et de la communication possible de la bourse séreuse du psoas avec l'articulation. Bouvier leur donne le nom d'abcès ilio-fémoraux.

2° Quelquefois le fascia iliaca est perforé et le pus passe alors entre le péritoine et les muscles abdominaux, constituant les abcès ilio-abdominaux.

Ou bien encore le pus, au lieu d'être situé primitivement dans la gaine du psoas, s'est collecté d'emblée dans le tissu cellulaire prévertébral. C'est ce qui arrive quand il vient d'un point élevé de la région dorsale, au-dessus des insertions du psoas. Le pus fuse alors dans le médiastin postérieur, accompagne l'aorte, passe avec elle dans la cavité abdominale ; puis il chemine dans la fosse iliaque, non pas entre le muscle et l'aponévrose, mais bien entre le péritoine et le fascia iliaca.

De là, ces abcès peuvent suivre diverses directions :

a. Ils peuvent accompagner les vaisseaux fémoraux dans le canal crural, et venir faire saillie à la partie supérieure de la cuisse.

b. Plus rarement ils gagnent le canal inguinal, où ils forment une tumeur simulant une hernie.

c. Parfois ils suivent le nerf sciatique, passent avec lui par la grande échancrure sciatique, font saillie au-dessous du grand fessier ; exceptionnellement même ils peuvent suivre le trajet du nerf dans toute l'étendue de la cuisse, et venir former tumeur dans le creux poplité ; ce sont les abcès ischio-fémoraux.

d. Ils peuvent enfin, perforant l'aponévrose périnéale supérieure et le releveur de l'anus, gagner la fosse ischio-rectale et venir faire saillie au pourtour de l'orifice anal.

Telles sont les marches les plus habituelles des abcès par congestion ; mais il y en a d'exceptionnelles :

1° Des abcès venant des 4 ou 5 premières vertèbres dorsales peuvent remonter au-devant du rachis, contre la pesanteur par conséquent, et venir se collecter dans le creux sus-claviculaire ; Bouvier cite trois cas de ces abcès auxquels il donne le nom d'abcès dorso-cervicaux antérieurs.

2° A la région dorsale également, le pus peut suivre le trajet des côtes et venir faire saillie sur les parties latérales du sternum.

3° A la région cervicale, le pus fuse le long des racines antérieures des nerfs cervicaux, et forme tumeur dans le creux sus-claviculaire, ou bien, descendant au-devant des scalènes, il se collecte sur la ligne médiane, en arrière du pharynx et du larynx, dont il gêne les fonctions.

4° Quelquefois enfin, au lieu de rester circonscrit sur les parties antéro-latérales de la colonne vertébrale, le pus gagne la partie postérieure du rachis en passant entre les apophyses transverses, et vient faire saillie à la région postérieure du tronc.

Notons que plusieurs variétés de ces abcès peuvent coïncider chez un même malade.

Lois de progression du pus. — On a cherché à découvrir les lois auxquelles obéissait le pus dans sa progression. C'est ainsi que Bourjot Saint-Hilaire a prétendu que le pus suivait le trajet des nerfs; d'autres ont dit qu'il suivait les vaisseaux, les muscles et les gaines aponévrotiques. Comme le fait remarquer Denonvilliers, toutes ces opinions ont du vrai; mais l'influence que subit avant tout le pus dans sa migration, c'est celle de la pesanteur.

Forme de l'abcès. — Au début, l'abcès par congestion constitue une poche appendue aux parties latérales de la colonne vertébrale par une sorte de goulot ou portion rétrécie, renflée au contraire à son extrémité libre; ce qui l'a fait comparer à une sangsue gorgée de sang.

Plus tard, en augmentant de volume, il rencontre çà et là des obstacles à sa dilatation; de là, un ou plusieurs resserrements le long de son trajet. Enfin, dans la forme la plus habituelle, lorsqu'il s'étale à la fois dans la fosse iliaque et à la partie supérieure de la cuisse, il présente deux poches séparées par un resserrement formé par l'arcade crurale; il affecte par conséquent la forme en bissac.

Symptômes, marche et terminaisons. — Dans certains cas, un abcès par congestion se montre sans que rien ait fait pressentir sa formation, mais le plus souvent les douleurs au niveau du rachis précédent l'abcès. Son apparition est quelquefois brusque; mais habituellement la marche est lentement progressive. On sent d'abord dans la profondeur de l'abdomen une tumeur qui devient de plus en plus appréciable, gagne la fosse iliaque, où elle forme une saillie

facile à constater, mate à la percussion et manifestement fluctuante.
Puis cette tumeur iliaque, s'engageant sous l'arcade de Fallope, vient
former un relief, et enfin une saillie bien évidente à la partie supérieure de la cuisse.

Il arrive quelquefois qu'une même lésion vertébrale donne naissance
à deux abcès qui remplissent les deux fosses iliaques, et qui peuvent du reste communiquer ou ne pas communiquer l'un avec l'autre.

Lorsque l'abcès par congestion fait saillie à la partie supérieure
de la cuisse, il présente tous les symptômes des abcès froids ; c'est
une tumeur fluctuante, sans rougeur, sans douleur, sans chaleur,
sans adhérence à la peau. Mais son signe caractéristique, c'est la
réductibilité. Pour la percevoir, il faut placer une main à plat sur
la fosse iliaque, l'autre embrassant la tumeur fémorale, et exercer
des pressions alternatives d'une main vers l'autre. On acquiert ainsi
la certitude que le liquide reflue d'une poche dans l'autre à travers
le resserrement formé par l'arcade crurale.

L'abcès peut rester pendant longtemps stationnaire, ou du moins
augmenter lentement de volume, sans que la santé générale en
souffre trop. Mais au bout d'un certain temps, soit sous l'influence
d'un traumatisme, soit par les seuls progrès de la distension, la peau
s'ulcère, et le pus s'écoule au dehors. Quelquefois l'ouverture de la
poche ne se fait pas par simple distension, mais elle est précédée,
comme l'a fait remarquer Bérard, d'accidents phlegmoneux.

Quoi qu'il en soit, un trajet fistuleux s'établit, l'air pénètre dans
la poche, se mélange au pus qui stagne dans son intérieur, et produit
ainsi un empoisonnement septicémique auquel le malade finit le
plus souvent par succomber.

Toutefois l'ouverture de l'abcès n'est pas nécessairement mortelle ;
la fistule, au bout d'un certain temps, peut se fermer, les accidents
cessent ; mais la poche se remplit de nouveau ; un second orifice se
forme, et l'on voit la même succession de phénomènes se reproduire.
Après une série d'accidents semblables, le pus peut cesser d'être
sécrété, et le malade revenir à la santé.

Exceptionnellement, l'ouverture de l'abcès peut se faire dans les
viscères, vessie, colon, rectum.

On a vu également l'ouverture dans la trachée, et dans l'œsophage.
Le Dictionnaire en 50 signale le cas d'un abcès ouvert à la fois dans
le canal rachidien et dans l'œsophage.

L'ouverture dans le poumon a été étudiée dans les thèses de
MM. Guérineau de Poitiers, et Chénieux. Elle se fait grâce à l'adhérence des deux feuillets de la plèvre, puis à l'ulcération du poumon ;
enfin le foyer purulent s'ouvre dans une bronche qui rejette au
dehors le pus quelquefois mélangé de parcelles osseuses.

Nous avons déjà signalé l'ouverture possible dans l'articulation
coxo-fémorale. Mais l'ouverture de l'abcès par congestion n'est pas
le seul mode de terminaison qu'on puisse observer. Il arrive quelquefois, et le fait n'est pas très rare chez les enfants d'après Bouvier,
que le pus se résorbe et que la guérison survienne par ce mécanisme.
Une autre terminaison favorable, c'est celle dans laquelle la communication entre la poche et la lésion osseuse s'oblitère ; l'abcès se
trouve ainsi réduit à un abcès froid ordinaire, susceptible de guérison.

Diagnostic. — Il doit être établi à 3 périodes : 1° lorsque l'abcès
est encore caché ; 2° lorsqu'il est apparent ; 3° lorsqu'il est ouvert.
1° Lorsque l'abcès est encore caché, il faut, pour le reconnaître,
palper avec soin et *profondément* la cavité abdominale. Pour cela,
il faut engager le malade à respirer largement, et lui faire fléchir les
cuisses sur l'abdomen afin de relâcher les muscles. Grâce à ces précautions, on arrive parfois à limiter une tumeur qui, rapprochée des
douleurs, des troubles nerveux, de la gibbosité existant quelquefois
du côté du rachis, conduit au diagnostic.

2° Quand l'abcès est apparent, sa réductibilité est son signe le plus
caractéristique ; mais cette réductibilité elle-même expose à le confondre avec d'autres tumeurs également susceptibles de réduction,
telles que des hernies, des anévrysmes. J'ai vu un abcès par congestion faisant saillie au niveau de l'orifice inguinal externe gauche pris
pour une hernie inguinale, d'autant plus que la jeune fille qui le
portait disait que la tumeur était survenue à la suite d'un violent
effort fait pour éviter une chute dans un faux pas. Un bandage fut
employé ; mais, plus tard, l'inflammation et l'ouverture de l'abcès
vinrent rectifier le diagnostic.

Au cou, on pourrait confondre les abcès par congestion avec les
abcès ganglionnaires si fréquents dans cette région. L'examen soigneux du rachis, et, au besoin, le cathétérisme avec un stylet conduisant sur la lésion osseuse permettront de faire le diagnostic.

Les abcès de la partie supérieure de la cuisse pourraient être

attribués soit à une psoïtis, soit à la coxalgie. L'étude des mouvements de l'articulation et celle des mouvements dus au psoas,
aussi bien que l'étude des antécédents, trancheront la question.

3° Quand l'abcès est ouvert, le diagnostic n'offre plus en général de difficultés, d'autant que la grande quantité de pus qu'il
verse, les parcelles osseuses auxquelles il livre passage indiquent
suffisamment une lésion osseuse.

Signalons enfin une erreur de diagnostic possible, à la période où
l'abcès, privé de sa communication avec la lésion osseuse, subit la
résorption et se transforme en une tumeur solide. Denonvilliers
rapporte qu'il a extirpé un de ces abcès, qu'il avait pris pour une tumeur fibro-plastique. On comprend que l'étude très-soigneuse des
antécédents permettrait seule d'éviter une semblable erreur.

Pronostic. — D'une manière générale, le pronostic des abcès par
congestion est excessivement grave. Il dépend de deux éléments :
d'abord de la marche de l'abcès lui-même dont l'ouverture est trop
souvent suivie d'accidents septicémiques mortels ; puis de la lésion
osseuse, dont l'abcès est symptomatique. Si la lésion osseuse se
guérit, le pus cessant d'être sécrété, l'abcès pourra arriver à la guérison. D'autre part, plus la lésion osseuse sera distante du siège de
l'abcès, plus le pronostic sera grave ; car il sera impossible d'agir directement sur l'os malade pour le modifier et tarir la source de la
sécrétion purulente.

Traitement. — Nous n'avons pas à revenir ici sur le traitement
de la lésion osseuse dont nous avons déjà parlé. Nous nous occuperons seulement du traitement de l'abcès. Deux méthodes peuvent
être employées, l'une tendant à favoriser la résorption du pus, l'autre
pratiquant son évacuation. Mais bien loin de s'exclure l'une l'autre,
ces deux méthodes peuvent être successivement employées ; car elles
répondent à des périodes différentes de la maladie.

C'est un principe, en effet, de différer autant que possible l'ouverture des abcès par congestion. On se contentera donc d'abord des
moyens propres à favoriser la résorption du pus, tels que les vésicatoires, les applications de teinture d'iode, la compression douce des
parois de l'abcès. Mais ces moyens ne doivent être employés qu'avec
une sage réserve ; car en irritant outre mesure la peau, ils vont quelquefois directement contre le but qu'on se propose, et favorisent
l'ulcération de la poche.

Quand il est évident que l'abcès grossit sans cesse, et que l'ouverture ne peut tarder à se faire, il faut intervenir. Comprenant les dangers de l'introduction de l'air dans la cavité, Abernethy et Boyer ont conseillé les ponctions obliques, dans le but d'éviter le parallélisme entre l'incision cutanée et celle des parois de l'abcès. Aujourd'hui ce but est rempli plus aisément à l'aide de la ponction aspiratrice. Une fois le liquide évacué, on pratiquera l'occlusion de l'orifice avec la baudruche ou la ouate collodionnée; puis on exercera une compression molle sur les parois de l'abcès. Généralement le liquide ne tarde pas à se reproduire; on peut alors répéter un certain nombre de fois la même opération. Mais presque toujours, après quelques ponctions, on voit la poche s'enflammer, la peau rougit et s'amincit, puis se perfore, et un trajet fistuleux s'établit. Nous avons déjà à plusieurs reprises indiqué les dangers résultant pour le malade de cette ulcération. Aussi, sans même attendre qu'elle se soit produite, quand il devient évident qu'on ne pourra plus l'empêcher, vaut-il mieux ouvrir très largement la poche. Aujourd'hui, grâce à la méthode antiseptique, cette large incision peut être faite avec de plus grandes chances de succès. Tout le pus est évacué; la poche est soigneusement lavée à plusieurs reprises avec les solutions antiseptiques; un drainage suffisant est établi, puis la plaie est pansée d'après la méthode de Lister. Grâce à cette manière de faire, on évite les accidents septicémiques. Mais dans les cas habituels où la lésion osseuse siège loin de l'abcès, on ne peut agir directement sur elle; aussi la suppuration continue-t-elle. C'est là l'objection que l'on peut faire à ceux qui, confiants dans la méthode antiseptique, conseillent de ne point attendre qu'on ait la main forcée, et d'ouvrir prématurément les abcès par congestion. Certes, dans un grand nombre de cas, on réussira à éviter les accidents, mais il est douteux qu'on abrège la durée de la maladie. Il en va tout autrement, bien entendu, dans les cas où la lésion osseuse est assez voisine de la poche pour qu'on puisse agir sur elle directement. Dans ces cas, en effet, en supprimant le foyer pathologique osseux, on supprimera du même coup la cause de la suppuration, et on abrégera la durée de l'affection.

3° MAL VERTÉBRAL SOUS-OCCIPITAL.

De même que les luxations des deux premières vertèbres, les tumeurs blanches de leurs articulations doivent être décrites à part, à cause des phénomènes graves auxquels peut donner lieu le voisinage du bulbe.

Historique. — Bien que des observations éparses existassent dans la science, c'est seulement Schupke, élève de Rust de Vienne, qui, le premier, en 1816, en traça une histoire d'ensemble dans sa thèse inaugurale. Rust lui-même publia dans son traité d'arthrokakologie une description de la maladie basée sur treize observations personnelles.

En 1829, parut la thèse d'Aug. Bérard sur les luxations spontanées de l'atlas sur l'axis, et de l'occipital sur l'atlas. Depuis lors, de nombreux travaux ont été publiés, notamment la thèse de Tessier de Lyon, les articles que Bouvier, dans son Traité des maladies chroniques de l'appareil locomoteur, Malgaigne, soit dans son Traité des luxations, soit dans ses Leçons d'orthopédie, ont consacrés au mal vertébral sous-occipital.

Étiologie. — Les arthrites des articulations des deux premières vertèbres entre elles et avec l'occipital ne sont pas rares. Elles reconnaissent pour cause, soit des mouvements forcés, soit des refroidissements ; mais ces arthrites ont la tendance la plus déplorable à passer à l'état chronique et à produire des tumeurs blanches chez les sujets prédisposés.

Ici, comme pour toutes les tumeurs blanches, la scrofule est donc la cause générale habituelle. La maladie se rencontre le plus souvent chez les enfants, plus rarement chez les adolescents et chez l'adulte, tout à fait exceptionnellement chez le vieillard.

Anatomie pathologique. — En général, comme le dit M. Denucé dans son article du Dictionnaire de Jaccoud, les deux articulations atlo-occipitales et atloïdo-axoïdiennes sont atteintes simultanément, souvent même l'affection s'étend aux autres articulations cervicales ; mais c'est surtout dans l'articulation atlo-axoïdienne que se font les déplacements consécutifs, et ce sont eux qui présentent le plus grand intérêt. Les lésions de la tumeur blanche sont en effet les mêmes que partout ailleurs, et nous ne nous en occuperons pas.

La destruction des os et des ligaments, telle est la cause générale des luxations pathologiques; mais pour expliquer leur fréquence dans cette variété de mal de Pott, il faut faire intervenir aussi la grande mobilité de cette région, due à la disposition diarthrodiale des articulations.

C'est à Malgaigne que nous devons la classification de ces luxations.

L'occipital se luxe rarement sur l'atlas; les luxations de l'atlas sur l'axis sont au contraire les plus communes; et tandis que les déplacements de l'occipital sur l'atlas se font le plus souvent en arrière, *l'atlas se luxe presque exclusivement en avant de l'axis*.

Malgaigne décrit trois variétés de ces luxations en avant :

1° La *subluxation par inclinaison*, dans laquelle les ligaments transverse et odontoïdiens ramollis, venant à se rompre dans un mouvement brusque de la tête en avant, l'atlas s'incline sur l'axis, dont l'apophyse odontoïde tend à s'arc-bouter contre son arc postérieur. La compression du bulbe est instantanée, et la mort immédiate ;

2° La *luxation bilatérale ou par glissement*, qui s'opère lentement et par degrés successifs. Comme par instinct, le malade, retenant l'occiput en arrière, empêche la bascule de l'atlas. Par le fait de l'usure des os et du ramollissement des ligaments, les apophyses articulaires de l'atlas glissent peu à peu en avant de celles de l'axis ; et l'apophyse odontoïde se rapproche de l'atlas en rétrécissant progressivement le canal rachidien, mais sans se placer en travers de lui, comme dans le cas précédent ;

3° La *luxation unilatérale*, qui paraît plus fréquente que les deux premières, tient à ce que les lésions sont unilatérales, ou du moins prédominent d'un côté. Elle tend à imprimer à l'atlas un mouvement de rotation sur l'axis. Elle peut du reste exister seule, ou se combiner avec le glissement en avant. Dans cette variété, l'apophyse odontoïde ne menace plus aussi directement la moelle ; elle tend cependant à rencontrer l'arc postérieur de l'atlas et à rétrécir le canal rachidien, en se plaçant sur ses parties latérales.

Mentionnons seulement pour mémoire les luxations doubles de l'atlas à la fois sur l'axis et sur l'occipital, dans lesquelles, sous l'influence du ramollissement des ligaments, de la destruction partielle de ses masses latérales, l'atlas, à la fois pressé par l'occipital et par l'axis, s'échappe entre l'un et l'autre, comme un noyau serré entre les doigts.

A côté des déplacements, il nous faut signaler les lésions de voisinage qui se montrent, soit dans les parties molles extérieures aux vertèbres, soit dans le canal rachidien.

Les lésions des parties molles extérieures aux vertèbres sont surtout des abcès. Ils peuvent se montrer à la nuque; mais le plus souvent ils se développent au-devant de la colonne vertébrale, dans le tissu cellulaire rétro-pharyngien. Ils s'ouvrent généralement sur les parties latérales du cou, où ils produisent des trajets fistuleux.

Le pus peut aussi s'épancher dans le canal vertébral entre la dure-mère et les os; ou bien, perforant la dure-mère, il envahit la cavité arachnoïdienne. L'inflammation se propage quelquefois à la moelle et même à l'encéphale. Dans un cas, on a vu un abcès dans l'intérieur du quatrième ventricule. On a observé des apoplexies de la moelle, et, par suite de l'ulcération des artères vertébrales, des épanchements de sang dans le canal médullaire.

Ici, comme dans le mal de Pott en général, la moelle peut donc être intéressée par deux processus différents, soit par compression à la suite de déplacements osseux, soit par propagation de l'inflammation.

Symptômes, marche et terminaisons. — Le premier des symptômes, c'est la douleur; elle est exaspérée par les mouvements de la tête, et souvent aussi par les mouvements de déglutition; aussi pendant longtemps l'affection a-t-elle été rangée parmi les angines. La pression exercée au niveau de la fossette sous-occipitale et sur l'apophyse épineuse de l'axis exagère également la douleur.

Presque en même temps que les phénomènes douloureux, se produit l'attitude vicieuse de la tête et du cou. Comme dans toutes les tumeurs blanches, elle est due à l'action des muscles qui se contractent pour immobiliser les articulations malades. L'attitude que peut prendre la tête est variable; mais le plus souvent c'est l'inclinaison latérale avec rotation; d'autres fois, la tête est inclinée directement en avant; c'est exceptionnellement qu'elle se renverse en arrière, sous l'influence de positions instinctives que le glissement de l'atlas en avant, chaque jour plus imminent, tend à faire prendre aux malades.

Au fur et à mesure que le mal fait des progrès, aux douleurs et à l'attitude vicieuse se joignent des déformations de la région. Ces déformations viennent ou des parties molles, ou des os.

Celles qui viennent des parties molles sont dues, soit à l'œdème, soit aux ganglions lymphatiques engorgés, ou encore aux fongosités et aux abcès ossifluents. C'est surtout dans la fossette de la nuque que se montre le gonflement tenant à l'œdème, aux fongosités, aux engorgements ganglionnaires. Les abcès ossifluents ont plutôt tendance à faire saillie du côté de la face antérieure des vertèbres ; en arrière du pharynx, où on peut les voir et les toucher du doigt. Ils repoussent en avant la langue et la mâchoire inférieure et apportent obstacle à la déglutition et à la respiration.

Les déformations osseuses ont un grand intérêt, en ce qu'elles permettent de juger de la réalité et de la nature des déplacements. Elles peuvent être reconnues du côté du pharynx où l'on sent la tumeur formée par les masses latérales de l'atlas portées en avant ; du côté de la nuque, l'apophyse épineuse de l'axis paraît plus saillante ; suivant qu'il y a ou non rotation de la tête, elle est sur une même ligne verticale que la protubérance occipitale, ou plus ou moins déviée latéralement.

Restent enfin à signaler les phénomènes médullaires qui varient beaucoup suivant les cas, et peuvent même faire complètement défaut. Les premiers qui se montrent, ce sont les douleurs et les troubles de la sensibilité sur le trajet des nerfs comprimés, hyperesthésie de la peau, fourmillements ; ils peuvent exister de très bonne heure. Puis vient la paralysie qui peut porter sur les quatre membres, mais qui siège parfois uniquement sur les membres supérieurs, ou même sur un seul des deux. On a expliqué le fait en disant que les conducteurs nerveux des membres supérieurs occupent un plan plus superficiel dans la moelle que ceux des membres inférieurs. Notons encore les vomissements, le ralentissement considérable du pouls et les phénomènes oculo-pupillaires, comme pouvant se montrer dans la compression de la moelle cervicale.

La marche de la maladie est en général très lente, et sa durée est rarement de moins d'une année ; exceptionnellement, la mort arrive dans les premières semaines ou dans les premiers mois. Lorsque la terminaison doit être heureuse, on constate l'amendement des principaux symptômes, et, en particulier, de la douleur. La guérison survient par ankylose des articulations atteintes, et

laisse habituellement à sa suite une difformité. Elle est possible,
même après suppuration et destruction de surfaces osseuses importantes. Cloquet a recueilli un fait de guérison par ankylose entre
l'axis et l'occipital ; il ne restait plus qu'un point osseux de l'atlas
en arrière. Dans un cas de Wade, la guérison fut obtenue malgré
l'expulsion au dehors de la plus grande partie de l'arc antérieur de
l'atlas. Mais la terminaison fatale est de beaucoup la plus commune ; elle survient comme conséquence de la septicémie chronique développée par la suppuration, ou par l'aggravation des phénomènes médullaires. Quelquefois enfin la mort subite est produite par la brusque inclinaison de l'atlas sur l'axis dans un mouvement de la tête. Sédillot a rapporté le cas d'un soldat souffrant d'un
mal sous-occipital qu'on portait au Val-de-Grâce ; pendant la route,
les bras du malade tombèrent subitement du brancard, et la mort
suivit en quelques minutes. C'est parfois au moment où le malade
se couche ou est déplacé dans son lit par l'infirmier que la mort survient tout à coup.

Pronostic. — Le pronostic est donc extrêmement grave ; néanmoins, d'après ce que nous avons dit de la réparation, on comprend
que, par un traitement convenable, on puisse conduire le malade à
la guérison par ankylose.

Diagnostic. — Il présente à résoudre des questions fort délicates.
Et d'abord il s'agit de savoir si l'on a réellement affaire à un mal de
Pott sous-occipital. On pourrait confondre l'affection articulaire avec
un simple torticolis musculaire. Bouvier lui-même, malgré sa grande
compétence, a commis une erreur de ce genre sur une petite fille à
laquelle il devait faire une ténotomie. L'enfant mourut de fièvre
typhoïde, et l'autopsie vint démontrer qu'il s'agissait, non pas d'une
affection du sterno-mastoïdien, mais bien d'un mal sous-occipital.
L'étude des antécédents, l'exploration attentive de la partie supérieure
du cou, la constatation de déformations osseuses, permettront de faire
le diagnostic. On se rappellera aussi que l'attitude, variable dans le
mal sous occipital, diffère habituellement de celle qui appartient au
torticolis du sterno-mastoïdien, où l'inclinaison latérale de la tête se
combine avec la rotation du côté opposé.

Mais, étant admis qu'on est bien en présence d'une affection articulaire, il reste une autre question très délicate, quelquefois même
tout à fait impossible à résoudre. C'est celle de savoir s'il y a oui ou

non un déplacement des surfaces articulaires. En effet, comme le fait observer Malgaigne, le déplacement n'est souvent pas loin de la position vicieuse, et le diagnostic précis est bien difficile. L'existence d'une paralysie ne prouve rien ; car l'altération de la moelle la produit sans qu'il y ait aucun déplacement ; et les déplacements considérables, mais se faisant lentement, peuvent n'amener aucune paralysie. Les seuls signes sur lesquels on puisse compter sont la déviation des apophyses épineuses en arrière, et la saillie des corps des vertèbres en avant. Encore ne faut-il guère espérer trouver ce dernier signe chez les enfants, où l'exploration pharyngienne est à peu près impossible.

On devra donc se guider surtout sur la position des apophyses épineuses, et, en particulier, sur celle de l'axis qui, grâce à son volume, peut être aisément reconnue. Dans la luxation de l'atlas en avant, l'apophyse de l'axis sera rendue plus saillante, en même temps qu'elle se rapprochera de la protubérance occipitale. Si la luxation est bilatérale, ces deux saillies osseuses seront sur une même ligne verticale, et toujours du côté que regardera le menton.

Traitement. — Il doit être envisagé à deux périodes : 1° au début, alors qu'il n'y a qu'une arthrite avec ou sans attitude vicieuse, 2° à une période plus avancée de la maladie, lorsqu'il y a déjà un déplacement des surfaces articulaires.

1° Au début, le principe auquel on obéira, c'est celui du traitement de toutes les arthrites en général, savoir, l'immobilisation dans une bonne position. Malgaigne recommande comme moyen simple une cravate de carton qui appuie à la fois sous la mâchoire, sous l'occipital et sur les épaules, et qu'on maintient avec une bande. On peut faire un appareil semblable, soit avec la gutta-percha qu'employait Broca, soit avec le plâtre. Il faut en même temps faire coucher le malade sur un plan horizontal et suffisamment résistant. On recommandera dans ce but un matelas de crin, et on glissera, au besoin, une planche sous le matelas ; les oreillers seront supprimés. Si la contracture musculaire est telle que l'attitude vicieuse ne puisse être corrigée, on aura recours au chloroforme pour opérer le redressement avant l'application de l'appareil.

2° Quand déjà il existe un déplacement des surfaces articulaires, nul doute que les mêmes moyens ne doivent être employés avec une égale rigueur ; mais une question nouvelle se pose, celle de l'opportunité du redressement. Les chirurgiens sont divisés d'opinion à cet égard. Tandis que les uns, avec Schupke, Béraud et Bouvier, proscrivent toute tentative de redressement; les autres, avec Tessier, Bonnet, Malgaigne, croient cette intervention justifiée. S'il ne s'agissait que de savoir si le redressement peut être effectué, il n'y aurait aucun doute au sujet de la légitimité des entreprises faites dans ce . sens; mais il est à craindre que les tractions exercées dans ce but ne produisent la rupture des ligaments ramollis et ne fassent éclore les phénomènes médullaires graves qu'on a surtout en vue d'empêcher. C'est là une raison suffisante pour rejeter les tentatives de redressement brusque, qui s'accompagnent nécessairement de violence. Mais on pourra avoir recours au redressement lentement opéré, et les appareils nécessaires à l'immobilisation peuvent parfaitement être adaptés à cette nouvelle indication. Les colliers composés de pièces prenant leur point d'appui sur le menton et sur la nuque d'une part, et d'autre part sur les épaules, et reliées l'une à l'autre par des tiges métalliques qu'on peut allonger et raccourcir à l'aide de vis, permettent de faire de l'extension continue. Les minerves, avec leur point d'appui sur le front, peuvent exécuter d'avant en arrière le redressement de la tête sur le rachis.

L'appareil doit être conservé jusqu'à la production d'une ankylose solide; le malade lui-même peut renseigner le chirurgien à cet égard; il a conscience de la solidité des articulations malades, et il cesse alors de tenir sa tête avec les mains.

Puisque l'ankylose est le but désiré, il va sans dire qu'on ne tentera pas, après la guérison, d'obtenir par des mouvements forcés le rétablissement des fonctions.

Aux moyens que nous venons d'indiquer on peut joindre la révulsion sur la nuque au moyen de la teinture d'iode, des vésicatoires et des pointes de feu.

Les règles applicables aux abcès par congestion de cette région sont les mêmes que partout ailleurs, sauf pour les abcès rétro-pharyngiens, qui doivent être ouverts de très bonne heure pour éviter la suffocation.

ARTICLE III

TUMEURS DU RACHIS.

D'assez nombreuses tumeurs peuvent se développer dans la colonne vertébrale ; les unes sont bénignes, telles que les kystes hydatiques, les exostoses, les enchondromes ; les autres sont des tumeurs malignes, ostéosarcomes et carcinomes.

A. **Tumeurs bénignes (kystes hydatiques, exostoses, enchondromes).** — Exceptionnellement, des kystes hydatiques peuvent se développer dans le corps des vertèbres ; d'autres fois, ils naissent dans les parties voisines et envahissent secondairement les os et le canal rachidien, en passant par les trous de conjugaison. Parfois même, le kyste se rompt et les hydatides deviennent libres dans le canal vertébral.

2° **Exostoses.** — Bien qu'elles puissent succéder à des traumatismes ou à un mal de Pott guéri par ankylose, elles sont le plus souvent d'origine syphilitique. Elles constituent parfois des tumeurs appréciables, dans les gouttières vertébrales.

3° **Enchondromes.** — Virchow a cité le cas d'un enchondrome primitivement développé entre la moelle et les vertèbres. Paget a vu une tumeur de même nature partie de la tête des côtes et ayant pénétré dans le canal médullaire par les trous de conjugaison.

Ces enchondromes appartenaient à la variété bénigne ; on n'a pas vu d'enchondromes malins généralisés aux vertèbres.

B. **Tumeurs malignes (ostéosarcomes, cancers).** — On a décrit dans le rachis des tumeurs myéloïdes, tantôt primitives, tantôt secondaires. Cooper Forster a rapporté une observation de sarcome myéloïde de la colonne vertébrale, consécutif à une tumeur semblable de la tête du péroné. Virchow a vu chez un homme de vingt-cinq ans, mort paraplégique, un myxosarcome occupant les onzième et douzième vertèbres dorsales. La généralisation s'était faite, et des tumeurs de même nature existaient dans l'orbite, dans les côtes, le sternum, l'humérus, etc.

2° **Carcinomes.** — C'est surtout aux recherches de Cazalis, résumées dans la note du professeur Charcot à la Société médicale des hôpitaux (1865) sur la paraplégie douloureuse des cancéreux, et à la

thèse de M. Tripier de Lyon (1866) que nous devons nos connaissances sur ce sujet.

Bien que le cancer vertébral puisse être primitif, dans l'immense
majorité des cas il est secondaire. Il résulte surtout de la généralisation d'un cancer du sein chez la femme, et du testicule chez l'homme.
La grande fréquence du cancer de la mamelle chez la femme explique que le cancer secondaire du rachis s'observe de préférence
dans le sexe féminin. Ce sont surtout les formes lentes et atrophiques du cancer (squirrhe atrophique du sein), qui donnent lieu à
la généralisation dans la colonne vertébrale. Plus rarement le cancer
du rachis succède à des tumeurs semblables de la mâchoire, du
foie et de l'estomac. Il peut enfin résulter de l'extension, par propagation, d'une tumeur primitivement développée dans le voisinage.

Le cancer peut siéger dans tous les points de la colonne vertébrale,
mais il affecte une prédilection pour la région lombaire et la partie
inférieure de la région dorsale. Il débute généralement par les corps
vertébraux, sous la forme de noyaux isolés ou de masses diffuses
infiltrant le tissu spongieux de la vertèbre. En se réunissant, ces
masses cancéreuses peuvent constituer des tumeurs volumineuses
étendues à plusieurs vertèbres et faisant quelquefois saillie dans les
gouttières vertébrales. Le tissu osseux est résorbé; l'os perd sa solidité; de là des tassements et des gibbosités analogues à celles que
l'on voit dans le mal de Pott. La moelle est atteinte, soit par compression mécanique, soit par propagation du néoplasme. Les nerfs sont
englobés par les masses cancéreuses, au niveau ou à la sortie du trou
de conjugaison; leurs gaines sont même envahies par les éléments
cancéreux.

Symptômes généraux des tumeurs du rachis. — Les phénomènes symptomatiques des tumeurs du rachis sont de deux ordres :
les uns se rapportent à la compression de la moelle et des nerfs, les
autres aux déformations de la colonne vertébrale.

1° Généralement, ce sont les douleurs qui attirent tout d'abord l'attention; ce sont des douleurs en ceinture, ou bien irradiées le long
des nerfs sciatique et crural, simulant de véritables névralgies (pseudo-
névralgies). Elles sont sous la dépendance de la névrite, et peuvent
s'accompagner de paralysie avec ou sans contracture et de troubles
trophiques. L'irritation des nerfs comprimés produit aussi l'hyperesthésie des téguments dans la partie où se distribue le nerf affecté.

Bien que la cause qui la produit soit permanente, la douleur offre ce caractère de présenter des exacerbations sous forme de crises souvent nocturnes. Les mouvements spontanés ou communiqués aux membres suffisent parfois à déterminer ces crises, au moment desquelles les douleurs deviennent véritablement atroces. Il semble aux malades que leurs os soient rongés ou broyés. Ces crises douloureuses, liées à la paraplégie, constituent un ensemble tout à fait caractéristique du cancer de la colonne vertébrale; c'est ce que Cruveilhier désignait sous le nom de paraplégie douloureuse, *paraplégie douloureuse des cancéreux de Charcot.*

Plus tard, les parties qui avaient été primitivement le siège d'hyperesthésie peuvent présenter de l'anesthésie, sans que pour cela les douleurs spontanées cessent de se montrer; c'est ce qui constitue l'anesthésie douloureuse.

A ce moment encore peuvent apparaître les troubles trophiques, zona ou éruptions bulleuses, sur le trajet des nerfs irrités, quelquefois même des eschares. Il faut y joindre l'atrophie musculaire avec paralysie ou même avec contracture.

Les symptômes propres à la compression de la moelle surviennent quelques semaines ou quelques mois après ceux qui appartiennent à l'irritation des nerfs. Les troubles moteurs consistent d'abord en une simple parésie qui devient bientôt une paralysie complète, sans contracture; c'est la période de paralysie flasque.

Au bout d'un temps variant de six semaines à deux mois, quelquefois plus tard, apparaissent des secousses, des crampes, dans les muscles paralysés, qui font place à une contracture permanente· Tandis que la paralysie flasque est attribuée à la simple interruption mécanique des cordons antéro-latéraux, la contracture est due à la dégénérescence secondaire sous forme de sclérose de ces mêmes cordons. Le pouvoir excito-moteur du bout inférieur de la moelle est augmenté; aussi, les actions réflexes s'exagèrent, et les membres paralysés entrent en convulsion sous l'influence du moindre attouchement (épilepsie spinale).

Au bout d'un temps plus ou moins long, on voit survenir des troubles de la miction et de la défécation, rétention ou incontinence. Si la compression siège au niveau de la région dorsale ou au-dessus, c'est la rétention qui domine; si la compression se produit très bas, c'est l'incontinence.

Il y a aussi des troubles de la sensibilité, retard et perversion des sensations. Enfin surviennent les troubles de la nutrition, atrophie rapide des muscles, eschares au sacrum, arthropathies, cystite purulente.

Tels sont les symptômes qui appartiennent à la compression totale; mais il peut se faire qu'il n'y ait qu'une des moitiés de la moelle comprimée. On observe alors une paralysie motrice des parties situées au-dessous et du côté de la lésion, avec anesthésie du côté opposé.

2° A ce cortège de symptômes dépendant de la lésion de la moelle et des nerfs se joint souvent une déformation de la colonne vertébrale, sous forme d'une gibbosité à grande courbure, présentant sur son trajet des inégalités et des bosselures. Généralement, il existe une douleur très marquée à la pression au niveau de cette gibbosité. Enfin, dans certains cas de tumeur très volumineuse, on a pu la constater par le palper abdominal pratiqué profondément.

Marche, durée, terminaisons. — La durée de la maladie dépend évidemment de la nature de la tumeur. Dans le cancer, elle est, en général, rapide et ne dépasse guère un an à dix-huit mois. Bien que la marche soit continue et progressive, on observe parfois une diminution passagère des symptômes dus à la compression nerveuse.

A part les cas d'exostoses syphilitiques, la mort est la terminaison fatale, et elle survient soit comme conséquence de la paraplégie par le fait des eschares et de la cystite ulcéreuse, soit par épuisement et par cachexie cancéreuse.

Diagnostic. — Il présente des difficultés considérables, et quelquefois même tout à fait insolubles. Si la déformation vertébrale fait défaut, on n'a pour se guider que les phénomènes médullaires. Enfin il peut se faire même que tous les symptômes manquent en même temps, comme dans une observation de cancer du rachis consécutif à un cancer œsophagien publiée par Laborie; on comprend qu'en pareil cas le diagnostic soit impossible.

Lorsque les phénomènes nerveux et la difformité vertébrale ont fait porter le diagnostic de tumeur du rachis, on doit encore se demander quelle est la nature de la tumeur à laquelle on a affaire. L'intensité des douleurs caractérisant la paralysie douloureuse des cancéreux conduit à l'idée de tumeur maligne. L'examen minutieux de tous les organes qui pourraient présenter un cancer primitif, sein, testicule, estomac, la constatation d'une cicatrice résultant de l'extirpation d'une tumeur, montrent qu'il s'agit d'un cancer secondaire.

Dans le cas de cancer primitif, la difficulté est beaucoup plus grande. On doit avoir égard surtout à l'âge des malades, aux antécédents héréditaires, à l'état cachectique.

La nature des autres tumeurs est bien difficile à reconnaître; cependant, en l'absence de tout symptôme faisant penser au cancer, on doit songer à la syphilis. S'il y a des antécédents syphilitiques, si l'on trouve à la surface du corps d'autres lésions attribuables à cette diathèse, si enfin par la palpation on peut reconnaître la présence d'exostoses sur les côtés des gouttières vertébrales, on doit soupçonner la nature véritable de l'affection.

Traitement. — A part le cas précédent, c'est-à-dire celui d'exostose syphilitique, où le traitement spécifique pourra procurer la guérison, la thérapeutique est impuissante en présence des tumeurs du rachis. Encore même les lésions de compression du côté de la moelle pourront-elles dans quelques cas être telles que le traitement antisyphilitique soit incapable d'en amener la réparation. Dans la plupart des cas, on sera donc réduit à un traitement purement palliatif. Ce qui devra surtout préoccuper le chirurgien, c'est de chercher à atténuer les souffrances atroces de la paraplégie douloureuse des cancéreux. Tous les calmants seront mis en œuvre, mais par-dessus tout les injections hypodermiques de morphine, qui ont l'avantage de pouvoir être continuées pendant fort longtemps sans entraver les fonctions de l'estomac.

ARTICLE IV

.VICES DE CONFORMATION DU RACHIS.

Comme vice de conformation congénital, nous devons décrire le spina-bifida; aux vices de conformation acquis se rattachent les déviations de la colonne vertébrale, connues sous les noms de cyphose, de lordose et de scoliose.

1° SPINA-BIFIDA.

Sous le nom de spina-bifida ou hydrorachis, on décrit une fissure des arcs vertébraux à travers laquelle font hernie la moelle et ses enveloppes, accompagnées d'une quantité variable de liquide.

On fait remonter à Tulpius (1672) la mention de ce vice de conformation, sur lequel un grand nombre de travaux ont été publiés depuis lors. Mais ce sont seulement les recherches embryologiques modernes qui ont fait la lumière sur sa pathogénie.

Anatomie pathologique. — Nous n'avons point à nous occuper de ces fissures étendues à toute la colonne vertébrale et incompatibles avec l'existence, pas plus que des spina-bifida de la région antérieure ou latérale des vertèbres. Ils appartiennent à la tératologie.

Le seul spina-bifida intéressant pour le chirurgien, en ce qu'il est compatible avec l'existence, et quelquefois même curable par une opération, siège sur la partie postérieure de la colonne vertébrale.

Le plus souvent il occupe la région dorso-lombaire; viennent ensuite la région lombo-sacrée et la région cervicale. Les vertèbres dorsales moyennes sont rarement intéressées.

Le spina-bifida est ordinairement unique; quelquefois cependant deux régions peuvent être atteintes simultanément; ce sont alors les régions cervicale et lombaire.

Deux choses sont à considérer dans le spina-bifida : la tumeur en elle-même, et la fissure vertébrale qui lui donne naissance.

Le volume de la tumeur varie de la grosseur d'un petit œuf à celle d'une tête d'adulte. Elle est sessile ou pédiculée, distinction très importante au point de vue du traitement. Toutefois, les tumeurs pédiculées sont très rares. Sa forme est généralement arrondie, ou allongée verticalement.

L'enveloppe extérieure de la tumeur est constituée par la peau, qui rarement présente un aspect normal. Elle est quelquefois extrèmement amincie et atrophiée, au point même de se rompre; cet amincissement des enveloppes communique à la tumeur une transparence parfaite. Mais le plus souvent, au contraire, elle est épaissie et vascularisée, et présente une production plus abondante de poils et une desquamation épithéliale exagérée.

Au-dessous de la peau se trouvent le tissu cellulaire et l'aponévrose; enfin vient l'enveloppe interne de la tumeur constituée par la dure-mère se continuant avec la dure-mère rachidienne.

Les parties contenues dans la tumeur sont du liquide, la moelle et les nerfs rachidiens.

Le liquide est une sérosité transparente, neutre ou alcaline, renfermant des chlorures, et.quelquefois même du sucre. Tantôt il siège entre la moelle et ses enveloppes (hydrorachis externe de Cruveilhier ; hydroméningocèle de Virchow) ; tantôt il occupe le centre de la moelle (hydrorachis interne de Cruveilhier ; hydro-myélocèle de Virchow). Quelquefois le liquide forme à lui seul le contenu de la tumeur ; les éléments nerveux n'y pénètrent pas. Ceci se voit surtout à la région cervicale, qui est le siège de prédilection des tumeurs pédiculées. C'est pourquoi les tumeurs munies de pédicule ont un pronostic plus favorable.

Mais le plus souvent la moelle pénètre dans la poche ; elle y décrit une courbe flexueuse, contracte des adhérences avec un point de son étendue et rentre dans le canal rachidien. D'autres fois, la moelle s'insère sur la paroi postérieure du spina-bifida et s'y termine, en communiquant à son point d'attache une dépression ombiliquée, qui a été signalée par Virchow comme caractéristique de cette disposition de la moelle.

Les nerfs décrivent, en général, comme la moelle, une série d'anses à convexité postérieure dans l'intérieur du sac ; puis ils rentrent dans le canal vertébral.Quelques-uns cependant se terminent dans la poche.

La fissure vertébrale ou orifice de la hernie résulte de l'ossification incomplète des lames vertébrales et des apophyses épineuses. Rarement elle est bornée à une seule vertèbre ; le plus souvent elle s'étend à trois ou quatre ; dans ces cas la tumeur s'allonge dans le sens vertical, et l'on sent sur ses parties latérales une série d'inégalités osseuses disposées en forme de chapelet et qui ne sont autre chose que les rudiments des lames vertébrales arrêtées dans leur développement.

Il peut se faire que la communication existant entre le canal vertébral et la tumeur vienne à se supprimer; on a alors un simple kyste, rempli de liquide.

Souvent, en même temps que le spina-bifida, on rencontre d'autres vices de conformation, pied bot, bec de lièvre, encéphalocèle, hydrocéphalie.

Pathogénie. — Le mode de développement de la colonne vertébrale éclaire singulièrement la pathogénie du spina-bifida. En effet,
le canal rachidien est d'abord ouvert à sa partie postérieure dans
toute son étendue; le développement des lames et des apophyses
épineuses vient fermer ce canal, et comme il se fait plus tôt à la
région dorsale, on comprend que les régions cervicale et lombaire
soient celles où ce travail reste le plus souvent inachevé, et où l'on
rencontre surtout le spina-bifida.

Mais quelle est la cause de cet arrêt de développement, voilà ce
qu'il est beaucoup plus difficile de préciser. On a admis qu'il y avait
un processus irritatif spécial se passant du côté du canal épendymaire
ou du côté des méninges, amenant la production de la tumeur kystique, et par suite le défaut d'occlusion du canal vertébral. Cruveilhier avait supposé que le fœtus contractait en un point de sa face
dorsale des adhérences avec l'amnios, et que c'était ces adhérences
qui jouaient le rôle principal dans le développement de la maladie.
Mais ces adhérences sont fort rares. Enfin, on a invoqué l'influence
des traumatismes portant sur le ventre de la mère pendant la grossesse. En résumé, si l'on est d'accord aujourd'hui pour reconnaître
dans le spina-bifida un arrêt de développement, reproduisant ce qui
existe normalement du côté des vertèbres à une certaine période de
la vie embryonnaire, il reste encore sur la cause même de cet arrêt
de développement une grande obscurité.

Symptômes. — La tumeur formée par le spina-bifida est médiane, arrondie ou elliptique, quelquefois recouverte d'une peau
épaisse; souvent au contraire elle possède une enveloppe amincie,
et est complètement transparente. Parfois elle présente à son centre
une dépression ombiliquée, plus opaque, répondant d'après Virchow
au point d'implantation de la moelle sur la paroi postérieure de la
tumeur.

La fluctuation est évidente, surtout au centre; à la périphérie se
trouve la série des tubercules osseux en forme de chapelets répondant aux lames vertébrales.

Ici, comme pour l'encéphalocèle, on a beaucoup exagéré la réductibilité de la tumeur, qui manque souvent. Cependant, il est quelquefois possible de diminuer son volume par la compression. Celle-ci
peut être absolument innocente; dans d'autres cas, au contraire, elle
détermine de la douleur, de la paralysie ou des convulsions. La

tumeur augmente par la station, les cris, les efforts, l'expiration. Elle diminue au contraire dans la position horizontale, et pendant l'inspiration.

Parfois la santé générale est bonne, et les fonctions sont intactes; mais, d'autres fois, la mobilité et la sensibilité des membres inférieurs sont compromises.

Marche, durée, terminaisons. — La tumeur peut augmenter incessamment de volume et finir par se rompre. Dans ces cas, l'inflammation de la poche se communique aux méninges, et la mort ne tarde pas à survenir. Quelquefois il ne se fait pas de large ulcération, mais seulement une fissure permettant la transsudation du liquide. Il peut même se faire qu'un certain degré d'inflammation limitée à la poche produise la guérison. Mais ordinairement c'est par l'oblitération du pédicule que cette guérison survient; le kyste s'isole, et finit par s'atrophier sous l'influence du développement de la peau et du tissu cellulo-graisseux sous-cutané qui met obstacle à son expansion. Aussi a-t-on vu des malades porteurs de spina-bifida atteindre l'âge de trente, quarante et même cinquante ans.

Pronostic. — Malgré la possibilité d'une terminaison heureuse, le pronostic demeure cependant toujours grave. La plupart des enfants présentant des spina-bifida restent chétifs et meurent dans le premier mois. Le spina-bifida cervical pédiculé et ne présentant souvent pas d'éléments nerveux dans son intérieur a un pronostic plus favorable.

Diagnostic. — Le diagnostic ne présente en général pas de difficultés. C'est seulement avec certains kystes congénitaux ne communiquant pas avec le canal rachidien qu'on peut confondre le spina bifida. La présence des apophyses épineuses au-dessus de la tumeur trancherait le diagnostic.

Mais s'il est facile de reconnaître le spina-bifida, il est très difficile de se rendre compte de ses rapports exacts avec la moelle et le canal rachidien. Toutefois la difficulté ou l'absence de réduction doit faire penser à un orifice étroit; rappelons qu'à la région cervicale, la forme pédiculée permet de supposer que la moelle n'est pas contenue dans la tumeur. Quant à l'absence de phénomènes médullaires pendant la compression du spina-bifida, on ne peut rien en conclure. Il faut d'ailleurs se souvenir que, 5 fois sur 6, la moelle fait partie de la tumeur.

Traitement. — Un grand nombre de procédés opératoires ont été conseillés contre le spina-bifida. Mais tout d'abord il faut poser en principe la nécessité d'observer pendant plus ou moins longtemps l'enfant avant de rien entreprendre. Il peut se faire en effet que la tumeur ait une tendance naturelle à la guérison. Il suffit dans ce cas de protéger le spina bifida à l'aide d'une pelote spéciale percée au centre pour loger la tumeur.

Si la maladie fait des progrès, on est autorisé à agir. Le moyen le plus simple auquel on puisse recourir, c'est la compression, qui a suffi, à elle seule, à procurer la guérison.

On peut aussi la combiner avec la ponction simple.

On a conseillé l'injection iodée à la suite de la ponction. Le Dr James Morton a modifié de la façon suivante l'emploi de l'injection iodée appliquée au spina-bifida : il se sert d'une solution d'iode dans la glycérine, renfermant 2 pour 100 d'iode et 6 pour 100 d'iodure de potassium. Il en injecte 1 à 4 grammes suivant le volume de la tumeur, avec un trocart de moyen volume ; car cette solution assez épaisse ne passerait pas à travers une fine canule.

Enfin on a enlevé le sac, soit à l'aide de la ligature simple, soit par la ligature élastique qui, entre les mains de Laroyenne, d'Atkinson, de Mouchet, de Sens, a fourni des succès.

Telles sont les seules méthodes qui méritent d'être conseillées. L'injection iodo-glycérinée s'adressera surtout aux tumeurs communiquant avec le canal rachidien par un orifice étroit qui, pendant l'injection, pourra facilement être oblitéré. La ligature élastique sera réservée pour les cas où l'orifice de communication est plus large. Suivant le conseil de Giraldès, il ne faudra pas entreprendre le traitement avant de s'être assuré de l'état des sutures crâniennes, car souvent, après la disparition d'un spina-bifida, on voit se produire l'hydrocéphalie.

2° DÉVIATIONS DE LA COLONNE VERTÉBRALE.

On entend par déviations du rachis tous les changements de direction de la colonne vertébrale, à l'exclusion de ceux qui sont symptomatiques d'une autre affection.

Ce sont tantôt des exagérations des courbures normales, tantôt des déviations de nouvelle formation.

Les déviations du rachis peuvent être divisées en deux groupes, suivant qu'elles se font dans le plan antéro-postérieur, ou dans le sens latéral.

Les déviations antéro-postérieures elles-mêmes comprennent deux formes, celle dans laquelle la courbure a sa convexité tournée en arrière, et qui est dite *cyphose;* celle dans laquelle la convexité est dirigée en avant, et dont la concavité par conséquent regarde en arrière est appelée *lordose*.

Enfin le mot de *scoliose* sert à désigner toutes les déviations latérales.

A. — DÉVIATIONS ANTÉRO-POSTÉRIEURES.

1° CYPHOSE OU DÉVIATION A CONVEXITÉ POSTÉRIEURE.

Étiologie. — Très rare pendant l'enfance, la cyphose se voit surtout à deux périodes de la vie, l'adolescence et la vieillesse.

Les adolescents (et ce sont surtout des jeunes filles qui présentent cette affection) ont souvent au moment de la croissance un système musculaire qui est impuissant à maintenir en équilibre la colonne vertébrale que le poids de la tête entraîne en avant. De là, la tendance à présenter une voussure dorsale, tendance qui est encore exagérée par certaines circonstances. Ainsi l'attitude penchée en avant pendant les exercices prolongés de l'écriture, et pendant les travaux à l'aiguille, la nécessité pour les myopes d'incliner fortement le tronc pour rapprocher suffisamment les yeux de leur travail, contribuent à déterminer la production d'une déviation permanente du rachis.

Chez les vieillards, ce sont encore les attitudes prolongées qui déterminent la cyphose; on la rencontre surtout chez les gens des campagnes courbés pendant de longues années pour le travail des champs. Les corps vertébraux pressant les uns sur les autres finissent par s'user à leur partie antérieure; en même temps que les muscles spinaux et les ligaments jaunes, ayant perdu de leur vigueur, ne peuvent plus ramener le rachis à l'attitude verticale.

Anatomie pathologique. — La cyphose peut être étendue à toute la colonne vertébrale, ou limitée à une région, qui est habituellement la région dorsale. Aussi peut-on regarder la cyphose dorsale comme l'exagération de la courbure normale de cette région.

Les corps des vertèbres prennent une forme de coin dont le sommet regarde en avant et la base en arrière. Les apophyses transverses sont écartées les-unes des autres. Les ligaments antérieurs sont rétractés; les postérieurs, au contraire, sont amincis et distendus; les muscles spinaux présentent la dégénérescence fibreuse ou graisseuse.

La cyphose ancienne s'accompagne quelquefois d'ankylose des corps vertébraux, soit sous forme d'ankylose par fusion, soit sous forme d'ankylose périphérique, c'est-à-dire de jetées osseuses reliant les corps des vertèbres les uns aux autres, en passant au-dessus de leurs articulations. C'est ce qui existe sur la colonne vertébrale de Séraphin dont le squelette est déposé au musée Dupuytren. Dans ce cas, non seulement les vertèbres, mais encore les articulations de l'occipital, des côtes, du bassin, sont ankylosées. La cyphose était due chez Séraphin à la flexion prolongée de la colonne vertébrale en avant, qu'il avait dù garder pendant une grande partie de sa vie.

Les déformations du rachis dans la cyphose amènent des déformations secondaires dans les os voisins. Le thorax est allongé d'avant en arrière, les côtes sont aplaties et leur courbure effacée. Le sternum projeté en avant s'infléchit à sa partie moyenne, en formant un angle à concavité antérieure, ou plus souvent une convexité dans le même sens.

Les omoplates ne suivent pas le mouvement d'affaissement des côtes, et se détachent du thorax par leur angle inférieur. Le bassin lui-même est dévié et tend à prendre la direction verticale; mais plus souvent il éprouve un mouvement de bascule qui le ramène à la position horizontale. Il en résulte une saillie de l'angle sacro-vertébral et un rétrécissement du détroit supérieur.

Symptômes. — Lorsqu'il s'agit d'une cyphose limitée à la région dorsale, comme c'est le cas ordinaire dans l'adolescence, on observe une voussure exagérée de la région dorsale; les épaules font en arrière une saillie anormale, la tête et le cou sont projetés en avant. La poitrine paraît rétrécie et excavée à la partie antérieure. Souvent il s'ajoute à cette déformation une saillie du ventre en avant, tenant à une courbure de compensation de la région lombaire en sens inverse de la courbure dorsale.

Si la cyphose est dorso-lombaire, il existe tantôt une voussure dorsale, tantôt au contraire une lordose de compensation favorisant le

redressement de la tête. Dans la cyphose généralisée, les malades
fléchissent les cuisses et les genoux afin de reporter le bassin en
arrière. Enfin, quand il s'agit d'une cyphose angulaire de la région
dorsale inférieure, les conditions sont encore beaucoup plus fâcheuses; toute la moitié supérieure du rachis est portée en avant
avec la tête et le cou, le centre de gravité est déplacé dans le même
sens; et le malade ne peut plus marcher qu'à l'aide de bâtons. C'est
chez les vieillards que s'observent ces degrés extrêmes de déformation.

Diagnostic. — Le diagnostic de la cyphose ne présente pas en
général de difficultés. Les deux seules difformités de la colonne vertébrale qu'on pourrait confondre avec elle sont les courbures à convexité postérieure produites par le mal de Pott ou par le rachitisme.
A propos du mal de Pott, il est à remarquer que la déformation à
laquelle il donne lieu est le plus souvent une gibbosité angulaire à
sommet aigu; quelquefois cependant c'est une courbe plus ou moins
allongée, analogue à celle de la cyphose. Mais, dans le mal de Pott,
il y a une douleur locale à la pression très marquée, des irradiations
nerveuses périphériques, une douleur en ceinture, des fourmillements,
de la paraplégie, des abcès par congestion. Quant au rachitisme, il
se distingue en ce que la flexion à laquelle il donne lieu est limitée
et permanente, tandis qu'au début la cyphose spontanée disparaît
pendant le décubitus.

2° LORDOSE OU DÉVIATION A CONVEXITÉ ANTÉRIEURE.

Étiologie. — La lordose n'est le plus souvent qu'une exagération de la disposition normale à la région lombaire dans laquelle la
convexité de la colonne vertébrale est tournée en avant. A la région
dorsale, le mouvement de flexion du rachis en arrière est limité par
la rencontre des apophyses épineuses; aussi une pareille déviation
ne peut-elle s'y produire. A la région cervicale, on n'observe que
des lordoses de compensation.

D'ailleurs la lordose est rare comme déviation primitive. Elle peut
être, chez certaines personnes, l'exagération d'une disposition physiologique. Chez d'autres, elle est le résultat d'une attitude habituelle, par exemple, chez les marchands qui portent constamment
un éventaire. Les personnes obèses entraînées en avant par le poids

du ventre rejettent leur colonne vertébrale en arrière, et présentent
à la longue une lordose permanente. L'attitude du corps pendant la
grossesse est la même, mais généralement elle est passagère. Maisonabe cite cependant deux cas dans lesquels elle aurait persisté. On
comprend que des tumeurs abdominales puissent avoir le même
résultat.

Anatomie pathologique. — Les lésions des vertèbres dans la
lordose sont analogues à celles qu'on rencontre dans la cyphose ;
mais elles sont, comme on le comprend, disposées en sens inverse ;
c'est-à-dire que les vertèbres ont toujours la forme d'un coin, mais
dont le sommet est tourné en arrière, au lieu de regarder en avant,
comme dans la cyphose. Les apophyses transverses et épineuses sont
rapprochées les unes des autres au point d'arriver à se toucher, et
même à être unies entre elles par des stalactites osseuses. Les ligaments et les muscles de la partie postérieure sont rétractés ; ceux de
la région antérieure sont, au contraire, distendus et amincis.

La déformation du thorax diffère de ce qu'elle était dans la
cyphose. Au lieu d'être projeté en avant, le sternum est refoulé en
arrière ; la poitrine est aplatie d'avant en arrière, et les viscères
thoraciques sont comprimés.

Le bassin, de son côté, est incliné en bas et en arrière, l'angle sacro-
vertébral devient plus saillant et peut gêner l'accouchement.

Symptômes. — La lordose lombo-sacrée donne au corps un
aspect caractéristique ; la tête et le cou sont portés en arrière, le
ventre fortement proéminent en avant, les fesses relevées en forme
de croupe, d'où l'apparence à laquelle on donne le nom d'*ensellure*.
La démarche du sujet ressemble à celle des femmes arrivées au
terme de la grossesse.

Diagnostic. — Il consiste à différencier la lordose primitive de
la lordose symptomatique. La contracture rhumatismale des muscles
du dos et des lombes donne lieu à la lordose ; mais outre qu'elle est
passagère, cette forme s'accompagne de douleurs et de raideur exagérée dans les muscles malades.

Quant aux lordoses de compensation, elles sont faciles à apprécier par l'existence d'une cyphose ou d'une scoliose dans un autre
point de la colonne vertébrale. L'ensellure qui accompagne la coxalgie,
la luxation congénitale de la hanche, est jointe à d'autres phénomènes du côté de l'articulation, qui ne laissent pas de doute.

Enfin, la lordose peut être d'origine paralytique; elle présente une forme différente suivant qu'elle succède à la paralysie des mus-cles fléchisseurs du rachis (muscles de l'abdomen), ou à celle de ses extenseurs (muscles spinaux postérieurs). Duchenne de Boulogne a insisté sur les caractères de ces deux variétés de lordose paralytique. Quand ce sont les muscles de l'abdomen qui sont paralysés, les muscles de la masse commune et le carré des lombes relèvent forte-ment le bassin en arrière et renversent dans le même sens les pre-mières vertèbres lombaires; il en résulte l'ensellure que nous avons décrite dans la symptomatologie de la lordose. Lorsqu'au contraire ce sont les muscles spinaux qui sont paralysés, le sujet rejette en arrière la tête et les épaules; la partie inférieure du tronc se con-tinue en ligne droite avec le bassin; les fesses sont effacées. Le centre de gravité est ainsi rejeté en arrière du sacrum, et les muscles de l'abdomen le ramenant en avant empêchent le corps de tomber en arrière.

Il est du reste facile, d'après l'état d'atrophie ou de contracture des groupes musculaires, d'après l'état de leur contractilité élec-trique, et enfin surtout d'après ce fait que la position horizontale et l'attitude assise font disparaître la difformité, de reconnaître la lordose paralytique et de la différencier de la lordose primitive qui est permanente.

B. — DÉVIATIONS LATÉRALES DU RACHIS. — SCOLIOSE.

De toutes les déviations du rachis, la scoliose est la plus fré-quente; c'est elle aussi qui donne lieu aux déformations les plus considérables; elle mérite donc toute l'attention du chirurgien. Elle n'est pas caractérisée seulement par l'inclinaison latérale du rachis, mais, de bonne heure, il s'y joint une torsion des vertèbres qui lui donne son plus haut caractère de gravité. C'est pour cela qu'on l'a désignée quelquefois sous le nom de torsion ou distorsion du rachis.

Anatomie pathologique. — Le siège habituel de la scoliose est la région dorsale où la courbure présente sa convexité du côté droit. Le centre de courbure varie le plus souvent de la cinquième à la hui-tième vertèbre dorsale. Il peut se faire que cette courbure dorsale soit unique, mais habituellement il s'y joint deux courbures de com-pensation siégeant, l'une à la région cervicale, l'autre à la région lombaire, et présentant leur concavité du côté opposé à celle de la courbure dorsale. Ces courbures de compensation sont produites par l'action musculaire qui s'efforce de rétablir l'équilibre de la colonne vertébrale.

Beaucoup plus rarement, la courbure primitive siège à la région lombaire. Cela se verrait, d'après Malgaigne, dans le rachitisme et aussi dans le lumbago chronique et dans la claudication. Dans le torticolis chronique, la courbure cervicale devient prédominante.

Enfin la scoliose peut se combiner avec la lordose, et surtout avec la cyphose.

Quels que soient le nombre et le siège des courbures, les lésions des vertèbres sont les suivantes : Du côté de la concavité du rachis, la hauteur du corps vertébral est moindre que du côté convexe, c'est ce que Delpech a décrit sous le nom d'affaissement cunéiforme. La face latérale de la vertèbre du côté affaissé se creuse en outre d'une gouttière transversale. Enfin, les faces inférieure et supérieure des vertèbres ne sont plus contenues dans un même plan vertical ; elles sont obliques l'une par rapport à l'autre, de sorte que si l'on réunit par des lignes ces deux faces, on obtient un parallélogramme. C'est ce que Delpech a nommé l'affaissement rhomboïdal. D'après Bouvier, ce sont surtout les vertèbres intermédiaires aux courbures ou de transition qui présenteraient cette dernière disposition.

L'arc postérieur de la vertèbre participe à la déformation. Le sommet de l'apophyse épineuse s'incline du côté de la concavité de la courbure. Les lames comprimées du même côté perdent une grande partie de leur hauteur et s'épaississent ; leur face postérieure devient quelquefois bombée. De même les apophyses transverses et articulaires sont affaissées du côté de la concavité.

En résumé, dans la scoliose, la moitié de la vertèbre éprouve non seulement un affaissement vertical, mais encore une atrophie en tous sens, comme l'a démontré Bouvier.

A ces déformations il faut joindre le mouvement de rotation que subissent les vertèbres et dont une des apophyses articulaires est le centre. Cette torsion est constante dans toutes les scolioses anciennes et prononcées ; mais, fait remarquable, les deux parties de la vertèbre n'en sont pas atteintes au même degré ; c'est surtout aux dépens des corps vertébraux que se fait la torsion ; les apophyses épineuses n'y participent pas. Aussi ne peut-on avoir, par l'examen de ces saillies osseuses, une idée exacte de la déviation des corps vertébraux.

La torsion se fait du côté de la convexité de la courbure; elle entraîne en arrière les apophyses transverses et, avec elles, les côtes; de là, la gibbosité du thorax, vulgairement désignée sous le nom de bosse.

On a beaucoup discuté sur le mécanisme de la torsion des vertèbres dans la scoliose, et nous ne possédons pas encore à cet égard d'explications satisfaisantes.

D'après Malgaigne, l'inclinaison à droite des vertèbres reporte le centre de gravité à gauche ; et, de plus, étendant la base de sustentation jusque sur les apophyses articulaires du côté de la concavité, elle déjette le centre de gravité à la fois plus à gauche et plus en arrière. Pour rétablir l'équilibre, il faut que les apophyses articulaires, devenues parties de la base de sustentation , se portent autant en avant que l'était autrefois la base naturelle, ce qui ne saurait avoir lieu sans que le corps des vertèbres ne soit déjeté à droite et en arrière. Quant aux agents de ce déplacement, ce sont les muscles.

M. Duplay pense que, dans les explications qu'on a données de la torsion, on ne tient pas assez compte de la façon dont s'opère normalement l'inclinaison latérale du rachis. L'axe autour duquel s'effectue ce mouvement étant perpendiculaire au plan des apophyses articulaires, est subordonné à la direction de leurs facettes. Aux lombes, où les apophyses sont verticales, il est horizontal; il devient presque vertical au cou, où les apophyses sont légèrement obliques. A la région dorsale, où les surfaces articulaires sont très fortement obliques, et sur des plans différents, l'inclinaison latérale ne peut se produire seule, et il s'y joint forcément un léger mouvement de torsion. Il n'y a dès lors rien d'étonnant à ce que ce mouvement de torsion s'exagère quand la courbure devient pathologique.

Enfin Bouvier et Bouland, dans le *Dictionnaire encyclopédique*, pensent que la torsion tient, d'une part, à l'atrophie d'une des moitiés latérales de la vertèbre, et d'autre part à la pression supportée par le côté concave de la courbure, qui, tombant sur les plans de plus en plus obliques des corps vertébraux, tend de plus en plus à les repousser en dehors et à augmenter incessamment la rotation de la vertèbre.

En l'absence d'une solution précise du problème, nous n'avons pu que rapporter les différentes opinions qui ont été émises. Peut-être y a-t-il lieu de tenir compte à la fois de plusieurs d'entre elles.

Lésions des organes voisins. — Liées aux apophyses transverses et aux corps vertébraux, les côtes participent à l'inclinaison latérale et au mouvement de torsion du rachis. De là, une déformation très considérable du thorax. Du côté de la convexité, les côtes sont tirées en arrière, leur courbure est exagérée ; du côté de la concavité, elles sont au contraire aplaties et tendent à devenir rectilignes. Elles sont comprimées les unes contre les autres et finissent même par se souder.

C'est l'exagération de l'angle formé en arrière par les côtes du côté de la convexité qui est la cause de la gibbosité. En avant, un phénomène inverse se produit : les côtes qui faisaient saillie en arrière sont aplaties, tandis que celles du côté concave sont proéminentes; d'où une gibbosité antérieure située du côté opposé à la gibbosité postérieure. Le sternum lui-même est généralement bombé en avant; beaucoup plus rarement, il est excavé.

Le thorax, au lieu de présenter son plus grand diamètre dans le sens transversal, est au contraire aplati latéralement et allongé d'avant en arrière. Les organes thoraciques sont comprimés par suite de la diminution de la cavité qui les renferme.

Le bassin conserve pendant très longtemps une configuration à peu près normale. Les déplacements du bassin sur le tronc ne sont le plus souvent que de simples apparences. Quelquefois, il est vrai, les fausses côtes rencontrent la crête iliaque et pénètrent même dans l'excavation pelvienne; mais ce ne sont pas les os coxaux qui se sont inclinés sur le rachis. C'est le thorax qui s'est infléchi, en entraînant les côtes dans son mouvement.

La face se rétrécit, ce qui la fait paraître plus longue. Mais, en général, il n'y a pas de changement de dimension verticale.

Les membres paraissent plus longs parce que les courbures du rachis diminuent la hauteur du tronc.

La moelle suit les déviations des vertèbres; mais elle échappe à la compression. Il en est de même des nerfs rachidiens.

Les poumons sont comprimés; le cœur l'est moins ; quelquefois, cependant, il est déplacé de bas en haut, ou d'un côté à l'autre.

Étiologie et pathogénie. — Rare dans la première enfance, la scoliose se montre surtout dans la seconde enfance ou au début de l'adolescence, c'est-à-dire de huit à treize ans. On la voit aussi dans la vieillesse à partir de cinquante ans.

Elle est infiniment plus fréquente dans le sexe féminin que dans le sexe masculin.

Suivant l'âge auquel elle débute, la scoliose présente des différences dans son étiologie et dans sa forme.

Dans la première enfance, c'est-à-dire d'un à quatre ou cinq ans, la scoliose est due au rachitisme, et présente sa convexité indifféremment à droite ou à gauche. Dans l'adolescence, au contraire, le rachitisme n'est jamais en cause, et la convexité de la courbure scoliotique est presque toujours tournée du côté droit. Ce qu'il faut incriminer chez les jeunes filles qui présentent cette dernière variété de scoliose, c'est la faiblesse de la constitution, la chlorose qui fait souvent son apparition au moment de l'établissement de la fonction menstruelle, et aussi l'hérédité. Il faut y joindre les attitudes vicieuses habituelles, telles que celles qui résultent de l'écriture, des travaux à l'aiguille prolongés, du jeu des instruments de musique, attitudes qui sont encore aggravées par le développement de la myopie.

La pathogénie de la scoliose est un point très controversé. Toutes les théories qui ont été formulées à cet égard peuvent être ramenées à trois principales : *a* théorie musculaire ; *b* théorie ligamenteuse ; *c* théorie osseuse.

a. **Théorie musculaire.** — On a invoqué la contracture, puis la rétraction des muscles ; cette idée, qui avait conduit J. Guérin à pratiquer un très grand nombre de sections sous-cutanées des muscles pour redresser la colonne vertébrale, est aujourd'hui complètement abandonnée.

D'autres auteurs ont pensé qu'il y avait non pas rétraction, mais au contraire affaiblissement, relaxation des muscles répondant à la convexité de la courbure. Mais on ne comprend pas sous quelle influence les muscles d'un seul côté subiraient un pareil relâchement. D'ailleurs, au début de la scoliose, les muscles spinaux des deux côtés présentent le même développement, la même contractilité volontaire ou électrique (Bouvier et Bouland).

b. **Théorie ligamenteuse.** — Elle incrimine la faiblesse primitive des ligaments. Déjà formulée par A. Paré, elle a été adoptée par

Malgaigne, qui se fonde pour l'admettre sur ce fait qu'au début, les déviations disparaissent par le repos, ce qui exclut l'idée d'une malformation osseuse primitive.

  c. Théorie osseuse. — C'est celle qui a été admise par Bouvier. il ne faut pas oublier, en effet, qu'à l'époque où se développe la scoliose des adolescents, les vertèbres n'ont pas encore achevé leur développement. Chaque corps vertébral se compose d'un point osseux central, et de deux points épiphysaires, répondant à ses faces supérieure et inférieure, et séparés du point central par une lamelle cartilagineuse aux dépens de laquelle la vertèbre s'accroît en hauteur. Un arrêt de développement d'une des moitiés latérales de ces points osseux produira la déviation du thorax, par le même mécanisme qui fait que l'arrêt de développement du cartilage épiphysaire répondant au condyle externe du fémur produit la difformité du genou connue sous le nom de *genu valgum*. Et l'on comprend d'autant mieux le mode d'action de cette cause, que, vers l'âge de treize ou quatorze ans, où se montre habituellement la scoliose, il y a une poussée très énergique de développement du rachis. C'est à ce moment que se produit, suivant l'expression de P. Vogt, « cette transformation des enfants en adolescents élancés et en sveltes jeunes filles ». Cet accroissement rapide de la colonne vertébrale amène une faiblesse relative des ligaments et des muscles qui deviennent impuissants à maintenir la rectitude du rachis.

  Quant au point au niveau duquel se produit la courbure et au sens qu'elle affecte, ils sont déterminés par ce fait qu'il existe normalement au niveau des troisième, quatrième et cinquième vertèbres dorsales une courbure latérale dont la concavité est tournée à gauche. Attribuée par les uns au passage de l'aorte, cette courbure est plus vraisemblablement la conséquence de la prédominance d'action du membre supérieur droit sur le gauche. Elle n'existe pas avant l'âge de sept ans; aussi les déviations latérales qui se produisent dans la première enfance ont-elles leur convexité indifféremment tournée à droite ou à gauche, tandis que les scolioses de l'adolescence sont presque toujours à convexité du côté droit. La scoliose n'est donc d'après cela que l'exagération de la courbure latérale de la région dorsale, comme la cyphose était l'exagération de la courbure antéro-postérieure de la même région, comme la lordose était l'exagération de la concavité postérieure, normale à la région lombaire.

Symptômes. — Le début de la scoliose est généralement fort insidieux. La santé générale est languissante ; les enfants pâlissent, supportent mal la fatigue. Enfin, on remarque qu'ils prennent l'habitude de se mal tenir ; devant les observations qu'on leur fait, ils redressent leur colonne vertébrale ; mais ils ne tardent pas à la fléchir de nouveau ; puis, à un moment donné, l'attitude mauvaise devient permanente. On dit alors que les jeunes filles atteintes de scoliose ont l'épaule droite un peu forte, ce qui tient à la saillie de l'omoplate soulevée par le plan des côtes ; la hanche du même côté est aussi plus saillante que l'autre.

Si l'on examine alors la face postérieure du thorax, le sujet étant debout, on reconnaît cette saillie de l'omoplate du côté droit ; on constate de plus le relief formé sur la partie latérale droite de la région dorsale par les muscles spinaux, tandis qu'à la région lombaire où il existe une courbure de compensation en sens inverse, les mêmes muscles font une saillie du côté opposé. Non seulement l'épaule droite est plus saillante, mais elle est aussi sur un plan plus élevé que la gauche.

Quand on examine la partie antérieure du tronc, on trouve, au contraire, que la région mammaire gauche est plus proéminente que la droite, l'extrémité sternale de la clavicule du même côté est plus saillante. Le flanc droit est plus excavé, le flanc gauche plus plein ; il en résulte que la crête iliaque droite se détache plus que la gauche.

A la seconde période, tous les caractères que nous venons d'indiquer s'exagèrent, mais on constate surtout l'existence d'une courbure sigmoïde très prononcée du rachis. Si l'on examine le sujet debout, le corps un peu fléchi en avant, les bras croisés sur la poitrine, on peut suivre avec le doigt la courbe flexueuse formée par les apophyses épineuses. On peut même la dessiner sous forme d'une ligne rouge, en exerçant une pression un peu forte. Si l'on veut mesurer le degré des courbures du rachis, il suffit de mener d'une extrémité à l'autre de la courbe une ligne droite, et de mesurer la distance qui sépare cette ligne des apophyses épineuses les plus déviées ; on a ainsi la flèche de l'arc représenté par la courbure rachidienne.

Enfin, dans la troisième période, ce qui domine, c'est la rotation des vertèbres ; la courbure dorsale devient de plus en plus marquée ;

toute la moitié droite du corps fait une saillie plus considérable. De là, un relief très prononcé du flanc droit, qui fait que la hanche de ce côté s'efface, tandis que la hanche gauche devient saillante et que le flanc du même côté représente une concavité. A ce moment apparaît d'une façon très manifeste la gibbosité, constituée par une saillie anguleuse formée aux dépens de la partie supérieure du thorax. Comme le dit Bouvier, « jusque-là le sujet pouvait passer pour avoir seulement une épaule forte ; il ne peut plus échapper désormais à la qualification de bossu. » Souvent en même temps le sternum projeté en avant constitue une seconde gibbosité.

Arrivée à ce degré extrême, la difformité ne va pas sans causer des troubles fonctionnels plus ou moins marqués.

Les poumons sont gênés dans leur ampliation par le rétrécisse- ment de la cage thoracique ; le cœur est également troublé par l'em- barras de la circulation pulmonaire ; de là, une tendance au dévelop- pement des affections pulmonaires et cardiaques qui déterminent parfois la mort.

La nutrition est languissante ; et les malades sont généralement maigres. Les fonctions de la moelle sont le plus souvent intactes ; quelquefois cependant il existe des douleurs névralgiques.

Diagnostic. — Au début de la scoliose, la difformité très peu mar- quée peut passer inaperçue ou être prise pour une autre affection.

Duchenne de Boulogne note que la contracture ou la paralysie des muscles qui meuvent l'omoplate détermine soit une élévation, soit un abaissement du moignon de l'épaule qui a pu faire croire à une sco- liose au début ; inversement, j'ai vu une scoliose commençante prise pour une paralysie du grand dentelé, en raison du soulèvement de l'angle inférieur de l'omoplate.

La connaissance des antécédents permet de reconnaître la scoliose pleurétique, c'est-à-dire la flexion latérale du rachis qui succède à l'affaissement d'un des côtés du thorax chez les adultes et surtout chez les enfants qui ont été atteints de pleurésie.

Les affections du rein dans l'enfance, notamment la gravelle, peu- vent aussi déterminer des flexions latérales du rachis ; MM. Verneuil et Paulet ont cité des faits de cette nature à la Société de chirurgie, et j'ai observé un jeune homme chez lequel, à l'âge de sept ans, la néphrite s'était accompagnée d'une flexion latérale du rachis, qui avait été prise pour une scoliose incurable. Au contraire, la guérison de l'affection rénale avait amené un redressement complet de la colonne vertébrale.

La scoliose peut être aussi simulée par une contraction volontaire des muscles. Il est à noter tout d'abord qu'en pareil cas il n'y a qu'une flexion du rachis, sans torsion, et par conséquent sans gibbosité. De plus cette attitude ne persiste pas dans les différentes positions.

La déformation du mal de Pott se reconnaît à ce qu'elle consiste généralement en une flexion angulaire antéro-postérieure ; quelquefois, il est vrai, elle existe sous forme de déviation latérale ; mais les antécédents, la douleur sur les apophyses épineuses, les phénomènes médullaires, les abcès permettront de faire le diagnostic.

On peut enfin différencier la scoliose idiopathique de l'adolescence de celle qui tient au rachitisme, en se rappelant ce que nous avons dit à propos de l'étiologie. La déviation rachitique de la colonne vertébrale se montre chez les enfants en bas âge, tandis que la scoliose idiopathique ne se développe guère qu'entre dix et quinze ans. Les deux sexes sont également atteints de rachitisme, tandis que la scoliose simple se voit presque toujours chez les jeunes filles. Enfin le rachitisme ne limite pas son action à la colonne vertébrale ; il déforme également les os des membres et du bassin, ce qui n'a pas lieu dans la scoliose idiopathique.

Marche, durée, terminaisons. — La marche de la scoliose est tout à fait chronique. L'affection, depuis son début au moment de la seconde enfance ou de l'adolescence, progresse constamment jusqu'au développement complet du squelette, c'est-à-dire jusqu'à l'âge de vingt à vingt-cinq ans. Souvent alors on la voit demeurer stationnaire ; puis, à partir de trente-cinq ans ou au moment de la vieillesse, par suite de l'affaiblissement musculaire, la difformité s'exagère. L'affection, livrée à elle-même, a toujours tendance à s'aggraver ; et tout ce qui affaiblit la constitution (les maladies intercurrentes, les accouchements répétés) peut augmenter la déformation.

Pronostic. — Le pronostic est donc des plus sérieux, sinon au point de vue de la vie des malades, du moins au point de vue de la forme du corps. Si, au début, on peut corriger les flexions légères du rachis, l'art est impuissant contre la torsion accentuée des vertèbres produisant la gibbosité. C'est une raison pour commencer le traitement de très bonne heure, puisqu'à cette époque seulement on peut espérer un succès.

C. — TRAITEMENT DES DÉVIATIONS DU RACHIS.

1° Traitement de la scoliose. — Le traitement doit être divisé en traitement préventif et curatif.

a. **Traitement préventif.** — Le traitement préventif consiste à surveiller l'attitude des enfants, et en particulier des jeunes filles, surtout si des antécédents héréditaires peuvent faire craindre le développement de la scoliose. Il faut éviter les attitudes mauvaises prises pendant les heures de classe, et ne pas prolonger celles-ci trop longtemps ; il faut les interrompre par de fréquentes récréations. Si les enfants sont atteints de myopie, il faut disposer leurs pupitres et leur éclairage de telle sorte qu'ils n'aient pas besoin de s'incliner sur leur ouvrage. Si la constitution est faible, on s'efforcera de la modifier par une hygiène convenable : exercice au grand air, bains de mer, hydrothérapie, préparations iodurées, huile de foie de morue, etc.

Si la tendance à la déviation du rachis se prononce, on doit soumettre les enfants au décubitus prolongé. Non qu'il faille les maintenir constamment au lit, mais bien les y laisser pendant plusieurs heures de la journée. Le lit doit être horizontal, et suffisamment résistant ; on doit proscrire complètement les oreillers.

Pendant la station, on s'efforcera de soutenir autant que possible le tronc, et, pour cela, on prescrira l'emploi de corsets, munis de baleines, et, au besoin, de montants en acier.

b. **Traitement curatif.** — Deux ordres de moyens sont employés : des moyens mécaniques et des exercices gymnastiques.

1° *Moyens mécaniques.* — Comme le fait observer Malgaigne, les innombrables moyens qui ont été proposés rentrent tous dans les deux principes suivants : l'extension sur la colonne vertébrale, la pression exercée sur la gibbosité, et l'origine en remonte jusqu'à Hippocrate qui employait le procédé de l'outre. Il consistait à placer sous la gibbosité, le sujet étant sur le dos et soumis à l'extension et à la contre-extension, une outre vide qu'il s'agissait d'insuffler à l'aide d'un soufflet de forge. C'était donc, on le voit, une combinaison de l'extension et de la pression.

L'extension peut être exercée suivant deux méthodes différentes, selon qu'on la combine avec la position verticale, ou qu'on l'emploie dans le décubitus horizontal.

C'est à l'aide des divers corsets que s'exerce l'extension dans la position verticale, mais ces appareils ne remplissent que très imparfaitement le but auquel ils sont destinés. S'ils sont trop flexibles, ils manquent leur effet ; s'ils sont, au contraire, rigides, ils ne peuvent s'adapter aux changements d'attitude des parties qu'ils sont destinés à redresser. Toutefois les corsets sont utiles· pour servir de tuteurs pendant la station debout.

A l'extension horizontale se rattache l'étude des lits orthopédiques qui furent inventés par Venel, et qui se multiplièrent singulièrement à un moment donné. Il y eut les lits de Heine de Wurtzbourg, de Maisonabe, de Jalade-Lafont, de Martin et Duvoir, etc., et l'emploi de l'extension horizontale dans le traitement de la scoliose prit un développement véritablement excessif.

L'extension horizontale, comme l'extension verticale, peut du reste se combiner avec l'emploi des pressions latérales. C'est ainsi que Pravaz de Lyon a présenté en 1874 à la Société de chirurgie la description d'un lit orthopédique dans lequel les pressions latérales sont combinées à l'extension.

De même la plupart des corsets ou ceintures orthopédiques portent des pelotes ou plaques bien matelassées qui exercent des pressions au niveau des saillies anormales. Ainsi, dans la forme habituelle de la scoliose, à convexité dorsale tournée du côté droit, une pelote presse sur la saillie dorsale à droite, et une seconde sur la saillie lombaire gauche produite par la courbure de compensation.

L'application de la pression locale a été faite de la façon la plus heureuse dans les ceintures dites ceintures à levier imaginées par Hossard, et dont un grand nombre ont été construites depuis lors. Dans ces ceintures, un point d'appui solide est pris sur le bassin à l'aide d'une ceinture très solide, retenue par un sous-cuisse passé au côté gauche. A cette ceinture est adapté un levier, inflexible et résistant, qui répond en bas à la ligne médiane, mais la croise obliquement ensuite pour se porter à gauche. A l'extrémité supérieure libre du levier vient s'attacher une large courroie de cuir qui contourne obliquement le côté droit du thorax et vient se fixer en avant et à gauche sur la ceinture elle-même. Cette courroie, grâce à une pelote, presse sur la gibbosité.

Dans ces dernières années, on est revenu à un procédé d'extension verticale, anciennement employé par Glisson et par Nuck, puis abandonné, la suspension. C'est un chirurgien américain, Lewis Sayre, qui a fait revivre ce procédé. Grâce à un appareil spécial prenant ses points d'appui sous l'occiput et sous le menton d'une part, sous les épaules d'autre part, le malade est soulevé peu à peu, jusqu'à ce que la pointe de ses orteils quitte le sol ; pendant cette suspension, le poids du corps agit pour redresser les courbures du rachis. Du reste, le malade doit apprendre à se soulever ainsi lui-même à l'aide des bras, en plaçant toujours le plus haut le bras qui répond au côté concave du tronc. Cet exercice est répété chaque jour pendant quelques minutes. Lorsque le malade est habitué à la suspension, on applique un appareil destiné à maintenir le thorax dans la position nouvelle qu'on est arrivé à lui donner. Cet appareil n'est autre qu'un corset fait avec des bandes plâtrées et qui est appliqué par le chirurgien lui-même. Convenablement fait et surveillé, il peut rester en place deux à trois mois. Pendant tout ce temps, le malade continue chaque jour les exercices de suspension, en ayant toujours soin de placer, comme nous l'avons dit, la main du côté de la concavité thoracique, à un niveau plus élevé que l'autre. Cet appareil a donné de très bons résultats dans les cas de scoliose modérément prononcée. Lorsqu'au contraire la gibbosité est déjà très accentuée, il faut recourir à l'extension horizontale, aidée des pressions latérales, c'est-à-dire aux lits orthopédiques.

2° *Exercices gymnastiques.* — Quels que soient du reste les moyens mécaniques que l'on emploie, ils sont tous passibles d'une même objection. Tous, en effet, en immobilisant le thorax, s'opposent à l'action musculaire, et deviennent chez des sujets déjà débilités une cause nouvelle d'affaiblissement. De là, l'utilité de la gymnastique. Et par ce mot, il ne faut pas entendre seulement la gymnastique générale dans laquelle tous les muscles entrent en jeu ; mais la gymnastique locale, d'après la méthode suédoise, dite aussi méthode de Ling, dans laquelle on se propose de faire entrer en exercice les muscles intrinsèques du rachis.

La méthode de Ling comprend un très grand nombre d'exercices respiratoires, des manipulations, des attitudes spéciales, mettant en jeu les muscles des gouttières vertébrales. Le principe de cette méthode, c'est qu'il faut fortifier par l'exercice les muscles répondant au côté convexe de la courbure, qui sont supposés atteints de relaxation, comme nous l'avons dit à propos de la pathogénie. Bien que cette idée soit fausse, la méthode n'en rend pas moins de très grands services, car la contraction des muscles du côté de la convexité de la courbure tend au redressement de la déviation. Parmi les exercices qu'on doive conseiller, il n'en est pas de meilleurs que les exercices horizontaux, et, en particulier, la natation. Dans la méthode de Sayre, la suspension journalière recommandée au malade combine la gymnastique utile à l'emploi d'un appareil de redressement.

En résumé, les divers moyens que nous venons de passer en revue, loin de s'exclure les uns les autres, peuvent être habilement combinés; ils peuvent, suivant les cas, constituer les diverses étapes du traitement; simples précautions hygiéniques, repos horizontal, tout à fait au début, puis ceintures orthopédiques, appareil de Sayre, enfin lits orthopédiques; le tout employé concurremment avec les moyens généraux reconstituants, et la gymnastique spéciale que nous venons d'indiquer. Mais ce qu'il faut bien savoir, c'est que, malgré des efforts considérables, malgré des inventions si nombreuses, la science n'a pas encore trouvé le moyen d'agir efficacement sur la torsion des vertèbres, cause productrice de la gibbosité. Quand cette dernière est très nettement caractérisée, tout ce qu'on peut espérer, c'est d'améliorer le malade, mais non de le guérir. De là, la nécessité d'une intervention précoce; aussi le médecin doit-il s'efforcer de faire le plus tôt possible un diagnostic exact, pour arriver par un traitement convenable à guérir une difformité d'autant plus désolante pour les familles que ce sont les jeunes filles qui la présentent le plus souvent.

2º **Traitement de la cyphose et de la lordose.** — Les principes qui doivent diriger le traitement de ces deux difformités sont les mêmes que pour la scoliose. Tout d'abord les précautions hygiéniques trouvent encore ici leur place. Dans la cyphose, il sera de la plus haute importance de faire coucher les malades sur un plan horizontal bien résistant, de façon à corriger autant que possible la voussure dorsale.

C'est seulement dans la cyphose avancée, et dans les cas où la colonne vertébrale est encore susceptible d'extension (ce dont on s'assure pendant le décubitus dorsal) que les lits à extension continue peuvent être utiles.

Quant aux ceintures destinées à soutenir le rachis, elles sont de deux sortes : les unes, douées d'une force élastique, comme le corset de Duchenne de Boulogne, ou plus simplement deux courroies élastiques croisées en X sur le dos et embrassant les épaules qu'elles attirent en arrière, suffisent dans les cas légers. Les autres, rigides, s'adressent aux cas de cyphose confirmée. Quel que soit l'appareil employé en pareil cas, il doit remplir les trois indications suivantes : 1° Ramener les épaules et le haut du corps en arrière; 2° repousser la voussure dorsale en avant; 5° soutenir, à l'aide de tuteurs axillaires, le poids des parties supérieures du corps.

Dans la lordose, le même traitement général doit être employé ; les exercices gymnastiques dans lesquels la contraction des muscles de l'abdomen intervient sont utiles pour corriger la voussure lombaire.

Pendant la station, on peut également employer des corsets munis de tuteurs latéraux avec crosses sous-axillaires pour soutenir le poids des parties supérieures du corps. On a également construit des ceintures orthopédiques qui ont pour effet, soit de repousser en avant la portion dorsale du rachis, soit de presser sur la partie antérieure du tronc pour redresser l'ensellure lombaire.

Dans les cas où il s'agit de lordose paralytique, le traitement général, les douches, le massage, l'électricité trouveront leur application. Duchenne, de Boulogne, a également fait construire un corset à traction élastique destiné à venir en aide à ceux des muscles du rachis qui paraissent manquer de force.

CHAPITRE III

MALADIES DE L'APPAREIL DE LA VISION.

Dans l'appareil de la vision, nous avons à étudier les maladies du globe oculaire auquel nous rattachons le nerf optique, et celles des annexes de l'œil, paupières, voies lacrymales, etc.

Le globe oculaire lui-même peut être envisagé à un double point de vue, soit comme organe capable de présenter des lésions anatomiques variées, soit comme appareil d'optique, pouvant offrir des troubles purement physiques ou de réfraction.

D'après cela, nous diviserons en trois grands groupes les maladies de l'appareil de la vision :

1re Partie. — Maladies du globe de l'œil et du nerf optique.

2e Partie. — Maladies de la réfraction.

5e Partie. — Maladies des annexes, muscles, sourcils, paupières. voies lacrymales, orbite.

PREMIÈRE PARTIE

MALADIES DU GLOBE DE L'ŒIL ET DU NERF OPTIQUE.

Elles nous offrent à étudier successivement : 1° les lésions traumatiques du globe de l'œil; 2° les maladies inflammatoires et les troubles de nutrition; 3° les néoplasmes ou tumeurs; 4° les vices de conformation.

ARTICLE PREMIER

LÉSIONS TRAUMATIQUES DU GLOBE DE L'ŒIL.

Les lésions traumatiques du globe oculaire sont bien dignes par leur fréquence et leur énorme gravité d'attirer toute l'attention du chirurgien. Elles ont été de la part du professeur Arlt de Vienne, et de M. Yvert en France, l'objet d'une étude spéciale.

Arlt, Des blessures de l'œil; traduction française, 1877. — *Yvert, Traité pratique et clinique des blessures du globe de l'œil*, 1880.

Nous suivrons dans l'étude des lésions traumatiques du globe de l'œil la marche adoptée par Arlt, et nous étudierons successivement :

1° Les lésions produites par la commotion, la contusion et la compression du globe oculaire;

2° Les plaies du globe de l'œil avec ou sans corps étranger;

5° Les brûlures et les cautérisations.

1° COMMOTION, CONTUSION ET COMPRESSION DU GLOBE DE L'ŒIL.

Le globe de l'œil peut présenter des lésions qui résultent d'un coup porté, non sur l'œil lui-même, mais dans son voisinage, par

exemple sur le front, la tempe ou la région sous-orbitaire. Dans ce
cas, les lésions sont la conséquence de l'ébranlement communiqué
à l'intérieur de l'œil et sont le fait de la commotion. Dans d'autres
circonstances, le coup est porté directement sur l'œil lui-même et
produit une contusion plus ou moins violente, qui peut aller même
jusqu'à la rupture du globe oculaire et à l'expulsion de son contenu.
Enfin, d'autres fois, au lieu d'agir brusquement sur le globe pour le
rompre, la violence agit lentement en le comprimant, au point
même de le chasser de la cavité orbitaire; on dit alors qu'il y a
luxation ou avulsion du globe de l'œil.

Dans ces diverses variétés de traumatisme, toutes les parties constituantes du globe oculaire peuvent être intéressées à la fois ou isolément; aussi devons-nous les passer successivement en revue.

a. **Conjonctive.** — Les lésions déterminées dans la conjonctive
par la contusion sont des ecchymoses qui, généralement, ne sont pas
très considérables, mais qui peuvent cependant s'accompagner d'un
gonflement intense.

Il ne faut pas les confondre avec les ecchymoses spontanées qui se
présentent chez les personnes dont les vaisseaux sont altérés, soit
sans aucune cause appréciable, soit à l'occasion d'un effort, par
exemple d'un vomissement.

L'examen complet du globe oculaire permettra de différencier les
ecchymoses simples dues à une contusion de la conjonctive de celles
qui tiennent à une blessure plus profonde, telle que la rupture de la
sclérotique, et qui sont généralement très considérables.

Rappelons enfin les ecchymoses sous-conjonctivales symptomatiques
des fractures de la base du crâne, qui se distinguent des précédentes
en ce qu'elles n'apparaissent que plusieurs jours après le traumatisme et au niveau du cul-de-sac conjonctival inférieur.

b. **Cornée.** — Suivant la remarque de Arlt, la contusion de la
cornée est rarement la suite d'un coup porté par une autre personne. Le plus souvent, il s'agit d'un accident; c'est un corps de petit
volume, tel qu'un morceau de métal, de pierre, de bois, qui vient
frapper la cornée, ou bien encore c'est un fétu de paille, un épi de
blé; ce dernier accident s'observe fréquemment à la campagne, au
temps de la moisson.

Dans les cas les plus légers, la contusion se borne à une petite
dépression de la cornée, au niveau de laquelle se développe une

opacité qui peut disparaître complètement ; mais, dans les cas graves,
la lamelle cornéenne qui a été frappée se nécrose et il en résulte une
ulcération. Enfin, la suppuration peut survenir ; l'opacité de la cornée devient de plus en plus épaisse et prend une teinte jaunâtre,
indice de la présence du pus dans son intérieur. On assiste alors à
l'évolution de la kératite suppurative, dite aussi kératite septique, sur
laquelle nous aurons à revenir. Elle se complique bientôt d'iritis et
de la formation d'hypopyon, et amène quelquefois la perte complète
de l'œil. Ajoutons que c'est surtout chez les vieillards, chez les personnes cachectiques, que s'observe cette complication.

    c. Sclérotique ; rupture du globe. — La contusion simple de
la sclérotique n'a pas grande importance ; tout au plus pourrait-elle
amener un peu d'inflammation de cette membrane, ou sclérite, chez
des sujets prédisposés, comme le pense Yvert. Mais parfois la contusion du globe oculaire entraîne la rupture de la sclérotique. C'est
seulement dans les cas où la contusion est produite par un corps
acéré que la rupture se montre au point directement frappé. Le
plus souvent, au contraire, elle se fait au point diamétralement opposé ;
et comme l'œil est surtout atteint par sa partie inférieure et externe,
nous comprenons que les ruptures de la sclérotique siègent le plus
souvent en haut et en dedans. La rupture affecte généralement une
forme un peu arquée, parallèle au bord scléro-cornéen, dont elle est
distante de 3 à 5 millimètres. Elle correspond à l'insertion des
muscles droits, c'est-à-dire au point le plus mince de la sclérotique.
Parfois la conjonctive est intéressée, et le cristallin est expulsé complètement de l'intérieur de l'œil ; mais le plus souvent la conjonctive
reste intacte et se distend sous la forme d'une poche qui renferme du
sang, une partie de l'iris, de l'humeur vitrée, le cristallin.

    Généralement la rupture de l'œil est facile à reconnaître ; la bosse-
lure noirâtre formée par la conjonctive doublée de la choroïde, la
mollesse considérable du globe oculaire, la déformation de la pupille
résultant de l'entraînement de l'iris dans le point de la rupture
(coloboma apparent), permettent de faire aisément le diagnostic.

    Un accident aussi grave que la rupture de l'œil ne détermine pas
cependant une grande réaction immédiate ; peut-être cela tient-il,
comme le pense Arlt, à la diminution considérable de la tension
intra-oculaire. Cependant cette diminution de pression est elle-même
une source de dangers, car elle peut donner lieu à une hémorrhagie

ex vacuo dans le corps vitré. En outre, une fois la cicatrisation opérée, les tiraillements produits par l'iris englobé dans la cicatrice, la pression du cristallin sur le corps ciliaire, peuvent déterminer de graves accidents inflammatoires, et même des phénomènes sympathiques sur l'œil opposé.

Mais, dans un grand nombre de cas, ces complications font défaut, et des malades qui ont eu une rupture de la sclérotique avec issue du cristallin hors de l'œil peuvent lire avec des lunettes à cataracte et conserver pendant de longues années une vision satisfaisante.

d. **Iris**. — La membrane irienne peut présenter deux ordres de lésions : des déchirures de son tissu, et des décollements de l'iris à son insertion ciliaire.

Les déchirures siégeant dans l'épaisseur de l'iris, suivant la direction des fibres radiées, aussi bien que celles du bord ciliaire, sont excessivement rares. Lorsque la déchirure s'étend du bord pupillaire au bord ciliaire, il en résulte un véritable coloboma traumatique de l'iris.

Quant aux décollements de l'iris à sa périphérie, ou iridodialyses, ils sont moins exceptionnels. Lorsque le décollement n'est pas trop considérable, la partie du bord pupillaire qui lui correspond devient rectiligne et représente la corde de l'arc formé par la pupille normale à ce niveau. Si le décollement est plus considérable, la pupille peut même être réduite à une fente étroite. En dehors de ces déformations pupillaires, l'ophthalmoscope permet de faire aisément le diagnostic de l'iridodialyse. Le point décollé représente en effet une véritable pupille artificielle qui livre passage aux rayons lumineux et permet de voir la coloration rouge du fond de l'œil.

Le décollement de l'iris peut s'étendre à la plus grande partie de cette membrane ; il peut même être complet ; l'iris se ratatine, s'atrophie et se réduit à une pellicule grisâtre à peine reconnaissable.

Les déchirures et les décollements de l'iris donnent lieu à des épanchements sanguins dans la chambre antérieure, qui généralement se résorbent avec une grande facilité.

Les troubles fonctionnels varient suivant les cas ; quand il y a décollement total ou seulement large déchirure de l'iris, il peut y avoir de l'éblouissement. Dans les cas où un décollement limité constitue une seconde pupille, le malade présente parfois de la diplopie monoculaire.

Quant aux suites inflammatoires, elles sont généralement bénignes, les ruptures de l'iris ne produisant que peu d'iritis.

e. **Choroïde.** — Du côté de la choroïde, la contusion du globe oculaire peut déterminer deux ordres de lésions : des épanchements sanguins et des ruptures.

Les épanchements sanguins dans l'épaisseur de la choroïde peuvent être très limités et se borner à de simples taches de couleur rouge sang visibles à l'ophthalmoscope. Ils disparaissent bientôt sans laisser de traces, et sans avoir provoqué de troubles visuels. Si, au lieu d'être limité, l'épanchement sanguin est très abondant, il acquiert une gravité beaucoup plus grande. Il détermine des décollements, parfois étendus, de la rétine et de la choroïde. Quelquefois même la rétine se rompt, et le sang s'épanche dans le corps vitré, en produisant un trouble plus ou moins notable, ou même une abolition complète de la vision. La résorption du sang épanché dans le corps vitré est toujours beaucoup plus lente à se faire que dans la chambre antérieure. Ultérieurement la rétraction cicatricielle au niveau de la déchirure rétinienne peut devenir le point de départ de décollements de cette membrane.

Quant aux déchirures de la choroïde, elles siègent habituellement au pôle postérieur de l'œil. Au début, la rupture est masquée par le sang épanché dans la choroïde elle-même et dans le corps vitré. Quand les milieux de l'œil se sont éclaircis, la rupture apparaît sous forme de bandelette irrégulière, d'abord jaunâtre, puis d'un blanc clair, grâce à la réflexion de la lumière sur le tissu sclérotical mis à nu.

Le pronostic des déchirures choroïdiennes est extrêmement grave. Généralement, la blessure est suivie d'une réaction très violente, qui amène dans la rétine et dans la choroïde des lésions persistantes à la suite desquelles la vision est très affaiblie ou même abolie complètement.

f. **Rétine et nerf optique.** — Déjà nous avons signalé les ruptures et les décollements de la rétine, liés le plus souvent à des accidents analogues du côté de la choroïde, et à des épanchements sanguins dans le corps vitré. Dans des cas plus légers, on observe une simple opacité grisâtre de la rétine, soit au point directement frappé, soit au point opposé (par contre-coup). Enfin il est des cas où la contusion du globe oculaire détermine une amaurose passagère, sans qu'on puisse trouver de lésions ophthalmoscopiques appréciables. C'est dans ces cas qu'on a parlé de commotion rétinienne, sans lésions. Comme pour le cerveau, on l'a expliquée soit par l'ébranlement moléculaire des éléments anatomiques délicats qui entrent dans la structure de la rétine, soit par des phénomènes vaso-moteurs. Pour Berlin (de Stuttgart), ces deux hypothèses sont également sans fondement. Les expériences de cet auteur l'ont amené à conclure que les troubles passagers de la vue attribués à la commotion rétinienne, sont dus à de petites hémorrhagies qui se produisent au niveau du corps ciliaire, par conséquent dans un point que l'ophthalmoscope ne peut pas éclairer.

En pressant sur la périphérie du cristallin, ces foyers hémorrhagiques déterminent des changements de courbure de cette lentille, et, par suite, des troubles de la réfraction (astigmatisme, sur lequel nous reviendrons plus loin).

Quant aux lésions du nerf optique, elles s'expliquent par la propagation de la violence au trou optique et même dans l'intérieur du crâne, dans les cas où le choc a porté sur le rebord orbitaire. Dans la plupart de ces cas, Berlin dit qu'on voit survenir consécutivement l'atrophie du nerf optique. Dans quelques faits cependant, l'amaurose est passagère, et l'on peut admettre qu'il s'agit de cette amblyopie par action réflexe, succédant à la contusion du nerf sus-orbitaire, déjà signalée par Hippocrate.

g. **Cristallin.** — Parmi les nombreuses lésions auxquelles peut donner lieu la contusion du globe de l'œil, il n'en est pas qui présentent un plus grand intérêt que celles du cristallin, à cause de leur variété. Ces lésions portent sur différents points de l'appareil cristallinien : sur la cristalloïde, en donnant lieu à une opacité du cristallin, *cataracte traumatique;* ou sur la zonule de Zinn, auquel cas il se produit un déplacement de la lentille, *luxation du cristallin.*

Nous laisserons de côté pour le moment les cataractes traumatiques, parce que nous pensons qu'il y a intérêt à rapprocher leur histoire de celle des autres variétés de cataractes, et nous parlerons seulement des luxations traumatiques du cristallin.

Luxations traumatiques du cristallin. — Chaque fois que l'axe antéro-postérieur du cristallin cesse de répondre à l'axe antéro-postérieur du globe de l'œil, il y a luxation ou déplacement du cristallin.

Ainsi définie, la luxation du cristallin comporte bien des degrés. Dans un premier degré, le cristallin n'a pas quitté la fossette cristallinienne ; son axe seul s'est déplacé : on dit alors qu'il y a *subluxation* ou *dislocation* du cristallin.

Au second degré, le cristallin a complètement quitté son siège normal et est venu se placer soit dans la chambre antérieure, soit dans le corps vitré, ou même sous la conjonctive.

Enfin, dans un troisième degré, le cristallin a été complètement expulsé du globe de l'œil ; il y a alors expulsion complète du cristallin.

1° Subluxation ou dislocation du cristallin. — Cette lésion comporte elle-même deux variétés distinctes. Dans l'une, le cristallin s'est simplement incliné sur son axe par le fait du relâchement ou de la déchirure partielle de la zonule : c'est ce qu'Arlt appelle l'obliquité du cristallin. Dans l'autre variété, le cristallin s'est porté en masse d'un point vers un autre : il s'agit d'un déplacement latéral du cristallin.

L'obliquité du cristallin amène des troubles de la vision tenant à l'astigmatisme de la lentille. De plus, la portion du cristallin qui proémine en avant pousse devant elle la partie correspondante de l'iris et diminue sur ce point la profondeur de la chambre antérieure.

Dans le déplacement latéral du cristallin, la lentille n'occupe plus derrière l'iris qu'une partie du champ pupillaire. Si le cristallin a conservé sa transparence, et que la pupille ait été dilatée par l'atropine, on peut aisément voir le contour de la lentille. A l'éclairage direct, ce contour se dessine sous la forme d'une ligne brillante ; à l'éclairage ophthalmoscopique, le bord du cristallin se détache, au contraire, sous la forme d'une ligne noire sur le fond rouge de l'œil. Enfin, à l'examen à l'image renversée, on peut apercevoir deux papilles, les rayons lumineux passant les uns à travers le cristallin, les autres en dehors de lui. De plus, il y a du tremblement de l'iris, irido-donésis.

Dans la subluxation du cristallin, la zonule de Zinn étant déchirée, la lentille change de forme, et il en résulte de la myopie, par suite de l'augmentation de courbure du cristallin. Il y a, en outre, de l'astigmatisme, et une perte de l'accommodation ; enfin, dans les cas où le cristallin n'occupe plus qu'une partie du champ pupillaire, il y a de la diplopie monoculaire, ce qui tient à ce que les rayons lumineux passent les uns à travers la lentille, les autres en dehors d'elle.

2° **Luxations complètes du cristallin.** — Dans les luxations complètes, la zonule de Zinn est entièrement rompue, et le cristallin a abandonné tout à fait la loge cristallinienne. Il peut se déplacer dans bien des directions diverses, et pénétrer dans la chambre antérieure, dans la chambre postérieure, dans le corps vitré, ou, dépassant les limites de la sclérotique rompue, se placer sous la conjonctive. Ce sont là autant de variétés de luxations complètes du cristallin, que nous devons successivement passer en revue.

a. **Luxations du cristallin dans la chambre antérieure.** — Le cristallin tombé dans la chambre antérieure se place verticalement et refoule l'iris en arrière. Il peut rester plus ou moins longtemps transparent; mais il finit par devenir opaque, en diminuant de volume, sans arriver jamais à une résorption complète. Dans quelques cas, cette diminution de volume de la lentille cristallinienne lui permet de franchir l'orifice pupillaire et de venir se placer tantôt en avant, tantôt en arrière de l'iris.

Le cristallin peut rester ainsi pendant longtemps dans la chambre antérieure sans déterminer d'accidents; mais généralement il finit à la longue par amener des complications souvent fort graves. La partie de la cornée avec laquelle il reste constamment en contact, avec laquelle il contracte même dans quelques cas des adhérences, finit par se troubler, et peut même se ramollir et s'ulcérer. Le cristallin luxé adhère aussi parfois à l'iris; il détermine par pression sur cette membrane et sur le corps ciliaire une irido-cyclite, et parfois même des phénomènes glaucomateux.

Le diagnostic ne présente pas de difficultés. Si le cristallin a conservé sa transparence, il se reconnaît à son bord brillant par réflexion totale; s'il est opaque, sa forme caractéristique le fait reconnaître aisément.

b. **Luxations du cristallin dans la chambre postérieure.** — On sait qu'il n'existe pas à proprement parler de chambre postérieure, c'est-à-dire que l'iris est immédiatement appliqué sur la cristalloïde antérieure. Cependant à la périphérie, il existe entre le cristallin et l'iris un léger espace auquel on peut conserver le nom de chambre postérieure. Le cristallin peut venir s'y placer après déchirure de la zonule ; et c'est à cette variété, fort rare d'ailleurs, qu'on a donné le nom de luxation dans la chambre postérieure. La lentille repousse en avant la portion de l'iris avec laquelle elle est en contact; tandis que le reste du diaphragme irien, n'étant plus soutenu par le cristallin, présente du tremblotement. L'examen à l'éclairage oblique et à l'ophthalmoscope permet de reconnaître le cristallin à son bord tantôt brillant, tantôt obscur. Le cristallin se déplace dans les mouvements de la tête. Comme dans la subluxation, et pour la même raison, il existe de la diplopie monoculaire.

c. **Luxations du cristallin dans le corps vitré.** — Au lieu de se placer, soit dans la chambre antérieure, soit dans la chambre postérieure, le cristallin luxé peut s'enfoncer profondément dans le corps vitré. Généralement il vient alors se placer à la périphérie du globe, et en avant de l'équateur, mais il se déplace pendant les mouvements brusques. Dans le décubitus dorsal, le malade aperçoit son cristallin grâce à l'ombre qu'il projette sur la rétine.

Une telle lésion est compatible pendant de longues années avec l'intégrité du globe oculaire. Elle ne se traduit que par les troubles de la réfraction qui sont la conséquence de l'absence du cristallin et qu'on désigne sous le nom d'aphakie. Mais la présence du cristallin dans le corps vitré peut déterminer à la longue une irritation du corps ciliaire, de l'irido-cyclite traumatique et même de l'ophthalmie sympathique. Elle peut aussi amener une exsudation séreuse exagérée, une augmentation de tension intra-oculaire, et par suite, un glaucome.

Le diagnostic peut être rendu impossible au début par la coïncidence d'épanchements sanguins dans les milieux de l'œil. Mais plus tard il devient généralement facile. Le degré considérable d'hypermétropie et le défaut d'accommodation qui caractérisent l'aphakie indiquent l'absence du cristallin. L'iris est situé plus profondément et dans un même plan vertical, d'où l'augmentation de profondeur de la chambre antérieure. Il y a du tremblotement irien (iridodonésis); la pupille est étroite, et d'un noir plus pur que d'ordinaire. Les images catoptriques de Purkinje, produites par les deux faces du cristallin, font défaut. Enfin l'ophthalmoscope permet quelquefois d'apercevoir le cristallin dans la partie inférieure du corps vitré.

d. **Luxations sous-conjonctivales du cristallin.** — Lorsque le globe de l'œil est rompu, le cristallin peut s'échapper à travers la solution de continuité, et venir se placer sous la conjonctive demeurée intacte ; on dit alors qu'il y a luxation sous-conjonctivale du cristallin. Il peut se faire exceptionnellement que le cristallin restant entre les lèvres de la plaie scléroticale, le déplacement soit incomplet. C'est toujours par en haut, soit directement en haut, soit en dedans ou en dehors que se fait la luxation, et c'est sous la paupière supérieure que se loge le cristallin déplacé. La luxation en bas n'a jamais été observée. La cause en est dans les traumatismes, qui portant en bas ou en dehors, déterminent la rupture de la sclérotique au point diamétralement opposé, et au niveau de l'attache des tendons des muscles droits, c'est-à-dire là où la sclérotique est le plus mince.

La luxation sous-conjonctivale du cristallin ne se voit que chez des sujets ayant atteint un certain âge, et chez lesquels la sclérotique a perdu en grande partie son élasticité.

Au moment de l'accident, le cristallin peut être complètement voilé par l'ecchymose conjonctivale ; mais à mesure que le sang se résorbe, les symptômes caractéristiques de la luxation s'accusent avec plus de netteté. Le cristallin forme sous la conjonctive une saillie reconnaissable à sa forme caractéristique et à sa transparence, qui permet de voir à travers la lentille déplacée, la rupture scléroticale se dessinant sous la forme d'une ligne noire. L'iris déchiré présente un vaste colobome se dirigeant vers le point rompu de la sclérotique.

En général, ce grave accident est bien supporté ; la cicatrisation des membranes rompues s'opère et le malade recouvre un degré satisfaisant de vision. Le cristallin demeuré sous la conjonctive perd à la longue sa transparence.

3° **Luxation complète ou expulsion du cristallin.** — Dans ce dernier cas, la conjonctive a participé à la rupture du globe oculaire, et le cristallin a été projeté au dehors, comme un noyau de cerise qu'on serre entre les doigts.

Cette circonstance peut rester ignorée du malade ; mais il arrive, comme dans un fait de M. Trélat, que le malade ou les personnes présentes à l'accident aient recueilli la lentille, et l'apportent au chirurgien. Dans ce cas, le diagnostic est assuré. S'il en est autrement, c'est seulement l'examen de la réfraction fait après la cicatri-

sation de la rupture oculaire, qui permettra de reconnaître l'absence
du cristallin ou aphakie.

**Traitement des lésions produites par la commotion, la
contusion et la compression du globe de l'œil.** — Nous
envisagerons successivement ici les différents cas qui peuvent se
présenter :

Si tout se borne à une simple ecchymose sous-conjonctivale, les
applications de compresses froides, imbibées de liquides résolutifs,
eau-de-vie camphrée, eau blanche, suffiront au traitement. On
pourra y joindre une compression légère. Ce n'est que dans le cas
d'épanchement très abondant, faisant craindre pour la vitalité de la
cornée, qu'on devra pratiquer la ponction de l'épanchement sanguin
qu'on fera suivre de lavages avec une solution antiseptique (acide
borique au centième), et de l'emploi méthodique de la compression.

La cornée a-t-elle été contusionnée, il en résulte quelquefois une
perte de son épithélium et une petite ulcération extrêmement douloureuse. Dans des cas plus graves, la perte de substance s'étend plus
profondément, et sous l'influence d'un mauvais état général, ou de
l'inoculation de matières septiques au moment de l'accident, on voit
survenir un abcès de la cornée. Aussi faut-il toujours commencer par
faire un lavage soigneux de l'œil ; puis les instillations d'atropine,
l'occlusion du globe oculaire, l'emploi des réfrigérants calmeront la
douleur et préviendront l'inflammation de la cornée. Quand la kératite est survenue, quand surtout la suppuration s'est produite, le
traitement de l'affection se confond avec celui des abcès de la cornée
de tout autre origine, dont nous aurons plus tard à parler.

Lorsqu'il y a rupture du globe oculaire, il faut en favoriser la
cicatrisation par le repos absolu au lit, l'emploi méthodique d'un bandage compressif qui a l'avantage de procurer en même temps l'occlusion des paupières. On préviendra l'invasion des phénomènes inflammatoires par des applications froides ; on pourra, par exemple,
par-dessus le bandage compressif, appliquer un sachet de glace. Les
sangsues à la tempe, les révulsifs pourront être aussi utilement
employés. S'il y a rupture de la conjonctive, on pourra en pratiquer la
suture après avoir fait l'excision des portions d'iris et de corps vitré
qui faisaient saillie au dehors. Si le traitement ne réussit pas à prévenir la panophthalmie, il faut alors débrider largement le globe oculaire pour faire cesser les douleurs. Enfin, s'il y a menace d'ophthal-

mie sympathique, on doit recourir à l'énucléation de l'œil blessé.

Aucun traitement chirurgical particulier n'est applicable aux lésions de la choroïde et de la rétine. Quant à l'iris, si la sclérotique est rompue, on peut chercher à réduire le prolapsus irien par les instillations d'ésérine. L'atropine sera, au contraire, indiquée pour combattre l'iritis traumatique. Le malade une fois guéri, s'il existe un large coloboma de l'iris gênant pour la vision, on en combattra les inconvénients par l'emploi de lunettes sténopéiques.

Quant aux déplacements du cristallin, la simple subluxation ne doit pas conduire à l'extirpation de la lentille que l'issue probable de l'humeur vitrée rendrait trop périlleuse. On peut, comme on l'a conseillé, en présence d'une subluxation récente, imprimer à la tête quelques légères secousses pour essayer de remettre la lentille en place. On peut également à l'aide d'instillations d'ésérine, se proposer de combattre la diplopie, en laissant seulement passage aux rayons lumineux à travers la lentille cristallinienne. Enfin Wecker a pu, dans un cas semblable, recourir utilement à l'iridésis.

Le cristallin est-il luxé dans la chambre antérieure, il faut placer le malade dans le décubitus dorsal, en même temps qu'on pratique des instillations d'atropine. Grâce à la dilatation pupillaire ainsi obtenue, on peut faire passer le cristallin dans la loge cristallinienne où on le maintiendra ensuite par l'emploi de l'ésérine destinée à fermer le passage. Si l'on ne réussit pas par ce procédé, il faut pratiquer l'extraction du cristallin tombé dans la chambre antérieure à travers une incision cornéenne. Mais lorsque l'accident est ancien, lorsque déjà le cristallin a contracté des adhérences, soit avec l'iris, soit avec la cornée, le plus sage est de s'abstenir.

Enfin, dans les cas de luxation sous-conjonctivale, il faut attendre la cicatrisation de la rupture scléroticale, puis pratiquer l'extraction de la lentille. Lorsqu'il y a eu expulsion totale, aussi bien qu'après l'extraction artificielle du cristallin, on palliera le trouble de la réfraction résultant de la perte de la lentille cristallinienne ou aphakie par l'emploi de verres convexes appropriés.

2° PLAIES ET CORPS ÉTRANGERS DU GLOBE DE L'ŒIL.

Les diverses variétés d'instruments piquants, tranchants et contondants peuvent intéresser le globe de l'œil; et les plaies qui en résul-

tent ont une marche et une signification pronostique différente,
suivant qu'elles se compliquent ou non de la présence de corps
étrangers.

De là, pour nous, la nécessité d'étudier :

a. Les plaies simples du globe de l'œil.

b. Les plaies compliquées de la présence de corps étrangers.

a. **Plaies simples du globe de l'œil.** — Les plaies portant uniquement sur la conjonctive n'ont habituellement pas grande importance ; c'est seulement dans les cas de perte de substance qu'on est
exposé à voir des adhérences anormales se former entre les paupières
et le globe de l'œil. Enfin la plaie de la conjonctive peut se compliquer
de la section partielle ou totale du tendon d'un des muscles droits.

Lorsque la plaie conjonctivale est accompagnée d'une plaie péné-
trante de la sclérotique, le pronostic acquiert une gravité beaucoup
plus grande, et les diverses considérations que nous avons exposées à
propos des ruptures scléroticales, trouvent encore ici leur application.

Les plaies de la cornée sont bien plus importantes à étudier que
celles de la conjonctive, à cause des complications graves auxquelles
elles peuvent donner naissance. Dans les cas mêmes où elles guérissent
heureusement, elles laissent à leur suite des opacités permanentes
qui gênent la vision.

Les simples piqûres de la cornée guérissent habituellement sans
accident, à moins qu'elles ne se compliquent de l'inoculation de substances septiques, ou qu'elles ne surviennent chez des malades cachectiques, ou encore atteints de stase lacrymale. Dans ces conditions,
les piqûres de la cornée, comme les contusions dont nous avons
déjà parlé, peuvent amener la suppuration, kératite septique.

Les simples érosions limitées à l'épithélium de la face antérieure
de la cornée ont pour caractère d'être extrêmement douloureuses ; ce
qui se comprend, vu la situation superficielle des nerfs de l'organe
dont les extrémités terminales sont mises à nu par la chute de l'épithélium.

Quant aux plaies par instrument tranchant, elles sont pénétrantes ou
non pénétrantes, suivant qu'elles intéressent ou non toute l'épaisseur
de la cornée et ouvrent la chambre antérieure. Dans ce dernier cas,
l'iris vient s'appliquer immédiatement derrière la face postérieure de
la cornée, avec laquelle il peut contracter à la longue des adhérences.

, Parfois même la membrane irienne fait issue à travers la plaie cornéenne, auquel cas l'on dit qu'il y a prolapsus de l'iris.

Les plaies et pertes de substance très superficielles peuvent guérir sans laisser d'opacité permanente. Les plaies profondes laissent toujours une opacité persistante, lors même qu'elles guérissent par première intention.

Les plaies à lambeau, irrégulières, de même que les plaies contuses, sont beaucoup moins bien disposées pour la réparation ; elles se compliquent souvent de suppuration.

Les plaies pénétrantes du bord scléro-cornéen ont une gravité particulière, parce qu'elles amènent souvent une cicatrisation cystoïde avec enclavement de l'iris. De là des tiraillements de l'iris, des névralgies ciliaires, de l'irido-choroïdite ou cyclite, du glaucome. Souvent en même temps, il y a plaie du corps ciliaire ; or, celle-ci est de toutes les plaies pénétrantes du globe oculaire la plus grave, à cause du danger d'ophthalmie sympathique pour le second œil.

Les plaies et les piqûres de l'iris sont liées aux plaies pénétrantes de la cornée ou de la sclérotique. Le plus souvent elles se compliquent de blessures du cristallin. Elles se traduisent par une solution de continuité plus ou moins large de la membrane irienne et par un épanchement de sang dans la chambre antérieure ou *hypohœma*. Elles peuvent donner naissance à des synéchies antérieures ou adhérences avec la cornée, à de l'iritis et de l'irido-choroïdite traumatique.

Les plaies de la choroïde et de la rétine ne donnent lieu à aucune considération particulière. Comme les ruptures de ces mêmes membranes, elles sont intimement liées aux lésions analogues de l'iris et du cristallin, de la sclérotique et de la cornée.

Quant aux plaies du cristallin, elles amènent rapidement l'opacité de cette lentille ; aussi n'en parlerons-nous qu'à propos des cataractes traumatiques, en faisant l'histoire des cataractes en général.

b. **Plaies compliquées de la présence de corps étrangers.** — L'histoire des corps étrangers du globe oculaire est une des plus intéressantes dans l'étude des traumatismes de cet organe.

Ces corps étrangers occupent des sièges très divers : tantôt ils sont fixés dans les membranes d'enveloppe du globe oculaire, conjonctive, cornée, sclérotique ; tantôt ils pénètrent dans l'intérieur de l'œil et alors ils se logent soit dans la partie antérieure du globe (chambre antérieure, iris, corps ciliaire, cristallin), soit dans la

partie postérieure (corps vitré, choroïde et rétine). Ces différents cas
sont bien loin d'avoir la même importance et la même gravité; nous
les passerons successivement en revue.

1° **Corps étrangers de la conjonctive.** — Les corps étrangers de la conjonctive sont extrêmement fréquents; mais il est à noter
que lorsqu'ils ne sont pas solidement implantés dans cette membrane,
les mouvements normaux de clignement les dirigent peu à peu vers la
caroncule lacrymale où un flot de larmes, ou bien un léger frottement
du doigt du malade les enlève facilement. Mais dans d'autres cas, ces
corps étrangers, soit en raison de leur siège, soit en raison de leur
implantation profonde dans la conjonctive, ne peuvent pas être expulsés
spontanément. Ils restent à la surface de l'œil et déterminent des
accidents d'autant plus marqués que, presque toujours fixés à la face
interne de la paupière supérieure, ils frottent douloureusement
contre la cornée. De là, du larmoiement, de la photophobie, du
spasme de l'orbiculaire, de la conjonctivite.

La nature de ces corps étrangers est extrêmement variée : ce sont de
simples poussières, des parcelles métalliques, de petits fragments de
pierre ou de charbon; on y a même rencontré des larves d'insectes
vivantes.

Les grains de plomb, les grains de poudre projetés avec une grande
force, traversent souvent la conjonctive, et vont se loger dans le tissu
cellulaire sous-jacent.

Bien qu'en général le diagnostic des corps étrangers de la conjonctive soit facile, leur présence peut cependant donner lieu à de sin-
gulières erreurs contre lesquelles il faut être prévenu. Certaines
glumes de graminées, surtout des coques de millet des oiseaux, en
s'implantant à peu de distance de la cornée et s'entourant d'un mince
faisceau vasculaire, peuvent parfaitement en imposer pour une
pustule conjonctivale. Dans d'autres cas, les corps étrangers ayant
fait un long séjour dans la conjonctive, ont déterminé autour d'eux
la formation de fongosités qui les enveloppent comme les bourgeons
d'un pois à cautère et les dissimulent au regard. C'est seulement
par un examen attentif, par l'étude des antécédents, et au besoin
grâce à l'excision de quelques fongosités, qu'on arrive à les découvrir.

2° **Corps étrangers de la cornée.** — Les corps étrangers de la
cornée ont une bien plus grande importance que ceux de la conjonc-

tive. Leur fréquence est considérable. Pour en donner une idée, nous rapporterons ici la statistique publiée par Yvert, d'après laquelle cet auteur, sur 342 cas de traumatismes oculaires de toutes sortes, compte 142 cas de corps étrangers de la cornée, c'est-à-dire, 41 pour 100, ou près de la moitié.

Comme ceux de la conjonctive, les corps étrangers de la cornée sont de natures extrêmement variées; paillettes métalliques, petits fragments de charbon ou de pierre, glumes de graminées, poussières diverses. Mais ce qui importe encore plus que leur nature, c'est la profondeur à laquelle ils ont pénétré. Sous ce rapport nous adopterons la division donnée par Yvert en:

1° Corps étrangers déposés à la surface de la cornée;

2° Corps étrangers implantés dans la membrane de Bowmann et faisant saillie à la surface de la cornée;

3° Corps étrangers profondément situés et comme enfouis dans l'épaisseur de la membrane transparente.

On comprend que, suivant leur degré d'implantation, les corps étrangers de la cornée présenteront de plus ou moins grandes difficultés d'extraction. Enfin, nous pouvons répéter ici ce que nous avons déjà dit à propos des plaies de la cornée, savoir que plus la lésion sera superficielle, plus les corps étrangers seront en contact intime avec les extrémités terminales des nerfs et détermineront d'irritation. La photophobie, le larmoiement, le spasme de l'orbiculaire, seront donc d'autant plus marqués que les corps étrangers seront plus superficiels. Mais quel que soit leur siège, les corps étrangers finissent le plus souvent par déterminer autour d'eux une kératite, avec infiltration plus ou moins étendue des lames de la cornée, et quelquefois même de la suppuration.

Exceptionnellement, des corps étrangers enfouis dans l'épaisseur de la cornée ont pu être tolérés sans déterminer d'accidents.

Le diagnostic ne présente pas en général de sérieuses difficultés. Cependant, suivant la remarque de Arlt, les corps d'une teinte claire seront aperçus plus aisément sur le fond noir de la pupille, ceux de teinte foncée ressortiront mieux sur l'iris. Quand il y a déjà une réaction inflammatoire, il peut être difficile de décider s'il y a oui ou non un corps étranger au milieu de l'opacité cornéenne. Enfin, une nouvelle difficulté naît de la propriété qu'ont les corps métalliques de s'oxyder, et de déposer à la surface de la cornée des taches de rouille qui peuvent faire croire à la persistance du corps étranger, alors que celui-ci a déjà disparu.

C'est par un examen minutieux à l'œil nu, à la loupe, et surtout à l'éclairage oblique, c'est en étudiant sous des incidences variées le miroitement des images cornéennes, qu'on élucidera complètement ces points de diagnostic délicats.

3° **Corps étrangers de la chambre antérieure et de l'iris.** — Perforant de part en part la cornée, les corps étrangers peuvent tomber dans la chambre antérieure, et même s'implanter dans l'iris. Beaucoup plus rarement les corps étrangers arrivent dans la chambre antérieure, après avoir traversé la sclérotique. Quelquefois, cependant, ils y pénètrent d'arrière en avant, après avoir traversé la paupière supérieure, la sclérotique, et quelquefois même le cristallin. Enfin, au lieu d'arriver d'emblée dans la chambre antérieure, les corps étrangers peuvent y tomber secondairement; c'est-à-dire, qu'après être restés plus ou moins longtemps implantés dans les lames postérieures de la cornée, dans le cristallin ou dans l'iris, ils finissent par devenir libres, et par gagner la partie déclive de la chambre antérieure.

Quant à la nature des corps étrangers de la chambre antérieure et de l'iris, ils sont les mêmes que ceux de la conjonctive et de la cornée; nous n'y insisterons pas. Nous signalerons seulement d'une manière spéciale ce fait que des cils entraînés par le traumatisme ont pu pénétrer dans la chambre antérieure. On a vu dans ce fait l'origine de certains kystes ou épithéliomas perlés de l'iris, au centre desquels on a rencontré des cils. M. Masse (de Bordeaux) a cherché à prouver expérimentalement la réalité de cette greffe des cils dans l'épaisseur de l'iris.

Plusieurs fois les corps étrangers ont pu s'enkyster et être parfaitement tolérés par la chambre antérieure et par l'iris. On a même cité des observations authentiques prouvant que de petites parcelles de fer ou d'acier ont pu disparaître par oxydation et par résorption. Mais le plus souvent il y a une réaction inflammatoire violente, de l'irido-cyclite, et même des abcès de la chambre antérieure se vidant à travers la cornée. De là, la perte de l'œil blessé, et même la possibilité de la perte du second œil par ophthalmie sympathique.

Le diagnostic exige un examen minutieux du segment antérieur de l'œil à la loupe et à l'éclairage oblique. Il pourra être obscurci

par la présence d'un épanchement sanguin ou purulent dans la
chambre antérieure, voilant l'existence d'un corps étranger. La
constatation d'une plaie de la cornée, l'étude des commémoratifs,
prennent alors une grande importance.

4° **Corps étrangers du cristallin.** — D'après Yvert, les corps
étrangers du cristallin sont excessivement rares. Ils y arrivent soit
en traversant la cornée seule, soit la cornée et l'iris, rarement par
la sclérotique.

Ce sont le plus souvent des corps métalliques, parcelles de fer ou
d'acier, grains de plomb, débris de capsules. Exceptionnellement,
d'après Arlt, on a vu de très petites parcelles métalliques traverser
une partie périphérique du cristallin, l'opacité limitée à laquelle elles
donnent lieu disparaître, et l'œil recouvrer la presque intégrité de
ses fonctions. Mais, comme le fait remarquer l'auteur, dans les cas
où une issue si heureuse a été observée, il s'agissait toujours de
sujets jeunes, et le noyau de la lentille n'avait pas été lésé. Dans
l'immense majorité des cas, on voit au contraire se développer une
cataracte traumatique. L'augmentation de volume du cristallin qui
en résulte peut même donner lieu à une exagération de la tension
intra-oculaire et à des phénomènes glaucomateux. Enfin le corps
étranger peut devenir libre et tomber, comme nous l'avons déjà
signalé, dans la chambre antérieure, ou bien dans le corps vitré ou
derrière l'iris; il peut alors se placer en contact avec le corps
ciliaire, et donner naissance à de l'irido-cyclite traumatique et à des
phénomènes sympathiques sur l'œil du côté opposé.

Le diagnostic de corps étrangers du cristallin peut présenter de
sérieuses difficultés. Les accidents immédiats sont quelquefois si
minimes qu'ils ne font pas supposer une lésion d'une pareille
gravité. Plus tard, quand l'opacité de la lentille est survenue, elle
cache le corps étranger. Il faut alors tenir compte des commémoratifs, de l'existence d'une plaie de la cornée, de l'iris ou de la sclérotique. Enfin, l'éclairage oblique peut permettre de reconnaître dans
l'épaisseur du cristallin des particules métalliques, ou bien des
taches de rouille; quelquefois l'existence d'une cicatrice de la cristalloïde antérieure.

5° **Corps étrangers de la moitié postérieure de l'œil**
(humeur vitrée, choroïde et rétine). — Il peut se faire que des
corps étrangers pénétrant dans l'œil à travers la cornée, aillent se

loger dans l'hémisphère postérieur du globe oculaire; mais plus souvent ils passent à travers la sclérotique, quelquefois même en arrière du cul-de-sac conjonctival, de sorte qu'aucune plaie n'est visible à l'extérieur. On comprend ainsi comment l'existence d'un corps étranger dans la profondeur du globe oculaire peut rester longtemps ignorée du malade et du médecin. Le plus souvent cependant le malade est averti de la pénétration dans l'œil d'un corps étranger par une vive douleur et par une sensation lumineuse due à la commotion de la rétine. Bientôt après, se montre un trouble visuel plus ou moins marqué qui tient, soit à une hémorrhagie dans l'épaisseur du corps vitré, soit à la présence du corps étranger lui-même et à l'opacité qu'il détermine autour de lui.

Le diagnostic présente de très grandes difficultés : Tout d'abord, dans les premiers jours, l'existence d'un épanchement sanguin dans l'humeur vitrée peut empêcher d'éclairer le fond de l'œil et de reconnaître à l'ophthalmoscope la présence d'un corps étranger. C'est surtout les commémoratifs qui permettront de faire le diagnostic. C'est presque toujours, en effet, des coups de feu, des coups de mine qui sont la cause de l'accident; ou bien encore il s'agit de parcelles métalliques détachées d'un morceau de fer, ou d'acier. Étant connue la nature de l'accident, on doit toujours se tenir sur la réserve, même quand l'examen du fond de l'œil n'a pas été possible, et admettre comme probable l'existence d'un corps étranger. Une fois l'épanchement sanguin résorbé, on peut reconnaître le corps étranger à son aspect brillant, métallique; ou bien on voit une opacité limitée, une sorte de halo dans l'intérieur du corps vitré, dont la présence indique presque toujours l'existence d'un corps étranger qui y est renfermé.

Enfin il peut arriver que le corps étranger soit situé au-devant de l'hémisphère postérieur de l'œil, près de l'ora serrata, dans un point que l'ophthalmoscope ne permet pas d'éclairer; les seuls signes de sa présence sont alors l'injection péri-kératique et l'existence d'un point douloureux très limité sur la sclérotique, au niveau du corps ciliaire, et à quelque distance du rebord cornéen.

Le pronostic des corps étrangers profonds de l'œil est toujours extrêmement grave. Ils peuvent déterminer très rapidement la perte de la vision, soit par fonte purulente du globe oculaire, soit par inflammation parenchymateuse de la rétine et de la choroïde, amenant la formation d'exsudats abondants dans le corps·vitré, la rétraction de l'hyaloïde, et, comme conséquence de celle-ci, le décollement de la rétine.

Dans des cas plus heureux, le corps étranger s'enkyste et est toléré pendant un temps fort long sans déterminer d'accidents. Mais, même dans ces cas, il ne faut pas porter un pronostic trop favorable ; car, à un moment donné, le corps étranger peut se déplacer, venir se mettre en contact avec le corps ciliaire, et déterminer tous les graves accidents que nous avons précédemment mentionnés. Si, d'emblée, le corps étranger touche à la région ciliaire, les accidents se montrent de bonne heure ; irido-cyclite suppurée ou non, et ophthalmie sympathique, entraînant non seulement la perte de l'œil blessé, mais encore celle de l'œil du côté opposé.

Traitement. — Les plaies limitées à la conjonctive ne demandent, si elles sont très petites, que de simples lavages et des applications froides. Pour peu qu'elles soient étendues, surtout si elles affectent la forme de plaies à lambeaux, il faut en pratiquer soigneusement la suture, dans la crainte de voir le globe de l'œil, dépourvu de sa membrane de glissement, contracter des adhérences avec la conjonctive palpébrale, constituant ainsi la difformité connue sous le nom de *symblépharon*.

Les plaies de la cornée réclament, comme celles de la conjonctive, un lavage soigné de l'œil avec un liquide faiblement antiseptique, tel que la solution d'acide borique au centième, surtout dans les cas où l'on peut supposer l'existence de poussières ou de matières septiques dans l'intérieur de la plaie. Les applications d'atropine, l'usage d'un bandeau modérément compressif, enfin tous les moyens conseillés contre la kératite compléteront le traitement.

La hernie de l'iris compliquant les plaies de la cornée pourra être réduite à l'aide d'un stylet, si le malade est vu peu de temps après l'accident. On emploiera ensuite les instillations d'ésérine dans le but de maintenir la réduction. Si déjà l'iris prolabé est le siège d'inflammation, d'exsudats plastiques, mieux vaut alors en pratiquer l'excision. Dans ce dernier cas, comme lorsqu'il s'agit de plaies accidentelles de l'iris, on combattra par des instillations d'atropine l'inflammation de cette membrane.

Quant aux plaies de la sclérotique, elles comportent les mêmes règles de traitement que les ruptures de cette membrane. Si la plaie est très nette, après excision du prolapsus de l'humeur vitrée, on pratiquera la suture de la plaie, soit avec du fin catgut, soit avec de la soie phéniquée.

Une compression méthodique et l'emploi des réfrigérants compléteront le traitement.

Quant aux corps étrangers, ils donnent lieu à des considérations bien différentes, suivant qu'ils sont situés à la surface du globe oculaire, dans la conjonctive ou dans la cornée, ou bien qu'ils ont pénétré plus ou moins profondément dans l'intérieur de l'œil.

Les corps étrangers de la conjonctive ne donnent pas lieu généralement à de grandes difficultés d'extraction. Il faut seulement se souvenir que les corps étrangers sont le plus souvent fixés dans le cul-de-sac supérieur de la conjonctive, et, pour les atteindre, retourner la paupière supérieure et engager le malade à regarder en bas. De cette manière, on expose au dehors la plus grande étendue possible du cul-de-sac conjonctival. Avec des pinces fines, une curette, un stylet, on déplace aisément les corps étrangers qui sont simplement déposés à la surface de la conjonctive. S'ils ont pénétré à une certaine profondeur dans cette membrane, la pointe d'une aiguille à cataracte permettra de les dégager. Enfin s'il était impossible de les saisir à cause de leur implantation profonde, on pourrait soulever avec des pinces la conjonctive à leur niveau, et exciser une petite portion de cette membrane, entraînant avec elle le corps étranger.

L'extraction des corps étrangers de la cornée est généralement aussi une opération facile. On l'exécutera très simplement, et sans le secours d'un aide, en s'y prenant de la façon suivante : Le malade est assis en face du jour; le chirurgien, placé derrière lui, appuie sa tête sur sa poitrine, et avec l'index de la main gauche, relève la paupière supérieure. Pendant qu'on engage le malade à regarder dans la direction la plus favorable pour rendre bien visible le corps étranger, avec la pointe d'une aiguille à cataracte on en pratique aisément l'extraction.

Si le corps étranger se détachait mal sur le fond noir de la pupille, on pourrait s'aider de l'éclairage oblique ; la même précaution sera quelquefois nécessaire pour bien distinguer les taches de rouille déposées par un corps étranger métallique d'avec ce corps étranger lui-même. S'il s'agit d'un enfant, d'un malade pusillanime, si le corps étranger profondément enfoncé dans les lames de la cornée nécessite des efforts un peu prolongés d'extraction, on fera bien alors de placer le malade sur un lit, de s'aider de la pince fixatrice et de l'écarteur des paupières ; souvent même l'emploi du chloroforme sera nécessaire.

Si le corps étranger est profondément implanté dans la cornée, si même il proémine dans la chambre antérieure, il est à craindre que les tentatives faites pour le saisir n'aient d'autre résultat que de le faire pénétrer plus profondément. Le procédé de Desmarres est alors nécessaire : Une aiguille à paracentèse est enfoncée dans la chambre antérieure derrière le corps étranger dont elle soutient l'extrémité postérieure, tandis que l'on incise la cornée dans une étendue suffisante pour faciliter l'extraction.

Quand le corps est tombé dans la chambre antérieure, il faut faire soit avec la pique, soit avec le couteau de Græfe, une incision assez large de la cornée pour permettre le passage des pinces destinées à saisir le corps étranger.

Dans le cas où l'implantation a lieu dans l'iris, on pourra encore essayer de saisir le corps étranger avec des pinces ; mais pour peu qu'il soit profondément implanté, pour peu surtout que des exsudats solides l'environnent, il sera nécessaire de pratiquer l'excision de l'iris.

Le traitement des corps étrangers du cristallin est une question fort délicate. Si le corps étranger est enkysté et ne détermine pas d'accidents, le mieux est de s'abstenir. Que si l'opacité déterminée dans la lentille par la présence du corps étranger est partielle, on pourra, comme le conseille Yvert, se contenter de pratiquer une iridectomie.

Enfin, dans tous les cas, où, par sa présence, le corps étranger déterminera des accidents, il faudra pratiquer à la fois l'extraction de la lentille et du corps étranger. Rappelons l'intéressante observation de Græfe rapportée par Arlt, dans laquelle ce chirurgien fit une discision de la capsule qui permit aux masses corticales cristalliniennes gonflées de tomber dans la chambre antérieure, entraînant avec elles le corps étranger. L'extraction fut faite ensuite sans difficultés.

Si les corps étrangers sont implantés dans la sclérotique et facilement saisissables, il faudra en pratiquer l'extraction d'après les mêmes règles que pour la conjonctive et pour la cornée. Mais s'ils sont trop profondément implantés dans la sclérotique pour qu'on puisse les saisir, si même ils sont tombés dans le corps vitré, leur extraction présente des difficultés et des dangers considérables.

Une incision sera faite à la sclérotique dans l'intervalle des muscles droits, et le corps étranger sera saisi avec des pinces. Dans les cas de corps métalliques, on a employé quelquefois avec succès des tiges aimantées ou l'électro-aimant. Ces délicates opérations ne réussissent pas toujours à conserver la vision. Du reste, si le corps étranger est en rapport avec le corps ciliaire, s'il détermine des phénomènes sympathiques, il faut abandonner toute idée d'extraction, et s'empresser de pratiquer l'énucléation, dans le but de conserver l'œil du côté opposé.

3° BRULURES, ET CAUTÉRISATIONS DU GLOBE DE L'ŒIL.

Les brûlures du globe oculaire se produisent par deux ordres de causes : 1° tantôt elles sont causées par la flamme, par des corps en ignition (fragments de bois brûlé, morceaux de fer rouge, plomb fondu, graisse bouillante) ; 2° tantôt le mal est produit par un agent chimique, tel qu'un acide énergique, un alcali ou un sel caustique.

Les enfants, les épileptiques qui tombent dans le feu, présentent habituellement, en même temps que des brûlures du globe de l'œil, des lésions de même ordre étendues à la face et aux paupières.

Trop souvent l'acide sulfurique est projeté dans l'œil dans un but criminel.

Parmi les caustiques projetés le plus souvent accidentellement dans l'œil, nous devons citer la chaux et le mortier.

Enfin rappelons que l'usage des caustiques fait d'une façon intempestive dans le traitement des maladies oculaires peut déterminer des brûlures graves.

Ce sont habituellement la conjonctive et la cornée qui sont le siège de brûlures. La sclérotique, protégée par la muqueuse conjonctivale, reste le plus souvent indemne. Elle n'est atteinte que dans les cas où un acide fort ou bien un corps en ignition de gros volume reste longtemps en contact avec le globe oculaire.

Du côté de la conjonctive, tout peut se borner à une simple inflammation catarrhale plus ou moins violente, avec écoulement muco-purulent. Dans les cas plus graves, il y a eu destruction complète du tissu conjonctival, formation d'une eschare plus ou moins large, qui, après sa chute, laisse une surface de bourgeons charnus devant suppurer pendant longtemps, et amener la formation de cicatrices vicieuses.

Dans la cornée, les lésions peuvent présenter trois degrés différents : 1° Il peut y avoir une simple desquamation épithéliale, et dans ce cas, la réparation se fera très facilement ; 2° la perte de substance est parfois beaucoup plus profonde, et il en résulte une ulcération dont la cicatrisation sera fort longue, et laissera nécessairement à sa suite une tache indélébile ; 3° enfin, dans les cas les plus graves, l'eschare comprend toute l'épaisseur de la cornée, qui prend une teinte grise uniforme, un aspect flétri, comparable à celui d'une cornée bouillie. La chute de l'eschare entraîne dans ces cas une vaste perforation, et la perte du globe oculaire.

Il est bien rare que la brûlure de la sclérotique soit limitée à une partie de l'épaisseur de cette membrane. La cause de la brûlure ayant toujours dans ces cas une grande intensité, l'eschare comprend généralement toute l'épaisseur de la sclérotique et entraîne fatalement la perforation de l'œil.

Les *complications* qui peuvent se montrer à la suite des brûlures de l'œil sont de deux ordres : 1° Les complications immédiates sont l'incrustation dans l'épaisseur de la cornée ou de la conjonctive de corps étrangers, tels que des parcelles métalliques, de la poix, de la chaux, de la cire à cacheter ; la suppuration de la cornée, l'iritis, le phlegmon de l'œil ; 2° Les complications consécutives sont, du côté de la cornée, l'existence d'opacités de cette membrane (leucomes, albugos) ; du côté de la conjonctive, des adhérences vicieuses entre le globe de l'œil et les paupières (symblépharon), entre la conjonctive et la cornée (ptérygion traumatique).

Le *pronostic*, à part les cas très légers où tout se borne à une desquamation épithéliale de peu d'étendue, est donc fort grave. Il doit être d'autant plus réservé que, dans des cas en apparence assez favorables, on a vu les accidents (phlegmons de l'œil, rupture du globe oculaire) ne se montrer qu'un temps plus ou moins long après l'accident.

Le *traitement* comporte tout d'abord l'éloignement de la cause qui a produit la brûlure. Il faudra donc enlever les corps étrangers, pratiquer de grands lavages pour entraîner autant que possible toutes les traces des liquides caustiques. S'il s'agit d'acides énergiques, on emploiera les lavages avec des liquides faiblement alcalins ; si, au contraire, la brûlure a été produite par des alcalis, on se servira de solutions légèrement acides.

Mais lorsque les corps étrangers sont profondément incrustés dans la cornée et dans la conjonctive, il n'est pas facile de les enlever.

On a pu, à l'aide d'instillations d'huile d'amandes douces, détacher un fragment de pois adhérent à la cornée ; MM. Bussy et Gosselin ont conseillé, pour enlever la chaux infiltrée entre les lames de la cornée, l'emploi de l'eau sucrée ; le sucre forme avec la chaux un saccharate soluble qui est facilement entraîné. Les instillations doivent être très fréquemment répétées pour enlever des quantités appréciables de chaux.

Si la réparation des ulcères de la cornée est trop longue à se faire, on l'activera par l'emploi des compresses chaudes. Quand l'œil menace de se rompre, on a recours à la compression.

Il faut enfin, dans les cas de brûlures de la conjonctive, s'opposer, autant que possible, à la formation d'adhérences anormales entre la face interne des paupières et le globe de l'œil. Dans ce but, on aura recours à l'emploi des corps gras, vaseline, huile d'amandes douces, qui agiront en isolant les surfaces en contact. Au fur et à mesure que la cicatrice vicieuse tendra à se produire, on pourra la déchirer chaque jour avec l'extrémité d'un stylet mousse. Par des cautérisations répétées au nitrate d'argent, on s'efforcera de diriger la cicatrisation. Enfin on pourra avoir utilement recours à la greffe épidermique.

ARTICLE II

MALADIES INFLAMMATOIRES ET TROUBLES DE NUTRITION DU GLOBE OCULAIRE.

I

MALADIES INFLAMMATOIRES ET TROUBLES DE NUTRITION
DE LA CONJONCTIVE.

1° CONJONCTIVITES.

L'inflammation de la conjonctive peut revêtir un grand nombre de formes différentes que nous rattacherons aux cinq types suivants :

a. conjonctivite simple ou catarrhale ; b. conjonctivite pustuleuse ; c. conjonctivite granuleuse ; d. conjonctivite purulente ; e. conjonctivite diphthéritique.

a. — CONJONCTIVITE SIMPLE OU CATARRHALE.

Comme toutes les muqueuses, la conjonctive peut, sous certaines influences, présenter une inflammation catarrhale caractérisée par de la rougeur, du gonflement et une exagération de sécrétion.

Étiologie. — Les causes qui peuvent lui donner naissance sont très nombreuses. Signalons tout d'abord le froid humide, l'application prolongée des yeux à la lumière artificielle, qui, chez certaines personnes, dont on dit la *vue tendre*, provoquent fréquemment l'apparition de conjonctivites.

La présence de corps étrangers, les poussières, l'action irritante de certains gaz peuvent également lui donner naissance. De là, l'ophthalmie produite par le soufrage des vignes et signalée par Bouisson ; la *mitte* ou ophthalmie des vidangeurs.

Bon nombre de conjonctivites ne sont que la conséquence de la stagnation des larmes produite par une affection des voies lacrymales, ou des efforts d'accommodation nécessités par un vice de la réfraction (Voyez plus loin Hypermétropie).

Enfin, les fièvres éruptives, variole, rougeole, scarlatine ; le rhumatisme, les affections de la peau des paupières, érysipèle, psoriasis, eczéma, pityriasis, s'accompagnent également d'inflammations de la conjonctive que la présence des maladies concomitantes permet de rattacher à leur véritable origine.

Notons que si, dans nombre de cas, la conjonctivite est une maladie isolée, accidentelle, souvent aussi elle revêt la forme épidémique et contagieuse. C'est ainsi qu'il n'est pas rare de voir les différents membres d'une même famille, un grand nombre d'enfants dans une même salle d'hôpital, présenter à la fois une conjonctivite catarrhale.

Symptômes. — La maladie peut se montrer soit à l'état aigu, soit à l'état chronique.

La conjonctivite aiguë se traduit d'abord par une sensation de picotements, de corps étranger du côté du globe de l'œil. Bientôt il s'y joint de la rougeur et un peu de gonflement. L'injection des vaisseaux de la conjonctive est caractéristique. Ils se présentent sous la forme de vaisseaux volumineux, flexueux, mobiles à la surface de cette muqueuse. Quand l'inflammation est très intense, il peut même se produire des ruptures vasculaires ; de là des ecchymoses sous-conjonctivales. Le gonflement, habituellement modéré, peut en s'exagérant produire du côté des paupières le bourrelet muqueux connu sous le nom d'*ectropion ;* du côté de la conjonctive oculaire, il donne naissance à l'œdème sous-muqueux qui porte le nom de *chémosis.* La sécrétion de la conjonctive est exagérée ; il en résulte du larmoiement ; bientôt à ce liquide clair et transparent se mélangent des filaments de mucus. Enfin, dans les cas les plus graves, la sécrétion devient muco-purulente.

A part la sensation de picotement et de corps étranger que nous avons notée au début, les troubles fonctionnels sont peu accusés. Il n'y a pas d'exagération de la sensibilité à la lumière (photophobie) ; la présence de flocons muqueux à la surface du globe oculaire gêne seule la vision. Le matin au réveil les paupières sont agglutinées par la sécrétion accumulée pendant la nuit ; les paupières semblent tellement lourdes au malade qu'il peut à peine les soulever.

Dans la conjonctivite chronique, tous les symptômes précédents sont atténués ; mais le gonflement des tissus et le relâchement qui en résulte amènent souvent le renversement de la paupière inférieure connu sous le nom d'*ectropion.*

Signalons la coïncidence fréquente de la conjonctivite, soit avec l'inflammation des paupières (blépharite), soit avec celle de la cornée (kératite).

Enfin, la maladie n'est pas toujours généralisée à toute l'étendue de la conjonctive. Quelquefois, elle se localise en certains points, tels que le grand angle de l'œil, la face interne des paupières, les culs-de-sac de la conjonctive ; de là les noms de conjonctivite angulaire, palpébrale, etc.

Diagnostic. — Il est en général facile ; au début, on pourrait confondre l'hypérémie conjonctivale qui est le premier degré de la maladie avec celle qu'entretient la présence d'un corps étranger. Un examen soigneux des différents points et surtout des culs-de-sac de la conjonctive tranchera la question. Plus tard, le diagnostic reposera surtout sur la forme de l'injection conjonctivale dont les caractères sont, avons-nous dit, de présenter des vaisseaux mobiles, volumineux et tortueux, et sur l'hypersécrétion de la muqueuse. Rappelons enfin qu'un examen complet de la conjonctive est nécessaire pour ne pas laisser échapper les inflammations limitées à certaines parties de la membrane, telles que la face interne des paupières et les culs-de-sac conjonctivaux.

Pronostic. — La conjonctivite simple a d'ordinaire un pronostic bénin. Elle ne prend de gravité que lorsqu'elle se complique d'inflammation des autres membranes de l'œil, ou quand elle passe à l'état chronique.

Traitement. — Il est bien évident que le traitement doit consister tout d'abord à écarter les causes qui ont donné naissance à la conjonctivite ou qui l'entretiennent.

Dans les cas aigus, l'application de compresses froides, les lavages de l'œil plusieurs fois répétés dans les 24 heures avec des solutions antiseptiques (alcool, borax, acide borique), enfin, l'instillation de collyre au nitrate d'argent (10 centigrammes pour 50 grammes d'eau), sont les moyens qui conviennent le mieux. Si le chémosis est très volumineux, on y pratiquera quelques scarifications.

Dans les cas chroniques, les instillations seront faites soit avec un collyre faible au nitrate d'argent (5 centigrammes pour 50 grammes), soit avec un collyre au sulfate de cuivre. Si l'inflammation de la conjonctive est entretenue par un vice de la réfraction (hypermétropie) ou par la stagnation des larmes, on en triomphera, soit en faisant porter au malade des verres convenables, soit en rétablissant le cours des larmes.

b. — CONJONCTIVITE PUSTULEUSE.

On l'appelle encore conjonctivite *papuleuse, vésiculeuse* ou *phlycténulaire*. Ces diverses dénominations s'appliquent à des dispositions anatomiques différentes d'une seule et même maladie. Que l'infiltration plastique prenne la forme papuleuse, que sur cette papule se forme une petite vésicule, qu'enfin le contenu de la vésicule suppure et passe à la forme pustuleuse, la cause de la maladie est toujours la même : c'est le tempérament scrofuleux ou lymphatique. Aussi pourrait-on la désigner sous le terme général de conjonctivite scrofuleuse.

Étiologie. — Les causes de la conjonctivite pustuleuse ne diffèrent pas de celles de la conjonctivite simple ou catarrhale. Mais que ces causes, refroidissement, corps étrangers, poussières, action de la lumière artificielle, agissent sur un sujet scrofuleux, et, au lieu d'une conjonctivite simple, on verra se montrer une conjonctivite pustuleuse. Le lymphatisme étant surtout très développé chez les enfants, rien d'étonnant dès lors à ce qu'on rencontre surtout cette forme dans le jeune âge ; mais l'âge adulte n'en est point exempt. Seulement la, maladie est parfois si légère qu'elle constitue une simple gêne et passe bien des fois inaperçue.

Symptômes. — Tantôt l'affection se développe au niveau du limbe scléro-cornéen, empiétant à la fois sur la conjonctive et sur la cornée, tantôt elle siège loin de la membrane cornéenne, mais généralement suivant le grand diamètre de la fente palpébrale, c'est-à-dire sur les parties découvertes de la conjonctive. Au pourtour de la cornée, elle se montre sous la forme d'un pinceau de vaisseaux d'apparence triangulaire dont la base est dirigée vers la périphérie de la conjonctive, tandis que le sommet, regardant le centre de la cornée, supporte une petite élevure blanchâtre ou jaunâtre, constituée par l'infiltration plastique du tissu sous-conjonctival. A la papule fait suite parfois une vésicule qui se rompt et laisse à sa place une petite ulcération.

Les papules du limbe scléro-cornéen prennent généralement la forme vésiculeuse, tandis que celles qui occupent la conjonctive dans un point éloigné de la cornée acquièrent souvent un volume considérable, présentent une teinte jaunâtre, et donnent naissance à de larges pustules. Jamais la conjonctivite pustuleuse ne se développe sur la conjonctive palpébrale.

Lorsqu'elle siège loin de la cornée, la conjonctivite pustuleuse ne s'accompagne que de troubles fonctionnels peu considérables, légère douleur, rougeur et exagération de sécrétion. Dès que la cornée est intéressée, on voit les symptômes fonctionnels prendre une bien plus grande importance. La douleur est beaucoup plus vive, et surtout il y a une photophobie intense, amenant à sa suite une contracture spasmodique des paupières, dite *blépharospasme*.

Diagnostic. — La forme de l'injection vasculaire et la petite papule qui la surmonte donnent à la maladie une physionomie caractéristique. Il arrive parfois cependant que les vésicules sont si petites et si multipliées à la périphérie de la cornée que les pinceaux vasculaires qui accompagnent chacune d'elles arrivent à se fusionner et donnent l'apparence d'une injection totale de la conjonctive. Un examen soigneux, et surtout à l'aide de l'éclairage oblique, permet en pareil cas de reconnaître la véritable nature de la maladie.

Pronostic. — Tant que la cornée reste saine, le pronostic est sans gravité; mais des poussées successives de conjonctivite pustuleuse peuvent prolonger la maladie pendant plusieurs semaines.

Traitement. — Quelques instillations d'un collyre astringent au sulfate de zinc ou au borax peuvent suffire dans les cas simples. Lorsqu'il existe une large pustule, on en favorisera la résolution par des cautérisations légères avec la pointe effilée d'un crayon de sulfate de cuivre ou de nitrate d'argent.

En même temps on se préoccupera de l'état général, et l'on modifiera par un traitement convenable le tempérament lymphatique, cause première des accidents.

c. CONJONCTIVITE GRANULEUSE.

On donne le nom de conjonctivite granuleuse à une inflammation *spécifique* de la conjonctive, *contagieuse* et *inoculable*, provoquant a formation, à la surface de cette membrane, de petites saillies dites granulations, capables d'entraîner par leur contact l'opacité de la cornée (*pannus granuleux*) et la perte de la vision.

Il importe tout d'abord de dissiper la confusion qui est souvent faite entre la conjonctivite granuleuse vraie, maladie spécifique et probablement parasitaire, et les autres aspérités qui peuvent se développer à la surface de la conjonctive sous l'influence de l'inflammation.

Souvent, en effet, on voit les papilles conjonctivales, hypertrophiées sous l'influence de l'inflammation, constituer de petites saillies régulières à la surface de la conjonctive; mais ces petites élevures, auxquelles certains auteurs ont donné le nom de *granulations papillaires* diffèrent par un grand nombre de caractères des granulations vraies. Elles sont toujours beaucoup plus petites; toutes présentent à peu près le même volume, et donnent à la conjonctive une apparence veloutée à laquelle on pourrait appliquer le nom d'état velvétique de la conjonctive. Leur siège n'est pas non plus le même que celui des vraies granulations; elles se montrent, en

effet, sur le bord des paupières, dont elles ne sont distantes que par
un mince espace, tandis que le siège de prédilection des granulations
vraies, c'est le cul-de-sac conjonctival, et surtout le cul-de-sac conjonctival supérieur. Enfin, différence essentielle, les fausses granulations ou granulations papillaires disparaissent par résolution, sans
laisser d'altération de la trame du tissu conjonctival, tandis que les
granulations vraies ne guérissent qu'en donnant naissance à un tissu
de cicatrice.

Peut-être vaudrait-il mieux, pour dissiper toute confusion, abandonner le mot de granulations, pour adopter celui de *trachome*
employé par les ophthalmologistes belges et allemands.

Anatomie pathologique. — Quoi qu'il en soit de la désignation
employée, nous pouvons, avec Warlomont, définir, au point de vue
anatomo-pathologique, la granulation ou le trachome : un produit néoplasique, naissant de toutes pièces dans l'épaisseur du tissu conjonctival, ou transformant en tissu néoplasique certains éléments normaux de la conjonctive, et spécialement les corpuscules lymphoïdes.

A l'état normal, en effet, le derme de la muqueuse conjonctivale
est infiltré de cellules lymphoïdes. C'est l'hypertrophie ou la multiplication de ces éléments normaux qui constitue le trachome. Quelquefois, mais cela est assez rare, à Paris du moins, la granulation
prend l'aspect d'une petite vésicule. Cette forme, beaucoup plus fréquente en Belgique, a été décrite par Hairion de Louvain sous le
nom de *granulations vésiculeuses*. Le plus souvent, au contraire,
elles se présentent sous la forme de saillies rouges, molles, tomen-
teuses, d'apparence charnue ; enfin, lorsque la guérison arrive, les
cellules lymphoïdes diminuent de nombre et font place à un tissu
fibreux qui constitue de véritables cicatrices.

D'après Iwanow, l'hypertrophie lymphoïde ne constituerait pas
toute la lésion. Il y aurait dans un grand nombre de cas des néofor-
mations glandulaires dans l'épaisseur de la conjonctive et jusque
dans les couches superficielles de la cornée atteinte de pannus granuleux. D'après Jacobson, au contraire, il n'y aurait là qu'une hypertrophie des glandes normales de la conjonctive, et cette altération
ne serait point spéciale à la conjonctivite granuleuse, mais se rencontrerait dans beaucoup d'autres états pathologiques différents.
Quoi qu'il en soit, Warlomont est porté à accorder à cette découverte d'Iwanow une grande importance. Les granulations, en effet,

disparaissent au bout d'un certain temps ; les glandes, au contraire, une fois développées, persistent ; elles peuvent recéler dans leur intérieur les germes de la maladie ; par là s'expliquerait la déplo-- rable tendance du trachome à la récidive.

Étiologie et pathogénie. — L'anatomie pathologique, en nous fournissant des données précises sur la constitution lymphoïde des granulations, ne nous donne aucun renseignement utile sur la nature même de la maladie. Elle est impuissante à nous rendre compte de particularités pourtant bien démontrées, tant par la clinique que par l'expérimentation, savoir la contagion de la maladie, et son développement sous forme épidémique. Aussi, éclairés par les recherches de la pathologie générale moderne, les ophthalmologistes tendent-ils aujourd'hui à admettre la nature microbienne ou parasitaire de l'affection.

Quant aux causes qui lui donnent naissance, certains auteurs, se fondant sur l'identité absolue de l'ophthalmie granuleuse que nous observons dans nos climats et de celle qui sévit en Orient, et particulièrement sur les bords du Nil, ont pensé qu'elle avait été importée en Europe par les armées française et anglaise lors de la campagne d'Égypte. Elle aurait été transmise ensuite aux autres armées de l'Europe, puis se serait disséminée dans les populations civiles, où nous l'observons aujourd'hui. De là, les noms d'ophthalmie militaire ou égyptienne sous lesquels elle est encore désignée. Quoi qu'il en soit d'ailleurs de l'origine primitive du mal, il est bien certain que l'ophthalmie granuleuse et l'ophthalmie militaire, encore distinguées aujourd'hui l'une de l'autre par certains auteurs, ne constituent qu'une seule et même maladie, et qu'il n'y a pas lieu dès lors de leur consacrer deux chapitres distincts.

Les conditions favorables au développement et à la propagation de la maladie sont les suivantes : l'encombrement dans les camps, dans les casernes, dans les écoles, dans les hôpitaux, la malpropreté, la misère, et en général toutes les conditions hygiéniques mauvaises, de nature à faciliter le transport du mal par contagion. La diathèse scrofuleuse prédispose aussi ceux qui en sont atteints à contracter l'ophthalmie granuleuse. Le fait se comprend, étant donnée la lésion anatomique qui la caractérise, puisque l'élément lymphoïde est toujours très développé et très disposé à s'hypertrophier chez les scrofuleux. Souvent aussi les scrofuleux présentent des conjonctivites catarrhales, des blépharites glandulo-ciliaires, qui constituent un terrain favorable pour le développement de l'élément spécifique (microbe?) de la granulation.

Symptômes. — Le début de l'ophthalmie granuleuse est silencieux, et sa marche essentiellement chronique. La seule particularité qui frappe l'observateur, c'est la chute de la paupière supérieure. Chez beaucoup de malades, les deux paupières supérieures sont tombantes, et les efforts les plus énergiques n'arrivent pas à les relever complètement. Chez d'autres, un.seul œil étant atteint, il y a un contraste frappant entre l'œil sain et l'œil malade, dont la fente palpébrale paraît beaucoup plus étroite. Bien souvent aussi l'état de la cornée permet, à première vue, de soupçonner l'existence des granulations. Si la cornée présente dans son tiers supérieur de l'opacité, de petites exulcérations, une vascularisation anormale, en un mot, toutes les lésions dont l'ensemble constitue le pannus granuleux, tandis que le reste de la membrane est intact, ce contraste entre la partie libre de la membrane et celle qui est en rapport avec la face postérieure de la paupière supérieure est tout à fait caractéristique. Ce sont en effet les granulations qui, par leur contact rugueux, entretiennent les lésions de la cornée. Si, poussant plus loin l'examen, on renverse la paupière supérieure, en même temps qu'on engage le malade à regarder en bas, de façon à bien mettre au jour le cul-de-sac conjonctival, on aperçoit alors les granulations qui se montrent sous des aspects différents, suivant les périodes de la maladie, suivant qu'elles ont été ou non soumises à un traitement. Au début, ce sont de petites saillies grisâtres, demi-transparentes, qu'on a comparées à du tapioca cuit; quelquefois elles prennent un volume beaucoup plus considérable, et forment des vésicules transparentes de 2 à 3 millimètres de diamètre (granulations vésiculeuses de Hairion). Plus tard, sous l'influence de l'inflammation surajoutée, ou des traitements irritants employés, ces saillies deviennent rouges, veloutées, turgescentes. Enfin, dans la dernière période, dite de régression, çà et là du tissu cicatriciel sépare les unes des autres les granulations affaissées. A la paupière inférieure, les granulations déterminent un léger renversement de cette paupière, et par suite, du larmoiement, le point lacrymal inférieur ne s'appliquant plus exactement sur le globe oculaire. Enfin les granulations peuvent se développer sur la conjonctive oculaire, et dans certains cas exceptionnels même, jusque sur la cornée.

Lorsque la maladie se prolonge, elle amène de nombreuses et graves complications. Déjà nous avons signalé le pannus de la cornée; il y a sous ce rapport de grandes différences entre les sujets. Les uns ont les paupières lâches et flottantes pour ainsi dire, de sorte qu'il n'y a pas un contact intime entre leur face postérieure et la face antérieure de la cornée; chez eux, on peut voir des granulations énormes sans trace de pannus. Chez d'autres, au contraire, les paupières étroites et serrées brident la cornée; les plus petites granulations viennent s'imprimer sur cette membrane et y déterminent des troubles graves de la nutrition. Lors même que les granulations sont guéries, elles laissent à leur place un tissu cicatriciel rude et irrégulier auquel certains auteurs réservent le nom de trachome, et qui, comme les granulations elles-mêmes, peut par son contact entretenir les altérations de la cornée. Le tissu cicatriciel efface, par sa rétraction, les culs-de-sac conjonctivaux; les glandes muqueuses disparaissent; il en résulte un état particulier de sécheresse de la membrane, auquel on donne le nom de *xérophthalmie*. Les cartilages tarses sont ramollis, atrophiés, ratatinés; de là, l'involution des paupières, dont la face cutanée se retourne du côté du globe de l'œil, *entropion*; de là, aussi, le déplacement des cils, *trichiasis*, qui peuvent venir frotter la surface de la cornée et contribuer à entretenir son irritation.

La marche de l'ophthalmie granuleuse est, avons-nous dit, essentiellement chronique. Mais elle est interrompue parfois par des poussées aiguës pendant lesquelles la conjonctive oculaire s'injecte, le gonflement et le larmoiement s'exaspèrent, une sécrétion muco-purulente se surajoute aux phénomènes précédents. C'est là l'ophthalmie purulente des granuleux. Sans doute, chez des malades abandonnés à eux-mêmes, cette ophthalmie purulente peut devenir, par son influence fâcheuse sur la cornée, la source de graves dangers. Mais ce résultat n'est pas fatal; au contraire, ces poussées aiguës, en atrophiant les granulations, en hâtant la résorption des exsudats intra-cornéens, peuvent exercer une action salutaire sur la marche de la maladie. Comme nous le dirons plus loin, elles ont même suggéré l'idée d'une méthode thérapeutique, l'inoculation blennorrhagique, applicable à certains cas particuliers de pannus granuleux.

Diagnostic. — Si l'on prend garde aux signes que nous avons énumérés, la chute de la paupière, le pannus de la cornée limité à la partie de cette membrane qui est en contact avec la paupière supérieure ; si surtout on a le soin de retourner les paupières pour en examiner les culs-de-sac, dans tous les cas où l'on pourra soupçonner l'existence de granulations, on ne laissera pas passer inaperçue cette affection. On peut dire d'une façon générale que le diagnostic ne présente pas de difficultés. C'est seulement avec les fausses granulations ou saillies papillaires déterminées par l'inflammation conjonctivale, qu'on pourrait confondre les granulations vraies. On les en distinguera par la marche de l'affection. Tandis que les granulations papillaires ou fausses granulations sont la conséquence d'une inflammation aiguë, le trachome a un début silencieux et une marche chronique. C'est surtout à la paupière supérieure et dans les culs-de-sac que se trouvent les vraies granulations ; les saillies papillaires s'observent surtout à la paupière inférieure et à une faible distance du bord palpébral. Enfin, tandis que le trachome laisse à sa suite un tissu de cicatrice indélébile, les saillies papillaires de la muqueuse peuvent disparaître par résorption sans laisser de trace.

Pronostic. — Tout ce que nous avons dit des symptômes et de la marche de l'affection dénote assez sa gravité, puisqu'elle peut non seulement altérer la forme des organes, mais encore amener des troubles fonctionnels graves, et même la perte absolue de la vision, par suite des lésions de la cornée.

Traitement. — Le traitement doit être avant tout prophylactique. Il se résume en une seule prescription : Éviter soigneusement la contagion. Les granuleux doivent avoir des linges, des éponges, des compte-gouttes spéciaux. Le chirurgien qui les a examinés doit toujours se laver les mains avant de toucher à d'autres malades. C'est surtout dans les hôpitaux que ces recommandations ont une grande importance. Plus d'une fois, nous avons vu des compte-gouttes malpropres inoculer l'ophthalmie granuleuse à un grand nombre de malades. Dans les casernes, dans les écoles, c'est par des inspections suffisamment multipliées, et par le prompt isolement des malades qu'on s'opposera à la dissémination de la maladie.

Une fois les granulations développées, le traitement doit tendre non pas à les détruire par les caustiques ou par l'instrument tranchant, mais à les modifier. Dans ce but, on a recours à des cautérisations fréquemment répétées soit avec le sulfate de cuivre, soit avec le sous-acétate de plomb, soit même avec le crayon de nitrate d'argent mitigé. Mais quand on se servira de ce dernier agent, on devra soigneusement neutraliser l'excès de sel d'argent avec l'eau salée, surtout s'il existe déjà des altérations de la cornée. La nature parasitaire de la maladie, devenue extrêmement probable aujourd'hui, conduirait à faire une place plus large aux lavages antiseptiques (eau phéniquée, eau chlorurée, boriquée). On a conseillé également un moyen mécanique, le massage des paupières, pratiqué avec la pulpe du pouce, après introduction entre les paupières de pommade au précipité rouge. Un moyen qui agit à la fois comme modificateur et comme agent mécanique, c'est l'iodoforme finement pulvérisé, dont nous avons obtenu de très bons résultats. Enfin, dans ces derniers temps, on a vanté l'infusion de jéquirity qui agit en déterminant une violente inflammation suppurative de la conjonctive. Ce moyen, par là même, qu'il a une grande puissance, demande à être employé avec précaution et à être attentivement surveillé. Ce qu'il faut, en résumé, s'efforcer d'obtenir, c'est une inflammation substitutive qui agit en déterminant la résorption des granulations. En même temps il faut se préoccuper des conditions hygiéniques du malade et relever ses forces par des toniques et des antiscrofuleux. Quant aux complications déterminées par la maladie, pannus de la cornée, entropion, trichiasis, nous indiquerons leur traitement quand nous nous occuperons de ces diverses lésions.

d. CONJONCTIVITE PURULENTE.

La conjonctivite purulente mérite d'attirer toute notre attention ; car il n'est pas de maladie plus grave et qui soit capable d'entraîner en un plus court espace de temps la perte de la vision.

Elle survient dans deux conditions très différentes ; tantôt, en effet, elle se montre chez les nouveau-nés, tantôt chez des adultes comme complication d'une blennorrhagie.

Nous aurons donc à décrire : 1° la conjonctivite purulente des nouveau-nés ; 2° la conjonctivite purulente blennorrhagique.

A ces deux formes on pourrait joindre la conjonctivite purulente des granuleux dont nous avons dit un mot à propos des poussées aiguës de conjonctivite qui surviennent dans le cours de l'ophthalmie granuleuse.

Enfin M. Maurice Perrin a décrit une conjonctivite purulente rhumatismale.

1° CONJONCTIVITE PURULENTE DES NOUVEAU-NÉS.

Dans les trois ou quatre premiers jours qui suivent la naissance, les enfants présentent parfois une violente inflammation de la conjonctive, avec sécrétion purulente.

On a beaucoup discuté sur la cause de cette ophthalmie; tandis que certains auteurs y voient une inoculation des sécrétions vaginales de la mère, au moment du passage de la tête pendant l'accouchement, d'autres font intervenir le froid, qui aurait une influence plus vive au sortir de la vie intra-utérine. Que les courants d'air, les lavages avec une eau trop froide, l'action des substances irritantes sur la conjonctive puissent développer chez les nouveau-nés des conjonctivites catarrhales, s'accompagnant quelquefois de la sécrétion de muco-pus, la chose n'est pas douteuse; elle est même très fréquente. Mais il y a loin de ces cas bénins à la gravité de l'ophthalmie purulente des nouveau-nés. D'ailleurs les recherches cliniques ont montré que souvent les enfants qui présentaient cette dernière variété d'ophthalmie étaient nés de mères atteintes d'écoulement vaginal ou uréthral. La statistique souvent citée de Cederschold, faite à la Maternité de Stockholm, a démontré que les enfants nés dans ces conditions présentaient trois fois plus d'ophthalmies purulentes que ceux dont les mères étaient indemnes de tout écoulement. Enfin, il ne faut pas oublier, dans les hôpitaux, dans les maternités, où s'observe fréquemment l'affection, avec quelle facilité peuvent se faire les inoculations par les linges, par les éponges, etc.

2° CONJONCTIVITE PURULENTE BLENNORRHAGIQUE.

Chez les adultes, la conjonctivite purulente résulte du contact accidentel du pus blennorrhagique avec la muqueuse conjonctivale. La preuve de cette origine réside dans le siège de l'affection, qui occupe beaucoup plus souvent l'œil droit, auquel elle est inoculée par la main droite; chez les malades qui sont gauchers, c'est l'œil gauche, au contraire, qui est atteint. Le contact de la main et des organes génitaux étant moins nécessaire chez la femme, à cause de la différence du costume, la conjonctivite blennorrhagique est aussi, chez elle, beaucoup moins fréquente. On cite partout l'exemple de ce malade de

Cullerier qui, atteint de blennorrhagie et porteur d'un œil de verre, inocula à son moignon d'œil l'ophthalmie purulente. Dans un grand nombre de cas, malheureusement, la maladie développée primitivement sur un seul œil s'inocule plus tard au second.

Symptômes. — Quelle que soit la cause qui lui ait donné naissance, l'ophthalmie purulente présente toujours d'une manière générale les mêmes symptômes. Il y a seulement des différences dans la marche, suivant l'origine de la maladie.

On peut, pour l'étude, diviser l'évolution de la conjonctivite purulente en trois périodes.

Dans la première période, on n'observe que les symptômes d'une violente inflammation catarrhale, rougeur, gonflement considérable, sécrétion de muco-pus. Ces symptômes objectifs s'accompagnent de la sensation de corps étrangers à la surface de la conjonctive et de violentes douleurs irradiées dans la zone de la cinquième paire.

A cette période de début fait bientôt place la seconde période, caractérisée par la sécrétion d'une quantité considérable de pus. Le gonflement prend alors des proportions énormes; la paupière supérieure représente une sorte de sac distendu par le pus qui retombe au-devant de l'inférieure et imprime à la physionomie du malade un cachet presque caractéristique. Si on cherche à écarter l'une de l'autre les deux paupières, on a à lutter contre le spasme de l'orbiculaire, et il n'est pas rare, surtout chez les jeunes enfants, de voir le pus projeté violemment au dehors. C'est là un danger dont il faut être averti; pour l'éviter, on tiendra le visage assez éloigné de celui du malade, et l'on n'ouvrira que doucement les paupières, pour empêcher la projection d'un flot trop violent de liquide.

Le pus se concrète quelquefois à la surface de la conjonctive et même de la cornée, sous la forme de pseudo-membrane, et pourrait faire croire à une altération déjà très avancée de cette dernière membrane. Si l'on réussit à chasser cette sécrétion pseudo-membraneuse, on constate alors l'intégrité de la cornée. Quant à la conjonctive, elle est le siège d'une rougeur et d'un gonflement considérable. Elle a l'apparence d'un bourrelet rougeâtre, tomenteux, saignant facilement; le boursouflement est quelquefois tel que le cartilage tarse est retourné sur lui-même et qu'on a beaucoup de peine à le remettre en place. C'est surtout chez les jeunes enfants qu'on observe cet incident. La conjonctive oculaire présente bientôt un gonflement qui n'est pas moindre que celui de la conjonctive palpébrale. Elle forme tout autour de la cornée un bourrelet rougeâtre connu sous le nom de chémosis, qui présente à étudier la plus haute importance; car, ainsi que nous allons le dire dans un instant, le chémosis a une part considérable dans le développement des lésions de la cornée.

Ajoutons à tous ces symptômes la présence du ganglion préauriculaire, qui peut se retrouver dans toutes les variétés d'ophthalmie purulente.

La troisième période est caractérisée par les altérations de la cornée. Celles-ci surviennent de deux manières différentes : elles sont quelquefois la conséquence de la compression mécanique exercée à la périphérie de cette membrane par le chémosis; aussi voit-on habituellement les lésions cornéennes présenter leur maximum d'intensité dans les points où le chémosis est le plus développé. C'est dans ces cas qu'on peut voir la cornée, conservant toute sa transparence, porter une ulcération circulaire qui, se creusant de plus en plus, finit par détacher complètement cette membrane de la sclérotique. Dans d'autres cas, la cornée s'infiltre de pus dans une étendue plus ou moins grande, et ces abcès, venant à se rompre, provoquent du même coup la rupture de la membrane cornéenne. Cette dernière, suivant son étendue, peut avoir des conséquences variables. Si la perforation est assez petite pour que l'iris, se précipitant entre les lèvres de la plaie, vienne l'obturer, le malade guérira avec une cicatrice cornéenne adhérente à l'iris (leucome adhérent). La perforation est-elle plus large, le contenu de l'œil pourra être évacué au dehors; de là l'atrophie complète du globe oculaire. Enfin la perte de la vision pourra encore être la conséquence de la propagation de l'inflammation aux membranes profondes de l'œil (panophthalmie). Ces graves altérations du côté de la cornée ne se produisent pas sans occasionner du côté des nerfs de la cinquième paire des douleurs atroces, qui sont quelquefois brusquement supprimées par la rupture de cette membrane.

Il va sans dire que la division de la maladie en trois périodes, commode pour l'étude, a quelque chose d'artificiel. Souvent, en effet, la marche est tellement rapide que la suppuration survient dès les premières heures. La première et la seconde période sont alors confondues. De même aussi, il n'y a pas de différence tranchée entre la seconde et la troisième période dont les symptômes se surajoutent rapidement les uns aux autres dans ces cas foudroyants pour ainsi dire, qui entraînent, en trente-six ou quarante-huit heures, la perte de la vision. En revanche, cette succession des phénomènes n'a rien de fatal, et l'on peut voir, soit sous l'influence du traitement, soit par suite d'une bénignité particulière du mal, la troisième période, c'est-à-dire les altérations de la cornée, faire complètement défaut. Quand le mal marche vers la guérison, le gonflement diminue en même temps que la suppuration devient moins abondante et fait place à une sécrétion de plus en plus plastique, de plus en plus chargée de fibrine. Parfois l'état chronique succède à l'inflammation aiguë. L'état granuloïde des paupières, les lésions du côté de la cornée entretiennent dans ces cas la longue durée de la maladie.

Diagnostic. — Le diagnostic ne saurait présenter de sérieuses difficultés. Dans la conjonctivite catarrhale simple ou muco-purulente, le gonflement est moindre, le pus n'est jamais sécrété à l'état de pureté ni en aussi grande abondance ; on n'observe pas de pareilles lésions du côté de la cornée. On a d'ailleurs pour se guider la notion étiologique. Il faut toutefois remarquer que la blennorrhagie peut donner naissance à une autre variété d'ophthalmie qui, comme l'arthrite blennorrhagique, doit être rapportée au rhumatisme. Mais il est à noter que ses caractères sont plutôt ceux de la simple ophthalmie catarrhale que ceux de la conjonctivite purulente. Elle porte d'ailleurs beaucoup plutôt sur la cornée et l'iris que sur la conjonctive.

Pronostic. — Il n'est pas nécessaire d'insister beaucoup sur la gravité d'une affection qui peut entraîner en si peu de temps la perte de la vision. Il est toutefois une différence à cet égard entre l'ophthalmie blennorrhagique et la conjonctivite purulente des nouveaunés. Cette dernière a une marche beaucoup moins rapide et pour ainsi dire beaucoup moins fatale. Il est plus aisé d'arriver à l'enrayer par un traitement convenable. Et cependant, à l'heure actuelle, toutes les statistiques s'accordent à démontrer que l'ophthalmie purulente des nouveau-nés constitue la cause de beaucoup la plus fréquente de cécité. On comprend donc de quelle importance est le traitement d'une affection qui peut avoir pour conséquence la perte de la vision au début même de l'existence.

Traitement. — On doit avant tout se préoccuper d'empêcher le développement de la maladie. Pour cela, on préviendra les malades atteints de blennorrhagie du danger qui les menace et des précautions qu'ils doivent prendre pour l'évitèr. On peut aussi, au moment de l'accouchement, se proposer de combattre par des injections antiseptiques l'inoculation aux yeux du nouveau-né de l'écoulement purulent de la mère. Plus tard, il faut éviter soigneusement les inoculations possibles par les linges, les éponges, les mains.

Une fois l'ophthalmie purulente développée, il faut d'une part s'efforcer de modérer l'inflammation, et d'autre part la modifier par les cautérisations et l'usage des antiseptiques. On commencera par débarrasser soigneusement la conjonctive de tout le pus qui la recouvre par un lavage prolongé. Lorsque la muqueuse sera bien mise à nu, ce qui ne peut se faire qu'en retournant sur elle-même la paupière supérieure, on pratiquera une cautérisation avec la solution de nitrate d'argent dont le titre sera proportionné au degré de purulence de l'affection. On emploiera, suivant les cas, des solutions de nitrate d'argent à 1/30, à 1/15, à 1/10. On pourra également se servir du crayon mitigé de nitrate d'argent à 1/5. Dans tous les cas, on aura soin de neutraliser l'excès de sel d'argent avec la solution saturée de sel marin pour éviter les altérations de la cornée. Les cautérisations seront pratiquées une ou deux fois dans les vingt-quatre heures, suivant l'intensité de la sécrétion purulente. Au fur et à mesure que le gonflement et la quantité de pus sécrétée diminueront, on espacera davantage les cautérisations, en même temps qu'on en affaiblira l'énergie.

. Un des moyens les plus puissants à opposer à l'ophthalmie purulente, c'est la douche oculaire dont l'action a été parfaitement étudiée par Chassaignac. Il faut éviter de la projeter avec force à l'aide d'une seringue, car des gouttelettes de liquide pourraient, après avoir frappé la conjonctive, être renvoyées vers les yeux de l'opérateur et lui inoculer l'affection. On se servira plutôt d'un linge ou d'une éponge imbibée d'une solution antiseptique (acide phénique, alcool, acide borique, acide salicylique) dont on exprimera doucement le contenu à la surface de la conjonctive. On voit pour ainsi dire, sous l'influence de la douche, se modifier sous les yeux de l'opérateur, la sécrétion conjonctivale ; les globules de pus sont entraînés au dehors, tandis qu'une mince trame fibrineuse se forme à la surface de la conjonctive, où elle dessine un réticulum délicat. La sécrétion devient donc de moins en moins purulente, en même temps qu'elle augmente de plasticité. Les douches oculaires seront très fréquemment répétées, toutes les deux heures par exemple. Dans l'intervalle, les paupières seront recouvertes de compresses imbibées des mêmes solutions antiseptiques, par-dessus lesquelles on déposera un petit sachet de glace. Le froid produit par le liquide glacé diminuera l'intensité de l'inflammation, tandis que les cautérisations et les liquides antiseptiques en modifieront la purulence. Grâce à un traitement bien fait et institué à temps, on arrive à sauver une proportion d'yeux considérable ; aussi ne saurait-on lui attacher trop d'importance. Si le chémosis est très prononcé, on pratiquera à sa surface de larges scarifications. Quant aux lésions consécutives de la cornée, leur traitement exigera des moyens différents suivant les cas. Nous les indiquerons, quand nous traiterons des inflammations de cette membrane.

Disons, en terminant que lorsqu'un seul œil est atteint, on doit s'efforcer de protéger le second œil par un pansement occlusif bien fait.

e. CONJONCTIVITE DIPHTHÉRITIQUE.

Sous le nom de conjonctivite diphthéritique on décrit deux choses très différentes ; 1° le dépôt à la surface de la conjonctive de fausses membranes semblables à celles qui, dans le larynx, caractérisent le croup, dans le pharynx, l'angine diphthéritique ; 2° une infiltration fibrineuse de la conjonctive qui, pénétrant dans toute l'épaisseur de cette membrane, et même dans le tissu sous-muqueux, ne peut pas en être détachée. La première variété, le dépôt à la surface de la conjonctive des fausses membranes du croup, s'observe assez souvent. Elle n'est qu'un épisode dans l'infection générale diphthéritique du sujet, et coïncide fréquemment avec des fausses membranes de même nature existant non seulement dans le larynx et sur le voile du palais, mais sur des points de la peau dénudés par des vésicatoires, au pourtour des lèvres, du nez, dans la profondeur des fosses nasales. A la conjonctive comme partout ailleurs, la fausse membrane croupale se laisse détacher facilement. On constate qu'au-dessous d'elle la muqueuse n'est pas ulcérée ; elle laisse seulement suinter un peu de sang, parce qu'elle est dépouillée de son épithélium. C'est cette variété que M. Gosselin désigne sous le nom de conjonctivite diphthéritique proprement dite; M. Terrier la nomme conjonctivite pseudo-membraneuse, pour bien la différencier de l'affection à laquelle les auteurs allemands, et Albert de Graefe le premier, ont donné le nom impropre de conjonctivite diphthéritique.

Tout autre, en effet, est la conjonctivite diphthéritique des auteurs allemands, puisqu'elle consiste en une infiltration fibrineuse profonde, occupant toute l'épaisseur de la muqueuse. Ce n'est là du reste qu'un cas particulier d'une discussion de pathologie générale qui sépare profondément les auteurs allemands et français. En France, en effet, nous donnons le nom d'exsudats croupaux ou diphthéritiques aux produits fibrineux qui se déposent à la surface des membranes muqueuses; tandis qu'en Allemagne, les mêmes dénominations sont employées pour désigner l'infiltration fibrineuse profonde de ces mêmes membranes. Et la preuve qu'il ne s'agit pas là d'une seule et même affection, c'est que, tandis qu'en France, et à Paris en particulier, la diphthérie est extrêmement fréquente et se localise parfois à la conjonctive, nous n'observons pour ainsi dire jamais l'infiltration fibrineuse profonde de cette membrane à laquelle de Graefe et les auteurs allemands donnent le nom de conjonctivite diphthéritique. Warlomont note également qu'en Belgique elle est extrêmement rare. En Allemagne, au contraire, et surtout à Berlin, elle serait très-fréquente; elle y sévit soit à l'état épidémique, soit sous forme de cas isolés.

Comme celle de l'ophthalmie purulente, la marche de la conjonctivite diphthéritique des auteurs allemands peut être divisée en trois périodes. La première période est caractérisée par l'épaississement et l'infiltration de la conjonctive, qui se présente sous la forme d'une membrane lisse, d'un gris jaunâtre, ne possédant que de rares vaisseaux. Çà et là, on peut voir à sa surface des taches ecchymotiques. Le liquide qui s'écoule de l'œil à ce moment est ténu, séreux, grisâtre, il renferme quelquefois des flocons de mucus. La rigidité des paupières infiltrées est telle qu'on éprouve beaucoup de peine à retourner la paupière supérieure. Le malade accuse des douleurs atroces et une cuisson extrêmement pénible.

La seconde période est caractérisée par l'élimination des produits fibrineux infiltrés dans l'épaisseur de la conjonctive. Cette élimina-

tion se fait grâce à la vascularisation de la muqueuse, qui se présente sous la forme d'une surface rouge, bourgeonnante, et saignant
facilement; en même temps, une sécrétion purulente s'établit.
Aussi a-t-on également appelé cette période : période purulente.

La troisième phase de l'affection est dite de cicatrisation; elle
laisse à sa suite une rétraction considérable du tissu conjonctival. Ce
qui donne à la conjonctivite diphthéritique des Allemands, aussi
bien qu'à l'ophthalmie purulente, son cachet de gravité spéciale,
c'est la possibilité des altérations du côté de la cornée. La perforation de cette membrane peut survenir dès le début même de la
maladie.

Diagnostic. — Ce que nous avons dit des caractères de la conjonctivite pseudo-membraneuse telle que nous la comprenons en
France, et de l'ophthalmie diphthéritique des auteurs allemands,
suffit à différencier l'une de l'autre les deux affections.

Quant au diagnostic entre l'ophthalmie purulente et la conjonctivite
diphthéritique des Allemands, il se base sur la sécheresse et la
coloration jaunâtre de la conjonctive, sur la rigidité particulière des
paupières, et l'écoulement d'un liquide séreux, grisâtre, dans cette
dernière; tandis que, dans l'ophthalmie purulente, la conjonctive
est dès le début le siège d'un écoulement purulent abondant, elle
est molle, tomenteuse et vascularisée.

Traitement. — Ce dernier diagnostic présente de l'importance,
car le traitement qui convient aux deux affections est très différent.
Tandis que les cautérisations énergiques font merveille dans
l'ophthalmie purulente, dans la conjonctivite diphthéritique, elles
ne conviendraient pas, du moins au début. Les moyens à employer
sont les applications de sangsues répétées à la tempe, le calomel à
l'intérieur, et les fomentations glacées qui soulagent les douleurs
violentes et la sensation de brûlure dont se plaignent les malades à
cette période. Ce n'est que plus tard, quand la sécrétion purulente
s'établit, que les cautérisations peuvent être utiles; encore doivent-
elles être employées avec réserve et n'être pas trop énergiques. Il
est bien entendu qu'ici, comme dans l'ophthalmie purulente, on
s'appliquera à protéger par un pansement occlusif l'œil resté sain.

2° TROUBLES DE NUTRITION DE LA CONJONCTIVE.

Sous ce titre, nous dirons quelques mots des affections suivantes :
a. la xérophthalmie ; — *b*. le ptérygion ; — *c*. le pinguécula.

a. XÉROPHTHALMIE OU XÉROSIS.

Le mot de xérosis ou xérophthalmie, indiquant la sécheresse de la
conjonctive (ξηρὸς, sec), s'applique à deux états différents. Dans
l'un, il y a seulement suppression de la sécrétion lacrymale qui, à
l'état normal, lubréfie la surface de la conjonctive ; dans l'autre, c'est
non seulement la sécrétion lacrymale qui est supprimée, mais bien
celle des glandes propres de la conjonctive. De là, la division en
xérosis lacrymal, et xérosis conjonctival. Dans ce dernier état, il
n'y a pas seulement sécheresse de la conjonctive, mais il existe des
modifications profondes de cette membrane, dont les glandes, les
papilles, les vaisseaux même sont atrophiés, et qui est réduite à une
couche de tissu fibreux. La rétraction de ce tissu cicatriciel fait disparaître les culs-de-sac conjonctivaux, produit des plis à la surface
de la muqueuse, soude les paupières au globe de l'œil et s'oppose
aux mouvements de clignement. La cornée, constamment exposée au
contact de l'air, s'altère elle-même ; elle se couvre d'écailles, de
croûtes sèches, se transforme en tissu de cicatrice ; et, à la longue,
la vision finit par être complètement abolie.

En général ce processus destructeur s'accomplit lentement, sans
causer aux malades de vives douleurs.

Les causes de cet état sont toutes les inflammations chroniques de
la conjonctive, et en particulier l'ophthalmie granuleuse et la conjonctivite diphthéritique dont la période de réparation ne se fait pas
sans amener la production de tissu cicatriciel. On lui a également
assigné comme causes, diverses affections éruptives, telles que le
psoriasis et le pemphigus de la conjonctive.

Tandis que le xérosis lacrymal disparaît, lorsque la sécrétion lacrymale, momentanément suspendue, vient à se rétablir, le xérosis
conjonctival, au contraire, lié à des modifications profondes de la
conjonctive, résiste à tous les traitements.

On atténuera la gêne considérable de la vision par des lotions très faiblement alcalines, ou encore par l'application de corps gras (vaseline, glycérine) à la surface de la conjonctive.

Au début, la suture des paupières, préconisée par Ollier, en soustrayant l'œil au contact de l'air, réussirait peut être à enrayer la marche de l'affection.

b. PTÉRYGION.

On donne le nom de ptérygion (πτερυγιον, aile) à une production membraneuse de nouvelle formation qui se développe à la surface de la conjonctive et affecte la forme d'un triangle dont la base est dirigée vers la périphérie, dont le sommet est tourné vers la cornée et empiète quelquefois sur cette membrane.

C'est le plus souvent au côté interne de l'œil que se développe le ptérygion, beaucoup plus rarement au côté externe, mais toujours suivant le grand diamètre transversal du globe oculaire, c'est-à-dire dans la partie de la conjonctive qui est sans cesse exposée au contact de l'air. Beaucoup plus rarement le ptérygion siège en haut ou en bas ; habituellement unique, il peut être multiple. On a vu jusqu'à cinq ptérygions sur un même œil.

Le tissu du ptérygion présente des aspects variables suivant les cas. Tantôt en effet il est mince et transparent, très peu riche en vaisseaux ; tantôt au contraire il est charnu, épais, très vasculaire. Dans le premier cas, on l'appelle ptérygion celluleux ou *tenue*, dans le second, ptérygion charnu ou *crassum*. Cette division a de l'importance ; c'est en effet le ptérygion charnu et vasculaire qui a surtout tendance à s'étendre et à gagner la cornée.

Tant que l'affection reste limitée à la conjonctive, elle ne cause que peu de gêne ; dès qu'elle empiète sur la cornée, et surtout si elle recouvre une grande étendue de cette membrane, elle peut apporter une gêne considérable à la vision.

On ignore encore quelle est la véritable cause de l'hypertrophie conjonctivale qui donne naissance au ptérygion. Quelques auteurs ont pensé que c'était à la faveur d'une ulcération de la périphérie de la cornée que la conjonctive venait pour ainsi dire se greffer sur la membrane cornéenne ; mais, outre que l'observation directe a démontré la continuation de l'épithélium cornéen sans interruption sur la tête du ptérygion, on peut objecter que le ptérygion est une maladie rare, comparé au nombre énorme des ulcérations de la cornée ; enfin les ulcères de cette membrane sont très fréquents chez les enfants, tandis que le ptérygion est rare à cette période de la vie.

En revanche, tous les auteurs s'accordent à noter la fréquence du ptérygion dans les climats chauds, et chez les personnes que leur profession expose au contact continuel des poussières (maçons, meuniers, etc.). Il semble donc que la véritable cause de son développement soit l'irritation lente et prolongée de la conjonctive, soit sous l'influence d'un soleil ardent, soit par les poussières et les corps étrangers. Nous ferons du reste remarquer que le siège habituel du ptérygion sur une partie de la conjonctive constamment exposée au contact de l'air ; et dans le grand angle de l'œil, qui, chez beaucoup de personnes, est le siège d'une vascularisation anormale ou de la petite tumeur graisseuse dite pinguécula, sont des circonstances qui plaident encore en faveur de cette opinion. Poncet (de Cluny) ayant trouvé dans le cul-de-sac interposé entre la cornée et le ptérygion un amas de vibrions, a voulu leur faire jouer le rôle principal dans le développement de l'affection, mais il est probable que ce n'est là qu'un épiphénomène, les vibrions se déposant en ce point, grâce à la disposition anatomique particulière créée par le ptérygion.

Le traitement doit être exclusivement chirurgical. Les applications irritantes et caustiques seraient plutôt propres à favoriser le développement de la maladie. La méthode la plus simple, c'est l'excision du ptérygion, malheureusement elle est fréquemment suivie de récidive. De là divers procédés qui ont pour but d'empêcher la reproduction de l'affection. Desmarres père a imaginé la méthode de déviation ou de déplacement. Elle consiste à disséquer le ptérygion, qu'on laisse adhérent par sa base, et qu'on fixe dans une petite boutonnière faite à la conjonctive. On peut aussi avoir recours à l'autoplastie ; c'est-à-dire qu'après avoir excisé ou seulement disséqué le ptérygion, on réunit par quelques points de suture la conjonctive au-devant de la place laissée libre par la dissection du produit morbide.

C. PINGUÉCULA.

On donne le nom de pinguécula à une petite saillie jaunâtre qui se développe assez fréquemment sous la conjonctive, dans le grand angle de l'œil, à quelque distance de la périphérie de la cornée. Plus rarement, elle siège au côté externe. Mais, comme le ptérygion, elle se développe toujours dans le grand axe de la fente palpébrale, c'est-à-dire sur les points de la conjonctive qui sont constamment exposés au contact de l'air.

D'après les recherches de Robin, cette petite tumeur, malgré son aspect jaunâtre, ne renfermerait pas de graisse ; elle résulterait seulement de la condensation du tissu sous-conjonctival avec épaississement de la couche épithéliale.

Dans l'immense majorité des cas, le pinguécula ne cause point de gêne et n'appelle aucun traitement. C'est seulement s'il venait à s'hypertrophier, qu'on serait autorisé à en pratiquer l'excision.

II

MALADIES INFLAMMATOIRES ET TROUBLES DE NUTRITION DE LA CORNÉE.

1° KÉRATITES.

On donne le nom de kératite à l'inflammation de la cornée.

Bien qu'elles eussent été observées de tout temps, les kératites étaient englobées avec les autres affections inflammatoires de l'œil sous le nom général d'ophthalmies, lorsqu'elles furent, en 1823, de la part de Mirault (d'Angers) l'objet d'un travail sérieux. Toutefois la notion de l'inflammation primitive de la cornée ne fut pas admise sans peine ; et, se fondant sur la pathogénie vasculaire de l'inflammation, on pouvait encore, en 1858, avec Broca, refuser à la cornée la possibilité de s'enflammer primitivement, sous le prétexte que la cornée, comme les cartilages, ne possède pas de vaisseaux propres. Plus tard, au contraire, on ne se borna pas à admettre la kératite ; mais, vu sa transparence et son siège superficiel permettant d'y suivre facilement l'évolution des phénomènes, la cornée devint le terrain sur lequel se mesurèrent toutes les théories de l'inflammation ; théorie du blastème avec Robin, théorie cellulaire avec Kuss et Virchow, diapédèse des globules blancs de Cohnheim. La question n'est point encore définitivement tranchée.

La cornée possède, on le sait, trois couches qui, toutes trois, peuvent être le siège des phénomènes inflammatoires ; *a*, couche superficielle formée par un épithélium stratifié supporté par la lame élastique antérieure dite de Bowmann; *b*, couche moyenne formée par le tissu propre de la cornée (fibres conjonctives et cellules); *c*, couche profonde composée d'une couche unique de cellules épithéliales que supporte la membrane de Descemèt.

D'après le siège qu'occupe primitivement l'inflammation, les kératites peuvent être divisées en superficielles occupant la couche antérieure de la cornée, et profondes siégeant dans les deux couches postérieures.

Chacun de ces deux groupes renferme plusieurs variétés :

A. Les kératites superficielles comprennent :

a. La kératite phlycténulaire, *b*, la kératite vésiculeuse; *c*, la kératite vasculaire ou panniforme.

B. Aux kératites profondes se rattachent;

a. La kératite interstitielle; *b*, la kératite suppurative ou abcès de la cornée; *c*. la kératite ponctuée, encore désignée sous les noms d'aquo-capsulite ou de descéméite.

A. KÉRATITES SUPERFICIELLES.

a. **Kératite phlycténulaire.** — Comme la conjonctivite du même nom, la kératite pustuleuse ou phlycténulaire s'observe le plus souvent chez les enfants, et surtout chez les enfants lymphatiques. Plus rarement elle se montre chez les adultes.

La grande cause qui lui donne naissance, c'est donc l'existence du tempérament lymphatique ou strumeux. Mais, à côté de la cause générale, il faut faire une place aux causes occasionnelles ou locales, telles que les traumatismes, les corps étrangers, l'existence de granulations conjonctivales, etc.

Tantôt la maladie débute d'emblée dans la cornée; tantôt elle fait suite à une affection conjonctivale de même nature; il arrive même souvent que les phlycténules empiètent à la fois sur la conjonctive et sur la cornée. Elle se montre d'abord sous la forme d'un petit point grisâtre, qui augmente de plus en plus, s'entoure d'une aréole nébuleuse, et finit par prendre l'aspect d'une petite vésicule. Les vaisseaux conjonctivaux voisins sont engorgés et forment, lorsque la lésion siège près du limbe scléro-cornéen, un pinceau triangulaire dont

la base est tournée vers la périphérie, tandis que son sommet aboutit
à la vésicule même.

La structure de la phlycténule a été pour la première fois bien étudiée par Ivanoff. Elle est constituée par l'accumulation de cellules
rondes immédiatement au-dessous de l'épithélium antérieur de la cornée. Ces cellules se prolongent le long des extrémités terminales des
nerfs qui, comme on le sait, s'avancent jusque dans la couche épithéliale la plus superficielle. Si l'on admet avec Leber que ces extrémités
nerveuses terminales sont environnées d'une gaine lymphatique, on
sera conduit à penser que les éléments cellulaires ont cheminé dans
cette gaine, et l'on comprendra le nom de kératite lymphatique que
le professeur Panas a donné à cette affection, nom qui s'applique à
la fois à la constitution des malades qui en sont porteurs, et au mécanisme d'envahissement de la cornée par les gaines lymphatiques.

Outre l'injection conjonctivale et le larmoiement, la kératite phlycténulaire détermine une photophobie intense. C'est même, de toutes
les inflammations de la cornée, celle où l'impression lumineuse est
le plus difficilement supportée. On le comprend aisément si l'on
réfléchit aux recherches de Cohnheim qui nous ont appris que les
terminaisons des nerfs se perdent dans la couche épithéliale la plus
superficielle de la cornée. C'est donc dans les inflammations superficielles, comme la kératite phlycténulaire, que ces terminaisons nerveuses sont le plus douloureusement irritées. De là, un blépharospasme ou contracture des paupières intense qui ne permet que très
difficilement d'entr'ouvrir la fente palpébrale. Au moment où on
écarte l'une de l'autre les paupières, un flot de larmes âcres et brû-
lantes s'écoule au dehors ; quelquefois même, il est violemment projeté, comme le pus dans l'ophthalmie purulente. Ces larmes irritantes, s'écoulant incessamment sur les joues, ne tardent pas à y
provoquer des éruptions prurigineuses et impétigineuses, qui se
généralisent parfois à toute la face, et cela d'autant plus aisément
que les sujets atteints sont des scrofuleux. De là encore, la production, au niveau de l'angle externe des paupières, de fissures qui ont
pu être très justement comparées aux fissures à l'anus. Produites par
le blépharospasme, elles tendent, par un véritable cercle vicieux, à
perpétuer ce symptôme, vu les douleurs dont elles sont le point de
départ. Elles donnent parfois lieu à un suintement sanguin, dans les
tentatives que l'on fait pour écarter les paupières. Un autre phéno-.

mène qui s'observe assez souvent au même moment, c'est un éternûment violent; c'est là un acte réflexe sur la muqueuse pituitaire
dont le point de départ est l'irritation produite sur la cornée par
l'impression de la lumière.

L'horreur du jour est telle qu'elle fait prendre aux petits malades
des positions caractéristiques, toujours les mêmes, qui permettent à
un observateur exercé de reconnaître au premier coup d'œil les enfants atteints de kératite phlycténulaire. Étant au lit, ils tiennent la
face constamment plongée dans leur oreiller, ils l'appuient sans
relâche sur le sein de leur mère, quand ils sont portés sur les bras.

Cette photophobie intense rend très difficile, quelquefois même
tout à fait impossible l'examen de la cornée. Il ne faut pas faire
effort pour lutter contre la contraction énergique de l'orbiculaire des
paupières; car, ainsi que nous le dirons dans un instant, on s'exposerait à provoquer la rupture de la cornée. Mieux vaut avoir recours
à l'anesthésie par le chloroforme, si l'on croit qu'il y ait intérêt à
examiner directement l'état de la lésion. Pour éviter les inconvénients
de l'anesthésie, on pourrait recourir au procédé indiqué par Sœmisch
qui consiste à maintenir plongée dans l'eau froide la face de l'enfant
jusqu'à déterminer une légère suffocation; on ferait ainsi cesser le
spasme des paupières.

La marche de l'affection est très variable. Dans les cas les plus
heureux, la phlyctène s'affaisse sans laisser de traces; le plus souvent, au contraire, elle se rompt en donnant naissance à un petit
ulcère à facette, qui met plus ou moins longtemps à se guérir. Parfois enfin la suppuration survient; l'ulcère gagne alors en profondeur et il ne peut se réparer sans donner naissance à une opacité
plus ou moins marquée de la cornée. La perte de substance peut
même aller jusqu'à la membrane de Descemet, qui fait hernie à travers l'ulcération, et peut se rompre spontanément ou dans un effort,
quelquefois, comme nous l'avons déjà dit, au moment où l'on cherche
à entr'ouvrir les paupières. Les conséquences de cette rupture sont
parfois la perte totale de l'œil; dans les cas les plus heureux, c'est
la hernie de l'iris, qui restera adhérent à la cicatrice, en constituant
ce qu'on nomme une synéchie antérieure.

Parfois plusieurs pustules se développent successivement l'une au-
devant de l'autre, constituant ce que Bérard a nommé kératite en
fusée, ou bien deux phlyctènes développées aux extrémités terminales

d'un même diamètre arrivent à se rejoindre, et donnent naissance à une opacité transversale qu'on nomme kératite en bandelettes.

Ce que nous avons dit des différents modes de terminaison fait assez pressentir la gravité de l'affection. Un de ses caractères les plus fâcheux, c'est qu'elle récidive avec une déplorable ténacité.

Le traitement doit consister dans les applications de compresses chaudes, et l'instillation d'atropine. On peut aussi retirer de bons effets de la pommade à l'oxyde jaune de mercure.

Si le blépharospasme est trop intense, on peut, s'inspirant du traitement de la fissure à l'anus, pratiquer la dilatation forcée des paupières, et même la section de la commissure externe des paupières avec suture de la conjonctive, dite canthoplastie.

Dans le cas où la suppuration de la phlycténule tend à faire des progrès, on peut arrêter sa marche envahissante par une cautérisation très légère avec le fer rouge ou la pointe du petit thermocautère construit à cet effet par Paquelin.

Il est bien entendu qu'on ne perdra pas de vue l'état général auquel s'adressera un traitement antiscrofuleux approprié.

b. **Kératite vésiculeuse.** — Malgré la ressemblance entre les formes anatomiques appelées phlycténule et vésicule, il ne faut pas confondre la kératite phlycténulaire avec la kératite vésiculeuse, qu'on ferait mieux de désigner sous le nom d'herpès de la cornée. Ce sont en effet deux maladies essentiellement distinctes. Tout d'abord, une grande différence les sépare : tandis, en effet, que la kératite phlycténulaire est une maladie banale qu'on rencontre à chaque instant, la kératite vésiculeuse, au contraire, est excessivement rare. L'affection phlycténulaire occupe habituellement les deux yeux, tandis que la vésicule ou herpès de la cornée est toujours monoculaire. Les différences anatomiques entre les deux maladies ne sont pas moins tranchées. Nous avons dit, en effet, d'après Ivanoff, que la lésion anatomique de la kératite phlycténulaire consistait en un amas de cellules embryonnaires immédiatement au-dessous de la couche épithéliale antérieure de la cornée. Dans la kératite vésiculeuse, le siège de l'affection est plus profond; la vésicule occupe l'épaisseur même du tissu propre de la cornée. Elle se distingue, par son contenu liquide et transparent, de l'exsudat blanchâtre et parfois même purulent de la kératite phlycténulaire.

Rarement on observe une seule vésicule; d'ordinaire il y en a un groupe, siégeant quelquefois au centre, plus souvent à la périphérie de la cornée. Dans les cas les plus heureux, le liquide se résorbe, la vésicule se flétrit, et disparaît sans laisser de perte de substance. Mais habituellement elle se rompt, il en résulte une nébulosité légère de la cornée, et un ulcère superficiel qui met parfois un temps fort long à se cicatriser.

Parfois enfin la maladie procède par poussées successives, et sa durée est alors d'une longueur désespérante.

Les symptômes qui accompagnent la kératite vésiculeuse sont assez caractéristiques; ce sont d'abord des douleurs névralgiques excessivement violentes qui se montrent en même temps que la lésion, et qui persistent souvent longtemps après la cicatrisation. C'est encore l'insensibilité de la cornée, contrastant singulièrement avec les douleurs de névralgie ciliaire que nous venons de signaler; enfin, Horner a noté une diminution considérable de la tension oculaire, hypotonie.

La kératite vésiculeuse ou herpès de la cornée a essentiellement une origine nerveuse, et par là elle se rapproche de l'herpès des autres régions. Les causes qui lui donnent naissance peuvent être rangées en trois groupes : tantôt en effet elle n'est que l'expression d'un trouble de nutrition ou trouble trophique de la cornée survenant dans le cours d'une maladie générale du globe oculaire; c'est ce qui arrive dans le glaucome, dans l'irido-choroïdite; tantôt, elle constitue simplement une localisation particulière d'un herpès occupant toute la branche ophthalmique de Willis, et que l'on étudie sous le nom de zona ophthalmique. L'herpès de la cornée peut aussi se rattacher à une fièvre herpétique qui se traduit en même temps par la formation de vésicules sur le nez et les lèvres. Nagel l'a même vu dans un cas de fièvre paludéenne. Dans un troisième groupe de faits enfin, l'origine de la maladie est un traumatisme très léger de la cornée, comme il arrive quelquefois aux mères ou aux nourrices qui sont griffées par leur nourrisson, ou quand une branche d'arbre vient frapper légèrement la face antérieure de la cornée; Nagel, et Arlt, après lui, ont cité des exemples de ces faits. Le mécanisme en est facile à comprendre quand on se rappelle la terminaison des nerfs dans les lames épithéliales les plus superficielles de la cornée. Le traumatisme léger, en provoquant la chute de l'épithélium, met à nu les extrémités nerveuses dont l'irritation amène l'apparition de la vésicule , et les atroces névralgies ciliaires qui l'accompagnent.

Le traitement consiste essentiellement dans l'occlusion de l'œil, et les instillations fréquentes d'atropine. En même temps on calmera les douleurs par les injections de morphine à la tempe, le bromure de potassium, le sulfate de quinine. Nagel et Brière ont aussi employé avec succès contre les douleurs ciliaires les courants continus descendants.

c. **Kératite vasculaire** (pannus de la cornée). — Ainsi que l'établit très bien Gayet dans le *Dictionnaire encyclopédique*, la kératite vasculaire ou panneuse constitue une forme parfaitement définie d'inflammation cornéenne, encore bien que les causes qui peuvent lui donner naissance soient très variées. Elle a en effet pour caractère constant le développement de vaisseaux dans la couche superficielle de la cornée.

On s'habitue trop peut-être à la considérer comme étant seulement l'aboutissant de la conjonctivite granuleuse ; sans doute l'existence des granulations conjonctivales est la circonstance qui lui donne le plus fréquemment naissance ; mais elle est loin d'être la seule. D'une manière générale, on peut dire que toutes les causes d'irritation prolongée de la cornée sont aptes à provoquer son développement. De ce nombre sont les kératites phlycténulaires à répétition, ou caractérisées par une éruption abondante de phlyctènes, l'ectropion qui laisse sans cesse la cornée exposée au contact de l'air, l'entropion et le trichiasis qui irritent sa surface par le frottement permanent des cils.

La preuve du rôle mécanique que jouent sur la cornée les granulations, c'est la limitation exacte, au début du moins, de la maladie aux points qui sont en contact continuel avec la face postérieure de la paupière supérieure. Plus tard, la vascularisation s'étend à toute la surface de la cornée ; les vaisseaux s'avancent de la périphérie au centre : lorsqu'ils sont peu nombreux et constituent pour ainsi dire une mince toile tendue au-devant de la cornée, l'affection porte le nom de *pannus tenuis.* Mais plus tard, les vaisseaux deviennent quelquefois si abondants, ils sont si serrés les uns contre les autres que la cornée semble le siège d'une infiltration sanguine diffuse. En même temps il y a un épaississement, un véritable bourgeonnement de cette membrane, qui fait donner au pannus le nom de *crassus,* ou sarcomateux.

La kératite vasculaire s'accompagne quelquefois de douleurs, de photophobie et de larmoiement; mais ces sympômes sont toujours beaucoup moins marqués dans cette variété d'inflammation cornéenne que dans la kératite phlycténulaire. D'autres fois la marche de l'affection est tout à fait chronique, et ne s'accompagne d'aucune réaction.

La guérison est possible dans les cas où la vascularisation et l'épaississement de la cornée ne sont pas trop prononcés; elle se fait alors par résorption des exsudats et atrophie des vaisseaux; la cornée peut dans ces cas reprendre complètement sa transparence. Mais bien souvent il reste une opacité de cette membrane. Une autre conséquence de l'affection, c'est l'altération de courbure, la conicité de la cornée qui apporte un trouble considérable à la vision. Notons enfin que de graves complications peuvent se montrer dans le cours de la kératite vasculaire, savoir des abcès, des perforations de la cornée, de l'iritis, du glaucome.

C'est encore à Ivanoff que nous sommes redevables de notions précises sur l'anatomie pathologique de cette affection. Ici, comme dans la kératite phlycténulaire, des amas de cellules rondes formées en avant de la membrane de Bowmann soulèvent l'épithélium cornéen. Plus tard, dans l'épaisseur de ces exsudats se voient des extravasations de globules rouges qui s'entourent d'une paroi propre et deviennent le point de départ de vaisseaux de nouvelle formation. Enfin, dans la dernière période, il y a hypertrophie de la lame épithéliale antérieure de la cornée et transformation en tissu conjonctif des éléments cellulaires infiltrés. Dans le pannus sarco-mateux invétéré, la membrane de Bowmann elle-même est détruite; le tissu propre de la cornée est altéré à son tour; de là, les cicatrices profondes et les opacités indélébiles que laisse à sa suite l'affection arrivée à cette période ultime de son développement.

Le traitement doit consister tout d'abord à écarter toutes les causes d'irritation de la cornée; dans ce but, on emploiera les différentes opérations propres à guérir l'entropion, l'ectropion, le trichiasis. On traitera les granulations; si les paupières viennent frotter trop durement sur la face antérieure de la cornée, on pratiquera le débridement de la commissure palpébrale externe ou canthoplastie.

On a proposé d'amener l'atrophie de l'exsudat vasculaire à l'aide de collyres astringents. Le sulfate de cuivre, le tannin ont été em-

ployés dans ce but ; Follin dit s'être bien trouvé de cautérisations de la
conjonctive avec le perchlorure de fer à 30°. Mais il faut avoir soin
d'éviter les collyres à base de plomb ou d'argent, qui, amenant des
dépôts chimiques dans l'épaisseur de la cornée, détermineraient des
opacités persistantes.

Un excellent traitement consiste dans l'incision, au pourtour de la
cornée, de la conjonctive et des vaisseaux qui pénètrent dans l'épaisseur de l'épithélium cornéen. Cette opération, connue sous le nom de
péritomie, détermine l'atrophie des vaisseaux de nouvelle formation et
la résorption des infiltrations cellulaires. Enfin, si tous les moyens précédents ont échoué, il reste au chirurgien un traitement énergique,
trop vanté et trop décrié tour à tour, l'inoculation blennorrhagique.
En parlant de l'ophtalmie purulente des granuleux, nous avons noté
que souvent elle avait pour effet d'amener l'atrophie des granulations. C'est en se fondant sur cette donnée qu'on a proposé l'inoculation blennorrhagique dans le pannus vasculaire. On se propose
ainsi d'activer la résorption des exsudats cornéens. Mais précisément
parce que l'inoculation blennorrhagique est un moyen d'une grande
puissance, son emploi est subordonné à certaines règles dont on ne
doit pas se départir. Il faut d'abord que les deux yeux soient atteints,
car on ne peut se flatter d'éviter d'une manière absolue l'inoculation
accidentelle de l'œil sain. Le pannus doit être épais, sarcomateux ; il
doit être étendu à la totalité de la cornée. C'est seulement en se con-
formant à ces recommandations qu'on évitera les graves dangers
inhérents à l'ophthalmie blennorrhagique, tels que la perforation de
la cornée, la fonte purulente du globe oculaire. L'inoculation pourra
être faite soit avec le pus blennorrhagique lui-même, soit avec le pus
d'une ophthalmie purulente. On laissera la maladie évoluer complètement, c'est-à-dire la purulence s'établir. C'est seulement alors qu'on
interviendra pour la modérer par les cautérisations au nitrate d'argent que nous avons précédemment indiquées.

B. KÉRATITES PROFONDES.

a. **Kératite interstitielle ou parenchymateuse.** — A la différence des kératites superficielles qui occupaient la couche antérieure
de la cornée (épithélium et membrane de Bowmann), la kératite interstitielle siège dans la couche moyenne ou tissu propre de cet organe.

Elle a reçu bien des noms différents : kératite interstitielle, interstitielle diffuse, kératite disséminée, parenchymateuse ; kératite hérédo-syphilitique (Hutchinson).

Symptômes. — Le début de la maladie est insidieux ; elle se traduit par une légère opacité, qui est le plus souvent limitée à une partie de la cornée. M. Panas note sa fréquence à la partie inférieure et interne de la pupille, et pense que cette localisation est probablement la conséquence de la déclivité. Si l'on examine soigneusement, surtout à l'aide de la loupe ou de l'éclairage oblique, cette opacité cornéenne, on voit qu'elle n'est pas uniforme ; elle présente au contraire un très grand nombre de petits points grisâtres plus foncés ; d'où l'aspect granité noté par le professeur Panas ; c'est encore cette lésion qui a fait comparer la cornée à une lamelle infiltrée d'un semis de grains de verre pilé. D'où le nom de période du verre pilé donné à ce début de l'affection. Au fur et à mesure que le mal progresse, la tache augmente d'étendue de la périphérie au centre de la cornée ; elle voile par son épaisseur l'iris, la pupille et la chambre antérieure. On a comparé l'aspect que présente alors la cornée à celui d'un verre dépoli. Tantôt l'épithélium de la face antérieure reste intact, tantôt il est le siège d'une exfoliation qu'on reconnaît par l'examen à l'éclairage oblique ; l'image cornéenne est alors terne comme la surface d'un verre dépoli à l'émeri.

Une nouvelle période est caractérisée par la vascularisation de la cornée. Jusque là, en effet, il y avait seulement une injection péri-kératique composée de vaisseaux fins et radiés aboutissant au limbe scléro-cornéal. Les vaisseaux, à un moment donné, pénètrent jusque dans l'épaisseur même du tissu de la cornée sous la forme d'une arborisation très fine. Suivant la richesse de ce réseau vasculaire et l'aspect qui en résulte, on a comparé la cornée soit à la chair de saumon, soit au rouge cerise. Enfin la confluence des vaisseaux est parfois telle que la cornée semble recouverte par une tache hémorrhagique uniforme. Il faut l'intervention de la loupe de Brucke pour décomposer cette tache rouge en un lacis vasculaire extrêmement ténu qui marche de la périphérie au centre de la cornée.

Les troubles fonctionnels sont tels qu'on peut les attendre d'une pareille opacité : La vision, considérablement entravée au début par le brouillard existant au-devant de la rétine, finit même par être complètement abolie dans la période d'état de l'affection. La photophobie, le blépharospasme et les douleurs ciliaires sont souvent très marqués, mais jamais ces symptômes n'atteignent le degré intense qui caractérise la kératite phlycténulaire.

Anatomie pathologique. — Elle a été faite successivement par Virchow et par Sœmisch. Sur une coupe médiane pratiquée sur une cornée infiltrée, Virchow a reconnu que l'opacité était composée de cellules gonflées et à contenu granuleux, la substance fondamentale demeurant absolument intacte. Pour Sœmisch, l'altération propre à la kératite interstitielle est une accumulation de corpuscules lymphoïdes dans l'épaisseur du parenchyme cornéen. Nous retrouvons donc ici les deux théories de l'inflammation mises en avant pour expliquer le processus anatomo-pathologique de la kératite, sans qu'il soit possible d'en adopter une à l'exclusion de l'autre. Ce qu'il faut retenir toutefois de ces recherches, c'est l'infiltration cellulaire de la cornée, sans lésion profonde de sa substance propre ; cela nous permet de comprendre comment, une fois l'exsudat pathologique résorbé, la cornée peut reprendre sa configuration normale et sa transparence ; ce qui est un des traits les plus caractéristiques de l'affection.

Étiologie. — Sans être absolument rare, la kératite interstitielle est loin d'être une affection fréquente. Sur 5069 malades venus à la consultation ophthalmologique du bureau central, M. Panas n'a trouvé que 40 cas de kératite interstitielle, ce qui donne une proportion d'un cas sur cent vingt-sept.

C'est une maladie de la puberté et de l'adolescence ; on ne l'a point observée après vingt-six ans ; elle est rare dans la première enfance. On cite cependant des cas de kératite interstitielle développée pendant la vie intra-utérine. Elle offre une prédilection marquée pour le sexe féminin. Mais le point sans contredit le plus intéressant de son étude, c'est la détermination de la cause qui lui donne naissance.

Après avoir été longtemps confondue avec diverses formes de kératite sous le nom banal d'ophthalmie scrofuleuse, la kératite interstitielle en fut distraite en 1858 par Hutchinson, qui la rattacha à une cause spécifique toujours la même, la syphilis héréditaire, et lui donna le nom de kératite hérédo-syphilitique. Les motifs sur lesquels se basait Hutchinson pour affirmer son opinion sont les suivants : d'après lui on rencontre toujours chez les malades atteints

de kératite interstitielle de la surdité et un arrêt de développement
de la face, caractérisé surtout par un nez court et aplati, une voûte
palatine profondément excavée (*v shaped maxilla*) et des altérations
des dents, surtout marquées sur les incisives, qui sont échancrées en
forme de *v* renversé. Kératite interstitielle, surdité, altérations particulières du système dentaire, tel est pour ainsi dire le trépied
symptomatique sur lequel il a établi l'étiologie de l'affection. On a
invoqué aussi comme preuve la polymortalité des jeunes enfants
dans les familles où se trouvent des personnes atteintes de kératite
interstitielle, et dernièrement encore M. Parinaud a apporté dans les
Archives de médecine des preuves à l'appui de cette opinion. Mais il
s'en faut de beaucoup qu'on retrouve dans tous les cas l'édifice
symptomatique complet fondé par Hutchinson. Nombre de fois les
altérations dentaires ont fait défaut, et d'ailleurs il n'est pas prouvé
que ces altérations soient toujours caractéristiques de la syphilis. De
là de nombreuses divergences d'opinion. Dans une discussion sur ce
sujet qui a eu lieu en 1871 à la Société de Chirurgie, la plupart des
orateurs, et M. Panas en particulier, ne se sont pas montrés favorables à l'origine syphilitique de l'affection. M. Fournier, au contraire,
voit dans la syphilis héréditaire une cause réelle de la kératite
interstitielle. Il n'est d'ailleurs pas absolu ; il admet que d'autres
influences peuvent lui donner naissance ; beaucoup d'ophthalmologistes, M. Gayet, entre autres, reconnaissent aujourd'hui l'origine
syphilitique de la kératite interstitielle. Ce dernier auteur ne repousse
pas d'ailleurs d'autres causes, il cite même un fait où il a rattaché
exclusivement la maladie à la diathèse rhumatismale. Il semble, en
résumé, qu'au fur et à mesure que la syphilis héréditaire sera
mieux connue, l'opinion qui rattache à cette diathèse la kératite
interstitielle gagnera du terrain.

Marche. Pronostic et Traitement. — Chaque jour de nouveaux modes de traitement sont préconisés contre la kératite interstitielle. Pour en apprécier la valeur, il importe tout d'abord de bien
connaître la marche naturelle de l'affection. Rien ne frappe plus que
de voir ces malades qui, pendant de longs mois, devaient être conduits par la main comme des aveugles, recouvrer complètement la
vision au point de pouvoir se guider seuls, lire et écrire, et se livrer
aux travaux les plus délicats. Telle est en effet la marche de l'affection, essentiellement chronique, se prolongeant pendant des mois,

des années même, pour aboutir à la guérison au moment même où l'on commençait à désespérer. On comprend à combien d'illusions thérapeutiques on s'abandonnerait, faute de connaître suffisamment cette évolution.

Ce n'est pas à dire cependant que la kératite interstitielle soit sans gravité, puisqu'elle laisse souvent après elle des opacités qui entravent considérablement la vision.

Le traitement doit consister surtout dans une bonne hygiène, et dans un traitement tonique et antiscrofuleux (huile de foie de morue). L'iodure de potassium à dose modérée est également fort utile pour amener la résorption des exsudats cornéens. Comme traitement local, on emploiera les instillations d'atropine, les douches de vapeur sur les paupières, et les compresses chaudes qui, en activant la vascularisation de la cornée, aident à la résolution. Dans certains cas, au contraire, où la vascularisation était exagérée, on a pu se trouver bien de la péritomie (Panas). Pour activer la résorption des taies de la cornée, on aura recours au massage de l'œil, suivant le procédé de Pagenstecher, combiné avec l'emploi de la pommade au précipité jaune (10 à 20 centigrammes pour 20 grammes de vaseline). Enfin, on a proposé dans certains cas des opérations variées, telles que l'iridectomie, la paracentèse de la chambre antérieure, la sclérotomie. Panas a même vu une strabotomie amener une fois l'éclaircissement de la cornée. Ce serait un tort de vouloir présenter chacune de ces opérations comme un traitement spécifique de la kératite interstitielle. Ce sont là seulement des moyens qui peuvent être utiles à un moment donné, et dont il faudra dans chaque cas particulier poser nettement les indications. Dans les cas où il y a des antécédents syphilitiques manifestes, on aura recours au traitement mixte (iodure de potassium et mercure). Abadie paraît s'être bien trouvé des injections sous-cutanées de bichlorure de mercure.

b. — **Kératite suppurative ou abcès de la cornée.** — Comme la précédente, la kératite suppurative est une inflammation interstitielle, siégeant dans le tissu propre de la cornée ; mais ce qui la caractérise essentiellement, c'est la production du pus, qui, tantôt se collecte sous forme d'abcès, tantôt forme une nappe purulente amenant une destruction très étendue de cette membrane.

Étiologie. — On peut dire d'une manière générale que la kératite purulente décèle toujours un mauvais état de l'organisme : La misère physiologique, l'athrepsie chez les nouveau-nés, de mauvaises conditions hygiéniques, la scrofule, l'alcoolisme, telles sont les causes qui peuvent lui donner naissance. Des états diathésiques, comme l'albuminurie, le diabète ; des fièvres graves, comme la fièvre typhoïde, le typhus, la scarlatine, la méningite cérébro-spinale épidémique, s'accompagnent quelquefois de suppuration de la cornée. La variole peut aussi donner naissance à la même complication, mais cela de deux manières différentes, soit en agissant comme maladie générale, prédisposant à la suppuration, soit en amenant la formation de pustules sur la cornée. En effet, à côté des causes générales, il faut aussi faire une part aux causes locales. Déjà, à propos des traumatismes oculaires, nous avons signalé le développement de la suppuration intra-cornéenne. Les contusions de la cornée par des branches d'arbre, des corps étrangers métalliques, des poussières, lui donnent fréquemment naissance. Les piqûres par les épis de graminées en sont si souvent la cause, que cette variété d'inflammation a reçu le nom de kératite des moissonneurs. Mais ces divers traumatismes agiront d'autant plus efficacement que l'état général du malade laissera à désirer.

Une autre circonstance étiologique qu'on rencontre très fréquemment, c'est l'existence antérieure du catarrhe des voies lacrymales et du larmoiement. C'est là un fait de la plus haute importance ; il montre avec quel soin nous devons éviter les opérations sur la cornée, en particulier l'extraction de la cataracte, chez les sujets atteints de larmoiement, sous peine de voir survenir la suppuration du lambeau.

L'expérimentation nous rend compte de la production de la kératite suppurée ; les lésions qui la caractérisent sont tout à fait analogues à celles qu'on développe chez les animaux par la section de la cinquième paire. Il est dès lors probable que, dans les états généraux graves que nous avons énumérés, l'état particulier du système nerveux n'est pas sans influence sur son développement.

Dans un tout autre ordre d'idées, les expériences de Leber, d'Eberth, de Stromeyer nous aident à comprendre la pathogénie de la kératite suppurative. Ces auteurs ont en effet inoculé la cornée avec diverses substances septiques, et ont vu se développer dans son intérieur des suppurations diffuses. Nous comprenons dès lors comment certains corps étrangers, comment la sécrétion muco-purulente du catarrhe lacrymal produisent des inoculations analogues sur les plaies cornéennes, et réalisent d'autant plus facilement toutes les conditions de la maladie, que le sujet est prédisposé déjà par son état général à la suppuration.

Symptômes. — L'affection débute sous la forme d'une infiltration grisâtre que l'examen à l'aide de l'éclairage oblique permet de rapporter à son véritable siège, c'est-à-dire qu'elle occupe non la couche superficielle, mais le tissu propre de la cornée. Cette tache augmente d'étendue, en même temps que son centre prend une teinte de plus en plus blanchâtre, puis jaunâtre, indice de la suppuration. Le pus s'infiltre dans les lames les plus inférieures de la cornée, et y prend souvent une forme spéciale. Il donne en effet naissance à des abcès semi-lunaires dont la convexité est dirigée en bas, dits abcès en coups d'ongle, d'où les noms d'unguis ou d'onyx qui leur sont donnés. D'autres fois, la suppuration est beaucoup plus diffuse et étendue à une grande partie de la cornée. Il arrive même, comme le note M. Panas, que l'infiltration purulente prenne la forme circulaire ; elle laisse alors à son centre une partie de cornée qui garde sa transparence ; mais celle-ci, privée de ses éléments de nutrition, ne tarde pas à se sphacéler.

Tantôt il n'y a qu'un seul foyer de suppuration, tantôt il y en a plusieurs. Mais, dans tous les cas, l'abcès est entouré d'une zone d'infiltration grisâtre d'autant plus mince qu'on s'éloigne de son centre.

La kératite suppurative s'accompagne d'une injection périkératique plus ou moins marquée ; la photophobie et les douleurs ciliaires varient également beaucoup suivant les cas. D'après l'intensité de ces symptômes, on a distingué deux formes de l'affection ; l'une aiguë ou sthénique dans laquelle l'appareil inflammatoire est très développé ; l'autre torpide ou asthénique, dans laquelle la réaction est presque nulle : c'est la kératite suppurative des cachectiques et des états généraux graves. Elle s'accompagne quelquefois d'une insensibilité complète de la cornée ; d'où la comparaison qu'on en a faite avec les lésions survenant à la suite de la section de la cinquième paire, d'où encore le nom de kératite neuro-paralytique qu'on lui a donné. Cette dernière forme a un pronostic particulièrement grave.

Quoi qu'il en soit, la marche et la terminaison de la maladie peuvent être très différentes. Dans les cas les plus heureux, le pus peut se résorber en laissant à sa place une légère opacité. Mais le plus souvent il tend à se faire jour au dehors, en donnant naissance à une vaste ulcération qui ne se réparera qu'au prix d'une cicatrice opaque et indélébile. D'autres fois même il y a perforation de la cornée, hernie de l'iris et formation d'un staphylôme.

Le pus peut aussi, quoique plus rarement, s'ouvrir un chemin dans la chambre antérieure, en suivant un trajet oblique à travers les lames postérieures de la cornée et en donnant naissance à un hypopyon, ou collection purulente de la chambre antérieure. L'hypopyon et l'iritis sont d'ailleurs des complications fréquentes de la kératite suppurée. C'est à cause de cette fréquence que Roser a donné à la maladie le nom de kératite à hypopyon, *hypopyon keratitis*. Sous le nom d'ulcère serpigineux de la cornée, *ulcus corneæ serpens*, Sœmisch a décrit une affection caractérisée par une ulcération centrale que précède toujours une infiltration purulente de la cornée. Elle s'accompagne souvent d'iritis et d'hypopyon, peut donner naissance à des perforations, à des staphylômes. Ses causes principales sont le traumatisme et la blennorrhée du sac lacrymal. On reconnaît là les principaux caractères que nous avons assignés à l'abcès de la cornée. Aussi pensons-nous avec Arlt et le professeur Panas que les abcès de la cornée, la kératite à hypopyon de Roser, l'ulcère serpigineux de la cornée de Sœmisch ne sont pas des entités pathologiques distinctes, mais seulement des manières d'être différentes d'une même maladie.

Anatomie pathologique. — D'où viennent les globules de pus qui infiltrent le tissu propre de la cornée? Pour Virchow, ce sont les produits de la prolifération des éléments cellulaires de cette membrane; pour Cohnheim, ce sont des leucocytes arrivés là par migration à travers la paroi des vaisseaux. Stromeyer croit même que ces leucocytes viennent de la conjonctive et pénètrent dans la cornée à la faveur d'une solution de continuité. Cette origine expliquerait ce fait indiqué par Panas et que nous avons pu vérifier plusieurs fois, savoir : qu'à la suite de l'extraction de la cataracte, la suppuration débute par la conjonctive pour s'infiltrer de là dans la cornée. D'où le précepte d'éviter les blessures de la conjonctive dans cette opération.

On a beaucoup discuté également sur l'origine de l'hypopyon qui vient fréquemment compliquer la suppuration de la cornée. Certains auteurs, Weber entre autres, y voient la conséquence de la rupture de l'abcès de la cornée dans la chambre antérieure. Nous avons déjà noté la possibilité de cette terminaison, mais elle est exceptionnelle. Pour Arlt, la véritable source de l'hypopyon, c'est l'iritis concomitante; pour Stromeyer, enfin, les leucocytes arriveraient dans la chambre antérieure par migration à travers le canal de Schlemm, ou les vaisseaux de l'iris.

Diagnostic. — La teinte jaune de l'abcès, sa forme caractéristique en coup d'ongle, permettent facilement le diagnostic. Il est plus difficile de se rendre compte du degré de fluidité du pus épanché. La possibilité de déprimer avec une curette les lames antérieures de la cornée, la flaccidité de ces lames, leur enfoncement apparent, sont d'après Arlt le signe pathognomonique de la fluidité de leur contenu. Quant à l'hypopyon, l'examen à l'éclairage oblique, sa forme, la possibilité de son déplacement dans les mouvements de la tête, permettront de reconnaître son existence et de le différencier de l'abcès de la cornée.

Pronostic. — Il n'est pas besoin d'insister sur la gravité d'une affection qui ne se termine que très exceptionnellement par résolution ; qui, dans les cas les plus heureux, laisse des difformités ineffaçables, telles que des leucomes, des hernies de l'iris, des staphylômes; qui peut même amener la perte totale de l'œil par phthisie du globe oculaire ou par panophthalmie.

Traitement. — Prenant en considération l'étiologie de l'affection; on laissera presque complètement de côté les antiphlogistiques pour recourir surtout à un traitement général reconstituant.

Cependant, dans la variété aiguë ou *sthénique*, on pourra employer quelques applications de sangsues ou de ventouses à la tempe, en même temps qu'on fera des onctions d'onguent mercuriel belladoné, et qu'on donnera le calomel à l'intérieur.

Dans la variété asthénique, au contraire, on laissera complètement de côté le traitement antiphlogistique pour recourir aux compresses chaudes qui constituent le traitement par excellence de cette variété de kératite. C'est ici le moment d'indiquer leur mode d'application. Un linge fin plié en quatre est trempé dans une infusion chaude de camomille ou de sureau et bien exprimé. Par-dessus ce linge on applique un morceau de flanelle recouvert lui-même de taffetas gommé qui dépasse de toutes parts la compresse; de cette façon,

celle-ci conserve constamment sa chaleur et son humidité. Le tout
est maintenu sur l'œil au moyen d'un bandage convenable, et le pansement est renouvelé dès qu'il commence à se refroidir.

On y joint les instillations répétées d'atropine. Grâce à ce traitement, on arrive quelquefois à déterminer la résorption de l'abcès de
la cornée et de l'hypopyon qui l'accompagne, cela surtout chez les
enfants. Mais quand la maladie progresse, quand elle prend la forme
ulcéreuse et destructive qui caractérise la kératite à hypopyon de
Roser ou ulcère serpigineux de Sœmisch, ces moyens ne suffisent
plus. Il faut recourir à un traitement chirurgical. On a enseigné
autrefois qu'il fallait abandonner à eux-mêmes les abcès de la
cornée ; nous avons pu voir encore suivre cette pratique, et constater
ses résultats déplorables. Ce qui lui avait donné naissance, c'est que
le plus souvent il ne sert à rien de faire dans un abcès de la cornée
une ponction analogue à celle qu'on pratique dans un abcès ordinaire ; le pus est tellement épais qu'il ne sort pas. Sœmisch a fait
faire un progrès immense à la thérapeutique de cette redoutable
affection, en indiquant qu'il faut, à l'aide d'un couteau de Graefe,
traverser toute la cornée, à l'union de son tiers inférieur avec ses
deux tiers supérieurs. On donne ainsi issue au pus infiltré dans la
cornée, à l'humeur aqueuse et à l'hypopyon concomitant. Telle est
même, dans la plupart des cas, la viscosité de ce pus qu'il ne fait
pas issue spontanément après l'incision. Il faut aller le chercher
avec des pinces dans la chambre antérieure, et l'en extraire sous la
forme d'un véritable bourbillon. Cette opération aujourd'hui connue
et couramment pratiquée sous le nom d'opération de Sœmisch,
donne d'admirables résultats.

La paracentèse de la chambre antérieure trouvera quelquefois son
indication pour calmer les douleurs, diminuer la tension intra-
oculaire, et prévenir la rupture de la cornée, cela, bien entendu,
dans les cas où l'opération de Sœmisch ne sera pas jugée nécessaire.

c. **Kératite ponctuée ou descéméite.** — La couche postérieure
de la cornée ou membrane de Descemet est en connexion si étroite
avec la face antérieure de l'iris et la chambre antérieure, qu'on comprend que les inflammations doivent se propager aisément à travers
ces membranes voisines. C'est ce qui arrive en effet ; aussi a-t-on
donné quelquefois à la descéméite le nom d'iritis séreuse ou aquo-
capsulite. Sa lésion anatomique l'a fait décrire sous le terme de

kératite ponctuée. Elle se traduit en effet par une série de petits
points excessivement fins affectant la forme d'un triangle dont la
base occupe la périphérie de la cornée dans ses parties inférieures,
tandis que le sommet se dirige vers le centre de cette membrane.
Ce pointillé est tellement fin qu'il semble constituer parfois une
nébulosité uniforme ; l'emploi de la loupe est nécessaire pour distinguer les petites taches qui le composent. Aux symptômes du côté de
la cornée se joignent bientôt des signes d'iritis ; déformation de la
pupille, augmentation de profondeur de la chambre antérieure.
Quelquefois celle-ci est le siège d'un épanchement fibrineux, trouble, qui occupe ses parties déclives. Il en résulte une augmentation
notable de la tension intra-oculaire et de violentes douleurs ciliaires.
Il y a toujours en même temps une injection périkératique marquée,
de la photophobie et du larmoiement.

Étiologie. — Les deux grandes causes de la kératite ponctuée
sont la blennorrhagie et le rhumatisme ; ces deux causes se trouvent
souvent réunies chez un même sujet. Elles ont d'autant plus de prise
sur lui que son état général laisse plus à désirer. Déjà, à propos de
l'ophthalmie purulente blennorrhagique, nous avons fait remarquer
que la blennorrhagie pouvait agir sur l'œil de deux manières très
différentes : 1° par le contact direct du pus blennorrhagique avec la
muqueuse conjonctivale, déterminant l'ophthalmie purulente ; 2° par
une action générale encore fort mal connue qui prédispose les sujets
atteints de blennorrhagie, surtout s'ils sont rhumatisants, à contracter une variété particulière d'ophthalmie, qui n'est autre que la
descemétite ou aquo-capsulite que nous étudions actuellement. Aussi
M. Panas a-t-il pu proposer de lui donner le nom d'irido-kératite
rhumatismale blennorrhagique. Elle se rencontre souvent en même
temps que les manifestations articulaires du rhumatisme blennorrhagique. Toutefois le rhumatisme seul suffit à lui donner naissance, en
dehors de tout écoulement uréthral.

Diagnostic. — Il est facile d'une manière générale. Toutefois
l'examen à l'éclairage oblique est nécessaire pour démontrer l'intégrité des images de la face antérieure de la cornée et le siège exact
de l'opacité. L'emploi de la loupe sera également utile pour reconnaître le pointillé fin, caractéristique de l'affection. Enfin, on portera
son attention sur l'iris et la chambre antérieure, vu la fréquence très
grande des complications de ce côté.

Pronostic. — Le pronostic n'offre pas de gravité, et, même dans les cas aigus, la résolution peut se faire, sans laisser à sa suite d'opacité de la cornée.

Traitement. — Les applications de sangsues, les onctions mercurielles belladonées, le bandeau compressif seront employés pour calmer les phénomènes inflammatoires. Les instillations d'atropine seront ici d'autant plus nécessaires que l'iritis est souvent un élément de la maladie. Les douleurs vives nécessiteront quelquefois la paracentèse de la chambre antérieure dans le but de diminuer la tension intra-oculaire. L'iodure de potassium à l'intérieur hâtera la résolution. Le salicylate de soude pourra convenir ici pour calmer les douleurs, au même titre que dans les autres manifestations du rhumatisme.

2° TROUBLES DE NUTRITION DE LA CORNÉE.

Sous ce titre, nous dirons quelques mots : *a.* Des ulcères, des fistules et des opacités de la cornée; *b.* Des altérations de courbure de cette membrane ou staphylômes ; *c.* Du gérontoxon ou arc sénile de la cornée.

a. **Ulcères, fistules et opacités de la cornée.** — Les ulcères de la cornée ne constituent pas une maladie spéciale qu'on doive décrire à part sous le nom de kératite ulcéreuse. Ils sont l'aboutissant d'un grand nombre des processus morbides que nous venons de passer en revue, et des kératites en particulier. Les différents traumatismes de la cornée, les conjonctivites purulente et diphthéritique, la conjonctivite granuleuse, les différentes variétés de kératite phlycténulaire, vésiculeuse, suppurative, neuro-paralytique sont autant de causes d'ulcération de la cornée. Outre que ces ulcérations peuvent amener dans certains cas la fonte purulente du globe de l'œil ou son atrophie à la suite d'une vaste perforation de la cornée, dans les cas moins graves elles ont encore de grands inconvénients. Ces ulcères ne peuvent en effet se réparer sans amener à leur suite une opacité plus ou moins complète du tissu de la cornée. Ces opacités ou taies cornéennes prennent des noms différents selon leur plus ou moins d'épaisseur. Les opacités les plus légères ont reçu la dénomination de *néphélion;* la tache est-elle plus épaisse, on l'appelle un *albugo;* enfin si son épaisseur et sa saturation sont telles qu'elle empêche complètement le passage des rayons lumineux c'est un *leucoma*. Il ne faut pas croire d'ailleurs que la gêne produite par une opacité de la cornée soit toujours proportionnelle à son épaisseur. On doit tenir compte dans l'appréciation de cette gêne à la fois du siège et de la densité de la taie. On comprend qu'une taie épaisse, un leucome situé à la périphérie de la cornée ne gêne que très peu la vision, puisque le passage des rayons lumineux à travers la pupille n'en est nullement intercepté. Au contraire, une opacité centrale, fût-ce même un simple néphélion, gênera beaucoup la vision, soit en s'opposant au passage des rayons lumineux, soit en tamisant la lumière et amenant une grande diffusion des images.

Un autre grave danger des ulcères de la cornée c'est la perforation de cette membrane. Rarement il en résulte une fistule persistante. Cette éventualité se produirait, d'après Arlt, dans les cas où, au moment de la perforation, la membrane de Descemet est entraînée mécaniquement à travers l'orifice qu'elle tapisse d'une couche épithéliale s'opposant à sa fermeture. Le plus souvent, au contraire, l'iris ou la face antérieure du cristallin viennent se mettre en contact intime avec la face postérieure de la cornée perforée, de façon à amener son occlusion artificielle. Dans les cas les plus heureux, la perte de substance se répare, l'humeur aqueuse sécrétée distend de nouveau la chambre antérieure, et les parties reprennent leur place. Mais le plus souvent l'iris contracte des adhérences avec la face postérieure de la cornée, dites synéchies antérieures, et si cette dernière est en même temps le siège d'un leucome, il en résulte un leucome adhérent, conséquence trop fréquente de l'ophthalmie purulente. Il peut arriver même, en cas de perforation centrale, que la face antérieure du cristallin se recouvre de dépôts plastiques qui restent adhérents par un mince filament à la face postérieure de la cornée, et constituent une variété particulière d'opacité cristallinienne, dite cataracte pyramidale.

Les dangers des ulcères de la cornée sont tels qu'on doit faire tous ses efforts pour les conjurer. Le traitement soigneux des diverses affections qui leur donnent naissance est le premier moyen à employer. Dans le cas d'ulcère torpide, atonique, on hâtera quelquefois la réparation avec la pointe du petit thermocautère construit spécialement pour cet usage. Si la profondeur de l'ulcère et l'augmentation de tension intra-oculaire font craindre la perforation

de la cornée, on aura recours à la paracentèse de la chambre antérieure. Si la perforation est produite, on tâchera de s'opposer à
la formation des synéchies iriennes, soit en produisant la dilatation
de la pupille par l'atropine, si l'adhérence de l'iris à la cornée est
centrale, soit en amenant au contraire le resserrement de la pupille par l'ésérine, quand l'adhérence siège à la périphérie de la cornée.

Quant aux taies, on se proposera d'amener leur résorption, si elles
ne sont pas trop épaisses, par des insufflations de poudre de calomel.
Si elles entravent considérablement la vision, et que, du reste, l'état
des parties le permette, on aura recours à l'iridectomie, pour livrer
passage aux rayons lumineux dans un point où la cornée a conservé
sa transparence.

b. Staphylômes de la cornée. — Sous le nom de staphylômes,
on décrit des altérations de la cornée consistant en une exagération de
sa courbure qui lui fait faire en avant une saillie plus ou moins considérable. Comme les taies, le staphylôme est souvent la conséquence
des inflammations de la cornée; mais il peut aussi se développer en
dehors de toute kératite.

Nous devons distinguer deux grandes variétés de staphylôme, suivant que la cornée, à son niveau, a conservé ou bien perdu sa transparence; de là, le staphylôme pellucide ou transparent, et le staphylôme opaque.

1° Staphylôme pellucide. — Cette forme comprend elle-même
deux variétés : Dans l'une, l'exagération de courbure de la cornée est
partielle et porte habituellement sur son centre, cornée conique ou
kératocone; dans l'autre, l'exagération de courbure de la cornée est
totale, c'est la cornée globuleuse ou kératoglobe.

Dans le kératocone, la cornée amincie vers le sommet du staphylôme
conserve quelquefois toute sa transparence, ou bien le sommet du
cône offre une légère opacité.

Dans la cornée globuleuse ou kératoglobe, la dilatation porte sur
toute l'étendue de la cornée qui, au lieu de présenter un cône saillant
en avant, offre l'apparence d'une demi-sphère. La chambre antérieure,
l'iris, la sclérotique prennent part à la dilatation; l'œil énorme fait
saillie entre les paupières et l'affection prend alors le nom de
buphthalmie.

La pathogénie de ces deux variétés de staphylôme est très obscure :

la cornée globuleuse peut exister dès la naissance. La cornée conique se voit surtout chez les jeunes sujets.

2° **Staphylôme opaque.** — Le staphylôme opaque ou cicatriciel résulte au contraire toujours d'un processus inflammatoire. Il est constitué par l'adhérence intime de l'iris et de la cornée transformée en tissu opaque et fibreux. Ces deux membranes se sont accolées l'une à l'autre, après perforation de la cornée. Il est dit partiel, quand il est limité à une partie de la cornée ; quand il a envahi cette membrane dans toute son étendue, le staphylôme est total ou sphérique.

Le staphylôme opaque met obstacle à la vision en arrêtant complètement ou en partie les rayons lumineux, suivant qu'il est total ou partiel. Les diverses formes de staphylôme pellucide permettent bien le passage de la lumière à travers la cornée, mais en augmentant le diamètre antéro-postérieur du globe de l'œil, ils déterminent des troubles de myopie progressive. Arrivé à l'état de buphthalmos, l'œil est perdu pour la vision.

On a tenté d'arrêter les progrès du staphylôme pellucide par les paracentèses répétées suivies de compression et par l'iridectomie ; on a aussi, dans la cornée conique, pratiqué la cautérisation, et même la trépanation du sommet du cône (Abadie). Dans le staphylôme opaque et dans le buphthalmos, quand l'œil est perdu pour la vision et qu'il devient douloureux, le seul moyen à employer c'est l'énucléation de l'œil malade dans le but d'éviter la propagation de l'inflammation au second œil.

c. **Gérontoxon ou arc sénile.** — Sous ces termes on décrit une opacité en forme de cercle de la périphérie de la cornée, siégeant surtout à sa partie supérieure. Tenant à la dégénérescence des éléments de la cornée, elle se voit chez les vieillards et chez les gens atteints d'athérome artériel.

III

MALADIES INFLAMMATOIRES ET TROUBLES DE NUTRITION
DE LA SCLÉROTIQUE.

1° INFLAMMATIONS (SCLÉRITE ET ÉPISCLÉRITE).

C'est à tort que divers auteurs, Velpeau entre autres, ont refusé à la sclérotique le pouvoir de s'enflammer, sous prétexte qu'elle ap-

partient au groupe des membranes fibreuses. Cette inflammation
est très réelle, et Gayet l'a parfaitement établie dans l'article du
Dictionn. encycl. qu'il lui consacre. Mais il est vrai que cette inflammation est rarement isolée ; le plus souvent elle se lie, soit à
l'inflammation de la choroïde, soit à celle du tissu cellulaire lâche
qui sépare la sclérotique de la conjonctive, et auquel on peut donner
le nom de tissu conjonctif épiscléral. Nous nous occuperons plus tard
des scléro-choroïdites en parlant des inflammations de la choroïde.
Nous dirons seulement ici quelques mots des inflammations de la
sclérotique et du tissu cellulaire épiscléral, sclérite et épisclérite,
trop souvent associées l'une à l'autre pour que nous ayons cru devoir
les séparer.

Symptômes. — L'épisclérite débute sous la forme d'une tache
rouge sombre qui siège dans le voisinage de la cornée, à deux ou
trois millimètres de sa circonférence, quelquefois à une plus grande
distance. C'est le plus souvent au côté externe de l'œil, près de l'insertion du muscle droit externe que cette tache se développe. Son
siège le plus fréquent est ensuite la partie supérieure de la sclérotique, plus rarement elle se montre en bas. Enfin plusieurs taches
peuvent se développer l'une après l'autre, ou simultanément.

La couleur de cette tache est le rouge violacé, lie de vin ; elle
forme une saillie appréciable qui lui donne l'aspect d'un gros bouton ; les vaisseaux conjonctivaux du voisinage sont dilatés.

Le plus souvent un seul œil est atteint, mais les deux peuvent
être malades en même temps. Généralement les troubles fonctionnels
sont très peu marqués ; les malades éprouvent de la gêne plutôt que
de la douleur ; le toucher lui-même est à peine douloureux. C'est
seulement la rougeur de l'œil et la présence de la petite tumeur qui
les inquiète.

Mais l'inflammation se propageant aux membranes voisines peut
faire naître des complications ; la cornée, au voisinage du bouton
d'épisclérite, peut devenir le siège d'une infiltration ; l'iris et le corps
ciliaire peuvent également se prendre et donner naissance à des douleurs ciliaires intenses.

La marche de la maladie est très lente ; elle exige au moins six
semaines ou deux mois, avant de passer à la résolution ; des rechutes
fréquentes la prolongent quelquefois pendant plus d'une année.

La terminaison est le plus souvent favorable, la tache diminue progressivement de volume et de coloration ; mais quelquefois elle laisse à sa suite un amincissement et une dilatation de la sclérotique, staphylôme sclérotical.

Étiologie. — C'est surtout chez l'adulte qu'on observe l'épisclérite. La grande cause qui lui donne naissance c'est le rhumatisme ; elle a pu quelquefois être d'origine syphilitique ou succéder à un traumatisme.

Le diagnostic ne présente pas de difficulté sérieuse. On pourrait cependant confondre la plaque saillante de l'épisclérite avec la conjonctivite pustuleuse. Mais cette dernière se voit surtout chez de jeunes sujets lymphatiques ou scrofuleux. Elle fait corps avec la conjonctive et est l'aboutissant d'un pinceau de vaisseaux, tandis que, dans l'épisclérite, la conjonctive et ses vaisseaux glissent librement au devant de la petite tumeur. Les douleurs et le larmoiement, très marqués dans la conjonctivite pustuleuse, font défaut dans l'épisclérite. Enfin cette dernière ne présente pas l'ulcération qu'on trouve dans la pustule conjonctivale.

Le traitement local doit consister dans les compresses chaudes et les instillations d'atropine. L'application d'un bandage compressif peut être utile pour calmer les douleurs ciliaires. Les caustiques et les collyres irritants sont tout à fait contre-indiqués.

Le traitement général consistera dans l'emploi du salicylate de soude chez les rhumatisants, dans le traitement spécifique chez les syphilitiques.

2° STAPHYLÔMES DE LA SCLÉROTIQUE.

Comme la cornée, la sclérotique peut être le siège d'ectasies ou bosselures auxquelles on donne le nom de staphylômes. Ces bosselures peuvent siéger dans des points différents : à la partie postérieure de l'œil, près de l'insertion du nerf optique, où elles constituent l'une des lésions caractéristiques de la myopie (staphylômes postérieurs) ; à la partie antérieure du globe (staphylômes antérieurs) où elles apparaissent. sous la forme de grosses bosselures bleuâtres. Les staphylômes peuvent être, comme nous l'avons dit, la conséquence de l'épisclérite. Mais, plus souvent, ils constituent l'un des symptômes de la scléro-choroïdite antérieure avec laquelle nous les étudierons.

IV

MALADIES INFLAMMATOIRES ET TROUBLES DE NUTRITION DE L'IRIS.

1° INFLAMMATIONS (IRITIS).

Malgré sa grande importance et ses caractères tout à fait particuliers, l'iritis a été pendant fort longtemps confondue avec les
autres maladies inflammatoires du globe de l'œil. C'est, en effet,
Schmidt, qui, en 1801, en a donné, pour la première fois, une description spéciale.

Symptômes. — La maladie offre à son début des aspects très
variables suivant les cas : tantôt elle se manifeste sous la forme
d'une inflammation très aiguë, caractérisée par des douleurs violentes et une injection considérable ; tantôt elle se développe insidieusement, sans caractères inflammatoires bien marqués. L'injection
vasculaire de l'iritis, qui porte le nom d'injection périkératique, se
présente sous forme de vaisseaux fins, s'irradiant tous à partir de la
périphérie de la cornée ; leur teinte violacée, leur immobilité, leur
direction rectiligne les distinguent des vaisseaux propres à l'injection
conjonctivale, qui sont volumineux, d'un rouge plus sombre, remarquables par leurs flexuosités et leur mobilité à la surface du globe
de l'œil. Toutefois, dans certains cas, la congestion est si intense
que tous les vaisseaux de l'œil sont dilatés, et que l'injection conjonctivale masque au premier abord l'injection périkératique. Il faut
alors la rechercher avec soin. Dans les cas les plus aigus, la congestion peut aller même jusqu'à l'exsudation de liquide dans le tissu
cellulaire sous-conjonctival et au développement du chimosis.

La face antérieure de l'iris perd sa teinte brillante et prend un
aspect terne, ce qui peut tenir en partie, comme le pense Schirmer,
à l'exfoliation des cellules épithéliales de cette membrane, mais surtout à la présence d'un exsudat fibrineux dans la chambre antérieure. Quelquefois même cet exsudat est si marqué, qu'à l'aide
d'une loupe, on distingue parfaitement sa teinte blanchâtre, à la
partie inférieure de la chambre antérieure, et la ligne qui le sépare
du reste de l'humeur aqueuse. La coloration propre de l'iris est pro-

fondément altérée; quand elle est bleue, cette membrane prend une teinte verdâtre; si elle est brune, elle devient d'un jaune cuivré qu'on a donné à tort comme un signe de l'iritis syphilitique. La comparaison des deux yeux permet d'apprécier facilement ce changement de coloration; mais auparavant il faut avoir eu soin de s'informer si, à l'état normal, les deux iris présentaient bien la même nuance, ce qui n'est pas constant.

En même temps la pupille devient paresseuse, c'est-à-dire qu'elle ne se modifie que difficilement sous l'influence de la lumière et des mydriatiques. Bientôt même des exsudats fibrineux viennent souder sa circonférence à la face antérieure du cristallin; ces adhérences, qui prennent le nom de synéchies postérieures, peuvent être partielles; dans ce cas, elles siègent surtout vers les points déclives de la pupille et lui impriment les formes les plus irrégulières. D'autres fois, elles sont totales et ont pour conséquence d'interrompre la libre communication qui existe à l'état normal à travers l'orifice pupillaire entre la chambre antérieure et la chambre postérieure; cet état a reçu le nom d'*exclusion pupillaire*. On dit qu'il y a *occlusion de la pupille*, quand les fausses membranes, ne se limitant pas au bord pupillaire, envahissent tout le champ pupillaire, le voilent, et interceptent ainsi complètement le passage des rayons lumineux.

D'après la nature des troubles anatomiques auxquels elle donne lieu, l'iritis a reçu des noms différents:

On l'appelle iritis séreuse quand elle consiste surtout dans l'exsudation abondante de liquide dans la chambre antérieure. Rappelons que cette forme se combine habituellement avec l'inflammation de la membrane de Descemet, pour constituer l'aquo-capsulite des anciens auteurs. La maladie est-elle constituée surtout par des exsudats plastiques dans l'épaisseur de l'iris, des synéchies, de l'occlusion pupillaire, elle prend le nom d'iritis parenchymateuse. Ces exsudats inflammatoires constituent parfois dans l'épaisseur de l'iris de petites tumeurs auxquelles on a donné le nom de granulomes. Enfin l'iritis peut passer à la suppuration et donner naissance à un épanchement de pus dans la chambre antérieure ou hypopyon. Déjà nous avons noté la fréquence de cette complication dans l'ulcère serpigineux de la cornée de Sœmisch, ou keratitis hypopyon de Röser. Exceptionnellement l'iritis peut donner naissance à un épanchement de sang dans la chambre antérieure ou hypoéma.

Les troubles fonctionnels sont très variables d'après le degré
d'acuité de la maladie. Dans les formes légères, la douleur est presque nulle; c'est là, suivant la remarque de M. Panas, un véritable
danger pour le malade qui laisse évoluer, sans y prendre garde, une
maladie qui peut entraîner la perte de la vision. D'autres fois, au
contraire, les douleurs sont extrêmement violentes : elles occupent le
globe de l'œil lui-même, se réveillent par la pression, et peuvent
s'irradier sur le trajet des branches du trijumeau. C'est dans ces cas
qu'on observe le blépharospasme, l'épiphora, la photophobie. Cette
dernière, toujours beaucoup moins marquée dans l'iritis que dans les
kératites, n'atteint qu'exceptionnellement une grande acuité.

La vision est toujours plus ou moins gênée; l'exsudat floconneux
de la chambre antérieure entraîne un trouble de la vue ou amblyopie, qui s'exagère quand il y a des synéchies postérieures abondantes et des exsudats dans le champ pupillaire. La vue peut même
être complètement abolie, s'il y a une occlusion épaisse de la pupille, s'opposant au passage des rayons lumineux.

Marche, durée, terminaisons. — Comme nous l'avons déjà
dit, quelquefois la marche est d'emblée subaiguë ou même tout à
fait chronique. Dans les cas aigus, on peut avec M. Panas évaluer la
durée de l'attaque d'iritis à deux ou quatre semaines.

La terminaison peut se faire par résolution, mais bien souvent
l'iritis laisse après elle des adhérences ou synéchies qui deviennent
le point de départ de nombreuses récidives. Sur 49 cas d'iritis à récidives, Horstmann a trouvé que, dans 38 d'entre eux, il existait
des synéchies postérieures.

Enfin la maladie peut passer à l'état chronique. C'est dans ces cas
surtout qu'on voit les adhérences intercepter peu à peu la communication entre les deux chambres antérieure et postérieure. Le tissu
de l'iris profondément altéré devient friable; quelquefois il est fortement poussé en avant par l'humeur aqueuse accumulée derrière
lui et prend la forme d'un cône dont le sommet est à la pupille et
la base à la périphérie. Quelquefois cette projection de l'iris en avant
n'est pas uniforme; elle se fait seulement en un ou deux points qui
prennent la forme de bosselures de plus en plus saillantes, de plus
en plus pédiculées, auxquelles on donne le nom de kystes de l'iris.
Le plus souvent, au contraire, l'iris est projeté en masse; mais des
lignes plus déprimées le divisent en un grand nombre de tranches

saillantes ; il en résulte un aspect qu'on ne saurait mieux comparer qu'à celui d'une tomate vue du côté du hile (Panas). C'est à cette disposition que Wecker a donné la dénomination très heureuse de dégénérescence cystoïde. Dans ces cas, il existe des complications du côté du corps ciliaire, de la choroïde et de la rétine (irido-choroïdite ou cyclite) ; il y a un ramollissement du corps vitré, l'œil devient mou, et la vision est le plus souvent complètement abolie.

Signalons comme dernière complication possible, résultant de la présence d'adhérences et du tiraillement des nerfs ciliaires, des attaques de glaucome.

Étiologie. — L'iritis est essentiellement une affection d'origine diathésique. Les deux grands états constitutionnels qui lui donnent naissance sont : d'une part, la syphilis ; de l'autre, le rhumatisme. Telle est la fréquence de l'iritis syphilitique qu'on l'a décrite à part comme une forme spéciale de la maladie. Mais cette division n'est pas justifiée ; car, ainsi que nous le dirons, l'iritis syphilitique ne présente aucun caractère qui lui appartienne en propre.

A quelle période de l'infection syphilitique se montre l'iritis? Là-dessus tous les syphiliographes sont d'accord ; l'iritis est une des manifestations de la période secondaire ; elle survient 6, 8 ou 10 mois, rarement un an, après l'accident initial. Il est tout à fait exceptionnel de la voir dans la période tertiaire, au bout de plusieurs années, ou encore très peu de temps après le chancre. Elle coïncide avec les altérations de la peau et des muqueuses.

On s'est efforcé de trouver pour l'iritis syphilitique des signes qui lui soient propres et qui puissent la différencier des autres variétés d'inflammation de la même membrane. Mais c'est en vain ; ni la coloration cuivrée de l'iris, ni le déplacement de la pupille en haut et en dedans signalé par Beer, ni la présence de condylomes dans le tissu irien qui, nous l'avons dit, peuvent appartenir à toutes les formes d'iritis parenchymateuse, ne sont des signes caractéristiques. Force est donc de s'en tenir uniquement à la notion d'étiologie. Souvent l'iritis syphilitique a une marche lente et insidieuse ; son pronostic s'aggrave de ce fait qu'elle atteint fréquemment les deux yeux l'un après l'autre.

L'iritis a été signalée également comme l'une des manifestations possibles de la syphilis congénitale.

Quant à l'iritis rhumatismale, ce n'est point dans les formes aiguës

du rhumatisme, dans le rhumatisme polyarticulaire aigu, par exemple,
qu'on l'observe; mais bien dans les variétés subaiguë et chronique
de cette affection. C'est chez les malades fréquemment atteints de
douleurs dans les articulations avec ou sans hydarthrose, chez ceux
qui présentent de l'arthrite sèche qu'on l'observe surtout. L'iritis se
développe aussi comme conséquence du rhumatisme blennorrhagique, dans cette forme que nous avons décrite sous le nom d'ophthalmie rhumatismale blennorrhagique; c'est alors l'iritis séreuse,
l'aquo-capsulite ou descemète qu'on observe. Enfin l'iritis appartient
aussi à la goutte, en un mot à toutes les manifestations de l'arthritisme.

    On a donné aussi comme cause de l'iritis la scrofule; mais dans
ces cas, l'inflammation irienne est bien rarement primitive; le plus
souvent au contraire, elle se lie à d'autres inflammations des parties
voisines, et, en particulier, de la cornée.

    Quant aux causes locales, elles ont beaucoup moins d'importance.
Le temps n'est plus où l'on regardait comme excessivement dangereuses les moindres blessures de l'iris; les nombreuses iridectomies
qu'on pratique chaque jour sont venues démontrer le contraire.
Toutefois les corps étrangers de l'iris amènent facilement l'inflammation de cette membrane. Les débris du cristallin, dans l'opération
de la cataracte, peuvent jouer le même rôle. Aussi doit-on s'attacher
à en débarrasser complètement le champ pupillaire.

Diagnostic. — Il ne présente pas en général de sérieuses difficultés. Déjà nous avons signalé la cause d'erreur résultant d'une
très vive injection conjonctivale qui masque l'injection périkératique;
un examen soigneux suffira pour la faire éviter. Inversement, dans
les cas à marche chronique, où il n'y a pour ainsi dire aucune vascularisation anormale, toute l'attention doit se porter sur l'orifice pupillaire. Quelquefois celui-ci a conservé en apparence sa régularité habituelle, mais si l'on vient à instiller dans l'œil une goutte d'atropine,
la pupille se dilate irrégulièrement, les synéchies iriennes sont ainsi
mises en évidence, et l'atropine, qui est un puissant moyen de traitement, devient du même coup un précieux agent de diagnostic.

Pronostic. — D'une manière générale, le pronostic est sérieux. Il
l'est moins dans l'iritis séreuse où la résolution complète s'observe
plus souvent; il devient plus grave dans la forme parenchymateuse,
et sa gravité s'exagère en raison du nombre et de la solidité des adhé-

rences, qui exposent à de fréquentes récidives. Les complications du côté de la cornée, de la choroïde et du corps ciliaire (irido-cyclite), de la rétine, impriment à la maladie un cachet spécial de gravité.

Traitement. — Le traitement doit être basé, avant tout, sur la notion d'étiologie. Si l'iritis est de nature syphilitique, c'est au traitement spécifique qu'il faut avoir recours. Il n'en est pas de plus puissant et d'un effet plus rapide que le traitement mixte à l'aide des frictions mercurielles et de l'iodure de potassium à l'intérieur. Chaque friction doit être faite avec 15 à 20 grammes d'onguent napolitain; l'iodure de potassium est donné à dose croissante, de 1 à 5 et 6 grammes par jour.

Contre l'iritis rhumatismale, on emploiera le salicylate de soude; et les injections sous-cutanées de pilocarpine. Enfin, si le sujet est débilité ou scrofuleux, c'est au traitement tonique qu'on aura recours.

Quant au traitement local, il doit consister surtout dans les instillations d'atropine qu'on répétera aussi souvent qu'il est nécessaire pour arriver à une dilatation complète de la pupille. S'il y a une injection très vive et de violentes douleurs, on se trouvera bien d'une application de sangsues à la tempe. Plus d'une fois on a vu la pupille, qui jusqu'alors résistait à l'action de l'atropine, se laisser dilater après une évacuation sanguine. Les injections sous-cutanées de morphine à la tempe, le sulfate de quinine, seront utiles également pour combattre les douleurs.

En même temps on mettra l'œil à l'abri de la lumière, soit par des verres colorés, soit par un bandeau flottant.

Quant à l'iritis chronique, lorsque la maladie résiste à un traitement rationnel bien conduit, lorsqu'il existe des adhérences qui déterminent des phénomènes glaucomateux et des rechutes fréquentes de la maladie, le seul traitement à employer, c'est l'iridectomie.

V

MALADIES INFLAMMATOIRES DE LA CHOROIDE.

1° CHOROIDITES.

La choroïde comprend deux régions bien différentes : l'une, antérieure, zone ou cercle ciliaire, dans laquelle sont contenus les procès ciliaires et le muscle ciliaire; l'autre, postérieure, qui est la choroïde proprement dite. L'inflammation du cercle ciliaire est si souvent liée à celle de l'iris, qu'on la décrit habituellement sous le nom d'irido-choroïdite ou cyclite. C'est par elle que nous commencerons l'étude des inflammations de la choroïde; elle nous servira de transition naturelle entre l'iritis et les choroïdites proprement dites.

A. IRIDO-CHOROIDITE OU CYCLITE.

Comme l'indique le mot irido-choroïdite, l'affection s'étend à la fois à l'iris et à la partie antérieure de la choroïde, ou zone ciliaire. Mais tantôt elle débute par la choroïde, tantôt elle atteint primitivement l'iris pour se propager ensuite au cercle ciliaire. On comprend d'après cela, que, suivant les cas, les symptômes d'iritis se montreront dès le début et domineront la scène; ou bien ils ne surviendront que plus tard, et auront une moindre importance.

Symptômes. — Il est inutile de revenir ici sur les symptômes de l'iritis qui ont été déjà signalés. Quant à ceux qui décèlent l'inflammation de la zone ciliaire, c'est, outre l'injection périkératique, la sensibilité de l'œil au niveau du corps ciliaire, c'est-à-dire à deux ou trois millimètres en arrière de la cornée. Cette région est le siège de douleurs spontanées, mais on les réveille par la pression exercée en ce point à travers les paupières, soit avec l'extrémité du doigt, soit avec un corps mousse et de petit volume. C'est surtout de Graefe qui a insisté sur cette sensibilité douloureuse de la zone ciliaire dans l'irido-cyclite.

Comme l'iritis, la cyclite peut revêtir les trois formes séreuse, plastique et suppurative.

1º L'irido-choroïdite séreuse s'accompagne de tous les symptômes de l'aquo-capsulite ou descemeïte que nous avons plusieurs fois déjà indiqués; l'exsudation exagérée de liquide amène une augmentation de volume de la chambre antérieure et une exagération de la tension intra-oculaire, d'où résultent des phénomènes glaucomateux. Un autre mode de terminaison possible, c'est l'amincissement et la dilatation de la sclérotique, dans la zone ciliaire, et enfin l'hydrophthalmie avec perte à peu près complète de la vision. Ce n'est qu'exceptionnellement et dans les cas d'inflammation violente, que cette forme passe à la suppuration.

2° Dans l'irido-choroïdite plastique, l'injection périkératique est plus prononcée que dans la forme précédente; on constate aussi l'exagération de volume de la chambre antérieure, tous les signes de l'iritis, des fausses membranes dans le champ pupillaire, quelquefois même des opacités cristalliniennes. La choroïde tout entière participe à l'inflammation, d'où le trouble de l'humeur vitrée et la diminution de l'acuité visuelle. Ce n'est que passagèrement qu'on observe l'augmentation de la tension intra-oculaire; car le résultat final de la maladie, c'est l'hypotonie (diminution de la tension intra-oculaire) et la phthisie du globe.

3° Enfin l'irido-choroïdite suppurative, encore appelée parenchymateuse, se caractérise surtout par la formation de pus dans la chambre antérieure ou hypopyon. Ici tous les symptômes inflammatoires sont très marqués. Il y a une violente injection périkératique, et même un certain degré de chémosis. L'hypopyon peut à plusieurs reprises se résorber et se reproduire; mais les symptômes d'iritis s'accusent de plus en plus, des exsudats se forment dans le champ pupillaire, le corps vitré se trouble, et finalement l'affection se termine, comme dans le cas précédent, par la phthisie du globe oculaire, à moins que l'inflammation ne soit assez violente pour que la suppuration s'étende à l'œil tout entier. On dit alors qu'il y a phlegmon de l'œil ou panophthalmie.

Marche et terminaisons. Pronostic. — A part les cas dans lesquels la cyclite se termine rapidement par suppuration, la marche est habituellement lente et progressive; interrompue de temps en temps par des poussées aiguës, elle aboutit le plus souvent à l'atrophie du globe. C'est dire que son pronostic présente une grande gravité.

Diagnostic. — Les symptômes d'iritis joints à ceux qui caractérisent l'inflammation du corps ciliaire, douleurs à la périphérie de la cornée, trouble du corps vitré, diminution de l'acuité visuelle, permettent de faire le diagnostic. Tout au plus pourrait-on confondre l'irido-choroïdite avec le glaucome; mais, dans cette dernière affection, il y a dilatation et immobilité de la pupille, exagération de la tension intra-oculaire, tandis que la diminution de consistance et l'atrophie du globe caractérisent surtout la cyclite.

Étiologie. — Les causes générales, telles que la syphilis et le rhumatisme, peuvent donner naissance à l'irido-choroïdite. Mais les causes locales ont une bien plus grande importance. Parmi celles-ci, il faut signaler tout d'abord les synéchies irido-capsulaires qui, par les tiraillements qu'elles exercent sur le corps ciliaire, peuvent déterminer son inflammation. Notons au même titre, les synéchies antérieures; mais, par-dessus tout, les blessures accidentelles ou chirurgicales de la zone ciliaire. C'est surtout dans les cas où un corps étranger vient se mettre en rapport avec cette région de l'œil que le danger est imminent. Le cristallin récliné, des cysticerques de l'œil, des néoplasmes peuvent jouer le même rôle.

Traitement. — Il doit consister tout d'abord à supprimer la cause qui entretient l'inflammation. Si c'est un corps étranger, on en pratiquera l'extirpation; s'agit-il d'une blessure de l'œil avec enclavement de l'iris, on pratiquera l'excision de la partie de l'iris herniée.

Contre la cyclite purulente, on emploiera la glace, les saignées locales, le calomel à l'intérieur. Si toutefois il s'agit d'un sujet faible et débilité, on aura recours au contraire aux toniques et aux compresses chaudes.

Quand l'irido-choroïdite séreuse amène une exagération de la tension intra-oculaire et des douleurs ciliaires violentes, la paracentèse de la chambre antérieure conseillée par Spérino pourra réussir à calmer les souffrances du malade.

Enfin, dans la choroïdite plastique, c'est par une large iridectomie qu'on pourra espérer détruire les synéchies irido-capsulaires et enrayer l'inflammation. Toutefois la fréquence des récidives est telle qu'on voit souvent de nouveaux exsudats oblitérer la nouvelle pupille, et qu'une seconde iridectomie devient nécessaire; parfois le cristallin lui-même est opacifié. Aussi de Graefe a-t-il donné le conseil d'en pratiquer en même temps l'extraction. Ce sont là des opérations dont le résultat est toujours bien incertain.

Rappelons en terminant que si l'irido-cyclite est sous la dépendance d'un état général appréciable, syphilis, rhumatisme, c'est en s'adressant au traitement de ces diathèses qu'on pourra favoriser la guérison.

B. OPHTHALMIE SYMPATHIQUE.

Il y a entre l'irido-choroïdite ou cyclite et l'ophthalmie sympathique des rapports si intimes que nous avons cru bien faire en rapprochant l'une de l'autre ces deux affections. Dans l'immense majorité des cas, en effet, c'est la cyclite développée sur un œil qui donne naissance sur l'autre œil à des phénomènes sympathiques; et, chose curieuse, c'est aussi sous la forme de cyclite que se manifestent les phénomènes inflammatoires de l'œil altéré par sympathie. De sorte que la cyclite est à la fois le point de départ et l'aboutissant du processus morbide. Ce n'est pas à dire que l'ophthalmie sympathique ne puisse revêtir d'autres formes anatomiques, telles que celles d'iritis plastique, de névro-rétinite, de kératite même, mais ce sont là des cas exceptionnels.

Depuis fort longtemps déjà on a reconnu ce fait que les lésions d'un œil peuvent retentir douloureusement sur le second, et déterminer sur lui des troubles graves, plus ou moins identiques à ceux du premier. Mais c'est à Mackenzie que revient le mérite d'avoir le premier donné la théorie de l'ophthalmie sympathique, en même temps qu'il en traçait une excellente description.

Étiologie. — D'une manière générale, on peut dire que toutes les affections oculaires qui s'accompagnent de douleurs ciliaires fortes et durables, peuvent donner naissance à l'ophthalmie sympathique. Mais, parmi celles-ci, il n'en est pas qui la provoque plus souvent que le traumatisme. Les blessures de l'iris et du corps ciliaire feront naître d'autant plus facilement l'ophthalmie sympathique qu'un corps étranger resté inclus dans l'œil est demeuré en rapport avec la région ciliaire. Le cristallin récliné peut même jouer le rôle de corps étranger; et c'est pour cela que l'opération de la cataracte par abaissement, en apparence beaucoup plus simple que l'extraction, a été abandonnée pour cette dernière. Trop souvent, en effet, on voyait au bout d'un certain temps et après un succès passager, le cristallin déterminer sur l'œil opéré de la cyclite, et du côté opposé, tous les phénomènes de l'ophthalmie sympathique. Il peut se faire que des corps étrangers venant à s'enkyster demeurent pendant longtemps dans l'œil sans causer d'accidents; puis, un jour, ils se déplacent, et amènent la cyclite et toutes ses conséquences fâcheuses.

Quelquefois le traumatisme a réduit l'œil à un moignon qui reste
pendant de longues années inoffensif. Puis, au bout de quinze,
vingt, trente ans même, ce moignon devient douloureux et retentit
sur l'œil du côté opposé. C'est dans ces cas qu'on rencontre souvent,
dans les yeux ainsi atrophiés, des ossifications de la choroïde qui peuvent exercer des tiraillements ou des compressions sur la zone
ciliaire. On comprend encore comment un œil artificiel, en irritant
par compression les nerfs ciliaires, peut causer l'ophthalmie sympathique. Ce que détermine un traumatisme accidentel, le traumatisme
chirurgical peut aussi le réaliser ; la zone ciliaire est donc pour le
chirurgien un véritable *noli me tangere*, et quand on réfléchit à la
richesse vasculaire et nerveuse de ce point particulier du globe oculaire, on se rend aisément compte de son influence sur la nutrition
de l'organe.

Les traumatismes même ne sont pas nécessaires, les maladies
inflammatoires spontanées du globe oculaire, pourvu qu'elles déterminent une cyclite, peuvent aussi donner naissance à l'ophthalmie
sympathique. Mais ici, on le comprend, l'appréciation est plus
difficile; car on peut toujours se demander s'il y a réellement
sympathie, c'est-à-dire si l'altération d'un œil est liée à celle de
son congénère, ou bien si les deux affections ne reconnaissent pas
l'une et l'autre une même origine.

Disons que toutes les causes d'irritation et de fatigue des yeux
prédisposent au développement de l'ophthalmie sympathique. L'âge
et la constitution sont également des causes prédisposantes. Rare
chez les enfants, la maladie se voit bien plus souvent chez les
adultes et les vieillards. Toute cause de débilitation de l'organisme
favorise aussi son développement.

Pathogénie. — Nous devons maintenant nous demander par
quel mécanisme l'œil malade retentit sur son congénère?

On a admis la propagation possible de l'inflammation par le
système vasculaire; c'est là une hypothèse bien vague formulée par
Mackenzie et Himly, car on ne voit pas comment pareille propagation pourrait se faire par les vaisseaux. Force est donc d'incriminer
les nerfs; on a admis tout d'abord la conduction par le nerf optique;
mais on peut lui objecter que, dans l'immense majorité des cas,
l'ophthalmoscope démontre que la maladie ne débute pas par la
rétine. D'ailleurs, dans les yeux qui sont le point de départ de

l'ophthalmie sympathique, le nerf optique est le plus souvent atrophié; dans un cas de Pagenstecher, il était même rompu; on a peine à comprendre comment, dans cet état, le nerf pourrait servir à la transmission de l'irritation. Disons toutefois que, dans ces dernières années, les cas de névrite, de rétinite, de névro-rétinite et de rétino-choroïdite sympathique, sans autre altération de l'œil sympathisé, ont rappelé l'attention sur la propagation de l'inflammation par les nerfs optiques; mais pour être très réels, ces faits n'en sont pas moins exceptionnels, et, dans l'immense majorité des cas, c'est par les nerfs ciliaires que se fait la propagation.

On en peut donner pour preuve l'observation anatomique faite par H. Müller, qui a trouvé que les nerfs ciliaires d'yeux sympathisants n'étaient pas tous atrophiés, alors que le nerf optique l'était. D'ailleurs la clinique fournit également des preuves à l'appui de cette théorie, puisque, comme l'a montré de Graefe, c'est lorsque l'œil malade est le siège de douleurs ciliaires violentes qu'on voit surtout se développer l'ophthalmie sympathique; c'est aussi sur le corps ciliaire du second œil que se localise l'affection. Enfin, on peut, avec M. Panas, invoquer à l'appui de la propagation par les nerfs ciliaires, les expériences de Magendie, Cl. Bernard, von Hippel et Grünhagen sur les troubles nutritifs qui succèdent à l'irritation de la cinquième paire.

Symptômes. — Ce que nous avons dit de l'irido-cyclite nous dispense d'entrer dans de longs développements au sujet des symptômes de l'ophthalmie sympathique. C'est en effet sous la forme d'irido-cyclite et surtout d'irido-cyclite plastique, que se montre la maladie. Elle aboutit à la formation de synéchies postérieures nombreuses, à l'occlusion de la pupille; quelquefois même le cristallin s'opacifie, le corps vitré se trouble, la rétine se décolle, et la phthisie du globe oculaire est le dernier terme de ce processus fatal, qui marche quelquefois avec une grande rapidité. La forme séreuse est loin d'avoir la même gravité.

Mais la période des troubles anatomiques est précédée par une période que caractérisent uniquement les troubles fonctionnels. On sait que bien souvent l'inflammation d'un œil amène un certain degré de gêne dans la vision du côté opposé; mais ce n'est pas là ce qu'on doit appeler troubles fonctionnels de l'ophthalmie sympathique. Ce n'est pas, en effet, au moment même de l'accident ou de

l'inflammation du premier œil, qu'éclatent ces symptômes; mais
bien plusieurs semaines, plusieurs années, quelquefois même fort
longtemps après. Ils se caractérisent sous la forme de névralgies
ciliaires, de photophobie, de larmoiement, de parésie de l'accommodation. Quelquefois il s'y joint des troubles indiquant la participation de la rétine à la maladie, photopsie, amblyopie, avec rétrécissement du champ visuel. Il est d'autant plus utile de reconnaître cette
période des troubles fonctionnels, où il n'y a pas encore de lésions
anatomiques, qu'un traitement convenable peut alors enrayer la
marche des accidents.

Traitement. — Wardrop, le premier, se fondant sur la pratique
des vétérinaires de son temps qui détruisaient avec la chaux vive
l'œil sympathisant, eut l'idée de provoquer la fonte de l'œil primitivement malade pour sauver l'autre. De là est née la pratique de
l'énucléation qui s'est répandue surtout grâce au procédé de Bonnet
qui la rend presque complètement innocente. Mais la valeur thérapeutique de cette opération dépend beaucoup du moment où elle est
mise en usage, et aussi de la forme d'ophthalmie sympathique
qu'elle est appelée à combattre. Quand il n'y a encore que des
troubles fonctionnels sans lésion anatomique appréciable, l'énucléation les fait rapidement disparaître. Il y a donc un grand intérêt à
la pratiquer le plus tôt possible. Quand on a affaire à l'irido-cyclite
séreuse, on réussit aussi généralement à enrayer les progrès du
mal. Dans l'irido-cyclite plastique, au contraire, trop souvent l'énucléation reste impuissante. On a proposé alors l'iridectomie sur l'œil
altéré sympathiquement ; mais il faut la repousser, car elle n'offre
que des dangers. Elle peut réveiller l'inflammation et accélérer la
perte de l'œil. Nous ne rappelons que pour mémoire la section des
nerfs ciliaires et du nerf optique conseillée dans ces dernières années
sous le nom d'énervation de l'œil.

C. CHOROÏDITES PROPREMENT DITES.

L'inflammation peut s'étendre à la choroïde tout entière, choroïdite généralisée; ou bien elle se localise aux parties antérieure et
postérieure de cette membrane, scléro-choroïdite antérieure et postérieure. Nous passerons rapidement en revue ces diverses formes, en
commençant par les dernières:

1° SCLÉRO-CHOROIDITE ANTÉRIEURE.

Déjà nous avons signalé le staphylome de la sclérotique; or, cette déformation est habituellement la conséquence de la scléro-choroïdite antérieure. Cette dernière affection se manifeste tout d'abord par un ou plusieurs foyers d'épisclérite; puis l'iris perd sa contractilité, des synéchies se forment, l'humeur aqueuse se trouble, la chambre antérieure augmente de profondeur. Enfin, à l'injection du début font suite des tumeurs bosselées, bleuâtres, qui restent toujours distantes de quelques millimètres de la périphérie de la cornée, et qui ne sont autres que les staphylomes scléroticaux dûs à l'amincissement de la sclérotique et de la choroïde, sous l'influence de l'exagération de tension intra-oculaire.

Les symptômes fonctionnels, très variables suivant l'acuité de la maladie, consistent dans la photophobie et les névralgies ciliaires. Souvent en même temps que le segment antérieur de l'œil se dilate, le segment postérieur lui-même est refoulé; il en résulte un allongement de l'axe antéro-postérieur de l'œil et une myopie progressive. M. Panas signale chez les plus jeunes sujets qu'il a observés, et surtout dans les cas où la maladie était congénitale, un staphylome postérieur qui est aussi en rapport avec l'existence de la myopie. Enfin, le globe oculaire tout entier se laisse dilater, en même temps qu'il perd sa consistance, et présente cet aspect auquel on a donné le nom d'hydrophthalmie ou de buphthalmie. A ce moment, la vision est fortement compromise par les opacités qui se montrent dans le corps vitré, dans le champ pupillaire, dans la cornée.

Ce qui contribue encore à exagérer la gravité de l'affection, c'est sa marche continue et progressive.

Quant à ses causes, la maladie peut être congénitale ou acquise. C'est surtout chez les myopes et chez les jeunes sujets qu'on la voit se développer, sans doute à cause de l'extensibilité de la sclérotique à cette période de la vie. Toutes les inflammations spontanées ou traumatiques siégeant sur les parties antérieures de l'œil (cornée, iris et corps ciliaire) peuvent lui donner naissance. C'est ainsi, dit Panas, qu'on peut comprendre l'influence de la scrofule et de la syphilis sur son développement.

Le traitement du début doit consister à combattre l'inflammation par les évacuations sanguines, sangsues à la tempe et ventouses Heurteloup, les sudorifiques, les diurétiques, le calomel à l'intérieur. Plus tard, on a conseillé les paracentèses répétées de la chambre antérieure, suivies d'une compression méthodique, et même l'iridectomie.

Quand la maladie est arrivée à sa dernière période et que l'œil fait saillie entre les paupières insuffisantes pour le recouvrir (buphthalmie), il n'y a pas d'autre ressource que de pratiquer l'excision de la partie staphylomateuse, d'après le procédé de Critchett, ou mieux encore l'énucléation totale du globe oculaire qui met plus sûrement à l'abri des accidents sympathiques.

2° SCLÉRO-CHOROIDITE POSTÉRIEURE.

Bien plus fréquente que la scléro-choroïdite antérieure, la scléro-choroïdite postérieure ou staphylome postérieur consiste dans une ectasie de la choroïde et de la sclérotique au pourtour du nerf optique. Cette lésion, constatée anatomiquement pour la première fois par Scarpa, est l'apanage presque exclusif de la myopie. Chez les myopes en effet, on voit au côté externe de la papille un croissant d'un blanc bleuâtre qui l'embrasse. Mais deux cas sont possibles : ou bien ce croissant est nettement délimité, et l'on dit qu'il s'agit d'un staphylome postérieur circonscrit; ou bien, au contraire, il a des bords diffus et mal limités; c'est un staphylome ou une scléro-choroïdite postérieure, en voie de développement. Dans ce dernier cas, le croissant s'allonge de plus en plus; il finit même par embrasser complètement la papille, en demeurant toujours plus large à son côté externe. Rarement la plaque d'atrophie choroïdienne gagne directement la macula qui, par suite de l'ectasie de l'hémisphère postérieur de l'œil, s'éloigne de plus en plus de la papille. Mais il n'est pas rare de voir la macula prise isolément; les plaques d'atrophie choroïdienne parties de la macula et de la papille marchent alors l'une au-devant de l'autre, et finissent par se confondre. Ces plaques se présentent sous la forme de taches d'un blanc crayeux quelquefois excavées, ainsi que l'indiquent les crochets que font sur leurs bords les vaisseaux rétiniens. Ces derniers rectilignes ressortent nettement sur les taches blanches et paraissent beaucoup plus nombreux qu'à l'état normal. Des amas de pigment s'observent souvent au pour-

tour des plaques d'atrophie choroïdienne ; les parties voisines de la
choroïde sont envahies ; on y voit quelquefois des taches hémorrhagiques ; le corps vitré se trouble et se ramollit de plus en plus; enfin
le décollement de la rétine est quelquefois le dernier terme de la
maladie.

A ces désordres anatomiques correspond une augmentation progressive de la myopie, de la photopsie, des mouches volantes, indices
des opacités du corps vitré, des scotomes ou lacunes du champ
visuel, enfin, dans la dernière période, le malade est tout à fait
amblyope.

Le pronostic présente donc une terrible gravité.

Étiologie. — La myopie est, avons-nous dit, la grande cause de
la scléro-choroïdite postérieure ; ajoutons : la myopie négligée ou mal
soignée. Il y a en effet sous ce rapport une différence très frappante
entre les habitants des villes et ceux des campagnes, qui n'appliquent
leurs yeux à aucun travail de près. C'est surtout dans le jeune âge, pendant la période des études, qu'on voit se développer la scléro-choroïdite
postérieure et la myopie progressive dont elle est la lésion. Les efforts
soutenus pour la vision de près ; quelquefois les mauvaises attitudes
prises habituellement par les enfants, l'usage de verres mal choisis,
sont autant de causes qui lui donnent naissance. Ajoutons-y l'insuffisance de l'éclairage qui fait de certaines écoles de véritables pépinières de myopes.

Traitement. — On comprend d'après cela qu'on ne saurait
attacher trop d'importance au traitement prophylactique, et à l'hygiène scolaire en particulier. Chez certains sujets même, il faut renoncer complètement aux études classiques, et conseiller un travail
manuel qui n'exige pas d'application trop grande de la vue. Des
verres convenablement choisis seront conseillés pour le travail de
près. Enfin, par une série de moyens médicaux, évacuations sanguines, sudorifiques, révulsifs sur le tube digestif, on s'efforcera de
diminuer la congestion vers la tête qui entretient le travail inflammatoire vers la partie profonde de l'œil.

Pour combattre la crampe accommodative qui survient quelquefois en pareil cas, on aura recours au séjour dans l'obscurité et aux
instillations d'atropine.

3° CHOROIDITES GÉNÉRALISÉES.

Les dénominations employées pour désigner les diverses variétés de choroïdite sont tellement nombreuses qu'il en résulte nécessairement une certaine confusion. Nous ferons toutefois remarquer que les inflammations de la choroïde, comme celles de l'iris et du corps ciliaire, peuvent revêtir les trois formes séreuse, plastique et suppurative. A ces trois grands types nous rapporterons les diverses variétés de choroïdite qui ont été décrites. C'est ainsi qu'à la choroïdite séreuse nous rattacherons le glaucome; dans la choroïdite plastique, nous ferons rentrer la choroïdite disséminée, la choroïdite aréolaire de Forster, l'atrophie choroïdienne; enfin, à la choroïdite suppurée, nous rapporterons la panophthalmie ou phlegmon de l'œil.

a. — CHOROIDITE SÉREUSE. — GLAUCOME.

La choroïdite séreuse, caractérisée par une sécrétion plus ou moins abondante de sérosité prenant sa source dans le tractus uvéal (iris et choroïde), aboutit à des résultats différents suivant l'âge des sujets. Chez les enfants et les jeunes gens, elle peut amener l'hydrophthalmie, en raison de l'extensibilité de la sclérotique à cette période de la vie. Chez les adultes, l'exagération de sécrétion des liquides intra-oculaires produit une augmentation de la tension, et tous les phénomènes du glaucome.

Glaucome. — Le mot glaucome ne répond à aucune donnée pathologique; il indique seulement la teinte verdâtre, *glauque*, que prend le champ pupillaire à certaines périodes de la maladie.

Pendant fort longtemps on a confondu sous le nom de glaucome toutes les opacités qui peuvent se montrer dans le champ pupillaire. Plus tard on établit une distinction entre les suffusions ou opacités dont la guérison était possible, et le glaucome comprenant seulement les cas incurables; on plaçait dans le cristallin le siège de cette dernière affection.

Ce fut seulement en 1709 que Maître Jean, chirurgien à Méry-sur-Seine, et Brisseau, mirent de l'ordre dans cette confusion et reconnurent que le glaucome n'est pas une maladie du cristallin. Brisseau, se fondant sur l'autopsie qu'il avait pu faire des yeux de Bourdelot,

médecin de Louis XIV, plaça dans le corps vitré le siège anatomique
du glaucome. Depuis lors bien des lésions diverses ont été signalées;
mais le phénomène initial, c'est l'exagération de sécrétion des liquides et par suite l'augmentation de la tension intra-oculaire. Aussi
pouvons-nous, avec Duplay, définir le glaucome « une affection
essentiellement caractérisée par l'augmentation de la pression intra-
oculaire, entraînant à sa suite une altération par compression des
membranes profondes de l'œil, et en particulier une excavation par
refoulement du nerf optique. »

Pathogénie. — Mais quelle est la cause de cette exagération de
sécrétion? Pour de Graefe, c'est une altération inflammatoire du
tractus uvéal (iris et choroïde); en d'autres termes, le glaucome n'est
autre chose qu'une choroïdite séreuse. Pour Donders et l'école hol-
landaise, au contraire, l'augmentation de sécrétion intra-oculaire et
les altérations phlegmasiques consécutives, sont sous la dépendance
d'une irritation primitive des nerfs ciliaires. Au lieu d'être d'origine
inflammatoire, la maladie serait primitivement de cause névralgique.

À ces deux théories inflammatoire et nerveuse du glaucome, Max
Knies est venu en ajouter une troisième. Il insiste en effet, sur la
fréquence, dans le glaucome, des adhérences entre la périphérie de
l'iris et la face postérieure de la cornée, amenant l'effacement de
l'angle de la chambre antérieure et l'oblitération du canal de Schlemm.
Or, on sait que ce canal est la voie principale de résorption des
liquides intra-oculaires. Dès lors, il y aurait, dans le glaucome, non
plus excès de sécrétion, mais défaut d'excrétion des liquides intra-
oculaires.

Citons enfin l'opinion de M. Panas, à laquelle convient le nom de
théorie vasculaire du glaucome. Pour cet auteur, en effet, les troubles
de la circulation intra-oculaire, loin d'être secondaires, sont primitifs.
Il y aurait d'abord ischémie de l'artère centrale de la rétine; de là,
stase veineuse, exsudation de liquide à travers les parois des vaisseaux
et augmentation de la tension intra-oculaire. Ces troubles circulatoires pourraient d'ailleurs être, soit sous l'influence du système nerveux (sympathique et trijumeau), soit sous la dépendance de lésions
matérielles des vaisseaux, athéromes, concrétions sanguines, etc. À
l'appui de son opinion, M. Panas cite le glaucome hémorrhagique
dans lequel, comme nous le verrons, les lésions vasculaires sont
incontestables.

Entre ces diverses opinions, il est bien difficile d'asseoir son jugement. Nous ferons seulement remarquer que ces théories ne s'excluent pas l'une l'autre; et les formes du glaucome sont si nombreuses qu'il est bien possible qu'une seule et même théorie ne suffise pas à les expliquer toutes.

Étiologie. — De toutes les conditions de développement du glaucome, l'âge est la première qu'on doive signaler. Il ne s'observe pas chez les enfants dont la sclérotique a une extensibilité plus grande; c'est surtout à partir de quarante ans, et plus encore de cinquante à soixante, qu'on le voit. Les femmes y sont plus exposées que les hommes, et, chez elles, la maladie se lie le plus souvent à la ménopause et aux troubles menstruels. On a remarqué sa fréquence sur les yeux fortement pigmentés. L'hérédité et la diathèse arthritique constituent enfin les causes les mieux établies de cette affection.

Étude clinique. — D'après la marche et l'étiologie du glaucome, on lui décrit diverses formes que nous passerons successivement en revue. Ce sont : le glaucome aigu, le glaucome chronique, divisé lui-même en glaucome simple et inflammatoire, le glaucome hémorrhagique, et enfin le glaucome secondaire ou consécutif.

1° GLAUCOME AIGU.

La maladie peut débuter brusquement, mais le plus souvent elle est précédée de symptômes précurseurs. Le premier de ces prodromes, c'est une presbytie ou même une hypermétropie croissantes, tenant à la gêne fonctionnelle du muscle ciliaire, et à la diminution d'amplitude de l'accommodation. Un second signe prodromique consiste dans l'apparition d'anneaux irisés autour de la flamme d'une bougie; ce qui tient à une altération passagère dans la transparence des milieux de l'œil. Il y a aussi des troubles de la vision pendant lesquels il semble au malade qu'un voile noir tombe au-devant de ses yeux et enveloppe tous les objets; puis, au bout de quelques minutes, la vue redevient distincte. Enfin le glaucome est précédé par des douleurs ciliaires occupant le front et les tempes et dues à la compression des nerfs ciliaires.

Qu'il y ait eu ou non des prodromes, l'attaque de glaucome débute généralement la nuit. Elle se caractérise par de violentes douleurs péri-orbitaires, du larmoiement, de l'injection conjonctivale, quelquefois même un léger degré de chémosis.

L'œil présente un aspect terne; ce qui tient à la perte du brillant de la cornée, due elle-même, d'après les recherches de Arlt et de Fuchs, à l'œdème de cette membrane. La pupille, fortement dilatée et immobile, présente souvent la forme d'un ovale à grand axe transversal; elle a une coloration grisâtre. L'iris est fortement refoulé en avant, et il en résulte une diminution de profondeur de la chambre antérieure. Enfin le tonus de l'œil exploré avec la pulpe des deux index, comme pour chercher la fluctuation, montre que le globe oculaire est dur comme une bille d'ivoire : la cornée a perdu sa sensibilité, ce dont on s'assure en touchant avec le doigt cette membrane, sans déterminer le réflexe palpébral.

Toutes ces modifications peuvent s'accomplir en l'espace de quelques heures et déterminer la perte complète de la vision. On dit alors qu'on a affaire au glaucome foudroyant. Mais le plus souvent les phénomènes inflammatoires se dissipent, et la vue reparaît; toutefois, après chaque attaque, le champ visuel se rétrécit de plus en plus, et la vue perd de son acuité. Le rétrécissement porte sur le côté interne ou nasal du champ visuel.

Le trouble des milieux de l'œil ne permet pas l'examen ophthalmoscopique pendant l'attaque de glaucome aigu; mais, si on pratique cet examen pendant une période de rémission, on est frappé par des modifications importantes du côté des vaisseaux. Les veines sont larges et flexueuses; les artères, au contraire, sont très minces et présentent des pulsations qui se manifestent spontanément, ou seulement quand on presse légèrement avec le doigt sur le globe oculaire. La cause de ces pulsations est facile à donner; la tension intra-oculaire est tellement exagérée que le sang ne peut pénétrer dans l'œil qu'au moment de la diastole artérielle.

Aux symptômes locaux du glaucome se joignent quelquefois des symptômes généraux. Ce sont : de la fièvre, de l'anorexie et des vomissements. Cet ensemble symptomatique, joint aux douleurs ciliaires violentes permet de comprendre qu'on ait pu confondre le glaucome avec une attaque de migraine, ou un embarras gastrique.

A chaque rechute, la maladie s'aggrave; elle peut enfin passer à l'état chronique.

2° GLAUCOME CHRONIQUE. .

Dans le glaucome chronique, on distingue deux formes, simple et inflammatoire, suivant qu'il y a ou non des phénomènes de réaction.

a. **Glaucome chronique inflammatoire.** — Ici la maladie ne se présente plus sous forme d'accès comme dans le glaucome aigu ; elle a une marche continue. Les prodromes font rarement défaut. Il y a de la presbyopie, et de la névralgie périorbitaire. L'œil, et en particulier les veines sous-conjonctivales sont congestionnés. La cornée présente un aspect terne ; la pupille est dilatée ; l'humeur aqueuse se trouble, et la chambre antérieure se rétrécit progressivement. L'œil offre la dureté caractéristique. Enfin surviennent dans le cristallin des troubles de nutrition, qui lui donnent une coloration verdâtre, à laquelle la maladie doit son nom ; l'opacité cristallinienne peut même être complète, et prend alors le nom de cataracte glaucomateuse.

Mais les deux symptômes essentiels sont : le rétrécissement progressif du champ visuel et l'excavation de la papille. Celle-ci est surtout marquée dans la forme du glaucome chronique simple où nous allons la décrire.

b. **Glaucome chronique simple.** — C'est cette forme à laquelle de Graefe avait autrefois donné le nom d'amaurose avec excavation du nerf optique. Elle peut succéder au glaucome chronique inflammatoire, les phénomènes phlegmasiques ayant disparu.

Ici, les milieux de l'œil conservent à peu près intacte leur transparence ; exceptionnellement on constate un léger trouble de l'humeur aqueuse ; le seul changement appréciable dans l'aspect extérieur de l'œil consiste en une dilatation de la pupille dont les mouvements sont lents et paresseux. Il y a une exagération de la tension intra-oculaire, mais moins marquée que dans les formes précédentes. Le symptôme par excellence, c'est *l'excavation du nerf optique*, reconnaissable aux caractères suivants :

1° Cette excavation atteint la circonférence de la papille ; ce qui la distingue des excavations congénitales, dites physiologiques, qui sont toujours partielles.

2° Les bords de la papille sont taillés à pic ; à leur niveau, les vaisseaux qui pénètrent dans la papille paraissent être rompus, et sans continuité avec ceux qui tapissent le fond de l'excavation. C'est à cette disposition qu'on donne le nom de crochet des vaisseaux.

5° Au niveau du coude qu'ils décrivent, les vaisseaux offrent un renflement en forme de massue, dû à l'aplatissement du vaisseau, au moment de sa réflexion.

5° GLAUCOME HÉMORRHAGIQUE.

Cette forme, qui constitue l'une des variétés les plus graves du glaucome, n'est connue que depuis un petit nombre d'années. C'est en 1868 que Liouville trouva la lésion qui la caractérise, savoir les anévrysmes miliaires des artères rétiniennes. En 1869, Laqueur fit, le premier, la description de la maladie sous le nom de glaucome hémorrhagique.

Symptômes et marche. — Le glaucome hémorrhagique est loin d'être rare. On peut, avec M. Panas, lui distinguer deux périodes : l'une de prodromes ou période hémorrhagique, l'autre de glaucome confirmé.

1° **Période prodromique ou hémorrhagique.** — Les anévrysmes miliaires et la sclérose des artères rétiniennes ont amené des hémorrhagies le long des vaisseaux; quelquefois même, il s'en fait au niveau de la tache jaune. A cette période, l'affection ne peut être différenciée d'une simple rétinite apoplectique.

Puis, au bout d'un temps plus ou moins long, variant habituellement de quatre à dix semaines (de Graefe), éclatent les phénomènes glaucomateux.

2° **Période de glaucome confirmé.** — L'œil devient dur, la pupille est dilatée et immobile, il y a de l'injection sous-conjonctivale, de la photophobie et du larmoiement; enfin, et par-dessus tout, des douleurs ciliaires très violentes, irradiées dans une grande étendue, et pouvant affecter le caractère d'un tic douloureux de la face, comme dans un cas cité par le professeur Panas et que nous avons pu observer avec lui.

Rarement, la vision est perdue dans une seule attaque de glaucome foudroyant; habituellement il y a des attaques successives; mais chacune d'elles amène une diminution de la vue, qui finit tôt ou tard par être abolie complètement.

4° GLAUCOME SECONDAIRE OU CONSÉCUTIF.

Sous le nom de glaucome secondaire ou consécutif, on décrit tous les cas dans lesquels l'exagération de la tension intra-oculaire et les phénomènes glaucomateux qui en dépendent, au lieu d'être primitifs, sont consécutifs à un état morbide antérieur de l'œil.

Il n'est presque pas d'affection inflammatoire du globe oculaire qui ne puisse, à un moment donné, devenir le point de départ du glaucome consécutif.

Les kératites, et surtout le pannus de la cornée, et la kératite en fusée ou en bandelette, peuvent, soit par irritation directe des nerfs de la cornée, soit en se compliquant d'irido-cyclite, donner naissance au glaucome. Mais ce sont surtout les affections qui se compliquent d'une ectasie partielle des enveloppes de l'œil, comme le staphylome cornéen, les staphylomes scléroticaux, qui sont dangereuses à ce point de vue. Dans ces cas, il y a lutte entre l'hypersécrétion intra-oculaire et la résistance des enveloppes ; si cette dernière l'emporte, la tension intra-oculaire est exagérée, la papille du nerf optique est refoulée et excavée ; il y a glaucome.

L'iritis séreuse et l'irido-choroïdite peuvent aussi, par le même mécanisme, donner naissance au glaucome consécutif. C'est surtout dans les cas où les adhérences ont interrompu complètement toute communication entre les chambres antérieure et postérieure de l'œil que ce résultat est à craindre.

Les traumatismes, aussi bien accidentels que chirurgicaux, et notamment ceux qui résultent de la discision et de l'abaissement du cristallin, peuvent encore donner naissance au glaucome. A la suite des blessures étendues de la capsule cristallinienne, les masses corticales du cristallin se gonflent, et la compression qu'elles exercent détermine l'irritation des nerfs ciliaires.

Enfin, les néoplasmes ou tumeurs développés dans l'intérieur de l'œil, ainsi que nous aurons à le dire plus loin, traduisent à un moment donné leur présence par des phénomènes glaucomateux.

Diagnostic des diverses formes de glaucome. — Il nous suffit de rappeler ici les douleurs névralgiques violentes, la dureté du globe oculaire, l'excavation de la papille qui empêcheront de confondre le glaucome avec toute autre affection. Pour peu que l'attention soit portée vers l'œil, on ne confondra pas le glaucome avec la migraine ou l'embarras gastrique. La dilatation de la pupille, l'aspect terne de la cornée, la forme particulière de l'injection oculaire, empêcheront la confusion soit avec l'iritis, soit avec la conjonctivite. Mais ce que nous voulons par-dessus tout faire observer, c'est qu'il ne faut pas inconsidérément instiller de l'atropine dans l'œil pour faciliter l'examen ophthalmoscopique. On a vu en effet des cas dans lesquels une seule instillation d'atropine a suffi pour déterminer une attaque aiguë de glaucome, et même un glaucome foudroyant. Il faut donc, avant tout, s'assurer qu'il n'y a pas exagération de la tension intra-oculaire.

Traitement du glaucome en général. — Le pronostic du glaucome, bien que toujours fort grave, a été cependant singulièrement atténué par l'intervention de l'iridectomie. On peut dire que cette opération, introduite en 1857 par de Graefe dans la thérapeutique du glaucome, est une des plus belles conquêtes de la chirurgie moderne.

C'est surtout dans les formes aiguë et inflammatoire chronique que l'iridectomie donne d'heureux résultats. Mais, pour cela, l'iridectomie doit remplir les conditions suivantes : 1° comprendre une large portion (1/4 environ) de l'iris; 2° être étendue jusqu'au bord ciliaire, c'est-à-dire être aussi périphérique que possible. De cette façon, on évite les hernies consécutives de l'iris, et leurs fâcheuses conséquences.

Mais l'iridectomie dans le glaucome est une opération délicate; elle ne réussit pas toujours à remplir le but; enfin, on l'a même accusée de déterminer l'apparition de phénomènes glaucomateux sur le second œil ; ce qui ne saurait arriver en dehors d'une prédisposition spéciale. Aussi a-t-on cherché à lui substituer un certain nombre d'autres opérations.

Hancock, faisant jouer à la contraction du muscle ciliaire un rôle dans la production du glaucome, a conseillé la section du muscle ciliaire, depuis longtemps abandonnée.

Le professeur Lefort, partant de cette idée que les accidents glaucomateux sont dus à l'accumulation de sérosité entre la choroïde et la sclérotique, a fait une sclérotomie, consistant en une ponction oblique de la sclérotique avec une aiguille à cataracte, au voisinage de l'équateur de l'œil. — MM. Gailliet (de Reims) et Nicati ont depuis lors pratiqué des sclérotomies analogues.

Wecker et Quaglino (de Milan) ont conseillé une sclérotomie faite, non plus au niveau de l'équateur de l'œil, mais bien dans le limbe scléro-cornéen. Les cas qui sont justiciables de cette sclérotomie sont précisément ceux où l'iridectomie donne les moins bons résultats, savoir le glaucome chronique simple et le glaucome hémorrhagique, dans lequel l'excision de l'iris provoque quelquefois de graves hémorrhagies. Disons que, dans cette terrible affection, bien souvent tous les moyens échouent, et l'énucléation reste entre les mains du chirurgien comme la seule ressource pour calmer les violentes douleurs du malade.

Dans ces dernières années, le professeur Badal (de Bordeaux) et le Dr Trousseau, dans sa thèse inaugurale, ont conseillé l'élongation et l'excision du nerf nasal externe, comme moyen d'enrayer le glaucome ; mais ce moyen, propre à calmer les douleurs, ne suffit pas à enrayer le processus glaucomateux.

En résumé, l'iridectomie et la sclérotomie semblent aujourd'hui les deux opérations applicables au traitement du glaucome. Chacune d'elles a des indications qu'il faudra établir dans les cas particuliers. Le docteur Dianoux (de Nantes) a conseillé, après la sclérotomie, le massage de l'œil, de façon à entretenir la filtration des liquides à travers la cicatrice et à rendre persistants les bons effets de l'opération.

Mentionnons, en terminant, les services que peuvent rendre les instillations d'ésérine dans le traitement du glaucome, en diminuant la tension intra-oculaire. Les révulsifs sur le tube digestif, les applications de sangsues à la tempe, les injections hypodermiques de morphine, pour calmer les douleurs, ne sont que des moyens adjuvants.

b. — CHOROIDITE PLASTIQUE OU EXSUDATIVE ; — CHOROIDITE DISSÉMINÉE ; CHOROIDITE ARÉOLAIRE DE FORSTER ; ATROPHIE CHOROIDIENNE.

Cette affection a reçu un grand nombre de noms différents : on l'a appelée choroïdite plastique, exsudative ou encore choroïdite disséminée. Nous y rattacherons l'atrophie choroïdienne dont quelques auteurs ont voulu faire une variété spéciale, mais qui n'est le plus souvent que le résultat de la choroïdite exsudative.

Étiologie. — Souvent les causes de la choroïdite exsudative sont

fort obscures. Quelquefois elle vient compliquer une scléro-choroïdite
postérieure chez un myope; chez la femme, elle se lie parfois aux
accidents de la ménopause. On l'a vue à la suite de maladies graves,
telles que la fièvre puerpérale, et, chez les enfants, les affections
typhoïdes et méningitiques. L'arthritisme peut aussi lui donner naissance. Mais sa cause la plus fréquente, c'est la syphilis ; souvent elle
succède à une iritis de même nature. Hutchinson l'a signalée même
comme un des accidents possibles de la syphilis héréditaire.

Symptômes. — Dans quelques cas, la maladie se développe
insidieusement, et, à part le trouble de la vision, rien ne vient
révéler au dehors l'altération de la choroïde. D'autres fois, au contraire, il y a une injection périkératique très marquée.

Dans quelques cas, le corps vitré est devenu tellement trouble que
tout examen ophthalmoscopique est rendu impossible. Mais c'est ce
dernier qni permet de constater les signes caractéristiques de l'affection.

Au début, ce sont des taches d'un rouge sombre; puis, bientôt
ces taches pâlissent, elles deviennent grisâtres au centre, tandis qu'à
leur périphérie s'amasse un pigment noir. Plus tard enfin, la plaque
prend une coloration blanche, entourée d'une bordure de pigment ;
çà et là, on observe aussi des plaques entièrement noires. Les
plaques blanches dues à l'atrophie de la choroïde arrivent parfois à
se confondre; en même temps l'humeur vitrée se ramollit et présente dans son intérieur un grand nombre d'exsudats mobiles
auxquels on donne le nom de corps flottants. Cet état particulier du
corps vitré, appelé synchisis, ne doit pas être confondu avec la variété
qu'on nomme synchisis étincelant, et dans laquelle les exsudats
brillants sont dus à des paillettes de cholestérine.

La choroïdite disséminée d'origine syphilitique présente des
caractères spéciaux : Tandis que la choroïdite disséminée simple
occupe de préférence les parties équatoriales du globe, d'où elle se
propage vers le pôle postérieur, celle qui est due à la syphilis se
localise d'emblée au pôle postérieur de l'œil, où l'on peut voir une
fine poussière répandue dans le corps vitré, et voilant la papille.
Les exsudats auxquels donne lieu la choroïdite spécifique se présentent souvent en groupes dont la disposition circinée affecte une
analogie de figure avec les éruptions cutanées de la syphilis. Enfin il
semble que, dans cette variété, l'inflammation se propage plus faci-

lement vers la rétine que dans les autres formes ; aussi lui a-t-on donné avec raison le nom de chorio-rétinite syphilitique. C'est à la migration du pigment rétinien que sont dues les taches noires que nous avons signalées.

Sous le nom de choroïdite aréolaire, Forster a décrit une variété caractérisée par des plaques atrophiques blanchâtres, parfaitement circonscrites, siégeant surtout au pôle postérieur de l'œil. De ces taches, les plus larges occupent les environs de la macula ; elles deviennent plus petites, en approchant de l'équateur de l'œil. Dans leur intervalle, la choroïde est saine ; l'humeur vitrée conserve sa transparence. Cette forme paraît toujours liée à la syphilis.

Les troubles fonctionnels consistent surtout en une gêne considérable de la vision. Les malades ne voient les objets qu'à travers un nuage plus ou moins épais. Ils se plaignent d'apercevoir des scotomes ou mouches volantes, produites par les exsudats du corps vitré. C'est surtout quand la lésion est développée au niveau de la macula que la vision est défectueuse. On comprend sous ce rapport toute la gravité de la choroïdite syphilitique, limitée, comme nous l'avons dit, au pôle postérieur de l'œil.

La marche est généralement lente ; mais les récidives sont fort à craindre.

Le traitement doit s'adresser tout d'abord à la cause générale : Traitement mixte dans la syphilis, salicylate de soude dans le rhumatisme. Même dans la choroïdite disséminée simple, l'iodure de potassium est utile pour favoriser la résorption des exsudats.

Les émissions sanguines, sangsues et ventouses Heurteloup, les révulsifs à la tempe, les dérivatifs sur le tube digestif, enfin les sudorifiques (injections de pilocarpine, décoction de Zittmann) sont les moyens locaux à employer.

Les courants continus faibles, appliqués d'une tempe à l'autre, ou du front à l'occiput, sont très utiles pour activer la résorption des exsudations du corps vitré. Ils sont conseillés par M. Panas ; M. Giraud-Teulon les a préconisés dans un mémoire à l'Académie de médecine.

C. — CHOROIDITE PARENCHYMATEUSE ET SUPPURATIVE ; PANOPHTHALMIE.

Les choroïdites parenchymateuse et suppurative doivent être rapprochées l'une de l'autre; car, elles ont pour caractère commun de se développer primitivement dans l'épaisseur même de la choroïde, dans la couche chorio-capillaire. Elles diffèrent seulement par leur évolution, l'une aboutissant à la formation de produits plastiques qui s'organisent, tandis que l'autre donne naissance à la suppuration.

La choroïdite parenchymateuse a le plus souvent pour cause un traumatisme, ou encore une ophthalmie ulcéreuse chez des enfants scrofuleux. L'état général a, en effet, une grande influence sur son développement. On l'a vue à la suite de maladies graves, et en particulier, après la méningite cérébro-spinale épidémique; elle a été mise alors sur le compte de troubles neuro-paralytiques.

Elle se caractérise dès le début par un trouble considérable de l'humeur vitrée. Les exsudations dans l'épaisseur de la choroïde donnent lieu à des masses si volumineuses qu'elles sont visibles dans le champ pupillaire, et peuvent être prises pour des sarcomes de la choroïde. L'injection périkératique est très prononcée; il y a même du chémosis; la vue baisse rapidement; elle peut même se perdre tout d'un coup par suite du décollement de la rétine.

La terminaison habituelle, c'est l'atrophie ou phthisie du globe de l'œil. C'est dans ces cas qu'on trouve souvent des ossifications de la choroïde dans des yeux qui ont été le point de départ d'ophthalmie sympathique.

La choroïdite suppurative a, comme la précédente, son point de départ dans la couche chorio-capillaire (Schweigger). Comme elle, elle peut résulter de traumatismes, soit accidentels, soit chirurgicaux. C'est la plus grave complication qui puisse se montrer à la suite de l'extraction de la cataracte. Les ophthalmies graves, telles que l'ophthalmie purulente et diphthéritique, lui donnent quelquefois naissance. Les états généraux graves, fièvre typhoïde, méningite, et surtout les états septicémiques, sont au nombre de ses causes les plus importantes. C'est principalement à la suite des fièvres puer- pérales graves et de la phlébite des veines ombilicales, chez le nouveau-né, qu'on la voit se développer. On la rencontre plus rare- ment à la suite de l'infection purulente chirurgicale.

La choroïdite purulente débute sous la forme d'une ophthalmie violente. Les symptômes ne sont autres que ceux du phlegmon de l'œil ou panophthalmie avec lequel elle se confond. Il y a une in- jection vasculaire et un chémosis considérables; les paupières sont gonflées; le tissu cellulaire de l'orbite est lui-même enflammé, d'où la difficulté des mouvements du globe de l'œil. Celui-ci est dur et très douloureux à la pression. Les douleurs ont le caractère de battements analogues à ceux qu'on observe dans le panaris; elles s'irradient au front, à la tempe, à l'oreille, à la mâchoire supérieure, et même à toute la moitié correspondante de la tête.

La cornée devient insensible au toucher, elle se trouble, s'infiltre de pus; du pus se dépose aussi dans la chambre antérieure (hypopion); enfin, la perforation de l'œil survient, soit au niveau de la cornée, soit, ce qui est plus rare, au niveau de la sclérotique.

La vision ne tarde pas à être abolie; cependant, au début, il y a de la photophobie et du larmoiement. On observe même de la photopsie, traduisant l'excitation de la rétine.

La panophthalmie s'accompagne quelquefois de symptômes généraux graves; frisson, fièvre et même délire et convulsions. La terminaison mortelle est quelquefois annoncée par le coma. Mais les symptômes généraux sont loin d'avoir toujours une aussi haute gravité, et dans des cas de choroïdite suppurative circonscrite, on voit parfois le pus se faire jour au dehors, et l'œil s'atrophier, sans donner naissance à des symptômes généraux.

Le pronostic est grave, non seulement au point de vue de l'œil qui se perd, soit par rupture brusque, soit par atrophie lente, mais même pour l'existence. La mort est alors la conséquence de l'état général grave qui a donné naissance à la panophthalmie; ou bien elle résulte d'un phlegmon de l'orbite, compliqué lui-même de phlébite de la veine ophthalmique ou de méningite.

Le diagnostic doit être fait avec la conjonctivite purulente; mais, dans la panophthalmie, la conjonctive ne sécrète que fort peu de pus. La confusion avec le phlegmon de l'orbite sera évitée par ce fait que la panophthalmie n'occasionne pas une saillie au dehors du globe de l'œil (exophthalmie) et une gêne de ses mouvements aussi considérable que le phlegmon orbitaire. De plus, il y a, dans la panophthalmie, les signes de suppuration du côté de l'iris et de la cornée, qui font défaut dans le phlegmon de l'orbite.

Le traitement doit s'efforcer au début d'empêcher la suppuration. Pour cela, on aura recours aux applications de glace, et aux émissions sanguines, si l'état général du malade le permet. On fera sur le chémosis des scarifications. Quand le point de départ de la suppuration est dans une plaie de la conjonctive ou de la cornée, on emploiera les collyres modificateurs au nitrate d'argent et au sulfate de zinc, dans l'espoir d'arrêter la formation du pus. Les frictions mercurielles au pourtour de l'orbite, le calomel à l'intérieur donné jusqu'à salivation ont été également conseillés.

Enfin, quand la suppuration est produite, on soulagera les douleurs par les applications chaudes et les injections de morphine. On donnera issue au pus épanché dans la chambre antérieure par une paracentèse de la cornée. Si ce moyen est insuffisant, on pratiquera même un large débridement du globe de l'œil. L'énucléation restera le dernier moyen à employer ; elle aura l'avantage de débarrasser le malade d'un organe inutile, qui lui cause d'affreuses souffrances, et qui est la menace d'un danger permanent d'ophthalmie sympathique sur le second œil.

VI

MALADIES INFLAMMATOIRES ET TROUBLES DE NUTRITION DE LA RÉTINE ET DU NERF OPTIQUE.

Les affections dont nous allons parler rentraient toutes, avant la découverte de l'ophthalmoscope, dans le groupe des amauroses, c'est-à-dire des maladies caractérisées par la perte plus ou moins complète de la vision, sans lésion appréciable. Au fur et à mesure que les études ophthalmoscopiques se sont perfectionnées, ce groupe a été dissocié, et aujourd'hui on n'emploie plus guère le mot d'amaurose ou d'amblyopie que pour désigner certains troubles de la vision qui succèdent à l'abus du tabac, de l'alcool, à l'intoxication saturnine (amblyopies toxiques).

A. — MALADIES DE LA RÉTINE.

1° RÉTINITES.

Ce qui fait l'intérêt des maladies inflammatoires de la rétine, c'est que la plupart d'entre elles se lient à l'existence de maladies générales ; d'où le nom de *rétinites secondaires ou symptomatiques* qui leur est donné. De ce nombre sont la rétinite albuminurique, et la rétinite syphilitique. Les autres sont des maladies primitives ou idiopathiques de la rétine. La plus importante de ce groupe est la rétinite pigmentaire.

a. — RÉTINITE ALBUMINURIQUE.

Un grand nombre de médecins, Bright, Christison, Rayer, Landouzy (de Reims), avaient attiré l'attention sur les troubles oculaires qui peuvent survenir dans le cours de l'albuminurie. Privés des ressources de l'examen ophthalmoscopique, ils avaient décrit ces troubles sous le nom d'amblyopie albuminurique.

C'est Türck qui, le premier, signala certaines altérations anatomiques de la rétine, dans ces cas ; l'étude ophthalmoscopique en fut faite surtout par Liebreich, Forster, de Graefe, etc.

Étiologie et pathogénie. — C'est surtout dans les formes chroniques de l'albuminurie qu'on rencontre la rétinite. Mais il s'en faut de beaucoup qu'elle se montre dans tous les cas (on ne la rencontre que 6 à 7 fois sur 100, d'après Forster), ou qu'elle se lie à la quantité d'albumine excrétée.

L'albuminurie de la grossesse, et celle de la scarlatine se compliquent fréquemment de rétinite.

Quant à la pathogénie de l'affection, elle ne laisse pas que d'être assez obscure ; on peut, avec M. Panas, incriminer les troubles mécaniques de la circulation, *modifications hémato-dynamiques*, et les altérations du sang, *modifications hémato-chimiques*.

Les rétinites albuminuriques de la grossesse et de la scarlatine tiendraient à des modifications chimiques passagères du liquide sanguin, à des troubles temporaires de la circulation (compression et gène de la circulation rénale dans les derniers mois de la grossesse) ; d'où la possibilité de leur guérison. Dans les néphrites chroniques au contraire, les modifications dynamiques de la circulation se lient à des altérations du cœur et des vaisseaux ; de là, leur persistance et leur gravité.

Symptômes. — Le premier phénomène objectif, c'est la congestion de la papille qui se traduit par une infiltration séreuse, le petit volume des artères, la dilatation des veines qui sont tortueuses, et voilées par places par l'exsudat papillaire. L'infiltration dépasse même les limites de la papille et s'étend aux régions voisines de la rétine; elle est parsemée çà et là de taches hémorrhagiques, qui suivent le trajet des vaisseaux.

Les plaques blanches qui constituent l'exsudat sont de deux ordres : les unes striées, et à bords crénelés, suivent le trajet des vaisseaux, qu'elles recouvrent quelquefois et dont elles interrompent la continuité; elles sont superficielles et dues à l'altération des fibres du nerf optique. Les autres sont situées dans les couches profondes de la rétine, derrière les vaisseaux, elles répondent à des altérations régressives, sclérosiques et granulo-graisseuses, qui caractérisent une période plus avancée de la maladie. Elle se distinguent des premières par leur forme arrondie, et leur coloration d'un blanc opaque éclatant.

C'est surtout au niveau de la macula que se trouvent les lésions caractéristiques de la maladie. On y rencontre une véritable constellation formée de taches d'un blanc nacré, chatoyant, beaucoup plus rarement un semis de taches hémorrhagiques. Ces lésions de la macula sont presque pathognomoniques de l'affection.

Quant aux troubles fonctionnels, ils se réduisent à l'affaiblissement plus ou moins marqué de la vision. Il y a un trouble uniforme de la vue; exceptionnellement de la cécité complète, lorsque la macula est le siège de graves lésions. Le sens des couleurs ou sens chromatique se conserve longtemps intact, tandis qu'il est perdu dans les amblyopies toxiques par l'alcool et le tabac.

Les deux yeux sont généralement pris en même temps, bien qu'à des degrés divers.

Déjà nous avons signalé la marche différente de la rétinite albuminurique liée à la grossesse, à la scarlatine, à la néphrite a *frigore*, qui peut guérir, et de celle qui complique l'albuminurie chronique. Cette dernière aboutit fatalement à l'atrophie progressive de la rétine et du nerf optique. Son pronostic est donc excessivement grave.

Le traitement n'est autre que la médication générale s'adressant à l'albuminurie. Tout au plus, au début, conseillera-t-on aux malades le repos des yeux, quelques applications de sangsues ou de ventouses Heurteloup à la tempe, quelques dérivatifs sur le tube digestif, mais tout cela avec beaucoup de modération pour ne pas trop affaiblir la constitution que l'albuminurie tend déjà par elle-même à débiliter.

De la rétinite albuminurique nous rapprocherons quelques variétés d'inflammation de la rétine, comme elle, dues à des états généraux, mais trop rares pour que nous nous arrêtions à les décrire.

Dans le diabète sucré, on rencontre, comme dans l'albuminurie, des plaques blanches exsudatives et des apoplexies rétiniennes.

On a décrit aussi des apoplexies de la rétine dans la polyurie, dans l'oxalurie, dans la cirrhose du foie; d'où les noms de *rétinite polyurique, oxalurique, hépatique.*

Enfin Liebreich a décrit le premier une *rétinite leucémique*, également à forme apoplectique. On sait en effet que dans la leucocythémie, les globules blancs, en s'accumulant dans les vaisseaux, peuvent former de véritables infarctus; de là, les ruptures vasculaires et les lésions consécutives de la rétine.

b. — RÉTINITE SYPHILITIQUE.

Comme l'iritis, la rétinite appartient à la période de transition des accidents secondaires et tertiaires de la syphilis. L'âge avancé et la débilitation des sujets, l'alcoolisme, en donnant à la syphilis un caractère plus grave, constituent une prédisposition à cette complication.

Très souvent du reste la rétinite syphilitique vient compliquer l'iritis de même nature; aussi doit-on, avec M. Panas, attacher une grande importance à l'existence de dépôts pigmentaires sur la cristalloïde antérieure, traces d'une iritis ancienne, quand il s'agit de diagnostiquer la nature syphilitique d'une rétinite.

Symptômes. — Les lésions sont concentrées au pôle postérieur de l'œil, où l'on observe une nébulosité que l'examen avec le miroir plan permet de décomposer en une quantité innombrable de grains de poussière. Cette nébulosité dont le siège est dans le corps vitré voile la papille. Celle-ci offre une certaine congestion veineuse; la choroïde ne tarde pas à participer à la maladie; de là, une quantité de corps flottants dans l'humeur vitrée, qui rendent difficile l'examen ophthalmoscopique. Enfin, à la période régressive de la maladie, on voit des plaques d'atrophie choroïdienne et des masses noirâtres formées par le pigment disséminé dans l'épaisseur de la rétine. La papille elle-même est décolorée, ses vaisseaux sont amoindris, en un mot, il y a des signes d'atrophie du nerf optique.

Les symptômes fonctionnels consistent en un brouillard enveloppant les objets, des mouches volantes, une diminution parfois considérable de l'acuité visuelle. Généralement le sens chromatique est conservé.

La marche est chronique; les deux yeux sont souvent atteints l'un après l'autre. La guérison complète est possible; mais le plus souvent il reste des opacités du corps vitré, de l'atrophie de la rétine et du nerf optique qui entrave plus ou moins la vision.

Le pronostic est d'autant plus grave que la maladie est sujette à de nombreuses récidives. C'est surtout dans la forme décrite par de Graefe sous le nom de rétinite centrale à récidive que cette marche est à craindre. La lésion siège au niveau de la macula et se traduit par un scotome central; de Graefe a vu jusqu'à 50 ou 80 rechutes.

Le traitement consiste avant tout dans le traitement spécifique; iodure de potassium et frictions, ou bien injections sous-cutanées de sublimé et de peptonates de mercure. Comme traitement local, les sangsues, les vésicatoires à la tempe, les instillations d'atropine, le repos des yeux, le séjour dans un lieu obscur, les lunettes teintées en bleu ou fumées, sont autant de moyens adjuvants.

c. — RÉTINITE PIGMENTAIRE.

Avant tout, il importe de bien s'entendre sur la signification à donner à ce mot de *rétinite pigmentaire*. Faute de cela, il est résulté dans l'étude de cette maladie une grande confusion. La présence de pigment infiltré dans l'épaisseur de la rétine est, en effet, un caractère qu'on retrouve dans beaucoup de rétinites, et, en particulier dans la rétinite syphilitique; mais elle ne suffit pas à caractériser la variété dite *rétinite pigmentaire*. Celle-ci est, en effet, une maladie tout à fait spéciale.

Sous ce nom de rétinite pigmentaire, ou encore rétinite tigrée, rétinite héméralopique, on décrit une affection caractérisée par les trois signes suivants : 1° présence de pigment dans la zone périphérique de la rétine ; 2° rétrécissement concentrique du champ visuel ; 5° héméralopie.

Ainsi définie, la rétinite pigmentaire consiste histologiquement en une hyperplasie interstitielle du stroma rétinien, avec atrophie des éléments nerveux et migration du pigment dans toute l'épaisseur de la rétine.

Tantôt la maladie est acquise, tantôt, et le plus souvent, elle est congénitale.

Dès la naissance, il y a un affaiblissement manifeste de la vue, qui s'exagère beaucoup au moment de la puberté. L'hérédité joue un grand rôle, car la maladie s'observe chez beaucoup de personnes d'une même famille. On a fait jouer un rôle dans l'étiologie à la consanguinité des parents, qui, d'après Leber, s'observerait dans un quart des cas. Sur 23 cas, Hutchinson a trouvé qu'il y avait 8 fois des parents consanguins (soit environ 1/3). On a incriminé également, mais cela sans preuves suffisantes, la syphilis héréditaire. Enfin différents vices de conformation (doigts et orteils surnuméraires) ont été vus coïncidant avec la rétinite pigmentaire.

La maladie est beaucoup plus fréquente dans le sexe masculin ; elle atteint en général les deux yeux simultanément.

Symptômes. — Le premier d'entre eux, c'est l'*héméralopie* ou cécité nocturne, avec diminution plus ou moins marquée de l'acuité visuelle centrale. Au début de la maladie, les malades peuvent encore se guider la nuit, à la clarté du ciel ; mais peu à peu cela leur devient impossible ; enfin la lumière artificielle elle-même reste insuffisante pour leur permettre de distinguer les objets à quelque distance.

Le second caractère, rétrécissement concentrique du champ visuel, n'a pas moins d'importance. Ce rétrécissement augmente peu à peu au point d'arriver à ne mesurer plus que quelques centimètres carrés. A ce moment le malade, pour se conduire, est obligé de tourner constamment la tête et les yeux en tous sens, dans le but d'élargir son champ visuel.

Les taches pigmentaires siègent à la périphérie de la rétine ; elles figurent assez bien les ostéoplastes avec leur coloration noire sous le champ du microscope. Elles avancent de la périphérie au centre de la rétine, au point d'arriver à couvrir la papille elle-même. La papille est anémiée : elle offre une coloration blanchâtre, les artères sont filiformes.

On a noté comme complication fréquente le développement d'une cataracte polaire postérieure.

Quant à la rétinite pigmentaire acquise, c'est toujours chez les enfants et les adolescents, très rarement après vingt ans, qu'on la voit se développer. Elle a été surtout rattachée à la syphilis congénitale.

La marche est en général très lente ; la maladie tend fatalement
vers la cécité complète ; cependant dans la rétinite pigmentaire
syphilitique, on peut espérer l'enrayer par le traitement spécifique.

Les autres moyens à employer sont le repos dans une chambre
obscure, l'emploi de verres fumés ou bleus ; on a conseillé également
l'électricité, les injections de strychnine, de pilocarpine.

2° TROUBLES DE NUTRITION DE LA RÉTINE.

Ce sont tout d'abord des troubles circulatoires : hypérémie, ischémie, embolie des artères rétiniennes ; puis, le décollement de la
rétine.

a. **Hypérémie de la rétine.** — Elle se caractérise par la rougeur anormale de la papille, et, au point de vue fonctionnel, par
une photophobie intense, qui fait que les malades fuient toute
lumière et se condamnent quelquefois à l'obscurité la plus absolue.
Ils se plaignent en même temps de *phosphènes* ou sensations subjectives de lumière. L'acuité visuelle est non seulement conservée, mais
quelquefois même exagérée.

Les causes de cette hypérémie sont ordinairement un état de
chloro-anémie, ou un nervosisme très marqué ; chez les femmes
hystériques, l'hyperesthésie rétinienne se rattache quelquefois à des
troubles menstruels. Enfin cet état peut être entretenu par une excitation nerveuse voisine, tenant à une dent cariée, à une blessure du
sourcil, à un corps étranger de la conjonctive.

Cette étiologie doit être prise en considération. Il faudra, en effet,
tout d'abord, éloigner les causes locales que nous venons de signaler :
puis combattre l'anémie et le nervosisme par les moyens appropriés.

Le repos des yeux, le séjour dans une chambre obscure, les conserves fumées doivent être employés. M. Panas recommande les
courants continus.

b. **Ischémie de la rétine.** — Bien différente de l'hypérémie
essentielle de la rétine, l'ischémie rétinienne est toujours symptomatique. On l'observe dans la syncope, dans les attaques d'épilepsie, ·
pendant la période algide du choléra, dans l'asphyxie locale des
extrémités.

Elle se caractérise par la décoloration de la papille, la minceur des
artères, et le pouls artériel.

c. **Embolie de l'artère centrale de la rétine.** — Jœger, en 1854, publia le premier cas de cette affection, mais sans se rendre compte du mécanisme. De Graefe, en 1859, éclairé par les recher-ches de Virchow sur l'embolie en général, put diagnostiquer à l'ophthalmoscope l'embolie de l'artère centrale de la rétine, et interpréter ses symptômes.

Tantôt c'est le tronc même de l'artère, tantôt c'est une de ses branches seule qui est oblitérée.

1° Embolie du tronc de l'artère centrale. — Quand c'est le tronc même de l'artère qui est oblitéré, le malade accuse une cécité brusque. Ce double caractère de soudaineté et d'unilatéralité de l'affection doit toujours faire penser à l'embolie de l'artère centrale. Cependant il existe quelquefois des alternatives d'obscurcissement et de rétablissement de la vue, précédant la perte totale et définitive de la vision ; ce qui s'explique en admettant que le courant sanguin, seulement entravé au début, se rétablit un certain nombre de fois, jusqu'à ce que l'oblitération du tronc artériel devienne absolue.

A l'ophthalmoscope, on constate tous les signes de l'ischémie réti-nienne, papille décolorée, artères filiformes, diminution de volume des veines. On n'observe pas de pouls veineux, et la pression sur le globe de l'œil ne peut le faire apparaître.

Comme conséquence de l'arrêt de la circulation, on voit bientôt se développer du côté de la rétine des troubles nutritifs qui se carac-térisent par un trouble nuageux, suivant surtout le trajet des gros vaisseaux. Les contours de la papille deviennent moins nets ; enfin, on voit apparaître au niveau de la macula un signe tout à fait carac-téristique ; c'est une tache rouge sang, de forme ronde et bien limi-tée. Elle est due non pas à un épanchement sanguin, mais à la couleur rouge de la choroïde, vue à travers le fond très mince de la macula, et contrastant avec la teinte nuageuse des parties voisines. Cette tache rouge disparaît à mesure que la nébulosité elle-même se dissipe.

La rétine et le nerf optique étant nourris non seulement par l'ar-tère centrale, mais aussi par le cercle de Haller, émanation des artères ciliaires courtes postérieures, on comprend que le rétablissement de la circulation soit possible. Mais ce rétablissement est toujours fort incomplet, et la maladie se termine le plus souvent par l'atrophie de la rétine et du nerf optique, entraînant la perte définitive de la vision.

2° **Embolie de l'une des branches.** — Ici, une seule des branches artérielles, soit la supérieure, soit l'inférieure, est oblitérée et transformée en un cordon blanchâtre. La nébulosité rétinienne se limite alors à la partie correspondante de la rétine et de la papille. Plus souvent que dans les cas d'embolie totale, on observe des apoplexies rétiniennes occupant la région de la branche artérielle oblitérée, et semblant dues à la thrombose des veines correspondantes.

Le trouble de la vision est brusque. Il varie suivant l'étendue et le volume du tronc artériel oblitéré, depuis un simple scotome jusqu'à la suppression de toute une moitié du champ visuel (hémianopsie), du côté opposé à celui où siège l'oblitération artérielle.

Étiologie. — C'est celle de l'embolie en général, savoir, les maladies organiques du cœur et des gros vaisseaux, et en particulier l'endocardite. On a signalé également comme causes les fièvres graves, l'albuminurie et la grossesse.

Dans des cas où l'on n'a trouvé aucune cause d'embolie, on a pensé à une oblitération artérielle par thrombose.

Pronostic. — Il est fort grave, puisque la maladie se termine habituellement par l'atrophie du nerf optique amenant une cécité incurable. Ainsi que nous l'avons dit, les quelques ramifications artérielles reliant l'artère centrale de la rétine aux artères ciliaires courtes par l'intermédiaire du cercle de Haller sont insuffisantes à rétablir la circulation. D'ailleurs l'altération des éléments délicats de la rétine est si rapide que ce rétablissement circulatoire lui-même ne peut rendre aux malades la vision. C'est seulement dans les cas d'embolie partielle et incomplète qu'on peut espérer un retour plus ou moins satisfaisant de la fonction.

d. — **Décollement de la rétine.** — A l'état normal la rétine est immédiatement appliquée sur la face interne de la choroïde ; qu'un liquide vienne à s'interposer entre les deux membranes, en soulevant la rétine, c'est à cet état qu'on donne le nom de décollement rétinien.

C'est là une affection grave qui mérite d'attirer particulièrement l'attention.

Étiologie et pathogénie. — Au premier rang des causes, notons tout d'abord la myopie progressive, dont le décollement rétinien constitue la plus terrible complication. Vient ensuite le traumatisme, surtout lorsqu'il s'accompagne de perte de l'humeur vitrée ; et enfin .

les décollements idiopathiques, c'est-à-dire ceux qui surviennent en dehors de toute cause appréciable.

Beaucoup d'autres décollements se montrent comme conséquence d'un état pathologique antérieur, et méritent le nom de symptomatiques; tels sont ceux qui succèdent à des inflammations de la choroïde et de la rétine, à des tumeurs intra-oculaires, à des hémorrhagies, ou encore à des abcès et à des tumeurs de l'orbite.

On trouve encore aujourd'hui dans quelques auteurs une classification dans laquelle tous les décollements de la rétine sont divisés, d'après leur pathogénie, en trois classes:

1° *Décollements par distension,* dont le type serait le décollement de la myopie; la rétine en effet, tiraillée en avant au niveau de la zone ciliaire, en arrière au niveau du staphylome postérieur, se séparerait brusquement de la choroïde.

2° *Décollements par soulèvement,* dans les cas où une hémorrhagie ou un épanchement séreux se produit entre la choroïde et la rétine. Les tumeurs intra-oculaires peuvent produire le décollement par ce mécanisme ; mais, comme le fait remarquer M. Panas, à la condition que du liquide s'interpose entre la rétine et le néoplasme; sinon, il y a simple soulèvement de la rétine, et non décollement.

3° *Décollements par attraction* de la rétine, se produisant lorsque l'inflammation du corps vitré donne naissance à un produit cicatriciel qui attire à lui la membrane rétinienne, et la sépare de la choroïde.

Sans doute, les différentes hypothèses envisagées dans cette classification peuvent se produire; mais ce qui lui enlève toute valeur, c'est que ces différents mécanismes sont le plus souvent combinés.

En effet, le corps vitré représente, à l'état normal, un globe résistant sur lequel s'étale exactement la rétine, et qui s'oppose à tout déplacement de cette membrane. Aussi peut-on poser comme axiome, avec le professeur Panas, que : « Tant que le corps vitré conserve son volume normal et ses propriétés physiques et chimiques, le soulèvement de la rétine par un liquide interposé entre cette membrane et la choroïde, ce qui est le cas dans le décollement rétinien véritable, est chose impossible. »

Du reste, depuis longemps déjà, Ivanoff, puis de Graefe ont admis que le décollement de la rétine est précédé par un décollement du corps vitré, et que ce n'est que consécutivement que du liquide

s'amasse entre la choroïde et la rétine. Cette opinion est encore for-
tifiée par les ingénieuses expériences de Rœhlmann, qui a produit
sur des animaux le décollement rétinien en injectant des liquides
salins dans l'épaisseur du corps vitré. Pour lui, l'accumulation de
liquide entre la choroïde et la rétine est dû à des phénomènes endo-
exosmotiques entre le corps vitré et l'espace sous-rétinien.

Dans les traumatismes, la perte de l'humeur vitrée explique suffisamment sa diminution de volume; dans la myopie, dans les diverses
formes de chorio-rétinites, la présence de corps flottants dans
l'épaisseur du vitreum témoigne du ramollissement de ce milieu.

· **Anatomie pathologique.** — Tantôt le décollement est partiel,
tantôt il est total, et la rétine, retenue en avant par ses adhérences à
l'ora serrata, en arrière au nerf optique, forme un véritable cône ou
entonnoir dont la base est dirigée en avant, dont le sommet est à la
papille.

Le liquide épanché sous la rétine est jaunâtre ou brunâtre, riche
en principes albumineux coagulables. On y trouve des globules
blancs, des globules rouges, des cristaux de cholestérine, quelquefois même des débris des cônes et des bâtonnets.

· La rétine décollée conserve assez longtemps sa structure normale
pour que la vision puisse se rétablir, si la membrane vient à
reprendre sa position; mais à mesure que le temps s'avance, les éléments rétiniens, et surtout les cônes et les bâtonnets qui sont les
plus délicats s'altèrent, comme l'a montré Klebs.

· **Symptômes.** — L'examen du fond de l'œil à l'image droite et à
l'image renversée permettra de faire le diagnostic. On aperçoit, par
l'examen à l'image droite, une surface grisâtre, tremblotante, subis-
sant des ondulations dans les différents mouvements de l'œil et
tranchant nettement sur la coloration rouge des parties voisines.
L'examen à l'image renversée permet d'analyser les différents détails
du décollement. Les limites sont plus ou moins nettes, suivant que
la quantité du liquide épanché est plus ou moins considérable; la
coloration varie d'après les mêmes raisons : très peu opaque quand
il y a peu de liquide, la coloration devient d'un blanc laiteux, au
fur et à mesure que l'épanchement augmente. On peut encore distinguer les plicatures de la rétine décollée et la disposition des
vaisseaux. Ceux-ci, arrivés à la périphérie du décollement, décrivent
des coudes. La macula offre parfois une coloration rouge sang ; on

peut trouver des foyers hémorrhagiques sur les parties décollées
de la rétine. Le tonus de l'œil est normal ou diminué; quand on
constate une exagération de la tension intra-oculaire, on doit soupçonner l'existence d'un néoplasme en arrière du décollement rétinien.

Le premier des symptômes fonctionnels, c'est la perte rapide d'une
partie du champ visuel. C'est généralement la partie supérieure ou
inférieure du champ visuel qui se trouve abolie, le décollement se
faisant en bas ou en haut. Plus rarement, c'est la moitié externe ou
interne. Les inflexions de la rétine sur les limites du décollement
font souvent que les malades voient les objets brisés, ondulés (méta-
morphopsie).

· **Marche et terminaisons.** — Le début est le plus souvent brusque, quelquefois cependant on observe des phénomènes prodromiques, tels que des mouches volantes, de la photopsie. Le décollement faisant des progrès continuels, les troubles fonctionnels
s'aggravent; mais comme le liquide tend à gagner les parties
déclives, il n'est pas rare de voir le champ visuel regagner d'un côté
ce qu'il perd de l'autre.

Pronostic. — Il est fort grave, bien que, dans les décollements
consécutifs à la rétinite, aux abcès de l'orbite, on puisse observer la
guérison. Mais, dans la classe la plus nombreuse, celle des décollements dus à la myopie, la marche est progressive, et le pronostic
s'aggrave encore de ce fait que souvent le décollement se montre
sur le second œil.

· **Traitement.** — Le traitement médical s'adresse aux maladies
inflammatoires de la choroïde et de la rétine, causes du décollement.
Dans ces dernières années, le Dr Dianoux, de Nantes, a préconisé les
injections sous-cutanées de pilocarpine, qui lui ont donné de bons
résultats. Samelsohn a conseillé la compression.

· Quant au traitement chirurgical, il consiste à évacuer le liquide
épanché au-dessous de la rétine par une ponction de la sclérotique
à 7 ou 11 millimètres en arrière de la cornée. De Graefe a conseillé
d'établir seulement par une ponction une communication entre le
corps vitré et le liquide sous-rétinien, pour imiter ce qui se passe
quelquefois à la suite d'une perforation spontanée de la rétine
décollée.

· Wecker a préconisé le drainage de l'œil avec un mince fil d'or; on
a encore conseillé l'iridectomie et la sclérotomie. Ces divers traite-

ments, qui ne sont pas sans danger, réussissent assez rarement pour
que le pronostic grave du décollement rétinien n'en soit pas modifié.

B. — MALADIES DU NERF OPTIQUE.

1° NÉVRITE OPTIQUE.

La maladie peut revêtir deux aspects différents : tantôt, en effet,
la papille est gonflée, œdémateuse, avec des artères filiformes et des
veines variqueuses; c'est ce qu'on appelle avec de Graefe la stase
papillaire ou papille étranglée (*staaung's papille*); tantôt la papille
est seulement rouge et congestionnée, sans œdème; il y a ici inflammation simple, sans compression. Cet état est désigné sous le nom
de névro-rétinite ou névrite descendante.

Étiologie et pathogénie. — Il faut citer avant tout les maladies inflammatoires et les tumeurs encéphaliques. Ainsi la méningite, et en particulier la méningite tuberculeuse, l'hydrocéphalie lui
donnent fréquemment naissance. Les tumeurs cérébrales, quel que
soit leur siège, peuvent devenir la cause de névro-rétinite. Cependant les tumeurs de la base, comprimant directement le chiasma,
les nerfs et les bandelettes optiques, produisent plus rapidement la
stase papillaire.

Les diverses affections de l'orbite peuvent également devenir cause
de névrite optique. De ce nombre sont les tumeurs de l'orbite, qui
peuvent produire une névrite qui se caractérise par ce fait que la
maladie est unilatérale et s'accompagne d'exophthalmie. Faisons
toutefois remarquer avec M. Panas que le nerf optique, grâce à la
double gaine qui le protège et à la mobilité de son extrémité oculaire, échappe longtemps à la compression des tumeurs intra-orbitaires. Les tumeurs du nerf optique lui-même produisent également
la névrite, quelquefois la stase papillaire. Les diverses phlegmasies
de l'orbite, telles que les périostites, les phlegmons de la cavité orbitaire, l'inflammation de la capsule de Ténon, ont quelquefois pour
conséquence l'inflammation du nerf optique.

Les traumatismes du cerveau et du crâne (commotion, compression, fractures) sont encore des causes fréquentes.

Un groupe nombreux de causes est celui des intoxications diverses :
alcoolisme, abus du tabac, intoxication saturnine.

Si les relations entre les maladies cérébrales et la névrite optique sont bien établies, il est beaucoup plus difficile de se rendre compte de la pathogénie de cette inflammation. De Graefe admit que la stase papillaire, dans les cas de tumeur, s'expliquait par la gêne apportée à la circulation veineuse intra-crânienne. Que si la stase se fait sentir surtout sur la veine centrale de la rétine, cela tiendrait à la constriction exercée sur les vaisseaux de la papille par l'orifice inextensible de la sclérotique. Mais on peut faire à cette théorie deux objections : d'abord, dans des conditions pathogéniques en apparence identiques, on observe tantôt la stase papillaire, tantôt une névrite pure et simple. Et puis, la veine ophthalmique, s'anastomosant à plein canal avec la veine angulaire, origine de la faciale, on ne comprend pas la stase veineuse dans la papille par obstacle à la circulation intra-crânienne.

D'autres auteurs, Benedikt, Jackson, Brown-Séquard, ont fait de la névrite succédant aux affections cérébrales un trouble vaso-moteur réflexe? Enfin, une interprétation plus satisfaisante est celle qui résulte des recherches de Schwalbe sur la gaine sous-vaginale du nerf optique. Les relations intimes existant entre cette gaine et l'espace sous-arachnoïdien ont fait penser que la compression et l'inflammation du nerf étaient dues à un épanchement de liquide séreux ou sanguin dans la gaine du nerf optique. M. Panas adopte cette théorie dont il a cité des faits, avec pièces anatomiques à l'appui, dans les cas de traumatismes cérébraux. On comprend qu'elle s'applique également aux cas de tumeurs et d'inflammations cérébrales. Mais si les épanchements liquides dans la gaine de Schwalbe expliquent la stase papillaire, la pathogénie de la névrite simple, sans stase, reste toujours obscure. On a admis une propagation de l'inflammation suivant le trajet du nerf, d'où le nom de névrite descendante, mais il faut bien reconnaître que ce sujet appelle de nouvelles recherches.

Symptômes. — Dans la stase papillaire, la papille a perdu ses limites distinctes ; elle est rouge et nébuleuse ; les veines, énormes, décrivent des flexuosités, les artères sont minces et filiformes. La circulation est tellement gênée qu'il se fait parfois au fond de l'œil des hémorrhagies. A une période plus avancée, les vaisseaux du centre de la papille cessent d'être visibles. Plus loin, les veines, gonflées et tortueuses disparaissent par places sous l'exsudat. La maladie, en effet, dépassant les limites de la papille, s'étend dans une certaine zone à la rétine voisine, et mérite alors le nom de névro-rétinite.

Dans la névrite simple, la saillie de la papille est beaucoup moindre que dans la stase papillaire; quelquefois même elle fait complètement défaut. Enfin, dans un cas comme dans l'autre, l'atrophie de la papille constitue le dernier terme de l'affection. Le disque optique s'élargit en se fusionnant avec les parties voisines, il blanchit; les vaisseaux deviennent filiformes.

Les troubles fonctionnels sont très variables, et bien loin d'être toujours en rapport exact avec les lésions ophthalmoscopiques. Il est en effet à remarquer que, même dans des cas de stase papillaire très prononcée, il y a absence absolue de tout trouble visuel, tandis qu'à des signes ophthalmoscopiques peu marqués répond quelquefois une cécité complète.

Le début est parfois tellement brusque et la marche si rapide qu'en quelques heures, ou quelques jours, la vue se perd entièrement. C'est ce qu'on observe en particulier dans les tumeurs cérébrales, où la perte de la vision s'accompagne souvent d'autres symptômes, tels que des paralysies, des convulsions, du coma. Mais, d'autres fois les lésions se développent lentement et n'aboutissent à la cécité qu'au bout de plusieurs semaines ou même de plusieurs mois, en même temps que se montrent les signes de l'atrophie de la papille.

Le pronostic de la névrite optique est donc grave puisqu'elle aboutit le plus souvent à l'atrophie de la papille et à la cécité. Mais ce qui lui prête une signification beaucoup plus grave encore, c'est l'existence des lésions cérébrales qui lui ont donné naissance, méningite tuberculeuse, hydrocéphalie, tumeurs cérébrales.

Le pronostic est moins sérieux dans les névrites par intoxication, (alcool, tabac), qui peuvent guérir si la cause est supprimée à temps; de même aussi dans la névrite syphilitique, sur laquelle le traitement spécifique donne prise au chirurgien.

Le traitement, à part ce dernier cas, doit consister dans les émissions sanguines, les révulsifs aux tempes, les dérivatifs sur le tube digestif, les injections hypodermiques de strychnine, qui réussiront surtout dans les cas d'amblyopie toxique, sans altération grave du nerf.

2° ATROPHIE DU NERF OPTIQUE.

Étiologie. — Au point de vue étiologique, les atrophies du nerf optique doivent être divisées en symptomatiques et idiopathiques.

Avec M. Panas, nous diviserons les atrophies symptomatiques en atrophies de cause cérébrale et d'origine médullaire ou spinale. ·

Parmi les atrophies de cause cérébrale, il faut signaler tout d'abord celles qui se lient à des tumeurs de la base, · exostoses, sarcomes, syphilomes, tubercules ; puis celles qui succèdent aux traumatismes crâniens. Viennent ensuite comme· causes·les foyers de· ramollissement, la paralysie progressive des aliénés, la sclérose en plaques; l'idiotie et même l'épilepsie.

Les lésions spinales sont la source la plus abondante d'atrophies du nerf optique, puisque, d'après de Graefe, elles causeraient 50 pour 100 de tous les cas d'amaurose. A ce groupe appartiennent tout d'abord les atrophies de l'ataxie locomotrice ; puis celles de la myélite chronique des cordons latéraux, enfin celles qui sont provoquées par les contusions violentes du rachis, avec ou sans fracture, et par le mal de Pott.

On a admis aussi que l'atrophie peut se développer comme conséquence d'un trouble nutritif dans les lésions du trijumeau ; c'est par ce mécanisme qu'on a expliqué la perte de la vision à la suite de blessures de la région frontale ayant intéressé les branches du triju‑meau, et aussi à la suite de lésions dentaires. L'embolie de l'artère centrale de la rétine, les diverses rétinites et névro-rétinites se terminent aussi fréquemment par l'atrophie.

Enfin, à côté de toutes les variétés précédentes, il faut placer les atrophies idiopathiques que, dans l'état actuel de la science, nous ne pouvons rattacher à aucune cause définie.

En terminant, faisons remarquer l'influence prépondérante sur le développement de l'atrophie du sexe masculin, de l'âge adulte, et de l'hérédité.

Anatomie pathologique. — Tantôt l'atrophie porte sur tous les éléments constituants du nerf, tissu conjonctif et tubes nerveux, et constitue l'atrophie blanche ; tantôt les éléments nerveux seuls sont atrophiés par la sclérose du tissu conjonctif, c'est l'atrophie grise.

Dans l'atrophie grise, les fibres nerveuses deviennent variqueuses, puis se réduisent à de minces filaments par disparition de la myéline, en même temps que se forment de nombreuses cellules granuleuses qui infiltrent le tissu du nerf. Comme le fait remarquer M. Panas, cette première variété pourrait être appelée atrophie médullaire ou parenchymateuse, pour indiquer que les lésions primitives siègent dans l'intérieur même du faisceau nerveux.

L'atrophie blanche, au contraire, est caractérisée par l'hyperplasie ou la sclérose primitive du tissu conjonctif. La disparition des tubes nerveux est consécutive ; aussi cette forme mérite-t-elle le nom de névrite interstitielle.

Symptômes. — Dans l'atrophie simple, blanche, la papille offre à l'ophthalmoscope une coloration d'un blanc mate, plus marquée au côté interne de la papille (dans l'examen à l'image renversée). Quelquefois les vaisseaux, les artères principalement, sont très réduits de volume, comme il arrive dans les cas d'atrophie consécutive à une névrite optique. La coloration de la papille est au contraire d'un gris jaunâtre dans l'ataxie locomotrice.

Quant aux troubles fonctionnels, ils consistent tout d'abord en une diminution progressive de l'acuité visuelle, en même temps que le champ visuel est rétréci, tantôt d'une façon régulière et concentrique, tantôt par segments irréguliers. Les altérations du sens chromatique dans l'atrophie du nerf optique sont des plus remarquables. C'est le vert qui disparaît le premier, puis le rouge et le jaune, enfin le bleu en dernier lieu. Alors même que l'acuité visuelle est complètement nulle, le malade conserve longtemps la sensibilité à la lumière blanche.

Dans l'atrophie grise causée par l'ataxie locomotrice, on rencontre d'autres symptômes, tels que le myosis ou resserrement de la pupille avec perte du réflexe pupillaire sous l'influence de la lumière, tandis que le même réflexe lié aux mouvements de convergence et d'accommodation est conservé ; la diplopie due à la paralysie des muscles de l'œil, les douleurs fulgurantes, l'ataxie des mouvements, les troubles de la miction, etc.

Dans l'atrophie grise, les deux yeux sont atteints soit simultanément, soit l'un après l'autre, et la maladie aboutit après un an ou deux, en moyenne, à une cécité complète. Dans les traumatismes, l'amaurose peut être unilatérale ; c'est la règle, comme nous l'avons déjà dit, dans l'atrophie succédant à l'embolie rétinienne.

D'après cela, il est inutile d'insister sur la gravité du pronostic.

Le traitement antiphlogistique et révulsif n'est utile qu'au début, et dans les cas où il ne s'agit que d'une simple congestion. Plus tard, à la période d'atrophie, tout traitement est le plus souvent impuissant. Signalons cependant l'iodure de potassium, les courants continus, et les injections hypodermiques de strychnine.

3°. — DE QUELQUES TROUBLES FONCTIONNELS DE LA RÉTINE ET DU NERF OPTIQUE
(AMAUROSE, HÉMÉRALOPIE, DALTONISME).

a. **Amaurose.** — Nous avons déjà dit que la découverte de l'ophthalmoscope avait eu pour résultat de restreindre singulièrement le groupe des amauroses. Aujourd'hui on ne conserve plus ce mot que pour désigner la perte de la vision survenant en dehors de toute lésion ophthalmoscopique appréciable, comme il arrive dans certaines intoxications (alcool, tabac), à la suite d'hémorrhagies graves, de certaines lésions cérébrales. Dans ce dernier cas, on observe quelquefois de l'hémiopie; c'est-à-dire qu'il y a perte d'une moitié du champ visuel. Ce fait trouve son explication dans l'entrecroisement des nerfs optiques au niveau du chiasma; les moitiés externe et interne des deux rétines associées l'une à l'autre dans la vision binoculaire peuvent se trouver paralysées simultanément; de là, la perte d'une moitié du champ visuel. Il peut se faire que la même cause qui a produit au début l'amaurose sans lésion appréciable amène plus tard l'atrophie du nerf optique.

L'amaurose incomplète est dite amblyopie; on lui reconnaît deux degrés : Quand le malade distingue encore les objets, la vision est est dite qualitative; lorsqu'il ne fait plus que percevoir la lumière, elle est dite quantitative.

Le diagnostic consiste à différencier l'amaurose vraie de l'amaurose que simulent quelquefois certains individus, soit pour échapper au service militaire, soit par spéculation. En approchant vivement la main de l'œil, le sujet ne peut se défendre de faire un mouvement de clignement des paupières, si la vision est conservée. La lumière projetée sur un œil détermine une contraction de la pupille; si cette dernière reste immobile, encore faudra-t-il s'assurer que le sujet n'a pas eu recours à l'emploi de l'atropine. Quand un seul œil est dit privé de la vision, on s'assurera de la fraude en plaçant un prisme devant l'œil sain; le sujet surpris accusera souvent de la diplopie, qui ne peut exister dans ce cas que par le fait de la vision binoculaire.

Enfin le stéréoscope fournira un moyen précieux de découvrir la fraude.

b. **Héméralopie.** — Sous ce nom on décrit une affection caractérisée par une diminution considérable de l'acuité visuelle survenant pendant la nuit, ou, dans le jour, lorsque le malade se trouve dans un endroit peu éclairé. Ce trouble visuel peut être idiopathique ou symptomatique, et déjà nous avons noté l'héméralopie comme un des symptômes fondamentaux de la rétinite pigmentaire. Quant à l'héméralopie essentielle ou idiopathique, elle se manifeste parfois d'une façon épidémique dans les casernes, dans les prisons, à bord des navires. On l'a mise alors sur le compte des mauvaises conditions hygiéniques et de l'état général anémique. La lésion oculaire consisterait aussi dans une anémie rétinienne. Des examens ophthalmoscopiques auxquels il s'est livré, M. Poncet (de Cluny) conclut que l'héméralopie essentielle est caractérisée par une dilatation considérable des veines de la rétine, une diminution du calibre des artères, et de l'œdème péripapillaire, phénomènes attribuables à une compression dont le siège et la nature sont encore indéterminés.

Une excitation trop longtemps prolongée de la rétine, telle qu'on la rencontre chez les ouvriers exposés à une vive lumière, chez les voyageurs qui ont traversé de vastes plaines de neige, peut encore donner naissance à l'héméralopie.

Le traitement consiste à placer le malade dans de bonnes conditions hygiéniques, et à le soumettre à un traitement tonique. On soustraira l'œil à une lumière trop intense; on conseillera l'emploi de verres fumés ou même le séjour dans une chambre obscure.

c. **Daltonisme.** — Sous le nom de daltonisme on décrit la diminution ou la perte du sens des couleurs ou sens chromatique. Ce mot vient de ce que l'illustre physicien anglais Dalton était atteint de cette infirmité, et lui même nous en a donné le premier une bonne description.

Un pareil état peut être congénital ou acquis. Déjà nous avons dit que l'altération du sens des couleurs était un des symptômes habituels de l'atrophie du nerf optique, et des amblyopies toxiques dues à l'alcool et au tabac.

Dans le daltonisme congénital, c'est le plus souvent la perception de la couleur rouge qui fait défaut; puis vient la perte du vert, ces deux couleurs sont souvent confondues l'une avec l'autre; le jaune et le bleu sont très rarement altérés.

On rencontre en moyenne un daltonien sur vingt sujets; il est très rare de constater la cécité pour le violet ou la perte complète des couleurs. Le daltonisme est infiniment plus rare chez la femme que chez l'homme.

Cette infirmité a la plus grande importance, non seulement parce qu'elle gêne ceux qui en sont atteints dans l'exercice de nombreuses professions; mais parce que ces individus peuvent devenir la cause de grands dangers, s'ils sont chargés de gouverner un navire, de conduire un train. Il y a donc un très grand intérêt à reconnaître le daltonisme. Pour cela, on présente au sujet des écheveaux de laine diversement colorés et on l'engage à les dénommer et à les grouper par ordre de couleurs; quant à guérir cette infirmité, on ne peut l'espérer. Disons cependant que le docteur Favre, de Lyon, a pu, à l'aide de la méthode précédente, développer le sens chromatique chez un certain nombre de personnes qui n'étaient arrivées jusque-là qu'à distinguer très imparfaitement les couleurs.

VII

MALADIES INFLAMMATOIRES ET TROUBLES DE NUTRITION DU CRISTALLIN.

CATARACTES.

Comme nous le verrons à propos de la pathogénie, il est bien difficile de faire la part de l'inflammation et des simples troubles nutritifs dans l'évolution de la cataracte. Aussi décrit-on sous ce nom toutes les opacités du cristallin, quelles que soient leur nature et leur origine.

Ainsi compris le groupe des cataractes est immense; il est donc nécessaire d'y établir des divisions. On dit la cataracte *vraie,* lorsque l'opacité siège à l'intérieur du cristallin ou de sa capsule; elle est dite *fausse,* lorsqu'elle résulte de produits plastiques déposés à la face externe de la cristalloïde antérieure. Enfin, on a appelé *cata-*

ractes secondaires, les opacités qui se développent dans le champ pupillaire après l'opération de la cataracte.

Nous étudierons donc successivement : A. les cataractes *vraies;* — B. les cataractes *fausses;* — C. les cataractes *secondaires.*

A. — CATARACTES VRAIES.

Constituées, comme nous l'avons dit, par des opacités siégeant à l'intérieur de la capsule cristallinienne, les cataractes vraies comprennent deux grands groupes, suivant qu'elles surviennent *spontanément* ou *à la suite d'un traumatisme.* Parmi les cataractes spontanées elles-mêmes, les unes sont *acquises,* c'est-à-dire se développent à une période quelconque de l'existence; les autres existent au moment même de la naissance; elles sont *congénitales.*

Nous devrons donc étudier successivement, dans le groupe des cataractes vraies : a. — les cataractes *spontanées acquises,* ou cataractes des adultes; — b. les cataractes *congénitales;* — c. les cataractes *traumatiques.*

a. — CATARACTES SPONTANÉES ACQUISES, OU CATARACTES DES ADULTES.

Étiologie. — C'est bien à tort qu'on se représenterait la cataracte comme une conséquence de la sénilité; la vieillesse ne crée pas plus des cataractes que des hypertrophies de la prostate. S'il en était autrement, toutes les personnes qui atteignent un âge très avancé devraient présenter l'une et l'autre de ces infirmités ; mais ce qui est vrai, c'est que l'âge constitue une prédisposition évidente. La cataracte, comme l'hypertrophie prostatique, est donc surtout une maladie des vieillards. Souvent on l'observe à partir de cinquante ans; elle devient très fréquente aux environs de soixante-dix ans. Le sexe ne paraît avoir aucune influence sur son développement; il n'en est pas de même de l'hérédité, qu'on rencontre dans un certain nombre de cas. On a incriminé sans preuves bien évidentes les professions qui exposent l'œil à une vive lumière ou à une température élevée, comme celles de verriers, de forgerons.

Parmi les causes pathologiques, la plus importante, c'est le diabète qui détermine parfois la cataracte à un âge peu avancé. Enfin un grand nombre d'affections oculaires peuvent amener l'opacité du

cristallin; telles sont le glaucome, les choroïdites, la rétinite pigmentaire, le décollement de la rétine.

Pathogénie. — Si, dans les cas où la cataracte succède à une
maladie évidente du globe de l'œil, on se rend assez bien compte des
troubles de nutrition qui ont pu survenir du côté de l'appareil cristallinien, il n'en est pas de même de ceux où la cataracte survient
en dehors de toute cause appréciable. La pathogénie de la cataracte
spontanée est encore aujourd'hui des plus obscures. Nous pouvons,
à l'exemple.de Wecker, grouper sous trois chefs différents toutes les
opinions qui se sont produites à ce sujet.

1° On a attribué la cataracte à une modification dans la constitution générale du sang. A l'appui de cette opinion, on a cité la cataracte diabétique, qui serait due à une diminution de la quantité
d'eau contenue dans le sang. Des expériences ont été faites dans ce
sens; telles sont celles de Künde et de Kühnhorn qui introduisaient
sous la peau de divers animaux des solutions concentrées de·sucre
ou de sel gemme, et déterminaient ainsi chez eux une déperdition
considérable de liquide. Ces animaux arrivent à un degré extrème de
dessiccation, et l'on voit rapidement se produire chez eux une opacité
cristallinienne, qui serait due, d'après Kœlliker, à la production de
vacuoles remplies de liquide entre les fibres cristalliniennes. On
expliquerait ainsi non seulement les.cataractes diabétiques, mais
celles qui se montrent à la suite de maladies générales graves; celles
qui surviennent dans les professions qui exposent l'œil à une chaleur
ardente, et même les cataractes survenant dans le marasme sénile,
où le cristallin subirait une véritable dessiccation.

2° Une seconde opinion est celle qui met l'opacité du cristallin sur
le compte d'un travail inflammatoire. Tout d'abord il est à remarquer
que le cristallin ne possédant pas de vaisseaux, la théorie de
Cohnheim, ou diapédèse des globules blancs, ne lui est pas applicable. Seule la théorie de Virchow, faisant consister le processus
inflammatoire dans la multiplication des éléments cellulaires du
cristallin pourrait être invoquée.

Les expériences de Mœrs et de Ritter citées à l'appui de la théorie
inflammatoire n'ont du reste pas une grande valeur, puisque les
auteurs faisaient des injections irritantes, ou introduisaient des
corps étrangers dans le cristallin des animaux. Ils produisaient donc
en réalité des cataractes traumatiques. Les faits cliniques cités par

Donders et Wecker dans lesquels de petites opacités cristalliniennes accompagnaient des irido-choroïdites ne sont pas non plus probants ; rien ne prouve en effet qu'il s'agît là d'une inflammation propre du cristallin plutôt que d'un trouble de nutrition de la lentille consécutif à l'inflammation du tractus uvéal.

3° Faire de la cataracte une altération régressive, un trouble de nutrition du cristallin, telle est la troisième opinion qui s'est produite, et celle qui nous semble le mieux fondée. Le cristallin, n'ayant pas de vaisseaux propres, emprunte ses moyens de nutrition aux parties voisines, et surtout à la choroïde, qui est la membrane vasculaire de l'œil. Aussi semble-t-il que, dans un grand nombre de cas, les opacités cristalliniennes soient liées à des altérations atrophiques' et inflammatoires de la choroïde. Cette opinion est émise par Wecker ; elle est également professée par M. Panas, et a été défendue dans la thèse de son élève, M. Chiray. Fréquemment M. Panas a constaté au pôle postérieur de l'œil une atrophie choroïdienne formant un anneau plus ou moins large autour de la papille. Il est probable, dit-il, que de pareilles lésions siègent au-devant de l'équateur de l'œil, vers la région des procès ciliaires, dans un point qui échappe à l'examen ophthalmoscopique.

On voit d'après cela que la pathogénie de la cataracte spontanée est encore très obscure et appelle de nouvelles recherches.

Anatomie pathologique. — D'après la consistance du cristallin opacifié, on divise les cataractes en cataractes dures, molles, demi-molles ou mixtes, liquides. Ce qu'il est intéressant de remarquer, c'est qu'il y a une certaine relation entre la consistance de la cataracte et la cause qui lui a donné naissance. La cataracte des vieillards est une cataracte dure, tandis que la forme molle appartient au diabète et aux diverses cataractes pathologiques.

a. **Cataractes dures.** — Le cristallin est ici diminué de volume ; son centre ou noyau est plus foncé que la circonférence ; la coloration de la cataracte est d'un gris noirâtre ou jaune ambré, quelquefois brunâtre. A la cataracte dure se rapportent diverses variétés, telles que la cataracte *verte*, qui semble n'être que le plus haut degré de la coloration normale jaune orangé du cristallin des vieillards ; la cataracte *noire*, due à l'infiltration de la matière colorante du sang dans le système cristallinien ; la cataracte *pierreuse* ou *phosphatique*, qui consiste en un dépôt calcaire composé de phosphate et de carbonate de chaux, incrustant les éléments du cristallin. Elle se lie à l'existence d'altérations profondes des membranes de l'œil, et quelquefois même à l'atrophie du globe.

Quant aux lésions histologiques de la cataracte dure, elles diffèrent à peine des lésions séniles physiologiques du cristallin. L'altération consiste en la condensation extrême du contenu de la fibre cristallinienne, et la désagrégation des éléments desséchés et friables.

b. **Cataractes molles.** — A l'inverse de ce que nous avons noté pour la cataracte dure, le cristallin est ici augmenté de volume ; sa coloration est d'un blanc laiteux, quelquefois un peu grisâtre. Lorsque le ramollissement n'est pas encore complet, l'aspect est brillant et nacré. L'opacité commence ordinairement par les couches corticales, sous forme de stries ; de là, la cataracte à trois branches de J. Cloquet, dans laquelle il y a trois stries blanchâtres allant du centre à la périphérie ; la cataracte en *étoile*, quand les stries sont plus nombreuses. Lorsque les stries n'occupent que la face antérieure du cristallin, on a la cataracte *corticale antérieure.* Si c'est la couche postérieure du cristallin qui est intéressée, la cataracte prend le nom de *corticale postérieure,* souvent liée aux altérations de la choroïde. Ce qui caractérise au point de vue histologique la cataracte molle, c'est la dégénérescence graisseuse des fibres cristalliniennes, qui se gonflent, se rompent, et laissent échapper leur contenu. De là une émulsion uniforme dans laquelle nagent des gouttelettes graisseuses, des cristaux de cholestérine, et des masses vitreuses qui ne sont autre chose que les vestiges agglomérés de la membrane des fibres.

c. **Cataractes demi molles ou mixtes.** — Les cataractes molles sont rares parmi les opacités spontanées du cristallin chez l'adulte. Ce que l'on rencontre beaucoup plus souvent, ce sont les cataractes demi molles. Comme leur nom l'indique, elles sont une combinaison des cataractes dures et molles, c'est-à-dire que, derrière des couches corticales molles, on y rencontre un noyau dur.

d. **Cataractes liquides.** — C'est le plus haut degré de ramollissement des fibres cristalliniennes. Quelquefois, le cristallin étant complètement liquéfié, la capsule représente un véritable kyste, *cataracte kystique, purulente.* Mais dans d'autres cas le noyau reste dur ; il nage dans le liquide ambiant et se déplace dans les différents mouvements de la tête du malade. C'est à cette variété qu'on donne le nom de *cataracte morgagnienne*, par allusion au liquide de Morgagni, dont on admettait autrefois, à tort, l'existence.

Outre cette division relative à la consistance des cataractes, on en adoptait autrefois une autre basée sur l'existence isolée de lésions de la capsule ou de la lentille cristallinienne. Cette division a perdu aujourd'hui tout intérêt. Malgaigne l'a renversée, le jour où il a soutenu qu'il n'y avait point de cataractes capsulaires ; sans doute cette assertion est trop absolue, ainsi que l'ont démontré les recherches de Broca, de Robin, et de Desmarres. Mais lorsque des dépôts se font à la surface externe de la cristalloïde, il ne s'agit plus d'une cataracte vraie, mais bien d'une fausse cataracte. Les dépôts siégeant au contraire à la face interne de la capsule s'accompagnent toujours d'opacités de la lentille ; il s'agit dès lors de cataractes capsulo-lenticulaires. De ce nombre, la plus intéressante est la cataracte dite *pyramidale*, parce qu'elle s'avance dans la chambre antérieure sous la forme d'une pyramide dont la base est à la cristalloïde antérieure, tandis que son sommet adhère à la face postérieure de la cornée. Elle succède le plus souvent à une perforation de la cornée dans le cours d'une ophthalmie purulente.

Symptômes. — La première chose dont se plaignent les malades c'est l'existence d'un brouillard au-devant des yeux ; souvent il existe un halo lumineux autour des flammes. L'augmentation de densité du cristallin donne quelquefois lieu à des phénomènes de myopie progressive. Certains malades se plaignent de mouches volantes, indices de lésions choroïdiennes, qu'il ne faut pas confondre avec les taches fixes qui sont dues à l'opacité cristallinienne. A mesure que l'opacité grandit, la vue se trouble de plus en plus ; mais dans la cataracte sans complications, l'acuité visuelle n'est jamais abolie. En général, les malades voient mieux dans une demi-obscurité, par exemple, au moment du crépuscule ; cela tient à ce que la pupille se dilatant en pareil cas, les rayons lumineux trouvent un passage à travers les couches périphériques du cristallin demeurées encore transparentes. De là, l'attitude spéciale aux cataractés ; ils marchent la tête baissée, fuyant les rayons du soleil, mettant quelquefois la main au devant de leurs yeux pour les protéger. Cette attitude contraste singulièrement avec celle des amaurotiques qui marchent la tête haute, les yeux tournés vers le ciel, et cherchant la lumière.

L'examen direct de la pupille permet le plus souvent de reconnaître l'existence d'une opacité dans le champ pupillaire, et de la rapporter à sa véritable cause. Mais il est loin d'en être ainsi dans tous les cas, et il est nécessaire de pratiquer un examen attentif à l'éclairage oblique et à l'ophthalmoscope. L'éclairage oblique permet de reconnaître l'opacité avec sa teinte grise ou blanchâtre; elle est uniforme, quand la cataracte est complète, ou, au contraire, sous forme de stries, dans les cataractes commençantes. A l'ophthalmoscope, les opacités cristalliniennes ne se manifestent plus avec la couleur qui leur est propre, mais bien sous la forme de taches noires, faisant obstacle aux rayons lumineux; dans les cas de cataractes incomplètes on aperçoit, entre les stries noirâtres la couleur rouge du fond de l'œil.

Avant l'invention des moyens précédents, on attachait une grande importance à l'examen catoptrique de l'œil, ou étude des trois images de Purkinje et de Sanson.

Diagnostic. — Il comprend trois points : 1° reconnaître la cataracte ; 2° déterminer la variété à laquelle on a affaire; 3° la présence ou l'absence de complications.

1° Reconnaître la cataracte est le plus souvent chose facile; tout au plus pourrait-on prendre pour une cataracte un cristallin sclérosé présentant, comme il arrive chez le vieillard, une teinte jaune ambrée. Mais, à l'ophthalmoscope, ce cristallin, opaque en apparence, permettra le passage des rayons lumineux. Quant aux cataractes fausses, consistant dans des dépôts à la face antérieure du cristallin, elles se reconnaîtront à leur aspect plus terne, à leurs connexions intimes avec l'ouverture pupillaire, qu'elles déforment et à laquelle elles adhèrent le plus souvent.

2° C'est à distinguer les unes des autres les diverses variétés de cataractes que doit s'appliquer surtout le diagnostic. La cataracte dure est le partage de la vieillesse; le cristallin est diminué de volume ; ce dont on juge par sa situation profonde, et par l'ombre portée de l'iris sur la face antérieure de la lentille; d'où un cercle noir à la périphérie du cristallin. C'est surtout dans cette variété que les malades voient mieux dans une demi-obscurité ou quand la pupille est dilatée.

La cataracte molle se présente surtout dans le jeune âge; elle se distingue de la précédente par sa coloration blanchâtre ; son volume est beaucoup plus considérable. Elle vient se mettre en contact immédiat avec la face postérieure de l'iris; aussi n'y a-t-il plus d'ombre portée sur la face antérieure du cristallin. La pupille est souvent dilatée et moins mobile qu'à l'état normal. L'opacité atteignant uniformément tout le cristallin, la vision est très altérée et se modifie peu sous l'influence de la dilatation pupillaire ou d'un jour modéré. Lorsque l'opacité cristallinienne affecte chez les vieillards tous les caractères de la cataracte molle, il ne faut pas s'en laisser imposer par cette apparence, car, à cette période de la vie, il y a toujours un noyau dur, caché par des masses corticales molles. Il s'agit en réalité d'une cataracte mixte ou demi-molle, variété très commune, comme nous l'avons déjà dit.

5° La présence ou l'absence de complications ne doit pas être moins sérieusement examinée. Elles se rattachent, soit à l'œil lui-même, soit à l'état général du sujet. Toutes les complications oculaires siégeant en avant du cristallin sont faciles à reconnaître. Il en est une sur laquelle nous ne saurions trop appeler l'attention, à cause de sa grande fréquence chez le vieillard et de son influence sur l'opération; nous voulons parler de la dacryocystite et du larmoiement. Il faut la reconnaître et la guérir avant de songer à opérer la cataracte. Les adhérences de la cataracte à l'iris, ou synéchies iriennes, seront facilement diagnostiquées, surtout à l'aide des instillations d'atropine. Il ne faudra pas non plus négliger l'examen de la sclérotique dont les bosselures et la coloration bleuâtre au niveau de l'insertion des muscles droits révèlent la scléro-choroïdite antérieure. La teinte glauque du cristallin cataracté, l'examen de la tension intra-oculaire, permettront de reconnaître la cataracte glaucomateuse. Le tremblement de l'iris, ou iridodonésis, révèle un ramollissement du corps vitré. Le cristallin lui-même peut être mobile, *cataracte branlante*, ce qui indique un relâchement de la zonule de Zinn et, par conséquent, une condition défavorable à l'opération. Enfin, lorsqu'on ne rencontre aucune des dispositions précédentes, il faut encore chercher à se rendre compte du degré de l'acuité visuelle. De Graefe a établi qu'un cataracté devait reconnaître la flamme d'une lampe à cinq mètres de distance; s'il ne la voit plus qu'à trois ou à deux mètres, il n'a plus que les 3/5 ou les 2/5 de son acuité normale. Si enfin le malade ne distingue plus la lumière de la lampe, on peut, par l'étude des phosphènes, c'est-à-dire des sensations lumineuses déterminées par les pressions sur le

globe de l'œil, se rendre compte de la persistance d'une certaine
acuité visuelle.

Quant à l'état général, une cataracte chez une personne encore
jeune doit toujours faire penser à l'existence du diabète ou de l'albuminurie. Chez les vieillards, on se préoccupera de l'existence de
complications possibles du côté du cœur ou des poumons. Ces dernières surtout, par la toux qu'elles provoquent, exercent une
influence fâcheuse sur le résultat des opérations.

Pronostic. — Il dépend évidemment de toutes les conditions que
nous venons d'examiner ; en général la cataracte dure met un certain
temps à se compléter. Si elle marche rapidement, on doit soupçonner
l'existence d'autres altérations profondes du fond de l'œil. De même
encore, si, contrairement à la règle, la cataracte offre les caractères
de la cataracte molle chez un vieillard, c'est une circonstance d'un
pronostic défavorable. Ce qui, même dans les cas les plus simples,
aggrave le pronostic, c'est que l'affection n'a aucune tendance spontanée à la guérison et nécessite toujours une opération. Heureusement cette opération bien faite donne une proportion considérable de
succès.

Traitement. — Le seul traitement qui convienne à la cataracte
spontanée des adultes, c'est l'extraction. Mais elle ne doit être entreprise que lorsque la cataracte est mûre, c'est-à-dire quand l'opacité
a gagné les couches cristalliniennes dans toute leur étendue. Si non,
on s'expose à laisser dans le champ pupillaire des masses transparentes adhérentes aux débris de la capsule, qui plus tard s'opacifient
et forment une cataracte secondaire. En attendant le moment
opportun pour opérer, on doit conseiller au malade des verres colorés et des instillations d'atropine qui, en maintenant la pupille
dilatée, favorisent légèrement la vision. Dans les cas où il y a grand
intérêt pour le malade à être opéré le plus tôt possible on a con-
seillé même de hâter la maturation| de la cataracte en pratiquant une
légère discision de la capsule. Ce que nous dirons plus tard de la
cataracte congénitale et traumatique permettra de comprendre cette
opération. Enfin, au moment d'opérer, il faut préparer le malade ;
chez les vieillards, on se préoccupera d'apaiser la toux et le catarrhe
bronchique, si fréquents à cet âge ; chez les diabétiques et les albuminuriques, on instituera le traitement nécessité par ces deux états
constitutionnels. On aura soin d'administrer, la veille de l'opération,

un purgatif au malade, pour éviter, dans les jours suivants, les efforts de défécation. On ne se préoccupera pas moins de l'état local de l'œil à opérer ; on aura soin de guérir les diverses affections de la conjonctive, des paupières et des voies lacrymales qui pourraient compromettre le résultat.

L'introduction de la méthode antiseptique dans l'extraction de la cataracte a réalisé un immense progrès. Elle suppose le lavage soigneux de tous les instruments avec des liquides antiseptiques (alcool, acide borique), le lavage de la conjonctive et de ses culs-de-sac au moment même de l'opération, enfin la propreté absolue des collyres et de tous les objets de pansement.

On s'est demandé si, un seul œil étant cataracté, on devait l'opérer. L'opération nous semble devoir être pratiquée dès que la cataracte est mûre ; si le second œil reste intact, on aura rétabli la vision binoculaire. Si, au contraire, il est le siège d'une cataracte, l'opération du premier œil permettra du moins au malade de conserver la vision pendant que la seconde cataracte atteindra sa maturité. Les deux cristallins sont-ils cataractés simultanément, faut-il les opérer en une seule séance ? Il nous semble plus prudent de n'opérer qu'un œil à la fois.

Quant à l'opération en elle-même, elle a été faite par un si grand nombre de procédés que nous pouvons à peine effleurer ce sujet. Nous dirons seulement avec M. Terrier que les divers procédés d'extraction peuvent être rangés sous les trois chefs suivants :

a. — L'extraction à grand lambeau, connue sous le nom de méthode de Daviel. La caractéristique de cette méthode, c'est que le lambeau intéressant la demi-circonférence de la cornée est tout entier situé dans l'épaisseur de cette membrane.

b. — Avec l'extraction linéaire de de Graefe, on s'éloigne au contraire de la cornée, pour faire une incision rectiligne dans le limbe scléro-cornéen, à très peu de distance par conséquent de la périphérie de l'iris et du corps ciliaire. Les inconvénients de la méthode de Daviel, c'est de faire une plaie trop large au globe oculaire et de former un lambeau cornéen si vaste que sa nutrition est quelquefois compromise. L'opération de de Graefe fait une plaie qui, se rapprochant autant que possible de la forme d'un grand cercle de la sphère oculaire, se ferme avec la plus grande facilité ; mais elle expose à de graves accidents, vu la proximité du corps ciliaire et de la zone de Zinn. Aussi aujourd'hui a-t-on adopté une méthode intermédiaire.

c. — C'est l'extraction à petit lambeau intracornéen, avec ou sans iridectomie. Nous renvoyons aux traités spéciaux pour l'étude de ces opérations

b. — CATARACTES CONGÉNITALES.

Le cristallin peut être le siège d'opacités d'origine congénitale, soit que la cataracte existe au moment même de la naissance, soit qu'elle se développe dans les premières années. Cette variété, dont la première observation a été publiée en 1764 par Janin, a été de la part de M. Rück l'objet d'une bonne thèse inaugurale en 1867.

Étiologie et pathogénie. — La cataracte congénitale a été mise, tantôt sur le compte d'une inflammation intra-utérine, tantôt sur celui d'un arrêt de développement. L'existence de divers autres vices de conformation coïncidant avec la cataracte congénitale peut être invoquée à l'appui de cette dernière opinion. L'hérédité est démontrée par de nombreux exemples, dont le plus connu est celui de la famille royale d'Angleterre, rapporté par White Cooper. Le climat paraît avoir une influence évidente, quand on voit combien la maladie est fréquente dans les Indes, dans certaines parties de la Russie et de l'Irlande. L'influence du sexe n'est pas démontrée. Une cause rare, rencontrée deux fois par Von Ammon, c'est la présence dans le cristallin d'un parasite, la *Filaria oculi humani*.

Symptômes et formes de la cataracte congénitale. — On peut en admettre quatre variétés : 1° la cataracte laiteuse; 2° zonulaire; 3° ponctuée; 4° pyramidale.

1° **Cataracte laiteuse.** — C'est la plus fréquente. L'ouverture pupillaire est occupée par une opacité d'un blanc laiteux, bleuâtre, ressemblant à de l'amidon cuit. Tandis que la cataracte molle des adultes s'accompagne souvent d'un gonflement de la lentille, tel que le cristallin refoule en avant l'iris et gêne ses fonctions, dans la cataracte congénitale, au contraire, le cristallin est de petit volume, et l'iris conserve toute sa mobilité. Si le malade n'est pas opéré de bonne heure, il se produit des modifications considérables dans le cristallin. Les parties les plus liquides se résorbent, et souvent il ne reste plus dans l'enveloppe formée par la cristalloïde que de petites masses graisseuses ou crétacées (cataracte aride siliqueuse).

2° **Cataracte zonulaire**. — L'aspect de cette variété est des plus caractéristiques, surtout si l'on a eu la précaution de dilater préalablement la pupille avec l'atropine. On aperçoit alors dans le champ pupillaire un disque opaque dont la périphérie est plus foncée que le centre, tandis que les parties circonférentielles du cristallin ont conservé leur transparence. A l'ophthalmoscope, l'aspect est encore plus net, l'opacité centrale étant entourée d'un cercle rouge produit par l'éclairage du fond de l'œil.

Les malades voient mieux dans une demi-obscurité et quand la pupille est dilatée par l'atropine, parce que, dans ces conditions, les parties périphériques du cristallin livrent passage aux rayons lumineux. Là nécessité pour eux d'approcher beaucoup les objets de l'œil, tant à cause de la faiblesse de l'éclairage que de la présence d'une opacité dans le champ visuel, les a fait quelquefois considérer comme myopes. Du reste, la myopie acquise peut s'observer chez eux.

La cataracte zonulaire peut rester stationnaire; dans d'autres cas, au contraire, elle progresse. L'aspect de l'opacité fournit à cet égard des renseignements. Si ses bords sont parfaitement nets et délimités, on peut espérer que la maladie restera stationnaire; si, au contraire, on voit partir de l'opacité centrale des stries qui s'irradient vers la périphérie, cela dénote une tendance vers la marche progressive.

La cataracte *zonulaire*, dite aussi *stratifiée*, résulte de la présence d'une zone opaque entre les couches corticales et le noyau du cristallin. Aussi l'a-t-on appelée encore cataracte périnucléaire.

On a mis en doute l'origine congénitale de cette variété; ainsi, Arlt l'a rattachée aux convulsions de l'enfance; mais on peut faire remarquer avec Rück que l'opacité n'entraînant pas ici la cécité, la cataracte a pu n'être pas aperçue dès la naissance et rester même assez longtemps ignorée. Horner a appelé l'attention sur les altérations dentaires coïncidant avec la cataracte zonulaire; il met les deux affections sur le compte du rachitisme. Souvent aussi, on a vu des cataractes congénitales coïncidant avec des lésions rachitiques du squelette. Heuse a publié à cet égard trois faits intéressants; dans l'un, il y avait une luxation congénitale de la hanche; dans l'autre, un vice de développement du maxillaire supérieur; le troisième consistait en des lésions osseuses du thorax et du front. Enfin M. Terrier se demande si la syphilis congénitale ne pourrait pas être invoquée comme cause, opinion qui mérite bien d'attirer l'attention, aujourd'hui qu'on admet des relations intimes entre le rachitisme et la syphilis héréditaire.

3° **Cataracte ponctuée.** — Ici, comme dans la cataracte zonulaire, le noyau est transparent ; les opacités forment de petits points isolés, ou disposés de façon à dessiner dans la partie centrale du champ pupillaire une étoile à trois branches.

4° **Cataracte pyramidale.** — On peut voir une opacité centrale; quelquefois elle affecte la forme d'une pyramide, comme dans la cataracte pyramidale acquise. Cette cataracte centrale a été étudiée par Chauvel ; il en distingue deux variétés, l'une, cataracte centrale capsulaire végétante antérieure, est constituée par des dépôts siégeant au-devant de la cristalloïde; l'autre, cataracte polaire antérieure, est sous-capsulaire et due, d'après Hulke, à la prolifération de l'épithélium sous-capsulaire.

Dans l'immense majorité des cas, la cataracte congénitale est une cataracte molle. Mais Alfred Graefe a appelé l'attention sur une forme de cataracte congénitale dure, dans laquelle le cristallin, opaque dans toute son étendue, présente une teinte d'un gris blanchâtre et homogène. De son côté, M. Panas a observé des cas de cataractes zonulaires dans lesquelles le noyau était dur.

Habituellement la cataracte congénitale, et surtout la cataracte zonulaire, occupe les deux yeux à la fois; exceptionnellement cependant elle est monoculaire.

De nombreuses complications peuvent accompagner la cataracte congénitale, soit du côté de l'œil lui-même, soit dans les autres organes. Les complications oculaires sont l'absence d'iris, le strabisme, le nystagmus, la microphthalmie. En dehors de l'organe de la vision, on rencontre l'hydrocéphalie, le bec-de-lièvre, le pied-bot; un développement physique et intellectuel lent, la surdi-mutité.

Traitement. — Nul doute qu'il ne faille opérer la cataracte congénitale, à moins qu'il n'existe du côté de l'œil des lésions tellement graves que toute opération soit nécessairement inutile. Mais à quel âge faut-il opérer? On a dit que, chez les petits enfants, l'œil était si délicat que l'opération était rendue plus difficile et plus grave. Mais à cela on peut répondre que l'imperfection de la vue entrave le développement physique et intellectuel de l'enfant; d'ailleurs la cataracte subit à la longue des transformations (cataractes siliqueuses) qui rendent l'opération plus grave et plus laborieuse. Il faudra donc opérer de bonne heure, avant six mois s'il est possible, au plus tard vers deux ans.

Trois méthodes s'offrent au chirurgien : 1° la discision; 2° l'extraction ; 5° l'iridectomie.

1° La discision consiste à faire, à l'aide d'une aiguille conduite à travers la cornée, une petite plaie, à la cristalloïde. L'humeur aqueuse pénètre alors dans le cristallin, il en résulte un gonflement de sa substance qui tombe dans la chambre antérieure, où elle est peu à peu résorbée. L'incision de la capsule doit toujours être faite dans une très petite étendue, de peur de voir un gonflement trop considérable du cristallin se produire, entraînant à sa suite une iridocyclite et des phénomènes glaucomateux. Il vaudra mieux, s'il est nécessaire, revenir à une nouvelle discision. La compression méthodique de l'œil et l'instillation d'atropine seront nécessaires à la suite de l'opération.

2° La discision est la méthode de choix pour la cataracte congénitale; mais, dans les cas où on aura lieu de croire à une cataracte dure, comme celles qui ont été observées par de Graefe et Panas, ou bien, si l'on opère chez des enfants d'un certain âge, dont le cristallin a subi des transformations régressives, c'est à l'extraction qu'il faudra avoirs recours. On pratiquera alors, suivant le conseil de M. Panas, l'extraction linéaire, sans iridectomie.

5° Enfin, dans les cas de cataractes centrales, polaires, ou pyramidales, ou disséminées, dans les cas de cataracte zonulaire bien limitée et stationnaire, il est inutile de s'adresser à l'opacité cristallinienne elle-même. La périphérie du cristallin transparente suffit à livrer passage aux rayons lumineux, pourvu qu'on la mette à découvert par l'iridectomie. Plus tard, d'ailleurs, si cette cataracte venait à se compléter, l'iridectomie serait une voie toute ouverte pour l'extraction.

c. — CATARACTES TRAUMATIQUES.

Étiologie. — La cataracte traumatique résulte habituellement de violences qui ont intéressé directement la capsule cristallinienne.

Ces plaies sont produites par des instruments piquants et tranchants, comme des aiguilles, des épines, des ciseaux, des canifs, ou bien par des instruments contondants, tels que des grains de plomb, des débris de capsule. L'humeur aqueuse vient alors se mettre en contact avec la substance cristallinienne, et provoque son gonflement et son opacité. Quelquefois les fibres du cristallin s'engagent dans l'ouverture étroite faite à la capsule et l'obturent; la lésion peut alors rester limitée, et la guérison se faire par production d'une simple cicatrice. C'est surtout chez l'adulte qu'on observe une pareille marche, mais chez les enfants, où la résorption des fibres herniées se fait rapidement, ou bien chez l'adulte, dans les cas de larges ouvertures à la capsule, l'opacité s'étend à toute la substance cristallinienne. Souvent elle reste stationnaire; mais chez l'enfant, la résorption peut se faire, et la guérison se produire comme à la suite d'une extraction de la lentille. Quelquefois des fragments du cristallin cataracté, tombant dans la chambre antérieure, viennent se mettre en contact avec l'iris et déterminent des accidents inflammatoires sérieux.

La présence de corps étrangers complique parfois la cataracte traumatique. Ils sont souvent voilés par l'opacité cristallinienne, et deviennent apparents quand la cataracte a été résorbée. Ils peuvent même alors tomber dans la chambre antérieure.

Du reste, l'existence d'une plaie de la capsule n'est pas nécessaire, et l'on peut voir la cataracte succéder à des contusions directes de l'œil, produites par un coup de poing, une boule de neige, un bouchon de bouteille à vin de Champagne. Elle peut même être la suite de commotions de l'appareil cristallinien succédant à des chutes, à des coups sur la tête, et en particulier dans la région temporale. On a cité également des cas de cataractes traumatiques produites par la foudre.

Symptômes. — La cataracte traumatique affecte la forme molle; elle présente une coloration d'un blanc bleuâtre. Le plus souvent la capsule est largement déchirée, et l'on aperçoit les fragments de cristallin qui sont tombés dans la chambre antérieure. Ils y déterminent des phénomènes inflammatoires, cyclite, choroïdite, et même des accidents glaucomateux. Ils sont dangereux, non seulement pour l'œil atteint, mais encore pour le second œil, qui peut présenter des phénomènes sympathiques.

Mais cette marche n'est pas fatale ; déjà nous avons noté que la résorption spontanée était possible.

Pronostic. — Il résulte des considérations précédentes que le
pronostic de la cataracte traumatique est beaucoup plus fâcheux que
celui des cataractes spontanées. Elle peut par elle-même déterminer
des accidents graves, irido-cyclite, glaucome, ophthalmie sympathique. Souvent elle se complique de la présence de corps étrangers,
et de la lésion d'autres parties du globe oculaire : plaies de la cornée, de la sclérotique, de l'iris et du corps ciliaire. Enfin les résultats
du traitement chirurgical sont beaucoup plus incertains que dans la
cataracte spontanée. Toutes choses égales d'ailleurs, le pronostic est
infiniment moins grave dans l'enfance, où l'on peut espérer la résorption de la cataracte.

Traitement. — Au début, il doit consister dans l'emploi des antiphlogistiques : sangsues à la tempe, sacs de glace, atropine, compression modérée. Si la plaie de la capsule n'est pas trop large, s'il
ne survient pas d'accidents inflammatoires, il faut attendre, et chez
les jeunes sujets on sera assez heureux pour voir se produire la
résorption de l'opacité. On pourra d'ailleurs l'activer par des paracentèses répétées et par la discision de la capsule.

Mais survient-il des accidents inflammatoires, il faut pratiquer
l'extraction du cristallin avec iridectomie. Cette opération donnera
toutefois des résultats beaucoup moins satisfaisants que dans les cas
de cataractes spontanées. Il sera en effet beaucoup plus difficile de
débarrasser le champ pupillaire des débris de la lentille adhérents à
la capsule.

B. — CATARACTES FAUSSES.

Sous ce nom l'on désigne les opacités constituées par des dépôts
pathologiques à la surface externe de la cristalloïde antérieure.
Tantôt ces dépôts, qui succèdent le plus souvent à l'iritis, sont adhérents à la périphérie de la pupille, tantôt ils sont libres ; de là, la
division des cataractes fausses en adhérentes et non adhérentes.

Le diagnostic entre les cataractes fausses et la cataracte vraie ou
lenticulaire se fera d'après la teinte crayeuse de l'opacité, sa forme
irrégulière, ses aspérités, son siège superficiel. Les deux images

postérieures de Purkinje auront ici disparu, tandis que, dans la
cataracte lenticulaire, c'est la dernière seule qui fait défaut. Les commémoratifs apprendront qu'il y a eu des phénomènes d'inflammation
antérieure du côté de l'iris; cette membrane est du reste altérée,
décolorée. La pupille frangée, irrégulière, ayant perdu toute sa mobilité, montrera qu'il y a des adhérences; du reste, dans ce dernier
cas, la vision ne s'améliorera pas dans une demi-obscurité.

S'il n'y a pas d'adhérences et que les parties périphériques du
cristallin aient conservé leur transparence, le traitement convenable
sera l'iridectomie. Si, au contraire, la cataracte est adhérente, il
faudra, après avoir fait l'iridectomie, en pratiquer l'extraction avec
la curette, opération pleine de dangers et beaucoup plus incertaine
dans ses résultats que l'extraction simple. Mais elle est nécessaire
pour enlever, en même temps que le cristallin, sa capsule opacifiée.

C. — CATARACTES SECONDAIRES.

On désigne ainsi les opacités qui se montrent dans le champ pupillaire après l'opération de la cataracte. Trois causes peuvent leur
donner naissance : ou bien ce sont des débris du cristallin qui sont
restés en place et se sont opacifiés; ou bien c'est la capsule cristallinienne qui s'est tapissée de produits opaques; dans un troisième cas
enfin, il s'agit de produits plastiques qui se sont développés dans le
champ pupillaire. Cette dernière variété est beaucoup plus grave,
parce qu'elle adhère toujours fortement à l'iris et suppose de graves
lésions inflammatoires du côté de cette membrane et du corps
ciliaire.

Les opérations qui conviennent à ces diverses variétés ne sont pas
les mêmes. Lorsque l'opacité est mince et peu ou point adhérente à
l'iris, on peut en pratiquer l'extraction soit à l'aide d'un petit crochet introduit à travers une petite incision de la cornée, soit à l'aide
d'une pince spéciale connue sous le nom de serretelle de Desmarres.
L'opacité est-elle épaisse et fortement adhérente, il faut avoir recours
à l'*iridotomie*.

. ARTICLE III

NÉOPLASMES OU TUMEURS DE L'ŒIL. — TUBERCULOSE. — PARASITES
OCULAIRES.

1° NÉOPLASMES OU TUMEURS DE L'ŒIL.

Les néoplasmes oculaires se divisent, au point de vue clinique, en
bénins et malins. On pourrait même, au point de vue anatomo-pathologique, établir entre ces deux grands groupes une sorte d'antago-
nisme, les tumeurs bénignes se montrant surtout sur les parties
superficielles, tandis que les tumeurs malignes siègent de préférence
dans les membranes profondes, choroïde et rétine.

A. — NÉOPLASMES BÉNINS.

La conjonctive peut être le siège d'un certain nombre de néoplasmes bénins. On y a décrit des polypes, des papillomes ou ver-
rues, des lipomes, des kystes probablement d'origine glandulaire,
des angiomes qui sont le plus souvent congénitaux et dus à la propagation des angiomes palpébraux ou de ceux de la face. Mais les
plus intéressantes de ces tumeurs sont, sans contredit, les tumeurs
dermoïdes, qui peuvent être communes à la cornée et à la conjonctive, et se développer même dans l'épaisseur de la sclérotique. Ces
tumeurs ont été observées par plusieurs médecins et par des vétérinaires ; elles se rencontrent même plus souvent chez les animaux
que chez l'homme. Tantôt elles se manifestent sous la forme de
bulbes d'où s'échappent des poils, tantôt sous celle de tumeurs contenant tous les éléments de la peau.

Cette affection est congénitale et serait la conséquence d'un arrêt
dans la transformation en muqueuse de la portion de peau qui recouvre
primitivement le globe oculaire.

Du côté de l'iris, on peut voir des tumeurs vasculaires, véritables
nœvi materni ; mais on y rencontre surtout des kystes sur lesquels
nous devons insister, à cause du grand intérêt qui se rattache à leur
développement.

Sous le nom de kystes, on a· décrit dans l'iris deux productions morbides différentes : 1° des tumeurs liquides; 2° des tumeurs épithéliales enkystées auxquelles M. Monoyer a donné le nom d'épithéliomas perlés ou margaritoïdés.

1° Les kystes séreux ou muqueux sont formés d'une paroi tantôt transparente, tantôt dure et opaque.· Pour les uns, cette paroi est constituée par un simple dédoublement du tissu cellulaire de l'iris ; pour d'autres, il s'agirait d'une paroi propre qu'on a trouvée quelquefois tapissée d'épithélium pavimenteux. Le contenu est tantôt séreux, tantôt coloré en brun, et même muqueux.

La pathogénie de ces kystes a été diversement interprétée. On les a attribués à un épanchement sanguin dans l'épaisseur de l'iris, ou encore à un décollement interstitiel des diverses couches de cette membrane. D'autres auteurs ont supposé qu'ils succédaient à des synéchies emprisonnant dans une portion de la membrane irienne une certaine quantité d'humeur aqueuse.

2° La seconde variété, appelée kystes sébacés ou épidermoïdes, est en réalité une tumeur solide à laquelle convient le nom d'épithélioma perlé ou margaritoïde, qui lui a été donné par Monoyer. Elle est formée de couches épithéliales concentriquement disposées, dans lesquelles on rencontre quelquefois des poils et des cristaux de cholestérine. Comme cette variété succède le plus souvent à des traumatismes, on a supposé qu'il s'agissait d'une sorte de greffe de l'épithélium conjonctival et de bulbes pileux entraînés jusque sur l'iris à travers la plaie cornéenne. Dans un mémoire communiqué en 1881 à la Société de chirurgie par M. Masse, de Bordeaux, et qui a été de la part de M. Giraud-Teulon le sujet d'un rapport, l'auteur a appuyé cette pathogénie d'expériences sur les animaux.

Symptômes. — Le kyste irien se présente sous la forme d'une petite tumeur arrondie, bleuâtre, quelquefois même paraissant tout à fait noire, à cause de sa transparence.

· L'épithélioma perlé forme une tumeur d'un blanc nacré, du centre de laquelle on voit émerger quelquefois un poil. Plus ou moins longtemps supportées, ces tumeurs finissent par·déterminer de l'inflammation de voisinage.

Traitement. — Les diverses tumeurs bénignes que nous venons d'énumérer ne comportent pas d'autre traitement que l'extirpation. Quand il s'agit de kystes de l'iris, on enlève avec la tumeur une

partie de la membrane où elle est développée; on pratique, en un
mot, l'iridectomie.

B. — NÉOPLASMES MALINS (CANCER DE L'ŒIL).

Sous le nom de cancer de l'œil, les chirurgiens comprenaient
autrefois toutes les tumeurs malignes du globe oculaire. Les progrès
de l'histologie nous permettent aujourd'hui de différencier les uns
des autres ces divers néoplasmes. D'après leur siège, nous diviserons ces tumeurs en deux grands groupes; 1° les tumeurs malignes
de l'hémisphère antérieur de l'œil, dont le type est dans les tumeurs
du limbe scléro-cornéen; 2° celles de l'hémisphère postérieur, qui se
développent dans la choroïde, la rétine et le nerf optique.

1° **Néoplasmes de l'hémisphère antérieur de l'œil** (limbe
scléro-cornéen, cornée, sclérotique et iris). — C'est surtout à l'union
de la cornée et de la sclérotique, dans le point où ces deux membranes sont recouvertes par la conjonctive que se développent les
tumeurs malignes de l'hémisphère antérieur de l'œil. Elles prennent
naissance soit dans la conjonctive elle-même, soit dans le tissu
sous-conjonctival, ou épisclère. Les deux formes anatomiques qu'on y
rencontre sont l'épithélioma et le sarcome, qui, ici comme dans
toutes les parties de l'œil, a la plus grande tendance à revêtir le
caractère mélanique. Ce sarcome mélanique peut succéder à des
nœvi congénitaux. Les tumeurs malignes du limbe scléro-cornéen
s'infiltrent peu à peu dans l'épaisseur de la cornée et de la sclérotique; mais en même temps elles se pédiculisent et viennent s'épanouir à la surface de la cornée, qu'elles masquent parfois dans une
grande étendue. Faute de connaître cette disposition, on pourrait
croire que toute la cornée est elle-même dégénérée; mais si l'on
introduit un stylet entre la cornée et la tumeur, on voit que cette
dernière recouvre seulement la membrane cornéenne, sans lui
adhérer.

A côté de ces tumeurs du limbe scléro-cornéen, on a cité des sarcomes beaucoup plus rares, prenant naissance dans l'épaisseur de la
sclérotique elle-même. Les néoplasmes malins primitivement développés dans la cornée sont tout à fait exceptionnels. Cependant Stell-
wag von Carion a rapporté un exemple douteux de carcinome pri-

mitif de la cornée; Galezowski·en a publié un second dans lequel le diagnostic a été confirmé par l'examen histologique de·MM. Cornil et Ranvier.

Les sarcomes et mélano-sarcomes primitifs de l'iris sont également fort rares; ils gagnent consécutivement la sclérotique et la choroïde.

2° Néoplasmes malins de l'hémisphère postérieur de l'œil (choroïde, rétine et nerf optique). — Dans la choroïde, la forme de néoplasme malin qu'on rencontre habituellement, c'est le sarcome. A la rétine appartient le gliome. Ces deux affections répondent au groupe des tumeurs malignes de l'œil, autrefois désignées sous les noms de fongus médullaire et de fongus hématode. A partir du mémoire de Maunoir, de Genève, publié en 1820, les tumeurs intra-oculaires furent mieux connues et divisées en ·deux classes, dont l'une, le fongus hématode, procédait de la choroïde, et l'autre, le fongus médullaire, venait de la rétine. C'était, comme le fait remarquer M. Perrin, sous des noms différents, la classification actuelle en tumeurs de la choroïde ou sarcomes, et tumeurs de la rétine ou gliomes.

a. Sarcome de la choroïde. — La première observation complète avec examen histologique en a été publiée par de Graefe, en 1858. M. Brière a écrit en 1874 sur le sarcome de la choroïde une thèse intéressante.

On a trouvé dans la choroïde la plupart des variétés de sarcome admises par les auteurs. Avec M. Perrin, nous distinguerons surtout les trois formes suivantes :

1° Le sarcome blanc ou leuco-sarcome, ainsi nommé parce qu'il ne renferme que peu de pigment. Il est parfois très vasculaire, et donne naissance au sarcome télangiectasique; on y rencontre aussi des •fibres musculaires, d'où le nom de myo-sarcome.

2° Le fibro-sarcome, ou forme dure, renferme une proportion de fibres conjonctives beaucoup plus considérable que le précédent. Il possède peu de vaisseaux et a une marche plus lente que le leuco-sarcome.   .

3° Le mélano-sarcome constitue la variété à la fois la ·plus fréquente et la plus grave des tumeurs malignes de la choroïde.

· Le sarcome se développe ordinairement dans l'hémisphère postérieur du globe, c'est-à-dire dans la partie la plus vasculaire de la

choroïde. Au début, la sclérotique et la rétine sont intactes; mais
bientôt la présence de la tumeur a pour effet de comprimer les vaisseaux. Il en résulte une transsudation séreuse qui d'abord soulève la
rétine et finit par la décoller. Le nerf optique est envahi. Le cristallin est repoussé en avant contre la face interne de la cornée, et
opacifié; le corps ciliaire est englobé dans la tumeur. La sclérotique
résiste pendant longtemps; mais elle finit par céder, soit au niveau
des vasa vorticosa, soit en arrière, au niveau de l'entrée du nerf
optique; ou bien au niveau des muscles droits, ou encore à la périphérie de la cornée. Dans d'autres cas, c'est la cornée qui se rompt;
on voit alors la tumeur faire saillie au dehors sous la forme d'un
champignon fongueux et saignant. L'aponévrose de Ténon peut
encore pendant quelque temps faire obstacle aux progrès de la
tumeur; quand elle est rompue, le néoplasme envahit la totalité de
l'orbite; enfin il finit par se généraliser au cerveau, au foie, etc.

b. **Gliome de la rétine.** — Il répond à l'ancien fongus médullaire et aux tumeurs à myélocytes du professeur Robin. Les travaux
de Knapp, de Hirschberg, d'Iwanow, de Gayet et de Poncet ont contribué à nous faire connaître l'anatomie pathologique de cette affection. Le gliome se développe dans les parties postérieures de la
rétine, près du nerf optique. Il consiste en une dégénérescence du
tissu cellulaire de la rétine. C'est dans la couche granuleuse interne
que se développent de préférence les grains du gliome, ainsi que l'a
établi le premier Hirschberg. La tumeur se propage au nerf optique;
comme le sarcome, elle détermine la rupture du globe oculaire, et
se généralise.

c. **Tumeurs du nerf optique.** — Il est exceptionnel de voir le
néoplasme débuter par l'extrémité intra-oculaire du nerf optique
sous la forme de myxo-sarcome (cas de Jacobson).

Étiologie. — Le sarcome de la choroïde se rencontre surtout
dans l'âge adulte, de quarante à soixante ans, et dans le sexe masculin. Le traumatisme a pu quelquefois lui donner naissance. Le
gliome de la rétine, au contraire, est une affection des jeunes enfants.
Il est rare au-dessus de dix ans. Ces deux variétés de tumeurs peuvent être congénitales.

Symptômes. — La marche des néoplasmes malins de la choroïde et de la rétine peut être divisée en quatre périodes : 1° formation de la tumeur sans signes extérieurs apparents; 2° symptômes

d'irritation et phénomènes glaucomateux ; 3° rupture du globe oculaire ; 4° généralisation par métastase.

1° Au début, les seuls symptômes consistent dans une diminution de l'acuité visuelle, ou même une perte complète d'une étendue plus ou moins considérable du champ visuel, dont les malades s'aperçoivent quelquefois brusquement. L'examen de l'œil peut ne rien révéler d'anormal dans son apparence extérieure ; mais lorsque la tumeur a pris déjà un certain développement, et que la rétine est suffisamment projetée en avant, la pupille présente un reflet blanchâtre, chatoyant, connu sous le nom d'*œil de chat amaurotique de Beer*. L'examen ophthalmoscopique permet de reconnaître les caractères de la tumeur, qui se montre sous la forme d'une masse faisant saillie dans le corps vitré, et présentant une vascularisation propre. Quelquefois on constate sur les bords de la tumeur un décollement rétinien ; celui-ci peut même être assez considérable pour gêner l'examen, et masquer complètement le néoplasme. Au fur et à mesure que la tumeur se développe, elle refoule en avant l'iris et le cristallin et devient visible dans le champ pupillaire.

2° Jusque-là l'évolution avait été silencieuse ; mais à ce moment, la tension intra-oculaire augmente considérablement et donne naissance à des douleurs, à de l'injection, du larmoiement ; c'est la période glaucomateuse. La chambre antérieure est plus ou moins effacée ; la pupille est dilatée, irrégulière et immobile ; la cornée perd sa transparence ; le cristallin prend la teinte glauque particulière. Les accès glaucomateux deviennent de plus en plus fréquents, jusqu'à ce qu'à un moment donné, une véritable détente se produise.

3° C'est là la période de rupture ; celle-ci se fait soit sur la cornée, soit sur la sclérotique, comme nous l'avons indiqué ; et la tumeur vient faire saillie à l'extérieur sous forme d'un champignon saillant qui augmente bientôt de volume et proémine entre les paupières.

4° Enfin la quatrième période consiste dans la généralisation aux différents viscères. Elle peut du reste se montrer avant la période précédente, c'est-à-dire alors que la tumeur est encore contenue dans l'intérieur de l'œil.

Marche et terminaisons. — D'une manière générale, la marche des différentes tumeurs cancéreuses de l'œil est très rapide. Celle de

l'épithélioma débutant par la conjonctive et par le limbe scléro-cornéal peut être plus lente. Parmi les sarcomes, les tumeurs à petites
cellules marchent plus vite que les sarcomes durs. La statistique de
Brière, basée sur cinquante observations, mentionne une durée de
deux à trois ans, depuis le début jusqu'à l'opération. La marche du
gliome est encore plus rapide.

Pronostic. — Le pronostic est donc d'une affreuse gravité, puisque le cancer de l'œil compromet non seulement la vision, mais encore la vie de l'individu. Dans le gliome, les deux yeux peuvent être
atteints successivement. Ce qui augmente encore la gravité du pronostic, c'est qu'en dépit de l'opération, on voit trop souvent survenir
la récidive et la généralisation.

Diagnostic. — Lorsque la tumeur fait saillie à l'extérieur, le
diagnostic ne présente pas de difficultés. On doit cependant se demander s'il s'agit d'une tumeur qui, primitivement développée dans
les parties profondes, n'est devenue visible au dehors qu'après avoir
perforé la coque oculaire, ou bien s'il s'agit d'un néoplasme qui s'est
développé dès le début à la surface de l'œil. C'est d'après l'étude
attentive des commémoratifs qu'on arrivera à ce diagnostic. Dans le
cas de cancer primitivement intra-oculaire (gliome de la rétine, sarcome de la choroïde), on apprendra que le malade, après avoir perdu
plus ou moins complètement la vision, a éprouvé des douleurs violentes, que ces douleurs se sont calmées, puis que la tumeur a fait
saillie au dehors. Dans le cas de cancer primitivement développé dans
le limbe scléro-cornéen, la tumeur s'est montrée dès le début à l'extérieur, le malade n'a pas perdu brusquement la vision, il n'a pas traversé la période des accidents glaucomateux. Enfin, comme nous
l'avons déjà dit, dans le cas de tumeur du limbe scléro-cornéen, on
peut s'assurer qu'un stylet passe entre la cornée et la tumeur, que
cette dernière, par conséquent, recouvre seulement la cornée dans une
étendue plus ou moins considérable, sans lui adhérer.

Mais si le diagnostic ne présente pas de difficultés sérieuses quand
la tumeur est extra-oculaire, il n'en est pas de même lorsqu'elle est
encore contenue dans l'intérieur de l'œil. Et cependant, on le comprend, c'est à cette période surtout que le diagnostic a de l'importance ; car, plus l'intervention sera prompte, plus on aura de chance
de guérison.

C'est surtout avec le décollement de la rétine qu'on pourrait con-

fondre les tumeurs intra-oculaires. L'erreur est d'autant plus facile
que souvent il existe en même temps que la tumeur, un décollement
qui masque cette dernière et la cache à l'observateur. Mais l'existence
d'un décollement survenant en dehors de ses causes habituelles (la
myopie progressive et le traumatisme) doit être suspecte. De plus, le
décollement dû à une tumeur n'occupe pas le siège habituel des décollements séreux, qui est, comme l'on sait, le segment inférieur de
l'œil. Du reste, dans les cas de tumeurs, la quantité de liquide sous-
rétinien étant peu considérable, les ondulations, les tremblotements
de la masse sont moins marqués que dans le décollement simple.
Ajoutons enfin que la tension intra-oculaire est augmentée dans les
cas de tumeurs, tandis qu'elle est diminuée dans le simple décollement. Lorsque la tumeur est visible à l'ophthalmoscope, elle se présente avec une coloration plus sombre, une teinte rosée ou jaunâtre
qui diffère de celle du décollement. Enfin un signe sur lequel a beaucoup insisté Becker, et après lui, Sichel et Brière, c'est l'existence à
la surface de la tumeur d'une vascularisation propre, indépendante
de celle de la rétine et de la choroïde.

Quant au diagnostic entre le sarcome choroïdien et le gliome de la
rétine, l'âge des sujets est déjà une forte présomption, puisque le
sarcome choroïdien est une maladie des adultes, tandis que le gliome
se voit toujours chez les enfants. De plus, la consistance du gliome
est beaucoup moindre, il a dans le fond de l'œil des mouvements
d'ondulations qu'on ne retrouve pas dans le sarcome.

On pourrait confondre le gliome rétinien avec certaines formes de
choroïdite plastique ou parenchymateuse qu'on rencontre dans le cours
d'affections cérébrales. Mais dans la choroïdite, les exsudats ont une
teinte d'un blanc grisâtre, tandis que le gliome a une coloration jaunâtre ; d'autre part, les accidents inflammatoires existent dès le début dans la choroïdite, tandis qu'ils ne se montrent que tardivement
dans le gliome. Enfin l'étude des antécédents aidera le diagnostic. La
choroïdite parenchymateuse coïncide en effet avec des phénomènes
cérébraux antérieurs ou existant encore.

Lorsque éclatent, dans les tumeurs intra-oculaires, les accidents
glaucomateux, on pourrait confondre la maladie avec un glaucome
aigu. Sans doute, l'aspect extérieur de l'œil (œil de chat amaurotique de Beer) et l'examen ophthalmoscopique, s'il est possible, feront
le diagnostic. Mais si les milieux de l'œil sont trop troubles pour per-

mettre cet examen, on n'aura pour se guider que les commémoratifs
et la marche de la maladie.

Traitement. — Ici, comme pour toutes les tumeurs malignes,
l'extirpation complète est le seul traitement utile. Tout au plus, dans
les tumeurs de la conjonctive et du limbe scléro-cornéen, peut-on
pratiquer l'ablation de la tumeur, lorsque la coque oculaire n'a pas
encore été complètement perforée. Dans tous les autres cas, c'est à
l'énucléation du globe qu'il faut avoir recours ; quand la tumeur a
poussé des prolongements dans la cavité orbitaire, il faut pratiquer
l'ablation de toutes les parties molles de l'orbite. L'iridectomie ne
serait utile que pour combattre les accidents glaucomateux, si le
malade refusait l'énucléation.

<h3 style="text-align:center">2° TUBERCULOSE OCULAIRE.</h3>

D'une manière générale, la tuberculose oculaire est rare. Elle
peut exister dans divers points du globe de l'œil ; toutefois elle est
infiniment plus fréquente dans la membrane vasculaire, la choroïde,
où son existence a été depuis longtemps déjà constatée. Elle peut se
montrer comme la première manifestation de la diathèse tuberculeuse, ou bien comme localisation de cette diathèse dans une tuberculose généralisée, ce qui est beaucoup plus fréquent. L'attention a
été surtout attirée sur elle, dans ces dernières années, comme représentant une de ces tuberculisations étrangères au poumon, qu'on
désigne sous le nom de *tuberculoses locales.*

Le Dr Rémy a fait, en 1883, de la tuberculose oculaire, l'objet
d'une thèse intéressante.

Anatomie pathologique et symptômes. — Nous devons passer successivement en revue les tubercules, dans la conjonctive,
dans l'iris et la choroïde, dans la rétine et le nerf optique.

1° *Conjonctive.* — Le plus souvent on a rencontré les tubercules
de la conjonctive dans le cours d'une tuberculose générale ; exceptionnellement ils ont constitué la première manifestation de la diathèse, comme dans un cas de Milligan. Ils se manifestent sous la
forme de petites saillies d'abord grisâtres, puis jaunâtres, dont le
centre s'élimine en donnant naissance à une ulcération qui reproduit
tous les caractères des ulcérations tuberculeuses, bords décollés,

fongosités, etc. En même temps, un semis de granulations jaunâtres se montre dans les parties voisines de la muqueuse, et contribue à indiquer la véritable nature de l'ulcération. M. Gérin-Roze a communiqué, en 1882, à la Société médicale des hôpitaux, un cas intéressant de tuberculose de la conjonctive survenue dans le cours d'une tuberculose pulmonaire. Ce fait a été le point de départ de la thèse ' de M. Luc, soutenue en 1885, et dans laquelle l'auteur compare la tuberculose de la conjonctive au lupus de cette muqueuse.

2° *Iris et choroïde.* — Après avoir été niée, la tuberculose de l'iris est aujourd'hui bien établie. La première observation en a été publiée en 1870 par Gradenigo ; depuis lors plusieurs faits ont été publiés ; on trouvera dans la thèse de M. Rémy une très belle planche relative à un cas observé histologiquement par Poncet (de Cluny).

C'est surtout chez de jeunes sujets tuberculeux que s'observe la tuberculose de l'iris ; on peut toutefois la rencontrer chez des adultes, et en dehors de toute tuberculose pulmonaire. On voit sur l'iris de petites masses grisâtres, du volume d'une tête d'épingle, qui deviennent jaunâtres, se réunissent au point de former des tumeurs du volume d'un petit pois. Elles proéminent dans la chambre antérieure et donnent quelquefois naissance à un épanchement sanguin dans cet espace (hypœma). Autour de la tumeur principale, on peut voir parfois de petites tumeurs secondaires. La masse tuberculeuse de l'iris a ceci de particulier qu'on ne distingue pas de vaisseaux à sa surface.

Pendant longtemps ces tubercules peuvent ne déterminer aucune réaction ; puis, à un moment donné, surviennent des phénomènes d'iritis.

La choroïde a passé pendant longtemps pour être le seul siège de la tuberculose oculaire. Ce n'est pas à dire cependant que l'affection y soit fréquente ; car M. Perrin, dans son article du *Dictionnaire encyclopédique*, dit avoir examiné les yeux d'une centaine de tuberculeux au Val-de-Grâce, sans rencontrer un seul cas de tubercule choroïdien.

Le siège de prédilection des granulations tuberculeuses est l'hémisphère postérieur, au voisinage de la papille ou de la macula. Elles se présentent, à l'ophthalmoscope, sous la forme d'une petite tumeur d'un blanc grisâtre ou jaunâtre dont les bords se perdent peu à peu dans le tissu choroïdien qui reste sain. Cohnheim a pu compter jusqu'à cinquante de ces petites tumeurs. Les vaisseaux rétiniens passent en avant de ces tubercules sans présenter d'altérations.

3° *Rétine et nerf optique.* — MM. Delorme et Perrin ont noté dans quelques cas une légère infiltration de la rétine au niveau des tubercules choroïdiens. D'après M. Rémy, il existe même des cas de tubercules de la rétine et du nerf optique; mais il est à noter que dans tous ces faits la tuberculose oculaire était secondaire.

Diagnostic. — Dans la conjonctive, c'est avec le lupus de cette membrane que l'on pourrait confondre la tuberculose. Il est à remarquer d'ailleurs que le lupus de la conjonctive n'est le plus souvent que la propagation d'un lupus de la face. La présence d'un semis de granulations jaunâtres, l'existence d'un suintement purulent abondant, l'engorgement du ganglion préauriculaire, des douleurs violentes, seraient, d'après M. Luc, autant de caractères qui différencient la tuberculose conjonctivale du lupus de cette muqueuse.

Dans l'iris, c'est surtout des gommes syphilitiques qu'il faut distinguer le tubercule; ces deux produits morbides ont été souvent englobés dans une même description sous le nom de granulomes. Les gommes présentent à leur surface des vaisseaux qu'on ne retrouve pas dans le tubercule. Le jeune âge des sujets dans la tuberculose, l'absence d'antécédents syphilitiques, l'existence d'autres manifestations tuberculeuses, aideront le diagnostic.

Dans la choroïde, on pourrait confondre les tubercules avec les plaques de la choroïdite exsudative; mais, dans ce dernier cas, les régions voisines de la choroïde sont malades; il y a des masses pigmentaires infiltrées qu'on ne retrouve pas dans le tubercule; enfin, l'état général du malade doit être pris en considération. Quant au sarcome de la choroïde, il atteint un volume beaucoup plus considérable, et ne reste pas aussi longtemps stationnaire que le tubercule de cette membrane.

Pronostic. — Il est grave surtout en raison de l'infection tuberculeuse générale qui accompagne la tuberculose oculaire ou qui peut venir la compliquer. Les accidents généraux ont revêtu parfois la forme de méningite tuberculeuse. Quant à l'œil, s'il peut longtemps supporter le tubercule sans réagir, il devient quelquefois le siège d'inflammation violente, et la vision se perd soit par le fait d'hémorrhagies, soit par suite d'un décollement rétinien. On a même vu la sclérotique être perforée au niveau de la zone ciliaire, comme

dans les cas de Mackenzie, de Manfredi et de M. Panas. Mais ce sont
là des faits exceptionnels.

Traitement. — La question se pose ici comme pour les autres
manifestations de la tuberculose, dites *tuberculoses locales*. On a
pensé que dans les cas où l'œil est primitivement envahi, on mettrait le sujet à l'abri de la généralisation en pratiquant de bonne
heure l'énucléation de l'œil malade. Cette opinion a été soutenue à la
Société de chirurgie, par MM. Th. Anger et Giraud-Teulon. Mais
c'est chose grave que de sacrifier un organe dont les fonctions aussi
précieuses que celles de l'œil s'exercent encore complètement. Nous
croyons donc qu'il faut, pour pratiquer l'énucléation, attendre que
la vision soit gravement compromise et que l'œil soit le siège de
douleurs. On opérera alors, comme le dit M. Terrier, bien plutôt
pour soulager le malade que pour éviter la généralisation. Tel est
aussi l'avis de MM. Perrin et Poncet (de Cluny).

Quant à la tuberculose de la conjonctive, on a pu réussir à la
guérir par le raclage avec la curette tranchante, suivi de cautérisations. Dans le cas de Milligan, que nous avons précédemment cité,
la guérison a pu être ainsi obtenue. Si, au contraire, la tuberculose
oculaire n'est qu'un incident dans le cours d'une tuberculose générale, le mieux est de se contenter d'un traitement palliatif et de
s'abstenir de toute opération.

3° PARASITES OCULAIRES (OPHTHALMOZOAIRES).

On a rencontré sous la conjonctive, et même dans l'intérieur de
l'œil, quelques exemples de filaire de Médine ou dragonneau, de
monostomes et de distomes. Déjà nous avons cité, à propos de la
cataracte, la filaire du cristallin. Mais le parasite qu'on rencontre le
plus souvent dans l'œil, c'est le cysticerque du tænia solium (cysticercus cellulosæ). Il peut se développer, soit sous la conjonctive, soit
dans l'intérieur même de l'œil.

1° *Cysticerques sous-conjonctivaux.* — Cette variété a été bien
étudiée par Sichel père, qui lui consacra une série d'articles dans le
Journal de chirurgie de Malgaigne, et par de Graefe.

On l'observe surtout chez de jeunes sujets. L'affection se présente
sous la forme d'une petite tumeur du volume d'un pois ou même
d'une petite noisette. Rose à la périphérie, elle affecte au centre une

teinte jaunâtre, due à la présence du cysticerque, et cette opposition
entre la couleur du centre et celle des parties périphériques est caractéristique. La tumeur se développe dans le tissu cellulaire qui double
la conjonctive oculaire, vers l'insertion des muscles droits externe ou
interne; beaucoup plus rarement sous la conjonctive palpébrale.
Sichel a vu une fois le kyste se rompre spontanément et guérir après
la sortie du cysticerque.

Le traitement consiste] à extirper la tumeur ou, si l'extirpation
complète n'est pas possible à cause de l'adhérence à la sclérotique,
à en pratiquer au moins l'excision, de façon à provoquer l'expulsion
du parasite.

2° *Cysticerques intra-oculaires.* — Dans l'intérieur même de
l'œil, le cysticerque peut se rencontrer en deux points différents,
soit dans la chambre antérieure et l'iris, soit dans le tissu sous-rétinien et dans le corps vitré.

a. — Dans la chambre antérieure et dans l'iris, le cysticerque a
été souvent observé. Il y arrive par le courant sanguin, se développe
dans un petit vaisseau et proémine sous forme d'une petite bosselure nacrée dans la chambre antérieure; il y tombe quelquefois,
d'autres fois il reste adhérent à l'iris.

Si l'on examine la petite vésicule à la loupe, on peut distinguer
la tête de l'animal sous la forme d'un point plus opaque qui se détache sur la vésicule translucide. On peut aussi observer les mouvements de propulsion et de retrait de la tête.

Le cysticerque pouvant déterminer par sa présence dans la chambre
antérieure une inflammation violente de voisinage, il faut en pratiquer l'extraction à travers la cornée, avec ou sans iridectomie, suivant que la vésicule est encore adhérente à l'iris, ou qu'elle est libre
dans la chambre antérieure.

b. — C'est dans le corps vitré et sous la rétine qu'on observe le
plus souvent le cysticerque, mais cela bien plus fréquemment dans
l'Allemagne du Nord. Tandis qu'en France et en Belgique, dit M. Nuel
dans le *Dictionnaire encyclopédique*, c'est un cas excessivement
rare, nos collègues de Berlin en observent chacun plusieurs par an.
Le même auteur se demande si cela ne tient pas à l'usage de la
viande plus ou moins crue, très répandu en Allemagne.

Le cysticerque peut se développer primitivement dans le corps
vitré, mais plus souvent il se montre d'abord sous la rétine, perfore

cette membrane et devient ensuite libre dans le corps vitré. Il s'y présente sous la forme d'une vésicule d'un bleu grisâtre; on peut y distinguer, à l'ophthalmoscope, la tête et le cou de l'embryon; on peut même voir les mouvements du parasite, ce qui rend absolument évident le diagnostic. Plus tard, le cysticerque amène des opacités du corps vitré et ne peut plus être observé. Il détermine des phénomènes inflammatoires, de l'irido-choroïdite, des douleurs très intenses, et même de l'ophthalmie sympathique. On a signalé parfois des accidents glaucomateux.

Le pronostic est donc fort grave; on a pu cependant, en pratiquant de bonne heure l'extraction du parasite, conserver à l'œil un certain degré de vision. L'extraction sera faite à l'aide d'une plaie scléroticale. Si toutefois les fonctions de l'œil sont déjà gravement compromises, s'il existe des douleurs violentes et des phénomènes sympathiques, il vaut mieux avoir recours d'emblée à l'énucléation.

ARTICLE IV

VICES DE CONFORMATION DU GLOBE OCULAIRE.

Nous ne pouvons faire comprendre ce que nous avons à dire des vices de conformation congénitaux du globe de l'œil sans rappeler brièvement son développement. L'œil se montre d'abord sous forme d'une vésicule qui est un prolongement de la vésicule cérébrale antérieure, à laquelle elle est reliée par un pédicule creux. C'est au niveau de ce pédicule que se formera plus tard le nerf optique. Mais il ne faudrait pas croire que la vésicule oculaire primitive représente l'œil adulte dans son ensemble; elle n'en constitue qu'une partie. En effet, on voit, au niveau du pôle antérieur de la vésicule oculaire primitive, le feuillet externe du blastoderme ou épiblaste présenter un épaississement qui forme bientôt un véritable bourgeon et s'enfonce dans la vésicule oculaire, en produisant une invagination de son feuillet antérieur dans le postérieur. Peu à peu ce bourgeon épiblastique se détache du feuillet externe du blastoderme qui lui a donné naissance. Il devient libre dans la vésicule oculaire qui l'entoure de toutes parts, et donne naissance au cristallin. La vésicule oculaire présente donc alors un aspect et une composition très différents de ceux de la vésicule oculaire primitive. Aussi, pour l'en distinguer, l'appelle-t-on vésicule oculaire secondaire: Des deux parois qui la constituent, la postérieure donne naissance aux cellules épithéliales polygonales et chargées de pigments de la face interne de la choroïde ; l'antérieure formera la rétine.

Non seulement la vésicule oculaire secondaire forme une cupule dans laquelle est reçu en avant le cristallin, mais encore, en se recourbant, elle et son pédicule laissent à la partie inférieure une rigole ouverte par laquelle le tissu mésoblastique environnant pénètre dans l'intérieur de l'œil. Cette fente donne passage à des vaisseaux qui entrent dans l'œil, supportés par un cordon de tissu mésoblastique. Ces vaisseaux fournissent les vaisseaux centraux de la rétine et du corps vitré.

Parmi ces derniers vaisseaux, il en est un qui mérite d'attirer spécialement l'attention. L'artère centrale du nerf optique fournit, en effet, une branche dite artère hyaloïdienne qui traverse d'arrière en avant le corps vitré, et arrivée près du pôle postérieur du cristallin, se divise en un grand nombre de rameaux divergents. Ceux-ci contournent la périphérie du cristallin et gagnent sa face antérieure, où ils s'anastomosent avec d'autres vaisseaux venus du côté du pôle antérieur de l'organe. Il en résulte que la lentille cristallinienne est entourée par une capsule vasculaire complète. C'est la partie de cette capsule vasculaire siégeant dans l'orifice irien, dans le point qui constituera plus tard la pupille, qui a été décrite en 1758 par Wachendorff. De là les noms de membrane pupillaire ou membrane de Wachendorff. Ces dispositions transitoires peuvent persister après la naissance. Elles nous expliquent les vices de conformation connus sous le nom de persistance de l'artère hyaloïdienne et de la membrane pupillaire.

Nous devons revenir sur la fente que nous avons dit exister à la partie inférieure de la vésicule oculaire et donner passage aux vaisseaux. Vers la fin du second mois de la vie intra-utérine, cette fente se ferme; mais elle reste encore visible assez longtemps parce que le pigment ne se dépose dans les cellules polygonales de la choroïde que plus tard, à son niveau. Pendant quelque temps donc, on voit se détacher sur le fond noir de l'œil, et à sa partie déclive, une ligne claire qui, du nerf optique, se prolonge jusqu'au bord pupillaire de l'iris, et, par conséquent, est visible à l'extérieur. L'existence de la fente rétinienne primitive, et de la ligne blanche qui lui fait suite nous aide à comprendre l'anomalie décrite sous le nom de coloboma oculaire.

Les notions embryologiques précédentes nous permettent de nous rendre compte des vices de conformation principaux sur lesquels nous devons insister, savoir : *a*, la persistance de l'artère hyaloïdienne ; *b*, la persistance de la membrane pupillaire ; *c*, le coloboma du globe oculaire.

a. **Persistance de l'artère hyaloïdienne.** — Cette anomalie se reconnaît à l'existence d'une tache noire au centre de la papille. Elle correspond au point où le vaisseau vient s'insérer sur la capsule postérieure du cristallin. Si l'on fait déplacer l'œil du malade et qu'on regarde obliquement, on aperçoit un filament opaque, flottant dans le corps vitré et venant s'insérer sur le nerf optique au voisinage du point d'émergence des vaisseaux. Le plus souvent l'artère est oblitérée et réduite à un cordon cellulaire ; mais on a pu la voir remplie de sang. Cette anomalie, qui gêne peu la vision, n'est justiciable d'aucun traitement.

b. **Persistance de la membrane pupillaire.** — Ce vice de conformation se différencie de l'oblitération de la pupille due à des fausses membranes, en ce que la membrane pupillaire possède dans son épaisseur des vaisseaux qu'on ne retrouve pas dans les produits pseudo-membraneux. Il peut se faire que la membrane pupillaire disparaisse plus ou moins longtemps après la naissance, mais parfois aussi elle persiste indéfiniment. A moins d'autres vices graves de conformation, la vision n'est pas abolie ; elle est seulement entravée par l'existence de ce voile membraneux, et d'autant plus que la membrane pupillaire est plus épaisse. On sait que c'est pour un vice semblable de conformation que Cheselden inventa l'opération de la pupille artificielle. Si la guérison spontanée n'arrivait pas, il serait indiqué d'imiter la conduite de ce chirurgien.

c. **Coloboma du globe oculaire.** — L'existence de la fente rétinienne que nous avons notée pendant les premiers temps de la vie intra-utérine, à la partie inférieure de la vésicule oculaire, nous rend compte de la difformité qui a été décrite sous le nom de coloboma de l'œil. Si cette fente tarde à se fermer il en résulte un trouble de développement de la sclérotique et de la choroïde. Les tuniques ocu-

laires sont distendues au niveau de la fente, parfois même la rétine
y fait défaut (coloboma rétinien). L'ectasie oculaire peut devenir
plus prononcée, et alors le globe de l'œil lui-même reste plus ou moins
rudimentaire (microphthalmie). La nutrition du corps vitré et du cristallin est troublée ; ces parties ne se développent pas normalement
dans le point qui est en rapport avec l'ectasie bulbaire (coloboma du
cristallin et du corps vitré). On comprend facilement que dans ces
cas on rencontre parfois la persistance de l'artère.hyaloïdienne. Ces
faits n'appartiennent qu'à la tératologie. Ceux où le coloboma est
limité, soit à la choroïde, soit à l'iris, sont plus intéressants pour le
chirurgien.

Le coloboma choroïdien siège au-dessous de la papille : il se présente sous la forme d'une large tache ovale dont le fond bleuâtre répond à la sclérotique, et dont les bords nettement dessinés sont formés
par les lèvres de la perte de substance de la choroïde. Les vaisseaux
rétiniens qui passent au-devant.du coloboma sont minces et peu développés.

L'œil est amblyope ; la partie du champ visuel répondant à la
fente choroïdienne fait défaut. Le muscle ciliaire lui-même est
rudimentaire ou manque complètement. Il en résulte la perte ou
l'insuffisance de l'accommodation. On a noté souvent de la myopie.
Enfin, le coloboma choroïdien coïncide le plus souvent avec la même
déformation du côté de l'iris.

Le coloboma de l'iris est assez fréquent. Il faut y ranger les cas
où il y a une simple échancrure du bord pupillaire, et ceux où toute
la malformation consiste en une pigmentation anormale suivant une
bandelette irienne (pseudo-coloboma). Dans les cas prononcés, la
perte de substance peut aller jusqu'au quart de la circonférence de
l'iris. On a vu les lèvres du coloboma être réunies par une mince
languette au niveau du bord pupillaire.

Le coloboma congénital siège, dans l'immense majorité des cas,
au milieu du bord inférieur de l'iris, rarement en dedans, en dehors
ou en haut. Le coloboma n'entrave pas les mouvements de l'iris, qui
continue à réagir sous l'influence de la lumière et des mydriatiques.

Le globe de l'œil peut offrir un grand nombre d'autres difformités que nous ne ferons que mentionner : la cornée présente des
staphylomes et des opacités congénitales. L'iris peut présenter plusieurs pupilles (polycorie), ou bien une ouverture pupillaire excen-

triquement placée (corectopie). Enfin, la membrane irienne peut même faire complètement défaut (iridérémie).

Le cristallin lui-même manque parfois (aphakie). Il en résulte un défaut complet d'accommodation.

Il est une dernière anomalie de développement qui mérite d'être signalée, c'est l'excavation physiologique de la papille, qui est quelquefois assez prononcée pour qu'on puisse la confondre avec une excavation pathologique, comme celle du glaucome. Mais ce qui permet de l'en distinguer, c'est que l'excavation physiologique, si marquée qu'elle soit, n'atteint jamais la périphérie de la papille. Elle reste toujours limitée à une partie du disque optique.

DEUXIÈME PARTIE

MALADIES DE LA RÉFRACTION.

L'œil n'est pas seulement un organe sensible à la lumière; il constitue encore un appareil d'optique destiné à faire converger les rayons lumineux sur la rétine. Mais ce qu'il y a d'admirable dans sa disposition intime, ce qui le distingue de tous les appareils d'optique que nous construisons, c'est qu'il est capable par lui-même, grâce au muscle ciliaire et à l'appareil cristallinien, de modifier à chaque instant l'état de sa réfraction. De là la division de la réfraction oculaire en réfraction statique et dynamique. Chacune de ces deux variétés peut présenter des maladies que nous passerons rapidement en revue.

1

MALADIES DE LA RÉFRACTION STATIQUE.

L'état de la réfraction statique tient à la configuration, et spécialement à la longueur du globe oculaire. A l'état normal, cette configuration est telle que les rayons lumineux viennent former une image sur la rétine. Le globe de l'œil est-il trop court, l'image, au lieu de se faire sur l'écran rétinien, se fait en arrière de lui; c'est à ce vice de conformation qu'on donne le nom d'*hypermétropie*. Le globe oculaire est-il, au contraire, trop long, les rayons lumineux se réunissent en avant de la rétine; de là l'état de la réfraction auquel on donne le nom de *myopie*. Enfin, il peut se faire que, grâce à un vice de conformation de la cornée ou du cristallin, tous les rayons lumineux qui pénètrent dans l'œil ne viennent pas faire leur image en un même point : les uns se réunissent sur la rétine, les autres en avant d'elle. Il en résulte des cercles de diffusion et un trouble de la vue qu'on désigne du nom d'*astigmatisme*.

1° HYPERMÉTROPIE. — APHAKIE.

Au point de vue anatomique, l'œil hypermétrope peut être défini : un œil trop court. Cependant l'absence du cristallin, que celle-ci soit congénitale, ou accidentelle, résultant d'un traumatisme ou d'une opération de cataracte, donne un résultat qui se rapproche de celui que fournit la brièveté congénitale du globe oculaire; c'est à cet état qu'on donne le nom d'*aphakie*.

Caractères anatomiques. — Ni la cornée ni le cristallin ne sauraient être accusés de produire l'hypermétropie; ces organes sont normaux; les mensurations exactes ont, au contraire, démontré que le raccourcissement du diamètre antéro-postérieur de l'œil pouvait aller jusqu'à 5 millimètres. Le globe oculaire est aplati à ses pôles antérieur et postérieur, et rénflé vers l'équateur.

Caractères fonctionnels. — Asthénopie accommodative. — Les rayons lumineux parallèles, venant former leur image en arrière de la rétine, l'hypermétrope est obligé de faire des efforts incessants d'accommodation pour rendre ces rayons plus convergents et amener leur image sur la membrane rétinienne. Dans la vision de près, l'accommodation est encore plus nécessaire; de sorte que l'hypermétrope est constamment obligé de faire des efforts d'accommodation; il en résulte une fatigue particulière, que l'on décrit sous le nom d'*asthénopie accommodative*. C'est cet état que l'on désignait sous le nom de disposition à la fatigue des yeux, kopiopie, fatigue de l'accommodation, avant qu'on en connût la véritable cause.

Voici les symptômes de l'asthénopie accommodative, tels qu'ils ont été signalés par Donders : Au bout d'un certain temps d'un travail rapproché, surtout à la lumière artificielle, ou dans un endroit obscur, le sujet présente une fatigue et un sentiment de tension dans les yeux, et surtout à la partie moyenne du front, l'obligeant à suspendre son travail. Le malade frotte involontairement les yeux, passe les mains sur son front et sur ses paupières. Quand il reprend son ouvrage, les mêmes phénomènes ne tardent pas à se montrer. Après un jour de repos, par exemple, après le repos du dimanche, la vision redevient distincte. Mais si l'on s'efforce de lutter contre cette fatigue de la vue, la tension frontale est remplacée par une douleur continuelle; parfois une légère rougeur et un écoulement de larmes surviennent, et le malade est privé de la vision distincte, même pour les objets éloignés.

Diagnostic. — Le seul exposé des symptômes de l'asthénopie accommodative chez un malade doit déjà faire soupçonner l'hypermétropie. Cependant le diagnostic doit être fait par l'examen direct de la réfraction. Cet examen peut être pratiqué, soit à l'aide de l'ophthalmoscope, soit au moyen de verres convexes.

Pour faire le diagnostic de l'hypermétropie à l'aide de l'ophthalmoscope, on se sert d'un miroir plan, sans interposition de lentille ; on se rapproche assez du malade pour apercevoir les vaisseaux ; on les suit, et on arrive à embrasser l'image du fond de l'œil, considérablement grossie. La possibilité de voir ainsi l'image droite du fond de l'œil indique l'hypermétropie. On s'assure que l'image est droite, en imprimant au miroir quelques déplacements, et en constatant que l'image se déplace dans le même sens.

A l'aide de l'ophthalmoscope à réfraction, on peut non seulement constater, mais mesurer l'hypermétropie. Lorsqu'on est arrivé à voir nettement le fond de l'œil à l'image droite, on fait passer entre l'œil observé et celui de l'observateur la série des verres convexes que porte l'instrument. L'image devient de plus en plus confuse ; au moment où la confusion est complète, on n'a qu'à constater le numéro du verre convexe employé ; il indique le degré de l'hypermétropie.

Le procédé par les verres convexes consiste à placer le malade à une distance de vingt pieds devant l'échelle de Snellen, et à présenter devant ses yeux des verres convexes, en commençant par les plus faibles. On s'arrêtera aux verres qui permettent de voir nettement les caractères inscrits sur l'échelle. Mais on n'a ainsi qu'un résultat approximatif ; le malade arrive, en effet, par des efforts d'accommodation, à corriger une partie de son hypermétropie. De là, la différence entre

ce qu'on nomme l'hypermétropie *manifeste* et l'hypermétropie *latente*.
L'hypermétropie manifeste est celle que ne peut corriger le pouvoir
accommodatif. Aussi est-ce quand la puissance de l'accommodation
diminue avec les progrès de l'âge, qu'on voit l'hypermétropie se
dévoiler ; jusque-là latente, elle est devenue manifeste. Si l'on veut
avoir la somme de ces deux hypermétropies, dite hypermétropie
totale, il faut par l'instillation d'atropine paralyser l'accommodation.
Mais comme il est très gênant pour les malades d'avoir leur accommodation paralysée, dans la pratique, on néglige ce moyen, et l'on se
contente de donner au malade des verres convexes un peu plus forts
que ceux qu'indiquerait l'examen précédent.

On prescrit, en effet, non seulement les verres convexes les plus
forts avec lesquels le malade puisse distinguer les caractères de l'é-
chelle, mais encore ceux avec lesquels les caractères commencent à
devenir troubles. On tient compte ainsi et de l'hypermétropie manifeste et de l'hypermétropie latente.

Enfin, quand l'anomalie de la réfraction est telle que le sujet ne
peut voir ni de près, ni de loin, sans l'aide des verres convexes, l'hypermétropie est dite *absolue*.

Aphakie. — On donne le nom d'*aphakie* (α, privatif, et φακός,
lentille) à l'absence du cristallin ; qu'elle soit congénitale, ou qu'elle
résulte d'un traumatisme accidentel ou chirurgical (extraction de la
cataracte). Le premier résultat de cette absence du cristallin, c'est
une hypermétropie considérable. Les rayons lumineux sont en effet
beaucoup moins convergents que dans un œil normal et vont faire leur
image en arrière de la rétine ; mais, de plus, le cristallin étant un
organe essentiel à l'accommodation, l'œil est privé complètement de
tout pouvoir accommodatif.

On observe dans les cas d'aphakie une profondeur insolite de la
chambre antérieure ; un tremblement de l'iris (iridodonésis) ; à l'é-
clairage oblique, on ne distingue pas le reflet de la capsule cristallinienne ; on ne trouve pas les deux dernières images de Purkinje, fournies à l'état normal par le cristallin. Enfin une hypermétropie très forte
survenue à la suite d'un traumatisme oculaire, la perte absolue du
pouvoir accommodatif, sont autant de signes qui conduisent à reconnaître l'absence du cristallin.

C'est avec les verres convexes qu'on corrigera l'aphakie ; mais ici,
le pouvoir de l'accommodation étant complètement perdu, un même

verre convexe ne pourra suffire au malade, comme dans l'hypermétropie ordinaire. Il lui faudra un verre convexe pour la vision de loin, et un autre, plus fort, pour la vision de près. Il lui faudrait même théoriquement, un verre différent pour la vision à chaque distance déterminée ; ce qui, dans la pratique, est impossible. Le sujet du reste pourra rémédier à ce désidératum par un artifice bien simple ; en écartant de l'œil le verre destiné à la vision à distance, il augmentera son pouvoir convergent, et ainsi l'adaptera à diverses distances. Les détails précédents sont indispensables à connaître pour choisir des lunettes aux opérés de cataracte.

2° MYOPIE.

La myopie est l'état opposé à l'hypermétropie : ici le diamètre antéro-postérieur de l'œil est trop long, et les rayons parallèles vont former leur image en avant de la rétine.

Étiologie. — Bien différente de l'hypermétropie, qui peut être considérée comme un simple vice de conformation du globe oculaire, la myopie constitue une véritable maladie. Sans doute, elle peut être congénitale, et même héréditaire, et dans ce cas, elle est liée à la présence d'un staphylome postérieur existant à la naissance. Mais souvent aussi, elle est acquise et se montre la conséquence d'efforts de convergence et d'accommodation prolongés dans la vision de près. C'est ainsi que la myopie, très rare dans les campagnes, est beaucoup plus fréquente dans les villes, beaucoup plus fréquente surtout chez les personnes qui se livrent à des travaux assidus de lecture et d'écriture. On trouve une proportion très forte de myopes chez les jeunes gens des collèges et des écoles supérieures. Certaines écoles où l'éclairage était mauvais, sont devenues de véritables pépinières de myopes.

Anatomie de l'œil myope. — L'anatomie pathologique et les mensurations directes ont montré que la myopie consiste en un allongement de l'axe antéro-postérieur de l'œil, par ectasie ou distension progressive des membranes profondes. Cette ectasie porte quelquefois sur toute la surface postérieure de l'œil, mais plus souvent elle est limitée au côté externe du nerf optique, où elle forme ce qu'on appelle un staphylome postérieur. A l'ophthalmoscope (image renversée), ce staphylome se présente sous la forme d'un croissant blanc, siégeant au côté interne de la papille.

Symptômes fonctionnels. — Les objets rapprochés sont vus distinctement, tandis que la vision à distance est confuse. Le myope exécute fréquemment des mouvements de clignement qui ont valu à la maladie son nom (μνειν, cligner), et qui n'ont d'autre but que de diminuer les cercles de diffusion produits par les rayons lumineux traversant les parties périphériques du cristallin et venant d'objets éloignés.

Diagnostic. — Il peut être fait par l'ophthalmoscope, et au moyen des verres concaves.

A l'aide de l'ophthalmoscope, on peut observer distinctement l'image réelle et renversée du fond de l'œil, et la distance à laquelle on doit se placer pour percevoir nettement cette image indique le degré même de la myopie. On s'assure que l'image est renversée, en imprimant au miroir des déplacements, et en constatant que l'image du fond de l'œil se déplace en sens inverse, contrairement à ce qui se passait dans l'hypermétropie. Ici encore, on peut, à l'aide de l'ophthalmoscope à réfraction, se proposer de mesurer le degré approximatif de la myopie. L'observateur placé très près de l'œil observé ne peut avoir qu'une idée extrêmement confuse de cet œil; car l'image réelle et renversée se trouve plus ou moins loin en arrière de son propre œil. Dès lors il cherche, en interposant entre son œil et celui du sujet la série des verres négatifs ou concaves, à avoir une vision très nette des vaisseaux de la rétine. Le numéro du verre qui la lui donne indique approximativement le degré de la myopie.

La détermination de la myopie au moyen des verres concaves se fait de la façon suivante : Le sujet est placé à une distance de 20 pieds devant l'échelle de Snellen; il ne peut déchiffrer les caractères qu'au moyen de verres concaves; on emploie successivement des verres de plus en plus forts, et on s'arrête à celui qui permet le mieux de déchiffrer les caractères de l'échelle. Il indique le degré de la myopie.

Marche et pronostic. — La marche est très différente suivant les cas. Il en est, en effet, où le staphylome postérieur n'a aucune tendance à s'accroître, et où l'anomalie de réfraction reste stationnaire. Dans d'autres cas, au contraire, la myopie est progressive, la scléro-choroïdite postérieure se développe de plus en plus; on voit alors survenir les complications les plus sérieuses, hémorrhagies, troubles de l'humeur vitrée, amenant la sensation de mouches volantes, enfin décollement de la rétine, et perte plus ou moins complète de la vision. Le pronostic revêt donc, dans ces cas, une haute gravité.

Traitement. — Le traitement doit être tout d'abord prophylactique. On doit, en présence d'une myopie chez un jeune sujet, éviter tout ce qui peut favoriser le développement de l'affection. Il faudra recommander d'éviter les efforts prolongés de convergence ou d'accommodation, la position inclinée de la tête, le rapprochement trop grand du livre ou de l'objet examiné; il faudra recommander un bon éclairage.

Quant à la correction de la myopie au moyen des verres concaves, on peut la conseiller chez les sujets jeunes atteints d'une myopie d'un degré moyen. L'œil fonctionne alors comme un œil emmétrope. Plus tard, au contraire, on ne peut conseiller l'usage des verres que pour la vision à distance; dans la vision de près, il faudrait que l'œil myope exerçât des efforts d'accommodation qui lui sont impossibles. Enfin, dans les degrés très forts de myopie, si surtout la maladie affecte une marche progressive, il faut renoncer à la corriger par les verres; on conseillera au malade d'éviter tout effort d'accommodation.

3° ASTIGMATISME.

On représente généralement les divers milieux de l'œil comme appartenant à des surfaces sphériques parfaitement régulières; mais en réalité, il n'en est rien; même à l'état normal, la cornée, au lieu de représenter une calotte sphérique, constitue une calotte ellipsoïdale, ou une portion d'un ellipsoïde de révolution, c'est-à-dire que les diamètres de la cornée n'appartiennent pas tous à une même courbure. Il en résulte que les rayons suivant ces divers diamètres ne vont pas tous faire leur image en un même point; les uns se réunissent sur la rétine même; les autres en avant d'elle, et l'image qu'ils représentent ne se peint sur la membrane rétinienne que par des cercles de diffusion; d'où un trouble de la vision. Cet état est décrit sous le nom d'astigmatisme, ce qui signifie que l'image d'un point lumineux ne peut pas se peindre sur la rétine sous la forme d'un point (α, privatif, et στίγμα, 'point).

Il existe donc un astigmatisme normal ; mais lorsqu'elle atteint un degré trop prononcé, cette disposition devient pathologique. C'est à ce dernier état qu'on fait allusion, quand on parle d'astigmatisme en pathologie oculaire. Il peut être dû, soit à la cornée, soit au cristallin. Lorsque la courbure, différente dans les divers méridiens, augmente ou diminue progressivement d'un méridien principal à l'autre, mais reste constante dans un même méridien, l'astigmatisme est dit régulier. Lorsqu'au contraire la courbure ne varie pas progressivement d'un méridien principal à l'autre, ou bien lorsque la courbure varie dans l'étendue d'un même méridien, on dit que l'astigmatisme est irrégulier. Dans la pratique, on ne s'occupe que de l'astigmatisme régulier, le seul qu'on puisse corriger.

En général, les deux méridiens principaux sont perpendiculaires l'un à l'autre ; l'un est vertical, l'autre horizontal.

Un astigmate ne peut jamais voir nettement que les deux lignes tracées dans les plans des méridiens principaux. Si on lui présente un carton sur lequel sont tracées des lignes parallèles, les unes verticales, les autres horizontales, il pourra, à volonté, voir nettement, les unes ou les autres ; mais jamais il ne les verra distinctement en même temps.

Quand on présente à un astigmate un carton blanc sur lequel on a tracé des lignes noires disposées en étoile, il peut voir nettement, à volonté, la ligne verticale et la ligne horizontale qui sont dans les plans des méridiens principaux, mais il ne les verra jamais en même temps ; quant aux lignes intermédiaires, leurs images sont toujours confuses. Ce même procédé permet de déterminer le verre cylindrique qui peut corriger l'astigmatisme. On place le sujet à 20 pieds de distance en face de la figure étoilée dont nous venons de parler, et on l'engage à indiquer la ligne qui lui paraît troublé. C'est le méridien perpendiculaire à cette ligne qui a besoin d'être corrigé. Pour cela on place devant l'œil un verre cylindrique dont la courbure est dirigée perpendiculairement à celle du méridien défectueux. Pour prescrire ces verres cylindriques, il faudra toujours écrire sur l'ordonnance deux nombres, l'un indiquant le degré d'inclinaison à donner au cylindre ; l'autre le numéro du verre convexe ou concave nécessaire pour corriger l'amétropie.

Du reste, l'astigmatisme complique souvent l'hypermétropie, et plus souvent encore la myopie ; il faudra donc, en pareil cas, corriger, en même temps que l'astigmatisme, l'hypermétropie ou la myopie concomitante.

Les quelques détails précédents n'ont d'autre but que de faire comprendre ce qu'on doit entendre par anomalies de la réfraction statique. Nous ne saurions traiter ici complètement ces délicates questions, qu'on devra étudier dans les traités spéciaux.

4° INTRODUCTION DU SYSTÈME MÉTRIQUE EN OPHTHALMOLOGIE. — DIOPTRIES.

La correction des anomalies précédentes à l'aide des verres sphériques ou cylindriques, convexes et concaves, suppose la connaissance de la classification nouvelle adoptée pour le numérotage des verres. Autrefois on désignait les verres d'après la longueur focale des lentilles représentée en pouces ; une lentille de 2 pouces de foyer portait le n° 2, une lentille de 12 pouces, le n° 12. Il en résultait une grande difficulté pour la transformation des mesures ; l'unité adoptée ou le pouce n'ayant pas la même valeur dans tous les pays. Aussi, au Congrès ophthalmologique de Bruxelles en 1875, a-t-on décidé, sur la proposition de M. Monoyer, de prendre pour base le système métrique. L'unité adoptée a été la lentille de 1 mètre de foyer ; et cette unité a reçu le nom de *dioptrie métrique*. La puissance d'une lentille augmentant au fur et à mesure que le chiffre de sa distance focale diminue, il en résulte que la lentille de 2 dioptries est celle qui a pour longueur focale 50 centimètres ; celle de 4 dioptries a pour longueur focale 25 centimètres, et ainsi de suite. On a adopté des intermédiaires, comme : 1 dioptrie 1/2 ; 1/2 dioptrie ou 0,50 dioptrie, répondant à une lentille de 2 mètres de foyer. Un mètre valant 57 pouces, il en résulte que la lentille de 1 dioptrie répond au n° 57 de l'ancienne classification, et 10 dioptries répondent au n° 3 3/4. D'après cela, on voit que, tandis que, dans l'ancien numérotage des verres, les chiffres les plus bas correspondaient aux lentilles les plus fortes, au contraire, dans le système actuel, ce sont les numéros les plus élevés qui représentent les lentilles de la plus grande puissance. Les verres convexes sont marqués du signe + ; les verres concaves portent le signe —.

II

MALADIES DE LA RÉFRACTION DYNAMIQUE.

L'accommodation, c'est-à-dire le pouvoir qu'a l'œil de faire varier lui-même l'état de sa réfraction et de l'accommoder aux diverses distances, est, avons-nous dit, sous la dépendance du muscle ciliaire et de l'appareil cristallinien. La perte du cristallin, en privant l'œil de son accommodation, altère à la fois sa réfraction statique et sa réfraction dynamique. Mais, dans l'immense majorité des cas, c'est non pas au cristallin, mais bien au muscle ciliaire que sont dues les maladies de la réfraction dynamique. Elles peuvent être rangées sous les trois chefs suivants :

1° La presbytie ou presbyopie, due à l'affaiblissement du muscle ciliaire, sous l'influence des progrès de l'âge ;

2° La paralysie complète ou incomplète (parésie) du muscle ciliaire ;

3° La contracture du muscle ciliaire ou spasme de l'accommodation.

1° PRESBYTIE.

La presbytie est, comme son nom l'indique (πρεσϐύς, vieillard), l'expression symptomatique de la diminution, par le fait des années, du pouvoir de la réfraction dynamique.

C'est généralement entre quarante et cinquante ans que la presbytie commence à faire sentir ses effets. Longtemps on l'a confondue avec l'hypermétropie : et comme les hypermétropes, aussi bien que les presbytes, ont besoin de verres convexes, on disait qu'il y a certaines personnes qui deviennent presbytes de bonne heure.

Le malade, qui jusque-là avait toujours eu une vue excellente, commence à avoir de la peine à déchiffrer de fins caractères. Il est obligé d'écarter le livre de ses yeux et de le mettre en pleine lumière ; quelquefois même il interpose, entre le livre et ses yeux, la lumière artificielle dont il se sert. Cette intensité d'éclairage a pour effet d'amener par action réflexe le rétrécissement de l'orifice pupillaire, et par là, la diminution des cercles de diffusion qui troublent la vision.

Le diagnostic se fait par l'amélioration que produit immédiatement dans les symptômes l'interposition d'un verre convexe, fût-il même d'un très faible numéro. On ne doit pas toutefois s'arrêter là au point de vue du traitement ; mais prescrire au malade des verres convexes qui permettent facilement la lecture à la distance de 4,50 dioptries, c'est-à-dire, en anciennes mesures, à la distance de 8 pouces.

2° PARALYSIE DE L'ACCOMMODATION. — MYDRIASE.

Le muscle ciliaire peut être complètement paralysé, ou bien il est seulement affaibli ; dans ce cas, on dit qu'il y a *parésie* de l'accommodation. La paralysie du muscle ciliaire existe quelquefois seule, mais le plus souvent elle coexiste avec la dilatation persistante et l'immobilité de l'iris, dite *mydriase*.

Étiologie. — La paralysie de l'accommodation peut coïncider avec tous les autres symptômes de la paralysie de la troisième paire, puisque c'est le moteur oculaire commun qui préside au resserrement de la pupille et qui anime le muscle ciliaire ; mais elle se montre parfois en dehors de toute paralysie musculaire. De toutes les causes qui peuvent donner naissance à cette paralysie isolée de l'accommodation, la plus importante est la syphilis. Le Dr Alexander, d'Aix-la-Chapelle, qui a particulièrement étudié la question, et qui, en onze ans, a observé vingt-huit fois la paralysie unilatérale de l'accommodation avec mydriase, dit que, dix-neuf fois, ses malades étaient très certainement syphilitiques ; dans cinq autres cas, la même origine était au moins vraisemblable.

Une autre cause fort intéressante à connaître, c'est la diphthérie qui amène la paralysie de l'accommodation, au même titre que celle du voile du palais et des membres. On, a incriminé également le rhumatisme ; toutes les causes de compression intra-crânienne, néoplasmes, tubercules, peuvent aussi la produire. Rappelons enfin l'action bien connue sur la pupille et le muscle ciliaire de la belladone et de ses alcaloïdes.

Symptômes. — Le symptôme le plus caractéristique, c'est pour le malade l'impossibilité de distinguer nettement les objets rappro-

chés; vient-on à placer au-devant de l'œil un verre convexe assez
fort, la vue redevient immédiatement bonne. En même temps 'que le
trouble dans la vision pour les objets rapprochés, les malades accusent d'autres-symptômes ; tels sont la polyopie monoculaire, phéno
mène entoptique lié à la structure du cristallin ; la micropsie, qui
tient à ce que les malades étant obligés de faire des efforts considérables d'accommodation, jugent les objets plus éloignés qu'ils ne sont
réellement et les voient plus petits. Il va sans dire que si la paralysie
est complète, tout effort devient impossible, et ce phénomène fait
défaut. Un dernier symptôme consiste dans la chromatopsie ; il tient
à la dilatation de l'iris, qui n'intervient plus pour corriger l'aberra-
tion de sphéricité du cristallin.

Le diagnostic ne présente pas de grandes difficultés. Il faut cependant distinguer la mydriase due à l'action de l'atropine, de la mydriase
paralytique. Or, dans cette dernière, la dilatation de la pupille n'est
jamais aussi complète qu'à la suite des instillations d'atropine. Reste
à reconnaître la cause de la paralysie, ce qui ne pourra se faire que
par l'examen minutieux du malade.

Traitement. — Il est palliatif et curatif. Déjà nous avons dit que
l'usage de verres convexes suffisamment forts suffit à pallier les
inconvénients de la paralysie de l'accommodation. L'ésérine, en res-
serrant la pupille, contribuera au même but, mais son action est
éphémère.

Quant au traitement curatif, ce sera le traitement spécifique, si la
paralysie est d'origine syphilitique; les courants continus, les vésicatoires, les frictions stimulantes à la tempe rendront des services.
Enfin, on devra parfois se préoccuper de l'état général du malade,
qu'on relèvera par les toniques et les ferrugineux.

5° SPASME DE L'ACCOMMODATION. — MYOSIS.

Le spasme de l'accommodation se lie habituellement au myosis,
ou resserrement de la pupille, comme la mydriase est liée à la paralysie accommodative. Cependant ces deux états peuvent exister indépendamment l'un de l'autre.

La cause la plus fréquente du spasme de l'accommodation, c'est
l'hypermétropie. Le malade étant obligé de faire de violents efforts
d'accommodation, le muscle ciliaire est atteint de contracture; il en

résulte une augmentation de courbure du cristallin et toutes les
apparences de la myopie.

C'est à cette cause que sont dues les myopies subites. Mais ce qui
tranche le diagnostic, c'est l'instillation d'atropine, qui est en même
temps un mode de traitement. Le repos prolongé des yeux, l'usage
des verres convexes doivent être aussi ordonnés. M. Giraud-Teulon
conseille les courants continus descendants, c'est-à-dire le pôle positif
derrière l'oreille, le pôle négatif sur l'œil fermé. Il dit avoir vu, en
deux ou trois séances, l'accommodation se détendre brusquement sous
l'influence de ce traitement.

TROISIÈME PARTIE

MALADIES DES ANNEXES DE L'ŒIL (MUSCLES, SOURCILS, PAUPIÈRES, VOIES LACRYMALES, ORBITE).

ARTICLE PREMIER

MALADIES DES MUSCLES DE L'ŒIL.

Sous ce titre, nous décrirons le strabisme, les paralysies des muscles de l'œil et le nystagmus.

A. — STRABISME.

Il en est du mot strabisme comme du mot torticolis. Ce dernier
désignant une attitude vicieuse et permanente du cou, ne serait, si
l'on prenait le mot dans son sens étymologique, qu'un symptôme. Il
y aurait dès lors un torticolis osseux, musculaire, ou cicatriciel, suivant que la cause de la déviation serait dans les os et les articulations, dans les muscles, dans la peau et le tissu cellulaire sous-
cutané. Mais, en chirurgie, on est convenu de réserver le nom de
torticolis aux seules déviations permanentes du cou, dont la cause
siège dans le système musculaire, et auxquelles s'applique la ténotomie.

De même, le mot strabisme pris dans son sens étymologique (στραϐός, louche) désignerait toute déviation anormale de l'œil de sa position naturelle. Il n'aurait dès lors d'autre valeur que celle d'un symptôme tenant, soit à un refoulement mécanique de l'œil par une tumeur, soit à une paralysie musculaire, soit enfin à un défaut d'équilibre entre les muscles de l'œil sans paralysie. C'est à cette dernière variété seule qu'on réserve le nom de strabisme ; on peut l'appeler encore strabisme simple ou strabisme vrai.

Nous verrons cependant, et c'est là un des points les plus délicats de l'histoire du strabisme, que les paralysies oculaires peuvent lui donner consécutivement naissance, et par un mécanisme particulier.

En dehors de la déviation anormale du globe de l'œil, ce qui caractérise le strabisme simple ou strabisme vrai, c'est l'absence de paralysies des muscles et la perte de la vision binoculaire. Cette dernière résulte de ce que, l'un des yeux étant dévié, les deux lignes visuelles ne viennent plus se couper sur un même point de mire.

Si nous résumons en une phrase les caractères qui précèdent, nous arrivons à la définition suivante :

Définition. — Le strabisme est une déviation du globe oculaire, tenant à un défaut de synergie des muscles de l'œil, et entraînant la perte de la vision binoculaire.

Division. — Suivant que la déviation se produit en dedans ou en dehors, le strabisme est dit interne ou externe ; il peut être encore supérieur ou sursumvergent, ou bien inférieur. On ne voit guère que les deux premières variétés constituant le strabisme horizontal ; le supérieur et l'inférieur sont exceptionnellement rares.

Symptômes et diagnostic. — Lorsqu'on fait fixer à un malade atteint de strabisme un objet, un seul œil a sa ligne visuelle dirigée vers le point observé ; l'autre paraît dévié en dedans ou en dehors. Mais il ne suffit pas de constater cette déviation apparente pour conclure à l'existence du strabisme ; elle appartient aussi, en effet, aux paralysies oculaires. Mais l'expérience suivante permet de faire le diagnostic entre le strabisme et la paralysie des muscles de l'œil. Pendant que le malade fixe avec l'œil sain, un objet, on place la main au-devant de cet œil de façon à intercepter le passage des rayons lumineux, tout en restant à même d'observer les mouvements de cet œil. Immédiatement, l'œil strabique se redresse pour fixer l'objet,

tandis que l'œil sain voilé par la main de l'observateur se dévie d'une
quantité précisément égale à la déviation que présentait primitivement l'œil malade. Dans la paralysie, la déviation secondaire est toujours beaucoup plus considérable que la déviation primitive. Dans le
strabisme, au contraire, la déviation secondaire et la déviation primitive sont absolument égales.

. Un autre caractère qui distingue le strabisme des paralysies oculaires, c'est l'absence de diplopie ; les deux lignes visuelles s'entre-
croisant, il semble devoir en résulter que le malade voit double. Et
c'est ce qu'on observe en cas de paralysie ; dans le strabisme, au
contraire, la diplopie fait défaut. Ceci tient à ce que le malade a
pris peu à peu l'habitude de négliger l'image de l'œil dévié, toujours moins nette que celle de l'œil sain. C'est ce qu'on appelle la
neutralisation des images. Pour s'assurer que l'œil strabique possède
en réalité une diplopie latente, il suffit de recourir à l'ingénieuse
expérience indiquée par Javal. On place devant l'œil sain un verre
rouge ; immédiatement le malade accuse deux images que leur coloration différente lui permet de distinguer aisément l'une de l'autre.

En résumé, nous dirons avec M. Panas que trois grands caractères
différencient nettement le strabisme de la paralysie :

1° La conservation totale de la mobilité de l'œil strabique ;

2° La synergie et l'égalité de ses mouvements avec ceux de l'œil
sain, ainsi que le montre l'égalité des déviations primitive et secondaire ;

3° L'absence de diplopie, lorsqu'on n'a pas recours à des moyens
artificiels pour la révéler.

On peut à l'aide d'un petit instrument nommé strabomètre dans
lequel on encadre la paupière inférieure, ou bien encore à l'aide
d'une carte convenablement découpée, mesurer l'étendue de la déviation de l'œil strabique. Mais, avec un peu d'habitude, on peut faire
cette évaluation à la simple vue, et sans instrument.

Étiologie et pathogénie. — On a attribué aux convulsions de
l'enfance une grande importance dans le développement du strabisme. Mais il n'y a pas plus de contracture musculaire que de
paralysie dans cette affection, et la preuve en est que l'œil a conservé sa mobilité complète. On a aussi incriminé les taies de la
cornée, les opacités cristalliniennes qui, en s'opposant au passage
des rayons lumineux, deviendraient cause du strabisme. Le fait est

vrai, car on voit assez souvent le strabisme compliquer les taies de la
cornée; quant à l'explication, elle ne peut être admise au point de
vue optique.

Une autre cause du strabisme réside dans l'affaiblissement de
l'acuité visuelle d'un œil; c'était là la théorie imaginée par Buffon,
qui disait que l'individu en possession d'un mauvais œil le met de
côté. Cette cause est très réelle; on voit en effet assez souvent des
yeux amaurotiques se dévier en dehors par suite de la cessation de
tout effort d'accommodation. Mais c'est là en somme une cause
exceptionnelle de strabisme externe. On s'est fondé aussi, pour
admettre cette théorie, sur ce que, fréquemment, l'œil strabique présente un certain degré d'amblyopie. Mais, loin d'être toujours primitive, cette amblyopie est le plus souvent consécutive; ce qui le
démontre, c'est qu'une fois l'œil redressé par l'opération et partici-
pant à la vision binoculaire, la vision redevient meilleure par l'exercice.

Une autre théorie consiste dans ce qu'on a appelé l'incongruence
des rétines. Elle consisterait en ce que l'œil sain continuerait à voir
avec son axe optique principal, tandis que l'œil dont la tache
jaune est moins sensible, se dévierait de façon à voir avec un axe
optique secondaire. On s'est surtout basé, pour admettre cette théorie,
sur ce fait qu'après le redressement de l'œil, le sujet n'arrive pas
toujours à fusionner les images. Mais Javal a montré que cela tenait
à l'instabilité dans la contraction synergique des muscles. On peut,
par les exercices stéréoscopiques, arriver à faire disparaître ce défaut
d'équilibre musculaire.

On a encore accusé de produire le strabisme les attitudes vicieuses
du regard chez les très jeunes enfants. On suppose que chez les
nouveau-nés au berceau, le regard se porte toujours du côté de la
lumière, et que si cette dernière est placée latéralement, il en résulte
à la longue une déviation permanente. Mais s'il en était ainsi, pourquoi le strabisme ne se manifesterait-il qu'à l'âge de 4 ou 5 ans, et
non pas dès les premiers mois de l'existence? Pourquoi, les deux
yeux se tournant simultanément vers la lumière, le strabisme ne
serait-il pas toujours double?

Nous avons insisté, en commençant, sur ce fait que, dans le strabisme, il n'y a pas de paralysie musculaire. Cependant les paralysies des muscles de l'œil peuvent, dans certains cas particuliers,

devenir la cause du strabisme. C'est là un point délicat, qui exige une grande attention. Deux cas sont possibles : Dans l'un, un muscle, le droit externe, par exemple, étant paralysé, le droit interne son congénère, entraîne l'œil de son côté. Une fois la paralysie guérie, la déviation subsiste, parce que le droit interne reste contracturé, et entraîne l'œil de son côté. Dans l'autre cas, le mécanisme est plus compliqué : un muscle, le droit externe, par exemple, étant paralysé, fait de violents efforts pour ramener l'œil de son côté : pendant ce temps, le droit interne du côté opposé, qui exerce une action synergique, reçoit aussi un influx nerveux exagéré. La paralysie une fois guérie, l'œil malade se redresse, mais le droit interne de l'œil sain reste contracturé et amène ainsi la formation d'un strabisme permanent.

En résumé, de toutes ces causes, les unes, comme l'amblyopie primitive d'un œil, les convulsions, les taies de la cornée, sont exceptionnelles, les autres ne sont pas prouvées. Au-dessus d'elles, il est en effet une étiologie beaucoup plus générale, que les progrès de l'ophthalmologie moderne ont seuls fait connaître, c'est celle qui place dans un vice primitif de la réfraction, hypermétropie ou myopie, la source de presque toutes les déviations oculaires. Par là, nous comprenons comment les causes précédemment énoncées, telles que les taies de la cornée, l'amblyopie, n'amènent pas toujours nécessairement le strabisme. Elle n'agissent que sur les yeux que la disposition de leur système musculaire y prédisposait. Aussi est-ce seulement vers l'âge de quatre à cinq ans, c'est-à-dire quand les enfants commencent à faire des efforts de convergence, que le strabisme vient compliquer ces diverses lésions.

C'est aux travaux de Græfe et de Donders que nous devons la connaissance des relations étroites qui existent entre le strabisme et les vices de la réfraction. Ces travaux ont été surtout vulgarisés en France par MM. Giraud-Teulon, Javal et Panas. Outre ses Leçons sur le strabisme, publiées en 1873, ce dernier auteur a fait paraître en 1883, dans l'*Union médicale*, de nouvelles Leçons dans lesquelles sont exposées les recherches les plus récentes sur cette question.

Rapports du strabisme avec les anomalies de la réfraction. — Il existe une relation intime entre le strabisme interne et l'hypermétropie, de même qu'entre le strabisme externe et la myopie. Cette relation est nettement exprimée par la statistique de Donders, qui, sur 100 cas de strabisme convergent, a trouvé **77** fois de l'hypermétropie. De même, sur 100 cas de strabisme divergent, 66 fois on rencontrerait la myopie.

Reste à comprendre comment la myopie et l'hypermétropie peuvent agir pour déterminer le strabisme. Nous allons voir que ces anomalies de la réfraction n'amènent pas d'emblée le strabisme fixe, mais en passant par une série d'étapes successives. Ceci nous amène à expliquer ce qu'on doit entendre par strabisme faux ou apparent, strabisme latent, strabisme intermittent ou périodique, et enfin strabisme fixe.

1º **Strabisme apparent.** — Pour comprendre en quoi il consiste, il faut se rappeler que l'axe optique de l'œil ou axe de figure ne coïncide pas avec la ligne visuelle.

Cette dernière part de la macula et vient former sur la cornée avec l'axe de figure un angle variable qui a reçu le nom d'*angle α*. Chez les emmétropes et les hypermétropes, l'angle α est situé en dedans du centre de la cornée. Mesurant en moyenne 5° sur l'œil normal, il dépasse rarement 7° dans l'hypermétropie. Chez les myopes, l'angle α peut être nul, il peut même atteindre 2° en dehors. Il en résulte que, pour regarder au loin, l'hypermétrope, obligé de ramener ses lignes visuelles au parallélisme, fait diverger ses cornées, et présente dès lors l'apparence du strabisme externe. Le myope, au contraire, pour ramener ses lignes visuelles au parallélisme, doit faire converger ses cornées ; il a donc l'apparence du strabisme interne. Il est très important de se rendre compte de ce strabisme faux ; car il est en opposition complète avec le strabisme vrai. Le strabisme faux des hypermétropes est le strabisme externe, tandis que la déviation vraie se fait en dedans, dans la même anomalie. Les myopes présentent un strabisme faux interne, tandis que le strabisme vrai de la myopie est le strabisme externe.

2º **Strabisme latent ou dynamique.** — Pas plus que le strabisme apparent, le strabisme latent ou dynamique ne constitue un véritable strabisme. Il révèle seulement une disposition particulière du système musculaire qui prédispose au strabisme vrai. La faiblesse ou asthénopie du système musculaire qui constitue le strabisme latent siège sur les muscles droits internes chez le myope, sur les droits externes, au contraire, chez l'hypermétrope. Chez le myope, en effet, les muscles droits internes sont soumis à une fatigue continuelle, puisque l'œil ainsi conformé est obligé de faire de perpétuels efforts de convergence; les droits internes impuissants laissent l'œil se dévier en dehors, et il en résulte de la diplopie. Chez l'hypermétrope, au contraire, ce sont les muscles droits externes congénitalement insuffisants qui fatiguent pour amener en dehors les axes optiques; ils deviennent impuissants; et, dès lors, les droits internes entraînent l'œil de leur côté. Cette impuissance des muscles peut être révélée au chirurgien par l'usage des prismes. Voici sur quoi est fondé cet examen : à l'état normal, chacun des muscles de l'œil peut corriger un prisme d'un certain nombre de degrés, c'est-à-dire, par ses efforts de contraction, faire disparaître la diplopie qui résulte de la déviation des rayons lumineux vers la base du prisme. On possède ainsi le moyen de mesurer la force des muscles de l'œil avec le prisme, comme on mesure avec le dynamomètre la force des muscles des membres. A l'état normal, la force du muscle droit interne est 7 à 8 fois plus grande que celle du droit externe. Si le droit externe neutralise un prisme de 3 à 6°, le droit interne peut neutraliser en effet un prisme de 22°. On reconnaît qu'un muscle est atteint d'asthénopie, lorsqu'il ne peut plus neutraliser le prisme du degré normal; par là, on peut même mesurer la valeur de l'asthénopie.

Il est encore un procédé pour mesurer la force des muscles de l'œil, c'est celui qui est dit du champ du regard ou de fixation. Il consiste à mesurer sur le périmètre les excursions que chaque œil peut exécuter, soit en dedans, soit en dehors. Pour cela, on promène sur le périmètre un petit carré de papier sur lequel sont tracées des lettres assez fines. Le sujet, dont la tête est immobile, suit de l'œil le petit carré de papier et prévient du moment où les lettres cessent d'être vues distinctement.

Strabisme intermittent ou périodique. — Nous venons de voir comment, dans l'hypermétropie et dans la myopie, certains muscles étaient impuissants, et comment cette impuissance pouvait être révélée par un examen convenable. Que cette faiblesse musculaire jusque-là demeurée latente, aille un peu plus loin, et le muscle fatigué laissera l'œil se dévier du côté de son antagoniste. Le droit externe, fatigué chez l'hypermétrope, laissera l'œil se dévier en dedans; il y aura du strabisme interne; l'asthénopie du droit interne chez le myope entraînera, au contraire, du strabisme externe.

Mais cette impuissance du muscle ne se révèle d'abord qu'à certains moments, sous l'influence d'une fatigue exagérée; par exemple, à la suite d'efforts prolongés d'accommodation. Le strabisme est donc tout d'abord périodique ou intermittent.

· **Strabisme fixe ou confirmé.** — Enfin, en passant par les étapes successives que nous venons de signaler, le vice de la réfraction conduit au strabisme permanent ou confirmé. Ainsi que nous l'avons déjà dit, dans l'immense majorité des cas, la déviation se produit, soit en dedans, soit en dehors.

· *a.* — **Strabisme interne.** — De même que l'hypermétropie est beaucoup plus fréquente que la myopie; de même aussi, le strabisme interne qui lui est intimement lié est beaucoup plus souvent observé que le strabisme externe. La statistique de Mackenzie, portant sur 100 cas, donne le résultat suivant :

Strabisme en dedans.   95
Strabisme en dehors.   5

Mais, tous les hypermétropes ne deviennent pas strabiques; Donders, au reste, a reconnu le fait. puisqu'il ne compte que 77 cas de strabisme interne dus à l'hypermétropie sur 100. Il a établi à cet égard trois groupes d'hypermétropes. Les cas légers dans lesquels l'amétropie ne dépasse pas 1 dioptrie convexe; les cas moyens, et enfin les hypermétropies fortes qui ne sont corrigées que par 4 à 6 dioptries convexes et au-dessus. C'est parmi les cas d'hypermétropie moyenne qu'on rencontre le plus grand nombre de strabismes internes. Et là chose se comprend aisément; dans l'hypermétropie faible, en effet, le vice de la réfraction n'est pas assez prononcé pour entraver le jeu des muscles de l'œil; les hypermétropes forts, au contraire, n'ont qu'une très faible amplitude d'accommodation et peuvent être considérés comme amblyopes. Ce sont les hypermétropes moyens qui font les plus grands efforts d'accommodation. Or, tout mouvement d'accommodation se lie intimement à un mouvement de convergence; aussi l'œil finit-il par être entraîné en dedans par l'action répétée du muscle droit interne; dès lors, le strabisme interne est constitué.

On a objecté à cette interprétation des faits que l'œil dévié est généralement le plus mauvais; il est, dès lors, extraordinaire de voir un œil amblyope se dévier par suite d'efforts exagérés d'accommodation. Mais, de tous les yeux amblyopes qui sont affectés de strabisme interne, le plus grand nombre ne sont devenus amblyopes qu'après avoir été déviés. Et la preuve en est qu'une fois la vision binoculaire rétablie par une opération, l'acuité visuelle de l'œil strabique redevient meilleure. Cependant il est des cas dans lesquels l'amblyopie préexistait certainement à la déviation. Ce sont ces faits qui démontrent l'insuffisance de la doctrine qui relie le strabisme interne exclusivement à l'hypermétropie. Aussi M. Panas, comme M. Giraud-Teulon, admet-il qu'à côté de l'hypermétropie, il y a autre chose comme cause du strabisme interne. Ce quelque chose, c'est l'état des muscles. On serait par là conduit à admettre deux variétés de strabisme interne ; l'une, le strabisme accommodatif, dans laquelle le vice de la réfraction joue un rôle prépondérant ou même exclusif ; l'autre, dite strabisme musculaire, coexistant avec un degré très faible d'hypermétropie, ou même avec l'état emmétrope de l'œil, et dans laquelle le défaut de la synergie musculaire est la seule cause de la déviation.

b. — **Strabisme externe.** — Beaucoup plus rare que le strabisme interne, cette variété est liée le plus souvent à la myopie. On la rencontre aussi sur les yeux qui deviennent amblyopes et qui, cessant de faire des efforts d'accommodation, se dévient en dehors. Tout ce que nous avons dit précédemment permet de comprendre aisément le développement du strabisme externe chez le myope. Obligé de faire de fréquents mouvements de convergence, puisque son point de mire est très rapproché, l'œil myope a dans le regard l'apparence du strabisme interne ; c'est ce que nous avons appelé strabisme faux ou apparent. Mais ses muscles droits internes étant normalement faibles, de plus, la forme ellipsoïde du globe de l'œil dans la myopie rendant les mouvements de rotation très difficiles et leur imposant un travail exagéré, les muscles droits internes seront bientôt atteints d'asthénopie, et les droits externes entraîneront l'œil de leur côté, d'abord d'une manière intermittente, puis définitivement.

Strabisme alternant. — On le rencontre surtout dans l'hypermétropie, et par conséquent, comme une des variétés du strabisme interne. Si l'acuité visuelle des deux yeux est la même, si des deux côtés, le droit interne l'emporte d'une même quantité sur le droit externe, le malade dévie tantôt un œil, tantôt l'autre, et le strabisme est dit alternant.

Strabisme double. — Il semble tout d'abord que le strabisme double ne puisse exister. En effet, au point de vue optique, l'admettre est chose impossible, puisque le strabisme consiste justement dans ce fait que les axes optiques ne s'entre-croisent plus sur un même point de mire. Toutefois, dans les cas de strabisme interne, il y a très souvent une adduction marquée de l'œil sain, qui fait que le malade semblé loucher des deux côtés à la fois. Fausse au point de vue théorique, cette notion du strabisme double a donc une grande importance pratique, puisqu'elle conduit souvent à répartir la correction sur les deux yeux à la fois.

Traitement. — Il est préventif et curatif.

1° *Traitement préventif.* — Il consiste à corriger par des verres convenables le vice de la réfraction. Dans l'hypermétropie, des verres convexes appropriés combattront la tendance au strabisme interne. Chez les myopes, l'asthénopie du droit interne sera traitée par l'usage d'un prisme à base interne, corrigeant la diplopie.

2° *Traitement curatif.* — Le traitement curatif comprend lui-même deux méthodes : le traitement orthopédique et le traitement chirurgical, qui peuvent, du reste, se combiner très heureusement l'un à l'autre.

a. — **Traitement orthopédique.** — Ce traitement était presque abandonné lorsque Javal a appelé de nouveau l'attention sur lui, en proposant l'emploi du stéréoscope.

b. — **Traitement chirurgical.** — Deux procédés opératoires sont mis en usage. L'un consiste dans la section pure et simple du tendon du muscle vers lequel se dirige l'œil dévié; c'est la strabotomie. L'autre procédé consiste, au contraire, à raccourcir le muscle qui est trop long; c'est le procédé dit par avancement du tendon. Dans les cas où la déviation est peu marquée, ne dépassant pas, par exemple, 3 à 4 millimètres, on pourra se contenter d'une seule ténotomie. Si le strabisme mesure 5 à 6 millimètres, il faudra répartir la correction sur les deux yeux, et pour cela faire, une double section musculaire. Le succès de l'opération et le rétablissement de la vision binoculaire seront assurés par l'emploi du stéréoscope après l'opération, c'est-à-dire par la combinaison des deux méthodes, opératoire et orthopédique.

B. — PARALYSIES DES MUSCLES DE L'ŒIL.

Trois nerfs se distribuent aux muscles de l'œil : suivant que l'un ou l'autre de ces troncs nerveux sera atteint, nous observerons la paralysie de muscles différents. D'après cela, nous devons étudier successivement la paralysie de la troisième, de la quatrième et de la sixième paire.

1° PARALYSIE DE LA TROISIÈME PAIRE.

C'est de toutes les paralysies oculaires la plus fréquente. Le nerf de la troisième paire, ou moteur oculaire commun, se distribue, comme on sait, à un grand nombre de muscles : droit supérieur, droit inférieur, droit interne, petit oblique, releveur de la paupière supérieure, muscle ciliaire ou de l'accommodation. Suivant que la paralysie porte sur le tronc du nerf lui-même ou sur quelques-unes seulement de ses branches, elle est dite complète ou incomplète.

Symptômes. — **1° Paralysie complète.** — Le premier symptôme qui frappe tout d'abord, c'est la chute de la paupière supérieure, due à la paralysie du releveur.

Si l'on soulève cette paupière paralysée, on constate que l'œil est dévié en strabisme externe; le muscle abducteur, le droit externe, entraîne en effet l'œil de son côté. Les mouvements d'élévation, d'abaissement, d'adduction sont impossibles. La pupille est dilatée par le fait de la paralysie du sphincter interne de l'iris. De plus, le malade accuse une gêne de la vision de près, tenant à la paralysie de l'accommodation. Il est bien évident que cette gêne ne peut se manifester si la chute complète de la paupière supérieure prive le malade de la vision de l'œil paralysé. Quand la chute de la paupière est incomplète, ou quand on la tient relevée artificiellement, on voit alors, en même temps que le trouble de l'accommodation, se manifester un autre symptôme, savoir la diplopie. Les caractères de cette diplopie sont d'être à la fois croisée et un peu supérieure. Nous devons nous rendre compte de cette forme de diplopie dans la paralysie de la 3ᵉ paire. La diplopie croisée consiste dans ce fait que l'image de l'œil droit, au lieu de se trouver à droite

est à gauche, et réciproquement l'image de l'œil gauche est à droite.
Ceci résulte de la paralysie des muscles adducteurs et de la déviation
de l'œil en dehors. Chaque fois que le droit interne est paralysé, et
que l'œil est dévié en dehors, il y a de la diplopie *croisée*. Au
contraire, sont-ce les muscles abducteurs qui sont paralysés et y
a-t-il déviation de l'œil en dedans, l'image de l'œil droit se trouve
alors à droite, celle de l'œil gauche à gauche, et la diplopie est dite
homonyme.

Il est, du reste, une formule facile à retenir et propre à graver
dans la mémoire les faits précédents :

Toutes les fois que les axes optiques se décroisent, les images se
croisent (diplopie croisée) ; toutes les fois, au contraire, que les axes
optiques se croisent, les images se décroisent (diplopie homonyme).

Mais, dans la paralysie de la troisième paire, la diplopie n'est pas
seulement croisée ; elle est aussi verticale, c'est-à-dire que les deux
images, au lieu d'être situées sur un même plan horizontal, sont
l'une au-dessus de l'autre. C'est l'image de l'œil malade qui est
située au-dessus de l'autre. Cela tient à ce que le muscle grand
oblique ayant conservé son action abaisse, le globe oculaire et produit dès lors de la diplopie en sens opposé, c'est-à-dire en haut.

2° Paralysie incomplète. — Il arrive souvent que la paralysie
de la troisième paire est incomplète. Le releveur de la paupière
supérieure peut être intact ; de même l'iris et le muscle ciliaire
restent quelquefois indemnes ; ce sont parfois le droit interne seul,
ou bien les droits supérieur et inférieur, qui sont paralysés.

Enfin, il peut se faire que la paralysie d'un même muscle soit totale ou bien seulement partielle. Elle est même, dans certains cas,
tellement minime que le diagnostic en devient très délicat. Dans ces
cas, en effet, la déviation de l'œil est très peu apparente ; de plus,
les deux images perçues par le malade, étant très voisines l'une de
l'autre, se confondent en partie, de sorte que le malade dit qu'il voit
trouble et non pas *double*. Cette circonstance peut faire confondre la
paralysie oculaire avec les diverses causes d'amblyopie. Le seul
moyen d'assurer le diagnostic, en pareil cas, c'est l'emploi du verre
coloré qui, du reste, est applicable à l'étude de toutes les variétés
de paralysies oculaires. Si l'on place au-devant de l'œil sain un verre
teinté en rouge, et qu'on présente au malade un objet, par exemple
la flamme d'une bougie, les deux images apparaissent immédiatement

et le malade les distingue d'autant mieux l'une de l'autre qu'elles ont une coloration différente. L'une conserve, en effet, sa teinte normale; l'autre possède, au contraire, la couleur rouge que lui communique le verre placé au-devant de l'œil.

2° PARALYSIE DE LA QUATRIÈME PAIRE.

Le nerf de la quatrième paire, très improprement appelé pathétique, se rend au seul muscle grand oblique. Au lieu de produire l'élévation du globe oculaire, comme on le supposait autrefois, le grand oblique est au contraire abaisseur; de plus, il est abducteur et rotateur en dedans de l'axe antéro-postérieur du globe de l'œil. D'après cela, on comprend quelle sera la forme de diplopie à laquelle donnera lieu la paralysie du grand oblique.

L'œil malade se trouvant plus élevé que l'autre, il y aura de la diplopie verticale dans la moitié inférieure du champ visuel, et l'image de l'œil sain se placera sur un plan supérieur à celle de l'œil malade. De plus, le grand oblique étant abducteur, l'œil sera légèrement dévié en dedans, et la diplopie sera homonyme. Enfin, dans les positions obliques du regard en bas et en dehors, où le grand oblique intervient pour abaisser le globe de l'œil et entraîner en dedans l'extrémité supérieure du méridien vertical, les images cessent d'être parallèles et s'inclinent l'une sur l'autre.

3° PARALYSIE DE LA SIXIÈME PAIRE.

Le nerf de la sixième paire, ou moteur oculaire externe, se rend uniquement au muscle droit externe, dont l'action est très simple, puisqu'elle se borne à l'abduction directe du globe oculaire.

Il est dès lors très facile de se rendre compte des symptômes produits par la paralysie de ce muscle. Le premier consiste dans la déviation permanente de l'œil en dedans et dans l'impossibilité du mouvement d'abduction. Comme conséquence de cette déviation, il y a de la diplopie homonyme.

Vu la prépondérance d'action du muscle droit interne sur le droit externe à l'état normal, il n'est pas de paralysie oculaire dans laquelle on rencontre, à un plus haut degré, la rétraction du muscle antagoniste. Comme nous l'avons déjà dit à propos de l'étiologie du strabisme, cette rétraction est parfois assez forte pour persister, une fois la paralysie oculaire guérie, entraîner l'œil de son côté et déterminer ainsi un strabisme interne permanent.

Causes des paralysies oculaires. — De toutes les paralysies oculaires, celle de la troisième paire est de beaucoup la plus commune; vient ensuite celle de la sixième paire; enfin, celle de la quatrième paire est la plus rare.

Les causes qui leur donnent naissance sont très diverses et se divisent naturellement en deux grands groupes; paralysies d'origine périphérique et paralysies d'origine centrale.

Les causes périphériques sont les traumatismes intra-orbitaires, l'action du froid chez les sujets rhumatisants. Quant aux causes centrales, ce sont les tumeurs, les hémorrhagies, les ramollissements, les traumatismes intra-cérébraux. Ces différentes causes peuvent agir sur les nerfs à leur point d'origine, ou bien dans leur trajet à la base du crâne, par exemple, dans l'intérieur du sinus caverneux. Dans les *Archives d'ophthalmologie* de 1881, le professeur Panas a insisté tout spécialement sur les paralysies du nerf moteur oculaire externe consécutives aux traumatismes crâniens. Il remarque que les rapports intimes de ce nerf avec les os expliquent ses lésions dans les fractures du sommet du rocher. Il a inspiré, à cet égard, la thèse de son élève, Chevallereau.

Il est une cause de paralysie oculaire tellement fréquente qu'on doit en tenir le plus grand compte dans la pratique, surtout au point de vue du traitement: c'est la syphilis. Six fois sur dix, en effet, dit M. Panas, les paralysies oculaires reconnaissent pour cause la syphilis à sa période tertiaire ou à l'époque des plaques muqueuses. Tantôt elle atteint les centres nerveux, tantôt elle s'attaque au nerf lui-même. La syphilis détermine, en effet, la formation de gommes et d'exostoses, qui, atteignant la base de l'encéphale ou celle du crâne, se développant même dans la cavité orbitaire, peuvent altérer secondairement les nerfs moteurs de l'œil. Mais, dans d'autres cas, elle s'attaque primitivement aux nerfs eux-mêmes et s'y révèle par la production de petites tumeurs noueuses qu'on a regardées comme des gommes, ou bien par une névrite interstitielle diffuse.

Après la syphilis, la cause qui produit le plus souvent la paralysie des muscles de l'œil, c'est l'ataxie locomotrice progressive. Cette dernière maladie donne naissance à la paralysie dans deux conditions différentes, soit tout à fait au début, soit à la période d'état. Les paralysies des muscles de l'œil, et en particulier celle de la troisième paire, doivent être regardées, en effet, comme des signes prodromiques de l'ataxie. Elles ont ce double caractère d'être à la fois incomplètes et très passagères. Le malade voit double pendant quelque temps, puis la diplopie disparaît spontanément. Aussi a-t-on fait remarquer qu'elles constituaient plutôt de simples parésies dues à des congestions passagères, que des paralysies causées par des lésions permanentes. C'est un point sur lequel a bien insisté le professeur Pierret (de Lyon), dans sa thèse sur les symptômes céphaliques du tabes (1876). Il note que ce sont là des troubles peu marqués et qui, dans les membres, passeraient probablement inaperçus. Dans la période confirmée du tabes, les paralysies deviennent, au contraire, permanentes, et sont dues à des altérations graves, atrophie, sclérose, des nerfs moteurs oculaires. Si donc un malade, exempt de syphilis, présente les signes d'une paralysie incomplète des muscles de l'œil, on devra soupçonner chez lui l'ataxie locomotrice au début, et rechercher les autres symptômes de cette maladie.

Traitement des paralysies oculaires. — Le traitement peut être médical ou chirurgical.

a. *Traitement médical.* — Prenant en considération la fréquence extrême des paralysies d'origine syphilitique, on devra tenter tout d'abord le traitement spécifique, dans les cas même où il n'existe aucune trace de syphilis, si d'ailleurs on ne peut rattacher la paralysie à une autre cause évidente. Dans l'ataxie locomotrice, le traitement général devra s'adresser à cette dernière affection. Quant aux moyens locaux, ils consistent surtout dans la révulsion au pourtour de l'orbite, à l'aide de vésicatoires, de la pommade ammoniacale de Gondret, dans les frictions excitantes avec le baume de Fioraventi. Enfin, les courants continus, préconisés par Benedikt (de Vienne), peuvent donner d'heureux résultats.

b. *Traitement chirurgical.* — Il doit consister tout d'abord à débarrasser le malade de sa diplopie et du vertige binoculaire qu'elle provoque. Il existe même un vertige monoculaire, conséquence du défaut de synergie des muscles de l'œil. On arrive à supprimer ces divers inconvénients en pratiquant l'occlusion de l'œil malade. L'emploi des prismes sera encore un moyen de corriger la diplopie ; on peut même les employer comme moyen orthopédique destiné à suppléer à la parésie d'un des muscles. Enfin, dans les cas où la rétraction de l'antagoniste entraîne l'œil de son côté et menace de donner naissance à un strabisme permanent, il devient indiqué de pratiquer la section du tendon de ce muscle.

C. — NYSTAGMUS.

Sous le nom de nystagmus (de νευστάζω, je m'incline) on désigne un mouvement anormal et rythmique des yeux. C'est une sorte de chorée de l'œil.

Le nystagmus est d'ailleurs une affection très rare, puisque M. Panas, réunissant plusieurs statistiques, n'arrive à compter que neuf cas sur six mille individus.

C'est tout à fait exceptionnellement que le nystagmus est idiopathique. Dans l'immense majorité des cas, il est lié à une autre affection oculaire, troubles de la réfraction, strabisme, défaut de pigmentation (albinisme), cataracte congénitale, etc. Dans d'autres cas, le nystagmus se montre comme conséquence d'une affection cérébrale, ramollissement, hémorrhagie cérébrale. Dans ce dernier cas, l'apparition du nystagmus est d'un pronostic très grave.

Le plus souvent le nystagmus se compose d'oscillations horizontales déterminées par les contractions spasmodiques des muscles droits internes et externes. C'est à cette variété que Javal a donné le nom de nystagmus par saccades. Dans d'autres cas, le globe oculaire oscille autour de son axe antéro-postérieur, et le nystagmus est dit rotatoire.

Ces mouvements choréiques des yeux s'exécutent sans que le malade en ait conscience. Parfois ils cessent pendant le sommeil, ou sous l'influence du chloroforme. Les émotions morales, au contraire, leur impriment une activité exagérée.

Traitement. — On a conseillé la ténotomie comme pour le strabisme ; mais c'est là un traitement qui ne peut donner des résultats durables, et qui doit être rejeté. Si le sujet est atteint d'un vice de la réfraction, il faut le corriger par l'emploi de verres convenables. L'usage des verres colorés en bleu de cobalt est utile, si le sujet est albinos ou amblyope. Dans les cas où il n'y a qu'une taie de la cornée ou une cataracte congénitale, il faut pratiquer l'iridectomie ou l'extraction de la cataracte. Il faut enfin se rappeler que le nystagmus est une affection qui, comme le strabisme, peut diminuer et même disparaître avec les progrès de l'âge. C'est une raison pour ne pas intervenir hâtivement par des opérations inconsidérées. Le traitement palliatif est donc le seul qu'il convienne de mettre en usage.

ARTICLE II.

MALADIES DES SOURCILS.

A l'exemple du Compendium de chirurgie, nous ne parlerons que des lésions traumatiques et des kystes dermoïdes du sourcil, les autres lésions qui peuvent se présenter dans la région n'offrant rien de particulier.

I

LÉSIONS TRAUMATIQUES DU SOURCIL.

La région sourcilière est, par sa position, très exposée aux traumatismes. Les contusions qui s'y produisent donnent lieu à des épanchements sanguins qui diffusent dans le tissu lâche des paupières et sont la source d'ecchymoses très étendues.

Les plaies du sourcil peuvent être produites par des instruments piquants, tranchants ou contondants. Les plaies contuses, lorsqu'elles affectent la région externe du sourcil, sont quelquefois nettes comme des plaies par instrument tranchant ; de plus, elles s'accompagnent souvent de la dénudation de l'os. Velpeau en a donné la raison dans l'article Orbite du *Dictionnaire* en 30 vol. Le rebord osseux, étant très saillant dans ce point, agit à la manière d'un véritable instrument tranchant ; et comme son action s'exerce de dedans en dehors, c'est le périoste qui est sectionné le premier ; aussi l'os est-il dénudé. Ce qui a surtout donné de l'intérêt aux plaies du sourcil, c'est qu'on les a vues quelquefois se compliquer d'amaurose, fait signalé déjà par Hippocrate.

II

KISTES DERMOÏDES DU SOURCIL.

Ces kystes ont été, en 1838, l'objet d'un travail intéressant de Lawrence; en 1869, le Dr Ch. Régnier a publié une thèse sur les kystes dermoïdes de la queue du sourcil. Enfin, dans ces dernières années, la Société de chirurgie s'est occupée d'une variété particulière de ces kystes qui, vu la nature de leur contenu, ont reçu le nom de kystes huileux.

Anatomie pathologique. — Ces kystes se développent le plus souvent au niveau de la queue du sourcil; mais ils peuvent se montrer aussi à la racine du nez, soit au-dessus, soit au-dessous du rebord orbitaire (kystes du grand angle de l'œil). Leur volume est généralement peu considérable; leur forme est quelquefois légèrement aplatie. Ils sont profondément situés au-dessous de la peau et des muscles; adhérant au périoste, et déprimant le plan osseux sous-jacent. Leur structure est celle de tous les kystes dermoïdes; ils renferment de la graisse, des débris épithéliaux et des poils.

Certains d'entre eux ont un contenu tout à fait semblable à de l'huile; M. Verneuil en a observé au-devant du sac lacrymal et leur a donné le nom de kystes prélacrymaux; M. Ledentu en a vu un siégeant entre les deux sourcils vers la racine du nez. Enfin M. Demons (de Bordeaux) a communiqué en 1880, à la Société de chirurgie, un cas de kyste dermoïde huileux de la queue du sourcil.

Pathogénie. — Les kystes du sourcil sont situés sur le trajet de la fente branchiale supérieure, comprise entre la vertèbre céphalique antérieure qui formera le front et le premier arc branchial, aux dépens duquel se développeront les mâchoires. Que cette fente, au lieu de se fermer dans toute sa hauteur, se soude seulement superficiellement, une portion de peau restera incluse dans sa profondeur, et donnera naissance à un kyste dermoïde.

Symptômes. — Comme l'indique leur mode d'origine, ces kystes sont congénitaux. Mais souvent ils sont méconnus pendant les premières années, et ne révèlent leur existence que vers sept ou huit ans, époque où ils prennent un plus grand développement. Ils seraient plus fréquents à gauche qu'à droite. Leur situation profonde, leur adhérence à l'os, leur mobilité sur les parties superficielles, leur siège précis, sont autant de caractères qui permettent de les reconnaître. Ils peuvent s'enflammer, prendre un grand volume, et devenir nettement fluctuants.

Nous pensons avec M. Terrier que la variété décrite par Sichel sous le nom de kyste pierreux ou calcaires ne représente pas autre chose que des kystes dermoïdes ayant subi la dégénérescence calcaire.

Diagnostic. — Il devra se baser surtout sur le siège précis de la tumeur, sur sa profondeur, sur son époque d'apparition. Les kystes sébacés ou loupes sont beaucoup plus superficiels, ils ne remontent pas à la naissance. Les lipomes sont lobulés. Enfin, on peut observer, comme nous l'avons déjà dit, dans la même région, des encéphalocèles ; mais leurs caractères propres, le fait que ces tumeurs existaient dès le moment de la naissance, et ne se sont pas montrées seulement dans les premières années comme les kystes dermoïdes, permettront de les reconnaître.

Traitement. — Il devra consister dans l'extirpation de la tumeur. Si la dissection complète n'est pas possible, à cause de l'adhérence intime avec les os, on détruira par le caustique la portion restante de la poche, pour prévenir la récidive, fréquente en pareil cas.

ARTICLE III

MALADIES DES PAUPIÈRES

I

LÉSIONS TRAUMATIQUES DES PAUPIÈRES.

Vu la laxité du tissu cellulaire des paupières, les contusions de ces voiles membraneux produisent des infiltrations sanguines considérables, qui empêchent le malade d'ouvrir les yeux.

Quant aux plaies, elles peuvent être produites par instruments piquants, tranchants ou contondants. Les piqûres d'insectes donnent lieu parfois à un œdème considérable des paupières. Les plaies par instruments tranchants peuvent intéresser le muscle orbiculaire, le cartilage tarse ; à la paupière supérieure, elles s'étendent aux canaux excréteurs de la glande lacrymale, au tendon du releveur. Si la plaie intéresse toute l'épaisseur de la paupière, et que les deux lèvres se cicatrisent isolément, il en résulte une fente anormale ou coloboma de la paupière. Lorsqu'à la plaie succède une perte de substance, il peut se développer des difformités variables, entropion, ectropion, trichiasis. C'est surtout à la suite des plaies contuses qu'on observe ces complications.

Le diagnostic ne présente pas en général de difficultés. Cependant il peut se faire qu'une plaie des paupières, simple en apparence, se complique de graves désordres du côté des parties profondes. C'est ce que nous avons pu observer dans un cas où un morceau de bois, déchirant la paupière supérieure gauche, était allé frapper la paroi supérieure de l'orbite. La plaie palpébrale fut jugée simple tout d'abord et suturée comme telle. Ce n'est que plus tard que, l'apparition des troubles cérébraux conduisant à explorer la plaie, permit de découvrir le corps étranger ; le malade succomba aux progrès de la méningo-encéphalite traumatique.

Le pansement devra se proposer d'éviter surtout les difformités consécutives. Pour cela, on fera la suture s'il s'agit d'une plaie simple, dont les bords ne sont pas contus; on s'efforcera d'éviter les adhérences vicieuses des paupières au globe oculaire, dans les cas de brûlure. On tâchera, par des pansements convenables, d'éviter les pertes de substance et leurs fâcheuses conséquences, entropion, ectropion, trichiasis ; si malgré tout, cette perte de substance se produit, on aura recours pour la combler aux greffes dermiques et épidermiques.

II

INFLAMMATIONS DES PAUPIÈRES.

Les unes intéressent toutes les parties constituantes des paupières, telles que l'érysipèle et le phlegmon ; les autres se limitent à certaines parties constituantes des voiles palpébraux. De l'érysipèle et du phlegmon, nous ne dirons rien de particulier, sinon que la laxité du tissu cellulaire de cette région explique leur terminaison fréquente par abcès.

Parmi les inflammations particlles des paupières, nous étudierons celles des glandes, orgeolet, chalazion, et l'inflammation du bord libre des paupières, ou blépharite glandulo-ciliaire.

¯A. — ORGEOLET.

L'orgeolet n'est autre chose qu'un furoncle du bord libre des paupières, développé dans les follicules ciliaires ou dans l'appareil sébacé qui leur est annexé.

Certains sujets ont une véritable prédisposition pour cette affection dont ils présentent de fréquentes récidives. C'est surtout chez des jeunes gens lymphatiques qu'on la rencontre. Chez les jeunes filles, elle se lie assez souvent à des troubles de la menstruation.

L'orgeolet se montre sous forme d'une petite tumeur dure et rouge, très sensible à la pression, qui fait saillie du côté de la peau, au niveau du bord libre de la paupière.

La conjonctive et le cartilage tarse sont habituellement sains, à moins qu'il n'y ait en même temps un peu d'inflammation des glandes de Meibomius. A cette période, le malade accuse une sensation de chaleur et de démangeaison vers le bord libre des paupières. Au bout de cinq ou six jours, le sommet de la petite tumeur blanchit, elle s'ouvre et livre passage à un bourbillon. Dans d'autres cas, la résolution a lieu après une période d'induration plus ou moins longue.

Au début, on peut essayer de provoquer la résolution, en touchant la peau avec un peu de teinture d'iode ou avec un crayon de nitrate d'argent. Quand l'inflammation est plus avancée, on conseillera des lotions émollientes. M. Panas préfère les onctions avec des corps gras, et en particulier l'huile d'amandes douces, aidées d'une compression légère des paupières. Si l'élimination du bourbillon tarde à se faire, on pourra provoquer son issue par une petite ponction.

B. — CHALAZION.

Tandis que l'orgeolet a pour siège les follicules des cils et les glandes sébacées qui leur sont annexées, le chalazion se développe dans l'épaisseur du cartilage tarse, et au pourtour des glandes de Meibomius. C'est à tort qu'on l'a considéré comme un kyste de ces glandes. L'opinion du professeur Robin, qui les a regardés comme des tumeurs à cytoblastions ou éléments embryonnaires, est la vraie. Il résulte en effet des recherches histologiques du professeur Panas et de celles de Michel que le chalazion est formé de cellules embryoplastiques en grand nombre, avec quelques éléments fusiformes beaucoup plus rares. C'est, en un mot, un tissu analogue à celui des bourgeons charnus, qui se développe, non dans l'intérieur même d'une glande de Meibomius, mais à la périphérie de cette glande.

Tandis que l'orgeolet est très superficiellement situé sur le bord libre des paupières, le chalazion, au contraire, reste toujours distant de ce bord, et occupe un siège plus profond. Développé au-dessous de la peau et des fibres musculaires, dans l'épaisseur du cartilage tarse, il proémine surtout du côté de la conjonctive. Cette dernière membrane est quelquefois rouge et tomenteuse.

La tumeur peut subir un ramollissement qui commence par son centre et aboutit à la suppuration. On voit alors par transparence la coloration jaunâtre du pus du côté de la conjonctive, qui forme quelquefois de véritables fongosités. Dans d'autres cas, la tumeur, au lieu de suppurer, s'indure, diminue de volume et passe à la résolution.

Un produit morbide qui se détruit, soit par résolution spontanée, soit par suppuration, ne saurait appartenir à la classe des néoplasmes. Aussi est-ce à tort qu'on a rangé le chalazion parmi les tumeurs des paupières et qu'on en a fait une variété de sarcome. C'est là une véritable erreur de pathologie générale. Le chalazion est en réalité un produit inflammatoire.

Le chalazion est plus fréquent à la paupière supérieure, où le cartilage tarse et les glandes de Meibomius sont plus développés, qu'à la paupière inférieure. Il peut en exister plusieurs simultanément.

C'est surtout dans l'âge moyen de la vie, de 20 à 40 ans, et chez les sujets lymphatiques que leur tempérament prédispose aux inflammations des paupières, qu'on voit se développer le chalazion. Comme l'orgeolet, il subit parfois une augmentation de volume ou une poussée inflammatoire, chez la femme, au moment de la période menstruelle.

Le traitement médical doit s'adresser tout d'abord à l'état général lymphatique. Localement on emploiera les lotions émollientes et les onctions avec l'huile d'amandes douces (Panas).

Le traitement chirurgical peut consister dans l'extirpation complète du chalazion. Cette petite opération donne lieu à un écoulement sanguin assez abondant qui gêne l'opérateur. Aussi Desmarres a-t-il fait construire une pince spéciale qui porte son nom, et qui, enserrant dans son intérieur tous les tissus des paupières, supprime l'hémorrhagie. L'emploi de cette pince est applicable, non seulement à l'extirpation du chalazion, mais à celle de toutes les tumeurs des paupières.

L'extirpation du chalazion est fort délicate et présente un grave inconvénient, c'est d'exposer à la perforation complète de la paupière, si on la fait de la peau vers l'intérieur; à l'entropion et au trichiasis, si on l'exécute du côté de la conjonctive. Aussi vaut-il mieux lui substituer l'incision simple, ou la résection d'une partie du chalazion, s'il est volumineux; on fait suivre cette petite opération d'une cautérisation avec un crayon de nitrate d'argent, en ayant soin de neutraliser l'excès du caustique avec l'eau salée. Cette pratique empruntée par M. Panas à Nélaton, et que nous avons nous-même fréquemment mise en usage, suffit à assurer en peu de temps la guérison; preuve nouvelle qu'il ne s'agit pas ici d'un néoplasme.

C. — BLÉPHARITE GLANDULO-CILIAIRE

De toutes les inflammations des paupières, la blépharite glandulo-ciliaire est la plus importante à cause de sa fréquence et des graves complications qu'elle entraîne. Limitée au bord libre des paupières, elle atteint tous les tissus qui le constituent, mais surtout les follicules des cils et les glandes nombreuses de la région.

Étiologie. — Elle peut succéder à diverses conjonctivites, et notamment à la conjonctivite purulente, l'inflammation se perpétuant dans les nombreux culs-de-sac glandulaires que présente le bord libre des paupières. Souvent, comme le remarquent les auteurs du Compendium, elle coïncide avec la kératite chronique, et constitue avec elle l'une des formes de l'ophthalmie scrofuleuse. C'est en effet chez des sujets scrofuleux ou lymphatiques qu'on voit le plus souvent se développer la blépharite glandulo-ciliaire, et cela surtout chez les enfants. Chez les adultes et les vieillards, la misère, les mauvaises conditions hygiéniques, l'alcoolisme, sont les causes qui lui donnent naissance. Enfin les poussières, l'exposition des yeux à une grande chaleur, l'action des gaz irritants, développent la maladie chez les sujets prédisposés.

Symptômes. — La blépharite siège, tantôt des deux côtés à la fois, tantôt d'un seul côté. Elle occupe alors les deux paupières en même temps, ou l'une d'elles seulement. La paupière supérieure est ordinairement la plus malade, sans doute à cause de la situation déclive de son bord libre. Elle débute par une démangeaison au niveau du bord libre des paupières. En même temps, on y voit un peu de rougeur et de gonflement. L'épithélium du bord libre est quelquefois le siège d'une desquamation ; d'où des écailles blanchâtres, qui ont valu à cette forme de la maladie le nom de blépharite furfuracée ou pityriasis des paupières. Plus souvent la sécrétion pathologique des glandes amène la formation de croûtes jaunâtres au milieu desquelles sont implantés les cils. La conjonctive palpébrale est le siège d'une injection vive ; la peau elle-même est violacée, rougeâtre. Son gonflement n'est pas uniforme ; mais il se présente sous la forme de bosselures, séparées par des plis verticaux. Chaque matin, les paupières sont tellement agglutinées par la sécrétion muco-purulente que le malade ne peut ouvrir les yeux. En arrachant les croûtes, on arrache quelquefois en même temps les cils ; on voit se former, au niveau du bord libre, et surtout vers la commissure externe, de petites ulcérations saignantes. Les cils finissent par être ébranlés et par tomber spontanément. Du côté de la peau, on voit se développer des orgeolets ; vers la conjonctive, ce sont des abcès des glandes de Meibomius.

La maladie a la plus fâcheuse tendance à passer à l'état chronique. Dans les cas légers, elle peut guérir sans laisser de traces. Mais lorsque l'inflammation est profonde, lorsqu'elle dure pendant plusieurs années, avec des périodes d'aggravation, elle laisse le plus souvent des déformations graves des paupières. Les bords palpébraux restent

épais et indurés, privés de cils. Ou bien les cils repoussent dans une
mauvaise direction, ils viennent frotter sur la face antérieure de la
cornée, et constituent le trichiasis. Sous l'influence de l'inflammation
chronique, la peau des paupières subit parfois une véritable rétraction, elle se raccourcit, renverse en dehors le cartilage tarse et donne
naissance à un ectropion. Ce fait se produit quand l'inflammation
siége surtout dans la peau et les bulbes des cils. Lorsqu'elle est
plus profonde et qu'elle envahit plutôt la face muqueuse des paupières et les glandes de Meibomius, le résultat peut être inverse. Le
cartilage tarse ramolli s'enroule sur lui-même, et donne naissance à
l'entropion. Les voies lacrymales sont atteintes, soit par oblitération,
soit par renversement des points lacrymaux, et ces complications multiples peuvent conduire à la perte de la vision.

Traitement. — On doit tout d'abord s'appliquer à modifier l'état
général par un traitement tonique et antiscrofuleux. On écartera
toutes les causes d'irritation, en rétablissant le cours des larmes, s'il
y a du larmoiement; en faisant porter des verres coquilles fumés
pour garantir l'œil contre les poussières et le vent; en défendant l'application des yeux à une lumière trop vive.

Quant au traitement local, il consistera tout d'abord à faire tomber les croûtes du bord libre des paupières à l'aide de lotions émollientes. On appliquera ensuite des pommades modificatrices, dont les
principales sont celles qui ont pour base le précipité rouge, pommade
du Régent, de Lyon, pommade de Desault. S'il existe des ulcérations,
on peut les cautériser avec le sulfate de cuivre, ou avec le crayon
de nitrate d'argent mitigé. On ouvrira les petits abcès du bord libre
des paupières; enfin, quand le gonflement sera trop considérable, on
pourra, suivant le conseil de Desmarres, y pratiquer de petites ponctions à l'aide d'une lancette.

III

NÉOPLASMES OU TUMEURS DES PAUPIÈRES.

On observe aux paupières un grand nombre de néoplasmes ou
tumeurs qui ne diffèrent pas ici de ce qu'elles sont dans les autres
régions. Parmi elles, nous citerons le lipome, le fibrome, les

tumeurs érectiles, l'épithélioma. Cette dernière tumeur, très fréquente aux paupières, y affecte le plus souvent la forme de l'épithélioma bénin de la face, autrefois décrit par M. Verneuil sous le
nom d'adénome sudoripare. Ce qui donne seulement de l'intérêt à
ces diverses tumeurs, c'est la nécessité de ménager dans leur extirpation les tissus délicats des paupières, de peur de déterminer des
difformités. Parfois même on sera conduit à pratiquer des opérations autoplastiques longues et délicates (blépharoplastie), pour lesquelles nous renvoyons aux traités de médecine opératoire.

Nous insisterons seulement sur les kystes, qui présentent ici certaines particularités spéciales.

Kystes des paupières. — Ils sont extrêmement nombreux. Citons
d'abord comme exception rare les kystes hydatiques des paupières.

Les kystes sébacés, généralement désignés sous le nom de *milium*
ou *millet,* siègent sur la face externe des paupières, et jamais sur
leur bord libre. Ils se présentent sous la forme de petites tumeurs
blanchâtres ou jaunâtres du volume d'un grain de mil, souvent multiples. Leur siège est dans un des follicules pileux de la peau des
paupières, jamais dans les follicules des cils. Leur contenu est formé
de matière grasse, de cellules épithéliales et de cristaux de cholestérine. Quelquefois il est infiltré de sels calcaires.

Une autre variété de kystes des paupières est constituée par les
petits kystes transparents du bord libre, auxquels on donne aussi le
nom de vésicules transparentes ou hydatis. Ils sont plus fréquents à
la paupière inférieure où ils se présentent sous la forme d'une petite
lentille ou d'un pois. M. Panas les a trouvés tapissés à leur intérieur
d'un épithélium pavimenteux. Leur contenu est un liquide aqueux,
limpide, ne présentant sous le microscope aucun élément organisé.
Contrairement à l'opinion générale qui les fait se développer aux
dépens des glandes sudoripares de la peau des paupières, M. Panas
tend à les considérer comme dépendant d'une métamorphose séreuse
des glandes sébacées annexées aux cils. On s'expliquerait ainsi leur
développement constant au niveau de la face antérieure du bord
libre des paupières.

Enfin, bien que le chalazion ait été considéré à tort comme un
kyste des glandes meibomiennes, il n'en est pas moins vrai que les
glandes de Meibomius peuvent présenter parfois des kystes véritables.
Leur contenu muqueux diffère de celui du chalazion. Quelquefois il

subit la transformation calcaire, et se présente sous forme d'une matière blanchâtre, ressemblant à de la craie. Ces petites tumeurs dures et saillantes déterminent de la gêne des mouvements des paupières, et entretiennent par leur frottement sur la conjonctive oculaire l'inflammation de cette membrane.

Le traitement de toutes ces variétés de kystes consiste dans l'incision qui donne issue au contenu des glandes sébacées et des glandes de Meibomius ; pour les kystes hydatiques et les vésicules transparentes du bord libre des paupières, il faut y joindre la cautérisation de la poche.

IV

TROUBLES FONCTIONNELS ET VICES DE CONFORMATION DES PAUPIÈRES.

Il est impossible de séparer les troubles fonctionnels des nombreux vices de conformation des paupières. Telle disposition, en effet, peut constituer à la fois un vice de conformation et un trouble de fonction. Ainsi, la chute de la paupière supérieure ou ptosis peut être un vice de conformation congénital ou résulter de la paralysie du releveur de la paupière supérieure. De même, une seule difformité peut être, tantôt acquise, tantôt d'origine congénitale.

1° ABSENCE DES PAUPIÈRES.

L'absence des paupières ou *ablépharie* peut être congénitale ou acquise. La première variété qui s'observe chez des fœtus monstrueux ne doit pas nous occuper. Quant à la destruction accidentelle des paupières, elle résulte le plus souvent de brûlures, d'affections charbonneuses, de plaies par armes à feu, etc. On voit quelquefois la peau des parties voisines attirée par la cicatrice former des sortes de repli qui viennent protéger incomplètement le globe de l'œil. De même aussi, la conjonctive en partie conservée, forme quelquefois des bourrelets qu'il importe de respecter pour la réparation. Celle-ci, qui sera réalisée à l'aide d'une opération autoplastique (blépharoplastie), s'impose au chirurgien comme une nécessité impérieuse. En effet, le globe oculaire, constamment exposé au contact de l'air par suite de la perte des paupières, ne tarderait pas à s'altérer, et la vision serait perdue.

2° COLOBOMA DES PAUPIÈRES.

Le coloboma consiste en une fente verticale, congénitale ou accidentelle, des paupières.

Le coloboma congénital est excessivement rare, puisque M. Panas,
dans l'article *Paupières* du Dictionnaire de Jaccoud,' n'en cite que
treize cas. Il se présente sous la forme d'une fente triangulaire dont la
base est tournée vers le bord libre de la paupière. Les bords de la fente
épais et charnus sont tapissés, soit par la peau, soit par la muqueuse
conjonctivale. C'est le plus souvent à la paupière supérieure qu'on
rencontre le coloboma congénital. Deux fois seulement il existait en
même temps à la paupière supérieure et à l'inférieure. Enfin, dans
un cas de M. Polaillon, la paupière inférieure seule était atteinte.

Le coloboma acquis présente au contraire des bords minces,
revêtus de tissu cicatriciel. Il a pour inconvénient d'exposer d'une
façon permanente le globe de l'œil au contact de l'air. Aussi faut-il,
après avoir pratiqué l'avivement de ses bords, les suturer, de manière à obtenir la guérison de cette solution de continuité.

3° ÉPICANTHUS.

Sous le nom d'*épicanthus*, on décrit un repli cutané semi-lunaire
qui recouvre plus ou moins complètement la commissure interne
des paupières. Ce repli cutané se continue sans ligne de démarcation avec la peau du nez. Il est le plus souvent congénital et habituellement symétrique ; parfois cependant un seul œil est atteint.
Il coïncide quelquefois avec certains autres vices de conformation,
tels que le strabisme interne, la parésie des muscles releveur de la
paupière et droit supérieur, les tumeurs lacrymales congénitales,
la microphthalmie.

Il existe deux cas, appartenant à Sichel et à Chevillon, où l'épicanthus, au lieu de siéger à l'angle interne de l'œil, comme d'habitude,
occupait au contraire la commissure externe des paupières.

On comprend que, suivant son étendue, ce voile cutané gênera
plus ou moins la vision. Mais il ne faut pas se presser d'agir en
pareil cas ; car, assez souvent, avec les progrès de l'âge, cette disposition s'efface, au fur et à mesure que le squelette de la face et du
nez prend du développement.

A côté de l'épicanthus congénital, il existe un épicanthus acquis, tenant soit à des brûlures, soit à un effondrement du nez, consécutif à un ozène syphilitique ou scrofuleux. Aussi M. Panas se demande-t-il si bon nombre d'épicanthus, qui passent pour congénitaux, ne sont pas dus à des lésions scrofuleuses ou syphilitiques des fosses nasales développées dans le jeune âge.

Une remarque intéressante faite par von Ammon, c'est que lorsqu'on pince entre les doigts la peau du dos du nez, on fait disparaître l'épicanthus. Aussi cet auteur a-t-il proposé, pour corriger la difformité, de pratiquer l'excision du pli cutané ainsi formé sur le milieu du nez. Ce procédé n'est applicable qu'aux cas où la difformité est symétrique. Si l'épicanthus est unilatéral, il faut pratiquer l'excision du repli cutané qui le constitue.

4° LAGOPHTHALMOS.

On donne le nom de lagophthalmos ou lagophthalmie à la diminution permanente de hauteur des paupières, exposant sans cesse le globe de l'œil à l'action de l'air. C'est un degré atténué de l'ablépharie ou absence totale des paupières. Exceptionnellement cette disposition est congénitale; beaucoup plus souvent elle est acquise.

Elle résulte de cicatrices de brûlures ou d'abcès ossifluents des parties voisines. La paralysie de l'orbiculaire des paupières lui donne aussi naissance, et constitue une variété spéciale, dite lagophthalmos paralytique.

Le traitement variera suivant la cause de l'affection. S'il s'agit d'un lagophthalmos paralytique, on combattra par les moyens convenables la paralysie de l'orbiculaire. En cas de cicatrices vicieuses, on sera conduit à pratiquer des opérations autoplastiques. On pourra notamment pratiquer la tarsorrhaphie ou suture de la commissure externe des paupières après avivement.

5° BLÉPHAROPTOSE OU PTOSIS.

Le ptosis, ou chute de la paupière supérieure, peut être congénital ou acquis. Il est complet ou incomplet suivant que la paupière recouvre entièrement ou partiellement le globe de l'œil.

D'après la cause qui lui a donné naissance, le ptosis acquis a été divisé en plusieurs variétés.

La chute de la paupière peut résulter d'un traumatisme qui a sectionné le tendon du releveur de la paupière supérieure ; le ptosis est dit alors traumatique. Elle tient, dans d'autres cas, à la paralysie du releveur, ou du nerf moteur oculaire commun. Les causes de cette paralysie sont le froid, la syphilis, les maladies cérébrales (blépharoptose cérébrale de Landouzy). A cette variété convient le nom de ptosis paralytique. Enfin, le ptosis peut résulter aussi de l'hypertrophie ou du relâchement des téguments des paupières. Déjà nous avons noté parmi les symptômes de l'ophthalmie granuleuse la chute de la paupière supérieure. A la longue, il en peut résulter un véritable ptosis. Dans d'autres cas, il y a accumulation de graisse sous la peau de la paupière supérieure, ptosis lipomateux, ou bien encore il s'agit d'une infiltration séreuse de la paupière chez des sujets vieux et affaiblis.

Traitement. — Il variera suivant la cause du ptosis. Si la chute de la paupière est d'origine paralytique, il faut, par la révulsion, par les courants continus, par le traitement spécifique, en cas de syphilis, soigner la paralysie. On peut du moins, comme moyen palliatif, conseiller le pincement d'une portion des téguments de la paupière à l'aide d'une pince spéciale, dite pince à ptosis. Les procédés opératoires consistent dans l'excision d'un pli cutané de la paupière, ou même, comme l'a proposé de Graefe, dans l'excision d'une portion de l'orbiculaire, afin de diminuer l'action prépondérante de ce muscle.

6° BLÉPHAROSPASME.

Le muscle orbiculaire des paupières peut se contracter convulsivement dans deux circonstances différentes. Tantôt sa contraction est passagère et souvent répétée ; elle constitue alors le clignotement des paupières. Tantôt elle est permanente, et maintient les paupières closes d'une façon continue ; on lui donne le nom de blépharospasme.

Dans la plupart des cas, le blépharospasme est symptomatique d'une affection oculaire : tantôt il s'agit d'une kératite phlycténulaire, tantôt d'un corps étranger de la cornée. Le blépharospasme peut se voir aussi dans la carie dentaire, dans les affections de la langue, dans le tic douloureux de la face. Dans d'autres cas, il constitue l'une des manifestations de l'hystérie.

Le traitement doit avant tout s'adresser à la cause générale ou locale de l'affection. Remarquant que la compression des nerfs sus et sous-orbitaires fait quelquefois cesser la contracture de l'orbiculaire, on a été conduit à pratiquer la section de ces nerfs. On a conseillé aussi la dilatation forcée du sphincter palpébral. Nous pensons, avec M. Terrier, que c'est là un moyen qui mérite d'être expérimenté.

7° BLÉPHAROPHIMOSIS.

Sous ce nom, l'on désigne l'étroitesse congénitale ou acquise de la fente palpébrale. C'est surtout à la suite des ophthalmies de longue durée, en particulier de l'ophthalmie granuleuse, qu'on observe le blépharo-phimosis ; il est causé alors par le spasme permanent de l'orbiculaire, et par l'ulcération de l'angle externe des paupières, dont les bords, privés d'épiderme, finissent par adhérer l'un à l'autre, en rétrécissant la fente palpébrale.

Plusieurs opérations ont été proposées pour combattre le blépharophimosis. La plus simple est celle qui a été conseillée par von Ammon et qui porte le nom de canthoplastie. Elle consiste à inciser, dans l'étendue d'un centimètre et demi à deux centimètres, la commissure externe des paupières, puis à suturer la muqueuse conjonctivale avec les lèvres de la plaie ainsi formée. Généralement, trois points de suture suffisent pour assurer le succès de cette petite opération. L'un répond au sommet de l'angle de la plaie ; les deux autres sont placés sur la lèvre supérieure et sur la lèvre inférieure de la solution de continuité. Si la conjonctive se laissait attirer difficilement vers la peau, on disséquerait légèrement ses adhérences au globe de l'œil pour la mobiliser.

8° ANKYLOBLÉPHARON.

La soudure du bord libre des paupières est dite ankyloblépharon. Cette disposition peut être congénitale ou accidentelle. Dans ce dernier cas, elle est la conséquence de plaies, d'ulcérations, de brûlures

des paupières. Le traitement consiste simplement à couper la bride
qui maintient réunis les bords palpébraux.

9° SYMBLÉPHARON.

Tandis que l'ankyloblépharon désigne la soudure des paupières
entre elles, le symblépharon consiste dans l'adhérence de la paupière
au globe de l'œil.

Rarement congénital, le symblépharon résulte le plus souvent de
la cicatrisation d'une plaie ou d'une brûlure ; il succède aussi parfois
à l'ophthalmie purulente.

L'adhérence se fait tantôt avec la conjonctive oculaire, tantôt avec
la cornée. Elle peut être partielle ou totale. Le symblépharon partiel
consiste en une bride reliant la paupière au globe de l'œil, quelquefois même, c'est un simple pont sous lequel on peut passer un stylet.
Dans le symblépharon total, au contraire, le cul-de-sac conjonctival
a disparu.

Symptômes. — Suivant l'étendue du symblépharon, suivant qu'il
s'insère seulement sur la conjonctive ou sur la cornée, la vision est
plus ou moins entravée. Les mouvements de l'œil sont limités, et il
en résulte parfois un véritable strabisme cicatriciel. La paupière peut
être en même temps raccourcie et légèrement renversée en dehors
(ectropion); on voit aussi le symblépharon s'accompagner d'ankyloblépharon. Les voies lacrymales peuvent être déviées ou oblitérées, d'où
le larmoiement ; quelquefois on observe la xérophthalmie.

On voit par là combien de complications peuvent se trouver réunies.
Ce qui aggrave encore le pronostic, c'est la difficulté du traitement.

Traitement. — Lorsque la bride est très étroite, sa section peut
suffire à amener la guérison. Mais quelque soin qu'on prenne pour
empêcher l'accolement des surfaces séparées, trop souvent on voit
la récidive se produire. Aussi sera-t-il bon, après avoir sectionné la
bride, de pratiquer la suture de la conjonctive bulbaire. On a eu recours également à la section lente de la bride au moyen d'un fil de
plomb transfixant sa base ; c'est le procédé d'Himly.

Arlt et Laugier ont exécuté deux procédés qui se rapprochent beaucoup l'un de l'autre. Après avoir disséqué la bride constituant
le symblépharon depuis son adhérence oculaire jusqu'au fond du cul-
de-sac conjonctival, Laugier traversait à la fois le sommet de cette

bride et la paupière tout entière avec une anse de fil qu'il nouait au dehors sur un petit rouleau de diachylon. De cette façon, on maintient appliquée la bride dans le fond du cul-de-sac conjonctival. On se met encore plus sûrement à l'abri de la récidive si, après avoir disséqué la bride, on pratique, comme le fait Arlt, une suture conjonctivale, de façon à recouvrir la surface saignante laissée par la dissection. Mais ces procédés ne conviennent qu'à des symblépharons partiels qui ne dépassent pas six à sept millimètres de largeur à leur insertion oculaire. Dans les cas de symblépharon total, il faut avoir recours à des procédés autoplastiques beaucoup plus compliqués, tels que ceux de Knapp, de Teale et de von Ammon, que nous ne pouvons faire que mentionner ici.

10° ECTROPION.

On donne le nom d'ectropion à tout renversement des paupières en dehors, quelle qu'en soit l'origine.

C'est le plus souvent à la paupière inférieure qu'on l'observe. Les deux yeux sont fréquemment atteints en même temps ; on peut le voir aussi à la paupière supérieure. Enfin, les deux paupières sont, quelquefois, simultanément renversées en dehors.

Étiologie. — Les causes de l'ectropion sont multiples, d'où la nécessité de les grouper sous plusieurs chefs.

La forme la plus importante est l'ectropion cicatriciel. Toutes les causes qui le produisent agissent en diminuant l'étendue de la peau des paupières : telles sont les brûlures, les plaies avec perte de substance, les ulcérations des paupières, les cicatrices résultant d'abcès ossifluents des os voisins, et en particulier, de l'os malaire.

Vient ensuite l'ectropion paralytique, qui succède à la paralysie du nerf facial et qui se voit à la paupière inférieure. Dans ce groupe rentre aussi l'ectropion qu'on voit succéder chez les vieillards à la parésie de l'orbiculaire, compliquée le plus souvent d'un certain degré de conjonctivite et de larmoiement.

La troisième variété comprend l'ectropion inflammatoire qui tient au gonflement, au boursouflement de la muqueuse conjonctivale, renversant en dehors le cartilage tarse et avec lui la paupière tout entière.

Symptômes. — Ils diffèrent suivant la nature de l'ectropion. Dans la forme cicatricielle, le repli formé par la paupière à l'état normal a disparu ; le cul-de-sac conjonctival est effacé. En même temps que la paupière s'écarte du globe de l'œil, son bord libre s'allonge, comme l'a fait remarquer Mackenzie. Dans les autres variétés, ectropion inflammatoire et paralytique, c'est moins la peau des paupières qui a disparu, que la muqueuse conjonctivale qui fait hernie au dehors, sous la forme d'un bourrelet rouge et fongueux. D'où le nom d'ectropion muqueux donné à cette forme. Aussi peut-on redresser momentanément la paupière, ce qu'on ne saurait faire dans l'ectropion cicatriciel où la peau fait défaut. Cette division en ectropion muqueux et cicatriciel a donc la plus grande importance au point de vue du traitement.

Pronostic. — Quelle que soit la nature de l'ectropion, le pronostic est sérieux. Il constitue, en effet, une difformité choquante. Il entraîne de plus la déviation des points lacrymaux et le larmoiement ; enfin, en exposant sans cesse la cornée au contact de l'air, il produit des altérations graves de cette membrane, capables d'entraîner à la longue la cécité. On comprend qu'à ce dernier point de vue, l'ectropion double a une gravité beaucoup plus grande.

Traitement. — Il est différent suivant la nature de l'ectropion auquel on a affaire. Dans l'ectropion inflammatoire, en traitant convenablement, par les astringents et les caustiques, la muqueuse conjonctivale enflammée, on peut espérer amener sa diminution de volume et la réduction de la paupière renversée. On aidera parfois à ce résultat par des scarifications de la conjonctive. Si l'on échoue, on pratiquera l'excision d'un repli de la muqueuse, et le tissu cicatriciel ainsi développé pourra redresser la paupière.

Dans l'ectropion paralytique, on traitera par l'électricité et les moyens convenables la paralysie de l'orbiculaire des paupières. On pourra par des bandelettes agglutinatives maintenir redressée la paupière inférieure. Si même la paralysie durait trop longtemps, et si l'on voyait des altérations se manifester du côté de la cornée, on pratiquerait la suture des paupières ou tarsorraphie, pour mettre l'œil à l'abri du contact de l'air.

Dans les cas d'ectropion dû à l'affaiblissement de l'orbiculaire et à la laxité des tissus, comme chez le vieillard, par exemple, on peut se proposer de raccourcir le bord palpébral augmenté de longueur. Il existe dans ce but plusieurs procédés, tels que ceux de Desmarres, de von Ammon, de Dieffenbach et de Szymanowski. Tous ces procédés ont cela de commun qu'ils excisent un lambeau triangulaire de peau, au niveau de d'angle externe des paupières, avivent dans une certaine étendue le rebord palpébral de la paupière inférieure et le suturent à l'un des bords du triangle cruenté ainsi formé. Ils diminuent ainsi la longueur du rebord palpébral, en entraînant en haut et en dehors la commissure externe des paupières.

L'ectropion cicatriciel exige des procédés différents. Ici il ne s'agit plus de diminuer la longeur du rebord palpébral exubérant, en reportant en haut et en dehors la commissure externe. Ce qu'il faut, autant que possible, c'est libérer le tissu cicatriciel de ses attaches aux parties voisines et donner à la peau des paupières une hauteur plus grande en remontant le bord palpébral. Bien des procédés ont été imaginés dans ce but. Le plus simple et le plus connu est celui de Wharton Jones. Il consiste à pratiquer une incision en V, comprenant dans son intérieur la bride cicatricielle; cette bride est disséquée; la pointe du V devient libre; on réunit alors par la suture l'extrémité inférieure du triangle cruenté ainsi formé, de manière à transformer en Y le V primitivement tracé. Par là, la paupière gagne en hauteur toute l'étendue répondant à la branche verticale de l'Y. Ce procédé ne convient qu'aux cas où la bride cicatricielle est assez limitée. Bien d'autres procédés opératoires ont été imaginés pour les difformités plus étendues. Nous ferons du reste, à propos des opérations applicables à l'ectropion, une réflexion générale, qui concerne toutes les opérations ayant pour but de parer aux diverses difformités des paupières. L'exposé de ces procédés opératoires délicats nécessiterait de longues descriptions, et des figures que l'exiguïté de notre cadre ne nous permet pas de donner. Nous renvoyons donc pour ce sujet aux différents livres de médecine opératoire, et en particulier à l'article *Paupières* du professeur Panas, publié dans le Dictionnaire de Jaccoud.

Il est, toutefois, un procédé que nous ne pouvons passer sous silence, à cause de sa grande valeur : c'est la suture des paupières ou blépharorrhaphie, conseillée par Mirault d'Angers. A elle seule, elle suffira dans bien des cas à corriger la difformité. Si toutefois, elle est insuffisante, on peut lui joindre différents procédés autoplastiques dont elle contribue à assurer le succès. C'est là un point sur lequel a insisté avec juste raison Denonvilliers. Mais, plus simple que les autres procédés autoplastiques, la blépharorrhaphie suffit seule à la guérison. Beaucóup de chirurgiens professent cette opinion, et parmi eux, nous citerons surtout MM. Verneuil et Panas. L'avivement est fait sur tout le bord libre des paupières, moins la région interne en dedans des points lacrymaux, laissée libre pour l'écoulement des larmes. La suture des paupières doit être maintenue pendant un temps fort long, si l'on veut en tirer un heureux résultat. Pour cela, six mois, huit mois, un an, sont nécessaires. Encore ne faudra-t-il couper que peu à peu la bride qui maintient les paupières réunies. Il est du reste à remarquer que la blépharorrhaphie donnera surtout de bons résultats dans les cas où les deux paupières seront atteintes en même temps d'ectropion. Dans les cas, en effet, où une seule paupière est malade, c'est la paupière saine qui se prête surtout à l'extension, et la difformité est moins sûrement corrigée.

11° ENTROPION.

L'entropion désigne la difformité opposée à l'ectropion. Ici le renversement du bord libre de la paupière, au lieu de se faire en dehors, se fait en dedans, de sorte que les cils viennent irriter par leur contact la face antérieure de la conjonctive et de la cornèe.

L'entropion peut siéger aux deux paupières, il est alors double. Il peut occuper toute l'étendue ou seulement une partie du bord libre de la paupière ; de là sa division en total ou partiel. Dans ce dernier cas, c'est surtout la moitié interne des paupières qui est atteinte.

Le renversement en dedans de la paupière peut du reste affecter plusieurs degrés. Dans un premier degré, c'est seulement le sommet des cils qui vient toucher le globe oculaire. Dans un second degré, les cils en totalité sont renversés en dedans, et frottent sur la cornée. Enfin, dans le degré le plus prononcé, la paupière tout entière s'enroule sur elle-même, et vient se mettre en rapport par sa surface cutanée avec le globe de l'œil.

Étiologie. — Eu égard aux causes qui lui ont donné naissance, l'entropion peut être distingué en musculaire, cicatriciel et bulbaire.

Toutes les cicatrices de la muqueuse conjonctivale peuvent, par leur rétraction, entraîner le renversement de la paupière en dedans, qu'elles succèdent à des opérations sur la conjonctive, ou à la présence de granulations persistantes. Dans ce dernier cas, il faut joindre comme cause à l'existence de tissu cicatriciel le ramollissement des cartilages tarses qui, privés de leur rigidité normale, laissent la paupière s'enrouler sur elle-même.

L'entropion musculaire, dont la cause est le spasme de l'orbiculaire, et surtout de la portion ciliaire de ce muscle, s'observe dans les affections inflammatoires du globe de l'œil. C'est un degré plus élevé du blépharo-spasme qui va jusqu'au renversement complet de la paupière. Il est une circonstance dans laquelle on le voit se produire, et qui mérite toute l'attention du chirurgien, vu les conséquences graves qui peuvent en résulter. C'est à la suite de l'opération de la cataracte, chez les vieillards dont les paupières flasques et molles se laissent facilement enrouler sur elles-mêmes par la contraction de l'orbiculaire. C'est une circonstance dont il importe d'être prévenu ; car, si l'on n'y prenait garde, les cils viendraient irriter par leur présence la face antérieure de la cornée, et pourraient déterminer sa suppuration.

Enfin, sous le nom d'entropion bulbaire, on désigne le renversement des paupières qui succède à l'atrophie ou à l'absence du globe oculaire après l'énucléation. Les paupières n'étant plus soutenues, se renversent en dedans, si surtout leur tissu est ramolli, comme chez les vieillards, et s'il s'y joint du spasme de l'orbiculaire.

Symptômes. — Le contact des cils avec l'œil et surtout avec la cornée détermine des douleurs vives, de la congestion, de la rougeur, du larmoiement. Enfin, tôt ou tard, il se développe une kératite vasculaire ou pannus, qui gêne considérablement la vision. Dans certains cas même, l'ulcération de la cornée, et la perforation du globe oculaire conduisent le malade à la cécité.

Pronostic. — Ici, comme pour l'ectropion, le pronostic est intimement lié à la cause qui produit la difformité. Dans l'entropion inflammatoire, on peut espérer voir disparaître la difformité avec l'inflammation qui lui a donné naissance, en même temps que, par des procédés appropriés, on combat ses inconvénients. L'entropion cicatriciel est au contraire permanent, et bien souvent les opérations autoplastiques sont impuissantes à le corriger entièrement, ou à empêcher sa reproduction.

Traitement. — Dans l'entropion inflammatoire, des bandelettes agglutinatives, ou mieux encore une serrefine que l'on fixe par un fil collodionné à la peau des parties voisines, suffisent à combattre l'enroulement de la paupière.

Dans l'entropion bulbaire, la prothèse oculaire, en fournissant aux paupières un point d'appui suffisant, combattra la difformité.

L'entropion cicatriciel a été traité par un grand nombre de procédés opératoires. Beaucoup d'entre eux consistent dans l'excision d'un pli vertical ou horizontal de la peau des paupières. De ce nombre sont les procédés de Janson (de Lyon), de Lisfranc, de de Graefe. On a eu recours également à la cautérisation de la peau des paupières, soit par les caustiques chimiques, soit par le fer rouge.

Gaillard, de Poitiers, a conseillé la ligature verticale des paupières, comprenant à la fois la peau et le muscle orbiculaire. On peut, suivant le cas, placer un ou plusieurs points de suture. On peut enfin, comme l'a conseillé Pagenstecher, combiner la ligature de Gaillard (de Poitiers) avec la canthoplastie ou opération d'Ammon, dont nous avons parlé à propos du blépharo-phimosis. M. Panas insiste sur les avantages qui résultent de la combinaison de ces deux procédés.

12° TRICHIASIS.

Le trichiasis désigne le renversement en dedans des cils qui viennent frotter sur le globe de l'œil. Il diffère de l'entropion en ce qu'il ne s'accompagne pas du renversement du bord libre des paupières. Il est exceptionnel de trouver tous les cils déviés à la fois. Le plus ordinairement, il n'y en a qu'un certain nombre qui sont déviés, et qui, sous forme de petites touffes de cils, viennent irriter la cornée. Quelquefois les cils de la rangée postérieure sont seuls déviés, tandis que ceux de la rangée antérieure sont normaux. Cette difformité, à laquelle on donne le nom de distichiasis, mérite d'être bien connue ; car si l'on s'en rapportait à un examen superficiel, on pourrait la laisser passer inaperçue, en constatant que la rangée antérieure des cils occupe sa place normale.

Généralement les cils déviés sont en même temps altérés dans leur forme et leur volume, petits et recroquevillés sur eux-mêmes. Quelquefois cependant ils ont conservé leur forme et leur volume normal

Le trichiasis atteint plus souvent et à un degré plus marqué la paupière supérieure que l'inférieure.

Après ce que nous avons dit de l'entropion, il n'est pas nécessaire

d'insister sur les conséquences funestes qui résultent de l'irritation
continuelle de la cornée par les cils déviés.

Étiologie. — Toutes les causes capables de produire la rétraction de la conjonctive et la déformation des bords palpébraux peuvent donner naissance au trichiasis. Au premier rang de ces causes, il
faut signaler les blépharites et les conjonctivites chroniques, en particulier, la conjonctivite granuleuse. La variole, les brûlures peuvent
aussi lui donner naissance en produisant un tissu de cicatrice. Enfin,
Vidal (de Cassis) a invoqué pour certains cas le développement anormal de cils qui prennent une direction vicieuse.

Traitement. — Il est palliatif ou curatif. Le traitement palliatif
consiste dans l'arrachement des cils déviés.

Quant au traitement curatif, il comprend deux méthodes. Dans
l'une, on s'efforce de produire le redressement des bulbes et du bord
palpébral; dans l'autre, on détruit les follicules pileux.

a. *Redressement des bulbes et du bord palpébral.* — Parmi les
procédés conseillés pour arriver à ce résultat, nous citerons surtout
celui d'Anagnostakis, qui constitue une véritable transplantation du
bord ciliaire, et qui donne les meilleurs résultats.

Voici comment M. Panas pratique cette opération : A deux ou trois
millimètres du bord libre de la paupière, on fait une incision parallèle à ce bord, comprenant la peau et les fibres de l'orbiculaire; on
met ainsi à nu le cartilage tarse, dont on continue la dénudation
d'une part jusqu'au bord libre de la paupière, d'autre part jusqu'à la
partie supérieure de ce fibro-cartilage, c'est-à-dire jusqu'au ligament
suspenseur de la paupière. On forme ainsi un petit lambeau très peu
élevé, comprenant tous les bulbes des cils. C'est ce petit lambeau
qu'on relève ou qu'on transplante, en passant en arrière des bulbes
ciliaires des points de suture qu'on fixe d'autre part au ligament
suspenseur des paupières. C'est ce dernier ligament qui fournit le
point d'insertion fixe des cils dans leur nouvelle situation. Mais cette
opération n'est applicable qu'à la paupière supérieure. Pour la paupière inférieure, il est nécessaire de former un petit lambeau rectangulaire de peau, que l'on excise.

b. *Destruction des bulbes des cils.* — Cette destruction a été pratiquée, soit par les caustiques, soit par l'instrument tranchant. Les
caustiques chimiques, le fer rouge en pointes très minces, et l'électrolyse (Lefort) ont été employés pour arriver à ce résultat.

Avec l'instrument tranchant, on a pratiqué l'excision d'une partie du bord libre de la paupière; ou bien on a limité l'excision aux téguments et aux bulbes des cils déviés. Certains chirurgiens ont pratiqué une incision en V, comprenant dans son épaisseur tous les bulbes déviés; ils ont excisé à ce niveau les bulbes et la peau, puis ont pratiqué la suture des deux lèvres de la plaie.

ARTICLE IV

MALADIES DES VOIES LACRYMALES.

Sous ce titre, nous étudierons les maladies de l'appareil sécréteur des larmes, glande lacrymale, et celles des voies d'excrétions, points et conduits lacrymaux, sac lacrymal et canal nasal.

Outre les ouvrages classiques, *Compendium de chirurgie, Traités de pathologie* de Follin et Duplay, de Terrier, nous conseillons à ce sujet la lecture des *Leçons sur les affections de l'appareil lacrymal* du professeur Panas, que nous suivrons dans cette description.

MALADIES DE LA GLANDE LACRYMALE.

1° PLAIES.

La glande lacrymale a été quelquefois atteinte dans les cas de plaies pénétrantes de l'orbite. Partout se trouve cité le fait de Larrey, qui vit une moitié de balle logée dans l'épaisseur de la glande lacrymale. De Graefe a observé un prolapsus de la glande lacrymale, à la suite d'une plaie de la paupière supérieure. M. Panas a rencontré un cas semblable. La conduite à tenir n'est autre que celle indiquée par les deux auteurs précédents, c'est-à-dire réduire la glande et la maintenir en place par quelques points de suture.

On ne connaît pas d'exemple de fistules permanentes succédant à des plaies de la glande lacrymale. Mais lorsque ses canaux excréteur:

sont atteints, des trajets fistuleux peuvent se montrer, ou même des tumeurs formées par la rétention des larmes à l'intérieur des canaux oblitérés. Ces tumeurs prennent le nom de dacryops. On peut même rencontrer à la fois tumeur et fistule (dacryops fistuleux).

Le moyen d'éviter ces complications, c'est de pratiquer une suture aussi exacte que possible de la plaie des paupières.

2° INFLAMMATION (DACRYOADÉNITE).

La dacryoadénite est une affection rare, surtout dans sa forme aiguë; la dacryoadénite chronique, habituellement liée à une autre affection oculaire, se rencontre plus souvent.

A. **Dacryoadénite aiguë.** — M. Panas n'a pu en rassembler que dix cas.

Les causes qui lui donnent naissance sont le traumatisme (plaies, contusions) ou le séjour prolongé d'un corps étranger dans le cul-de-sac supérieur de la conjonctive (soie de porc, Mackenzie). On a invoqué aussi l'influence du froid.

La dacryoadénite se révèle par une douleur violente, un gonflement dur, siégeant à la partie externe de la paupière supérieure, du chémosis. Lorsque la portion orbitaire de la glande a pris un grand volume, l'œil est refoulé en bas et en dedans.

La marche est en général assez rapide, et au bout de quelques jours la suppuration se produit et se fait jour soit vers la peau, soit du côté de la conjonctive. On peut voir aussi la terminaison par résolution ou par passage à l'état chronique.

B. **Dacryoadénite chronique.** — Celle-ci est rarement primitive. Le plus souvent elle succède à une ophthalmie de voisinage, surtout chez les scrofuleux. Dans quelques cas, elle a été trouvée d'origine syphilitique. Comme la dacryoadénite aiguë, elle siège habituellement d'un seul côté; mais elle peut être double. Elle se présente alors sous forme d'une induration siégeant au côté externe de la paupière supérieure, et reproduisant par sa forme la figure de la portion palpébrale de la glande. La tumeur fait saillie dans le cul-de-sac conjonctival, ce dont on s'assure en renversant sur elle-même la paupière supérieure. Le globe oculaire est refoulé en bas et en dedans.

La marche est lente, et la terminaison habituelle est l'induration. Parfois cependant la maladie passe à l'état aigu et peut se terminer par suppuration.

Diagnostic. — C'est surtout dans la forme aiguë qu'il présente des difficultés. On pourrait confondre en effet l'inflammation aiguë de la glande lacrymale avec une ostéo-périostite limitée à la loge de cette glande. On l'en distinguera, en constatant que, dans la dacryoadénite, la tumeur *lobulée* fait saillie dans le cul-de-sac conjonctival, et occupe une partie de la paupière supérieure. Une fois la collection purulente ouverte, l'exploration avec un stylet révélera parfois la dénudation des os dans le cas d'ostéo-périostite phlegmoneuse.

Traitement. — Dans la dacryoadénite aiguë, le traitement sera d'abord antiphlogistique. Quand l'abcès sera formé, il faudra l'ouvrir; mais ici les avis sont partagés : Les uns voulant donner issue au pus par la conjonctive, pour éviter une cicatrice cutanée (Abadie); les autres préférant l'ouverture par la peau. Avec le professeur Panas nous croyons cette dernière manière de faire préférable. Elle est plus favorable au drainage et au lavage de la cavité avec les liquides antiseptiques. Elle n'a pas l'inconvénient de mettre le pus en contact avec le globe de l'œil. Enfin, faite parallèlement à la queue du sourcil, l'incision se cache dans les plis de la paupière, et ne laisse qu'une cicatrice imperceptible.

Dans la forme chronique, le traitement doit être résolutif (pommades iodurées). En même temps, il s'adressera à l'état général syphilitique ou scrofuleux.

3° FISTULES.

Déjà à propos des traumatismes de la glande, nous avons noté que des plaies de la paupière supérieure peuvent intéresser ses conduits excréteurs et donner naissance à des fistules. L'ulcération de la paupière par un lupus (Arlt) a pu aboutir au même résultat.

Ces fistules, d'ailleurs très rares, se présentent sous forme d'un pertuis donnant passage d'une manière intermittente à un liquide incolore, alcalin, d'un goût salé, ayant en un mot, tous les caractères des larmes.

Souvent en même temps que l'orifice normal est oblitéré du côté de la conjonctive, l'orifice fistuleux a tendance à se fermer ; on voit alors, sous l'influence de la rétention du liquide, se former des abcès qui s'ouvrent et se ferment à plusieurs reprises. Exceptionnellement, au lieu de donner naissance à un abcès, le liquide, en s'accumulant à l'intérieur des canaux, forme une tumeur ou kyste lacrymal, connu sous le nom de dacryops. La combinaison de la fistule et du kyste donne naissance au dacryops fistuleux.

Traitement. — Les cautérisations, les injections modificatrices sont insuffisantes, le liquide continuant à être sécrété par la glande. Aussi faut-il imiter Bowmann, Jarjavay et Rognetta, c'est-à-dire transformer la fistule cutanée en fistule conjonctivale, par un procédé analogue à celui qu'a conseillé Deguise pour le traitement des fistules salivaires. L'écoulement des larmes étant assuré du côté de la conjonctive, on pourra alors aisément obtenir l'occlusion du trajet fistuleux par les caustiques.

4° TUMEURS.

Les tumeurs de la glande lacrymale sont rares. Les unes sont des tumeurs liquides ou kystes, les autres des tumeurs solides.

A. — KYSTES.

Ils se développent dans la portion palpébrale de la glande ou dans sa portion orbitaire.

a. **Kystes de la portion palpébrale.** — Ils sont connus sous le nom de dacryops, et appelés dacryops simple ou dacryops fistuleux, suivant qu'ils sont ou non accompagnés de l'existence d'une fistule.

Les causes qui peuvent donner naissance au dacryops sont les traumatismes et les brûlures de la paupière supérieure. Il en résulte en effet des cicatrices vicieuses qui oblitèrent l'un des conduits excréteurs de la glande. Celui-ci, en se laissant distendre par les larmes, constitue la tumeur kystique. A l'appui de cette pathogénie, on peut citer l'examen histologique de la paroi pratiqué par Legros, qui la trouva tapissée à sa face interne d'un épithélium cylindrique identique à celui des conduits excréteurs de la glande lacrymale.

Le liquide contenu dans le kyste est incolore et transparent. Son analyse, faite par Réveil dans un cas appartenant à Broca, a montré qu'il différait des larmes normales par une proportion surabondante d'albumine et par sa pauvreté en sels inorganiques, notamment en chlorure de sodium.

Le dacryops se montre sous la forme d'une tumeur mobile et indolente, qui occupe l'angle externe de la paupière supérieure et fait saillie dans le cul-de-sac conjonctival. Cette tumeur est fluctuante et transparente, ordinairement lisse, parfois lobulée, comme dans un cas de Wecker. Elle cause à peine un peu de gêne du côté de l'œil. On arrive dans quelques cas à réduire son volume par la pression. Inversement, on a noté l'augmentation du kyste, dans les moments où la sécrétion des larmes est exagérée.

Parmi les nombreux traitements qui ont été conseillés, il en est qui doivent être mis de côté. La ponction simple est insuffisante à prévenir la récidive; la ponction suivie d'injection iodée a réussi à Broca, mais elle expose à une violente inflammation de la conjonctive. Le séton filiforme employé par Beer, outre l'inflammation suppurative de la paupière à laquelle il donne lieu, expose à l'établissement d'une fistule permanente.

Restent l'excision partielle du kyste par la conjonctive, qui a donné plusieurs succès; et même, dans les cas où la tumeur est petite et où la paupière peut être complètement renversée, l'extirpation complète du kyste par la conjonctive (Panas).

b. **Kystes de la portion orbitaire.** — Nous ne citons que pour mémoire ces kystes, sur l'existence et la nature desquels il existe encore aujourd'hui, de l'aveu de tous les auteurs, la plus grande obscurité. Peut-être existe-t-il des kystes prenant leur point de départ dans les acini de la glande; mais peut-être aussi leur origine se fait-elle dans le tissu cellulaire environnant; tel serait le cas notamment pour les kystes hydatiques signalés dans cette région.

B. — TUMEURS SOLIDES.

Il existe encore aujourd'hui du doute sur la nature exacte de ces tumeurs, qui n'a pas toujours été précisée d'une façon rigoureuse par l'examen microscopique. Toutefois, les plus nombreuses d'entre elles paraissent appartenir à l'adénome. On a vu quelquefois des tumeurs mixtes, fibro-adénomes, myxo-adénomes.

Il existe un seul exemple bien incontestable d'enchondrome, rapporté par Busch, et dans lequel l'examen histologique fut pratiqué par Reinhardt et Wagner.

Quant aux tumeurs malignes, sarcomes et carcinomes, leur nature n'a pas été précisée avec un soin suffisant. Mackenzie a signalé dans la glande lacrymale une variété particulière de tumeur, le chloroma, qui ne serait qu'un sarcome dont la coloration verdâtre serait due à la matière colorante du sang. Dans la plupart des cas, d'ailleurs, ces tumeurs coïncidaient avec des néoplasmes semblables développés dans la dure-mère ou dans les os du crâne.

Avant d'être apparente, la tumeur peut trahir son existence par quelques troubles fonctionnels, un peu de gêne et de douleurs au côté externe des paupières, de l'épiphora. Au fur et à mesure que la tumeur progresse, elle repousse en bas et en dedans le globe de l'œil et l'on constate de l'exophthalmie. Elle amène du gonflement de la paupière et même du ptosis, par compression et paralysie du releveur de la paupière supérieure.

C'est surtout avec les tumeurs de l'orbite que doit être fait le diagnostic; nous en parlerons à ce propos. Quant au traitement, il consiste dans l'extirpation de la glande malade.

II

MALADIES DES POINTS ET DES CONDUITS LACRYMAUX.

1° ANOMALIES CONGÉNITALES.

On peut les diviser en deux groupes, les anomalies par excès, et les anomalies par défaut.

a. — **Anomalies par excès.** — Plus fréquentes que les anomalies par défaut, elles consistent dans l'existence de deux points lacrymaux, dont l'un est situé à sa place normale, l'autre plus ou moins éloigné. Quelquefois le point lacrymal surnuméraire donne naissance à un conduit qui se termine en cul-de-sac; dans d'autres cas, les deux conduits se rejoignent et se fusionnent; enfin, ils peuvent s'ouvrir isolément dans le sac lacrymal. C'est le plus souvent à la paupière inférieure que s'observe cette anomalie. Toutefois on peut la voir aussi à la paupière supérieure, ainsi que Steffan en cite un exemple rencontré chez un homme de soixante ans.

b. **Anomalies par défaut.** — On a vu un ou plusieurs points et conduits lacrymaux faire complètement défaut. Dans d'autres cas, le conduit existe, mais le point lacrymal est oblitéré par une mince pellicule. Pour rétablir le cours des larmes, il suffit alors, comme l'a fait Zehender, de déchirer à l'aide d'une aiguille cette fine membranule.

Enfin Morgagni a cité l'atrésie ou étroitesse congénitale des points et des conduits lacrymaux

2° LÉSIONS TRAUMATIQUES.

Les plaies des paupières peuvent intéresser les points et les conduits lacrymaux ; les brûlures peuvent amener le même résultat.

C'est surtout à la paupière supérieure qu'on rencontre cette complication. Il en résulte parfois une oblitération ou bien une déviation du point lacrymal, et par suite, du larmoiement. Dans d'autres cas, les plaies ont donné naissance à une fistule cutanée, livrant passage aux larmes.

Le traitement consiste à pratiquer une réunion exacte des lèvres de la plaie. De plus, il faudra de bonne heure recourir au cathétérisme du conduit intéressé.

3° INFLAMMATIONS.

Les inflammations des points et des conduits lacrymaux se lient habituellement à celles de la conjonctive ou du sac lacrymal. Elles peuvent donner naissance à des abcès se formant dans l'intérieur du conduit lacrymal ou autour de lui. Il est parfois possible de faire refluer le pus par l'orifice du point lacrymal. On a vu ces abcès, s'ouvrant spontanément, donner naissance à des fistules cutanées. Aussi faut-il les ouvrir prématurément, en fendant le conduit lacrymal.

4° FISTULES.

Déjà nous avons dit que les traumatismes des points et des conduits lacrymaux, aussi bien que leur inflammation, pouvaient donner naissance à des fistules cutanées. Talko cite un cas dans lequel les

deux conduits, supérieur et inférieur, étaient le siège d'une semblable
fistule, à la suite d'abcès des conduits. Dans le cas d'une fistule du
conduit supérieur, survenue à la suite d'une plaie contuse de la paupière, Lecomte eut recours au procédé de Deguise pour la fistule
salivaire, c'est-à-dire qu'il transforma la fistule cutanée en une fistule
conjonctivale. Les larmes trouvant alors un passage vers la conjonctive, l'orifice fistuleux se cicatrisa.

Au lieu de se servir pour sectionner les tissus d'un fil métallique
qui irrite la conjonctive, on pourrait, comme le conseille M. Panas,
les sectionner simplement au bistouri. On favorisera ensuite, à l'aide
de caustiques, l'occlusion de l'orifice fistuleux ; en même temps, par
le cathétérisme, on s'opposera à l'oblitération du conduit lacrymal
ainsi rétabli.

5° CORPS ÉTRANGERS.

On peut les diviser en deux groupes, suivant qu'ils viennent du
dehors ou qu'ils se forment dans l'intérieur même des conduits
lacrymaux.

Parmi les corps étrangers venus du dehors, les plus fréquents sont
les cils ; on y a vu aussi des barbes d'épis de blé, d'orge, des éclats
métalliques.

Quant aux corps étrangers qui se développent dans l'intérieur des
conduits, ils sont de deux ordres, des calculs et des cryptogames.

Les calculs, ou dacryolithes, ont une grande ressemblance avec
les calculs des conduits salivaires. Ils sont formés de phosphate et de
carbonate de chaux, et de matières organiques (Bouchardat).

Les amas de cryptogames appartiennent au leptothrix buccalis.
C'est le plus souvent dans le conduit lacrymal inférieur qu'on les
rencontre. Förster explique leur présence par l'habitude qu'ont certaines personnes de se servir de leur salive comme d'un topique
excellent dans les maladies des yeux.

Ces corps étrangers donnent naissance à l'inflammation du conduit et du point lacrymal, qui se propage à la caroncule et au pli
semi-lunaire. Il en résulte du larmoiement, du gonflement sur le trajet du conduit, l'issue par le point lacrymal d'un liquide purulent.
Quelquefois on aperçoit au dehors une partie du corps étranger. Dans
les cas de calculs, l'exploration avec le stylet donnera un contact ca-

ractéristique. Quant aux leptothrix, ils n'ont pas la même dureté; mais le stylet pourra ramener des masses noirâtres, qui, examinées au microscope, trancheront le diagnostic.

Quant au traitement, il consiste à pratiquer l'extirpation du corps étranger avec ou sans dilatation préalable du conduit. Si l'extraction par l'orifice normal n'est pas possible, on pratiquera l'incision du conduit lacrymal.

6° POLYPES.

Des corps étrangers il faut rapprocher certaines productions morbides, polypiformes, qui peuvent se montrer dans l'intérieur des conduits lacrymaux. Ce sont moins de véritables polypes que de simples bourgeons charnus, consécutifs à une ophthalmie purulente ou granuleuse. Ces productions peuvent faire saillie au dehors à travers le point lacrymal, sous la forme de petites tumeurs rouges et lobulées. Le traitement consiste à en pratiquer l'excision, après incision du canalicule.

7° RÉTRÉCISSEMENT ET OBLITÉRATION.

Les traumatismes et les inflammations des voies lacrymales sont souvent la cause du rétrécissement et de l'oblitération des points et des conduits lacrymaux. Mais une autre cause très fréquente de rétrécissement de ces canaux, c'est leur déviation.

Si un seul des deux conduits lacrymaux est oblitéré, l'autre continuant à fonctionner, il n'y a que peu de larmoiement. Dans le cas contraire, toutes les larmes s'écoulent sur la joue, et la narine du côté correspondant est d'une sécheresse absolue.

L'examen des conduits avec un fin stylet d'Anel, les injections poussées à travers ces canaux avec la seringue du même auteur, serviront à compléter le diagnostic.

8° DÉVIATIONS.

Elles portent surtout sur le point lacrymal inférieur, et peuvent se produire soit en dedans (inversion), soit en dehors (éversion). Cette dernière variété est la plus fréquente.

L'inversion est due à l'atrophie sénile du tissu cellulo-graisseux de l'orbite ; on l'observe aussi dans certains cas d'entropion.

Quant à l'éversion, beaucoup plus fréquente, elle résulte de la rétraction de la peau succédant à des plaies, des brûlures, de l'eczéma des paupières ; on la rencontre aussi dans l'ectropion, et dans le relâchement des paupières consécutif à la paralysie faciale (paralysie de l'orbiculaire).

La déviation des points lacrymaux et le rétrécissement qui en résulte amènent du larmoiement. Dans les cas de déviation du point lacrymal inférieur, il existe une nappe de larmes entre l'œil et la paupière inférieure éversée. Quand on engage le malade à regarder en haut, on exagère la distance existant entre le globe de l'œil et le point lacrymal dévié.

Traitement. — Le traitement le plus simple de l'éversion du point lacrymal et du rétrécissement qui lui fait suite est celui conseillé par Bowmann. Il consiste à fendre le point et le canal lacrymal dans toute sa longueur, soit avec le couteau de Weber, soit à l'aide du stricturotome de Giraud-Teulon, construit sur le modèle de certains uréthrotomes. L'incision est également le procédé qui convient le mieux aux coarctations limitées du conduit lacrymal.

Dans les cas d'oblitération complète du point lacrymal, il faut pratiquer avec des ciseaux l'excision oblique de ce point, chercher la lumière du conduit, puis le sectionner comme dans le cas précédent. On aura recours ensuite au cathétérisme pour empêcher l'oblitération du trajet ainsi créé. Lorsque l'oblitération n'est pas limitée seulement au point lacrymal, mais qu'elle s'étend à une certaine longueur du conduit lui-même, on imitera la conduite suivie par Bowmann, c'est-à-dire qu'on pratiquera, en dedans de l'obstruction, une incision verticale, puis, sur la coupe des tissus, on cherchera l'orifice du conduit lacrymal. Après quoi on pratiquera l'incision du conduit et son cathétérisme, comme précédemment. Enfin, dans le cas d'oblitération totale du point et du conduit lacrymal dans toute sa longueur, il faut, ou ne rien tenter, comme le pensait J. L. Petit, ou bien, avec Antoine Petit (de Lyon) et Léveillé, pratiquer du côté de la conjonctive, entre la caroncule lacrymale et le globe de l'œil, une excision partielle du sac lacrymal, pour rétablir le cours des larmes. Encore l'opération manque-t-elle souvent son but à cause de l'oblitération de l'orifice artificiel ainsi formé. Quant à l'extirpation de la glande lacrymale pour combattre en pareil cas le larmoiement, nous pensons avec le professeur Panas que c'est une opération trop grave et non justifiée.

III

MALADIES DU SAC LACRYMAL ET DU CANAL NASAL.

1° ANOMALIES CONGÉNITALES.

On a noté l'absence du sac lacrymal et du canal nasal, en même temps que d'autres anomalies de l'appareil de la vision.

Quant aux imperforations et aux rétrécissements congénitaux du canal nasal, ils accompagnent habituellement la tumeur lacrymale congénitale. Enfin, on a noté aussi la largeur anormale du canal nasal, et la faculté qu'ont certaines personnes de faire passer de l'air par les voies lacrymales pendant les violents efforts d'expiration, les narines et la bouche étant closes. Cette largeur anormale du canal lacrymo-nasal n'apporte aucune gêne à l'écoulement des larmes.

2° LÉSIONS TRAUMATIQUES.

Suivant la remarque du professeur Panas, le sac lacrymal, protégé par le rebord orbitaire et la saillie du nez, n'est que rarement le siège de lésions traumatiques. Celles-ci sont produites par des instruments piquants ou par des projectiles lancés par la poudre. La rupture sous-cutanée du sac, à la suite de contusions, a été admise par Mackenzie, et Taylor en a signalé un exemple.

Quant au canal nasal, il peut être lésé dans ses parois osseuses ou dans la fibro-muqueuse qui le tapisse. Les fractures des os du nez avec enfoncement, celles du maxillaire supérieur peuvent s'étendre jusqu'aux parois osseuses du canal nasal et y déterminer même la production d'esquilles. Les lésions de la fibro-muqueuse résultent beaucoup plus souvent d'un cathétérisme mal fait que d'un traumatisme accidentel.

Le diagnostic de ces diverses lésions ne présente point en général de difficultés. Les plaies du sac lacrymal seront aisément reconnues

par l'issue au dehors des larmes, et des injections poussées par les
points lacrymaux. Mackenzie a donné, comme signe de la rupture
sous-cutanée du sac, l'emphysème. Nous pensons, avec MM. Panas
et Terrier, que ce dernier symptôme dénote bien plutôt l'existence
d'une lésion des parois osseuses du canal lacrymo-nasal. Dans le cas
de fracture, il existe, en même temps que de l'emphysème, une ecchymose des parties voisines et une hémorrhagie nasale. Ces deux
derniers symptômes appartiennent aussi aux lésions de la fibro-
muqueuse. Les déchirures de la muqueuse, comme les fractures,
peuvent donner ultérieurement naissance au rétrécissement du canal
lacrymal, soit par la production de brides cicatricielles, soit par
l'existence d'un cal ou d'un fragment osseux déplacé. De là, des
tumeurs et des fistules lacrymales.

Traitement. — Dans les cas de plaie du sac lacrymal, il faut
pratiquer une suture exacte, pour éviter la formation d'une fistule.
Si, au lieu d'une plaie nette, il s'agit d'une plaie contuse, ce conseil
ne sera plus applicable; mais l'on s'efforcera, par des pansements
bien faits et par des cautérisations, d'amener l'oblitération de l'orifice anormal.

Quant aux fractures, on pratiquera, s'il est possible, l'enlèvement
des esquilles, puis, de bonne heure, on aura recours au cathétérisme
pour éviter la formation d'un rétrécissement. C'est encore au cathétérisme et, au besoin même, à la section du rétrécissement qu'on
aura recours dans les cas où ce dernier succédera à une lésion de la
fibro-muqueuse. Nous aurons, du reste, à revenir longuement sur
ces méthodes, à propos de la tumeur lacrymale.

5° DACRYOLITHES.

Comme dans les conduits lacrymaux, on a trouvé dans le sac
lacrymal des calculs ou dacryolithes. Ces corps étrangers donnent lieu,
par leur présence, à une dacryocystite suppurée. Leurs symptômes
se confondent donc avec ceux de cette dernière affection. C'est seulement l'existence d'une tumeur dure et irrégulière dans la région
du sac qui permettra de supposer l'existence de calculs. Le cathétérisme pratiqué, soit par les points lacrymaux, soit par un trajet fistuleux, confirmera le diagnostic, en permettant de reconnaître le contact
particulier dû au choc des calculs.

Le traitement consiste à faire, sur la paroi antérieure du sac, une incision pour le débarrasser des corps étrangers. .

4° POLYPES.

Ces polypes sont fort rares; il ne faut pas, en effet, comme Desmarres père, les confondre avec les bourgeons charnus fongueux qui se produisent assez souvent dans le cours de la dacryocystite suppurée. Il existe pourtant de véritables polypes du sac, dont les exemples ont été signalés par Janin, Walther et de Graefe.

Le diagnostic des polypes repose sur ce fait, qu'après avoir exercé une pression sur le sac pour le vider du pus qu'il contient, il ne s laisse pas affaisser complètement. Mais c'est seulement après l'ouverture de la paroi antérieure du sac qu'on pourra reconnaître, d'une façon certaine, l'existence du polype. Le traitement consistera à en pratiquer l'excision, suivie de la cautérisation de son point d'implantation.

5° INFLAMMATION (TUMEUR ET FISTULE LACRYMALES).

L'inflammation du conduit lacrymo-nasal est quelquefois désignée sous le nom de dacryocystite, dont on décrit deux formes, suivant qu'elle est aiguë ou chronique. Mais, dans l'immense majorité des cas, la dacryocystite aiguë n'est point primitive. Elle survient comme épiphénomène dans le cours de la dacryocystite chronique, à laquelle nous la rattacherons. La dacryocystite donnant lieu à l'existence d'une tumeur limitée dans le grand angle de l'œil est connue aussi sous le nom de tumeur lacrymale. La production de fistule (fistule lacrymale) n'est qu'une phase de l'affection. Aussi pouvons-nous, sous le terme général de tumeur lacrymale, décrire tous les accidents qui se rattachent à l'inflammation des voies lacrymales.

Historique. — Ignorant l'existence des voies d'excrétion des larmes, les anciens ne pouvaient avoir une idée exacte de la tumeur lacrymale. Toutefois, la maladie elle-même n'était pas restée pour eux inaperçue; ils la désignaient sous le nom d'ægilops, et la rattachaient à une altération de l'unguis. Il est même intéressant de remarquer, avec M. Panas, que, malgré l'ignorance où ils étaient de la pathogénie exacte de cette affection, ils ne laissaient pas que de lui

opposer un traitement efficace. Ils avaient recours à la cautérisation
soit par les caustiques potentiels, soit par le fer rouge; ils avaient
même des cautères spéciaux, dits cautères à ægilops.

La période moderne a succédé à la découverte des voies lacrymales
par André Vésale et Fallope. Elle commence avec Anel, maître Jean
(1707) et surtout J.-L. Petit, qui adressa en 1734 un mémoire sur
ce sujet à l'Académie des sciences. On vit dès lors dans la tumeur
lacrymale le résultat d'une gêne de l'écoulement des larmes, et les
traitements divers qu'on proposa avaient tous pour but de rétablir
les voies naturelles.

Anatomie pathologique. — Les autopsies de tumeurs lacrymales sont fort rares. Elles ont montré, la plupart du temps, des
lésions inflammatoires de la muqueuse lacrymo-nasale. Quelquefois
le sac a été trouvé dilaté, sa muqueuse épaissie et fongueuse; dans
d'autres cas, au contraire, elle était extrêmement amincie, lisse et
présentant l'aspect d'une séreuse (Dolbeau); Berlin a constaté par
place la destruction de l'épithélium.

Le contenu est un mélange de pus et de larmes; quelquefois c'est
du muco-pus, ou même du mucus tout à fait pur. Dans ce dernier
cas, il y a souvent oblitération simultanée du canal nasal et des
conduits lacrymaux, et la tumeur, isolée de toutes parts, constitue un
véritable kyste désigné sous le nom de mucocèle. Le gonflement inflammatoire de la muqueuse, l'existence de granulations fongueuses,
polypiformes, expliquent les rétrécissements et les oblitérations qu'on
rencontre parfois en même temps que les autres lésions.

Les os peuvent présenter également des altérations fort importantes. Déjà nous avons dit que les anciens plaçaient dans la carie
et la nécrose de l'os unguis la cause de la tumeur lacrymale. Il
s'en faut de beaucoup que ces lésions osseuses soient habituelles,
mais on les rencontre parfois chez les scrofuleux et les syphilitiques.
Les manœuvres maladroites de cathétérisme, en produisant la
dénudation des os, peuvent aussi donner naissance à des ostéo-
périostites. Des gommes du périoste, des ostéo-périostites diffuses, des
exostoses, peuvent se montrer soit dans la région du sac lacrymal,
soit plus bas, sur le trajet du canal nasal. Enfin, des tumeurs
osseuses de voisinage peuvent venir comprimer le canal lacrymo-
nasal.

Étiologie et pathogénie. — Les lésions traumatiques des

voies lacrymales, fractures, déchirures de la muqueuse, peuvent par la formation de cals exubérants, de coarctations fibreuses, donner naissance à des tumeurs lacrymales. Les tumeurs du sac, les polypes, les corps étrangers, les dacryolithes, peuvent amener le même résultat. A côté des oblitérations accidentelles, il faut citer les oblitérations congénitales donnant naissance aux tumeurs lacrymales congénitales observées par Dolbeau et Galezowski. Bien que très rares chez les nouveau-nés, les tumeurs lacrymales s'observent cependant chez eux ; mais, suivant la remarque de Critchett, il faut bien se garder de les considérer toutes comme congénitales. Elles peuvent résulter de la propagation de l'inflammation de la conjonctive aux voies lacrymales, notamment à la suite de l'ophthalmie purulente des nouveau-nés.

Mais ces différentes causes sont exceptionnelles et ne sauraient rendre compte de l'immense majorité des dacryocystites chroniques observées. Scarpa ayant reconnu la coïncidence fréquente de la blépharo-conjonctivite et de la tumeur lacrymale, pensait que la pénétration du pus conjonctival dans le sac lacrymal était la cause de son inflammation. Mais le plus souvent la blépharo-conjonctivite, loin d'être la cause de la tumeur lacrymale, lui succède ; cette explication ne saurait donc être admise. Il en est de même de la théorie chimique invoquée par Galezowski, qui place dans une alcalinité exagérée des larmes la cause de l'inflammation des voies lacrymales. La propagation de l'inflammation de la conjonctive aux voies lacrymales suffit pour expliquer la production de l'affection. C'est surtout dans les conjonctivites catarrhales ou purulentes, dans celles qui succèdent aux fièvres éruptives et, en particulier, à la rougeole qu'on observe cette propagation. On la voit encore dans la conjonctivite granuleuse.

On comprend que les inflammations parties de la muqueuse pituitaire puissent aussi s'étendre aux voies lacrymales. M. Panas admet cette propagation. Mais il faut bien avouer qu'on en a rarement la démonstration. M. Terrier dit l'avoir souvent recherchée, sans pouvoir la rencontrer.

Le sexe joue bien certainement un rôle, et les femmes présentent beaucoup plus souvent que les hommes des tumeurs lacrymales. M. Terrier cite à cet égard les résultats de sa pratique dans les hôpitaux de vieillards ; tandis que les tumeurs lacrymales sont rares à

Bicêtre, elles se voient très fréquemment à la Salpêtrière. Rare chez les enfants, la tumeur lacrymale se rencontre le plus souvent chez les adultes.

Une conformation particulière de la face, produisant un rétrécissement du canal nasal, a été invoquée comme cause prédisposante. Ce rétrécissement se rencontrerait dans deux cas très opposés ; dans l'aplatissement antéro-postérieur du nez propre à l'hypermétropie et au type facial dans la race mongole ; et dans l'aplatissement latéral ou effilement du nez, tel qu'on le rencontre dans la race juive. Serres a signalé comme cause de la fréquence plus grande de la tumeur lacrymale à gauche, l'étroitesse congénitale plus grande du canal nasal de ce côté.

Signalons aussi comme causes la scrofule et la syphilis, dont l'influence se traduit surtout par des lésions osseuses. Tous les auteurs sont d'accord pour admettre l'influence de la syphilis. Lagneau fils, dans un travail sur ce sujet, a rapporté sept cas tout à fait probants à cet égard. Dans ces faits, il y avait des exostoses, des nécroses, des perforations osseuses. C'est donc surtout la syphilis tertiaire qu'il faut incriminer. Il n'est pas prouvé que certaines dacryocystites syphilitiques observées dans la période secondaire tiennent à des localisations de la diathèse sur la muqueuse lacrymo-nasale, comme l'admet Lancereaux.

M. Abadie, se fondant sur cette observation faite par Cusco, que beaucoup de personnes portant des tumeurs lacrymales ont en même temps des caries dentaires, admet que l'ostéo-périostite d'origine dentaire peut se propager jusqu'au canal nasal. Mais ce mécanisme est loin d'être bien établi, et il est permis de penser avec M. Panas que carie dentaire et tumeur lacrymale sont sous la dépendance d'une même cause, la scrofule.

Enfin, dans ces derniers temps, le professeur Badal (de Bordeaux) a attribué les maladies de l'appareil lacrymal aux vices de la réfraction, et en particulier, à l'hypermétropie.

Quant à la pathogénie des accidents, elle est encore à l'heure actuelle très contestée. Les diverses opinions qui se sont produites à ce sujet peuvent être rapportées aux deux théories suivantes, 1° la théorie inflammatoire ; 2° la théorie mécanique.

Déjà nous avons dit que les anciens, ignorant l'existence des voies d'excrétion des larmes, rapportaient à une inflammation d'origine osseuse la tumeur lacrymale. Lorsque le canal nasal et le sac lacrymal eurent été découverts, on attribua alors à un obstacle mécanique sur leur trajet, à un rétrécissement de ces conduits, la gêne de l'excrétion des larmes, le larmoiement et tous les accidents consécutifs qui caractérisent la tumeur lacrymale. En un mot, la théorie inflammatoire fut délaissée d'une façon beaucoup trop complète pour la théorie mécanique. Aujourd'hui on y est revenu, et certains auteurs, tels que MM. Panas et Terrier, admettent même que la phlegmasie des voies lacrymo-nasales est primitive, et que les rétrécissements ne se produisent que secondairement, sous l'influence des altérations inflammatoires de la muqueuse. A l'appui de la théorie inflammatoire, on peut invoquer avec M. Panas les expériences de Weber qui ont montré que, dans un appareil disposé comme celui des larmes, il suffit d'introduire un liquide un peu visqueux pour faire cesser l'écoulement. Le mucus sécrété sous l'influence de l'inflammation produira facilement le même résultat. Du reste, la clinique nous montre des cas dans lesquels il est possible de vider le sac lacrymal du liquide qu'il contient en exerçant sur la tumeur une pression assez faible. Dans ce cas, il n'y a donc point de coarctation marquée sur le trajet du canal nasal. Mais à côté de ces faits, il en est d'autres dans lesquels l'existence d'un rétrécissement accidentel ou congénital est indéniable. Aussi pensons-nous, avec les auteurs du Compendium, avec M. Duplay, que les deux théories mécanique et inflammatoire doivent être admises. Tantôt l'une, tantôt l'autre, nous donnera l'explication des accidents ; quelquefois même les deux mécanismes doivent être admis simultanément. Ce sont là des considérations fort importantes au point de vue du traitement, et nous devrons y revenir à ce moment.

Symptomatologie. — Mackenzie a donné de la maladie une description commode pour grouper tous les symptômes qu'elle est susceptible de présenter. Elle peut être conservée, à condition de faire remarquer que tous les phénomènes qu'elle comporte ne se produisent pas nécessairement, et qu'un ou plusieurs des anneaux de cette chaîne peuvent faire défaut. Il divise en cinq périodes la marche de la tumeur lacrymale :

1re *période.* — **Larmoiement.** — Au début, c'est le larmoiement ou épiphora, qui caractérise essentiellement l'affection. Le malade ressent des picotements, des brûlures, et se fatigue vite, lorsqu'il

applique ses yeux, au point que ces symptômes simulent l'asthénopie accommodative. Les larmes coulent sur la joue d'une manière
intermittente d'abord, puis continue; ce larmoiement s'exagère
surtout lorsque l'œil est exposé à l'air, à un vent froid, ou à la
poussière. Dans l'intervalle des moments où elles s'écoulent sur les
joues, les larmes se rassemblent dans le lac lacrymal; l'œil est constamment humide, d'où le nom de *watery eye* employé par Mackenzie.
La caroncule, le repli semi-lunaire sont rouges et gonflés; souvent il
existe en même temps un certain degré de conjonctivite et de blépharite ciliaire. Quelquefois même la région du sac est légèrement
gonflée, et lorsque le malade presse sur lui, il le vide par le nez, ou
fait sortir par les points lacrymaux du mucus et des larmes.

Cette première période peut persister pendant plusieurs mois, et
même plusieurs années.

2ᵉ période. — **Blennorrhée**. — La rougeur et le gonflement du
grand angle de l'œil augmentent, le larmoiement persiste, puis l'on
voit se former dans la région du sac lacrymal une tumeur (tumeur
lacrymale). Habituellement développée surtout au-dessous du tendon
de l'orbiculaire, elle est quelquefois bridée par ce tendon et divisée
par lui en deux parties, de façon à présenter la forme bilobée. Ce
n'est plus du mucus qui s'écoule par les points lacrymaux, quand on
presse la tumeur, mais du muco-pus ou du pus véritable; de là le
nom de blennorrhée du sac. Habituellement résistante, la tumeur
est quelquefois assez distendue pour présenter une fluctuation véritable.

La tumeur lacrymale se montre parfois avec un aspect particulier.
Au lieu de renfermer du pus, elle ne contient que du mucus;
l'enveloppe du sac et la peau qui le recouvre sont tellement amincies qu'elle se présente avec une coloration bleuâtre qui lui a valu
le nom de *varice du sac*. Cette tumeur se vide parfois complètement par la fosse nasale correspondante, sous l'influence de la
pression du doigt. Mais, dans d'autres cas, la tumeur remplie de
mucus ne se vide ni par le nez, ni par les points lacrymaux. Elle
constitue alors un véritable kyste auquel on a donné le nom de *mucocèle*, ou d'hydropisie du sac. Béraud avait expliqué le développement de cette tumeur par la production d'un kyste aux dépens d'une
des glandes situées dans les parois du sac. Mais un travail récent de
Robin et Cadiat, ayant démontré l'absence complète de glandes dans

le sac lacrymal, cette hypothèse ne peut être maintenue, et l'oblitération du canal nasal, d'une part, des conduits lacrymaux, d'autre
part, est la seule explication possible du mucocèle.

3e *période.* — **Abcès.** — Après avoir persisté pendant un temps
plus ou moins long à l'état de blennorrhée, la tumeur lacrymale
devient souvent le siège d'une inflammation aiguë. Ce passage à
l'état aigu a lieu quelquefois sous l'influence du froid ou d'une
irritation quelconque, quelquefois en dehors de toute cause appréciable. La dacryocystite chronique se transforme ainsi en dacryocystite aiguë.

La dacryocystite aiguë amène dans la région du sac une tuméfaction phlegmoneuse, avec rougeur des téguments et injection de la
conjonctive. La tuméfaction augmente de plus en plus; elle gagne la
moitié interne des paupières, l'aile du nez et la joue du côté correspondant, sans présenter de limites précises. Le larmoiement est
encore plus abondant que de coutume. La tuméfaction fait place à
l'œdème; le pus collecté forme une saillie de plus en plus manifeste
au-dessous du tendon de l'orbiculaire, et enfin se fait jour au dehors.
Exceptionnellement, le pus s'écoule par les conduits et les points
lacrymaux. L'orifice de l'abcès peut se cicatriser; mais souvent, au
bout de quelque temps, de nouveaux phénomènes inflammatoires se
produisent, et ces récidives fréquentes conduisent la maladie à la
période suivante, caractérisée par la production de fistules.

4e *période.* — **Fistules.** — L'orifice qui a livré passage au pus,
au lieu de se fermer spontanément, reste ouvert; il peut alors se
présenter sous plusieurs formes différentes. Quelquefois il existe un
orifice presque imperceptible constituant une petite fistule capillaire
permanente, qui livre seulement passage à une légère humidité formée par les larmes. Mackenzie regarde cette terminaison comme un
mode de guérison spontanée de la tumeur lacrymale. Dans d'autres
cas, la fistule est encore directe, mais l'orifice est plus large et livre
passage aux larmes, qui coulent sur la joue sous forme de gouttes.
Enfin, dans la majorité des cas, la fistule, au lieu d'être directe, suit
un trajet oblique et plus ou moins long à travers les fibres de l'orbiculaire. Il existe des clapiers, des décollements plus ou moins étendus
qui deviennent le point de départ de nouveaux abcès, de nouveaux
orifices, et la fistule prend alors la forme en arrosoir. Des fongosités
se développent dans le sac. Arrivée à ce degré, la maladie se com-

plique quelquefois de dénudations osseuses et de caries qui caractérisent la période suivante.

5e *période*. — **Carie**. — C'est surtout du côté de l'unguis et du
cornet inférieur que s'observent les lésions ; il y a des dénudations,
des perforations, des nécroses des os, s'étendant quelquefois à la
branche montante du maxillaire supérieur. Mais il est juste de dire
que c'est seulement dans des cas très chroniques, où aucun traitement n'a été institué, ou encore chez des cachectiques, des scrofuleux, des syphilitiques, que ces lésions osseuses sont observées.

Rappelons, à ce propos, que la description de Mackenzie, comprenant tous les accidents possibles de la tumeur lacrymale, ne saurait
s'appliquer à tous les cas. Souvent l'affection reste à l'état de blennorrhée du sac ; quand même elle revêt la forme de tumeur lacrymale proprement dite, on ne voit pas toujours survenir les fistules
et les altérations osseuses.

La tumeur lacrymale n'évolue pas sans amener autour d'elle des
troubles de voisinage : ce sont des conjonctivites catarrhales, des
blépharites glandulo-ciliaires, des kératites pustuleuses ou ulcéreuses. Les lésions de la cornée ont surtout une grande importance ;
nous les avons déjà signalées, mais nous ne craignons pas d'y revenir. Telle est leur fréquence, que Knapp dit avoir rencontré la kératite septique dans la moitié des cas chez des sujets atteints de tumeur
lacrymale ; c'est surtout chez des sujets cachectiques qu'on voit se
développer cette redoutable complication. On sait combien les traumatismes de la cornée sont à craindre chez les sujets atteints de
blennorrhée du sac ; aussi ne faut-il pas entreprendre d'extraction
de cataracte avant de s'être assuré de l'intégrité des voies lacrymales.

Le larmoiement amène la rougeur et l'excoriation des paupières,
et quelquefois un véritable eczéma, qui produit l'ectropion par rétraction de la peau. Enfin, on constate parfois la sécheresse de la
fosse nasale du côté correspondant, qu'on explique par l'absence
d'écoulement des larmes. Peut-être aussi faut-il faire une part dans
l'interprétation de ce phénomène aux lésions de la muqueuse pituitaire (Panas).

Diagnostic. — D'une manière générale, le diagnostic ne présente
pas de sérieuses difficultés. Toutefois, au début, lorsque le gonflement n'est pas très prononcé, on pourrait prendre la blennorrhée du
sac pour un larmoiement simple. On évitera l'erreur en pressant sur

la région du sac et en faisant sourdre le muco-pus par les points
lacrymaux. Il faut ensuite, par le cathétérisme, par des injections,
s'enquérir de l'état des voies lacrymales et des rétrécissements ou
obstructions qu'elles peuvent présenter.

En cas de mucocèle, on pourrait confondre l'affection avec un kyste
situé au-devant du sac lacrymal. Mais on pourra toujours s'assurer
par le cathétérisme et les injections de l'état des conduits lacrymaux
qui, dans les cas de mucocèle, sont oblitérés.

Des tumeurs solides primitivement nées dans les fosses nasales,
peuvent venir faire saillie dans la région du sac, après avoir perforé
les os, et simuler la tumeur lacrymale. Mais ici encore le siège de la
tumeur est rarement le point précis occupé par le sac; de plus,
l'examen des voies lacrymales, et surtout l'examen des fosses nasales
et des régions voisines, fixeront le diagnostic.

Rappelons les polypes et les calculs du sac dont nous avons déjà
parlé, et qui, le plus souvent, ne seront reconnus qu'après l'ouverture de la tumeur.

Lorsque la tumeur lacrymale passe à l'état aigu, on pourrait confondre la dacryocystite aiguë [avec un érysipèle de la face. Mais dans
l'érysipèle la rougeur est plus vive, elle est limitée par un rebord
saillant, il y a de l'engorgement ganglionnaire, un état fébrile plus
marqué; enfin l'érysipèle ne reste pas longtemps limité à la région
du grand angle de l'œil. Notons cependant qu'il n'est pas très rare
de voir la tumeur lacrymale se compliquer d'érysipèle. L'erreur
pourrait encore être commise avec une ostéo-périostite scrofuleuse
ou syphilitique de la branche montante du maxillaire supérieur.
Mais généralement la marche est plus lente et la limitation moins
exacte dans l'ostéo-périostite. Enfin on devra se guider sur les commémoratifs et l'exploration complète des voies lacrymales.

Lorsque la maladie est passée à l'état de fistule lacrymale, on pourrait encore la confondre avec des fistules d'origine dentaire ouvertes
dans la région du sac. De tels faits ont été signalés par M. Parinaud. M. Terrier dit en avoir observé deux exemples. Il suffit d'être
prévenu de la possibilité d'une pareille erreur pour l'éviter.

Pronostic. — La tumeur lacrymale présente un pronostic assez
sérieux, à cause de la grande ténacité de l'affection, qu'on améliore
dans un très grand nombre de cas, mais que, le plus souvent, on ne
réussit pas à guérir d'une façon complète. Notons avec le professeur

Panas que les accidents en apparence les plus graves sont ceux dont on triomphe le plus aisément. Il est assez aisé de guérir les abcès, les fistules, les blennorrhées chroniques, mais trop souvent tous les modes de traitement restent impuissants à faire disparaître d'une façon complète le larmoiement, et il n'est pas rare d'observer des récidives. La guérison s'observe plus souvent chez les jeunes enfants; chez eux, elle survient quelquefois spontanément, sous l'influence du développement des os de la face et des modifications que la puberté apporte dans la constitution, jusque-là lymphatique. M. Panas signale le fait et M. Terrier dit avoir observé deux cas de dacryocystite congénitale qui confirment cette remarque.

Traitement. — Le traitement de la tumeur lacrymale s'est ressenti des idées théoriques émises successivement sur la nature de la maladie. Tant qu'on ignorait l'existence des voies d'excrétion des larmes, on avait recours aux caustiques pour modifier les lésions qu'on attribuait à l'inflammation. Plus tard, voyant dans la maladie une lésion de canalisation, on ne chercha plus qu'à rétablir la perméabilité de l'appareil, en lui opposant un traitement mécanique. On a été, on peut le dire, beaucoup trop exclusif de part et d'autre; dans un grand nombre de cas, l'association des deux méthodes est nécessaire, et donne les meilleurs résultats. Pendant que, par le cathétérisme, on cherche à rendre au canal nasal son calibre normal, on s'applique par des cautérisations au nitrate d'argent, par des injections modificatrices, à faire disparaître l'inflammation chronique de la muqueuse et les lésions qui en sont la conséquence.

Ce traitement à la fois mécanique et antiphlogistique a pour but de rétablir la perméabilité des voies d'excrétion des larmes. Mais, dans certains cas où il demeure impuissant, on a proposé, soit de détruire l'appareil lacrymal, soit de créer des voies lacrymales artificielles. De là, trois grandes méthodes que nous passerons rapidement en revue, en insistant seulement sur les points qui présentent à l'heure actuelle un intérêt pratique.

1ᵣᵉ *méthode.* **Rétablissement des voies d'excrétion des larmes.** — Les moyens mécaniques comprennent la dilatation et l'incision ou stricturotomie. Les moyens de dilatation sont extrêmement nombreux; la plupart d'entre eux sont tombés en désuétude, et nous ne les rappellerons que pour mémoire. De ce nombre sont le cathétérisme de bas en haut pratiqué par la narine, par la méthode de

Laforest et de Gensoul; le clou de Scarpa, qu'on introduisait par une ponction pratiquée à la paroi antérieure du sac lacrymal; la canule de Dupuytren, qui, laissée à demeure, constituait un procédé de dila-. tation permanente. Le stylet fin employé par Anel, et qui porte son nom, était introduit dans le sac par le point lacrymal supérieur. Au-. jourd'hui cet instrument ne reste plus dans la pratique que pour l'exploration des points et des conduits lacrymaux; et la seule méthode de dilatation employée est celle qui a été instituée par Bowman. Elle consiste à introduire dans les voies lacrymales des stylets d'argent de volume croissant, qui, laissés en place pendant quelques minutes, amènent une dilatation progressive du canal nasal, tout à fait comparable à celle qu'on obtient pour l'urèthre par la même méthode. Mais l'introduction de ces stylets ne serait pas possible sans incision préalable du point et du conduit lacrymal inférieur. Cette incision se pratique à l'aide d'un petit bistouri boutonné connu sous le nom de couteau de Weber, qui, présenté d'abord perpendiculairement à l'orifice du conduit lacrymal, est ensuite abaissé, puis conduit jusque dans le sac lacrymal, le tranchant étant dirigé vers la conjonctive. Lorsque le chirurgien s'est assuré que l'instrument est bien arrivé dans le sac lacrymal, ce qui est très facile, car on peut le sentir buter contre la paroi interne du sac, il relève alors le manche du bistouri et lui fait décrire un quart de cercle, jusqu'à ce qu'il soit devenu perpendiculaire à sa direction primitive. Pendant ce temps, la main gauche du chirurgien attire légèrement la paupière inférieure en bas et en dehors, de façon à tendre la paroi du conduit lacrymal, et à en produire une section régulière. La section du conduit lacrymal est suivie immédiatement ou dans une séance ultérieure, suivant les cas, de l'introduction du stylet. Comme le couteau de Weber, le stylet doit être conduit d'abord parallèlement au conduit lacrymal; puis, lorsqu'il a pénétré dans le sac, il est rendu vertical, et dirigé en bas, en avant et légèrement en dehors, c'est-à-dire dans la direction du canal nasal, où il doit pénétrer sans effort. Ici, comme pour l'urèthre, les manœuvres doivent être exécutées avec une grande douceur, sous peine de faire des fausses routes.

Le second mode de traitement mécanique de la tumeur lacrymale, c'est l'incision ou stricturotomie, dont l'idée première appartient à Gerdy et à Malgaigne. Tombée dans l'oubli, cette méthode a été reprise par Jœsche (de Moscou) et par Stilling (de Cassel), qui lui a attaché son nom. Comme la dilatation par le procédé de Bowman, cette méthode suppose d'abord l'incision du point et du conduit lacrymal. Puis, à l'aide d'un couteau spécial connu sous le nom de couteau de Stilling, introduit dans le canal nasal, on sectionne sur un ou plusieurs points les rétrécissements de ce canal. On fait suivre cette section du cathétérisme pratiqué comme nous l'avons dit précédemment.

La stricturotomie a fait ses preuves; elle est exempte de dangers, et a été adoptée par plusieurs chirurgiens, parmi lesquels nous citerons MM. Warlomont, Trélat, Giraud-Teulon et Panas. Avec ce dernier auteur, nous noterons qu'elle abrège beaucoup la durée du traitement; ses avantages seront surtout appréciés; quand on aura affaire à des enfants, chez lesquels le cathétérisme serait impossible sans anesthésie.

Si le traitement mécanique, cathétérisme et stricturotomie, peut suffire dans les cas où il y a seulement du larmoiement ou un peu de blennorrhée du sac, il est tout à fait insuffisant dans le cas où le sac a subi une dilatation considérable, lorsqu'il existe un catarrhe muco-purulent intense ou même une suppuration aiguë des voies lacrymales. Dans ces cas, il devient absolument nécessaire de joindre au traitement mécanique la méthode modificatrice.

Cette méthode comprend deux procédés : les injections et les cautérisations. Les injections ont été faites à l'aide d'un grand nombre de liquides modificateurs, solutions de sulfate de cuivre, de sulfate de zinc, de nitrate d'argent, teinture d'iode. Elles ont été de même exécutées à l'aide de nombreux procédés. Anel les faisait par les points lacrymaux, à l'aide de la seringue qui porte son nom. Ce procédé est encore employé aujourd'hui dans le but de se rendre compte de la perméabilité des voies lacrymales. Mais faites par un point lacrymal, et avec des liquides irritants, ces injections ont l'inconvénient de refluer par l'autre point lacrymal et de venir enflammer la conjonctive. Aussi préfère-t-on aujourd'hui les faire à l'aide d'un stylet creux introduit dans le canal nasal, après incision du point lacrymal inférieur. Au fur et à mesure qu'on pousse l'injection, on attire à soi le stylet; on pratique donc ainsi une injection rétrograde, ou de bas en haut.

Les injections peuvent être combinées au cathétérisme et à la stricturotomie dans les cas de blennorrhée simple. Mais lorsqu'il

existe une tumeur lacrymale volumineuse, lorsqu'il y a une inflammation aiguë des voies lacrymales, ou même s'il existe une fistule,
il est nécessaire de recourir à un moyen plus énergique. Ce moyen,
c'est la cautérisation modificatrice, qui sera pratiquée à l'aide de
l'orifice fistuleux préexistant, ou bien par une incision pratiquée à la
paroi antérieure du sac, s'il n'y avait pas de fistule. Un moyen facile
de pratiquer cette cautérisation consiste à faire fondre du nitrate
d'argent dans la rainure d'une sonde cannelée de petit volume, puis
à toucher avec cette sonde toutes les parois du sac. On neutralise
ensuite l'excès du caustique avec une solution de sel marin. Cette
cautérisation, jointe au traitement mécanique, donne, dans les cas
de fistule ou de dacryocystite aiguë, les meilleurs résultats.

Ce traitement suffit à lui seul pour guérir les fistules lacrymales
de peu d'importance; mais s'il existe des décollements étendus, des
fongosités abondantes, des lésions osseuses, des cautérisations plus
profondes avec le fer rouge seront nécessaires; il faudra exciser les
fongosités, simplifier les trajets fistuleux, et même pratiquer ultérieurement des opérations autoplastiques, pour amener l'occlusion
de l'orifice fistuleux. Il est bien évident que l'état général ne devra
pas être négligé, et qu'un traitement général s'adressant à la scrofule ou à la syphilis devra être administré dans tous les cas où
l'une de ces deux diathèses pourra être soupçonnée comme cause
de la maladie.

2ᵉ méthode. — Destruction de l'appareil lacrymal. —
Dans les cas où l'on n'a pu réussir à rétablir la perméabilité des
voies lacrymales, on s'est proposé de les détruire. Dans ce but, on
a eu recours à la cautérisation destructive du sac, soit avec le fer
rouge, soit avec les caustiques potentiels. Certains auteurs, Berlin
entre autres, ont pratiqué l'excision complète du sac lacrymal.

L'excision partielle du sac, conseillée par Monoyer, sera applicable dans le cas de mucocèle ou de hernie du sac. On a pratiqué
également l'occlusion des points lacrymaux par l'excision ou par la
cautérisation. Enfin on a conseillé même l'extirpation de la glande
lacrymale.

3ᵉ méthode. — Création de voies artificielles. — Nous
ne ferons que signaler brièvement les procédés de cette méthode
qui, comme la précédente, s'applique aux cas dans lesquels le rétablissement des voies naturelles est impossible. Le plus ancien,

décrit déjà par Celse et Paul d'Égine, consiste dans la perforation de l'os unguis. On a cherché également à assurer l'écoulement des larmes, en créant un nouveau canal dans la direction de l'ancien. Mais ces orifices anormaux ne tardent pas à s'oblitérer. Enfin Laugier, après Saint-Yves, a proposé de perforer le sinus maxillaire ; mais on comprend que cette méthode, en conduisant dans le sinus maxillaire le pus et les larmes, présente encore plus d'inconvénients que les précédentes, et ne saurait être conseillée. Si donc on doit abandonner le rétablissement des voies naturelles comme impossible, c'est à la cautérisation destructive du sac qu'il faut avoir recours.

ARTICLE V

MALADIES DE L'ORBITE.

I

LÉSIONS TRAUMATIQUES DE L'ORBITE.

Ces lésions peuvent intéresser les parties molles ou les os qui entrent dans la constitution de la cavité orbitaire. Du côté des parties molles, nous devons étudier les contusions et les plaies ; du côté des os, les fractures.

1° CONTUSIONS ET PLAIES DE L'ORBITE.

Ce sont surtout les rebords de la cavité orbitaire, et particulièrement son rebord supéro-externe, qui sont atteints dans les contusions. Elles donnent lieu à des bosses sanguines ou à des ecchymoses qui se diffusent plus ou moins loin dans les paupières. Quand la contusion est très violente, l'apophyse orbitaire externe agit à la manière d'un instrument tranchant et lacère les parties molles, de la profondeur vers la peau ; la plaie contuse qui en résulte prend alors, comme la remarque en a été faite depuis longtemps par Velpeau, les caractères d'une plaie par instrument tranchant.

Les contusions et les plaies contuses du rebord orbitaire supérieur
s'accompagnent parfois d'une grave complication, l'amaurose signalée
déjà par Hippocrate, et observée par un grand nombre de chirurgiens.
On l'a attribuée, tantôt à une blessure du nerf frontal, tantôt à une
lésion concomitante de l'œil ou du cerveau. Pour donner de ce phénomène une interprétation exacte, il faut distinguer les cas où l'amaurose se produit immédiatement après le traumatisme et ceux où elle
ne se montre que secondairement. L'amaurose primitive tient à une
lésion intra-oculaire, telle qu'un décollement de la rétine, un épanchement sanguin ; aussi comprend-on que, dans ce dernier cas, la
perte de la vision soit seulement passagère. L'amaurose consécutive
s'explique par l'atrophie du nerf optique, que la lésion de ce nerf soit
produite par une fracture s'étant propagée jusqu'au trou optique, ou
par un épanchement sanguin ; peut-être aussi faut-il incriminer dans
quelques cas des troubles réflexes dus à la lésion du nerf sus-orbitaire, branche de la cinquième paire.

La division la plus intéressante des plaies de l'orbite est celle en
plaies non pénétrantes et plaies pénétrantes de la cavité orbitaire. Les
instruments tranchants et contondants arrêtés par les rebords de la
cavité orbitaire ne produisent le plus souvent que des plaies non
pénétrantes. Mais les plaies faites par les instruments piquants et
surtout par les projectiles lancés par les armes à feu, pénètrent le plus
souvent dans l'intérieur même de la cavité orbitaire, et intéressent
les différents organes, muscles, vaisseaux et nerfs, qui y sont contenus. Le globe de l'œil lui-même peut être atteint; toutefois, il est à
noter que, vu sa mobilité et sa forme arrondie, il fuit souvent devant
l'instrument vulnérant.

Symptômes. — Les symptômes sont extrêmement variables, suivant les organes qui ont été lésés. On peut observer une perte complète de la vision, des douleurs vives, la paralysie de certains muscles
de l'œil. Mais il est surtout deux complications importantes à étudier;
ce sont les épanchements sanguins ou hématocèles de l'orbite, et la
présence de corps étrangers.

Les épanchements sanguins, appelés aussi hématomes ou hématocèles de l'orbite, succèdent à la lésion des principaux vaisseaux intra-
orbitaires, artère et veine ophthalmique et leurs branches. Le sang
épanché repousse en avant le globe de l'œil, en même temps qu'il
fait saillie sous la conjonctive ; celle-ci forme autour de l'œil un

bourrelet rouge ou noirâtre. L'épanchement sanguin peut être assez volumineux pour compromettre la nutrition du globe oculaire, mais le plus souvent il se résorbe graduellement. Quelquefois cependant il passe à la suppuration et détermine un phlegmon de l'orbite.

Une autre complication très fréquente des plaies de l'orbite, c'est la présence de corps étrangers. Leur nature est excessivement variée ; ce sont des morceaux de bois, des fragments d'épée, de fleuret, des grains de plomb, des balles. Dans quelques cas, la plaie qui a livré passage au corps étranger se réunit; ce dernier peut passer inaperçu. Il arrive en effet quelquefois que le corps étranger soit toléré par les tissus et ne détermine aucun symptôme. Mais cette tolérance n'est pas indéfinie; à un moment donné, des phénomènes inflammatoires se manifestent; ils peuvent s'apaiser, puis se reproduire un certain nombre de fois. Cette répétition des mêmes accidents, jointe à la notion d'un traumatisme antérieur, mettra sur la voie du diagnostic. L'inflammation suppurative prépare l'élimination spontanée du corps étranger qui a lieu parfois au bout d'un temps considérable, soit à travers les parties molles, soit à travers les os et par une voie anormale. Le corps étranger est venu quelquefois se faire jour dans la bouche ou les fosses nasales.

2° FRACTURES DE L'ORBITE.

C'est artificiellement et pour la commodité de l'étude qu'on distrait les fractures de l'orbite des contusions et des plaies de cette cavité, auxquelles elles sont le plus souvent réunies en clinique. Ces fractures extrêmement nombreuses et variées dans leur siège et leur disposition anatomique, peuvent être divisées, d'après leurs causes, en fractures directes et indirectes. Les fractures par causes directes résultant du choc d'instruments contondants ou de chutes, intéressent habituellement la base de la cavité orbitaire. Fréquemment elles sont produites par les armes à feu, et revêtent la forme de fractures comminutives. Elles peuvent intéresser soit la paroi inférieure, soit la paroi interne ou externe de l'orbite. Mais les plus intéressantes sont les fractures de la paroi orbitaire supérieure. Le voisinage du cerveau donne en effet aux fractures de ce point particulier un caractère de haute gravité. La fracture intéresse parfois simultanément le rebord orbitaire et une partie de la paroi supérieure qui lui fait suite.

Ce sont en général des violences considérables qui produisent de pareils traumatismes : De ce nombre sont des coups de feu, des coups de sabre, des chutes d'un lieu élevé. Bien que ces fractures amènent parfois des pertes de substance considérables, bien qu'elles mettent à nu la substance cérébrale, elles sont suivies fréquemment de guérison. C'est là le trait sans contredit le plus caractéristique de leur histoire, établi par la pratique des chirurgiens militaires.

Quant aux fractures directes de la paroi supérieure de l'orbite, sans participation du rebord orbitaire, leur physionomie est toute différente. D'abord elles sont rarement causées par les armes à feu, ainsi qu'il résulte de la statistique de Berlin. Habituellement elles succèdent à des coups portés à l'aide d'instruments piquants, tels que des épées, des morceaux de bois acérés. Elles se compliquent alors nécessairement de l'existence d'une plaie des parties molles. Déjà nous avons cité l'exemple d'une plaie de la paupière supérieure produite par un morceau de bois qui s'était rompu. Le corps étranger était resté dans l'orbite et avait déterminé une fracture de sa paroi supérieure. La mort par méningo-encéphalite fut la conséquence de ce traumatisme. Partout l'on trouve cité le cas de Nélaton, dans lequel l'instrument vulnérant, après avoir fracturé le sommet de l'orbite, avait déterminé la rupture de l'artère carotide dans le sinus caverneux, et la formation d'un anévrysme artérioso-veineux. Nous devrons du reste y revenir à propos de l'étude des tumeurs de l'orbite.

A côté des fractures de la voûte orbitaire par causes directes, il existe des fractures indirectes qui sont de deux ordres. Les unes, en effet, et ce sont les plus communes, ne sont que la propagation d'une fissure ou d'une fêlure siégeant dans la fosse antérieure ou dans la fosse moyenne du crâne. Les autres, beaucoup plus rares, sont des fractures isolées, ou par contrecoup, de la voûte orbitaire. Elles coexistent avec d'autres variétés de fractures du crâne. C'est dans les grands traumatismes et, en particulier, dans les fractures par armes à feu qu'on les rencontre. Leur étude rentre dans celle des fractures du crâne ; aussi nous n'y insisterons pas ici.

Symptômes. — Deux cas différents peuvent se présenter : ou bien la fracture intéresse la base de l'orbite et peut être appréciée par des signes physiques, ou bien elle siège, plus ou moins loin de la cavité orbitaire, sur ses parois ou à son sommet, et ne traduit son existence que par des phénomènes cérébraux.

Dans les cas de fractures de la base de l'orbite accessibles au chirurgien, on peut rencontrer de la mobilité anormale, une déformation osseuse, de la crépitation. L'existence d'une large plaie peut même mettre à nu les os et la substance cérébrale.

Lorsque la fracture est plus profondément située et ne donne lieu à aucun signe physique, ce sont les phénomènes cérébraux concomitants qui, joints aux commémoratifs, permettent d'en reconnaître l'existence. On peut, comme dans certaines autres variétés de fractures du crâne, observer une ecchymose qui, siégeant d'abord sous la conjonctive, se diffuse plus tard dans l'épaisseur des paupières.

Outre les phénomènes cérébraux, commotion, méningo-encéphalite traumatique, les fractures de l'orbite donnent assez souvent lieu à une autre complication grave, l'amaurose. Il résulte en effet des recherches de Hölder que l'amaurose immédiate et incurable qui succède aux traumatismes du crâne est habituellement la conséquence d'une fracture de la voûte orbitaire étendue au trou optique. Il peut arriver enfin que la fracture s'accompagne de la lésion du sinus frontal correspondant, et par là se complique d'emphysème.

Traitement des lésions traumatiques de l'orbite. — Dans les cas de contusions et de plaies contuses, le traitement doit être uniquement antiphlogistique. Dans la plupart des cas, on se contentera d'applications résolutives. S'il y a menace de phlegmon, on aura recours à des applications de sangsues et à la glace. Par une compression douce on favorisera la résorption du sang épanché dans la cavité orbitaire. La suture ne sera de mise que dans les plaies par instruments tranchants ; encore faudra-t-il avoir la certitude qu'aucun corps étranger n'est resté dans la plaie, et recourir au drainage, pour éviter la rétention de liquide dans l'intérieur de la cavité orbitaire, et la formation de phlegmon.

Lorsqu'au contraire, la plaie se complique de l'existence d'un corps étranger, le voisinage de l'œil et du cerveau impose au chirurgien la nécessité d'en pratiquer le plus tôt possible l'extraction. Toutefois les manœuvres d'extraction, les recherches même pour découvrir le corps étranger, doivent être conduites avec une grande prudence, de peur de léser les parties voisines. Quelquefois même on sera obligé d'attendre que la suppuration ait donné au corps étranger un peu de mobilité. D'ailleurs il faut bien savoir que, même le corps étranger enlevé, tout danger n'a pas disparu. Dans les cas de Percy et de

Demours, où il s'agissait d'un morceau de fleuret et de la broche d'une machine à filer le coton, la mort ne tarda pas à survenir après l'extraction ; de même encore dans le cas de fracture de la voûte orbitaire que nous avons mentionné. L'extraction du fragment de bois qui avait produit la blessure n'empêcha pas le malade de succomber aux progrès de la méningo-encéphalite traumatique.

Quant au traitement des fractures de l'orbite, il se confond avec celui des fractures de la base du crâne. S'il s'agissait d'une fracture esquilleuse avec plaie, on pourrait être conduit à pratiquer l'extraction des esquilles détachées.

II

MALADIES INFLAMMATOIRES DE L'ORBITE.

Comme pour les lésions traumatiques, nous étudierons successivement les maladies inflammatoires de l'orbite dans les parties molles et dans les os. Les maladies inflammatoires des parties molles comprennent les phlegmons et abcès de l'orbite et l'inflammation de la capsule de Ténon ou ténonite. Aux maladies inflammatoires des parois osseuses se rapporte l'ostéo-périostite et ses variétés : la carie et la nécrose.

1° PHLEGMONS ET ABCÈS DE L'ORBITE.

Le tissu cellulo-graisseux abondant logé dans la cavité orbitaire peut devenir le point de départ d'une inflammation qui constitue le phlegmon de l'orbite.

La plupart des auteurs classiques ont adopté la division en phlegmon aigu et phlegmon chronique. Mais Berlin et, à son exemple, Chauvel, dans l'article *Orbite*, du *Dictionnaire encyclopédique*, rejettent cette division. Et de fait, l'existence du phlegmon chronique est loin d'être établie sur des preuves suffisantes.

Étiologie. — Bien que le phlegmon de l'orbite soit une affection rare, les causes qui lui donnent naissance ne laissent pas que d'être fort nombreuses. Le phlegmon de l'orbite peut succéder à toutes les lésions traumatiques de cette cavité : plaies contuses, fractures intra-orbitaires, corps étrangers.

Les traumatismes chirurgicaux, peuvent aussi lui donner naissance ; ainsi, l'opération du strabisme, l'ablation de tumeurs, l'énucléation ou l'énervation du globe de l'œil (section du nerf optique et des nerfs ciliaires), l'abaissement de la cataracte, les cautérisations et les injections forcées pratiquées dans les voies lacrymales. A côté de ces causes, il faut signaler les cas dans lesquels le phlegmon de l'orbite se montre comme conséquence de la propagation d'une inflammation de voisinage au tissu cellulaire de la cavité orbitaire. Le phlegmon de l'œil ou panophthalmie, la conjonctivite blennorrhagique (Middlemore), des kératites terminées par hypopyon (Berlin), des phlébites de la veine ophthalmique, peuvent lui donner naissance. Le phlegmon de l'orbite peut encore se montrer comme conséquence de l'érysipèle de la face, d'affections des fosses nasales et des sinus frontaux. Enfin le phlegmon de l'orbite succède parfois à une méningite ou à une encéphalite suppurée. La propagation de l'inflammation se fait alors le plus souvent par la voie veineuse. Il y a une thrombose des sinus qui gagne la veine ophthalmique.

Un dernier groupe de phlegmons de l'orbite est constitué par ceux qui succèdent à un état général grave, à une infection de l'organisme ; de ce nombre sont les phlegmons qu'on observe à la suite des fièvres graves, des fièvres éruptives ; dans la morve, la fièvre puerpérale, la pyohémie.

Symptômes. — La maladie peut débuter par un malaise général et des frissons ; bientôt s'y joignent des douleurs dans l'orbite, qui peuvent être assez violentes pour causer de l'agitation, des convulsions et du délire. La fièvre est vive ; le gonflement ne tarde pas à se produire ; il envahit toute la base de l'orbite, repousse en avant les paupières qui sont gonflées et luisantes. Le globe de l'œil lui-même est repoussé en dehors de la cavité orbitaire (exophthalmie) ; tout autour de lui, la conjonctive forme un bourrelet œdémateux, rougeâtre. L'œil ainsi fixé dans une masse inflammatoire dense et résistante perd complètement sa mobilité. Habituellement il est repoussé directement en avant ; mais si l'inflammation prédomine en un point, ou si même elle est limitée à une partie de la cavité orbitaire, l'œil est repoussé du côté opposé, et l'exophthalmie est latérale.

Mais le phlegmon de l'orbite ne se développe pas sans causer des troubles divers de la vision. Tantôt il y a seulement de la photophobie, de la mydriase, de la diplopie; tantôt la compression des nerfs ciliaires détermine l'anesthésie et des troubles de nutrition de la cornée. Après avoir augmenté pendant quelques jours, l'induration fait place à une sensation de mollesse ; enfin la tuméfaction et la rougeur augmentent en un point limité, habituellement vers l'angle externe de la paupière inférieure, et l'abcès s'ouvre au dehors ou est ouvert par le chirurgien. Il peut se faire qu'après l'évacuation du pus, tous les symptômes disparaissent; c'est là une terminaison très favorable. Nous en dirons autant de la résolution, qui est tout à fait exceptionnelle en pareil cas.

Trop souvent le phlegmon de l'orbite amène à sa suite les plus redoutables complications. Il peut tout d'abord causer la mort par propagation de l'inflammation à la veine ophthalmique et aux sinus crâniens, aux méninges et au cerveau. Nous trouvons à cet égard des renseignements intéressants dans le travail de Schwendt sur le phlegmon de l'orbite (thèse de Bâle, 1882). D'après cet auteur, la mortalité est de 20 p. 100 dans le phlegmon unilatéral; lorsque le phlegmon atteint les deux orbites à quelques jours d'intervalle, le pronostic est toujours mortel; en effet, le passage de l'inflammation d'une cavité à l'autre se fait par l'intermédiaire d'une phlébite des sinus.

Lorsque le phlegmon de l'orbite n'amène pas la mort, trop souvent il cause la cécité, soit par perforation de la cornée et phthisie du globe oculaire, soit par atrophie du nerf optique. D'après le même auteur, le phlegmon double entraîne presque toujours une cécité incurable, tandis que celui qui est limité à une des cavités orbitaires permet, dans un quart des cas environ, le rétablissement de la vision.

Une dernière terminaison, c'est l'induration et le passage à l'état chronique. C'est sur ce dernier fait qu'on s'est basé pour admettre un phlegmon chronique de l'orbite. On a pu voir, en effet, le gonflement et l'exophthalmie se prolonger pendant des mois, et en imposer pour une tumeur maligne de l'orbite. Le cas le plus célèbre de cette nature est celui du maréchal Radetzky. Jæger, qui le vit, fit le diagnostic de tumeur maligne. Mais peu de temps après, le gonflement et les douleurs augmentèrent; la suppuration se fit jour; et l'homœopathie put se faire honneur d'une guérison qui n'était due qu'à la marche naturelle de la maladie.

Pronostic et traitement. — Après ce que nous venons de dire, il n'est pas besoin d'insister sur la gravité du pronostic. Le phlegmon de l'orbite pouvant entraîner la perte de la vision, et même la mort, demande un traitement énergique. Au début, si le malade est vigoureux, on aura recours à des applications de sangsues à la tempe; on y joindra l'emploi de la glace. A ce traitement local, on ajoutera la révulsion sur le tube digestif à l'aide des purgatifs, et l'emploi du calomel à doses fractionnées.

Si, au contraire, l'état général du malade est mauvais, on doit laisser de côté les émissions sanguines, pour recourir aux onctions mercurielles belladonées et aux cataplasmes chauds. Les injections de morphine sont indiquées pour combattre les violentes douleurs du phlegmon. Si ces différents moyens demeurent impuissants, on n'attendra pas pour intervenir chirurgicalement que le pus soit nettement collecté, d'autant qu'on doit toujours craindre la propagation de l'inflammation à l'intérieur du crâne. De bonne heure on pratiquera une ou plusieurs ponctions qui, en débridant les tissus, atténueront les douleurs et donneront passage au pus, s'il est déjà formé. Ces ponctions seront faites à l'aide d'un bistouri étroit, tel qu'un couteau de Graefe, dans le cul-de-sac oculo-palpébral inférieur. La paupière sera portée fortement en bas et en dehors, et le tranchant du bistouri dirigé vers le plancher de l'orbite, de façon à éviter la blessure du globe de l'œil. Ces ponctions hâtives auront encore, dans les cas douteux, comme celui du maréchal Radetzky, l'avantage de servir à fixer le diagnostic. *A fortiori*, lorsque le pus sera nettement collecté, l'incision et le drainage des parois de l'abcès s'imposeront au chirurgien comme un traitement urgent. Ce n'est que dans les cas où l'inflammation s'est propagée au globe de l'œil lui-même, et où il existe une perte absolue de la vision par suite de la panophthalmite concomitante, qu'on sera autorisé à pratiquer l'énucléation du globe de l'œil. Toutefois, dans ces cas spéciaux, 'énucléation pourra être utile pour hâter la résorption du phlegmon orbitaire. Des cas de cette nature ont été publiés, empruntés à la pratique des professeurs Panas et Trélat.

2° INFLAMMATION DE LA CAPSULE DE TÉNON.

On sait que la capsule de Ténon représente un plan fibreux séparant en deux parties la cavité orbitaire. En avant d'elle se trouve le globe de l'œil; dans la loge postérieure sont contenus les vaisseaux, les nerfs, les muscles et le tissu cellulaire dont l'inflammation constitue le phlegmon de l'orbite. On a admis que cette capsule fibreuse était elle-même susceptible de s'enflammer, en donnant naissance à un épanchement situé entre sa face antérieure et le globe de l'œil. C'est O'Ferrall qui a signalé le premier cette affection. Depuis lors elle a été décrite par un grand nombre d'auteurs. Mais elle est si rare, les descriptions qu'on en a données présentent de telles divergences, que son existence même a été mise en doute. Dernièrement, l'étude de l'inflammation de la capsule de Ténon a été reprise par le professeur Panas, dans les *Archives d'ophthalmologie* (1883), et dans la thèse de M. Puéchagut, son élève.

Symptômes et nature de la maladie. — Wecker attribue à la maladie trois caractères principaux, savoir : une violente injection conjonctivale, un léger degré d'exophthalmie, toujours moins marqué que dans le phlegmon de l'orbite, et une gêne des mouvements de l'œil, qui limite dans tous les sens ses excursions, et produit à la périphérie du champ visuel de la diplopie.

M. Panas admet les deux derniers symptômes : gêne des mouvements de l'œil et exophthalmie. Quant au premier, la violente injection conjonctivale, il lui semble ne pas appartenir en propre à la maladie, mais en constituer une complication. C'est seulement, dit-il, lorsque le gonflement est considérable, et que le chémosis, exposé sans cesse au contact de l'air, est étranglé par les paupières, qu'on voit se produire cette violente injection conjonctivale. Mais le chémosis peut rester transparent et incolore pendant toute la durée de la maladie. Pour M. Panas, en effet, il s'agit d'une véritable hydropisie de la capsule de Ténon, bien plutôt que d'une inflammation phlegmoneuse. Cette opinion s'accorde avec celle de Linhart, qui pense qu'il s'agit d'un exsudat séreux de la capsule de Ténon, et avec celle de Mooren, qui donne comme l'un des caractères de la maladie le soulèvement chémotique *transparent* de la conjonctive. Elle concorde aussi avec les faits cités par Carron du Villards, qui a pu observer un épanchement séreux entre le globe de l'œil et la capsule de Ténon.

D'après cela, voici comment M. Panas décrit la maladie : Le premier symptôme de la ténonite consiste en des douleurs péri-orbitaires intenses, revenant par accès comme celles de la névralgie. A ces douleurs lancinantes se joint une douleur gravative, fixe, siégeant au fond de l'orbite. En même temps, dès le début de la maladie, les mouvements du globe de l'œil deviennent difficiles et douloureux. Puis, dès le second ou le troisième jour, apparaît le dernier symptôme, le chémosis, qui se montre d'abord dans le cul-de-sac conjonctival inférieur.

C'est la douleur accompagnant la contraction des muscles qui rend difficiles les mouvements de l'œil. Le chémosis amène un certain degré d'exophthalmie. M. Panas a constaté à l'ophthalmoscope une gêne de la circulation rétinienne, se traduisant par un engorgement des veines et même du pouls veineux. Bien que les nerfs ciliaires doivent être comprimés, il n'a pas observé de modifications du côté de la pupille, qui répond, comme à l'état normal, à l'action des mydriatiques.

La durée de la ténonite est de deux à trois semaines. Sa terminaison est la résolution. M. Panas admet, en effet, avec Wecker, que la suppuration ne doit pas être regardée comme un des modes de terminaison de l'affection. Si elle vient à se produire, son histoire se confond alors avec celle du phlegmon de l'orbite.

Étiologie. — Les causes de la ténonite sont générales ou locales. Carron du Villards signale les fièvres éruptives, scarlatine et rougeole ; M. Panas y joint les oreillons. Ce dernier auteur revient à l'opinion anciennement exprimée par O'Ferral, qui fait de la ténonite une des manifestations de l'arthritisme.

Comme causes locales, il faut signaler tous les traumatismes portant sur la capsule de Ténon, et surtout l'opération du strabisme.

Traitement. — Partant de cette donnée étiologique, M. Panas conseille l'emploi du salicylate de soude à l'intérieur pour calmer les douleurs, et comme traitement local, les instillations d'atropine et la compression. Si le chémosis était trop volumineux, on pourrait y pratiquer quelques scarifications.

5° OSTÉO-PÉRIOSTITE DE L'ORBITE.

L'inflammation des parois osseuses de l'orbite est beaucoup plus fréquente que le phlegmon de cette cavité.

Étiologie. — Les traumatismes de la région orbitaire peuvent lui donner naissance; on a incriminé également l'influence du froid, ou la propagation d'une inflammation des cavités voisines, sinus frontaux, sinus maxillaires, parois crâniennes. Mais au-dessus des causes locales, il faut placer les causes générales, c'est-à-dire l'influence des diathèses scrofuleuse et syphilitique. La fréquence des manifestations scrofuleuses dans l'enfance et dans l'adolescence rend compte du grand nombre de périostites de l'orbite observées à cet âge.

Symptômes. — La marche de l'ostéo-périostite de l'orbite peut être aiguë ou chronique. Mais, dans chacune de ces deux formes, les symptômes se présentent avec des caractères différents, suivant que la maladie siège sur les rebords de la cavité orbitaire, ou bien plus profondément dans la continuité de ses parois.

a. **Forme aiguë.** — Lorsque la maladie est limitée à une partie du rebord orbitaire, elle se caractérise tout d'abord par une douleur localisée que la pression exaspère, par des céphalées, de légers étourdissements. Puis, au bout de quelque temps, se produit le gonflement d'une des paupières, la supérieure le plus souvent. Enfin, le signe caractéristique est l'apparition d'une *tumeur circonscrite*, tellement dure au début qu'on pourrait la prendre pour une tumeur osseuse. Au fur et à mesure que cette tumeur augmente de volume, elle comprime les parties voisines, détermine du chémosis, refoule l'œil du côté opposé à celui qu'elle occupe, produit de la diplopie et de la gêne des mouvements oculaires. D'après Sichel père, qui nous a donné une excellente description de cette affection, la tumeur siège le plus souvent en haut, sous la paupière supérieure; pour Mackenzie, on la rencontrerait plus souvent à la partie externe et inférieure.

Après être restée plus ou moins longtemps ferme et résistante, la tumeur se ramollit et donne naissance à un abcès. La peau à son niveau s'amincit graduellement, et l'abcès s'ouvre, le plus souvent, au niveau du rebord orbitaire. Si l'os n'est pas dénudé, la tumeur s'affaisse, les parties voisines reprennent leur place, et l'évacuation du pus marque la guérison. Mais lorsque l'os est mis à nu, lorsqu'il existe des points de carie ou de nécrose, la suppuration continue; le gonflement persiste, produit par l'épaississement du périoste et l'infiltration du tissu cellulaire voisin. Un stylet introduit par l'orifice de l'abcès arrive sur l'os, dénudé et rugueux. Des fongosités se dé-

veloppent, un trajet fistuleux s'organise, et la guérison ne se produit
qu'après l'élimination de parcelles osseuses. Dans un grand nombre
de cas, la cicatrice contracte des adhérences avec le rebord orbitaire,
et, par sa rétraction, produit le renversement de la paupière en dehors et une difformité persistante (ectropion).

Lorsque l'inflammation envahit non plus seulement le rebord orbitaire, mais les parois de l'orbite et son sommet, les symptômes sont
moins nets. La tumeur circonscrite peut manquer, ou du moins ne
se montrer qu'à une période avancée de l'affection. Les symptômes
se rapprochent beaucoup de ceux du phlegmon de l'orbite. Au début,
il y a des douleurs périorbitaires intenses, bientôt suivies du gonflement des paupières. Le globe de l'œil est propulsé tantôt directement
en avant, tantôt latéralement. La pression exercée sur l'œil pour le
refouler en arrière est douloureuse ; parfois aussi un point particulier
du rebord orbitaire offre une grande sensibilité. Plus tard surviennent un gonflement limité, la fluctuation et l'évacuation du pus.

C'est surtout dans cette forme, étendue à une grande partie des
parois de l'orbite, qu'on observe des phénomènes généraux graves :
fièvre intense, délire, accès convulsifs. Telle est la minceur de la paroi orbitaire supérieure, qu'on comprend la propagation de l'inflammation à la dure-mère et au cerveau, qui, trop souvent en pareil
cas, amène une terminaison funeste. Mackenzie rapporte le fait d'un
jeune garçon de quinze ans, chez lequel une périostite étendue à la
face, au frontal et à la voûte orbitaire, avec gonflement considérable,
amena des phénomènes cérébraux, et la mort par méningite suppurée
le dixième jour.

b. **Forme chronique.** — Qu'elle soit limitée au rebord orbitaire
ou étendue à une grande partie des parois de l'orbite, l'ostéo-périostite affecte beaucoup plus souvent la forme chronique. C'est surtout
dans la scrofule et la syphilis que la maladie évolue d'une manière
froide et lente. Pour Berlin, la tuberculose des parois orbitaires ne
saurait être mise en doute.

Ici tous les symptômes évoluent beaucoup plus lentement, et l'inflammation donne naissance à un véritable abcès froid qui, après
son ouverture, reste longtemps fistuleux. Des parcelles osseuses
atteintes de carie ou de nécrose sont éliminées, et ces perforations
donnent naissance à des complications de voisinage. Le pus peut pénétrer dans le sinus maxillaire, dans les fosses nasales, dans les si-

nus frontaux, la fosse temporale ; parfois aussi il pénètre dans la
cavité crânienne, où il peut déterminer des accidents promptement
mortels. Toutefois les complications cérébrales se montrent beaucoup
plus rarement dans la forme chronique que dans la forme aiguë. En
même temps qu'elle cause de la suppuration et la formation d'esquilles,
l'ostéo-périostite donne aussi naissance à des périostoses persistantes.
Enfin le globe oculaire reste intact dans un grand nombre de cas ;
mais, dans d'autres, la vision est compromise, soit par le fait de lésions intra-crâniennes, soit par suite d'altérations du nerf optique
dans l'intérieur de la cavité orbitaire.

Diagnostic. — Le diagnostic de l'ostéo-périostite doit être fait
avec les autres maladies inflammatoires de l'orbite, savoir : le phlegmon orbitaire et l'inflammation de la capsule de Ténon. Dans le phlegmon, l'exophthalmie, dit-on, est directe ; mais il faut se rappeler
que dans les cas de périostite du sommet de l'orbite, l'exophthalmie
peut être également directe. En revanche, dans les cas de phlegmon
partiel de l'orbite, nous avons noté déjà que le globe de l'œil pouvait
être dévié latéralement, comme il arrive dans la périostite. Un autre
signe différentiel est tiré de ce fait que, dans l'ostéo-périostite, la
pression sur le rebord orbitaire à l'aide des doigts insinués entre les
parois de l'orbite et la paupière, est très douloureuse, particularité
qui ne se remarque pas dans le phlegmon. Ajoutons toutefois que,
dans quelques cas, les deux affections, périostite et phlegmon,
coexistent, et qu'il est impossible de faire la part des symptômes qui
appartiennent à chacune d'elles.

Quant au diagnostic avec l'inflammation de la capsule de Ténon,
il est basé surtout sur ce fait que, dans cette dernière affection, le
gonflement n'atteint pas le rebord orbitaire ; il est limité à la paupière,
et circonscrit par une ligne qui reste toujours distante d'un centimètre environ des parois de l'orbite.

Rappelons que, dans la forme chronique, la dureté de la tumeur,
la lenteur de son évolution, peuvent en imposer pour un néoplasme.
Aussi, en cas de doute, faudra-t-il toujours pratiquer une ponction
exploratrice avant que d'entreprendre aucune opération.

Pronostic. — La possibilité d'accidents du côté du globe de l'œil
et du cerveau rend grave, d'une manière générale, le pronostic. Mais
la gravité diffère suivant la forme de l'inflammation et suivant le
siège qu'elle occupe. Déjà nous avons dit que dans la forme chronique

les complications cérébrales étaient moins à redouter. Quant au siège, l'ostéo-périostite du rebord orbitaire est infiniment moins grave que celle des parois de l'orbite. Elle a seulement comme conséquence fâcheuse les difformités qu'elle entraîne du côté des paupières. La périostite suppurée des parois orbitaires est beaucoup plus grave, à cause de la transmission possible de l'inflammation au cerveau et aux méninges. Mais c'est surtout dans l'ostéo-périostite de la voûte qu'on doit craindre cette redoutable complication.

Traitement. — En présence de l'ostéo-périostite aiguë, le traitement doit être actif. Au début on emploiera les émissions sanguines, les onctions mercurielles, la révulsion sur le tube digestif. Si l'inflammation fait des progrès, il ne faut pas attendre que le pus soit collecté, et compromette par son voisinage le cerveau et le globe de l'œil. Il faut, au contraire, pratiquer le plus tôt possible une ponction, à l'aide d'un bistouri étroit, dans le point où le gonflement est le plus marqué, et en suivant la paroi orbitaire pour éviter la lésion des vaisseaux et des nerfs. Lorsque l'abcès siège au voisinage du rebord orbitaire, le danger est de voir la cicatrice entraîner à sa suite l'ectropion. Pour l'éviter, Sichel conseille d'inciser le plus loin possible du rebord orbitaire, et de tirailler fréquemment en tous sens la paupière menacée de difformité, pour s'opposer à la formation d'adhérences anormales. Toutefois, lorsque la marche de l'affection est chronique, lorsqu'il existe une fistule persistante qui doit livrer passage à des esquilles, il est bien difficile de s'opposer à la formation d'ectropion. Dans ces cas, en effet, l'orifice fistuleux doit être maintenu longtemps ouvert, il doit même être dilaté, drainé, de façon à assurer l'issue facile du pus et des parcelles osseuses. C'est ici que le traitement général interviendra, s'adressant soit à la scrofule, soit à la syphilis, suivant la nature de la cause diathésique qui a donné naissance à l'inflammation.

III

TUMEURS DE L'ORBITE.

A l'exemple de tous les auteurs classiques, Compendium de chirurgie, Follin et Duplay, Terrier, nous diviserons en deux parties l'étude des tumeurs de l'orbite. Dans une première partie, nous passerons successivement en revue les diverses variétés de tumeurs qui peuvent se rencontrer dans la cavité orbitaire; dans la seconde, nous tracerons les caractères généraux communs à toutes les tumeurs de l'orbite.

Au début de cette étude, nous signalerons surtout le Traité des tumeurs de l'orbite de Demarquay, où l'on rencontrera un grand nombre de faits; l'excellent article du Compendium de chirurgie, le Traité des maladies de l'orbite de Berlin, inséré dans l'*Encyclopédie* de Graefe et Sœmisch, l'article Orbite de Chauvel, dans le *Dict. Encycl.*

A. — TUMEURS DE L'ORBITE EN PARTICULIER.

1° KYSTES.

Parmi les kystes de la cavité orbitaire, les uns sont congénitaux, les autres ne se développent que plus ou moins longtemps après la naissance. Toutefois il importe de remarquer que les kystes d'origine congénitale peuvent rester pendant longtemps silencieux, et ne devenir apparents qu'au bout de longues années; on est exposé alors à les confondre avec des tumeurs acquises.

Les kystes congénitaux appartiennent à la classe des kystes dermoïdes, dont ils présentent tous les caractères. Ils siègent tantôt à l'angle externe, tantôt à l'angle interne de l'orbite, dans sa partie antérieure; mais ils s'enfoncent plus ou moins profondément dans l'intérieur de la cavité orbitaire, et contractent souvent des adhérences avec le périoste. Vu l'origine congénitale de ces kystes, c'est presque toujours chez de jeunes sujets qu'on les observe.

D'après la statistique de Berlin, sur 45 cas où le diagnostic était assuré, 32, ou 82 pour 100, ont été observés avant vingt ans, et seulement 8, ou 12 pour 100, au-dessus de cet âge. C'est là, on le comprend, une donnée importante pour le diagnostic. Les prétendus kystes folliculaires de l'orbite autrefois décrits par Wecker, qui seraient dus à un développement anormal d'un follicule du derme, nous semblent, comme à MM. Duplay, Terrier et Chauvel, devoir être rattachés aux kystes dermoïdes.

Les kystes acquis sont séreux ou hydatiques. Les kystes hydatiques sont exceptionnels ; ils renferment, soit des cysticerques, soit des échinocoques. Les kystes séreux, beaucoup plus nombreux, se développent, soit dans le tissu cellulaire de l'orbite, soit dans les bourses séreuses qui existent au-dessus et au-dessous du releveur de la paupière supérieure. Ils constituent alors de véritables hygromas de l'orbite. Carron du Villards a décrit aussi comme une variété de kystes séreux de l'orbite l'hydropisie de la capsule de Ténon. Mais ce que nous avons dit de la ténonite, d'après la description récente de M. Panas, montre assez que l'inflammation et l'hydropisie de cette capsule fibreuse sont une seule et même chose.

Enfin on a signalé des kystes des parois osseuses de l'orbite. Keate a observé un kyste hydatique développé dans le frontal, à la partie supérieure de l'orbite ; M. Gosselin a rapporté le cas d'un kyste occupant le même siège, mais renfermant un liquide coloré en jaune et des cristaux de cholestérine. Peut-être faut-il voir là un exemple de ces périostites albumineuses décrites par Ollier et son élève Poncet (de Lyon).

2° LIPOMES.

Bien que tous les auteurs classiques admettent le lipome de l'orbite, et s'appuient pour le décrire sur les faits de Dupuytren, de Bowman et de Gross, Berlin va jusqu'à en nier l'existence. Sans être aussi affirmatif, M. Chauvel pense que les lipomes de l'orbite peuvent être mis en doute ; le plus souvent en effet le lipome se développe dans l'épaisseur des paupières, et constitue une tumeur du pourtour de l'orbite, bien plus qu'une véritable tumeur orbitaire. Nous n'y insisterons donc pas.

3° FIBROMES

Nous pouvons presque répéter au sujet du fibrome ce que nous venons de dire du lipome. Son existence est douteuse. Nous pouvons en effet faire remarquer avec M. Chauvel que presque toutes les observations publiées sous le nom de fibromes ont trait en réalité à des sarcomes. La plupart du temps l'examen histologique laisse à

désirer, ou même fait complètement défaut; mais la fréquence des
récidives ne laisse aucun doute sur la malignité de l'affection. Demarquay donne, il est vrai, les caractères des tumeurs fibreuses qui,
tout en se rapprochant des kystes, en différeraient cependant, par
leur adhérence au périoste, leur dureté, l'absence de cavité intérieure,
leur marche plus lente et leurs dimensions moindres. Il rapporte
six observations appartenant à Verhaege, Critchett, Mackenzie, Hoppe
et Dubreuil. Mais aucun de ces faits n'est accompagné d'examen histologique concluant. Les observations ultérieures ne sont pas plus
nettes.

4° EXOSTOSES.

Bien différentes des tumeurs précédentes que nous n'avons signalées
que pour mémoire, les exostoses constituent l'une des variétés les
plus intéressantes des tumeurs de l'orbite.

Elles sont de natures très diverses. Depuis longtemps, Mackenzie et
Sichel ont fait remarquer que les traumatismes peuvent donner naissance à des périostites chroniques qui sont le point de départ d'exostoses. Chauvel dit avoir trouvé six observations dans lesquelles l'action
du traumatisme est nettement indiquée. On a également incriminé la
scrofule et la syphilis. Mais il n'existe aucun fait démonstratif pour
la scrofule ; quant à la syphilis, son rôle a été singulièrement exagéré,
puisqu'il n'y en a, dans le relevé du même auteur, que deux observations. C'est qu'en effet l'immense majorité des exostoses de l'orbite
reconnaissent une tout autre origine. Elles sont de même nature
que certaines exostoses dont nous aurons plus tard à signaler la présence dans les fosses nasales et les sinus de la face. Comme ces dernières, elles se rencontrent chez des sujets jeunes, de dix à vingt-
cinq ans par exemple. Les deux sexes en sont également atteints. Bien
que leur véritable cause soit inconnue, il est permis cependant de
les rattacher au développement du squelette, et d'admettre, avec
Dolbeau et Duplay, une certaine analogie entre elles et les exostoses
épiphysaires des os longs.

Le siège d'élection de cette dernière variété d'exostoses est la paroi
supérieure et interne de l'orbite, où elles se développent, soit aux
dépens du frontal, soit aux dépens de l'ethmoïde. Leur volume peut
devenir considérable, au point d'atteindre celui d'un œuf de poule,

comme dans un cas de Maisonneuve. Non seulement alors elles remplissent la cavité orbitaire, mais elles envahissent les cavités voisines, au point qu'il est parfois bien difficile de dire quel a été leur véritable point de départ. Si elles se développent au côté interne, elles gagnent les fosses nasales; du côté inférieur, elles envahissent le sinus maxillaire. Parties de la paroi supérieure de l'orbite, elles atteignent la cavité crânienne. Dans un bon nombre de cas même, leur véritable point de départ est, non pas la cavité orbitaire, mais les cavités voisines des fosses nasales.

Tantôt ces exostoses possèdent une base d'implantation assez large, tantôt elles ont un pédicule mince, ou même sont complètement libres dans une cavité kystique, qui les isole des parties voisines. Quant à leur structure, elle peuvent être composées de tissu spongieux; mais le plus souvent elles sont formées d'un tissu compact très dur, mamelonné; on peut trouver à leur surface des éléments cartilagineux, constituant des tumeurs mixtes. Quant aux véritables enchondromes, il n'en existe pas d'exemple probant.

5° LYMPHADÉNOMES.

Arnold et Otto Becker ont décrit un lymphadénome double et symétrique de l'orbite. A raison de leur siège dans l'angle supérieur et externe des deux orbites, ces tumeurs avaient été prises pour une hypertrophie symétrique des glandes lacrymales.

6° SARCOMES.

Comme nous l'avons déjà dit, ces tumeurs ont été bien souvent décrites comme des fibromes. Elles présentent dans l'orbite un grand nombre de variétés qui ont été étudiées par Berlin, sarcome fasciculé, myxo-sarcome, gliome, sarcome télangiectasique. Le mélano-sarcome est le plus souvent secondaire, et résulte du développement d'une tumeur semblable dans le globe de l'œil qui s'est propagée à la cavité orbitaire.

Ces tumeurs se montrent à tous les âges de la vie; elles sont toutefois plus rares chez les enfants que les autres variétés de tumeurs malignes. Leur point de départ habituel est le périoste.

7° CARCINOMES.

A côté du sarcome, tous les ouvrages classiques décrivent le carcinome de l'orbite. Mais la plupart de ces observations sont anciennes
et manquent d'examen histologique suffisant. Il est donc bien certain
qu'un grand nombre des tumeurs décrites sous le nom de cancer ne
sont en réalité que des sarcomes. Aussi Berlin, rejetant en masse
tous les faits antérieurs, va-t-il jusqu'à nier l'existence du carcinome
orbitaire. M. Chauvel est moins radical et reste sur la réserve, tout
en faisant remarquer que le carcinome de l'orbite, surtout le carcinome primitif, doit être extrêmement rare. En effet, bon nombre de
produits morbides décrits sous ce nom sont en réalité des tumeurs
secondaires, consécutives à des cancers de l'œil et du nerf optique.

8° TUMEURS VEINEUSES.

Sous le nom de tumeurs veineuses de l'orbite, on décrit des angiomes et des dilatations variqueuses des veines intra-orbitaires.

a. **Angiome orbitaire.** — On rencontre dans l'orbite des angiomes simples et des angiomes caverneux. Berlin a pu relever 54
observations de ces tumeurs; mais telle est la multiplicité des noms
sous lesquels on les décrit; telle est, dans bien des cas, l'imperfection des détails anatomiques, que plusieurs de ces faits sont douteux.
Pour cet auteur, les formes congénitales, développées primitivement
dans les paupières, et n'envahissant que secondairement la cavité
orbitaire, appartiennent à l'angiome simple. Au contraire, beaucoup
de tumeurs décrites sous les noms de tumeurs érectiles veineuses, ou
simplement tumeurs veineuses, sont des angiomes caverneux. Ces
dernières siègent dans la profondeur de l'orbite, le plus souvent dans
l'intérieur du cône formé par les muscles droits. Elles sont limitées
par une capsule fibreuse qui les isole des parties voisines et rend
facile leur extirpation. Broca, le premier, a fait cette remarque en
1856, à la Société anatomique, à propos d'une tumeur de cette nature enlevée par Parise, de Lille.

Bien que la plupart de ces tumeurs soient d'origine congénitale, cependant le traumatisme a joué quelquefois un rôle dans leur développement.

b. **Tumeurs variqueuses.** — Dès 1839, Chélius avait signalé les dilatations des veines de l'orbite, pouvant former des tumeurs proéminentes, reconnaissables à leur couleur bleuâtre et à leur compressibilité. En 1865, Dupont publia sa thèse sur les tumeurs de l'orbite formées par le sang en communication directe avec la circulation intracrânienne.

La caractéristique de ces tumeurs serait d'augmenter manifestement de volume sous l'influence des efforts ou de la position déclive de la tête. Toutefois beaucoup d'auteurs restent dans le doute à leur sujet; M. Duplay, entre autres, se demande si elles ne se confondent pas avec les tumeurs érectiles veineuses, qui communiquent avec la circulation intracrânienne par l'intermédiaire de la veine ophthalmique et du sinus caverneux. Telle n'est pas l'opinion de M. Chauvel qui, après le travail publié par Yvert sur ce sujet dans le Recueil d'ophthalmologie de 1881, pense qu'on ne doit pas mettre en doute l'existence indépendante des tumeurs en communication directe avec la circulation intracrânienne.

Cette affection se présente sous deux formes différentes. Dans certains cas, il y a tumeur formée par les veines dilatées; c'est à la partie supérieure et interne de l'orbite que se montre surtout la tumeur, répondant à l'embouchure des veines sus-orbitaire et frontale dans la veine ophthalmique. Dans d'autres cas, c'est seulement une exophthalmie intermittente qui traduit les changements de volume subis par les veines de l'orbite.

9° TUMEURS PULSATILES DE L'ORBITE.

Sous le nom de *tumeurs pulsatiles* ou *anévrysmoïdes* de l'orbite, on décrit des tumeurs qui sont caractérisées par l'exophthalmie ou protrusion du globe de l'œil; par des pulsations, surtout accentuées lorsqu'on exerce une compression sur l'œil ou sur la production morbide elle-même; enfin par un bruit spécial, perceptible à l'auscultation sur l'orbite, et à son pourtour.

Exophthalmie, pulsations, bruit spécial, tels sont donc les trois caractères dominants de ces tumeurs. Ainsi comprises, les tumeurs

pulsatiles de l'orbite constituent un complexus symptomatique bien
défini. Mais, au point de vue anatomo-pathologique, elles sont loin
de former un groupe distinct. Les lésions qui les caractérisent sont
en effet différentes suivant les cas; et même, comme nous le dirons
tout à l'heure, il persiste aujourd'hui à cet égard bien des obscurités.

Travers le premier, en 1813, signala ces tumeurs sous le nom
d'anévrysmes par anastomoses de l'orbite. Depuis lors, un grand
nombre de faits ont été publiés, et beaucoup d'entre eux ont servi à
l'édification de théories nouvelles. Dans une importante revue critique, parue dans les *Archives de médecine* de 1871, M. Terrier a
fait l'examen des faits connus jusqu'alors. Enfin, en 1880, Sattler,
dans l'*Encyclopédie* de Graefe et Sœmisch, a pu réunir 109 observations; on trouvera le tableau de ces faits dans l'article ORBITE de Chauvel, dans le *Dict. Encycl.* que nous avons déjà plusieurs fois signalé.

Anatomie pathologique. — Bien que les tumeurs pulsatiles
de l'orbite aient été décrites autrefois sous le nom d'anévrysmes par
anastomoses, il n'existe pas d'exemples probants de tumeurs cirsoïdes
de l'orbite. L'anatomie pathologique permet de ranger dans les trois
groupes suivants les tumeurs dites pulsatiles ou anévrysmoïdes :
1º anévrysmes de l'artère ophthalmique; 2º dilatation simple de la
veine ophthalmique; 3º anévrysmes et déchirures de l'artère carotide
interne dans le sinus caverneux.

1º Anévrysmes de l'artère ophthalmique. — Il existe des
faits indiscutables d'anévrysmes de l'artère ophthalmique; mais
tantôt l'anévrysme siégeait dans l'orbite même, tantôt dans la cavité
crânienne. Dans le cas de Guthrie, l'anévrysme siégeait dans la cavité orbitaire; le sac anévrysmal avait les dimensions d'une grosse
noix; la veine ophthalmique présentait un volume considérable et
était obstruée près du point où elle traverse la fente sphénoïdale.
Dans le fait de Nunneley, l'autopsie pratiquée cinq ans après la
guérison par ligature de la carotide, montra un anévrysme de l'artère ophthalmique de la grosseur d'une noisette, siégeant tout à fait
à son origine, sur le côté droit de la selle turcique. Dans ces cas, il
s'agissait d'anévrysmes circonscrits; les anévrysmes diffus, autrefois
admis par tous les auteurs, ne sont pas anatomiquement démontrés.

2º Dilatation simple de la veine ophthalmique. — A côté
des cas où l'existence d'une lésion artérielle est incontestable, il en
est d'autres où les veines seules ont été trouvées dilatées. Ainsi, en

1864, M. Aubry (de Rennes) a publié la curieuse observation suivante : « Une femme portait, à l'angle interne de l'orbite, deux tumeurs molles, fluctuantes et réductibles à la pression. Ces tumeurs
présentaient un frémissement notable au toucher et un bruit de
souffle. On crut à un anévrisme de l'artère ophthalmique ; mais la
malade ayant succombé subitement, les artères furent trouvées
saines. C'était la veine ophthalmique, amincie, dilatée et flexueuse,
qui formait les deux tumeurs de la partie interne de l'orbite. »

Un fait analogue a été recueilli dans le service de Bowman et
publié par Hulke. Il s'agissait d'une tumeur pulsatile de l'orbite
survenue chez une femme consécutivement à un traumatisme.
Bowman, croyant à un anévrysme de l'orbite, pratiqua la ligature
de la carotide. La malade succomba à des hémorrhagies répétées
par la plaie, et à l'autopsie on trouva l'artère carotide interne et
toutes les artères de l'orbite parfaitement saines. Le sinus caverneux
était rempli par un caillot ancien, ramolli et désagrégé. La veine
ophthalmique était considérablement dilatée, non par accroissement
de son calibre, mais par épaississement de ses parois.

D'autres faits, moins nets, ont été publiés, notamment ceux de
Wecker et de Morton. Quant au cas de Gendrin, cité par beaucoup
d'auteurs comme un exemple de dilatation simple des veines, il
est très contestable ; l'artère carotide, en effet, était malade et remplie par un caillot. M. Chauvel y voit un exemple non douteux de
rupture de l'artère carotide interne dans le sinus caverneux.

3° **Rupture de l'artère carotide interne dans le sinus
caverneux.** — Dans ce groupe, nous devons citer tout d'abord les
deux faits de Nélaton ; tous deux sont d'origine traumatique. Dans
l'un et dans l'autre, l'artère carotide interne était rompue dans le
sinus caverneux ; la veine ophthalmique présentait une dilatation
considérable. Ces deux observations furent le point de départ de la
thèse de M. Delens, sur la communication de la carotide interne et
du sinus caverneux, 1870. Depuis lors, plusieurs autres exemples
de faits semblables ont été publiés, notamment celui de Leber, dans
lequel l'affection résultait d'un coup de feu à plomb tiré dans la
bouche. Toutes les veines de l'orbite, les veines sus-orbitaire et
frontale, étaient énormément dilatées et flexueuses. La carotide
interne élargie offrait un anévrisme de la grosseur d'un haricot, et
communiquait par trois ouvertures avec la cavité du sinus caverneux.

En résumé donc, les trois variétés de tumeurs pulsatiles précédentes s'appuient sur des preuves anatomiques incontestables. La communication de la carotide interne avec le sinus caverneux semble être l'explication qui s'applique au plus grand nombre des cas ; mais vouloir, avec Schlœfke, dans les *Archives d'ophthalmologie*, et Sattler, dans l'*Encyclopédie* de Grœfe et de Sœmisch, en faire l'unique source des tumeurs pulsatiles de l'orbite, nous semble une exagération. Nous croyons plus sage de tenir compte de tous les faits anatomiques connus et de conclure avec M. Terrier, dans son *Mémoire de 1871*, que le mécanisme des tumeurs pulsatiles de l'orbite est variable et que des lésions anatomiques différentes peuvent donner lieu au syndrome caractéristique de ces tumeurs : exophthalmie, bruit de souffle et battements.

Étiologie. — Les tumeurs pulsatiles de l'orbite sont d'origine spontanée ou traumatique. Elles se montrent quelquefois subitement pendant des efforts de toux ; la grossesse a une influence incontestable. Sur trente-quatre cas spontanés, dont vingt-cinq chez des femmes, la grossesse est notée sept fois, et presque toujours c'est au moment de l'accouchement qu'éclatent les accidents. Cette statistique met en lumière l'influence du sexe féminin et celle des efforts de la parturition. Lorsque la maladie succède à un traumatisme, elle est liée le plus souvent à une fracture de la base du crâne. Sur cinquante-huit cas de cette nature relevés par Sattler, on trouve vingt-deux fois des chutes, presque toujours sur la tête, vingt et une fois des coups portés sur cette région, trois fois une lésion directe de l'orbite par parapluie ou ombrelle (cas de Nélaton), deux coups de feu à plomb.

Symptômes, marche et terminaisons. — Quand la maladie est spontanée, le début est habituellement brusque et soudain. Le malade ressent tout d'un coup une violente douleur, en même temps qu'il perçoit un craquement, quelquefois même une véritable détonation. Il lui semble que quelque chose s'est brisé dans la tête. A cette sensation succède un sifflement particulier, comparé parfois au bruit d'une scie, d'une machine à vapeur. Bientôt se montrent les signes d'une gène de la circulation veineuse, gonflement et injection des paupières, chémosis, gène des mouvements de l'œil. Enfin, l'exophthalmie, les pulsations, le souffle intermittent ou continu avec renforcements, viennent compléter le tableau clinique de la maladie. Quelquefois cependant on note des signes précurseurs : de la céphalalgie, des bourdonnements d'oreille, une protrusion légère de l'œil, ont précédé la sensation de craquement ou la détonation.

Les tumeurs pulsatiles qui succèdent à un traumatisme ont une marche variable. Parfois le développement est très lent ; il exige plusieurs mois, et parfois même une année. Dans d'autres cas, dès que les phénomènes de la commotion cérébrale se sont dissipés, les malades se plaignent d'une gêne dans les mouvements de la paupière, d'une diplopie due à la paralysie du droit interne ou du droit externe. On ne constate pas là le début brusque qui caractérise la forme spontanée de la maladie. Neuf fois, Sattler a noté la mydriase la diminution ou la disparition totale immédiate de la vision. Enfin, dans d'autres cas, le blessé se rétablit, et ce n'est que quelques semaines ou quelques mois après l'accident que commencent à se montrer la céphalalgie et les bourdonnements d'oreille, bientôt suivis de tous les phénomènes de l'exophthalmos pulsatile.

Comme l'a montré Nunneley, la tumeur caractéristique survient presque toujours à la partie supérieure et interne du globe de l'œil, c'est-à-dire dans le point où la veine ophthalmique s'anastomose avec la veine faciale. La tumeur est molle, fluctuante, et réductible ; elle présente des battements et du thrill. L'auscultation y révèle un bruit de souffle. Souvent elle offre une teinte bleuâtre ; les veines voisines sont dilatées. Le volume de la tumeur augmente pendant l'effort, dans l'inclinaison de la tête en avant ; elle diminue, ou même s'efface complètement par la compression de la carotide.

Le plus souvent l'affection est unilatérale ; mais il est des cas de tumeurs pulsatiles doubles, soit traumatiques, soit spontanées. C'est surtout dans les faits d'origine traumatique que l'affection se développe des deux côtés, par l'intermédiaire du sinus circulaire qui relie les deux veines ophthalmiques. Mais ce qui prouve bien que la lésion artérielle est unilatérale, c'est que la compression de la carotide d'un seul côté suffit pour supprimer les phénomènes dans les deux orbites. Dans les cas rares où la maladie a été livrée à elle-même, les phénomènes vont en augmentant peu à peu d'intensité ; l'exophthalmie, le gonflement des paupières et de la conjonctive augmentent, la tumeur pulsatile s'accroît, et la vue finit par se perdre complètement. Quelquefois cependant la mort survient rapidement, soit par hémorrhagie, soit par lésions cérébrales. Cette terminaison est notée sept fois dans les obser-

vations. Lorsque l'affection succède à une fracture directe de la base
du crâne par un corps étranger, on comprend que la blessure de
vaisseaux volumineux expose à des hémorrhagies redoutables, qui,
par leur répétition ou leur abondance, peuvent entraîner la mort.
C'est ce qui arriva chez l'un des malades de Nélaton.

Mais la terminaison funeste est exceptionnelle. Au contraire, la
maladie peut aboutir spontanément à la guérison. M. Chauvel en a
relevé douze exemples. La disparition progressive de tous les symptômes exige un temps\;; ez long. On a pu observer des récidives.

B. — TUMEURS DE L'ORBITE EN GÉNÉRAL.

L'étude à laquelle nous venons de nous livrer nous a montré que,
parmi les tumeurs de l'orbite généralement décrites, il en est un
certain nombre qui doivent être rejetées, ou tout au moins dont
l'existence est extrêmement douteuse. Telles sont les lipomes, les
fibromes, les enchondromes, les carcinomes primitifs de l'orbite.
Néanmoins, le nombre des néoplasmes pouvant se développer dans la
cavité orbitaire reste considérable ; et ce qui augmente la difficulté
de leur étude clinique, c'est qu'à part les tumeurs pulsatiles qui
présentent des caractères spéciaux, la plupart des autres tumeurs
intra-orbitaires donnent lieu à des symptômes qui leur sont communs.
De là, pour nous, la nécessité de tracer d'une manière générale la
symptomatologie et le diagnostic des tumeurs de l'orbite.

Symptômes. — Au début, les tumeurs intra-orbitaires, surtout
lorsqu'elles siègent vers le sommet de l'orbite, ne traduisent leur
présence que par des symptômes vagues. Ce sont des douleurs dans
le fond de l'orbite, dans l'œil lui-même, dans les régions temporale
ou frontale, quelquefois même dans le crâne. A ces douleurs se joignent parfois des troubles visuels et une certaine gêne dans les mouvements de l'œil. Au fur et à mesure que la tumeur augmente de
volume, elle repousse en avant le globe de l'œil, et donne naissance
à de l'exophthalmie. D'abord peu marquée, la saillie du globe oculaire
augmente peu à peu. Elle devient même parfois si considérable que
l'organe franchit la fente palpébrale et est luxé en dehors de l'orbite.
Si la tumeur a pris naissance au sommet même de l'orbite, l'œil est
repoussé directement en avant, et l'exophthalmie est directe. Lors-

qu'au contraire, la tumeur s'est développée sur l'une des parois de la cavité orbitaire, elle repousse l'œil du côté opposé ; l'exophthalmie est oblique. La saillie du globe oculaire peut être telle que les paupières soient impuissantes à le protéger ; la cornée exposée sans cesse au contact de l'air ne tarde pas alors à présenter des altérations qui, à la longue, entraînent la perte de la vision.

En même temps que l'exophthalmie, on note la gêne des mouvements de l'œil. Elle peut se montrer comme conséquence du refoulement de l'organe par la tumeur; elle est alors mécanique. Dans d'autres cas, elle est due à la distension, à l'altération des muscles, ou encore à la paralysie des nerfs qui les animent. La paralysie du releveur de la paupière supérieure donne assez souvent naissance au ptosis. Les troubles visuels sont extrêmement variés. On a admis, un peu théoriquement peut-être, que la compression du globe oculaire, suivant son axe antéro-postérieur, en diminuant sa longueur, peut entraîner l'hypermétropie. La compression de l'axe transversal amènerait au contraire un allongement du globe et la myopie. Mais ce qu'on observe bien plutôt, c'est la paralysie de l'accommodation. Parfois il existe de la photophobie ; la diplopie est la conséquence du déplacement du globe de l'œil ou de la paralysie de ses muscles. Le nerf optique lui-même est comprimé, envahi ; il en résulte une atrophie de ce nerf et la perte de la vision. Parfois cependant on note, avec une exophthalmie très prononcée, la conservation de la vue, ce qui prouve que le nerf optique peut subir, sans altération marquée de ses fonctions, un certain degré d'élongation. Un autre ordre de symptômes se tire de la gêne de la circulation en retour, résultant de la présence de la tumeur. De là la coloration violacée des paupières, la dilatation des veines sous-cutanées, l'œdème sous-conjonctival.

Enfin une nouvelle période est marquée par l'apparition au dehors de la tumeur, qui se montre sur des points variables de la périphérie de l'orbite, mais le plus souvent en haut et en dedans. Ses caractères sont d'ailleurs extrêmement variables ; tantôt molle et rénitente, tantôt fluctuante, elle présente dans d'autres cas, une dureté osseuse, ou encore les battements et le souffle continu ou intermittent qui caractérise les tumeurs pulsatiles.

Les progrès de la tumeur ne se font pas sans amener le refoulement, quelquefois même la destruction des parois de l'orbite ; d'où la pénétration du néoplasme dans les cavités voisines, fosses nasales, sinus, et jusque dans la cavité crânienne. Enfin la santé générale elle-même peut être altérée soit par l'intensité des douleurs, soit par les progrès de la généralisation du produit morbide.

Diagnostic. — L'étude du diagnostic des tumeurs de l'orbite présente les plus sérieuses difficultés. Telle est en effet la disposition anatomique de la cavité orbitaire que les produits morbides qui s'y développent, limités de toutes parts par ses parois osseuses, viennent faire saillie dans le seul point où elle est largement ouverte, c'est-à-dire vers sa base, prenant ainsi la forme de tumeurs. De plus, des néoplasmes primitivement développés dans les cavités voisines peuvent envahir secondairement l'orbite et simuler ainsi des néoplasmes de cette cavité. Enfin, parmi les diverses tumeurs de l'orbite, il en est bien peu qui aient des caractères qui leur appartiennent en propre ; aussi est-il très difficile de distinguer les unes des autres ces diverses variétés de tumeurs. Cette question du diagnostic des tumeurs de l'orbite a été traitée avec beaucoup de bonheur par les auteurs du *Compendium* de chirurgie. Ils divisent en trois périodes l'évolution des tumeurs de l'orbite et examinent le diagnostic à chacune de ces périodes : 1° la première, précédant le déplacement de l'œil, est caractérisée par des phénomènes très vagues ; 2° la seconde a pour symptôme caractéristique l'exophthalmie ; 3° enfin la troisième période répond à l'apparition de la tumeur au dehors. A l'exemple de *tous* les auteurs classiques, nous suivrons cette division.

1re *période.* — A cette période, les troubles accusés par le malade sont extrêmement vagues et peuvent se rapporter à un grand nombre de maladies de l'orbite et du globe de l'œil lui-même. Ce sont seulement des douleurs, de la gêne des mouvements de l'œil. Ce n'est que dans les cas de tumeurs pulsatiles que le brusque développement de l'affection, accompagné du bruit spécial perçu par le malade et du bruit de souffle révélé par l'auscultation, permettrait de reconnaître la véritable nature de la maladie.

Deuxième période. — Un seul symptôme suffit à la caractériser, c'est l'exophthalmie. Les questions qui se posent alors au chirurgien sont les suivantes : reconnaître l'exophthalmie, savoir si cette exophthalmie est symptomatique d'une tumeur, déterminer, autant que possible, la nature de cette tumeur.

C'est seulement une apparence grossière qui pourrait faire confondre l'exophthalmie avec l'hydrophthalmie. Dans ce dernier cas, c'est le globe de l'œil lui-même qui est augmenté de volume dans tous ses diamètres, la chambre antérieure est élargie; le globe oculaire présente parfois des bosselures; ses milieux sont altérés.

De même dans le phlegmon de l'œil, il y a des douleurs extrêmement intenses, siégeant dans l'œil lui-même; les milieux sont altérés; il y a des phénomènes généraux et de la fièvre. Remarquons avec MM. Duplay et Terrier que, dans l'hydrophthalmie et le phlegmon de l'œil, on ne rencontre pas de diplopie.

Étant donné qu'il s'agit réellement d'une exophthalmie, quelle est la cause qui lui donne naissance? Est-ce une tumeur? S'il y a eu un traumatisme, on peut penser qu'il y a eu un épanchement de sang dans la cavité orbitaire, on peut penser aussi à la présence d'un corps étranger. Mais, dans le cas d'hématome, l'ecchymose gagne bientôt la conjonctive et les paupières. Quant au corps étranger, les commémoratifs, l'existence d'une plaie, l'exploration à l'aide du stylet, permettront de le reconnaître. Les auteurs du *Compendium* distinguent encore une variété d'exopthalmie due à la paralysie de la plupart des muscles de l'œil, et à laquelle ils donnent le nom d'exophthalmie atonique, ou ophthalmoptosis. Cette dernière variété se reconnaîtra à ce que souvent elle s'accompagne d'une paralysie du releveur de la paupière supérieure; de plus, l'œil, au lieu d'être fixé dans l'orbite comme dans les cas de tumeur, est au contraire pendant en avant par son propre poids. On peut par une pression méthodique le réduire et le maintenir en place dans la cavité orbitaire.

La maladie de Basedow ou goître exophthalmique doit être également différenciée de l'exophthalmie résultant de la présence d'une tumeur. Lorsque la triade symptomatique de l'affection, goître, palpitations cardiaques, exophthalmie, est complète, le diagnostic ne présente pas de difficultés. Mais souvent, les palpitations et le goître même font défaut; tout se borne alors à l'exophthalmie, mais celle-ci est double, ce qui permet de la distinguer.

L'emphysème de la cavité orbitaire peut aussi donner naissance à l'exophthalmie; mais la crépitation caractéristique de l'emphysème permettra de reconnaître cette variété.

L'œdème de l'orbite donnera également naissance à la protrusion du globe de l'œil. C'est par l'examen méthodique du cœur et des poumons, par l'inspection des urines, qu'on se rendra compte des

lésions viscérales, de l'altération du sang (albuminurie), qui provoquent cette variété d'exophthalmie.

Les suppositions précédentes étant écartées, il faut encore se
demander si l'exophthalmie qu'on a sous les yeux est due à un
néoplasme intra-orbitaire ou si elle ne résulte pas d'une lésion
inflammatoire de l'orbite. Sans doute, dans les cas aigus, les douleurs vives éprouvées par le malade, les symptômes généraux, la
fièvre, la marche rapide de l'affection, permettront de faire le diagnostic. Dans les cas à marche chronique, au contraire, la difficulté est beaucoup plus grande. Il nous suffit de rappeler ici l'exemple
déjà cité du maréchal Radetsky, chez lequel une suppuration chronique de l'orbite fut prise pour un cancer. Pour éviter une pareille
erreur, il ne faudra pas manquer, en cas de doute, de pratiquer une
ponction exploratrice. Rappelons aussi une erreur de diagnostic bien
instructive que rapportent les auteurs du *Compendium*, et que faillit
commettre Blandin. « Un homme s'était présenté à lui avec une
tumeur de l'orbite, considérable, obscurément fluctuante, et accompagnée d'une telle tuméfaction des paupières que le globe de l'œil
était entièrement caché. L'aspect des parties et l'ensemble des désordres fonctionnels firent penser qu'il s'agissait d'un cancer, et l'on se
préparait à vider l'orbite, lorsque le malade parla pour la première
fois d'une chute faite quelque temps auparavant et d'une blessure
des paupières. Ce renseignement fit réfléchir le chirurgien; une
ponction exploratrice fut résolue et pratiquée, ponction qui donna
issue à une grande quantité de sang altéré; et l'affaissement des
parties qui suivit cette évacuation permit de constater... quoi? l'agglutination des deux paupières, c'est-à-dire l'existence d'un symblépharon, derrière lequel s'était accumulée une masse de sang épanché. »

Étant donné qu'il s'agit bien en réalité d'un néoplasme, il reste
encore à se demander si la tumeur a pris naissance dans l'orbite,
ou si elle n'y est parvenue qu'après s'être développée dans les
cavités voisines. L'examen minutieux des fosses nasales, du pharynx,
de la fosse temporale, éclairera sur ce point. Mais c'est surtout
pour la cavité crânienne qu'on rencontrera les plus sérieuses difficultés. Il faut savoir en effet que certaines tumeurs de l'orbite peuvent, comme les polypes naso-pharyngiens, pousser des prolongements
du côté du crâne, sans donner naissance à aucun symptôme cérébral.
Il faudra alors interroger le malade avec le plus grand soin, et tirer

parti des moindres symptômes. Dans une leçon sur le diagnostic des tumeurs de l'orbite, M. Panas rapporte à cet égard un fait intéressant : Une femme atteinte d'exophthalmie était entrée dans le service de Nélaton. Les élèves pensèrent qu'il s'agissait d'une tumeur limitée à l'orbite et justiciable d'une opération, mais cet avis ne fut pas partagé par Nélaton, qui, interrogeant la malade avec plus de soin, découvrit chez elle non seulement des douleurs sur le territoire nnervé par les nerfs de l'orbite, mais encore sur le trajet de certaines branches du maxillaire inférieur. Or, ce nerf n'ayant aucun rapport direct avec l'orbite, si la malade n'avait eu qu'une tumeur orbitaire, il est évident que ces douleurs ne se seraient pas produites. L'événement vint quelques jours après justifier le diagnostic de Nélaton, en montrant une tumeur de la région temporale, dont l'origine intra-crânienne ne pouvait être douteuse.

Quant à reconnaître la nature de la tumeur à laquelle on a affaire, dans cette période où tout se borne à l'exophthalmie, cela est beaucoup plus difficile. Les tumeurs pulsatiles seules peuvent être reconnues à cette période au souffle et aux battements qui les accompagnent. Encore faut-il faire remarquer que certaines tumeurs malignes, extrêmement vasculaires, peuvent donner lieu aux mêmes symptômes. C'est ce qui arriva dans un cas de Lenoir, où ce chirurgien, croyant à l'existence d'une tumeur anévrismoïde, pratiqua la ligature de la carotide primitive. L'autopsie faite quelques mois après permit de constater qu'il s'agissait d'un cancer généralisé.

Troisième période. — Ici la tumeur orbitaire fait saillie à l'extérieur ; ses caractères peuvent être reconnus du chirurgien, et lui aider à en établir la nature.

Tout d'abord la tumeur qui se montre dans les affections pulsatiles siège, comme nous l'avons dit déjà, à la partie supérieure et interne de la base de l'orbite. Sa coloration violacée, les battements qui l'accompagnent, le souffle, la réductibilité, la cessation de tous les phénomènes par la compression de la carotide du côté correspondant, sont autant de signes qui permettent de la reconnaître. Il est vrai qu'il est des tumeurs malignes pouvant donner naissance aux mêmes symptômes. Mais les auteurs du *Compendium* font remarquer que dans le cancer, la réductibilité ne sera jamais aussi complète que dans les tumeurs anévrismoïdes.

Quant aux tumeurs non pulsatiles, elles sont solides ou liquides.

Mais on se tromperait singulièrement si l'on pensait que la présence ou l'absence de fluctuation suffit à différencier l'une de l'autre ces deux variétés de tumeurs. En effet des tumeurs solides, kystes dermoïdes, cancers ramollis, myxomes, peuvent donner la sensation de fluctuation. Inversement, des kystes multiloculaires peuvent présenter une surface bosselée; leurs parois peuvent être si épaisses ou tellement distendues que la fluctuation soit impossible à percevoir. L'œil, repoussé au dehors, est tellement injecté, tellement altéré qu'il offre un aspect semblable à celui qu'on trouve dans les tumeurs de mauvaise nature. La ponction est absolument nécessaire en pareil cas pour permettre d'affirmer le diagnostic de tumeur liquide.

Quant aux tumeurs fluctuantes qui ont pour caractère d'être réductibles, ce sont les tumeurs veineuses. Parfois la peau qui les recouvre présente une coloration bleuâtre; elles augmentent de volume sous l'influence des efforts et de la position déclive de la tête. Mais parfois leur réductibilité incomplète peut les faire confondre avec les kystes ou certaines tumeurs solides, telles que le lipome, le myxome.

Restent enfin les tumeurs solides. Parmi elles, les plus faciles à reconnaître sont les exostoses; leur dureté osseuse, leurs rapports intimes avec le squelette de l'orbite, l'âge des sujets permettent de les distinguer des autres tumeurs solides. Parmi celles-ci, les tumeurs malignes se reconnaîtront ici, comme partout, à leur marche rapide, à l'envahissement des cavités voisines, à l'engorgement des ganglions, au mauvais état de la santé générale. Quant à différencier les unes des autres les diverses variétés de tumeurs bénignes et malignes, la chose est beaucoup plus difficile, sinon même impossible.

Lorsque l'on s'est rendu compte, autant que possible, de la nature de la tumeur, il reste encore à reconnaître son point d'implantation et ses connexions avec les cavités voisines. Le temps qu'a mis le néoplasme à faire saillie à l'extérieur pourra aider le chirurgien à se rendre compte de son origine profonde ou superficielle. De même encore, si les muscles de l'œil ont été paralysés de bonne heure, si de bonne heure il y a eu des altérations du nerf optique, ce seront des raisons pour croire à l'origine profonde de la tumeur. Si l'exophthalmie est directe, on pensera que le néoplasme a pris son origine derrière le globe de l'œil, au voisinage du sommet de l'orbite. Si elle est indirecte, la tumeur a pris naissance sur l'une des parois de la cavité orbitaire, du côté opposé à celui vers lequel le globe de l'œil est repoussé.

Quant aux rapports de la tumeur avec les cavités voisines de l'orbite, nous ne pouvons que répéter ce que nous avons dit des tumeurs débutant par ces cavités et n'envahissant que secondairement la cavité orbitaire. C'est par un examen attentif de ces cavités et des troubles fonctionnels présentés par le malade, qu'on se renseignera à cet égard. Toutefois, lorsque la tumeur a pris un grand volume, lorsque les cavités voisines sont envahies, il est bien difficile de dire si l'orbite a été atteint primitivement ou secondairement.

A propos du diagnostic de l'envahissement des cavités voisines, M. Panas, dans la leçon que nous avons déjà citée, fait remarquer que la paroi externe de l'orbite seule n'est en rapport avec aucune des cavités de la face. Les tumeurs de cette paroi sont donc des tumeurs autochtones, c'est-à-dire primitivement développées dans la cavité orbitaire. Les tumeurs des parois inférieure, interne ou supérieure, peuvent au contraire être en communication avec le sinus maxillaire ou la cavité crânienne. Déjà nous avons signalé la gravité de cette dernière communication, et la difficulté qu'on peut éprouver à la reconnaître. En pareil cas, on pourrait avoir recours à l'acupuncture ; c'est-à-dire traverser avec une fine aiguille la tumeur, pour voir si la voûte orbitaire est intacte ou si, au contraire, sa destruction permet à l'aiguille de pénétrer jusque dans la cavité crânienne.

Pronostic. — Outre que les tumeurs malignes compromettent ici la vie comme dans toutes les autres régions, les tumeurs de l'orbite présentent encore une grande gravité, tenant d'une part à ce qu'elles peuvent abolir la vision, d'autre part à ce qu'elles envahissent parfois les cavités voisines, et notamment la cavité crânienne. A ce point de vue même les tumeurs bénignes, telles que les exostoses, présentent un immense danger. Les tumeurs pulsatiles, comme nous l'avons dit, sont susceptibles de guérir spontanément. De plus, les différents traitements chirurgicaux mis en usage contre elles conduisent fréquemment aussi à la guérison. Leur pronostic est donc moins grave que celui des autres variétés de tumeurs de l'orbite.

Traitement. — Le traitement varie beaucoup suivant la nature de la tumeur. Mais à part les cas où l'origine de la maladie est syphilitique (exostose, périostose), le traitement médical est impuissant, et c'est au traitement chirurgical qu'il faut avoir recours.

Pour tous les cas de tumeurs solides, l'extirpation se présente au chirurgien comme l'unique ressource. Le procédé à employer varie suivant le volume et la nature de la tumeur, suivant l'état d'intégrité ou l'altération du globe oculaire. Lorsqu'il s'agit d'une tumeur bénigne, fibrome, lipome, parfaitement circonscrite, lorsque le globe de l'œil est intact, on fera tout son possible pour enlever la tumeur, en conservant l'organe de la vision. S'agit-il, au contraire, d'une tumeur maligne, sarcome, carcinome, ayant poussé de profonds prolongements dans la cavité orbitaire, plutôt que de faire une extirpation incomplète, il vaut mieux sacrifier le globe de l'œil. Après l'énucléation, on pourra vider entièrement la loge orbitaire de son contenu, et ne pas laisser échapper le moindre prolongement du néoplasme. Que, du reste, la tumeur soit de bonne ou de mauvaise nature, on se décidera d'autant plus facilement à pratiquer l'énucléation du globe de l'œil pour en faciliter l'extirpation complète, que les progrès de l'exophthalmie auront compromis la nutrition du globe oculaire et l'auront rendu complètement inapte à la vision.

Même les kystes, lorsqu'il s'agit de kystes multiloculaires et des kystes dermoïdes, sont justiciables de l'extirpation. C'est seulement lorsqu'il s'agit de kystes séreux simples ou acéphalocystes qu'on peut recourir à la ponction suivie de l'injection iodée. Si ce procédé échoue, on pourra pratiquer l'incision large de la paroi antérieure du kyste et provoquer sa suppuration en ayant recours au drainage et aux injections antiseptiques.

Le traitement des ostéomes de l'orbite a été, dans ces dernières années, l'objet d'une discussion intéressante : Berlin, frappé de la gravité de l'intervention en pareil cas, a conseillé, en effet, de s'abstenir en présence d'un ostéome de l'orbite. Sur 52 résections ou extirpations, la mortalité est de 8, ou 25 pour 100. A ne considérer que les exostoses de la paroi orbitaire supérieure, la mortalité s'élève à 6 sur 16 ou 38 pour 100. La mort, en pareil cas, résulte d'une méningo-encéphalite qu'explique suffisamment la destruction de la paroi osseuse et la mise à nu des méninges. Aussi Berlin conclut-il à l'abstention dans tous les cas où la paroi orbitaire supérieure est envahie. M. Chauvel, soit dans le *Dictionnaire encyclopédique*, soit dans un récent rapport à la Société de chirurgie, n'admet pas cette conclusion. Pour qu'elle fût légitime, il faudrait, en effet, qu'il fût démontré que la tumeur, livrée à elle-même, n'arrivera pas à compromettre par son voisinage les méninges et le cerveau. Or c'est ce qui n'est pas. L'opération est donc justifiée; mais le chirurgien doit s'attendre à rencontrer dans son exécution de grandes difficultés. Il doit, en outre, être informé de sa gravité.

Quant aux tumeurs pulsatiles, leur constitution spéciale appelle des modes de traitement qui n'ont rien de commun avec ceux des autres tumeurs de l'orbite. Sattler et M. Chauvel tracent de la manière suivante le traitement applicable à cette variété de tumeurs. On doit d'abord recourir à tous les moyens capables de ralentir la circulation, repos, régime, compression directe sur la tumeur, emploi des médicaments qui, comme la digitale, sont de nature à modérer la tension sanguine. A ces différents moyens on peut joindre la compression digitale ou instrumentale de la carotide primitive. Malheureusement la compression, soit digitale, soit instrumentale, de la carotide est fort difficile à supporter. Mais en faisant une compression intermittente, avec des séances de plus en plus longues, on peut arriver à la faire tolérer par le malade. Entre les mains de Vanzetti et de quelques autres chirurgiens (Gioppi, Scaramazza, Galezowski, Harlan) la compression digitale a fourni de bons résultats. Même lorsqu'elle échoue, elle a pour avantage, en favorisant le développement de la circulation collatérale, de préparer le malade à bien supporter la ligature de la carotide primitive. Cette dernière opération peut être considérée comme la méthode de choix pour le traitement des tumeurs pulsatiles de l'orbite. D'après les statistiques de Sattler et de Chauvel, elle donne en effet, sur 56 cas, 37 guérisons ou 66 pour 100; 11 insuccès et 8 morts. Un des traits les plus caractéristiques de la ligature de la carotide primitive, appliquée au traitement des tumeurs pulsatiles de l'orbite, c'est sa bénignité. Tandis que, d'après les relevés de Pilz et de Wyeth, la mortalité pour la ligature de la carotide primitive en général est de 41 à 43 pour 100, la même opération, appliquée au traitement des tumeurs pulsatiles de l'orbite, ne donne qu'une mortalité de 14 à 16 pour 100, c'est-à-dire environ trois fois moindre. Mais les succès que fournit la ligature ne sont pas toujours durables, et dans un certain nombre de cas on a observé des récidives. L'emploi de la compression directe sur la tumeur et des réfrigérants peut encore enrayer le développement de l'affection. Sinon, on doit recourir aux injections coagulantes qui, dans les mains de Brainard, de Bourguet, de Walton et de Desor-meaux, ont donné de bons résultats. Enfin, dans les cas d'insuccès, la ligature de la carotide primitive du côté opposé reste comme la seule ressource, après qu'on s'est assuré que la compression de cette artère suffit à faire disparaître tous les symptômes.

Quant aux tumeurs vasculaires non pulsatiles, les angiomes, grâce à leurs limites parfaitement circonscrites, à la capsule qui les enveloppe, peuvent être extirpés comme des tumeurs solides. Si elles étaient plus diffuses, ces tumeurs seraient avantageusement traitées, soit par l'acupuncture, soit par les injections coagulantes. Les mêmes réflexions ne sont pas applicables aux tumeurs variqueuses ou va-rices de l'orbite. Telle est en effet la communication large et facile qui existe entre ces veines dilatées et les sinus intra-crâniens qu'on doit toujours craindre la propagation de l'inflammation à ces sinus. Aussi, si la tumeur ne cause que peu de gêne, le mieux est de s'abs-tenir. Dans le cas contraire, on aura recours à l'injection de perchlo-rure de fer, faite avec précaution, à petites doses, et avec compres-sion de la jugulaire interne pour suspendre la circulation dans les sinus crâniens pendant l'injection.

CHAPITRE IV

MALADIES DE L'APPAREIL AUDITIF.

Les maladies de l'appareil auditif nous présentent à étudier suc-cessivement les maladies de l'oreille externe, celles de l'oreille moyenne, et celles de l'oreille interne.

PREMIÈRE PARTIE

MALADIES DE L'OREILLE EXTERNE.

Sous ce titre nous devons étudier les maladies du pavillon de l'oreille et celles du conduit auditif externe.

I

ARTICLE PREMIER

LÉSIONS TRAUMATIQUES DU PAVILLON DE L'OREILLE.

a. **Contusions.** — Malgré sa mobilité, le pavillon de l'oreille n'échappe pas aux contusions. Il peut en effet se trouver pris entre un corps extérieur et les parois du crâne, et être écrasé entre ces deux plans résistants. De là, des ecchymoses, des épanchements sanguins, et quelquefois même des fractures des cartilages du pavillon de l'oreille.

Jarjavay a appelé l'attention sur une variété particulière de contusion ; c'est celle qu'on observe chez les lutteurs, quand les têtes des deux adversaires sont pressées violemment l'une contre l'autre. Il en résulte un décollement des parties molles, une infiltration séro-sanguine, et à la longue une hypertrophie du tissu cellulaire et la formation de tumeurs sanguines, que nous décrirons sous le nom d'hématomes du pavillon de l'oreille.

b. **Plaies.** — Les piqûres n'offrent en général aucune gravité, témoin la perforation du lobule de l'oreille qu'on a l'habitude de pratiquer chez les jeunes filles pour y suspendre des boucles d'oreilles. Cependant chez les sujets scrofuleux ou herpétiques, cette petite opération donne quelquefois naissance à de l'eczéma, à de l'érysipèle. Il en résulte même des ulcérations qui, si le corps étranger n'est pas supprimé, peuvent sectionner complètement le lobule de l'oreille.

Les plaies par instruments tranchants constituent parfois une simple incision plus ou moins large dont les lèvres, réunies par une suture méthodique, permettent la guérison facile. Dans d'autres cas, l'instrument tranchant a détaché un lambeau formé par une partie ou même par la totalité du pavillon de l'oreille, qui ne tient plus que par un mince pédicule. Dans ces cas encore, il faut faire tous

ses efforts pour obtenir la réunion immédiate du lambeau, de façon
à éviter son sphacèle et une difformité persistante. Dans sept cas
rapportés par Bérenger-Féraud, le pavillon de l'oreille, ne tenant
plus que par un mince pédicule, a pu être réuni avec succès. Ladreit
de Lacharrière, dans l'article *Oreille* du Dictionnaire encyclopédique, rapporte un fait semblable : Un maçon avait eu tout le pavillon
et une partie de la peau du cou arrachés par la chute d'une pierre.
Le pavillon pendait sur le cou, retenu par un lambeau de peau. Une
suture au fil d'argent réunit exactement les parties, et une mèche de
charpie fut placée dans le conduit auditif pour en maintenir l'ouverture. La réunion par première intention se fit presque sur tous les
points, et le malade guérit sans difformité sensible, en conservant
l'intégrité de l'ouïe.

Dans d'autres cas, l'instrument tranchant a détaché complètement
un morceau du pavillon de l'oreille. Ici encore on peut tenter, au
moment même de l'accident, la réunion du lambeau détaché, mais
avec moins de chances de succès que dans les cas précédents. Cependant Bérenger-Féraud rapporte quatre exemples dans lesquels la
réunion ainsi pratiquée aurait réussi. Dans un cas où toute la partie
supérieure du pavillon de l'oreille avait été détachée par une plaie
antéro-postérieure, je repliai sur elle-même la section du pavillon,
et je la maintins par quelques points de suture. La réunion se fit, et
j'obtins ainsi un pavillon de l'oreille rappelant assez exactement la
forme normale, bien qu'à la vérité plus petit.

Les plaies contuses, telles que celles qui sont faites par les projectiles lancés par la poudre, se prêtent beaucoup moins à la réunion.
Cependant Bonnafont cite un certain nombre de plaies de ce genre
qui ont guéri rapidement sans complication. Dans un cas, Nélaton,
après la chute des escharres, pratiqua la réunion secondaire des lèvres
de la plaie, et il réussit ainsi à éviter toute difformité. Cet exemple
mérite d'être imité.

ARTICLE II

MALADIES INFLAMMATOIRES DU PAVILLON DE L'OREILLE.

a. **Érésipèle.** — L'érésipèle atteint assez fréquemment le pavillon de l'oreille, soit qu'il s'y développe primitivement comme consé-

quence d'une plaie, d'une éruption antérieure, soit qu'il ne l'envahisse que secondairement, après avoir débuté par la face ou le cuir chevelu. Il s'y caractérise par un gonflement considérable, de violentes douleurs et une sensation très marquée de brûlure.

b. **Érythème.** — L'érythème du pavillon de l'oreille s'observe surtout chez les sujets jeunes et scrofuleux. Il résulte parfois d'un traumatisme tel que la perforation du lobule, mais plus souvent il est causé par le froid humide et succède aux engelures.

Il consiste dans un gonflement léger accompagné d'une rougeur diffuse, et donne naissance à un prurit extrêmement intense. Quelquefois le gonflement et la rougeur augmentent; l'oreille prend une teinte violacée. Il s'y forme même des phlyctènes remplies d'une sérosité noirâtre. Lorsqu'elles se rompent, ces phlyctènes mettent à nu le derme ulcéré; dans les cas les plus graves, on voit même des eschares se produire.

Le traitement doit consister dans l'usage à l'intérieur des médicaments toniques et antiscrofuleux. Quant au traitement local, on doit d'abord faire tomber, à l'aide de cataplasmes, les croûtes, puis toucher les ulcérations à l'aide de liquides excitants, alcool, baume de Fioravanti, vin aromatique, glycérolé au borax, etc.

c. **Eczéma.** — De toutes les éruptions du pavillon de l'oreille, l'eczéma est la plus fréquente. Il se montre souvent chez les enfants lymphatiques et chez les femmes, à l'époque de la ménopause. Tantôt il existe à l'état aigu, tantôt à l'état chronique. Il se caractérise alors par un gonflement rougeâtre du pavillon de l'oreille, avec formation de croûtes au-dessous desquelles le derme est saignant et exulcéré. C'est surtout la partie postérieure du pavillon de l'oreille, au niveau de son point d'insertion, qui est le siège de ces ulcérations et de ces gerçures.

L'eczéma du pavillon de l'oreille est extrêmement tenace ; il cause des démangeaisons et une sensation de brûlure très pénible. Enfin il amène un épaississement des parties molles qui déforme considérablement la région. Il peut même, se propageant à l'intérieur du conduit auditif, compromettre sérieusement l'audition.

Le traitement est celui de l'eczéma en général : enveloppement, poudre d'amidon, glycérolés d'amidon. Dans les cas chroniques après avoir fait tomber les croûtes à l'aide de cataplasmes, on emploie les pommades au goudron, à l'oxyde de zinc. On a conseillé

également les douches froides en arrosoir, répétées plusieurs fois
par jour, en ayant soin de maintenir fermé le conduit auditif.

ARTICLE III

TUMEURS DU PAVILLON DE L'OREILLE.

Bien que de constitutions anatomiques très diverses, les tumeurs
du pavillon de l'oreille sont rares ; on y rencontre des kystes dermoïdes, des tumeurs érectiles et des anévrysmes cirsoïdes qui ne
présentent rien de particulier à noter.

Les fibromes du pavillon, et plus particulièrement du lobule de
l'oreille, se rencontrent surtout chez les négresses (Saint-Vel). Les
tumeurs malignes sont représentées par l'épithélioma et le sarcome.
Ladreit de Lacharrière rapporte même un cas de lymphadénome dont
l'examen histologique a été pratiqué par M. Malassez.

Nous insisterons seulement sur deux variétés de tumeurs qui appartiennent plus spécialement au pavillon de l'oreille, savoir les dépôts
goutteux et les tumeurs sanguines dites othématomes.

1° **Dépôts goutteux.** — Chez les goutteux on observe des concrétions tophacées du pavillon de l'oreille. Ces concrétions, habituellement multiples, du volume d'un grain de mil à celui d'un pois,
siègent surtout dans la gouttière ou sur le bord de l'hélix. Elles sont
indolentes ; cependant elles peuvent devenir le siège d'une irritation
légère au moment d'une attaque de goutte.

2° **Tumeurs sanguines ou othématomes.** — Ces tumeurs ont
reçu des noms différents, hématomes, othématomes, hématocèles du
pavillon de l'oreille.

Elles ont été étudiées tout d'abord chez les aliénés, et surtout chez
les malades atteints de paralysie générale, où on les rencontre le plus
souvent. Mais elles n'appartiennent pas exclusivement aux aliénés, et
Jarjavay a appelé l'attention sur des tumeurs semblables, qu'on rencontre chez les lutteurs de profession, chez les boxeurs. Il est évident que chez eux l'hématocèle du pavillon de l'oreille est le
résultat des contusions répétées qu'il éprouve. On a pensé que chez
les aliénés la maladie avait aussi pour cause les traumatismes que
les malades eux-mêmes ou une main étrangère peuvent faire subir

au pavillon de l'oreille. On a même fait remarquer la fréquence plus grande de l'hématome du côté gauche, sur lequel portent le plus souvent les soufflets. Cependant la fréquence si particulière de l'othématome chez les aliénés, son développement chez ces malades en dehors de tout traumatisme ne permettent pas de s'en tenir à cette seule explication. Sans doute les traumatismes peuvent avoir une action déterminante; mais cette action est préparée par des lésions préexistantes du pavillon de l'oreille chez les aliénés.

A l'appui de cette opinion, M. Duplay rappelle les expériences de Brown-Séquard qui, chez des cobayes auxquels il avait pratiqué la section des corps restiformes, vit se développer des hémorrhagies sous la peau du pavillon de l'oreille. D'autre part, Virchow, Meyer, Fischer, ont rencontré, chez les aliénés, un ramollissement, une dégénérescence enchondromateuse du pavillon de l'oreille qui peut rendre compte de la friabilité plus grande de leurs tissus et de la fréquence de leur déchirure.

Le siège le plus fréquent de l'othématome est la cavité de l'hélix. Au début, il se montre sous forme d'une tuméfaction générale de l'oreille qui est rouge et luisante. Puis la tumeur se forme et se limite. Elle occupe quelquefois seulement la fossette scaphoïdienne de l'anthélix. Mais dans d'autres cas son développement est beaucoup plus considérable; elle comble toute l'excavation de la conque, se met de niveau avec la bordure de l'hélix, et arrive même à obturer le conduit auditif externe. La tumeur, fluctuante au centre, dure à la périphérie, présente quelquefois la crépitation sanguine, caractéristique des hématomes.

Lorsqu'on ouvre la tumeur, on la trouve constituée par du sang épanché entre le cartilage et le périchondre, comme le céphalœmatome est formé par un épanchement de sang entre l'os et son périoste. Le cartilage ramolli se dissocie parfois sous forme de fragments qui restent attachés à la face profonde du périchondre.

Rarement la tumeur suppure; le plus souvent le sang se résorbe, qu'il y ait eu ou non rupture de la poche. Mais l'altération profonde du cartilage amène un épaississement du périchondre, une rétraction du pavillon de l'oreille, et, par suite, une difformité persistante. Il peut même arriver que l'épanchement sanguin s'étant produit à la fois sur les deux faces du cartilage, celui-ci se trouve isolé. Privé de ses éléments de nutrition, il se nécrose et s'élimine.

La résorption spontanée étant la règle, il suffit de la favoriser par une compression légère et quelques topiques résolutifs. Si cependant la tumeur augmentait de volume et menaçait de se rompre, on pourrait évacuer le sang qui y est contenu soit par une ponction simple, soit même par une large incision qui permet d'extraire le liquide et les caillots déposés à l'intérieur de la poche. Le séton et les injections iodées sont des moyens qui doivent être rejetés.

ARTICLE IV

VICES DE CONFORMATION DU PAVILLON DE L'OREILLE.

Les vices de conformation très nombreux que peut présenter le pavillon de l'oreille sont congénitaux ou acquis.

Parmi les vices de conformation congénitaux, citons tout d'abord l'absence même du pavillon de l'oreille, qui n'entrave que très peu l'audition, lorsqu'elle existe seule. Mais souvent elle se lie à d'autres vices de développement de l'oreille qui compromettent plus ou moins l'organe de l'ouïe, ou encore à d'autres vices de conformation, tels que le bec de lièvre, la division de la voûte palatine et du voile du palais.

Dans d'autres cas, ce sont seulement des parties isolées du pavillon qui présentent des malformations ; ainsi, le tragus et l'antitragus. Au lieu de difformités par absence de certaines parties, on peut observer des difformités par excès. Le pavillon peut présenter un développement exagéré. On imiterait alors la conduite suivie par Martino, qui, sur un jeune homme présentant cette difformité, excisa un lambeau triangulaire du pavillon de l'oreille, pratiqua la suture et obtint un succès complet. Dans un cas où le lobule de l'oreille descendait jusqu'au cou, Boyer en pratiqua l'excision sur un enfant. On a signalé l'existence de pavillons supplémentaires ; l'excision de cette difformité ne présenterait aucune difficulté.

Quelquefois le tragus et l'antitragus, accolés l'un à l'autre, obturent l'orifice du conduit auditif ; on peut, à l'exemple de Boyer, pratiquer l'excision de ces saillies, ou se contenter de faire la dilatation artificielle du méat auditif.

Betz (de Heilbronn) a signalé l'existence de fistules congénitales du pavillon de l'oreille qu'il attribue avec raison à un trouble survenu dans l'occlusion de la première fente branchiale.

Quant aux difformités acquises, ce sont surtout des adhérences vicieuses du pavillon aux parties latérales du crâne, suite de plaies ou de brûlures vicieusement cicatrisées. Il faut, pour les éviter, diriger la cicatrisation en interposant un linge fin entre le pavillon de l'oreille et le crâne. Une fois la difformité produite, une opération autoplastique peut seule y remédier.

Enfin il arrive, comme nous l'avons déjà dit, qu'à la suite de la perforation du lobule, un travail ulcératif produise une fente complète de cette partie. Pour parer à cette difformité, on pratiquera l'avivement et la suture des deux lèvres de la fente, en laissant à sa partie supérieure un point non avivé qui reconstituera l'orifice destiné à recevoir la boucle d'oreille.

II

MALADIES DU CONDUIT AUDITIF EXTERNE.

ARTICLE PREMIER

LÉSIONS TRAUMATIQUES DU CONDUIT AUDITIF EXTERNE.

1° PLAIES ET FRACTURES.

Il est assez rare que les corps piquants et tranchants produisent des plaies du conduit auditif externe. Le fait est possible cependant, surtout pendant les tentatives chirurgicales pour enlever un corps étranger. Quant aux projectiles lancés par la poudre, ils produisent le plus souvent des fractures du conduit auditif externe, ou même des lésions plus profondes du rocher, et du cerveau lui-même.

On peut observer des brûlures du conduit auditif qui déterminent une violente inflammation de ce conduit et, comme conséquence, des cicatrices vicieuses et l'atrésie du conduit auditif externe.

Quant aux fractures du conduit auditif, elles se produisent par le mécanisme suivant : la paroi antérieure de ce conduit osseux est si mince, elle est en rapport si intime avec le condyle du maxillaire in-

férieur, que dans les coups ou dans les chutes portant sur le menton, le condyle, violemment refoulé en haut et en arrière, vient briser le conduit auditif osseux, et quelquefois même pénètre dans son
intérieur. C'est là un fait sur lequel nous reviendrons à propos des
luxations de la mâchoire inférieure.

Comme le fait remarquer M. Duplay, la fracture du conduit auditif, donnant lieu à un écoulement de sang par l'oreille et s'accompagnant parfois de tous les phénomènes de la commotion cérébrale,
est souvent prise pour une fracture du crâne. Du reste, le pronostic
doit être d'autant plus réservé en pareil cas que la fracture du conduit auditif se complique quelquefois en réalité d'une fissure étendue
à la base du crâne.

Toutefois l'intégrité de l'ouïe et de la membrane du tympan, la
limitation de la douleur à la partie antérieure du conduit auditif, son
exagération sous l'influence des mouvements de mastication, sont
autant de circonstances qui permettent de faire le diagnostic.

2° CORPS ÉTRANGERS DU CONDUIT AUDITIF EXTERNE.

L'étude des corps étrangers du conduit auditif externe mérite
toute l'attention du chirurgien, à cause de leur extrême fréquence.
Ajoutons qu'on ne saurait trop y insister, car des tentatives d'extraction mal conduites peuvent devenir beaucoup plus dangereuses que
le corps étranger lui-même.

La nature de ces corps étrangers est extrêmement variée. On peut
les diviser tout d'abord en deux grands groupes, suivant qu'il s'agit
de corps vivants ou inanimés.

On peut voir en effet dans le conduit auditif des insectes, tels que
des perce-oreilles, des mouches, des larves d'insectes. C'est souvent
chez des sujets qui sont restés couchés à terre, la tête appuyée sur
le sol, qu'on rencontre cette variété de corps étrangers. Les malades
qui en sont atteints présentaient parfois une suppuration chronique du
conduit auditif. Enfin des puces, des punaises ont pu pénétrer dans
l'oreille pendant le sommeil, et y être retenues par la viscosité du
cérumen.

Les corps inanimés se voient surtout chez les enfants qui se font
un jeu de s'introduire dans l'oreille les corps les plus divers. Chez
les adultes, le corps étranger a presque toujours été introduit pour

satisfaire au besoin de se gratter. Quelquefois son introduction est purement accidentelle.

Au point de vue pratique, on doit diviser les corps étrangers en : 1° corps durs, tels que les grains de plomb, les petits cailloux, les noyaux de cerise. Quelques-uns d'entre eux, comme les perles de verre, sont susceptibles de se briser; 2° corps mous, boulettes de papier, de mie de pain; dans ce groupe rentrent les corps qui, comme les pois, les haricots, peuvent se gonfler par l'humidité; 3° corps pouvant s'implanter dans l'épaisseur des parois du conduit auditif ou dans la membrane du tympan, tels que les épingles, les épis de graminées, etc.

Symptômes. — Il peut se faire que des corps étrangers introduits dans l'oreille y soient longtemps tolérés sans déterminer d'accidents. Ils ont même pu être oubliés par le malade, et la surdité observée en pareil cas est attribuée à une tout autre cause. Mais ces faits sont exceptionnels.

Le plus souvent le corps étranger détermine par sa présence une otite aiguë caractérisée par des douleurs intenses, du gonflement, un écoulement purulent. La membrane du tympan elle-même s'enflamme à la longue et se perfore. La suppuration gagne l'oreille moyenne, et la mort peut survenir par complications cérébrales, méningite, abcès du cerveau.

A part ces graves accidents, les corps étrangers de l'oreille peuvent encore déterminer d'autres complications utiles à connaître, pour les rapporter à leur véritable cause. Quelquefois, en effet, des bourdonnements, des vertiges, de la céphalalgie, ont été mis sur le compte d'une affection cérébrale, tandis que l'ablation du corps étranger suffisait à les faire disparaître. On a noté aussi différents troubles réflexes, qui se retrouvent dans d'autres affections de l'oreille. De ce nombre sont la toux, les vomissements, la salivation, des convulsions épileptiformes, des paralysies.

Diagnostic. — Il nécessite un examen soigneux du conduit auditif à l'aide du spéculum. Il est en effet des malades qui affirment la présence dans leur oreille d'un corps étranger, alors que celui-ci est sorti spontanément. M. Duplay dit avoir vu un chirurgien, s'acharnant à la poursuite d'un corps étranger qui était certainement sorti de lui-même, déchirer la membrane du tympan et saisir avec des pinces le promontoire. On comprend la gravité de pareilles manœuvres. D'autre part, Giraldès a observé un fait dans lequel l'enfant et les parents ne se souvenant plus de l'oreille dans laquelle se trouvait le corps étranger, un médecin l'avait cherché à plusieurs reprises dans celle où il n'était pas. Il est donc, avant tout, nécessaire de déterminer d'une façon précise la présence, la nature et le siège du corps étranger.

M. Desprès remarque avec raison que dans les cas où il y a un gonflement considérable, de la suppuration et de violentes douleurs, l'emploi du spéculum est impossible. Un stylet introduit avec précaution vient alors frapper le corps étranger et avertir de sa présence. Mais lorsque la membrane du tympan est perforée et que les os sont dénudés, la sensation obtenue par le stylet est la même, et le diagnostic reste souvent douteux.

Traitement. — Bien que les corps étrangers soient quelquefois expulsés spontanément, il ne faut pas compter sur une éventualité si favorable, et, prenant en considération les graves accidents que nous avons signalés, le chirurgien doit s'efforcer d'extraire le plus tôt possible les corps étrangers du conduit auditif.

Nous suivrons, dans cette étude, l'excellente division pratique, adoptée par M. Desprès dans l'article *Oreille* du Dictionnaire de Jaccoud, en corps étrangers récemment introduits dans le conduit auditif, et corps y ayant séjourné depuis longtemps.

1° Extraction des corps étrangers récemment introduits dans le conduit auditif. — Le premier moyen à mettre en œuvre dans ces cas, c'est l'injection forcée avec une seringue dont la canule est introduite dans le conduit auditif. L'eau, chassée avec force, passe en arrière du corps étranger, le déplace et l'entraîne d'arrière en avant dans une partie plus large du conduit, d'où il tombe facilement au dehors. Bien employé, ce moyen réussit dans l'immense majorité des cas, et c'est toujours par lui qu'on doit commencer.

Mais il est des corps mous, tels que les boulettes de papier, les haricots, auxquels le procédé de l'injection ne convient pas. En effet, l'eau les gonfle, et ne fait que les fixer plus solidement dans l'intérieur du conduit. Un crochet très mince, pouvant s'implanter dans le corps étranger, est le moyen qui convient le mieux en pareil cas. M. Desprès indique une manière simple de se procurer ce crochet; c'est de prendre une épingle, de la recourber près de sa pointe, et d'en former ainsi une sorte d'hameçon qui, monté sur une pince,

pourra facilement être implanté dans le corps étranger et l'amener
au dehors.

Lorsqu'il s'agit d'un corps implanté dans les parois, tel qu'un épi
de blé, un fragment d'aiguille, on pourra le saisir avec de fines
pinces à griffes.

2° **Extraction des corps étrangers ayant séjourné longtemps dans le conduit auditif.** — Ici les difficultés sont beaucoup plus grandes; le gonflement est considérable, le conduit auditif
saigne facilement, le malade souffre beaucoup et lutte contre le
chirurgien ; aussi sera-t-on souvent obligé de recourir au chloroforme. L'instrument auquel on doit alors donner la préférence, si les
injections forcées ont échoué, c'est la curette. On l'introduira en
longeant la paroi inférieure du conduit, puis, quand elle sera arrivée
en arrière du corps étranger, on lui imprimera un mouvement de
bascule, et on l'attirera brusquement à soi, de façon à amener avec
elle le corps étranger. La curette articulée de Leroy d'Étiolles pour
les corps étrangers de l'urèthre pourrait être employée ici avec
avantage. J. Cloquet a fait construire une sorte de tire-fond qui se
visse dans le corps étranger ; d'autres se sont servis d'un petit
forceps.

Lorsque le corps étranger a amené la perforation de la membrane
du tympan, et pénétré dans l'oreille moyenne, tous les moyens précédemment indiqués échouent souvent. Deleau a conseillé les injections d'air par la trompe d'Eustache, pour repousser en dehors le
corps étranger.

Löwenberg a vanté les agglutinatifs ; un petit pinceau enduit de
colle est mis en contact avec le corps étranger, et quand on suppose que l'adhésion est suffisante, on le retire, espérant entraîner avec
lui le corps étranger qui lui est accolé.

Enfin, dans les cas où les accidents sont pressants et où tout a
échoué, le chirurgien peut recourir au procédé de Paul d'Égine, qui
consiste à pratiquer une incision semi-lunaire en arrière du conduit
auditif, pour arriver plus facilement par cette voie artificielle sur le
corps étranger. Rejetée par Malgaigne, cette opération est conseillée
par Trœlstch, par MM. Duplay, Desprès et Terrier. Dans des recherches faites sur le cadavre à propos de notre thèse sur les opérations
préliminaires, nous avons pu nous assurer que cette incision préalable
favorise en réalité l'extraction des corps étrangers. Mais au lieu de

faire l'incision directement en haut, comme le conseille Trœlstch, nous pensons qu'il vaut mieux la faire en haut et en arrière, comme le veut Paul d'Égine.

ARTICLE II

MALADIES INFLAMMATOIRES ET TROUBLES DE SÉCRÉTION DU CONDUIT AUDITIF EXTERNE.

1° TROUBLES DE SÉCRÉTION. — CONCRÉTIONS CÉRUMINEUSES.

La sécrétion des glandes cérumineuses présente de très grandes différences suivant les sujets. Elle est sujette aussi à se modifier dans diverses circonstances pathologiques. Dans quelques formes d'otite moyenne (otite scléreuse) on rencontre une sécheresse particulière du conduit auditif externe, qui ne doit pas être regardée comme cause de la surdité, mais comme un épiphénomène dans la maladie. Inversement, la sécrétion peut être exagérée. De là, l'amas de cérumen formant de véritables bouchons qui obstruent le conduit auditif. Ce serait une erreur de croire que le défaut de propreté soit l'unique cause de ces amas de cérumen. Sans doute, la malpropreté, les poussières qui pénètrent dans le conduit auditif chez les personnes se livrant à certaines professions, peuvent prédisposer à la formation des bouchons cérumineux; mais il faut en outre un trouble de sécrétion.

La sécrétion, chez quelques personnes, est exagérée; de plus, comme le pensent Pétrequin et Trœltsch, elle peut être modifiée dans sa composition et présenter une consistance plus grande qui met obstacle à son expulsion. Chez les personnes atteintes d'éruptions du conduit auditif, les produits abondants de la desquamation épithéliale se mêlent au cérumen, comme le fait observer M. Terrier, et augmentent sa consistance.

Enfin quelquefois on rencontre un rétrécissement du conduit auditif qui, s'opposant à l'issue du cérumen, rend plus facile encore à comprendre son accumulation. Disons cependant que plusieurs fois nous avons été frappé de voir des bouchons cérumineux chez des personnes présentant une dilatation considérable du conduit auditif avec effacement de ses courbures.

Anatomie pathologique. — Les bouchons cérumineux peuvent présenter des caractères très différents. Tantôt, en effet, ils sont extrêmement durs et résonnent sous le stylet comme des calculs, tantôt ils sont d'une consistance pâteuse, ou même liquide comme du miel. C'est surtout chez les enfants, dit M. Duplay, qu'ils offrent ce dernier caractère. Leur coloration n'est pas moins variable ; quelquefois jaunes ou brunâtres, ils ont d'autres fois une coloration blanchâtre, due à la présence de la cholestérine. Souvent on rencontre dans leur intérieur, outre le cérumen, des corps étrangers, des poils et une quantité variable de cellules épidermiques.

Par leur séjour prolongé, ces bouchons cérumineux peuvent détruire les parois du conduit auditif, et pénétrer jusque dans la caisse du tympan et dans les cellules mastoïdiennes, comme l'a signalé Toynbee.

Symptômes. — Le symptôme qu'accusent tout d'abord les malades, c'est la surdité, qui peut être incomplète ou aller au point que la montre n'est entendue qu'au contact de l'oreille. Généralement cette surdité se montre peu à peu et augmente graduellement. Quelquefois cependant elle peut se manifester d'une manière brusque, ce qui tient, comme le fait observer M. Duplay, soit à ce que le bouchon cérumineux s'est déplacé, soit à ce que son volume ayant augmenté sous l'influence de l'humidité, il oblitère plus complètement le conduit auditif. A la surdité peuvent se joindre divers symptômes, tels que des bourdonnements, des vertiges, des vomissements qui pourraient faire croire à l'existence d'une lésion encéphalique.

Diagnostic. — Il se fonde sur l'examen du conduit auditif à l'aide du spéculum et du stylet. Leur coloration brunâtre fera reconnaître les bouchons cérumineux ; leur consistance généralement moindre permettra de les différencier des corps étrangers.

Pronostic. — En général le pronostic est favorable. Il faut toutefois se rappeler qu'à la longue les bouchons cérumineux peuvent déterminer par leur présence des désordres graves. En outre, ils sont souvent liés à l'existence d'autres lésions de l'oreille moyenne ou interne que leur extraction ne saurait en rien modifier. Ces réserves faites, il convient d'ajouter cependant que, dans nombre de cas, l'extraction des bouchons cérumineux fournit au chirurgien un succès aussi brillant que rapide. Des malades qui se croyaient atteints d'une surdité irrémédiable, sont agréablement surpris de recouvrer l'ouïe en quelques instants.

Traitement. — Ici, comme pour l'extraction des corps étrangers venus du dehors, le moyen par excellence consiste dans l'emploi des injections forcées. Si le bouchon cérumineux est trop dur, il est utile de le ramollir pendant quelques jours, soit par des injections émollientes, soit par des instillations d'huile d'amandes douces ou de glycérine. C'est seulement lorsque les injections forcées ont dissocié le bouchon cérumineux, qu'on peut, avec des pinces fines, saisir les corps étrangers ou les amas épidermiques qui se trouvaient dans son intérieur. Il faut ensuite, par un petit tampon d'ouate, protéger les parois du conduit et la membrane du tympan contre l'air extérieur, dont le contact brusque pourrait déterminer une vive inflammation.

2° INFLAMMATIONS (OTITES EXTERNES).

Les nombreuses inflammations du conduit auditif, désignées sous le terme général d'otites externes, ont été très diversement classées par les auteurs.

Avec MM. Duplay et Terrier, nous les diviserons en *otites circonscrites* et *otites diffuses*.

A. — OTITES CIRCONSCRITES (FURONCLE, ACNÉ, HYDROSADÉNITE).

Ce qui caractérise cette forme, c'est que l'inflammation est limitée en un point circonscrit du conduit auditif externe. Rarement il s'agit d'un furoncle du conduit auditif, amenant la formation d'un bourbillon ; plus souvent, il s'agit d'une inflammation des glandes sébacées (acné) ou des glandes cérumineuses (hydrosadénite).

Étiologie. — Cette affection se voit surtout chez l'adulte, et en particulier chez les femmes à l'époque de la ménopause. Chez les sujets dartreux, elle coïncide quelquefois avec des inflammations diffuses du conduit auditif ou des otites moyennes suppurées.

Symptômes. — L'otite circonscrite débute par une sensation de prurit, bientôt accompagnée de chaleur et de tension dans l'intérieur du conduit auditif. La douleur extrêmement vive s'irradie aux parties voisines ; elle est exaspérée par les mouvements de la mâchoire.

Elle peut aller jusqu'à priver les malades de sommeil, et à causer de la fièvre.

On constate un gonflement et une rougeur marquée du conduit auditif, puis la formation d'une petite tumeur qui, augmentant de volume, vient se mettre en contact avec la paroi du côté opposé, au point d'obstruer complètement le conduit. Il en résulte de la surdité, des bourdonnements, des battements, des élancements très douloureux.

La terminaison peut se faire par résolution ; mais le plus souvent la suppuration survient. S'il s'agit d'un furoncle, on constate l'issue d'un bourbillon ; dans les cas d'inflammation glandulaire la petite tumeur donne issue à du pus seulement.

Diagnostic. — L'examen du conduit auditif permet de reconnaître l'otite circonscrite, en faisant constater la tuméfaction et la douleur limitées à un point précis. Mais il est beaucoup plus difficile de différencier le furoncle de l'hydrosadénite. Au début, la distinction est même impossible. Plus tard, M. Duplay fait remarquer que l'hydrosadénite n'a pas la forme acuminée du furoncle et une aussi vive sensibilité. De plus, la marche dans le furoncle est beaucoup plus rapide.

Pronostic. — Il n'est pas grave ; mais l'otite circonscrite est une affection très douloureuse, et qui est sujette à de nombreuses récidives.

Traitement. — Wilde et Trœltsch disent avoir pu enrayer l'affection au début par des cautérisations au nitrate d'argent ou par une solution concentrée de sulfate de zinc. Plus tard, quelques sangsues au-devant du tragus, des injections émollientes, des cataplasmes appliqués sur l'oreille peuvent calmer les douleurs. Mais le moyen par excellence, c'est l'incision de la petite tumeur.

B. — OTITES DIFFUSES.

Ce sont surtout les inflammations diffuses du conduit auditif externe qui présentent un grand nombre de variétés, d'après la cause qui leur a donné naissance. Quelle que soit d'ailleurs cette cause, l'otite peut exister à l'état aigu ou à l'état chronique ; nous étudierons d'abord ces deux formes, puis nous examinerons isolément cer-

taines variétés, telles que l'otite périostique, l'otite parasitaire, l'otite
syphilitique, l'otite goutteuse.

a. — OTITE EXTERNE AIGUË.

Étiologie. — Les traumatismes, les corps étrangers, les manœuvres d'extraction de ceux-ci, l'action du froid, les brûlures du
conduit auditif, sont autant de causes qui peuvent donner naissance
à l'otite aiguë. Les affections cutanées, telles que l'herpès, l'eczéma,
les exanthèmes, comme la rougeole, la scarlatine, la variole, l'érésipèle la provoquent également. Enfin on a admis sans preuve suffisante l'existence d'une otite blennorrhagique, due au transport du
pus blennorrhagique sur la peau du conduit auditif externe. ·

Symptômes. — Ce sont d'abord des démangeaisons, la sensation
de picotements, de corps étrangers, puis des douleurs assez violentes
pour causer de l'insomnie, de la fièvre et du délire. Il existe en
même temps des bourdonnements et de la surdité.

On constate une rougeur vive et un gonflement très marqué du
conduit auditif externe, qui est rétréci et quelquefois obstrué par des
débris épithéliaux. Au bout de quelques jours, les symptômes précédents s'apaisent, on voit survenir un écoulement séro-purulent,
puis purulent, qui se prolonge pendant quinze jours à trois semaines.
La maladie se termine habituellement par résolution, mais elle laisse
à sa suite une desquamation épithéliale du conduit auditif, qui persiste quelquefois pendant longtemps. Enfin elle peut passer à l'état
chronique, ou même se propager à la membrane du tympan, qui se
perfore, et à l'oreille moyenne. La propagation peut aussi se faire du
côté des parois osseuses du conduit auditif et donner naissance à
l'otite périostique.

Diagnostic. — La diffusion même des lésions permet le diagnostic avec l'otite circonscrite.

Pronostic. — Le plus souvent l'otite aiguë guérit sans laisser
de traces; toutefois lorsqu'elle est déterminée par une cause diathésique, herpès, eczéma, elle est sujette à des poussées nombreuses, et
passe même fréquemment à l'état chronique. Enfin les complications
possibles du côté de la membrane du tympan et de l'oreille moyenne
aggravent le pronostic.

Traitement. — Au début, le traitement doit être antiphlogistique. On appliquera sur l'oreille des cataplasmes; on fera, dans le conduit auditif, des injections émollientes tièdes, additionnées de têtes de pavots pour calmer la douleur. Dans les cas très aigus, une application de sangsues au-devant du tragus trouvera son indication. Lorsque la suppuration est survenue, les injections antiseptiques avec l'eau boriquée, le chloral au centième, devront remplacer les injections émollientes. Plus tard enfin, quand l'inflammation est à son déclin, les injections légèrement astringentes (avec l'alun, le tanin, le sulfate de zinc, le sulfate de cuivre) aideront à la résolution.

b. — OTITE EXTERNE CHRONIQUE.

Bien qu'elle se montre souvent comme conséquence de la forme aiguë, l'otite externe chronique peut être aussi la première manifestation de la maladie. Elle est le plus souvent produite par un état général diathésique, scrofule ou herpétisme.

Symptômes. — Les douleurs sont très atténuées, quelquefois même il n'y a qu'une sensation de démangeaisons violentes et de tension du côté de l'oreille. On peut, avec M. Duplay, décrire à la maladie deux formes très distinctes : l'une, caractérisée par un écoulement purulent, mérite le nom de forme humide; l'autre, dans laquelle l'écoulement fait défaut, prend le nom de forme sèche.

Dans la forme humide ou otorrhée purulente, la sécrétion de pus est abondante. Ce liquide se présente avec des caractères différents : tantôt épais et verdâtre, tantôt séreux, grisâtre, il affecte parfois une horrible fétidité. Le conduit auditif présente un gonflement très marqué et une rougeur intense qui s'étend jusqu'à la membrane du tympan. Çà et là existent des ulcérations superficielles qui laissent parfois suinter un peu de sang.

Dans la forme sèche, au contraire, l'écoulement fait presque complètement défaut. Il est séro-purulent. C'est ici surtout que les sensations de démangeaison et de cuisson atteignent une grande intensité. Comme dans la forme précédente, le conduit auditif est rétréci, mais ici le rétrécissement tient moins au gonflement de la peau du conduit qu'à la présence d'une grande quantité de lamelles épidermiques qui y sont entassées.

Marche; durée; terminaisons. — L'otite externe chronique

a une durée extrêmement longue; parfois même elle persiste pendant toute la vie. Elle peut donner lieu à des accidents graves. Tout
d'abord, l'inflammation se propageant à la membrane du tympan,
amène le ramollissement, puis la perforation de cette membrane et
la suppuration de l'oreille moyenne. L'otite externe chronique devient
quelquefois aussi le point de départ d'excroissances polypiformes qui
se forment, soit sur les parois du conduit, soit sur la membrane du
tympan. Enfin l'inflammation peut se propager au périoste et à la
lamelle osseuse du conduit et devenir ainsi l'origine de graves complications.

Diagnostic. — C'est avec l'otite moyenne suppurée que peut se
confondre l'otite externe chronique. L'examen de la membrane du
tympan, en permettant de constater sa rupture, tranchera le diagnostic.

Pronostic. — Il est sérieux, vu la longue durée de la maladie,
et aussi vu la possibilité des complications que nous avons signalées.

Traitement. — Le traitement général s'adresse à la diathèse,
cause première de la maladie. Si le sujet est scrofuleux, on emploiera
l'huile de foie de morue et les toniques. Chez les herpétiques, on
aura recours aux arsenicaux. Comme traitement local, les grandes
injections avec des liquides antiseptiques (acide borique, acide phénique, permanganate de potasse, etc.) constituent le moyen le plus
puissant pour entraîner le pus au dehors et diminuer sa production.
Les injections astringentes peuvent être ensuite employées, quand la
suppuration a été ainsi modifiée. La glycérine convient surtout à la
forme sèche de la maladie.

C. — OTITE PÉRIOSTIQUE.

L'inflammation du périoste et des parois osseuses du conduit auditif externe peut être primitive; c'est ce qui arrive dans les états
généraux graves, dans la convalescence des maladies fébriles, telles
que la fièvre typhoïde. Mais souvent aussi elle est une conséquence
de l'otite externe, soit aiguë, soit surtout chronique. Souvent elle
coïncide avec le catarrhe purulent de la caisse.

Symptômes. — Le premier symptôme est une douleur extrêmement violente, exaspérée par les mouvements de la mâchoire, par les
déplacements imprimés au pavillon de l'oreille. Le gonflement du
conduit est tel que ses parois arrivent au contact, de façon à l'ob-

struer complètement. De là, des bourdonnements d'oreilles et de la
surdité. Le rétrécissement du conduit auditif ne permet pas l'examen
au spéculum. Mais l'examen à l'œil nu et à l'aide du stylet fait constater les caractères suivants, signalés par M. Duplay, et par lesquels
l'otite périostique se différencie des inflammations plus superficielles
du même conduit. La coloration est rosée, et non d'un rouge vif ; le
stylet modérément appuyé ne provoque pas de douleur, il faut que
la pression exercée soit forte pour faire souffrir le malade. Elle
donne une sensation d'œdème mou et pâteux. La rougeur et le gonflement se montrent même parfois au dehors, dans le sillon qui
sépare le pavillon de l'oreille de l'apophyse mastoïde.

L'inflammation peut persister pendant longtemps à l'état chronique et se terminer par résolution. Mais plus souvent elle aboutit
à la suppuration ; des abcès se forment, la peau du conduit auditif
s'ulcère et le pus se vide au dehors. Le cartilage du conduit et les os
eux-mêmes dénudés se nécrosent ; de là des séquestres dont l'élimination est en général fort longue ; de là aussi des fongosités qui remplissent le conduit auditif externe.

Ce qui fait surtout la gravité du pronostic, c'est la possibilité des
complications. L'inflammation peut, en effet, se propager en arrière
à l'apophyse mastoïde ; en avant, elle gagne parfois la cavité glénoïde
et donne naissance à une arthrite fongueuse de l'articulation temporo-
maxillaire. Enfin telle est la minceur de la lame osseuse qui forme
la paroi supérieure du conduit auditif, que l'inflammation peut se
propager au cerveau et aux méninges. Un autre danger naît des rapports intimes du sinus transverse avec la paroi postérieure du conduit ; de là la phlébite de ce sinus, sa thrombose, et la pyohémie.
Nous n'avons pas besoin d'insister sur l'absolue gravité de pareilles
complications. Elles sont surtout à craindre dans les cas d'inflammations chroniques amenant la carie et la nécrose des os.

Diagnostic. — C'est surtout l'intensité de la rougeur et du gonflement occupant, non seulement l'intérieur du conduit auditif, mais
encore sa face externe, dans l'angle de réunion du pavillon de l'oreille
et des parois du crâne, qui permettra de faire le diagnostic. Il faut
y joindre les douleurs spontanées excessivement violentes et celles
que causent les mouvements de la mâchoire et les déplacements imprimés au pavillon de l'oreille. Plus tard, l'examen direct du conduit fera constater les ulcérations et les fongosités ; le stylet per-

mettra de reconnaître la dénudation des os, la carie et la nécrose.

Traitement. — Dans la forme aiguë, les applications de sangsues, les vésicatoires derrière l'oreille, les révulsifs sur le tube digestif, devront être employés, en même temps que les narcotiques calmeront les douleurs violentes. Lorsque la suppuration existe, c'est aux injections antiseptiques qu'il faut avoir recours. Enfin, dans les cas où l'inflammation chronique aboutit à la carie et à la nécrose, M. Duplay conseille l'application de larges cautères derrière l'oreille pour y circonscrire l'inflammation et éviter sa propagation à l'intérieur du crâne.

d. — OTITE PARASITAIRE.

Sous le nom d'otite parasitaire, de mycomyringite, de myringomycosis, on a décrit une inflammation de l'oreille externe, causée par la présence de parasites. Signalée pour la première fois par Mayer en 1844, la présence de microphytes dans l'oreille a été retrouvée depuis lors par Pacini, par Schwartze et d'autres auteurs. Mais c'est Wreden (de Saint-Pétersbourg), qui, le premier, a donné de la maladie une bonne description. Plus récemment, Lévi en a publié dans les Annales des maladies de l'oreille une intéressante observation.

Les parasites qu'on rencontre le plus souvent appartiennent au genre *Aspergillus*, dont on distingue plusieurs espèces, l'*aspergillus flavescens*, l'*aspergillus nigricans*, etc. Le siège de prédilection du parasite est la membrane du tympan et la partie profonde du conduit auditif. Pour s'assurer si les masses enlevées de l'oreille sont des parasites, Urbantschitsch conseille de les traiter par une lessive de potasse à 8 pour 100. Sur ces préparations, le microscope permettra de reconnaître le mycélium et les spores du microphyte.

Symptômes et marche. — Le développement de l'aspergillus cause des douleurs généralement violentes, des bourdonnements et de la surdité. Quant aux signes locaux, ils consistent en la formation d'un dépôt blanchâtre, ou de grumeaux isolés, qui tapissent la membrane du tympan et la partie profonde du conduit auditif. L'arrachement de cette sorte de fausse membrane ne se produit qu'avec difficulté et au prix de vives douleurs. Souvent on trouve au-dessous d'elle la peau rouge et épaissie, et la production morbide ne tarde pas à reparaître.

La marche est aiguë ou chronique. La masse parasitaire se développe en quelques jours ; mais les récidives fréquentes prolongent quelquefois la maladie pendant plusieurs mois.

Étiologie et pathogénie. — Le développement de l'aspergillus dans l'oreille suppose l'introduction de spores venus du dehors. Le malade de Lévi était un soldat qui se tenait couché sur du foin moisi. Wreden a retrouvé les spores d'aspergillus suspendues parmi les poussières de la chambre d'une de ses malades. Mais on s'est demandé si ces parasites jouaient véritablement le rôle de cause, ou bien s'ils ne se développaient que secondairement dans le cours d'une inflammation de l'oreille. On tend aujourd'hui avec Wreden à considérer l'otite parasitaire comme une entité morbide spécifique. Toutefois, le gonflement de l'épiderme ramolli, dans le cours d'une otite externe, constitue une condition favorable à son développement. Une otorrhée abondante est, au contraire, une circonstance peu propre au développement du microphyte. D'après Bezold, les instillations d'huile en seraient la cause ; Wreden note la fréquence beaucoup plus grande de l'aspergillus chez l'homme que chez la femme. D'après Urbantschitsch, on ne l'aurait pas encore rencontré chez les enfants.

Diagnostic. — Il se fera surtout d'après la présence de ces masses blanchâtres sur la membrane du tympan et dans la partie profonde du conduit auditif, et surtout d'après l'examen microscopique.

Pronostic. — Il est généralement bénin. Le parasite reste le plus souvent superficiel ; mais on l'a vu pénétrer dans l'épaisseur même de la membrane du tympan, et, après l'avoir ulcérée, faire irruption dans l'oreille moyenne.

Traitement. — Le traitement consiste à détruire le parasite par des injections antiseptiques ou par des caustiques. Wreden a conseillé l'hypochlorite de chaux. On peut employer l'acide phénique ou salicylique. Ladreit de Lacharrière recommande de toucher les points malades avec une solution de nitrate d'argent au quart ; M. Terrier dit s'être bien trouvé d'instillations de glycérine phéniquée.

e. — OTITE SYPHILITIQUE.

On peut voir des plaques muqueuses, des condylomes, des ulcérations dues à la syphilis dans le conduit auditif externe. Toutefois,
les plaques muqueuses du conduit auditif sont rares, puisque, sur
560 malades atteintes de plaques muqueuses observées par M. Desprès
à Lourcine, cet auteur n'en a vu que quatre présentant des plaques
muqueuses du conduit auditif externe. On a signalé également de
petites tumeurs gommeuses circonscrites du conduit auditif. Mais,
en dehors de ces faits, Ladreit de Lacharrière a décrit une otite
syphilitique, accident de la période secondaire constituant une manifestation spécifique, qu'il compare à l'iritis syphilitique.

Les caractères de cette variété d'otite sont, d'après l'auteur, son
début rapide et peu douloureux. Les deux conduits sont atteints
simultanément ; la peau et la membrane du tympan sont rouges et
fendillées. Le méat est souvent rétréci au point de rendre difficile
l'examen au spéculum. La sécrétion, séreuse d'abord, devient ensuite
muco-purulente et répand une odeur très désagréable.

L'otite syphilitique coïncide avec les autres manifestations secondaires de la diathèse ; elle guérit le plus souvent sans laisser de
traces ; quelquefois cependant elle amène un certain degré d'épaississement de la membrane du tympan.

Le traitement n'est autre que le traitement général de la syphilis.
Les frictions sur l'apophyse mastoïde avec la pommade iodurée, les
injections émollientes, donneraient d'excellents résultats.

f. — OTITE GOUTTEUSE.

Sous le nom d'otite goutteuse, Ladreit de Lacharrière décrit une
inflammation du conduit auditif coïncidant avec d'autres manifestations de la diathèse goutteuse du côté des reins et des articulations.
L'inflammation n'atteindrait pas seulement le conduit auditif externe,
mais aussi le pavillon. Il y a un gonflement et un rétrécissement
considérable du conduit auditif; des vésicules herpétiques s'y forment, et amènent bientôt une sécrétion muco-purulente, glaireuse.
La peau du pavillon de l'oreille est tendue et violacée. Cette fluxion

intense se produit rapidement et s'accompagne de douleurs violentes. Le pronostic n'offre pas de gravité.

ARTICLE III

NÉOPLASMES DU CONDUIT AUDITIF EXTERNE.

Les principales tumeurs qu'on rencontre dans le conduit auditif sont les tumeurs sébacées, les exostoses, les polypes et les tumeurs malignes (épithélioma, sarcome).

a. — TUMEURS SÉBACÉES.

Signalés pour la première fois par Toynbee sous le nom de tumeurs molluscoïdes, ces néoplasmes ont été mis en doute et confondus avec les amas épidermiques qu'on rencontre dans le conduit auditif. Mais Hinton a pu constater à la surface de ces tumeurs sébacées une membrane d'enveloppe distincte qui en faisait de véritables kystes. De son côté, M. Duplay pense avoir observé un fait analogue.

C'est surtout chez des sujets avancés en âge qu'on rencontre ces tumeurs sébacées. Composées de cellules épidermiques disposées en couches successives, elles peuvent constituer des tumeurs volumineuses. Ce qui fait leur intérêt, c'est qu'elles peuvent amener la résorption des parois osseuses du conduit auditif, pénétrer dans la caisse, dans les cellules mastoïdiennes, et même dans l'intérieur du crâne, en donnant naissance à des accidents mortels.

Ces tumeurs peuvent se développer sans déterminer de douleurs ; elles traduisent seulement leur présence par de la surdité et une otorrhée fétide. A l'examen du conduit auditif, on le trouve obstrué par une masse caséeuse, blanchâtre.

Le traitement consiste à inciser la membrane d'enveloppe du kyste, à vider son contenu, et à modifier la face interne de la paroi par des cautérisations au nitrate d'argent ou au chlorure de zinc.

b. — EXOSTOSES.

Les tumeurs osseuses du conduit auditif, bien décrites par Toynbee, ont été étudiées depuis par Bonnafont et par Welcker. Leur histoire présente aujourd'hui encore bien des obscurités.

Étiologie. — Plus fréquentes chez l'homme que chez la femme, ces tumeurs ont été attribuées par Toynbee à la diathèse goutteuse ou rhumatismale; Triquet les a rapportées à la syphilis. M. Duplay, et, avec lui, Urbantschitsch, croient que ces diverses causes ne sauraient être invoquées. M. Duplay pense qu'il s'agit plutôt là d'exostoses congénitales, dues à un trouble de développement du conduit auditif osseux. A l'appui de son opinion, il cite l'observation de Seeligmann, d'après lequel ces exostoses seraient remarquablement fréquentes dans certains crânes américains dolichocéphales. Urbantschitsch, à son tour, fait remarquer que, sur la paroi supérieure du conduit auditif, immédiatement au-devant de la membrane du tympan, on trouve parfois deux renflements osseux, situés l'un en haut et en avant, l'autre en haut et en arrière, et symétriquement disposés dans les deux conduits auditifs. Ils correspondent aux points de soudure du cercle tympanique avec le temporal, et doivent être rapportés, d'après Moos, à un état irritatif dont ces parties ont été le siège pendant l'enfance. En résumé donc, l'idée qui fait des tumeurs osseuses du conduit auditif des exostoses de développement paraît la plus probable.

Symptômes. — Les exostoses occupent le plus souvent la partie profonde, osseuse du conduit auditif, rarement la partie cartilagineuse. Petites, elles ne donnent lieu à aucun symptôme ; même lorsqu'elles sont volumineuses, elles ne provoquent de surdité que lorsqu'elles obstruent complètement la lumière du conduit, ou quand l'adjonction d'un bouchon cérumineux produit le même résultat. Elles se montrent sous forme de tumeurs arrondies, très dures ; quelquefois multiples, elles arrivent à se rejoindre et à obstruer le conduit. On peut les voir se développer symétriquement dans les deux oreilles.

Diagnostic. — On pourrait confondre les exostoses du conduit auditif, soit avec des polypes, soit avec des tumeurs sébacées, ou avec des corps étrangers. Les antécédents, l'exploration avec le stylet, en faisant apprécier leur immobilité et leur consistance, permettront d'éviter l'erreur.

Traitement. — Lorsque l'exostose n'a qu'un petit volume, on doit se contenter d'entretenir la liberté du conduit auditif par des injections destinées à entraîner le cérumen et les débris épithéliaux. Si le conduit est complètement obstrué, il faut agir contre l'exostose elle-même. Quand il reste encore un passage étroit, on a pu, avec des tiges de laminaria, pratiquer la dilatation, amener l'atrophie de l'exostose et rendre au conduit auditif un calibre plus large. Au lieu de laminaria, Hinton a employé dans le même but des bâtonnets d'ivoire. Enfin, quand toute tentative de dilatation est impossible, il faut pratiquer l'ablation de l'exostose avec la gouge, ou bien la perforer, dans le but de créer dans son épaisseur un conduit auditif nouveau. On s'est servi pour cela du perforateur (dental engine) des dentistes américains. Deux opérations ainsi pratiquées par les docteurs Matthewson et Field ont été couronnées de succès. On s'est servi aussi de l'électrolyse ou du galvano-cautère pour détruire les tumeurs osseuses de l'oreille.

Toynbee et Wreden ont conseillé contre ces mêmes tumeurs un traitement médical consistant dans l'emploi de l'iode à l'intérieur, et en applications cutanées.

c. — POLYPES DU CONDUIT AUDITIF EXTERNE.

Les tumeurs pédiculées auxquelles on donne le nom de polypes de l'oreille prennent naissance en des points très-différents. Les unes ont leur point d'implantation sur les parois du conduit auditif; les autres s'attachent sur la membrane du tympan, sur la caisse, sur l'orifice tympanique de la trompe (Voltolini), dans l'intérieur même de l'apophyse mastoïde. D'après Triquet et Trœltsch, leur point de départ le plus fréquent est la caisse du tympan. C'est aussi l'opinion de MM. Duplay et Ladreit de Lacharrière.

Étiologie. — Les polypes de l'oreille sont assez fréquents; on les observe à tout âge ; d'après Urbantschitsch, on les rencontre plus souvent chez l'homme que chez la femme; peut-être, dit cet auteur, parce que cette dernière est moins exposée aux influences nocives extérieures. Leur cause principale, c'est l'existence d'une otorrhée ancienne ; toutefois on s'est demandé si l'écoulement purulent jouait réellement le rôle de cause, ou s'il n'était pas entretenu par la présence du polype. Ces deux opinions semblent devoir être admises; en effet, si dans l'immense majorité des cas, le polype coexiste avec un écoulement purulent, il peut exister seul; d'autre part, on voit

quelquefois l'otorrhée disparaître à la suite de l'ablation du néoplasme.

Anatomie pathologique. — Les polypes de l'oreille sont de
deux ordres, muqueux et fibreux. On ne saurait confondre avec les
polypes les simples fongosités qu'on trouve dans un grand nombre
d'otites suppurées, dans les lésions osseuses de l'oreille moyenne
et du conduit auditif.

Les polypes muqueux sont les plus fréquents. Ils sont recouverts
d'un épithélium pavimenteux ou cylindrique, parfois même à cils
vibratiles. On a cru autrefois que les polypes de l'oreille externe
étaient revêtus d'un épithélium pavimenteux, et ceux de l'oreille
moyenne d'un épithélium cylindrique ou vibratile; cette différence
dans les épithéliums aurait indiqué la provenance du polype ; mais
les recherches modernes n'ont pas confirmé cette manière de voir,
et les diverses variétés d'épithélium peuvent se trouver réunies sur
une même tumeur. Les polypes muqueux présentent dans leur
épaisseur des vaisseaux, du tissu conjonctif jeune, des glandes, assez
souvent même des cavités kystiques. Steudener a décrit un cas de
myxome vrai de la caisse dont il fait une troisième variété de polypes
de l'oreille.

Les polypes fibreux, beaucoup plus rares que les précédents, sont
formés par un tissu conjonctif ferme, pauvre en vaisseaux; aussi
sont-ils plus pâles et plus résistants que les polypes muqueux. Ils
n'ont pas, comme ces derniers, un aspect lobulé ; ils sont, au contraire, lisses et unis. Ils proviennent, soit du périoste, soit de la
membrane fibreuse du tympan ; on a signalé dans leur épaisseur des
dépôts calcaires ou même osseux.

Symptômes. — Dans la plupart des cas il existe un écoulement
purulent par le conduit auditif externe ; exceptionnellement, cependant, on a pu voir des polypes se développer dans la caisse du tympan, sans perforation de la membrane tympanique et sans otorrhée.
Parfois, en même temps que l'écoulement de pus, on observe des hémorrhagies. La présence du polype amène des bourdonnements et de la
surdité, et quelquefois aussi des phénomènes nerveux réflexes qui ont
été signalés par plusieurs auteurs. M. Duplay a vu chez une jeune
fille une hémiplégie faciale, que l'ablation du polype suffit à faire
disparaître. Schwartze rapporte un cas dans lequel il existait une hé-
miparésie avec ptosis et une anesthésie de la moitié correspondante de

la tête. Hillairet, cité par Moos, a vu survenir chez un malade porteur de polypes des phénomènes réflexes du côté du cervelet et des pédoncules cérébraux (céphalalgie, accès violents de vertiges, érections), en même temps qu'un affaiblissement de la mémoire. Dans ces deux derniers cas, comme dans celui de Duplay, tous les phénomènes disparurent après l'ablation du polype.

L'examen à l'aide du spéculum et du stylet fait reconnaître la présence d'une tumeur rosée, généralement molle et saignant au moindre contact. La marche est variable ; le plus souvent elle est lente ; mais les polypes de l'oreille peuvent aussi s'accroître très rapidement, et Trœltsch a vu un polype de la caisse atteindre en six semaines l'orifice du conduit auditif. Quelquefois le polype a été éliminé spontanément, après rupture de son pédicule ; on l'a vu aussi disparaître, soit par ulcération, soit par atrophie. Mais le plus souvent il continue à se développer au point de venir faire saillie à l'orifice du conduit auditif ; il remplit alors complètement la lumière du conduit, s'oppose à l'écoulement du pus et détermine les divers phénomènes nerveux que nous avons précédemment signalés.

Diagnostic. — Il est en général facile. Il faut toutefois avoir présents à l'esprit certains cas exceptionnels, tels que celui signalé par Velpeau, et dans lequel un fongus de la dure-mère faisant saillie dans le conduit auditif aurait pu être pris pour un polype. Les fongosités ne sont pas pédiculées, comme les polypes ; elles coïncident avec des lésions osseuses, avec la présence de corps étrangers. Les tumeurs malignes saignent abondamment, elles forment des saillies multiples, elles repullulent avec une grande facilité, s'accompagnent d'engorgement ganglionnaire et de cachexie générale.

Le polype reconnu, resterait à faire le diagnostic précis de son point d'implantation ; sans doute, en glissant sur ses parties latérales un stylet, on pourra quelquefois reconnaître par l'arrêt du stylet le point où siège le pédicule ; mais, quoique certains auteurs attachent à ce signe une grande valeur, nous pensons, comme M. Duplay, qu'il est très incertain, et que, dans un grand nombre de cas, on restera dans le doute au sujet du point précis d'insertion.

Pronostic. — Le pronostic est assez sérieux. Outre les accidents auxquels expose le polype par sa présence, il faut se rappeler que, dans un grand nombre de cas, il ne constitue qu'un épiphénomène dans le cours d'une inflammation chronique de l'oreille. Aussi l'abla-

tion de la tumeur ne suffit-elle pas toujours à rendre au malade
l'audition. De plus, les récidives sont fréquentes.

Traitement. — La division adoptée par M. Duplay présente une
grande importance clinique. En effet, tantôt on a affaire à des polypes volumineux, bien pédiculés, tantôt il s'agit de tumeurs de petit
volume, à pédicule court ou même sessiles. Ces deux variétés de
tumeurs appellent des modes de traitement différents.

Les polypes de petit volume, comme les simples fongosités du
conduit auditif, sont difficiles ou même impossibles à saisir à l'aide
d'instruments; de plus ils peuvent guérir par la simple cautérisation ;
c'est donc là le traitement qui leur convient. Pour les gros polypes,
au contraire, la cautérisation est un moyen lent et douloureux, dont
l'emploi devrait être souvent répété, et par là même présenterait des
dangers sérieux. Il faut lui préférer l'extirpation de la tumeur, et
n'employer la cautérisation que pour détruire le pédicule et prévenir
la récidive.

Les différents procédés d'ablation des polypes de l'oreille comprennent l'arrachement, l'excision et la ligature extemporanée. Les
deux premiers procédés ne conviennent que pour les polypes insérés
à une faible profondeur dans le conduit auditif. L'arrachement employé pour des tumeurs siégeant dans la caisse du tympan pourrait
entraîner de graves désordres. Quant à l'excision, elle est trop difficile à pratiquer à une grande profondeur. Aussi tous les auteurs
s'accordent à donner la préférence à la ligature extemporanée. L'instrument le plus simple pour la pratiquer est le polypotome de Wilde,
à l'aide duquel on conduit autour de la tumeur une anse métallique
que la disposition de l'instrument permet de serrer facilement. L'hémorrhagie qui suit cette petite opération est sans importance, et
quelques irrigations suffisent pour arrêter le sang.

Une fois le polype enlevé, il faut cautériser son pédicule pour en
empêcher la repullulation. La cautérisation est aussi le traitement
qui convient aux polypes de petit volume et aux simples fongosités.
Elle doit toujours être faite à l'aide du spéculum qui permet de
s'éclairer facilement, et de ne déposer le caustique que sur les parties malades. Un grand nombre de caustiques ont été employés, nitrate
d'argent, potasse, pâte de Canquoin, chlorure de zinc ; une solution
concentrée de ce dernier sel sera utilisée avec avantage. Le galvano-
cautère est aussi un excellent moyen de destruction des polypes, mais

à condition de le manier avec les mêmes précautions que les caustiques chimiques.

d. — TUMEURS MALIGNES (ÉPITHÉLIOMA ET SARCOME).

Il est des épithéliomas qui débutent primitivement par le conduit auditif, mais ces faits sont exceptionnels. En général l'épithélioma du conduit auditif est secondaire et n'est que la propagation
d'une tumeur semblable ayant débuté soit par le pavillon de l'oreille,
soit par la caisse du tympan. Comme nous l'avons déjà dit, le développement rapide de ces tumeurs, en dehors de toute affection antérieure des oreilles, leur apparence extérieure, l'état général du sujet
permettront de faire le diagnostic.

ARTICLE IV

VICES DE CONFORMATION DU CONDUIT AUDITIF EXTERNE.

Le conduit auditif externe peut présenter dans sa forme et ses
dimensions, des anomalies dont les unes sont congénitales, les autres
acquises.

1° Vices de conformation congénitaux. — L'excès de
largeur du conduit auditif avec absence de ses courbures a été signalé par Itard, qui l'a rencontré chez plusieurs sourds. Déjà nous
avons noté cette conformation spéciale chez des personnes atteintes
de bouchons cérumineux. S'il s'agit là de vices de conformation
congénitaux, on comprend aussi que par leur présence, les concrétions cérumineuses, les tumeurs du conduit auditif produisent le
même résultat.

Inversement, on peut rencontrer l'oblitération ou le rétrécissement
du conduit auditif. L'oblitération est quelquefois complète, c'est-à-
dire que le conduit auditif externe manque complètement ; dans
dans d'autres cas, il s'agit seulement d'une imperforation résultant
de l'existence d'une membrane plus ou moins épaisse. Celle-ci est
située, soit immédiatement au-devant de la membrane du tympan,
soit vers la partie moyenne du conduit ou bien à l'entrée même du
conduit auditif externe.

Ces vices de conformation coexistent souvent avec d'autres anomalies portant, soit sur l'oreille interne et l'oreille moyenne, soit sur le pavillon, qui parfois fait complètement défaut. Un trouble survenu dans l'occlusion de la première fente branchiale permet de comprendre ces anomalies qui siègent parfois d'un seul côté, et qui sont, dans d'autres cas, bilatérales.

En présence d'une imperforation du conduit auditif, il faut tout d'abord s'assurer que l'ouïe est conservée, ce qu'on peut constater en appréciant la transmission des sons par les os du crâne ; il faut ensuite rechercher s'il y a simplement occlusion du conduit par une membrane anormale, ou si le conduit lui-même fait défaut dans toute son étendue. On peut se renseigner à cet égard par l'acupuncture. Une aiguille fine est conduite doucement et avec précaution dans la direction du conduit auditif; par la sensation obtenue, on peut se rendre compte si l'aiguille est libre dans une cavité, ou si elle vient buter immédiatement contre la paroi osseuse du crâne. Une vive sensation de douleur avertit, d'après Bonnafont, de la piqûre de la membrane du tympan, et renseigne à la fois sur son existence et la distance à laquelle elle se trouve de la membrane oblitérant le conduit.

C'est seulement après avoir constaté l'existence du conduit auditif et de la sensation de l'ouïe qu'on peut intervenir contre cette difformité. Le traitement consiste à exciser la membrane anormale, puis à maintenir dilatée la lumière du conduit par de la laminaria ou un petit tampon de coton. Quand la membrane est profondément située, on peut se servir, comme on l'a fait avec avantage, du caustique pour la détruire. Mais, quel que soit le procédé auquel on a recours, M. Duplay conseille de n'intervenir que lorsque le sujet a atteint l'âge de raison, et peut se prêter aux explorations nécessaires pour se rendre compte de l'état de la fonction auditive.

Des imperforations il faut rapprocher les rétrécissements congénitaux du conduit auditif externe, qui sont de deux sortes ; les rétrécissements annulaires et les rétrécissements en forme de fente. Les rétrécissements congénitaux annulaires sont très rares. Ceux en forme de fente verticale résultent d'un rapprochement anormal entre les parois antérieure et postérieure du conduit.

Outre la gêne qu'ils apportent aux fonctions auditives, ces rétrécissements ont encore l'inconvénient de favoriser la formation des bouchons cérumineux. La dilatation, soit avec l'éponge préparée, soit avec la laminaire, est le traitement qui leur convient.

2° Vices de conformation acquis. — L'oblitération et le rétrécissement du conduit auditif peuvent aussi se produire accidentellement. Des brûlures, des inflammations répétées du conduit auditif, des cautérisations trop fréquemment renouvelées et trop énergiques peuvent déterminer l'oblitération du conduit auditif externe.

Les rétrécissements annulaires sont beaucoup plus souvent accidentels que congénitaux. Ils résultent le plus souvent d'un eczéma chronique du conduit auditif, qui amène l'épaississement des parois de ce conduit. Chez les vieillards, on observe assez souvent un rétrécissement en forme de fente; Troëltsch l'attribue au relâchement du tissu fibreux qui relie la partie postéro-supérieure du conduit auditif à l'écaille du temporal. Cette paroi n'étant plus soutenue, vient à la rencontre de l'antérieure, et détermine le rétrécissement du conduit.

Le traitement des oblitérations et des rétrécissements accidentels n'est autre que celui de ces mêmes vices de conformation d'origine congénitale. Il consiste dans l'excision du tissu de cicatrice déterminant l'oblitération, et dans la dilatation des rétrécissements. Il est bien évident que ce traitement ne doit être entrepris, qu'une fois constatée la persistance de la sensation auditive.

DEUXIÈME PARTIE

MALADIES DE L'OREILLE MOYENNE.

Nous devons étudier successivement ici les maladies de la membrane du tympan, celles de la caisse du tympan, de la trompe d'Eustache et de l'apophyse mastoïde.

ARTICLE PREMIER

MALADIES DE LA MEMBRANE DU TYMPAN.

I

LÉSIONS TRAUMATIQUES DU TYMPAN.

Les lésions traumatiques de la membrane du tympan sont des plaies et des ruptures.

a. **Plaies.** — Les plaies sont produites par des instruments pointus introduits dans le conduit auditif externe, tels que des crayons, des épingles, des cure-oreilles, des branches d'arbre. Elles peuvent se compliquer de fracture du manche du marteau. Ainsi, Ménière rapporte l'histoire d'un jardinier chez lequel la blessure avait été produite par la pénétration d'une branche de poirier dans l'oreille. Les plaies du tympan peuvent aussi résulter de tentatives chirurgicales faites pour extraire des corps étrangers.

b. **Ruptures.** — Les ruptures peuvent se produire par causes directes, ou par causes indirectes ou à distance.

Les pressions exercées de dehors en dedans sur la face externe de la membrane tympanique, ou de dedans en dehors sur sa face interne, produisent les ruptures directes. Les agents de ces ruptures sont extrêmement variés. Ce peut être un liquide pénétrant avec force dans l'oreille externe; ainsi pendant une injection, ou encore pendant le bain, sous l'influence de la pression d'une vague, ou lorsqu'on plonge d'un endroit élevé.

Dans d'autres cas, c'est l'air brusquement refoulé dans le conduit auditif qui vient produire la rupture; un soufflet appliqué sur l'oreille, une violente détonation peuvent produire ce résultat. Aussi voit-on fréquemment des ruptures du tympan chez les artilleurs.

Une augmentation considérable de la pression atmosphérique peut produire la rupture par le même mécanisme. C'est ainsi que l'interne d'un chirurgien opérant sous la cloche de Paul Bert pour l'anesthésie par le protoxyde d'azote, eut une rupture du tympan. Il est vrai de dire que chez lui la membrane du tympan était malade. C'est du reste une remarque applicable à un grand nombre de cas; la rupture étant singulièrement facilitée par les altérations préalables de la membrane tympanique.   •

Plus rarement la rupture a lieu de dedans en dehors par pression exercée sur la face interne de la membrane. C'est ainsi que se produisent les déchirures du tympan dans les ascensions en ballon; la pression atmosphérique diminuant rapidement, la tension est moindre sur la face externe du tympan, et avant que l'équilibre ait eu le temps de se rétablir par issue de l'air à travers la trompe, la pression du gaz contenu dans la caisse provoque de dedans en dehors la rupture de la membrane. Les insufflations d'air dans la trompe d'Eustache, ou même le simple cathétérisme de cet organe, par refoulement brusque du gaz contenu dans la caisse, peuvent donner lieu au même accident. Urbantschitsch rapporte le fait d'une malade de sa clinique chez laquelle une violente détonation se produisit tout à coup pendant le cathétérisme; on constata alors sur le quart postéro-supérieur du tympan l'existence d'un trou qui semblait fait à l'emporte-pièce. De violents efforts de toux, de vomissements, des efforts pour se moucher peuvent ainsi produire cette rupture. Des injections de liquide dans la trompe aboutissent quelquefois au même résultat. Enfin on a noté la rupture du tympan dans la pendaison et dans la strangulation, et on l'a mise sur le compte d'un abondant épanchement de sang se produisant brusquement dans la caisse.

Quant aux ruptures de cause indirecte, elles succèdent aux fractures de la base du crâne. Elles sont très fréquentes dans les cas où le trait de fracture intéresse la membrane du tympan. Mais elles peuvent même se produire en dehors de toute fracture du rocher, et cette variété de rupture indirecte succédant à des traumatismes crâ-

niens sans fracture, a été, de la part de M. Duplay, l'objet d'une
étude spéciale.

Symptômes. — Les traumatismes de la membrane du tympan
s'accompagnent de douleurs extrêmement violentes qui peuvent aller
jusqu'à déterminer la syncope. Mais la douleur cesse bientôt, et ne se
réveille que si l'inflammation se montre comme conséquence du traumatisme.

L'hémorrhagie est habituellement de peu d'importance. Cependant
le professeur Duplay rapporte le cas d'une jeune fille chez laquelle
l'écoulement de sang se prolongea pendant trente-six heures à la suite
de la perforation du tympan par une petite flèche de papier.

Les plaies ont une forme variable d'après la nature de l'instrument qui les a produites. Quant aux ruptures, elles se font le plus
souvent en arrière du manche du marteau, dans le point le plus
mince de la membrane. Dans les cas où, comme nous l'avons dit, il
y a fracture du manche du marteau, on peut voir les fragments
osseux se mouvoir avec les lambeaux de la membrane déchirée.

La blessure du tympan s'accompagne presque toujours d'une surdité assez marquée, soit par le fait de l'hémorrhagie qui se produit
dans la caisse, soit par suite de l'ébranlement de la chaîne des osselets, mais le plus souvent la surdité se dissipe au bout de quelques
jours.

Diagnostic. — Le diagnostic est en général facile. Après avoir
débarrassé le conduit auditif du sang qu'il contient, on peut, par
l'examen direct, apprécier l'existence et la forme de la déchirure du
tympan. Cependant, et c'est là le point sur lequel insiste tout particulièrement M. Duplay, lorsqu'il existe des phénomènes très marqués
de commotion cérébrale en même temps qu'un écoulement de sang
par l'oreille, lorsque même l'otorrhagie est suivie de l'écoulement
d'un liquide séro-sanguinolent, on peut être très embarrassé pour
savoir s'il s'agit d'une simple déchirure du tympan, ou s'il y a des
lésions plus profondes du crâne et du cerveau. L'examen direct, en
pareil cas, est très difficile, quelquefois même tout à fait impossible.
De plus, vînt-on à constater l'existence d'une déchirure du tympan,
cela ne voudrait pas dire que cette lésion existe seule, puisque, bien
au contraire, dans les cas de ruptures indirectes, elle s'accompagne
souvent de lésions du crâne et du cerveau. Toutefois quand il n'y a
que de la commotion cérébrale, le malade arrive souvent à la gué-

rison, et M. Duplay pense que bon nombre de prétendues fractures
du rocher, terminées par la guérison, n'ont été que des ruptures du
tympan.

Pronostic. — Lorsque la rupture du tympan existe seule, elle
ne présente pas habituellement de gravité. Elle guérit en laissant
seulement une cicatrice quelquefois imperceptible, et sans altération
de l'ouïe. Mais lorsqu'il y a une large déchirure accompagnée d'une
perte de substance, une inflammation violente s'empare de la membrane, s'étend à la caisse, amène parfois la suppuration, et le pronostic prend alors de la gravité.

Traitement. — La réparation de la blessure se fait d'elle-même.
Il suffit, pour la favoriser, d'assurer l'immobilité de la membrane.
Pour cela, on engagera le malade à éviter tous les efforts, à éviter
de chanter, de crier, de se moucher avec force. On protégera la
membrane contre les vibrations de l'air extérieur, en introduisant
dans l'oreille un tampon de coton. Si, par exception, l'otorrhagie
prenait de l'importance, on pourrait toucher avec un pinceau légèrement imbibé de perchlorure de fer le point qui est le siège de l'écoulement sanguin (Duplay).

II

INFLAMMATIONS ET TROUBLES DE NUTRITION DU TYMPAN.

Intermédiaire à l'oreille moyenne et à l'oreille externe, la membrane du tympan participe aux altérations de ces deux segments de
l'appareil auditif. Ses lésions sont donc le plus souvent secondaires.
Elle présente à étudier des inflammations et des troubles divers de la
nutrition, en particulier, la dégénérescence calcaire.

1° INFLAMMATIONS DU TYMPAN (MYRINGITE).

L'inflammation de la membrane du tympan a reçu le nom de
myringite. Elle succède le plus souvent aux inflammations de l'oreille
moyenne ou de l'oreille externe. Ce sont surtout les inflammations
diffuses de ce dernier conduit qui lui donnent naissance, plus rarement les inflammations circonscrites. Il y a lieu toutefois de décrire

une myringite primitive. Celle-ci peut exister à l'état aigu ou à l'état chronique.

a. **Myringite aiguë.** — Outre les divers traumatismes, la myringite aiguë reconnaît comme cause principale l'influence directe du froid, soit que l'oreille ait été exposée à un courant d'air violent, soit qu'une eau très froide ait pénétré dans le conduit auditif. Wreden a décrit aussi une myringite parasitaire, myringo-mycosis, analogue à l'otite externe parasitaire.

Les causes générales sont la syphilis, la scrofule, l'herpétisme.

Symptômes. — D'après Trœltsch et Duplay, la maladie débute d'une manière brusque, généralement au milieu de la nuit, par une douleur violente au fond de l'oreille, accompagnée de pulsations et de bourdonnements. Cette douleur violente a un retentissement sur le système nerveux et provoque des vertiges, des nausées, des vomissements, quelquefois même du délire. Ladreit de Lacharrière signale aussi, dans ces cas, une toux réflexe, toux myringétique.

La membrane du tympan, fortement injectée, perd son éclat normal; elle présente même parfois des ecchymoses. Généralement, l'inflammation se propage au conduit auditif voisin, de sorte qu'il est difficile d'établir une limite précise entre le tympan et les parois de ce conduit. Parfois il se produit dans les couches superficielles de la membrane des bulles constituant ce que Politzer appelle myringite bulleuse, et donnant au tympan un aspect perlé. A côté de cette forme, Ladreit de Lacharrière en décrit une autre à laquelle il donne le nom de forme pustuleuse de la myringite. Elle consiste, dit-il, dans la production d'une pustule grisâtre, acuminée, reposant sur une base rouge. Ces petites collections purulentes laisseraient presque toujours après elles des épaississements de la membrane.

Enfin de véritables abcès peuvent se produire dans l'épaisseur du tympan et donner naissance, par leur ouverture, à des perforations de cette membrane.

Les douleurs violentes du début cessent lorsque l'écoulement purulent est établi; celui-ci même diminue et se tarit peu à peu. Mais la membrane ne reprend pas immédiatement ses propriétés normales. Elle reste épaissie et blanchâtre; le manche du marteau est moins visible, et cet état peut se prolonger assez longtemps.

Diagnostic. — Au début, lorsque les signes inflammatoires sont limités à la membrane du tympan, le diagnostic est facile. Mais plus tard, quand l'inflammation a gagné le conduit auditif externe, il est très difficile de dire quelle a été la partie primitivement atteinte. La difficulté est encore beaucoup plus grande quand il existe une otite moyenne suppurée ; mais alors la myringite n'est plus qu'accessoire.

Pronostic. — La myringite aiguë, en dehors de toute complication, a un pronostic favorable. Bien que la membrane du tympan présente pendant longtemps des altérations, l'ouïe se rétablit complètement. Les très petites perforations qui peuvent se produire arrivent même à se cicatriser spontanément.

Traitement. — Le traitement doit être antiphlogistique et révulsif. On fera dans le conduit auditif des injections tièdes ; on y introduira un tampon de coton imbibé d'un mélange calmant ; si l'inflammation est très aiguë, on joindra à ce traitement la dérivation sur le tube digestif par un purgatif, et l'application d'un vésicatoire derrière l'oreille. En même temps on recommandera au malade d'éviter tous les efforts, pour ne pas s'exposer à une perforation du tympan.

b. **Myringite chronique.** — Elle succède le plus souvent à la myringite aiguë mal soignée, mais elle peut survenir d'emblée ; quelquefois elle se montre à la suite d'une otite externe ou moyenne guérie.

Symptômes. — Les symptômes subjectifs sont ici beaucoup moins marqués que dans la forme aiguë. La maladie se développe sans douleur, et les malades ne s'en apercevraient pas, sans la surdité et les démangeaisons qu'ils éprouvent. Bientôt il s'y joint un écoulement purulent, en général épais, visqueux, peu abondant et d'une odeur repoussante.

L'examen de la membrane du tympan fait constater une vascularisation tantôt diffuse, tantôt limitée à certaines parties de cette membrane, et notamment au voisinage du manche du marteau. En même temps il y a un épaississement de la membrane, une prolifération conjonctive dans son intérieur, qui donne naissance à des fongosités pouvant devenir le point de départ de véritables polypes. Il se produit en même temps, sur d'autres points, une desquamation épithéliale qui devient l'origine de petites ulcérations. Celles-ci peuvent gagner en profondeur et amener à la longue une perforation de la membrane du tympan, qui ne tarde pas à se compliquer d'un catarrhe purulent de la caisse. Souvent aussi le conduit auditif externe participe à l'inflammation. Sous le nom de myringite villeuse, Nasiloff et Kessel ont décrit une forme dans laquelle la membrane du tympan était recouverte de villosités possédant chacune une anse capillaire.

Étiologie. — Les causes les plus importantes de la myringite chronique doivent être recherchées dans l'état général du sujet. La scrofule est celle qu'on peut le plus souvent invoquer. Quant à la diathèse herpétique, elle détermine d'abord l'inflammation du conduit auditif externe, et la membrane du tympan n'est envahie que secondairement. Il en est de même pour la syphilis.

Diagnostic. — L'examen direct permet de reconnaître l'inflammation de la membrane du tympan, et d'apprécier si elle existe seule, ou si elle s'accompagne de l'inflammation du conduit auditif.

Mais ce qui est beaucoup plus difficile, c'est de distinguer la membrane du tympan uniformément recouverte de villosités d'avec les fongosités de la caisse succédant à l'otite moyenne suppurée et à la destruction du tympan. C'est seulement par un examen attentif fait à l'aide du stylet manié avec prudence, qu'on pourra juger cette question.

Pronostic. — Il est beaucoup plus fâcheux que dans la myringite aiguë, non seulement à cause de la fréquence des perforations, mais parce que la guérison complète des diverses lésions que nous avons énumérées est très difficile à obtenir. L'ouïe reste habituellement altérée. De Rossi a vu l'inflammation se terminer par une desquamation épithéliale prolongée, à laquelle il a donné le nom de myringite sèche.

Traitement. — D'après ce que nous avons dit de l'étiologie, on comprend que le traitement doit s'adresser tout d'abord à l'état général ; il consistera donc dans l'emploi des préparations à opposer à la scrofule, à la dartre et au rhumatisme.

Localement, les injections antiseptiques seront faites avec précaution pour ne pas amener de perforations. On pourra même avoir recours à des injections astringentes ou même légèrement caustiques, à l'alun, au sulfate de cuivre, au sulfate de zinc, etc. Si des végétations ou des ulcérations existent à la surface du tympan, il sera utile de les toucher directement, soit à l'aide d'un caustique liquide porté sur un petit tampon de coton, soit au moyen de petits crayons de nitrate d'argent dont le volume permet de les introduire dans le spéculum, tels que ceux conseillés par Bonnafont à cet usage.

L'inflammation de la membrane du tympan laisse souvent à sa suite des altérations diverses de cette membrane, qui peuvent aussi se développer en dehors de tout processus inflammatoire. Nous étudierons ici l'épaississement fibreux et la calcification de la membrane du tympan.

a. **Épaississement fibreux.** — L'épaississement de la couche cutanée se montre comme conséquence de l'otite externe et de la myringite. La membrane du tympan perd sa transparence et son éclat, et prend une coloration opaque, jaunâtre; le manche du marteau est entièrement caché par l'épaississement des tissus.

De même, les inflammations de l'oreille moyenne peuvent amener l'hypertrophie de la couche muqueuse du tympan. L'épaississement est plus marqué à la périphérie qu'au centre, et le manche du marteau reste visible.

b. **Calcification du tympan.** — Comme l'épaississement fibreux, la calcification du tympan résulte souvent d'une inflammation antérieure; mais elle peut se rencontrer en dehors de toute inflammation chez les goutteux. Elle est due au dépôt d'une fine poussière de carbonate de chaux, soit entre les éléments propres de la membrane tympanique, soit dans l'épaisseur de ces éléments eux-mêmes. C'est habituellement la couche fibreuse qui est le siège de ces dépôts calcaires, et suivant qu'elle occupe la couche des fibres circulaires ou des fibres radiées, elle donne lieu à une production calcaire affectant l'une ou l'autre de ces formes. La calcification peut même gagner les couches externe et interne du tympan, et occuper toute l'épaisseur de la membrane. Exceptionnellement elle reste limitée à la couche externe ou à la couche interne, comme l'a observé Lucæ.

Tantôt une grande partie de la membrane du tympan est envahie par la crétification, tantôt elle se fait sous forme de dépôts isolés.

On a vu même de véritables ossifications du tympan, et dans un cas de Politzer, la nature osseuse du dépôt a été confirmée par l'examen histologique.

Le développement des plaques calcaires du tympan est généralement lent; la surdité et les bourdonnements qui l'accompagnent tiennent à des altérations concomitantes de l'oreille moyenne. En effet, on peut voir l'ouïe conservée avec une calcification très étendue de cette membrane; et inversement, des lésions très minimes peuvent s'accompagner de troubles très prononcés de l'audition. Toutefois la présence des plaques calcaires s'oppose aux vibrations régulières de la membrane du tympan.

Les calcifications du tympan se reconnaissent à leurs limites nettement circonscrites, à leur coloration d'une blancheur éclatante, qui tranche sur les parties voisines.

Les dégénérescences du tympan ne sont justiciables d'aucun traitement; on a proposé contre elles la perforation, et même l'excision d'une portion de la membrane; mais ces perforations ne tardent pas généralement à s'oblitérer, et les résultats primitifs ne se maintiennent pas.

III

NÉOPLASMES OU TUMEURS DU TYMPAN.

Déjà nous avons signalé l'insertion fréquente des polypes de l'oreille sur la face externe de la membrane du tympan. A part ce cas, les néoplasmes du tympan sont fort rares. On y a décrit des productions cornées, et des tumeurs épithéliales perlées renfermant des débris épithéliaux et des cristaux de cholestérine. Kirk Duncanson a observé un épithélioma de la membrane du tympan, pris d'abord pour un polype, et qui finit par s'étendre aux parties voisines.

IV

VICES DE CONFORMATION DU TYMPAN.

Les vices de conformation congénitaux sont nombreux. Notons d'abord que la membrane du tympan peut faire complètement défaut. Dans quelques cas, on l'a vue présenter à sa partie supérieure une fente comparable au coloboma de l'œil. Enfin il est des variations

très grandes dans l'inclinaison de cette membrane, et ces variations
ont de l'influence sur les qualités de l'ouïe. Chez le fœtus, la membrane du tympan fait suite à la paroi supérieure du conduit auditif;
cette disposition peut persister chez l'adulte; on l'a vue coïncider
avec le crétinisme.

Quant aux vices de conformation acquis, ce sont les épaississements, les atrophies, les perforations du tympan que nous avons
déjà signalés. On a décrit aussi le relâchement et la tension exagérée
de la membrane du tympan. On a cherché à y remédier par la myrin-
gotomie dans les cas de tension trop grande, par des cautérisations
dans les cas de relâchement.

ARTICLE II

MALADIES DE LA CAISSE DU TYMPAN.

I

LÉSIONS TRAUMATIQUES DE LA CAISSE.

Les blessures de la caisse du tympan peuvent être produites par
causes directes ou par causes indirectes. Des instruments pénétrant
par le conduit auditif peuvent déchirer la membrane du tympan et
pénétrer dans la caisse. Ils déterminent des solutions de continuité
de ses parois, des fractures et des disjonctions des osselets. Magnus
a même diagnostiqué la blessure de la corde du tympan, aux sensations de froid ou de chatouillement accusées par le malade dans le
côté correspondant de la langue.

Les lésions de la caisse par causes indirectes coïncident le plus
souvent avec des fractures du rocher. Dans quelques cas, malgré la
lésion de la caisse, la membrane du tympan reste intacte. Enfin on a
observé des fractures isolées de la base de l'étrier (Fédi et Hagen),
qui, donnant naissance à un écoulement séreux par l'oreille, ont pu
simuler une fracture du rocher.

Ces divers traumatismes occasionnent des épanchements sanguins
dans l'intérieur de la caisse. Si la membrane du tympan a été rom-

pue, le sang s'écoule par le conduit auditif externe, et même par la trompe d'Eustache. Lorsque la membrane du tympan est intacte, le sang s'accumule dans l'oreille moyenne, en donnant lieu à de la surdité, à des bourdonnements et à des douleurs. L'épanchement sanguin peut être reconnu à travers la membrane du tympan qui a perdu sa transparence. Quelquefois il se fait jour au dehors par ulcération de cette membrane.

Les instruments qui ont déterminé la blessure de l'oreille moyenne peuvent quelquefois se rompre dans son intérieur. De plus, les corps étrangers du conduit auditif externe peuvent pénétrer dans cet espace, après avoir déterminé l'ulcération de la membrane du tympan. Quelquefois cette pénétration est la conséquence de tentatives d'extraction mal dirigées. Enfin, on a vu exceptionnellement des corps étrangers s'introduire dans la caisse en passant par la trompe d'Eustache. Schalle, de Hambourg, a vu un éclat de caoutchouc provenant d'une seringue qui avait servi à pratiquer des douches nasales pénétrer dans l'oreille moyenne. Urbantschitsch a rapporté le cas d'une femme chez laquelle un épi d'avoine avait pénétré dans la trompe, et de là, dans la caisse. Il en fut expulsé à travers une perforation du tympan, suite d'otite moyenne suppurée.

Il est rare que les corps étrangers de la caisse soient bien supportés. Ils occasionnent le plus souvent une inflammation violente, et même des phénomènes cérébraux de voisinage qui peuvent amener une terminaison mortelle.

Le traitement des lésions traumatiques de la caisse doit consister à débarrasser cette cavité par des injections faites avec douceur du sang qui y est contenu, lorsque la membrane du tympan est perforée. Si cette dernière membrane est intacte, et que le diagnostic puisse être établi, le chirurgien devra, par une perforation du tympan, donner issue au sang épanché.

Quant aux corps étrangers, leur ablation s'impose comme une nécessité. Les injections parviendraient quelquefois à les faire sortir. Mais dans les cas de corps étrangers anciens, elles restent souvent impuissantes. C'est alors à l'aide d'instruments divers, pinces, curettes, prudemment dirigées, que l'extirpation doit être entreprise. Si la perforation existant sur le tympan est insuffisante, il ne faudra pas hésiter à débrider cette membrane pour favoriser l'extraction. Dans tous les cas, il faudra s'efforcer de protéger la caisse contre l'inflammation consécutive, en introduisant dans le .conduit auditif un tampon d'ouate.

II

INFLAMMATIONS (OTITES MOYENNES).

.Les inflammations de l'oreille moyenne sont d'une extrême fré- quence et d'une haute gravité. Dans un grand nombre de cas, elles entraînent la surdité: elles peuvent même, par les complications auxquelles elles donnent lieu, amener une terminaison mortelle. Elles méritent donc toute l'attention du chirurgien.

Comme le fait observer M. Duplay, l'inflammation peut envahir à la fois toutes les parties constituantes de l'oreille moyenne, caisse, trompe d'Eustache, cellules mastoïdiennes: mais c'est surtout la trompe dont l'inflammation coïncide avec celle de la caisse du tym- pan; et cela se comprend, car, dans un très grand nombre de cas, l'inflammation se propageant de l'arrière-cavité des fosses nasales à l'oreille moyenne, suit le conduit tubaire.

L'otite moyenne présente un grand nombre de variétés. Toutefois les diverses formes qui ont été décrites peuvent toutes rentrer dans les deux groupes suivants : 1° l'otite moyenne aiguë ; 2° l'otite moyenne chronique, à laquelle nous rattacherons les graves compli- cations qui peuvent se montrer dans le cours des suppurations de la caisse.

1° .OTITE MOYENNE AIGUE. — CATARRHE AIGU DE LA CAISSE ET DE LA TROMPE.

Étiologie. — L'otite moyenne aiguë peut se montrer à tout âge ; mais elle est surtout fréquente dans l'enfance et dans l'adolescence, où se rencontrent de préférence les diverses causes générales qui lui donnent naissance. Une variété particulièrement intéressante est celle qu'on rencontre chez les nouveau-nés. Déjà signalée par Du- verney, elle a été l'objet d'un grand nombre de travaux, notamment ceux de Trœltsch, de Schwartze, de Wreden, et, en France, ceux de Parrot, de Baréty et Renaut. La fréquence de l'otite moyenne, au moment de la naissance, s'explique par les conditions particulières dans lesquelles se trouve à ce moment l'organe de l'ouïe. Chez le fœtus, la caisse du tympan, comme le poumon, ne renferme pas d'air; elle est remplie par un bourrelet muqueux, gélatineux, formé de tissu embryonnaire. Au moment de la naissance, ce bourrelet se résorbe et l'air pénètre par la trompe dans l'oreille moyenne. La caisse, à cette période de la vie, est donc le siège d'un mouvement de nutrition et de développement extrêmement actif, qui rend compte de la fréquence de son inflammation. Ce n'est là d'ailleurs qu'une cause prédisposante. D'autres conditions interviennent, telles que l'état de misère physiologique auquel le professeur Parrot a donné le nom d'athrepsie, et les affections des voies respiratoires. Ces dernières agiraient, soit en déterminant une inflammation par propagation, comme le veut Wreden, soit, d'après Baréty et Renaut, en rendant difficile le renouvellement d'air dans la caisse.

Quant aux autres variétés d'otite moyenne aiguë, on peut poser en principe que la grande cause qui leur donne naissance, c'est la propagation de l'inflammation par la trompe d'Eustache de la cavité naso-pharyngienne à la caisse du tympan. De là l'importance énorme sur le développement des maladies de l'oreille, de l'inflammation de l'arrière-cavité des fosses nasales ou catarrhe naso-pharyngien. Cette inflammation, et la propagation qui en est la conséquence, peuvent, du reste, se montrer dans un grand nombre de circonstances diverses.

L'impression du froid chez les sujets rhumatisants peut lui donner naissance. Ce catarrhe aigu de la caisse est très fréquent au printemps et à l'automne. M. Duplay lui donne le nom d'otite rhumatismale. On l'a vue précéder les douleurs des jointures ou alterner avec elles. L'angine et le coryza aigus peuvent se compliquer d'otite moyenne aiguë. De même, l'inflammation de la cavité naso-pharyngienne, dans un grand nombre de maladies générales, détermine le catarrhe aigu de la caisse. Cette complication est extrêmement fréquente dans la rougeole, la scarlatine, la variole, la fièvre typhoïde, l'érysipèle.

Les affections spécifiques de la cavité naso-pharyngienne peuvent également se propager à l'oreille moyenne; de ce nombre sont les affections syphilitiques, la diphthérie, la tuberculose. Wreden a démontré l'existence d'une véritable otite moyenne diphthéritique, succédant à la diphthérie du pharynx et des fosses nasales. On connaît la fréquence très grande des inflammations du pharynx chez les tuberculeux; on comprend dès lors aisément la propagation de cette inflammation à la trompe, et de là à la caisse, sous forme d'otite moyenne aiguë.

A côté de cette propagation de l'inflammation du pharynx à l'oreille moyenne, il faut citer celle qui se fait de l'oreille externe à la caisse du tympan ; surtout dans les cas où la membrane tympanique a pris part à l'inflammation, et, à plus forte raison encore, si elle a été perforée.

Les traumatismes de la caisse, les fractures de ses parois, les épanchements sanguins, les corps étrangers, les blessures de la membrane du tympan, peuvent aussi donner naissance à l'otite moyenne. Enfin celle-ci peut, dans des cas plus rares, être primitive et se développer sous l'influence d'une des causes générales que nous avons précédemment invoquées pour l'inflammation propagée du pharynx à l'oreille moyenne. Ladreit de Lacharrière cite encore, comme causes possibles du catarrhe de l'oreille moyenne, l'albuminurie et le diabète.

Anatomie pathologique. — Elle est assez difficile à présenter ; car souvent l'examen n'a été pratiqué que dans des cas où la suppuration avait amené de grands délabrements. On peut se servir des recherches faites sur l'otite moyenne des nouveau-nés par Wreden, Parrot, Baréty et Renaut, et Kutschariantz. Ces auteurs ont trouvé une inflammation catarrhale intense de la caisse, caractérisée par la présence dans son intérieur d'une masse gélatineuse se moulant sur ses anfractuosités et englobant les osselets. A une période plus avancée, on trouve du pus liquide ou concret. Un fait qui semble particulier à cette variété d'otite, c'est que la membrane du tympan reste presque toujours intacte.

Dans l'otite moyenne aiguë des adultes, on peut admettre que le premier degré de l'affection consiste dans l'injection et le gonflement de la muqueuse. On comprend que, du côté de la trompe d'Eustache, le premier effet de ce boursouflement muqueux soit l'oblitération de ce fin conduit, et, par suite, la suppression de la communication normale entre la caisse et le pharynx. De là, l'impossibilité pour l'air de pénétrer dans l'oreille, et pour les liquides sécrétés dans la caisse, de trouver une issue au dehors.

L'inflammation aiguë de la caisse détermine bientôt une sécrétion anormale ; et, sous ce rapport, la membrane qui la tapisse se comporte comme une véritable séreuse. Tantôt elle donne naissance à une sérosité liquide, tantôt elle se recouvre d'exsudats plastiques, qui, sous forme de brides, traversent la caisse, relient la tête de l'étrier au promontoire, la longue branche de l'enclume à la paroi labyrinthique, etc. Des brides analogues peuvent exister dans la trompe, et Toynbee a rapporté des cas dans lesquels des bandelettes pseudo-membraneuses reliaient une des parois de la trompe à celle du côté opposé.

Le liquide sécrété dans la simple inflammation catarrhale est séreux, séro-muqueux, séro-sanguinolent; il peut remplir entièrement la caisse, la trompe et les cellules mastoïdiennes. Dans les cas plus aigus, ce liquide prend les caractères du muco-pus et même du pus véritable, et des lésions plus profondes ne tardent pas à se produire. La membrane du tympan se perfore; elle est quelquefois détruite presque en totalité; les osselets de l'ouïe sont éliminés, sauf cependant l'étrier, qui reste habituellement en place et protège l'oreille interne. Quelquefois cependant cet osselet peut être éliminé à son tour, la membrane des fenêtres ronde et ovale est détruite, et l'inflammation se propage à l'oreille interne.

Dans certains cas même, la muqueuse de la caisse est ramollie et détruite par la suppuration, et les parois osseuses sont mises à nu. Wreden a décrit cette forme sous le nom d'otite gangreneuse.

Enfin, M. Duplay a appelé l'attention sur une variété d'otite moyenne à laquelle il a donné le nom d'otite périostite. Dans cette forme, l'inflammation débute par la caisse, mais elle ne tarde pas à se propager au conduit auditif, après destruction de la membrane du tympan. L'inflammation peut même gagner les parties osseuses voisines, apophyse mastoïde et écaille du temporal, dont le périoste est décollé.

Symptômes. — A l'exemple de M. Duplay, nous étudierons ici : 1° l'inflammation simple, non suppurative de la caisse; 2° l'inflammation suppurative, otite moyenne purulente aiguë; 3° la périostite aiguë de la caisse.

1er *degré.* — **Otite moyenne aiguë non suppurative.** — Décrite aussi sous le nom de catarrhe aigu, l'inflammation simple, non suppurative, de l'oreille moyenne donne lieu à des symptômes variables suivant l'intensité de l'inflammation. Si tout se borne à une congestion peu marquée de la muqueuse, le malade se plaint seulement d'une sensation de plénitude et de tension du côté de l'oreille; il a des bourdonnements et une diminution de l'ouïe, mais pas de douleurs véritables. L'inflammation est-elle au contraire plus prononcée, elle détermine des souffrances très vives. D'après Politzer, ces souffrances revêtent le caractère d'accès intermittents, qui se reproduisent surtout le soir et pendant la nuit. Ces douleurs ne sont pas limitées à l'oreille même, elles s'irradient vers les parties voisines du crâne et de la région cervicale; elles ont pu même affecter la forme de névralgies dentaires. Ces phénomènes douloureux peuvent s'accompagner de troubles nerveux divers, vomissements, agitation, délire, capables d'induire en erreur et de faire croire à une méningite, surtout chez les enfants.

L'otite moyenne aiguë s'accompagne habituellement de sensations subjectives variées de l'ouïe, sifflements, bouillonnements, bourdonnements, etc. Ces bruits présentent souvent le caractère pulsatile, et cessent momentanément par la compression de la carotide. Politzer a montré qu'à cette sensation de pulsation correspond parfois un mouvement pulsatif visible sur la membrane du tympan non perforée. Un symptôme très gênant pour le malade, c'est la résonance de sa propre voix, comparable à celle qu'on perçoit à l'état normal, quand on parle en obturant avec le doigt le conduit auditif.

Au début, lorsqu'il n'y a qu'une hypérémie de la muqueuse, la surdité est généralement peu marquée; plus tard, lorsque l'exsudation se produit, la perte de l'ouïe est beaucoup plus complète. La perception des sons transmis par les os du crâne, dont on s'assure en mettant une montre en contact avec la région temporale, indique en général l'intégrité du nerf auditif.

Le conduit auditif externe peut être complètement sain; mais, dans les cas d'inflammation très-violente, la partie profonde de ce conduit présente une rougeur marquée qui se continue avec celle de la membrane du tympan. Cette dernière présente une vascularisation surtout prononcée à la périphérie, dans le voisinage de la courte apophyse et le long du manche du marteau. Dans d'autres cas, l'injection est étendue à toute la surface de la membrane tympanique, et l'éclat de sa couche externe lui donne, d'après Politzer, l'aspect d'une plaque de cuivre brillant. Mais cette apparence n'est pas de longue durée; l'infiltration plastique des lames de la membrane du tympan lui fait perdre, en effet, son aspect brillant et voile le manche du marteau.

L'infiltration du tympan est quelquefois limitée au segment postéro-
supérieur de cette membrane, qui forme alors une tumeur bosselée
et rougeâtre, faisant saillie dans le conduit auditif, et tranchant par
son aspect sur le reste de la membrane qui se trouve sur un plan
plus reculé et conserve son aspect brillant. Dans d'autres cas, les
bosselures qu'on observe sur la face externe du tympan ne tiennent
plus à des épaississements de cette membrane, mais à son refoulement par le liquide contenu dans la caisse. C'est encore sur la partie
postéro-supérieure du tympan qu'on observe ces sortes d'ampoules
ou de sacs communiquant avec l'oreille moyenne ; Politzer dit les
avoir rencontrés plus souvent chez les adultes que chez les enfants.
Ils peuvent disparaître complètement sans laisser de traces, ou bien
amener un amincissement persistant de la membrane du tympan.

Pendant la période aiguë de l'inflammation, l'exploration de la
trompe d'Eustache ne peut être pratiquée, car elle déterminerait de
vives douleurs. Plus tard, les insufflations d'air par les différents
procédés de Toynbee, de Valsalva, de Politzer, le cathétérisme, permettent de constater l'obstruction de la trompe.

L'otite moyenne aiguë peut se terminer par résolution ; sa durée
varie beaucoup suivant l'intensité de l'inflammation et l'état général
du sujet. Dans les cas ordinaires, elle peut être évaluée à deux à
trois semaines. Lorsqu'elle survient dans le cours d'exanthèmes aigus,
à la suite de la fièvre typhoïde, chez des individus cachectiques,
chez des tuberculeux, elle prend une marche beaucoup plus traî-
nante ; la résolution ne se fait pas complètement, de nombreuses
récidives se produisent. Il peut enfin se faire que le catarrhe aigu
passe à l'état chronique. Dans des cas plus défavorables encore, l'inflammation s'exaspère et prend la forme d'otite moyenne aiguë purulente, amenant la perforation de la membrane du tympan. Même
dans les cas les plus simples, M. Duplay pense que l'otite moyenne
aiguë laisse toujours après elle une légère diminution de l'ouïe.

2ᵉ *degré*. — **Inflammation suppurative; otite moyenne
purulente aiguë**. — Lorsque l'inflammation revêt la forme suppurative, les symptômes s'exagèrent ; les douleurs surtout sont beaucoup plus violentes. Chez les enfants, elles atteignent une intensité
si grande, s'accompagnant de fièvre et de symptômes cérébraux,
qu'on est exposé à croire à l'existence d'une méningite. Aussi Trœltsch
recommande-t-il, dans la pratique infantile, de ne jamais négliger,

quand on se trouve en présence d'accidents cérébraux avec fièvre, d'examiner avec soin l'oreille.

La membrane du tympan présente une rougeur uniforme; le manche du marteau est caché par le gonflement de la couche cutanée. En général, la portion cartilagineuse du conduit auditif n'est pas atteinte. Le conduit auditif osseux, au contraire, présente une rougeur et un gonflement considérables, qui se continuent sans ligne de démarcation avec la tuméfaction et la rougeur de la membrane du tympan. Lorsque l'inflammation est très violente, et chez les enfants surtout, le gonflement s'étend parfois au conduit cartilagineux, à toute la région externe de l'oreille et à l'apophyse mastoïde.

Bientôt la courbure de la membrane du tympan est altérée; au lieu de présenter, comme à l'état normal, une concavité externe, elle a au contraire sa convexité tournée en dehors. Cela tient à la fois à la production d'un exsudat entre les couches de cette membrane et à l'accumulation de liquide dans la caisse qui repousse en dehors la membrane tympanique. Le gonflement est surtout marqué sur le segment postérieur de la membrane qui affecte la forme d'un véritable abcès d'une coloration rouge livide, présentant quelquefois à son centre un point plus saillant, jaune verdâtre, par lequel se fera la perforation. Celle-ci se produit en général dans les parties de la membrane intermédiaires au manche du marteau et à l'anneau tendineux, rarement à la périphérie ou tout à fait contre le manche du marteau.

Généralement la perforation du tympan s'accompagne d'une brusque détente dans tous les symptômes; en même temps que les douleurs cessent, un écoulement purulent s'établit par le conduit auditif. Après la perforation, l'état des parties est bien modifié : le conduit auditif est gonflé, suppurant. La membrane du tympan elle-même est recouverte d'un exsudat purulent; la tuméfaction qu'elle présentait s'est affaissée. La perforation se montre quelquefois sous forme d'un point noir, au niveau duquel proémine, soit une bulle d'air, soit une gouttelette de pus animée de mouvements pulsatiles.

Il est une forme spéciale de perforation assez rare sur laquelle Politzer appelle particulièrement l'attention, c'est celle dans laquelle l'ouverture siège à la pointe d'une saillie en forme de mamelon. La présence d'une gouttelette de pus au sommet du cône indique la place de la perforation. L'auteur a remarqué que, dans cette forme de perforation, souvent combinée à l'inflammation de l'apophyse mastoïde, la suppuration de la caisse a toujours une marche opiniâtre. En effet, l'air poussé dans la caisse par l'expérience de Valsalva, ne passe pas à travers l'ouverture, il chasse seulement devant lui une certaine quantité de pus et augmente le volume de la gouttelette purulente appendue à l'orifice. C'est sans doute à l'écoulement insuffisant du pus qu'est due la persistance de l'inflammation dans cette forme de perforation.

Exceptionnellement la membrane du tympan épaissie par un processus pathologique antérieur résiste ; la perforation ne se produit pas et le pus s'écoule par la trompe d'Eustache. Mais ce dernier conduit peut être lui-même oblitéré, et, dans ce cas, la rétention du pus dans la caisse peut être l'origine de graves complications.

Les terminaisons de l'otite moyenne purulente aiguë sont très variables. Dans les cas les plus favorables, la suppuration, après s'être prolongée pendant trois à quatre semaines, se tarit, la perforation du tympan se répare et la guérison survient, avec restitution complète de la fonction auditive. D'autres fois, au contraire, des adhérences se sont formées entre la membrane du tympan, les osselets et les parois de la caisse ; il en résulte une altération persistante de l'ouïe. Dans des cas plus malheureux encore, la membrane du tympan a été en grande partie détruite, les osselets ont été expulsés au dehors, des lésions graves se sont produites du côté de l'oreille interne. Il en résulte une surdité complète. Enfin, comme conséquence de la suppuration avec perforation du tympan, ou même sans perforation, et par suite de la rétention du pus que nous avons précédemment signalée, on peut voir survenir de graves complications. Ce sont l'inflammation de l'apophyse mastoïde, la méningo-encéphalite, l'ulcération de la carotide interne, la thrombose des sinus et l'infection purulente. Ces redoutables complications peuvent entraîner une issue funeste. Nous ne faisons que les signaler ici. Nous y reviendrons à propos de l'otite chronique purulente à laquelle elles sont plus particulièrement liées.

Signalons, comme dernier mode possible de terminaison, le passage de la suppuration à l'état chronique.

3° *degré.* — **Périostite aiguë de la caisse; otite périostique.** — Sous le nom d'otite périostique, M. Duplay désigne une variété d'otite moyenne aiguë, qui atteint les parois osseuses même

de la caisse, et qui se présente comme complication dans le cours
d'une ancienne otite chronique. Nous reproduirons ici la description
de cet auteur.

Dans cette forme, les douleurs sont excessivement intenses; elles
s'accompagnent d'une fièvre violente et même de délire. S'il existait
un écoulement purulent chronique par le conduit auditif, il se supprime. Un gonflement considérable survient; il occupe non seulement
le conduit auditif lui-même, mais le pavillon de l'oreille, la région
mastoïdienne et jusqu'à la région temporale. Le gonflement et la
rougeur augmentent dans un point; la fluctuation survient, et, si
l'on donne issue au pus, on constate avec le stylet la dénudation de
l'os sous-jacent.

L'écoulement du pus amène une atténuation de tous les symptômes ;
le gonflement et la rougeur diminuent; un écoulement de pus s'établit par le conduit auditif externe: Si l'on pratique des injections
par ce conduit, on voit le liquide sortir par l'incision de l'abcès
extérieur; ce qui prouve bien la communication avec la caisse au-
dessous du périoste décollé.

C'est surtout chez les jeunes enfants que se montre cette forme de
l'otite moyenne aiguë. Elle peut revêtir un caractère extrêmement
grave et amener la mort par l'une des complications cérébrales ou
vasculaires que nous avons déjà mentionnées. Dans des cas plus
heureux, l'inflammation passe à l'état chronique; la suppuration
persiste par le conduit auditif et par les incisions extérieures ; des
séquestres sont parfois éliminés. La surdité n'est pas toujours la
conséquence de ces graves désordres, et l'ouïe reprend, dans un
grand nombre de cas, une certaine acuité.

Diagnostic des diverses formes d'otite moyenne aiguë.
— Vu l'existence de la fièvre et des divers symptômes cérébraux
qui peuvent se montrer dans le cours de l'otite moyenne aiguë, le
premier diagnostic qui se pose, c'est celui de la méningite. La difficulté est d'autant plus grande chez les enfants qu'ils sont inca-
pables de renseigner sur la nature et le siège de leur mal. Aussi
est-ce pour le médecin une nécessité qui s'impose, en présence de
pareils symptômes, que d'examiner toujours l'état des oreilles, surtout si le sujet est atteint d'une fièvre éruptive, de la fièvre typhoïde,
d'une pneumonie, etc. Les signes sur lesquels on s'appuiera, d'après
Gellé, pour diagnostiquer l'otite moyenne aiguë chez les enfants,

sont : 1° les crises de douleurs survenant surtout la nuit; 2° l'apparence de peur, de vertige que prouvent les gestes et l'agitation de
l'enfant; 3° la surdité unilatérale ou bilatérale.

On pourrait encore confondre l'otite moyenne avec la myringite
aiguë. Mais la myringite donne rarement lieu à un ensemble symptomatique aussi grave que l'otite moyenne. De plus, cette dernière
succède habituellement à un catarrhe naso-pharyngien, tandis que la
myringite s'accompagne le plus souvent de l'inflammation du conduit
auditif externe. Quand l'inflammation envahit primitivement la membrane du tympan, c'est son feuillet externe qui est atteint; de là, le
gonflement et la rougeur de cette couche, derrière laquelle disparaît
le manche du marteau. Dans l'otite moyenne, c'est la couche muqueuse du tympan qui est atteinte la première, et la couche externe
conserve, au début du moins, son apparence normale. Plus tard,
toute différence s'efface; mais, dans l'otite moyenne, les symptômes
généraux sont beaucoup plus graves, et la fonction auditive est bien
plus compromise. La surdité, au contraire, n'est jamais complète
dans la myringite.

Quant à l'otite périostique, l'intensité des accidents, les circonstances dans lesquelles·elle se montre (otorrhée chronique), l'apparition rapide du gonflement péri-auriculaire, permettent de la reconnaître aisément.

Une fois fait le diagnostic d'otite moyenne, il s'agit de reconnaître
l'existence d'un épanchement dans la caisse. Ce diagnostic se fera par
le ballonnement de la membrane du tympan, surtout marqué, comme
nous l'avons déjà dit, dans la moitié postérieure de cette membrane.
En même temps, la surdité est presque complète; les symptômes
indiquant la compression du labyrinthe, tintements, bourdonnements
d'oreille, mettent encore sur la voie.

Pronostic. — Ce que nous avons dit de la marche de la maladie
montre assez que le pronostic de l'otite moyenne aiguë est extrêmement grave. Souvent, en effet, elle a pour conséquence une surdité
plus ou moins complète. Cette terminaison est particulièrement à
redouter chez les nouveau-nés et les tout jeunes enfants, chez qui la
perte de l'audition entraîne la surdi-mutité. Mais ce qui exagère encore la gravité du pronostic, c'est la possibilité des complications
encéphaliques mortelles que nous avons déjà signalées. Bien qu'elles
puissent se voir dans les différentes formes d'otite moyenne aiguë,

c'est surtout dans l'otite purulente qu'elles sont à redouter, particulièrement dans les cas où la membrane du tympan résiste, et où il
y a rétention du pus.

Traitement. — Au début, le traitement doit consister à modérer
l'inflammation et à calmer la douleur. Pour cela, on aura recours à
l'introduction, dans le conduit auditif, d'un tampon de coton enduit
d'une huile narcotique (huile de jusquiame, laudanum). On peut
également faire des applications calmantes au pourtour de l'oreille.
Politzer conseille l'emploi des compresses tièdes fréquemment renouvelées. Si l'inflammation est très violente, on devra recourir à
l'application de sangsues ou de ventouses Ileurteloup au pourtour de
l'oreille. Mais, chez les jeunes enfants, on doit être très réservé dans
l'emploi de ces moyens. En même temps, quelques révulsifs sur le
tube digestif, le repos, une température constante, les divers médicaments propres à combattre le catarrhe naso-pharyngien, quand il
existe, devront être mis en œuvre.

Quelques auteurs, Trœltsch entre autres, ont conseillé le cathétérisme de la trompe, même dans la période d'acuité de la maladie.
D'accord avec M. Duplay, Politzer condamne cette pratique. Aussi
longtemps, dit ce dernier auteur, qu'une forte douleur existe dans
l'oreille, il n'y a pas à pratiquer la douche d'air; c'est seulement
après la cessation des symptômes de réaction et lorsque l'ouïe
commence à diminuer rapidement, que les insufflations d'air dans
l'oreille moyenne sont indiquées, pour rétablir la perméabilité de
la trompe. Politzer se prononce aussi contre la paracentèse de la
membrane du tympan, pratiquée dans le seul but de diminuer les
douleurs. Plusieurs fois, dit-il, il a vu cette paracentèse être suivie
d'un écoulement muco-purulent prolongé; ce résultat est surtout à
craindre chez les sujets scrofuleux et débilités. La paracentèse n'est
indiquée que dans les cas où la membrane du tympan, bombée et
rouge, menace de se rompre.

Dans l'otite moyenne purulente aiguë, le traitement ne diffère pas
au début de celui qui est applicable à l'otite moyenne simple, c'est-
à-dire qu'il doit être surtout calmant et antiphlogistique. Mais ici,
dès qu'on a reconnu la présence d'un épanchement purulent dans la
caisse, il ne faut pas hésiter à recourir à la ponction de la membrane
du tympan. Cette petite opération se pratique à l'aide d'une aiguille
semblable à une aiguille à cataracte. Quand l'instrument a traversé

toute l'épaisseur de la membrane, on le retourne légèrement sur lui-même, de façon à élargir un peu l'ouverture. L'hémorrhagie est habituellement minime; et le liquide s'écoule immédiatement dans le conduit auditif. Il faut, par des lavages fréquemment répétés, favoriser l'écoulement pendant les jours suivants. Un autre moyen à employer dans le même but, c'est l'insufflation d'air dans la trompe, soit par le cathétérisme, soit par le procédé de Politzer. C'est ici le moment d'indiquer en quoi consiste ce procédé aujourd'hui très répandu. Un tube est introduit dans une des narines à une profondeur de deux à trois centimètres; puis, les narines étant fermées, on insufflera de l'air à travers le tube, pendant que le malade exécute un mouvement de déglutition. Le voile du palais s'élevant pendant l'acte de la déglutition ferme la cavité naso-pharyngienne, et l'air injecté dans cette cavité, s'y trouvant comprimé, passe dans la trompe d'Eustache. Ce procédé est très supérieur à celui de Toynbee, dans lequel on fait exécuter au malade un mouvement de déglutition, la bouche et le nez étant hermétiquement fermés, et à celui de Valsalva, qui consiste à faire accomplir au malade un mouvement d'expiration forcée, toujours pendant l'occlusion de la bouche et du nez. Si même la trompe d'Eustache est libre, on pourra injecter dans la caisse, avec la sonde, un peu de liquide, dans le but de favoriser l'écoulement du pus. Le traitement consécutif consistera dans les injections astringentes et antiseptiques faites dans le conduit auditif. Un traitement vanté par Politzer pour tarir la sécrétion purulente consiste à insuffler dans le conduit auditif externe de l'acide borique en poudre. Les insufflations sont répétées jusqu'à ce que les liquides sécrétés n'imbibent plus la poudre; ce qui se produit au bout d'un petit nombre de jours.

Quant à l'otite périostique, dès que le gonflement se localise au pourtour du pavillon de l'oreille, il faut pratiquer une incision profonde comprenant le périoste lui-même, puis, par le drainage et les lavages, favoriser l'écoulement du pus.

2° OTITE MOYENNE CHRONIQUE. — INFLAMMATION CHRONIQUE DE LA CAISSE ET DE LA TROMPE.

Comme l'otite moyenne aiguë, l'inflammation chronique de la

caisse et de la trompe nécessite dans son étude des subdivisions. Nous étudierons successivement : *a*. — l'otite catarrhale chronique ou catarrhe chronique de la caisse ; *b*. — l'otite sèche ou sclérémateuse ; *c*. — l'otite chronique purulente.

a. — OTITE CATARRHALE CHRONIQUE. — CATARRHE CHRONIQUE DE LA CAISSE.

L'étiologie du catarrhe chronique de la caisse est pour ainsi dire la même que celle de l'otite moyenne aiguë à laquelle il succède le plus souvent. Il peut cependant aussi débuter d'emblée. Le catarrhe naso-pharyngien et les différentes diathèses qui peuvent lui donner naissance : scrofule, herpétisme, syphilis, sont encore ici les causes principales de l'affection. Cette étiologie permet de comprendre comment les deux oreilles sont le plus souvent prises, soit à la fois, soit successivement. La maladie peut se montrer à tout âge, mais elle est plus fréquente chez les jeunes sujets.

Anatomie pathologique. — Comme dans l'otite moyenne aiguë, la muqueuse est le siège d'une hypérémie et d'un gonflement considérable. Des lésions semblables s'observent dans l'intérieur de la trompe d'Eustache, et mettent obstacle à la pénétration de l'air dans la caisse. La membrane du tympan participe le plus souvent à l'inflammation et présente un épaississement considérable ; d'autres fois elle est saine. Mais les lésions les plus importantes sont celles qui portent sur la paroi interne ou labyrinthique de la caisse et sur les osselets.

Les petites cavités osseuses au fond desquelles se trouvent la fenêtre ovale et la fenêtre ronde sont en partie comblées par l'épaississement de la muqueuse. L'étrier est enfoui dans cette membrane hypertrophiée, et perd sa mobilité. Les osselets de l'ouïe sont soudés entre eux ; inversement, Toynbee a appelé l'attention sur une lésion particulière, la disjonction de l'enclume et de l'étrier.

Quant au contenu de la caisse, il est variable ; et d'après sa nature, on a décrit deux formes distinctes, la forme humide ou catarrhale, et la forme plastique ou exsudative.

Dans la forme catarrhale, le liquide est tantôt séreux, tantôt muqueux, ou même muco-purulent. D'après Hinton, cette sécrétion est quelquefois assez visqueuse pour former un amas de mucus concret adhérent aux parois de la caisse et à la chaîne des osselets.

La forme plastique ou exsudative est caractérisée par le dépôt de fausses membranes qui relient entre elles diverses parties de la caisse, et déterminent l'immobilisation de la membrane du tympan et des osselets. Ces fausses membranes peuvent du reste exister en même temps qu'un épanchement de liquide.

Symptômes. — Habituellement le catarrhe chronique de l'oreille moyenne ne s'accompagne que de peu de douleurs ; le malade accuse plutôt une gêne, une sensation de réplétion analogue à celle qu'on éprouve à la suite d'un bain, lorsqu'il est resté de l'eau dans l'oreille. Quelquefois aussi les malades éprouvent la sensation d'un corps étranger allant et venant dans l'oreille, se déplaçant avec les mouvements de la tête. Ce signe indique l'existence d'un épanchement mobile dans la caisse.

Les diverses sensations subjectives de l'ouïe, bourdonnements, sifflements, tintements de cloche, peuvent manquer complètement. Elles sont le plus souvent intermittentes ; produites par une exsudation abondante de liquide, elles s'accompagnent d'une diminution marquée de l'audition, et disparaissent quand la sécrétion devient moindre.

Un symptôme très pénible, ici comme dans l'otite aiguë, c'est la résonnance de la propre voix du sujet. Politzer la compare à l'impression ressentie quand on parle en mettant la tête dans un tonneau. Ce signe est plus marqué dans les affections unilatérales et dans les cas légers. Souvent aussi les malades perçoivent un bruit de craquement ou de claquement dans l'oreille, pendant les mouvements de déglutition et de mastication. Ce bruit est dû au mouvement de l'air et des mucosités dans la trompe. Enfin, ici encore, on peut observer différents phénomènes sympathiques, des névralgies, des vertiges, des étourdissements, une pesanteur et un embarras dans la tête, entraînant l'inaptitude au travail.

La surdité est un des premiers symptômes du catarrhe de l'oreille moyenne ; mais elle n'est jamais complète. Le malade continue à percevoir les bruits un peu forts ; de plus, les vibrations sont toujours transmises par les os du crâne. Déjà, nous avons noté que la surdité, comme les phénomènes subjectifs de l'ouïe, était sujette à de grandes variations coïncidant avec des déplacements de l'exsudat.

A ces symptômes fonctionnels correspondent des changements appréciables dans l'aspect de la membrane du tympan. Lorsque le tympan a conservé sa transparence, on peut voir, à travers son épaisseur, le liquide contenu dans la caisse, qui occupe sa partie inférieure et est séparé de l'air qui remplit le reste de l'oreille moyenne par une ligne nettement marquée. Cette ligne affecte le plus souvent une concavité supérieure ; tantôt elle est grisâtre, tantôt elle est noire et représente assez bien un cheveu tendu sur la membrane tympanique. Ce qui confirme encore le diagnostic, c'est que l'épanchement est parfois assez liquide pour se déplacer aisément pendant les différents mouvements imprimés à la tête. D'autres fois il est épais, visqueux et la ligne de niveau ne change pas dans les diverses altitudes de la tête.

Lorsque l'épanchement remplit entièrement la caisse, on ne peut plus observer sa limite supérieure, mais on le reconnaît à sa coloration jaune verdâtre, vue par transparence à travers la membrane tympanique. Un autre symptôme caractéristique est celui qu'on observe lorsqu'on insuffle de l'air à travers la trompe. On voit alors les bulles d'air pénétrer dans la caisse, et se détacher sous forme de taches rondes circonscrites par un large contour noir sur l'exsudat voisin.

Dans beaucoup de cas, la courbure de la membrane du tympan ne subit pas de changement. Quelquefois cependant elle est partiellement repoussée en dehors par l'exsudat. C'est généralement sa partie postérieure qui est ainsi rendue saillante et forme une bosselure jaunâtre. Beaucoup plus souvent, au contraire, la concavité normale de la membrane est exagérée. La trompe étant oblitérée, l'air ne peut plus pénétrer dans l'oreille moyenne ; il n'y a plus équilibre de pression sur les deux faces interne et externe de la membrane du tympan, et cette dernière est repoussée en dedans par la pression de l'air extérieur, au point de venir quelquefois se mettre en contact avec la paroi labyrinthique de la caisse.

Enfin l'examen de la trompe, par l'insufflation d'air dans son intérieur, démontre que ce gaz ne traverse le conduit qu'avec difficulté. Si de l'air arrive dans la caisse, l'ouïe est améliorée, et le chirurgien pratiquant l'auscultation de l'oreille perçoit un bruit comparable à des râles sous-crépitants humides.

Marche et terminaisons. — La marche est lente ; souvent, après des alternatives d'aggravation et d'amélioration, la maladie aboutit à la surdité complète. Quelquefois elle passe à l'état aigu, et déter-

mine la suppuration avec rupture de la membrane du tympan. Enfin
M. Terrier dit avoir observé plusieurs fois la transformation du catarrhe chronique en otite sèche ou sclérémateuse.

Diagnostic. — Les différents symptômes que nous avons énumérés, et surtout la perception des vibrations transmises par les parois crâniennes permettent de reconnaître le catarrhe chronique de
l'oreille moyenne, et de le différencier des lésions de l'oreille interne.

Pronostic. — Il est sérieux au point de vue de la fonction auditive qui est, sinon toujours abolie, du moins le plus souvent atténuée.

Traitement. — Le traitement général doit s'adresser aux diathèses scrofuleuse, syphilitique et dartreuse qui sont si souvent cause
de la maladie. Il agit en modifiant le catarrhe naso-pharyngien dont
la propagation à l'oreille moyenne est habituelle.

Quant au traitement local, il consiste dans les insufflations d'air
dans la trompe par le procédé de Politzer, ou à l'aide du cathétérisme,
si le moyen précédent est insuffisant. Ces insufflations agissent mécaniquement en déplaçant les mucosités qui remplissent la trompe
et la caisse, et aussi, en imprimant aux osselets des mouvements qui
préviennent leur ankylose. On s'est proposé d'ajouter à cette action
mécanique une action modificatrice, et pour cela on a employé, soit
des douches de vapeurs médicamenteuses, soit des injections de
liquides divers, sulfate de zinc, sulfate de cuivre, iodure de potassium, etc. Vu la marche lente de la maladie, ces injections doivent être
poursuivies pendant un temps très long ; mais elles ne doivent pas
être trop fréquemment répétées, tous les deux ou trois jours seulement, de peur d'exercer une irritation trop grande, et d'amener le
passage de la maladie à l'état aigu. De même, M. Duplay proscrit
comme liquide à injecter les solutions de nitrate d'argent, qui,
même à un degré très faible, auraient l'inconvénient de déterminer
la suppuration.

Si la trompe n'est pas perméable, ces différents moyens ne pourront être employés qu'après avoir pratiqué la dilatation progressive de
ce conduit à l'aide de bougies graduées introduites par la sonde
d'Itard.

Ces divers moyens peuvent se montrer insuffisants, soit qu'il y ait
une obstruction complète de la trompe, soit que le mucus épais et

visqueux ne puisse être évacué à travers ce conduit. Il devient alors nécessaire de pratiquer la paracentèse du tympan, surtout lorsque la collection liquide pressant sur la face interne de cette membrane, la fait bomber en dehors et menace de la rompre. La paracentèse doit être suivie, dans le cas où la trompe est perméable, d'insufflations dans ce conduit, destinées à favoriser l'issue du mucus à travers la perforation du tympan.

b. — OTITE SÈCHE OU SCLÉRÉMATEUSE.

Il n'y a pas de limite de démarcation bien tranchée entre la forme humide ou catarrhale et la forme sèche de l'otite moyenne chronique. Souvent, en effet, cette dernière succède à l'exsudation catarrhale. Les lésions qui la caractérisent coïncident même parfois avec la présence d'un exsudat. Mais beaucoup plus souvent, l'otite sèche ou sclérémateuse débute d'emblée, sans catarrhe préalable.

Étiologie. — Tandis que le catarrhe s'observe de préférence chez les jeunes sujets, l'otite sèche est une maladie des adultes, et surtout des vieillards. L'immense majorité des surdités qui se développent avec les progrès de l'âge sont dues à cette cause. La maladie paraît également fréquente dans les deux sexes. Souvent elle se développe sous l'influence d'une prédisposition héréditaire qui fait que les membres d'une même famille en sont atteints vers le même âge. Les causes de son développement sont surtout les diverses manifestations de l'arthritisme, goutte et rhumatisme chronique. L'otite sèche atteint le plus souvent les deux oreilles, tantôt simultanément, tantôt l'une après l'autre.

Anatomie pathologique. — Les modifications subies par l'oreille moyenne consistent en un épaississement et une induration de toutes les parties molles de la cavité tympanique; en même temps il y a formation d'exsudats constituant des brides, des tractus qui relient entre elles des parties normalement séparées. Tantôt les lésions s'étendent à toute la muqueuse de l'oreille moyenne, tantôt elles sont limitées à des parties circonscrites de la caisse. D'après Politzer, les modifications diffuses existent plutôt à la suite d'otites catarrhales, tandis que les modifications circonscrites et, en particulier, celles qui portent du côté de la paroi labyrinthique et de l'étrier, se montrent surtout dans la forme spontanée de l'otite'sèche, celle qui se développe lentement et progressivement, sans phénomènes inflammatoires appréciables.

Le tympan est souvent épaissi et rigide dans toute son étendue ; quelquefois il présente des plaques calcaires. L'hypertrophie et l'induration de la muqueuse qui entoure les osselets amène leur ankylose. Les lésions les plus importantes sont celles qui portent sur la paroi interne ou labyrinthique. La membrane de la fenêtre ronde est souvent indurée et même calcifiée. Des lésions semblables se développant du côté de la fenêtre ovale, amènent l'ankylose de la base de l'étrier. L'immobilisation de cet os est quelquefois produite par des hyperostoses partant de son propre tissu, ou bien venant des parties voisines, et en particulier du promontoire pour s'unir à la base de l'étrier.

Les cellules mastoïdiennes participent habituellement au processus morbide ; leur tissu osseux est le siège d'une hyperostose qui réduit beaucoup, et efface même complètement le calibre de ces cavités. Quant à la trompe, il est à remarquer qu'elle reste souvent intacte, parfois même elle présente une largeur anormale. Dans d'autres cas, elle participe à l'hyperplasie générale de l'oreille moyenne, et est rétrécie, soit par l'épaississement de sa muqueuse, soit même par l'hyperostose de son canal osseux.

Symptômes. — Le début de la maladie est en général très insidieux ; elle évolue sans causer de douleurs, et l'une des oreilles étant seule atteinte de surdité, c'est par hasard, ou seulement lorsque l'autre oreille commence à se prendre que le malade s'aperçoit de l'altération de l'ouïe.

La surdité présente ici des caractères assez particuliers. Elle ne subit pas d'alternatives d'aggravation et de diminution, comme cela arrive dans l'otite catarrhale, où ces changements sont en rapport avec la quantité et les déplacements de l'exsudat. De plus, on constate parfois une différence très grande entre la perception du tic tac d'une montre approchée de l'oreille et l'audition de la voix. Il est surtout très difficile au malade de suivre une conversation à laquelle prennent part plusieurs personnes. Ce fait démontre que l'appareil central ou de réception des sons est intact, et que c'est surtout l'appareil de transmission et d'accommodation de l'ouïe qui est intéressé. Enfin il est un caractère aussi précieux pour le diagnostic qu'il est difficile à expliquer; c'est que les malades entendent souvent beaucoup mieux au milieu d'un grand bruit, en voiture, au milieu du bruit de la rue, que dans le silence.

Les bruits subjectifs acquièrent dans l'otite sèche une très grande importance; tandis que, dans le catarrhe, ils peuvent faire défaut ou se présenter d'une manière intermittente, dans l'otite sclérémateuse, ils sont continus. Les malades comparent ces bourdonnements à des bruits divers, au bruit du vent, de la mer, à celui d'un jet de vapeur, etc. Ces bourdonnements incessants deviennent pour certains malades la source d'un tourment continuel, les plongent dans un état de tristesse et d'hypochondrie, et leur inspirent même parfois des idées de suicide.

Un autre symptôme, c'est la sensibilité exagérée de l'oreille pour les bruits, véritable hyperesthésie de l'ouïe. Non seulement les sons très aigus, mais même la voix produisent quelquefois une impression pénible. On observe en même temps d'autres troubles sympathiques, tels qu'un engourdissement, une sensation de lourdeur et de pression dans la tête, quelquefois même du vertige, des nausées et des vomissements revenant par accès.

Parmi les symptômes objectifs, le premier que nous rencontrions, c'est une sécheresse spéciale du conduit auditif externe; la sécrétion cérumineuse est supprimée; la peau du conduit est recouverte d'une fine poussière blanchâtre, comme dans le pityriasis. On a noté aussi une rougeur circonscrite de la peau au voisinage de l'oreille. Il faut voir dans ces différents phénomènes des troubles trophiques qui sont sous la dépendance de la lésion de l'oreille.

Le plus souvent la membrane du tympan présente des altérations considérables. Elle est le siège d'un épaississement qui porte sur toute son étendue ou sur certains points isolés. Les opacités partielles se montrent sous la forme de taches grisâtres entre lesquelles les points restés sains apparaissent comme des taches sombres, situées plus profondément. Les taches opalines ou d'un gris tendineux affectent le plus souvent la forme de croissant, dont la convexité est tournée vers la périphérie. Quelquefois aussi on observe des opacités circulaires siégeant à la périphérie du tympan et qu'on peut comparer à l'arc sénile de la cornée. Enfin, à côté de ces taches dues à l'épaississement de la membrane, on peut observer des dépôts calcaires dans l'épaisseur du tympan. Ces derniers sont reconnaissables

à leur coloration d'un blanc crayeux. Dans d'autres cas, l'épaississement du tympan est étendu uniformément à toute la membrane,
qui présente une coloration grisâtre, ou même jaunâtre, qui la fait
comparer à du parchemin.

Les modifications de courbure de la membrane du tympan ne sont
pas moins intéressantes à étudier. Le plus souvent le tympan est fortement attiré en dedans; sa concavité normale est très exagérée.
Le diamètre antéro-postérieur de la caisse est donc diminué, quelquefois même il est effacé complètement, au point que la membrane
tympanique vient se souder au promontoire, comme on en trouve un
bel exemple reproduit par une figure de Politzer. La conséquence de
cette rétraction du tympan, c'est la diminution d'étendue du triangle
lumineux, qui s'allonge, se réduit parfois à une simple raie lumineuse, ou même à un point siégeant dans le voisinage de l'ombilic.
Enfin on peut voir aussi des enfoncements circonscrits du tympan dus,
soit à une atrophie partielle de cette membrane, soit à des adhérences ligamenteuses qui l'attirent en dedans.

Il est toutefois à noter qu'on peut voir la membrane du tympan
complètement saine dans les cas où les lésions sont localisées sur la
paroi interne de la caisse. Il est quelquefois alors possible, comme
l'a montré Schwartze, d'apercevoir, à travers la membrane tympanique, l'hyperémie du promontoire, sous la forme d'une lueur rougeâtre visible derrière l'ombilic.

Des signes très importants sont fournis par l'exploration de la
trompe. Tantôt ce conduit est libre et même d'une largeur anormale,
l'air y pénètre alors avec facilité. Tantôt au contraire il est oblitéré.
Une petite bougie introduite dans la sonde d'Itard permet de reconnaître le point où siège l'obstruction. De plus, si l'on pratique l'auscultation de l'oreille pendant l'insufflation d'air dans la trompe, on
perçoit un souffle rude indiquant l'état de rigidité des parois de la
caisse, ou bien, on entend l'air entrer par jets successifs, en produisant un sifflement particulier, indice du rétrécissement de l'orifice
tubaire. Enfin, si l'on examine la membrane du tympan, pendant qu'on
pratique une insufflation dans la trompe, on voit que cette membrane
a perdu sa mobilité, et, par là, on peut juger de l'ankylose des osselets.
Un dernier fait important à noter, c'est que, contrairement à ce qui
se passe dans la forme humide ou catarrhale, la pénétration d'air

dans la caisse ne modifie que très peu, ou même pas du tout; la surdité et les bourdonnements.

Marche et terminaisons. — Comme tous les processus sclérosiques, l'otite sèche a une marche progressive et continue. Mais tantôt l'aggravation a lieu peu à peu, tantôt elle se produit rapidement; on peut même observer dans la marche de la maladie des temps d'arrêt. Mais, dans l'immense majorité des cas, le résultat définitif est la perte complète de l'audition. Souvent, après avoir atteint un seul côté, la maladie gagne l'oreille du côté opposé, et elle y évolue avec une rapidité si grande que l'ouïe est perdue pour l'oreille atteinte la dernière, alors que l'autre a conservé encore une certaine acuité auditive.

Diagnostic. — Lorsque la membrane du tympan présente les diverses altérations que nous avons signalées jointes aux symptômes subjectifs de la maladie, le diagnostic ne présente pas de difficultés. Mais en présence de l'intégrité de la membrane tympanique, on peut se demander si la surdité tient à une maladie de l'oreille moyenne ou du labyrinthe.

Pour résoudre cette question, on peut avoir recours à l'épreuve du diapason. Si, placé sur la ligne médiane du crâne, le diapason est mieux perçu par l'oreille malade, cela dénote que l'oreille interne est saine, et que la surdité tient à des lésions de l'appareil de transmission. La perception du tic tac de la montre a moins d'importance pour le diagnostic. Toutefois si la perception par les os de la tête, même pour une montre à tic tac faible, est complètement conservée, on peut admettre que la lésion siège dans la caisse. Au contraire, l'otite moyenne étant reconnue, si l'on constate une absence complète de perception par les os du crâne, on peut en conclure que l'oreille interne participe à la maladie.

Quant à reconnaître l'état précis des lésions, on peut utiliser dans ce but les spéculums pneumatiques, dans lesquels il est possible de faire le vidé pour attirer le tympan au dehors. On peut ainsi juger des mouvements ou de l'immobilité de cette membrane, et par suite de la présence d'adhérences dans la caisse, et d'ankylose des osselets. On a proposé également de pratiquer la ponction exploratrice de la membrane du tympan, pour aller avec une sonde se rendre compte du degré de mobilité de la base de l'étrier. Mais ce moyen n'a que peu de valeur.

Pronostic. — D'une manière générale, il est grave; car l'affection a une tendance fâcheuse à se compliquer de lésions du labyrinthe et à déterminer une surdité complète. Il est particulièrement grave chez les vieillards et chez les sujets qui ont une disposition héréditaire à la maladie. Tout ce qu'on peut espérer dans un certain nombre de cas, c'est d'améliorer les sujets, mais non de les guérir.

Traitement. — Le traitement local doit consister tout d'abord dans les insufflations d'air, soit par le procédé de Politzer, soit à l'aide du cathétérisme. S'il existe un rétrécissement de la trompe, il faut au préalable en pratiquer la dilatation à l'aide des bougies graduées. On peut employer aussi les injections de vapeurs ou de liquides médicamenteux. On s'est servi de vapeur d'eau, d'iode, d'éther, d'acide acétique, d'injections de chlorure de sodium, d'iodure de potassium, de chloral, etc.

Quant au traitement des bruits subjectifs et surtout du bourdonnement qui tourmente les malades, on a employé les révulsifs derrière l'oreille, et surtout les vésicatoires; Politzer recommande les frictions excitantes sur l'apophyse mastoïde. A l'intérieur, on a préconisé le bromure de potassium, le sulfate de quinine, l'iodure de potassium, quand les sujets étaient syphilitiques. On a obtenu aussi une amélioration par l'emploi des courants continus.

En même temps, il faut recommander au malade d'éviter le froid; les bains froids, les douches doivent donc être défendus; ou, du moins, si l'on y a recours pour modifier l'état général, il faudra protéger soigneusement le conduit auditif contre l'entrée des liquides.

Malheureusement, en dépit d'un traitement rationnel, on voit souvent l'affection continuer à progresser. Aussi, pour la combattre, a-t-on eu recours à des opérations chirurgicales nombreuses, telles que la perforation artificielle du tympan, la section des adhérences intra-tympaniques, la ténotomie du muscle tenseur du tympan, celle du muscle de l'étrier, la trépanation de l'apophyse mastoïde.

La perforation artificielle du tympan a pour but de faire cesser les bourdonnements et de rétablir la fonction auditive, en donnant passage aux ondes sonores jusqu'à l'oreille interne. Elle combat donc la rigidité du tympan, l'ankylose des osselets et les rétrécissements de la trompe que nous avons énumérés à propos de l'anatomie pathologique de l'otite scléreuse. Elle permet aux ondes sonores d'arriver à la base de l'étrier et au labyrinthe sans l'intermédiaire de la membrane du tympan, du marteau et de l'enclume. Mais pour qu'elle soit utile, il faut que la base de l'étrier ait conservé sa mobilité, et que l'oreille interne soit intacte. Si la perception auditive par les os de la tête n'est pas conservée, l'opération est inutile.

Malheureusement les résultats fournis par l'opération ne sont pas de longue durée; l'ouverture faite à la membrane du tympan ne tarde pas à se fermer, et tous les moyens employés jusqu'ici pour s'opposer à son oblitération sont restés sans succès. Aussi ce traitement n'a-t-il qu'une valeur très restreinte. Les canules, les anneaux métalliques, les œillets en caoutchouc de Politzer introduits dans la perforation peuvent tomber dans la caisse. L'excision du tympan, l'excision avec résection du manche du marteau ont été également mises en usage.

Quant à la section des adhérences intra-tympaniques, du muscle tenseur du tympan, ou du muscle de l'étrier, ce sont des opérations qui ont été rarement employées, et qui ne paraissent pas avoir donné de résultats bien satisfaisants.

La trépanation de l'apophyse mastoïde est non seulement une opération inutile en pareil cas, mais même dangereuse. Elle peut provoquer, en effet, la suppuration de l'oreille moyenne.

En résumé donc, le traitement chirurgical trop souvent inefficace n'atténue pas la gravité du pronostic de l'otite scléreuse qui, tôt ou tard, conduit les malades à la surdité.

C. — OTITE CHRONIQUE PURULENTE.

L'otite moyenne purulente chronique mérite toute l'attention du chirurgien, non seulement à cause de sa fréquence, mais encore à cause de son énorme gravité. Outre qu'elle entraîne la perte de l'audition, elle peut en effet déterminer des complications mortelles.

Étiologie. — L'otite moyenne purulente chronique peut succéder à la forme aiguë de la maladie; elle peut être aussi la conséquence d'une otite externe avec myringite, ayant déterminé la perforation de la membrane du tympan. Elle peut succéder encore à un catarrhe chronique simple de la caisse. M. Duplay croit ce cas très fréquent. Dans d'autres cas enfin, la maladie se développe d'emblée, et c'est alors l'état général mauvais du sujet, scrofule, tuberculose, qui doit être regardé comme sa véritable cause.

Bien que l'affection puisse s'observer à tout âge, il n'est pas douteux cependant qu'elle ne soit beaucoup plus fréquente chez les enfants. Beaucoup de suppurations chroniques de l'adulte datent du
jeune âge. Les mauvaises conditions hygiéniques, le défaut de soins,
la malpropreté, sont les causes qui entretiennent la suppuration.

Anatomie pathologique. — Tantôt la caisse renferme du muco-
pus, ou même du pus caséeux, concret, tantôt elle contient du pus
limpide. La membrane du tympan est le plus souvent perforée.
Habituellement les perforations siègent, soit en avant, soit en arrière
du manche du marteau. Leur volume extrêmement variable va
depuis les dimensions d'une petite tête d'épingle jusqu'à la destruction presque complète de la membrane du tympan. Assez souvent
les perforations contournant le manche du marteau prennent l'aspect
cordiforme ou réniforme. Il est rare de rencontrer à la fois plusieurs
perforations.

Les osselets peuvent présenter de graves altérations : le manche
du marteau est quelquefois dénudé par le fait d'une large perforation ; mais il peut aussi avoir disparu. Il en est de même de la longue
branche de l'enclume. L'étrier lui-même a été quelquefois éliminé ;
la suppuration gagne en pareil cas l'oreille interne. Mais souvent ce
dernier osselet reste en place après la disparition des autres.

La muqueuse de la caisse peut ne présenter que des lésions à peine
marquées ; dans d'autres cas, au contraire, elle est le siège d'un
gonflement, d'une vascularisation et d'une hypertrophie considérable.
Sa couche profonde renferme parfois même des ossifications, des
exostoses, qui, lorsqu'elles siègent sur la paroi interne ou labyrinthique, déterminent l'ankylose de la base de l'étrier, l'ossification de
la membrane de la fenêtre ronde, dont nous avons déjà parlé à
propos de l'otite scléreuse. Une autre altération de la muqueuse
consiste dans la production de granulations rouges et de bourgeons
charnus qui, se développant quelquefois sous la forme de polypes,
viennent faire saillie dans le conduit auditif externe. C'est à cette
forme qu'on a donné le nom d'otite fongueuse ou granuleuse.

Enfin les parois osseuses participent parfois aux lésions de la caisse.
Bien que les altérations osseuses puissent être primitives, c'est là
un fait exceptionnel ; et, presque toujours la maladie se propage de
l'oreille moyenne au rocher. On peut rencontrer l'ostéite sous la
forme d'ostéite condensante ; mais bien plus souvent on voit l'ostéite

suppurée, la carie et la nécrose. Ces lésions osseuses s'étendent parfois jusqu'aux cellules mastoïdiennes; dans d'autres cas, elles gagnent
la paroi interne de l'oreille moyenne, le labyrinthe, et l'on a pu
voir l'élimination du limaçon ou d'un des canaux semi-lunaires
nécrosés. Enfin, suivant que les lésions portent plus spécialement
sur tel ou tel point de la paroi osseuse, elles peuvent déterminer
de graves lésions du côté du facial, de la carotide interne, du sinus
latéral, et même de la méningo-encéphalite diffuse et des abcès de
l'encéphale. Ce sont là des complications souvent mortelles que nous
avons déjà signalées, et sur lesquelles nous reviendrons plus loin
avec détails.

Symptômes. — Le premier des symptômes, c'est l'écoulement
du pus à travers le conduit auditif. Telle est sa fréquence, vu la
perforation presque constante de la membrane du tympan, qu'on a
fait de l'otorrhée le synonyme d'otite moyenne purulente. Mais c'est
là une erreur; car l'otorrhée peut tenir, comme nous l'avons vu, à
l'otite externe ou à la myringite suppurée. La quantité de l'écoulement purulent est extrêmement variable; tantôt il est si abondant
qu'il imprègne les oreillers pendant la nuit, tantôt il s'en écoule à
peine quelques gouttes au dehors, et la plus grande partie se concrète sous forme de croûtes dans l'intérieur du conduit auditif. La
couleur du pus est habituellement jaune verdâtre; il peut être mélangé de sang, de cérumen et de lambeaux épidermiques. Zaufal le
premier a signalé dans l'otorrhée la présence du pus bleu; on y
trouve assez souvent des microphytes. Dans les cas de carie, le pus
prend quelquefois l'apparence séreuse, il est fluide et très irritant.
Le pus de l'otorrhée répand une odeur extrêmement fétide qui tient
à sa décomposition et à son mélange avec des acides gras volatils
provenant du cérumen.

Les douleurs sont en général peu marquées. Elles se manifestent
cependant sous forme d'accès coïncidant avec des inflammations
aiguës intercurrentes de l'oreille moyenne. Elles peuvent tenir aussi
à l'inflammation consécutive du conduit auditif externe, ou à la stagnation du pus dans la caisse, due à l'oblitération de la trompe et à
l'accolement accidentel des bords de la perforation tympanique. La
même cause donne parfois naissance à une sensation pénible de lourdeur du côté de la tête; ce dernier symptôme coïncide souvent avec
l'arrêt de l'écoulement purulent au dehors. Les vertiges et les bour-

donnements sont loin d'être aussi fréquents que dans le catarrhe chronique et dans l'otite scléreuse.

Il résulte des recherches d'Urbantschitsch qu'un grand nombre de malades présentent des altérations du goût. On a noté également comme phénomènes sympathiques des troubles de l'odorat et une exagération de la sécrétion salivaire. L'écoulement du pus par la trompe peut donner aux malades un goût extrêmement fétide et une haleine désagréable. Bonnafont a vu cette cause amener la perte de l'appétit et des vomissements.

L'état de la fonction auditive est des plus variables. Quelquefois intacte, elle est le plus souvent affaiblie. Ici, comme dans le catarrhe chronique, l'état de l'ouïe peut varier beaucoup, suivant le degré de gonflement de la muqueuse, l'état de perméabilité de la trompe, l'abondance de la suppuration. En général la perception du son à travers les os de la tête est intacte. Il en est de même de la perception du diapason en contact avec les os du crâne; c'est même du côté malade que les vibrations sont habituellement le mieux perçues. C'est seulement dans les cas où la chaîne des osselets est détruite, où il y a ankylose de la base de l'étrier dans la fenêtre ovale, quand l'inflammation a gagné l'oreille interne, que l'ouïe est très affaiblie, ou même complètement perdue.

L'examen de l'oreille au spéculum, après lavage du conduit auditif, permet de reconnaître la perforation de la membrane du tympan, qui occupe le plus souvent ses parties antéro-inférieure ou postéro-supérieure. Déjà nous avons parlé des différences de forme et de nombre de ces perforations qui sont rarement multiples, qui, parfois arrondies ou ovalaires, peuvent être cordiformes ou réniformes. La portion de membrane restante est épaissie et grisâtre. Le manche du marteau cesse parfois d'être visible, parce qu'il est caché par le gonflement de la couche cutanée. Dans d'autres cas, il est à nu au centre de la perforation. Quelquefois il est attiré en dedans au point de se mettre en contact par son extrémité inférieure avec la paroi interne de la caisse; il paraît alors raccourci. Enfin ce raccourcissement peut être réel, et dû à la destruction de l'extrémité inférieure de cet os. Lorsque la perforation est suffisamment large, elle permet de voir la paroi interne de la caisse, et, en particulier, le promontoire. La muqueuse qui recouvre cette paroi est d'un rouge jaunâtre, brillante par places. Il s'y forme parfois des granulations, ou même de véritables excroissances polypiformes.

On peut aussi se rendre compte de la présence ou de l'absence des osselets; toutefois il est assez difficile de préciser l'état de l'étrier. D'après M. Duplay, on peut apercevoir sa tête sous forme d'une petite éminence rougeâtre située vers la partie postéro-supérieure de la paroi interne de la caisse.

L'insufflation d'air dans la trompe permet de reconnaître la perméabilité ou l'obstruction de ce conduit. La sortie de l'air accompagnée d'un sifflement par le conduit auditif révèle en même temps que la perméabilité du conduit tubaire la perforation de la membrane du tympan.

Enfin à ces différents symptômes, il faut ajouter la rougeur et le gonflement du conduit auditif, la macération de son épiderme par le pus, l'eczéma du pavillon et l'engorgement ganglionnaire fréquent chez les enfants.

Marche et terminaisons. — Entretenue par la constitution générale scrofuleuse du sujet, ou encore par des altérations locales, granulations fongueuses, lésions osseuses, la suppuration de l'oreille moyenne se prolonge généralement pendant un temps fort long. Soit sous l'influence d'un traitement convenable, soit spontanément, elle se supprime ; mais les rechutes sont fréquentes. Elles sont souvent causées par le froid, surtout dans les cas où la membrane du tympan n'est pas fermée par une cicatrice, et où la muqueuse de la caisse reste exposée à l'action directe de l'air extérieur.

Lorsque la guérison survient par suppression de l'otorrhée, elle peut se montrer dans deux conditions différentes : tantôt, en effet, la perforation de la membrane du tympan se comble par une cicatrice, tantôt cette perforation persiste.

Lorsque la perte de substance du tympan n'est pas trop étendue, un tissu cicatriciel la comble peu à peu. Ce résultat peut être observé, même après un temps fort long. M. Duplay a vu se fermer une perforation qui datait de plus de dix ans. La cicatrice est quelquefois peu apparente. Elle se montre seulement sous forme d'une légère dépression au niveau de laquelle la membrane du tympan a un aspect mat et grisâtre. Sa minceur et l'absence de tissu fibreux dans son épaisseur expliquent comment elle se laisse repousser en dehors en formant une bosselure, lorsqu'on insuffle de l'air dans la caisse. Une variété particulière de cicatrices du tympan est celle dans laquelle la cicatrice vient contracter des adhérences avec les parties profondes de l'oreille moyenne, comme le promontoire et les osselets.

Le professeur Duplay fait remarquer que cette cicatrisation des perforations du tympan est loin de constituer toujours une circonstance favorable pour l'audition. En effet, la membrane dure et épaissie peut être devenue incapable de vibrations, la chaîne des osselets peut être interrompue, et ainsi les ondes sonores ne sont pas transmises au labyrinthe, tandis que l'existence de la perforation antérieure permettait à ces mêmes ondes pénétrant dans l'oreille moyenne de faire vibrer directement la base de l'étrier.

Dans des cas beaucoup plus nombreux, la perforation du tympan persiste, et s'il n'existe pas de lésions trop graves sur la paroi interne de la caisse, si l'étrier a conservé sa mobilité au niveau de la fenêtre ovale, l'ouïe est conservée, bien que plus ou moins atténuée.

Enfin, dans les cas les plus défavorables, l'otorrhée persiste ; elle est entretenue soit par les fongosités de la caisse, soit par les lésions osseuses. Dans ces cas, le pus est souvent mélangé de sang, sanieux il prend quelquefois le caractère de pus séreux, extrêmement fétide, sans que ces différents symptômes révèlent d'une manière certaine l'existence d'une lésion osseuse. Ce qui a une importance beaucoup plus grande, c'est l'issue au dehors de fines parcelles osseuses. Mais ces petits séquestres eux-mêmes peuvent appartenir aux osselets de l'ouïe, ou bien venir des parois de la caisse. Enfin l'exploration prudente de l'oreille moyenne à l'aide d'un stylet permettra de reconnaître la dénudation des parois osseuses.

Même dans ces cas de lésions osseuses graves, la guérison est possible. On l'a vue survenir à la suite de l'élimination de séquestres. On a vu même le limaçon nécrosé être expulsé en totalité. M. Terrier a observé un fait de ce genre. Mais bien souvent, en pareil cas, de graves complications se montrent. Outre les vertiges et les douleurs névralgiques irradiées à tout le côté correspondant de la tête, on a signalé des accidents épileptiformes. Gellé a observé des troubles trophiques oculaires survenus sous l'influence d'un abcès de la caisse comprimant le ganglion de Gasser. Le nerf facial peut aussi être intéressé par voisinage; de là, l'hémiplégie faciale ; mais les accidents les plus graves sont ceux qui se montrent du côté du cerveau et des

méninges, et des gros vaisseaux artériels et veineux. Souvent ces
dernières complications amènent une terminaison mortelle..

Diagnostic. — La première question qui se pose au chirurgien,
c'est de reconnaître la source de l'otorrhée, qui peut tenir, aussi bien
à une myringite suppurée ou à une otite externe qu'à une suppuration de l'oreille moyenne. Pour cela, après avoir débarrassé par un
lavage le conduit auditif du pus qu'il contenait, on fera l'examen de
la membrane du tympan ; et, dans la plupart des cas, on reconnaîtra
sans peine l'existence d'une perforation. Il est toutefois deux causes
d'erreurs que nous devons signaler. Il peut arriver, en effet, que la
membrane du tympan soit presque entièrement détruite, c'est alors
la paroi interne de la caisse qu'on a sous les yeux. Mais cette paroi
rouge, tomenteuse, n'est que difficilement reconnaissable, et on pourrait la prendre pour la membrane du tympan enflammée. En cas de
doute, l'exploration à l'aide du stylet, faite avec la plus grande douceur, permettra de reconnaître la consistance dure, osseuse du promontoire. De plus, l'exploration sera beaucoup moins douloureuse
que s'il s'agissait de la membrane du tympan enflammée.

Inversement, une perforation extrêmement petite peut échapper à
l'observateur. Si l'on insuffle de l'air par la trompe, on voit alors, en
pareil cas, une gouttelette de pus sourdre à travers l'orifice. Quelquefois aussi le pus qui recouvre la membrane présente des pulsations
isochrones aux battements du cœur, et ce signe peut être regardé
comme pathognomonique de l'existence d'une perforation.

Lorsqu'on a reconnu que le point de départ de l'otorrhée est bien
dans l'oreille moyenne, il reste encore à se rendre compte de l'état
des parois osseuses de la caisse. Si l'on reconnaît la présence de parcelles osseuses dans le pus, s'il est bien constaté que ces fragments
d'os n'appartiennent pas aux osselets, on a la certitude que le rocher
lui-même participe à la lésion. Dans d'autres cas, les altérations sont
telles qu'un stylet conduit avec précaution permet de constater la
dénudation osseuse ; mais bien souvent on est obligé de rester dans
le doute. Alors la persistance même de l'otorrhée, les caractères du
pus séreux et mélangé de sang, la coïncidence de douleurs névralgiques violentes sont les seules raisons qui font croire à l'existence d'une
altération osseuse.

Pronostic. — Tout ce que nous avons dit de l'histoire de la maladie montre assez son immense gravité. Non seulement elle com-

promet plus ou moins la fonction auditive ; mais les complications
cérébrales et vasculaires déterminent trop souvent une terminaison
mortelle. Aussi Wilde a-t-il pu dire que : Tant qu'il existe une otorrhée, nous ne pouvons savoir quand, ni comment, ni où elle se ter-
minera, ni où elle peut conduire. De plus, l'otorrhée est souvent
tuberculeuse, et la tuberculose viscérale ou la phthisie miliaire
aiguë viennent terminer la scène. Faisons remarquer, avec Gellé, que
ce qui aggrave encore le pronostic, c'est le préjugé déplorable qui
règne au sujet de l'otorrhée. On y voit un émonctoire nécessaire,
qu'il faut respecter, et on attribue à sa disparition les plus graves
accidents. Ce qui a donné lieu à ce préjugé, c'est qu'on voit quelquefois la suppression de l'écoulement purulent coïncider avec l'éclosion
de graves lésions cérébrales.

Traitement. — Le traitement doit se proposer avant tout de favoriser l'écoulement du pus et de modérer sa sécrétion. Pour cela,
il faut pratiquer fréquemment de larges injections avec des liquides
désinfectants et antiseptiques, solutions phéniquées, solutions de
chloral, permanganate de potasse. Il faut, pendant ces injections,
s'appliquer à faire pénétrer le liquide jusque dans l'oreille moyenne.
Pour cela, on redresse complètement le conduit auditif externe, en
portant en haut et en arrière le pavillon ; on introduit dans le méat
la canule de la seringue ou de l'irrigateur, et on en dirige l'extrémité libre vers la paroi postérieure du conduit, de façon à éviter
que le liquide vienne frapper directement la paroi interne de la
caisse, et détermine des syncopes et des vertiges.

Les injections sont répétées trois ou quatre fois dans les vingt-
quatre heures, suivant l'abondance de la suppuration. On les fait
suivre d'instillations médicamenteuses destinées à tarir la sécrétion
du pus. Un grand nombre de liquides ont été employés dans ce but ;
c'est ainsi qu'on a eu recours à l'alun, au tannin, au sulfate de zinc,
au sulfate de cuivre, au nitrate d'argent, etc. M. Terrier dit s'être
bien trouvé des applications directes de teinture d'iode et de glycérine phéniquée. Dans certains cas d'otorrhée chronique indolente, alors
que tous les autres moyens avaient échoué, M. Duplay s'est servi
d'un petit tampon d'ouate imbibé d'une solution à parties égales de
tannin et d'alcool pur, laissé en place pendant vingt-quatre heures,
et renouvelé tous les quatre ou cinq jours. C'est ici le lieu de faire
remarquer que, dans les suppurations très chroniques, on se trouve

souvent bien de changer de temps en temps de topiques modificateurs.

A côté des injections médicamenteuses, on a recommandé les insufflations de poudres diverses, alun, sulfate, de cuivre, sous-nitrate de bismuth. Mais ces poudres ont l'inconvénient de former avec le pus de véritables bouchons qui s'opposent à l'écoulement de ce liquide, et déterminent parfois des accidents inflammatoires par rétention. Toutefois Politzer recommande l'emploi de l'acide borique finement pulvérisé.

Lorsqu'on est en présence des bourgeons charnus qui caractérisent l'otite granuleuse, il faut les attaquer directement par la cautérisation soit par le nitrate d'argent, soit par le perchlorure de fer ou le chlorure de zinc.

Dans quelques cas où l'écoulement du pus à travers une étroite perforation du tympan se fait d'une manière insuffisante, il peut être indiqué, d'après Politzer, d'agrandir la perforation existante. Si même la membrane tympanique bombait fortement dans un point éloigné de celui qui présente la perforation, l'établissement d'une seconde perforation pourrait être nécessaire pour permettre l'évacuation du pus.

Enfin, une fois la suppuration tarie, on s'est proposé d'obturer la perforation du tympan, à laquelle on attribuait l'altération persistante de l'audition. Yearsley a conseillé, en 1848, l'application d'une petite lamelle de coton humectée, destinée à obturer la perforation de la membrane. tympanique. Toynbee a imaginé un véritable tympan artificiel composé d'une mince lamelle de caoutchouc vulcanisé, au centre de laquelle est fixé un petit fil d'argent qui lui sert de manche et facilite son application. Il est probable que ces moyens agissent en exerçant sur la membrane tympanique, une légère pression de dehors en dedans, capable de rétablir momentanément la continuité de la chaîne des osselets, plutôt qu'en obturant la perforation. On comprend par là l'utilité incontestable de leur emploi dans les cas où la base de l'étrier a conservé sa mobilité dans la fenêtre ovale. La petite lamelle de ouate imbibée de liquides astringents peut être employée dans les cas même où il y a encore une légère sécrétion purulente, pourvu qu'il n'y ait plus de douleurs. En pareil cas, elle agit à la fois mécaniquement et comme modificateur local.

C'est surtout dans les cas où il existe une altération osseuse des
parois de la caisse qu'il faut redoubler de soins dans les injections
pour éviter la rétention du pus. Mais, dans ces circonstances, il faut
renoncer à l'emploi des topiques astringents et des caustiques, de
peur de déterminer une poussée d'ostéo-périostite aiguë.

M. Duplay insiste sur l'utilité, en pareils cas, des révulsifs derrière l'oreille, sétons, vésicatoires, cautères. Lorsque la suppuration
s'est étendue aux cellules mastoïdiennes, il peut être indiqué d'intervenir par la trépanation de l'apophyse mastoïde.

Enfin, pendant toute la durée du traitement, on ne négligera pas
de modifier le catarrhe naso-pharyngien, si souvent associé aux suppurations de l'oreille moyenne. On ne perdra pas de vue, non plus,
l'état général auquel s'adressera le traitement antiscrofuleux.

d. — CARIE DU ROCHER. — ACCIDENTS DE VOISINAGE DANS L'OTITE MOYENNE
PURULENTE CHRONIQUE.

Déjà nous avons mentionné à plusieurs reprises les diverses complications du côté du cerveau et des méninges, du côté de la carotide
interne, du sinus latéral et du nerf facial qu'on peut observer dans
le cours des maladies de l'oreille. Sans doute elles peuvent se montrer en dehors de l'otite moyenne purulente chronique, par exemple,
dans certains cas d'otite externe (otite périostique) et dans le cours
de l'otite moyenne purulente aiguë. Mais c'est surtout dans le cas de
suppuration chronique de l'oreille moyenne, et plus spécialement
quand l'inflammation s'est propagée au rocher, qu'on les observe.
Aussi croyons-nous devoir placer ici l'étude de ces diverses complications.

Nous passerons successivement en revue : 1° l'inflammation du
rocher, habituellement désignée sous le nom de carie du rocher ;
2° la méningite et l'encéphalite ; 3° la thrombose et la phlébite des
sinus ; 4° l'ulcération des vaisseaux, et en particulier, de la carotide
interne ; 5° la paralysie faciale.

Pour se rendre compte de ces différentes complications, il faut
avoir bien présents à l'esprit les rapports exacts de l'oreille moyenne.
Tout entière logée dans la pyramide ou rocher, la cavité de
l'oreille moyenne affecte par chacune de ses parois des rapports fort

importants. La paroi supérieure extrêmement mince, quelquefois même présentant de véritables pertes de substance, la met en rapport intime avec la dure-mère, d'où la propagation facile de l'inflammation aux méninges et au cerveau. La paroi inférieure est en rapport avec l'extrémité terminale du sinus latéral et le golfe de la veine jugulaire. En avant, l'artère carotide interne, cheminant dans l'épaisseur du rocher, n'est séparée de la caisse que par une mince coque osseuse qui peut être détruite par la suppuration. Enfin, à la partie supérieure de la paroi interne, gagnant la paroi postérieure et faisant relief dans l'intérieur de la caisse, se trouve l'aqueduc de Fallope qui loge le nerf facial.

1° CARIE DU ROCHER.

Sous le nom général mais assez impropre de carie du rocher, on a coutume de désigner les différents processus morbides, ostéite, nécrose, tubercules, qui peuvent se montrer dans ce segment osseux, et qui se lient aux suppurations chroniques de l'oreille moyenne.

Ces lésions ont été l'objet d'une étude fort intéressante, publiée en 1866 par M. Brouardel, dans les Bulletins de la Société anatomique.

Étiologie. — Au point de vue étiologique, on distingue deux formes d'ostéite ou carie du rocher. Dans l'une, la lésion osseuse est primitive; dans l'autre, elle se développe consécutivement à une affection de l'oreille.

L'ostéite primitive du rocher est mise en doute par beaucoup d'auteurs; tout en regardant le fait comme probable, Politzer pense qu'on n'en a pas jusqu'ici fourni de preuve clinique incontestable. D'après Nélaton, il y aurait des altérations tuberculeuses primitives du rocher qui se propageraient secondairement à l'oreille moyenne.

Dans l'immense majorité des cas, c'est, au contraire, l'affection de l'oreille qui a été le point de départ de l'inflammation du rocher. C'est surtout dans les otorrhées chroniques, liées à la tuberculose, qu'on rencontre cette complication. Elle est due à l'envahissement du processus tuberculeux, et aussi à la stagnation et à la rétention du pus, par suite de l'absence de traitement, de rétrécissements du conduit auditif externe, ou de la présence de polypes. Plus rarement l'ostéite du rocher succède à l'ostéo-périostite du conduit auditif, ou à l'otite moyenne aiguë suppurée.

Cette ostéite revêt parfois la forme destructive et caséeuse qui caractérise la carie et le tubercule des os ; dans d'autres cas, elle aboutit à la formation de séquestres.

Mais l'intérêt de cette affection réside bien moins dans les lésions qui la caractérisent que dans les accidents dont elle peut devenir le point de départ, vu les rapports que nous avons rappelés plus haut.

L'inflammation peut se propager au nerf facial, ou même la carie peut détruire la paroi osseuse de l'aqueduc de Fallope, et dans ces cas l'on voit survenir la paralysie faciale.

La lésion osseuse se propage-t-elle surtout vers la paroi supérieure de la caisse, il en résultera parfois l'inflammation du cerveau et des méninges. Un autre mode de propagation de l'inflammation à l'encéphale, c'est celui qui résulte de l'altération de la paroi interne de la caisse, avec nécrose et élimination du limaçon et diffusion des lésions osseuses jusqu'à la lame criblée du nerf auditif.

Vers la paroi inférieure, la lésion peut se propager au sinus latéral ; en arrière, elle gagne les cellules mastoïdiennes. En avant, enfin, l'inflammation atteint parfois l'articulation temporo-maxillaire, la parotide, et même l'artère carotide interne dont elle détermine l'ulcération.

Symptômes. — La douleur est souvent très intense et revêt le caractère de douleurs névralgiques irradiées à tout un côté de la face ; mais il y a sous ce rapport de très grandes différences, et l'on voit quelquefois se produire des caries et des nécroses très étendues chez les tuberculeux, sans douleur appréciable.

Déjà nous avons signalé les caractères du pus excessivement fétide, sanieux et sanguinolent. Parfois ce pus renferme même des parcelles osseuses ; la présence de fongosités dans la caisse est aussi en faveur de l'existence d'une lésion du rocher. La paralysie faciale, la propagation de l'inflammation au conduit auditif, dont les parois sont gonflées et accolées l'une à l'autre, l'inflammation de l'apophyse mastoïde sont aussi des symptômes de lésions osseuses. Enfin Politzer note encore comme un symptôme fréquent de la carie du rocher, l'accélération du pouls se produisant surtout le soir, et l'élévation de la température.

Diagnostic. — Le diagnostic présente de grandes difficultés. L'écoulement abondant du pus voile les parties, les fongosités de la caisse cachent l'état de l'os sous-jacent; il n'y a que l'examen à l'aide du stylet qui, en permettant de sentir l'os à nu, ou d'imprimer des déplacements à un séquestre mobile, assure le diagnostic. Mais on comprend à combien de dangers expose cet examen pratiqué sur un os ramolli; aussi ne doit-il être fait qu'avec une extrême précaution. Bien souvent, en dehors des signes fournis par le stylet, on restera dans le doute sur l'existence d'une lésion osseuse.

Pronostic. — Le pronostic est extrêmement grave, vu la tendance à l'envahissement de la carie, surtout chez les sujets tuberculeux, vu l'imminence des diverses complications que nous avons signalées.

Traitement. — Il n'est autre que celui que nous avons exposé à propos de l'otite moyenne chronique purulente. C'est en effet en favorisant la suppression de la suppuration et en facilitant l'écoulement du pus, qu'on s'opposera à l'envahissement de la lésion osseuse. Pour cela, on enlèvera les séquestres, on détruira les fongosités, on pratiquera des lavages abondants. On sera quelquefois conduit, pour assurer l'écoulement des liquides, à recourir à la trépanation de l'apophyse mastoïde.

2° MÉNINGITE ET ENCÉPHALITE.

Bien que, dans la plupart des cas, l'inflammation du cerveau et des méninges succède à la carie du rocher, cependant les communications vasculaires entre l'encéphale et l'organe de l'ouïe sont assez nombreuses pour que la propagation de l'inflammation se fasse en dehors de toute lésion osseuse. C'est là toutefois l'exception.

Dans quelques cas, c'est la paroi supérieure de la caisse qui est détruite par la suppuration, le pus passe ainsi dans la cavité crânienne; dans d'autres cas, c'est l'inflammation des cellules mastoïdiennes qui se transmet à l'encéphale. Ou bien encore, la propagation se fait par le conduit auditif interne, après destruction de la lame criblée qui sépare le conduit auditif interne du labyrinthe. Enfin la suppuration peut encore suivre l'aqueduc de Fallope, pénétrer le long du nerf facial jusqu'au conduit auditif interne; et de là, à la base du crâne.

Anatomie pathologique. — Lés lésions se présentent sous des apparences très variées. Tantôt elles sont en rapport intime avec la lésion du rocher qui leur a donné naissance, et alors la propagation se comprend aisément ; tantôt elles siègent plus ou moins loin du rocher et de l'oreille moyenne. Lorsque la lésion méningitique se développe au contact de la lésion osseuse, c'est la dure-mère qui est atteinte tout d'abord. La pachyméningite gagne la face interne de cette membrane ; il en résulte des adhérences entre elle et l'arachnoïde, et la formation de collections purulentes enkystées. Dans d'autres cas, la dure-mère décollée par le pus à sa face externe et privée de ses moyens de nutrition, se perfore, et la suppuration fait irruption dans la cavité arachnoïdienne.

Ici encore, s'il existait préalablement des adhérences, il se formera un foyer circonscrit de méningo-encéphalite ; si les adhérences faisaient défaut, la méningite sera diffuse.

A côté de ces cas, dans lesquels la lésion méningitique se développe au contact de la lésion osseuse, avec ou sans perforation de la dure-mère, il en est d'autres dans lesquels la lésion encéphalique se développe dans un point éloigné de la maladie osseuse. C'est ainsi qu'on voit des abcès se former dans les lobes sphénoïdal, frontal ou occipital, et même dans l'épaisseur du cervelet, et rester séparés par une étendue notable de la lésion osseuse. D'après M. A. Robin, auteur d'une thèse d'agrégation sur les affections cérébrales consécutives aux lésions du rocher (1885), ce fait se trouverait noté quatorze fois sur soixante-sept cas d'abcès cérébral. Quelquefois même l'abcès siège du côté opposé à la lésion du rocher. Le pus contenu dans ces abcès est ordinairement épais, crémeux et verdâtre ; dans d'autres cas, il est sanieux, fétide et d'odeur gangréneuse. C'est pour expliquer ces faits dans lesquels la lésion cérébrale est distante de la lésion osseuse que divers auteurs, et Itard entre autres, avaient imaginé que la lésion encéphalique était primitive et que l'écoulement purulent par l'oreille n'était que consécutif. De là, la dénomination d'otorrhée cérébrale ; cette théorie n'appartient plus qu'à l'histoire.

Symptômes. — La marche des symptômes est extrêmement variable, Nous pouvons, avec M. A. Robin, décrire une forme lente et une forme rapide, et quelquefois même foudroyante,

La forme lente, insidieuse est celle qui se rencontre le plus souvent. Le symptôme le plus important est la céphalée, quelquefois accompagnée d'insomnie, et de la sensation de compression du cerveau.

Il s'y joint des vertiges, des étourdissements, des troubles intellectuels divers, hypochondrie, lypémanie, et des hallucinations auditives. Dans d'autres cas, l'on rencontre des hémiplégies transitoires, des paralysies faciales, des névralgies du trijumeau, et même du zona, expression symptomatique d'une altération du ganglion de Gasser.

A ces différents symptômes peuvent se joindre des accès de fièvre et des vomissements, qui, en appelant l'attention du côté de l'estomac, peuvent causer des erreurs de diagnostic. Cette phase pendant laquelle la maladie suit une marche lente, peut durer fort longtemps ; les accidents peuvent même avoir complètement disparu, lorsque des phénomènes à marche rapide, ou même foudroyants, viennent terminer la scène. La mort survient en quelques heures ou même en quelques minutes au milieu des convulsions et du stertor. La forme rapide se prolonge pendant un temps plus long ; elle succède quelquefois à la forme lente, mais elle peut aussi se développer d'emblée. Les accidents revêtent les caractères de la méningite aiguë. Il y a des vertiges, des vomissements, une céphalalgie intense ; on observe aussi la raideur du cou, du strabisme ; le pouls est lent et la température, élevée au début seulement, suit une marche irrégulière. La mort survient dans le coma, ou bien avec des convulsions ou des phénomènes paralytiques.

3° THROMBOSE ET PHLÉBITE DES SINUS.

Les rapports anatomiques intimes qui existent entre le rocher et certains sinus du crâne permettent de comprendre facilement la propagation de l'inflammation à ces canaux veineux. Dans la plupart des cas, cette propagation a lieu à la faveur d'une altération osseuse ; mais telles sont les connexions étroites entre la circulation veineuse de l'oreille et celle de l'encéphale qu'une lésion osseuse n'est pas nécessaire ; et que l'inflammation suppurative chronique de la caisse suffit à produire des thromboses des petites veines qui, de proche en proche, gagnent les sinus voisins. Le sinus latéral est surtout en rapport avec la face interne de l'apophyse mastoïde ; le sinus pétreux supérieur suit le bord supérieur du rocher ; et la veine jugulaire interne répond à la paroi inférieure de la caisse. Aussi comprend-on

que ce soient surtout ces sinus et cette dernière veine qui sont in-
téressés.

Une remarque importante faite par tous les auteurs, c'est que les
lésions veineuses sont très rarement isolées ; le plus souvent elles
coexistent avec certaines des lésions encéphaliques que nous avons
précédemment signalées, et surtout avec la méningite. M. A. Robin,
dans sa thèse, insiste sur cette association des lésions qu'il a trouvée
soixante-dix fois sur deux cents observations. La phlébite ou la thrombose des sinus est elle-même extrêmement fréquente comme complication de l'otorrhée, puisque, dans la même statistique, l'auteur précédent la note quatre-vingt-cinq fois. C'est le sinus latéral qui est le plus
souvent atteint, puis la veine jugulaire. Les lésions trouvées à l'autopsie sont la thrombose ou la phlébite des sinus. Lorsque le caillot
formé n'est pas septique, lorsque la suppuration intra-veineuse ne se
produit pas, la thrombose peut ne traduire sa présence par aucun
phénomène appréciable. Mais lorsque la suppuration survient, la
méningo-encéphalite suppurée, ou la pyohémie déterminent la mort
des sujets.

Symptômes. — On s'accorde à décrire à la maladie deux
formes : méningitique et pyohémique ou typhoïde.

La forme méningitique n'est autre que la méningite dont nous
avons parlé précédemment, et sur laquelle nous n'avons pas à
revenir.

Quant à la forme typhoïde ou pyohémique, elle se caractérise au
début par une céphalalgie violente, des frissons, de accès de fièvre,
des vomissements. Si l'on joint à ces différents symptômes l'altération des traits, l'hébétude, le ballonnement du ventre, on comprend
comment on a désigné cet état sous le nom de forme typhoïde. Aux
symptômes précédents se joignent des frissons intenses, répétés, avec
ascension considérable de la température, atteignant 40° et même 41°.
La maladie prend alors l'aspect de la pyohémie, facile à comprendre
en pareil cas, puisque l'existence de pus dans les sinus du crâne crée
les conditions les plus favorables au développement des abcès
métastatiques. Ces abcès se forment dans le tissu cellulaire, dans
l'épaisseur des muscles ; des collections purulentes se déposent dans
les articulations, dans les plèvres.

La durée de la forme pyohémique est plus longue que celle de la
forme méningitique. Elle peut se prolonger pendant trois semaines

à un mois, tandis que la méningo-encéphalite détermine la mort en
quelques jours. Bien que des accidents si graves aient habituellement une issue funeste, cependant on a observé parfois des guérisons. MM. Duplay et Gellé en relatent des exemples.

Diagnostic. — Le diagnostic peut présenter des difficultés, si
l'existence de l'otorrhée est passée inaperçue ; ce qui se comprend
dans les cas où l'éclosion des phénomènes a coïncidé avec la suppression de l'écoulement par l'oreille. On pense alors, soit à une méningite, soit à une fièvre typhoïde. Il suffit d'être averti de la possibilité
d'une pareille erreur.

Quant à faire le diagnostic entre la phlébite des sinus et l'encéphalo-méningite, c'est chose fort difficile, quelquefois même tout à
fait impossible, puisque souvent, comme nous l'avons déjà indiqué,
les deux ordres d'altérations coexistent. Cependant la prédominance
des symptômes cérébraux, convulsions, paralysies, délire, fera
conclure à l'existence de la méningite. Les grands frissons répétés,
les brusques ascensions de température, l'apparition d'abcès métastatiques caractérisent la phlébite suppurée des sinus. Comme signe
local, il convient d'ajouter aux symptômes précédents, un gonflement
dur le long de la veine jugulaire, de la douleur le long de cette
veine, et même des abcès profonds du cou, comme Sentex en a
rapporté une observation dans sa thèse de 1865 sur ce sujet. Parfois aussi on note du gonflement et de l'empâtement au niveau de
l'apophyse mastoïde.

4° ULCÉRATION DES VAISSEAUX.

Le voisinage de vaisseaux volumineux explique les hémorrhagies
formidables qu'on observe parfois dans le cours de l'otite moyenne
suppurée. Ces hémorrhagies peuvent provenir de l'artère carotide
interne, de l'artère méningée moyenne, ou des sinus veineux, sinus
latéral, sinus pétreux, golfe de la veine jugulaire interne.

Nous n'insisterons ici que sur les ulcérations de la carotide interne
et sur celles des sinus, qui sont les plus importantes.

a. **Ulcération de l'artère carotide interne.** — Cette lésion a
été étudiée par Jolly, dans deux articles des Archives de médecine
de 1866 et 1870. En 1874, M. Marcé en a fait le sujet d'une intéressante thèse inaugurale.

C'est généralement dans le cours d'otorrhées anciennes s'accompagnant de carie du rocher que s'observent les hémorrhagies liées
à l'ulcération de l'artère carotide interne. C'est surtout quand les
altérations osseuses s'étendent du côté de la paroi antérieure de la
caisse qu'elles gagnent le canal carotidien et peuvent déterminer des
ulcérations de l'artère. Celle-ci présente une ou plusieurs perforations qui sont en rapport avec la lésion osseuse elle-même. Tantôt
le calibre de l'artère est libre, tantôt il est occupé par un caillot qui
l'obture. M. Marcé a appelé l'attention sur une disposition dont on
comprendra l'importance à propos des symptômes. L'ulcération de
l'artère, en effet, pour cet auteur, ne communiquerait pas directement avec la caisse; mais il existerait entre l'artère et l'oreille
moyenne une cavité anfractueuse dans laquelle le sang peut s'épancher et se coaguler. Cette disposition a été constatée par M. Terrier
dans une autopsie qu'il a eu l'occasion de pratiquer.

Quant au mécanisme de l'ulcération artérielle, deux théories sont
en présence : l'une, la théorie mécanique, qui attribue la lésion à un
petit fragment osseux plus ou moins acéré venant déchirer les parois
du vaisseau ; l'autre qui voit dans l'ulcération de la carotide interne,
dans les lésions du rocher, un cas particulier de l'ulcération des
artères au contact des foyers purulents. Et de fait, on ne trouve pas
toujours un fragment osseux capable de déterminer la perforation
du vaisseau.

Symptômes. — Tantôt l'hémorrhagie est le premier symptôme
de l'ulcération de la carotide, tantôt il y a eu quelques phénomènes
précurseurs, tels que des douleurs, une teinte rouillée de l'écoulement purulent due au mélange d'une petite quantité de sang.
L'hémorrhagie se manifeste sous la forme d'un jet considérable de
sang artériel, rutilant, qui peut atteindre en quelques minutes une
quantité énorme ; quelquefois le sang s'écoulant en même temps par
la trompe, est rejeté par le nez et par la bouche.

Généralement l'hémorrhagie s'arrête d'elle-même, grâce à la
coagulation du sang dans la cavité osseuse intermédiaire à l'artère
et à la caisse, que nous avons précédemment signalée. Mais, au bout
de quelques jours, elle reparaît, soit spontanément, soit sous
l'influence d'un effort de toux. Les mêmes phénomènes se reproduisent un certain nombre de fois ; puis, au bout de quelques
semaines, la terminaison mortelle survient. Quelquefois l'hémorrha-

gie s'est accompagnée d'hémiplégie, comme à la suite de la ligature de la carotide primitive, et sans doute par le même mécanisme, l'artère étant oblitérée par un caillot et le cerveau étant privé de l'apport de sang.

b. **Ulcérations des sinus et de la veine jugulaire.** — Plus rares que celles de la carotide interne, les ulcérations des sinus et du golfe de la veine jugulaire coïncident souvent avec les lésions de l'apophyse mastoïde, vu les rapports intimes entre cette apophyse et le sinus latéral. L'hémorrhagie à laquelle elles donnent lieu est habituellement très abondante, au point de pouvoir entraîner la mort à bref délai. Le sang ne coule pas en jet saccadé, comme dans les hémorrhagies artérielles. Il ne présente pas non plus la couleur rutilante. Toutefois il faut faire remarquer que, dans les cas d'hémorrhagies carotidiennes, vu l'existence de cette cavité intermédiaire entre l'oreille moyenne et la carotide ulcérée, dont nous avons parlé plus haut, le sang peut stagner, couler lentement, avec une coloration plus ou moins foncée. Par là, on s'explique la difficulté du diagnostic entre l'ulcération des sinus et celle de la carotide; inversement le sang venant des sinus crâniens peut présenter les apparences du sang artériel, et dans un cas, Syme d'Édimbourg lia la carotide primitive pour une otorrhagie qu'il rattachait à l'ulcération de ce vaisseau, tandis qu'elle provenait du sinus pétreux supérieur.

5° PARALYSIE FACIALE.

Déjà nous avons insisté sur les rapports intimes du nerf facial avec la caisse. Par là, on comprend aisément que l'inflammation gagne ce nerf, d'où la paralysie faciale. La paroi osseuse de l'aqueduc de Fallope est quelquefois même détruite par la suppuration; en pareil cas, le nerf baigne dans le pus; il est lui-même profondément altéré. Nous avons noté que l'inflammation pouvait suivre le trajet du nerf facial pour se propager au cerveau et aux méninges. Mais il n'est pas nécessaire qu'il y ait une otite moyenne suppurée et une carie du rocher pour voir survenir la paralysie faciale. Elle peut se montrer comme complication de l'otite externe ou de l'otite moyenne non suppurée. Mais il y a entre cette variété de paralysie faciale et celle qui est due à l'otorrhée une grande différence pronostique. Ici, en effet, il n'y a pas d'altération profonde du nerf, et la paralysie faciale peut disparaître avec la guérison de la lésion de l'oreille. Dans les cas d'otorrhée chronique, au contraire, outre que la lésion de la caisse n'a aucune tendance à la guérison, les altérations permanentes du nerf entraînent une paralysie faciale incurable.

Traitement des complications précédentes. — Le traitement doit être avant tout prophylactique ; il consiste à assurer le libre écoulement du pus. Ici, comme dans toutes les parties de la chirurgie, il bénéficiera largement de la méthode antiseptique. Déjà nous avons mentionné l'acide borique comme l'un des agents les plus recommandés aujourd'hui dans le traitement de l'otorrhée. Quelquefois les pansements restant insuffisants, il est nécessaire de recourir à la trépanation de l'apophyse mastoïde.

Lorsque les complications encéphaliques sont survenues, trop souvent tous les traitements demeurent inutiles. Toutefois les révulsifs, le calomel à haute dose, les frictions mercurielles jusqu'à salivation, combattront la méningo-encéphalite ; le sulfate de quinine sera employé contre les frissons et les accidents pyohémiques.

Lorsque des hémorrhagies surviennent, on peut les combattre par le tamponnement du conduit auditif, par la compression de la carotide. Mais si l'écoulement sanguin se reproduit, si l'on acquiert la conviction qu'il est dû à une ulcération de la carotide, il faut recourir à la ligature de la carotide primitive. Encore ne doit-on avoir en ce moyen qu'une confiance limitée ; car l'hémorrhagie se reproduit parfois par le bout supérieur du vaisseau lésé, vu la largeur des anastomoses entre les deux carotides.

III

NÉOPLASMES OU TUMEURS DE LA CAISSE.

Outre les polypes de l'oreille qui prennent quelquefois naissance dans la caisse, et dont nous avons déjà parlé, on rencontre encore dans l'oreille moyenne des tumeurs malignes, des exostoses et des tumeurs perlées ou cholestéatomes.

a. **Tumeurs malignes (épithélioma et sarcome).** — Les formes anatomiques observées ont été l'épithélioma et le sarcome.

Dans un fait de Brunner et dans un autre de M. Duplay, il s'agissait d'un épithélioma, ayant débuté probablement par la muqueuse de la caisse. Plusieurs exemples d'ostéosarcomes ont été publiés.

La marche de la maladie est excessivement rapide. Au début, elle se caractérise par des douleurs très violentes à forme névralgique, auxquelles se joignent de la surdité et des bourdonnements. Bientôt aussi l'écoulement de sérosité sanguinolente par l'oreille, et même de véritables otorrhagies se joignent aux symptômes précédents.

L'examen direct permet de constater une tumeur molle, grisâtre, saignant au moindre contact. On peut être embarrassé pour savoir s'il s'agit d'une tumeur maligne ou de simples fongosités. En pareil cas, l'excision d'une partie de la tumeur et son examen au microscope trancheraient le diagnostic. Plus tard, l'extension rapide du mal, l'engorgement ganglionnaire, l'altération de la santé générale, achèveront d'éclairer le chirurgien.

Le pronostic est d'une extrême gravité; la maladie détermine en effet des altérations de voisinage, encéphalo-méningite et hémorrhagies, promptement mortelles. Ce qui aggrave encore le pronostic, c'est l'impossibilité où l'on est d'enlever le mal en totalité; on se trouve donc réduit à un traitement purement palliatif.

b. **Exostoses.** — Dans l'otite moyenne scléreuse, on observe des productions osseuses anormales dans l'intérieur de la caisse. Sur un jeune garçon de neuf ans, Zaufal a trouvé une exostose partant de la paroi interne de la caisse et remplissant toute sa cavité. Cette tumeur était probablement d'origine congénitale.

c. **Tumeurs perlées ou cholestéatomes.** — Ces tumeurs sont constituées par un amas de cellules épithéliales au milieu desquelles on rencontre des cristaux de cholestérine. Elles ont été décrites par certains auteurs, Wendt, Urbantschitsch, Trœltsch, sous le nom d'otite desquamative. Ils supposent, en effet, qu'elles sont dues à une inflammation de la muqueuse de la caisse, et à une desquamation épithéliale, dont les produits se sont accumulés.

Ces tumeurs déterminent des vertiges, de l'otorrhée; elles amincissent et perforent les os. Elles s'étendent dans tous les sens, et peuvent amener des phénomènes inflammatoires du côté du cerveau et des sinus crâniens. Elles se reconnaissent à l'existence d'une masse d'un blanc nacré, crayeuse, adhérente aux parois de la caisse. Parfois leur teinte brunâtre a pu les faire confondre avec un bouchon cérumineux.

Le traitement qui convient à ces tumeurs n'est autre que l'extirpation au moyen du grattage et des injections. Lucæ a même trépané l'apophyse mastoïde pour favoriser leur extraction.

ARTICLE III

MALADIES DE LA TROMPE D'EUSTACHE.

Intermédiaire à la cavité pharyngienne et à l'oreille moyenne, la trompe d'Eustache participe aux inflammations de ces deux cavités. Aussi n'y a-t-il guère lieu de décrire isolément son inflammation. Nous dirons ici seulement quelques mots des lésions traumatiques de la trompe et de son obstruction qui met obstacle à la pénétration de l'air dans la cavité tympanique.

1° LÉSIONS TRAUMATIQUES DE LA TROMPE.

La trompe peut être lésée dans les fractures de la base du crâne ; mais c'est surtout dans les tentatives chirurgicales faites pour franchir un rétrécissement de ce conduit qu'on observe les déchirures de sa muqueuse. Elles se reconnaissent à ce qu'on retire le cathéter taché d'une gouttelette de sang. Il faut, en pareil cas, s'abstenir de pousser une injection d'air dans la trompe, sous peine de voir se développer un emphysème qui peut gagner les parois latérales du cou, s'étendre à la paroi postérieure du pharynx et même à l'extrémité supérieure du larynx et déterminer la suffocation. Il faut, dans ce dernier cas, pratiquer une petite ponction pour donner issue à l'air infiltré. Celui-ci s'échappe avec un sifflement et le malade est immédiatement soulagé.

Un autre danger du cathétérisme de la trompe, c'est la possibilité des inoculations syphilitiques. Il faut se rappeler la grande fréquence des lésions secondaires au niveau de la trompe et de la cavité naso-pharyngienne, et entretenir toujours minutieusement la propreté des instruments.

La trompe peut encore être altérée par le fait du tamponnement

postérieur des fosses nasales; si, en effet, le tampon reste trop longtemps en place, le sang retenu dans le pharynx se décompose, pénètre
dans l'orifice tubaire, et de là dans la caisse, où il peut déterminer
une inflammation purulente extrêmement aiguë. M. Gellé a appelé
particulièrement l'attention sur ces accidents dont il a observé deux
cas très graves. M. Tillaux a eu l'occasion d'ouvrir un abcès pré-
mastoïdien survenu à la suite du tamponnement.

Il nous faut mentionner enfin les corps étrangers de la trompe,
dont quelques-uns sont aussi la conséquence de manœuvres chirurgicales. De ce nombre sont des fragments de bougies de laminaire.
Dans ces cas rapportés par Wendt, les fragments de bougie furent
rejetés spontanément dans des efforts de vomissements.

Fleischmann a trouvé sur le cadavre une barbe d'épi d'orge implantée dans la trompe. Andry parle d'un lombric qui avait pénétré dans ce
conduit; dans un cas d'Albers, il s'agissait d'une aiguille. Enfin
Urbantschitsch a vu un épi d'avoine long de trois centimètres, qui
avait pénétré dans le pharynx nasal et, de là, dans la trompe, être
expulsé par l'oreille, après otite purulente et perforation du tympan.

2° OBSTRUCTION DE LA TROMPE.

Les connexions entre la trompe et l'oreille moyenne sont si intimes,
que le canal tubaire participe le plus souvent aux inflammations de
la caisse. De même, les affections de la cavité naso-pharyngienne,
notamment le catarrhe, se propagent habituellement à l'extrémité
pharyngienne de la trompe. Ces inflammations déterminent un rétrécissement, et même une obstruction complète du conduit, dus à
l'épaississement de la muqueuse, à la présence de matières glaireuses,
de croûtes desséchées, et même à l'hypertrophie de ses parois osseuses.
Mais à côté de ces oblitérations qui ont toutes leur source dans un
état inflammatoire, il en est d'autres qui tiennent à la présence de
tumeurs comprimant l'extrémité pharyngienne de la trompe. De ce
nombre sont les polypes muqueux, et surtout les polypes naso-pharyngiens. Quant aux hypertrophies des amygdales et aux tumeurs
adénoïdes de la cavité naso-pharyngienne, ce n'est point mécaniquement qu'elles déterminent l'oblitération de la trompe, mais par le
fait de l'inflammation qu'elles provoquent autour d'elles. Si donc

l'ablation de ces tumeurs amène une amélioration de l'ouïe, ce n'est pas
parce qu'on a supprimé une cause de compression de la trompe, mais
bien parce qu'elle améliore le catarrhe naso-pharyngien concomitant.
Enfin l'oblitération de la trompe peut tenir à la présence de brides
cicatricielles succédant à des ulcérations, et, en particulier, à des
ulcérations syphilitiques.

Symptômes. — Le premier symptôme auquel donne lieu l'obstruction de la trompe, c'est une surdité plus ou moins complète, accompagnée de bourdonnements et de vertiges. L'explication de ces phénomènes est facile à donner. La trompe étant obstruée, l'air cesse
d'arriver dans la caisse; dès lors, la pression n'est plus la même sur
les deux faces de la membrane du tympan. Sous l'influence de la
pression extérieure, cette dernière membrane se laisse déprimer en
dedans. Dès lors, sa concavité normale est augmentée; la chaîne des
osselets subit l'influence de cette disposition, et la base de l'étrier est
enfoncée dans la fenêtre ovale. Elle détermine une compression du
liquide labyrinthique; d'où les vertiges et les bourdonnements.

L'inspection directe de la membrane du tympan permet de se
rendre compte de la disposition précédente. L'augmentation de concavité du tympan donne en effet au manche du marteau une position
plus oblique et le fait voir en raccourci; l'apophyse externe est plus
saillante; le triangle lumineux est allongé et rétréci.

L'examen doit être complété par le cathétérisme de la trompe, ou
par l'injection d'air à l'aide des procédés de Politzer et de Valsalva.
Si tous les phénomènes disparaissent à la suite de la pénétration de
l'air dans l'oreille moyenne, c'est la preuve que l'obstruction de la
trompe constitue toute la maladie.

Dans la plupart des cas l'oblitération de la trompe siège au niveau
de l'orifice pharyngien de ce conduit; l'examen rhinoscopique de l'arrière-cavité des fosses nasales permettra de reconnaître la nature de
l'obstacle, brides cicatricielles, ulcérations, végétations adénoïdes. Si
l'obstacle siège plus profondément dans l'intérieur de la trompe, c'est
seulement le cathétérisme à l'aide d'une fine bougie flexible, qui permettra de reconnaître à la fois le siège et le degré du rétrécissement.

Diagnostic. — Le diagnostic résulte des signes précédents et ne
présente pas en général de difficultés. Toutefois il est des cas dans
lesquels, la trompe ayant conservé son calibre normal, la circulation
de l'air ne se fait pas dans l'oreille moyenne. Cela arrive lorsque les

muscles du voile du palais, qui sont en même temps dilatateurs de l'orifice tubaire, sont parésiés ou même complètement paralysés. Les affections diphthéritiques du voile du palais, les inflammations aiguës de la muqueuse du voile et du pharynx peuvent amener ce résultat.

Pronostic. — Il est subordonné à la nature de la cause qui a produit l'obstruction et à la durée de la maladie. S'il s'agit de l'oblitération par une cicatrice qu'on ne puisse détruire, ou par une tumeur impossible à enlever, le pronostic est en effet très grave. Même dans les cas d'oblitérations qu'on peut supprimer, le pronostic prend de la gravité, si la maladie se prolonge trop longtemps. Il survient en effet en pareil cas, du côté de la membrane du tympan et des osselets de l'ouïe, des altérations qui rendent la surdité incurable.

Traitement. — Il variera nécessairement suivant la cause qui a produit l'obstruction. Si celle-ci est due à une tumeur, il faudra pratiquer l'extirpation du néoplasme. A-t-on affaire à un catarrhe nasopharyngien, comme cela arrive le plus souvent, il faut se préoccuper du traitement de cette affection; il faudra aussi, suivant les cas, recourir au traitement antisyphilitique ou antiscrofuleux.

Quant au rétrécissement en lui-même, les moyens qu'il convient de lui opposer sont les injections d'air par les procédés de Politzer et de Valsalva, ou encore à l'aide du cathétérisme. Si ces moyens sont insuffisants, on y joindra la dilatation lente et graduée au moyen des bougies flexibles. On peut encore recourir à des injections de liquides médicamenteux, de vapeurs et de poudres. Enfin la perforation de la membrane du tympan ou myringodectomie reste comme une dernière ressource, si tous les moyens précédents ont échoué. Encore faut-il ne pas trop y compter, car la perforation artificielle de cette membrane a une tendance invincible à se fermer. Quant à la section de brides cicatricielles, conseillée par Lindenbaum, et à la section de la trompe elle-même, ou salpingotomie, opération qu'on a voulu comparer à l'uréthrotomie, elles sont demeurées jusqu'ici sans résultat.

ARTICLE IV

MALADIES DE L'APOPHYSE MASTOÏDE.

Dépendance de l'oreille moyenne, en rapport intime avec le conduit auditif externe, l'apophyse mastoïde est le plus souvent atteinte de lésions secondaires à celles de ces deux segments de l'appareil auditif. Tantôt l'inflammation gagne la face externe de l'apophyse et le périoste qui la revêt, tantôt elle occupe les cellules mastoïdiennes.

1° OSTÉO-PÉRIOSTITE DE L'APOPHYSE MASTOÏDE.

Étiologie. — L'ostéo-périostite primitive de l'apophyse mastoïde est extrêmement rare. Politzer dit n'en avoir observé que trois exemples. Elle survient parfois à la suite de refroidissements, mais le plus souvent sans cause connue. Habituellement la maladie succède à un catarrhe chronique purulent de la caisse. On peut la voir aussi dans le cours d'une otite moyenne aiguë suppurée, et même dans le cours d'une otite externe aiguë. L'inflammation se propage en pareil cas de la caisse au conduit auditif et à l'apophyse mastoïde par l'intermédiaire du périoste.

Symptômes. — Bien que, dans l'immense majorité des cas, l'otorrhée ait précédé depuis longtemps l'inflammation de l'apophyse mastoïde, cependant le fait n'est pas nécessaire. Gellé a observé des cas dans lesquels des abcès mastoïdiens ont été ouverts, consécutivement à des otites moyennes qui n'ont pas suppuré, ou bien avant la période de suppuration. Le début s'accuse par des douleurs extrêmement violentes derrière le pavillon de l'oreille, s'irradiant à tout le côté correspondant de la tête. Bientôt s'y joignent du gonflement et de la rougeur qui occupent le conduit auditif, le pavillon de l'oreille, la région mastoïdienne, et se propagent même plus ou moins loin dans la région temporale. Le sillon qui sépare à l'état normal la conque de la région mastoïdienne s'efface, le gonflement augmentant fait place à l'œdème et à la fluctuation, qui devient évidente au bout d'une huitaine de jours. L'abcès ouvert, on peut, à l'aide du stylet, constater la dénudation osseuse. Les injections poussées dans l'intérieur de la collection purulente ressortent par le conduit auditif.

La plupart du temps, une fois l'abcès ouvert, tous les phénomènes inflammatoires se calment; mais il reste habituellement des fistules qui continuent longtemps à suppurer, et qui, parfois, ne se ferment qu'après avoir donné passage à des esquilles osseuses. Quelquefois cependant la maladie a une marche plus diffuse, elle s'étend dans la région temporale ou occipitale. Gellé l'a même vue suivre la gaine du muscle sterno-mastoïdien.

Laissant de côté l'otorrhée chronique dont elle n'est qu'un épiphénomène, l'ostéo-périostite de l'apophyse mastoïde n'a pas un pronostic grave. Elle diffère beaucoup à cet égard de l'inflammation des cellules mastoïdiennes elles-mêmes. En traitant de cette dernière affection, nous indiquerons les éléments du diagnostic entre les inflammations intra et extra-mastoïdiennes.

Traitement. — Au début le traitement doit être antiphlogistique. Lorsque la collection purulente est formée, il faut se hâter de lui donner issue par une incision qui devra comprendre le périoste et ne s'arrêter qu'à la face externe de l'os. Le drainage et les lavages antiseptiques de la cavité compléteront le traitement.

2° INFLAMMATION DES CELLULES MASTOÏDIENNES.

Étiologie. — Comme l'ostéo-périostite de l'apophyse mastoïde, l'inflammation des cellules mastoïdiennes est rarement primitive. Dans ce cas, elle se développe, d'après Politzer, soit spontanément sans cause connue, soit sous l'influence du froid, d'une action traumatique ou de la syphilis. Mais, dans l'immense majorité des cas, elle est consécutive à une suppuration aiguë ou chronique de l'oreille moyenne. Politzer dit n'avoir pas pratiqué une seule autopsie de suppuration de l'oreille moyenne, sans rencontrer des lésions des cellules mastoïdiennes. Tantôt il y a un gonflement considérable de la muqueuse, tantôt les cellules sont remplies par un exsudat muqueux. Mais les lésions ne prennent de l'importance que lorsqu'elles aboutissent à la suppuration. C'est alors seulement qu'elles trahissent leur présence au dehors par des symptômes, et qu'elles peuvent devenir le point de départ de graves accidents. La suppuration des cellules mastoïdiennes dans le cours de l'otite moyenne suppurée peut reconnaître pour causes, un refroidissement, l'injection de grandes quantités de liquide dans l'oreille moyenne; mais la cause la plus habituelle, c'est un obstacle à l'écoulement du pus, et la stagnation de ce liquide.

Symptômes. — Le premier signe de l'inflammation des cellules mastoïdiennes consiste en une douleur violente dans la région avec irradiations à la nuque. La pression sur l'apophyse elle-même est extrêmement douloureuse. Puis, au bout de quelques jours, apparaissent du gonflement et de la rougeur, qui, limités d'abord à l'apo-

physe mastoïde elle-même, s'étendent bientôt aux parties voisines et
peuvent gagner la gaine du muscle sterno-mastoïdien. Enfin la fluctuation se montre, d'abord obscure, puis de plus en plus superficielle. La collection purulente présente quelquefois le caractère
ndiqué dès longtemps par J. L. Petit, de se tendre pendant les
efforts, par exemple, pendant l'expérience de Valsalva ; ce fait dénote
la perforation de la paroi osseuse de l'apophyse. L'ouverture de
l'abcès se fait, soit au dehors, soit dans l'intérieur du conduit auditif ; quelquefois même elle a lieu des deux côtés à la fois. L'évacuation du pus suffit dans certains cas à amener la guérison ; mais bien
souvent il existe des caries, des nécroses, et il reste des fistules interminables. Même dans ce dernier cas, la terminaison doit être
regardée comme favorable. Il peut arriver, en effet, qu'il y ait eu
ou non issue du pus au dehors, que l'inflammation se propage vers
la face interne de l'apophyse et gagne les méninges ou les sinus de
la dure-mère. Ces terribles complications résultent des rapports
intimes de l'apophyse mastoïde avec les organes encéphaliques.
Toynbee a fait remarquer que ces rapports varient avec l'âge. Chez
les enfants, les cellules mastoïdiennes rudimentaires sont réduites à
leur partie horizontale, qui répond à la fosse cérébrale postérieure.
Chez l'adulte, la portion verticale qui constitue l'apophyse proprement dite se développe et se trouve en rapport avec le sinus latéral
et la fosse cérébelleuse. Il en résulte que, dans le jeune âge, l'inflammation des cellules mastoïdiennes se transmet surtout au cerveau, tandis que chez l'adulte, l'inflammation gagne plutôt le sinus
latéral et le cervelet. Ces complications se présentent ici sous les deux
formes que nous avons précédemment décrites : forme pyohémique
ou typhoïde, dans les cas de phlébite suppurée des sinus ; forme
méningitique, en cas d'inflammation propagée aux méninges et à
l'encéphale.

Diagnostic. — La seule difficulté consiste à distinguer l'inflammation des cellules mastoïdiennes de l'ostéo-périostite de l'apophyse
mastoïde que nous avons précédemment décrite. Faisons remarquer,
avec M. Duplay, que, dans la périostite simple, le gonflement est
diffus ; le sillon qui existe entre la conque et l'apophyse mastoïde
est effacé. Dans l'inflammation des cellules mastoïdiennes, au contraire, le gonflement est plus nettement circonscrit à l'apophyse ; le
sillon qui existe entre la conque et l'apophyse mastoïde persiste. De

plus, l'ostéo-périostite de l'apophyse est liée à l'ostéo-périostite de la caisse et du conduit auditif, dont on observe tous les signes. L'inflammation des cellules mastoïdiennes peut exister indépendamment de l'otite périostique. Elle coïncide avec tous les signes du catarrhe suppuré de l'oreille, perforation du tympan, fongosités, polypes.

Traitement. — La possibilité des complications terribles que nous avons signalées indique assez la nécessité d'intervenir promptement contre l'inflammation des cellules mastoïdiennes. Ici encore, le traitement antiphlogistique est de mise ; mais au début seulement. Dès qu'on a acquis la conviction qu'il existe du pus dans l'épaisseur de l'apophyse mastoïde, il faut intervenir pour lui donner issue. Il ne s'agit plus ici de débrider le périoste ; il faut intéresser l'os lui-même, c'est-à-dire pratiquer la trépanation de l'apophyse mastoïde. Si l'os est mou et friable, on peut l'entamer avec un bistouri à dos fort. Sinon, on se sert d'un perforatif ou d'un petit trépan qu'on applique à la hauteur du bord supérieur du méat auditif. Contrairement aux cas où l'os est friable, il est quelquefois nécessaire de traverser une épaisseur de tissus considérable, car l'apophyse mastoïde peut être éburnée. Il faut en même temps débarrasser l'oreille moyenne des fongosités et des polypes qu'elle renferme ; pratiquer la perforation artificielle du tympan, si cette membrane est intacte, afin de pouvoir faire de larges irrigations antiseptiques à travers la caisse et les cellules mastoïdiennes.

Cette opération, conseillée déjà par J. L. Petit, donne les meilleurs résultats. D'après Politzer, les symptômes graves disparaissent quelques heures déjà après l'opération. Il y a diminution des douleurs violentes, de la fièvre et des symptômes cérébraux. On note même une diminution rapide et une prompte guérison de la suppuration de l'oreille moyenne. Quant à l'opération, elle n'a que peu de gravité, puisque, sur plus de 120 cas, on ne compte que 20 morts ; encore est-il juste de remarquer que, dans ces cas, la mort est survenue par suite des lésions préexistantes, et non du fait même de l'opération.

TROISIÈME PARTIE

MALADIES DE L'OREILLE INTERNE.

I

LÉSIONS TRAUMATIQUES DE L'OREILLE INTERNE.

Les lésions traumatiques de l'oreille interne peuvent être produites par des causes directes et par des causes indirectes. Les premières sont de beaucoup les plus rares. A ce groupe il faut rapporter les cas dans lesquels un instrument pointu, une balle, pénétrant dans le conduit auditif, intéressent la cavité tympanique et le labyrinthe. Les lésions de causes indirectes sont beaucoup plus fréquentes. Leur mécanisme est très différent suivant les cas. Tantôt en effet la lésion s'exerce sur l'oreille interne par l'intermédiaire d'une lésion osseuse ; tantôt les os sont restés intacts, il y a eu seulement un violent ébranlement du nerf auditif.

Dans les fractures du rocher, il peut exister une fissure intéressant à la fois le vestibule et le labyrinthe, la caisse du tympan et le conduit auditif externe. Dans ces cas, on observe, en même temps que la surdité, l'écoulement de sang et de sérosité par l'oreille.

Une contusion violente des os du crâne peut encore entraîner la lésion de l'oreille interne sans fracture, qu'il y ait eu hémorrhagie dans le labyrinthe, ou simple ébranlement des terminaisons du nerf auditif. On observe alors de la surdité, du bourdonnement, des vertiges, du vacillement dans la marche. Politzer fait remarquer que ces ébranlements du crâne sont particulièrement graves chez les sujets qui présentaient déjà une lésion de l'appareil auditif, car le plus souvent la lésion préexistante en est aggravée.

Le mécanisme des lésions de l'oreille interne est très différent, lorsqu'un coup porté sur l'oreille, comme un violent soufflet, refoule brusquement l'air dans le conduit auditif; une violente détonation, coup de canon, coup de fusil, peut produire le même effet. Le résultat est toutefois différent suivant que la membrane du tympan a ou non résisté. Lorsque le tympan a été perforé, l'ébranlement transmis à l'oreille interne est moins considérable. Si, au contraire, la membrane tympanique est demeurée intacte, le choc est transmis violemment par l'intermédiaire de la chaîne des osselets et par la base de l'étrier à la fenêtre ovale et au vestibule.

La surdité varie suivant le degré de l'ébranlement. S'il a été léger, il n'y a qu'un assourdissement passager. Au contraire, l'ébranlement a-t-il été fort, la surdité est plus ou moins complète. Elle s'accompagne de bourdonnements, de lourdeur de tête et de vertige. La perception des sons par les os de la tête est diminuée ou complètement abolie. Les vibrations du diapason appliqué sur le crâne sont mieux perçues du côté sain. La notion de l'accident, l'absence de lésions de l'oreille moyenne et de la membrane du tympan, et le résultat de l'examen fonctionnel que nous venons de mentionner conduisent au diagnostic de lésions du labyrinthe.

Le pronostic est habituellement très fâcheux au point de vue de l'audition qui est souvent abolie, et toujours plus ou moins affaiblie. Les fissures osseuses étendues au labyrinthe peuvent même entraîner la mort par méningite, comme Politzer et Voltolini en ont rapporté des exemples.

Le traitement doit donc être antiphlogistique et révulsif, pour favoriser la résorption du sang épanché, et empêcher la propagation de l'inflammation aux méninges. Si des corps étrangers sont restés implantés dans le rocher, il faut s'efforcer d'en pratiquer l'extraction.

II

INFLAMMATIONS DE L'OREILLE INTERNE.

Sous ce titre nous décrirons la maladie de Ménière ou forme apoplectique de l'otite interne, et l'otite interne primitive décrite par Voltolini.

1° MALADIE DE MÉNIÈRE.

En 1861, Paul Ménière, médecin de l'institution nationale des Sourds-Muets, publia dans la *Gazette médicale* la première observation clinique de la maladie qui porte son nom. Il s'agissait d'une jeune fille qui, à l'époque de ses règles, devint subitement sourde par le fait d'un refroidissement, en même temps qu'elle présenta de violents accès de vertige et de vomissements. La malade ayant succombé le cinquième jour, on trouva le cerveau et la moelle sains ; les canaux demi-circulaires étaient remplis d'un exsudat plastique rougeâtre qui s'étendait jusque dans le vestibule ; le limaçon était normal. Rapprochant les symptômes observés des résultats de l'autopsie, Ménière pensa qu'il s'agissait là d'une maladie spéciale du labyrinthe, produisant, par suite d'un épanchement de sang ou d'une exsudation aiguë, tous les symptômes déterminés chez les animaux par la lésion expérimentale des canaux demi-circulaires.

Les symptômes décrits par Ménière ont été trouvés dans d'autres cas que dans des lésions du labyrinthe; d'autre part, on a pu voir des hémorrhagies intra-labyrinthiques ne s'accompagnant pas de ces mêmes symptômes. La base anatomo-pathologique adoptée par cet auteur n'est donc pas absolument exacte. Il y a lieu toutefois de conserver sous le nom de maladie de Ménière le complexus symptomatique indiqué par lui, c'est-à-dire la surdité survenant brusquement avec des symptômes apoplectiformes. C'est à tort qu'on a voulu y faire rentrer tous les cas d'altérations de l'ouïe avec bourdonnements, et vertige, qu'on peut observer dans le cours des lésions les plus variées de l'appareil auditif, traumatismes, otites moyennes, corps étrangers, etc.

Symptômes et marche. — Généralement le début est brusque; la maladie atteint des sujets robustes, au milieu d'une santé parfaite, et affecte la forme de l'apoplexie cérébrale. Habituellement la fonction auditive était jusque-là intacte; quelquefois il y avait eu déjà des vertiges et des bourdonnements. Parfois le malade tombe brusquement sans connaissance; dans d'autres cas, il y a des vertiges, des bourdonnements, des nausées, des vomissements, de la surdité ; la marche est chancelante. Si l'attaque est allée jusqu'à la perte complète de connaissance, au bout de quelques instants, la connaissance revient; mais on observe une pâleur très grande de la face, qui est couverte d'une sueur froide. En même temps le malade accuse des nausées, du vertige ; sa démarche est vacillante, il a des vomissements, de la surdité le plus souvent bilatérale. Généralement la fonction auditive est complètement abolie; la perception par les os

de la tête fait défaut; de même, les vibrations du diapason ne sont
pas perçues.

Les vertiges et les troubles de l'équilibre persistent plus ou moins
longtemps après l'attaque. Il sont surtout marqués dans l'obscurité,
et pendant la marche avec les yeux fermés. Ces troubles eux-mêmes
finissent par s'améliorer ; mais d'autres fois ils persistent pendant de
longues années, en même temps que la surdité. Quelquefois il n'y a
pas de nouvelle attaque. Mais le plus souvent, au contraire, on voit
tôt ou tard survenir des attaques nouvelles, et à chacune d'elles les
bourdonnements, les vertiges et la surdité font de nouveaux progrès.

Étiologie. — Les causes sont souvent difficiles à déterminer, les
sujets étant frappés au milieu de la santé la plus robuste. Déjà nous
avons vu Ménière attribuer dans son observation la maladie à un
refroidissement : Brunner, dans un cas, a admis comme cause une
forte chaleur. Enfin, on l'a vue survenir dans le cours de la syphilis,
du tabes, de la leucémie. Nous avons dit qu'elle pouvait succéder
au traumatisme.

Diagnostic. — Il se fonde sur l'ensemble des symptômes précédemment décrits ; l'absence de phénomènes de paralysies d'autres
nerfs crâniens et médullaires aide encore à différencier cette affection d'une maladie des centres nerveux. Politzer fait remarquer que
le diagnostic est surtout évident dans les cas où la maladie survient subitement, en dehors de tous prodromes, avec intégrité complète de l'oreille moyenne et de la membrane du tympan.

Pronostic. — Il est extrèmement défavorable. C'est seulement
dans des cas récents et exceptionnels qu'on a vu la guérison. Le
plus souvent la maladie se prolonge et aboutit à une surdité absolue.

Traitement. — Il doit consister tout d'abord dans l'emploi des
révulsifs cutanés (vésicatoires, cautères, pointes de feu) et sur le tube
digestif. A l'intérieur, les préparations iodurées et mercurielles,
surtout indiquées dans la syphilis, le bromure de potassium, le sulfate de quinine à haute dose conseillé par le professeur Charcot,
rendent des services. Toutefois Politzer fait remarquer que le sulfate
de quinine est moins utile, dans la forme apoplectique de la maladie
de Ménière, que dans les autres maladies de l'oreille accompagnées
de vertiges et de bourdonnements.

2° OTITE INTERNE DE VOLTOLINI.

Les inflammations primitives de l'oreille interne sont très rares. Beaucoup plus souvent elles succèdent à des otites moyennes purulentes. On peut trouver alors du pus dans le labyrinthe ; on a observé la nécrose du limaçon ; Politzer a vu une excroissance polypeuse sortant du vestibule, et pénétrant dans la cavité tympanique.

Des inflammations purulentes secondaires du labyrinthe ont été vues dans des cas de méningite cérébro-spinale, dans des maladies infectieuses, fièvres éruptives, fièvre typhoïde, pyohémie.

Quant à l'inflammation primitive du labyrinthe, Schwartze a donné comme tel le cas d'une femme syphilitique, chez laquelle on trouva, à l'autopsie, du pus dans l'oreille interne ; mais il y avait aussi une accumulation purulente entre la dure-mère et le rocher au voisinage du ganglion de Gasser. Il est donc bien plus probable que l'inflammation du labyrinthe a été consécutive à la méningite.

Voltolini a signalé chez les enfants l'inflammation aiguë du labyrinthe. On verrait survenir chez des sujets jusque-là bien portants, de la fièvre, des vomissements, des convulsions, du délire, en un mot tous les symptômes de la méningite. Mais ce qui différencierait cette affection de l'inflammation des méninges, c'est sa durée. Au bout de peu de temps, en effet, quatre ou cinq jours environ, on voit disparaître tous les symptômes, à l'exception des troubles de l'équilibre et de la surdité. Dans la méningite, au contraire, les phénomènes se prolongent toujours pendant plusieurs semaines.

Toutefois cette distinction a paru subtile à beaucoup d'auteurs qui n'ont vu là qu'une méningite circonscrite avec troubles auditifs. Politzer fait cependant remarquer que l'inflammation primitive du labyrinthe chez les enfants ne doit pas être absolument rejetée. Il s'appuie sur une autopsie qui lui est personnelle.

III

LÉSIONS DIVERSES DU LABYRINTHE ET DU NERF AUDITIF.

Il est encore un grand nombre de circonstances qui peuvent amener l'abolition de l'audition. Nous ne pouvons faire que les signaler

ici. Tout d'abord nous mentionnerons les tumeurs ou néoplasmes de
l'oreille interne. Le plus souvent il s'agit de néoplasmes secondaires
qui ont pris leur point de départ dans l'oreille moyenne ou dans la
cavité crânienne. Il est toutefois des exemples de cholestéatomes,
envahissant l'oreille interne, comme nous en avons signalé dans
l'oreille moyenne et dans l'apophyse mastoïde.

On a vu des cas de tumeurs primitives du nerf auditif, sarcomes
et gliomes. Une dégénérescence de l'extrémité terminale de ce nerf,
diverses lésions cérébrales, pourront encore amener la perte de l'audition.

Dans tous ces cas, le diagnostic de l'origine de la surdité repose
sur l'abolition complète des perceptions auditives par les os du crâne.
D'après Moos, quand la surdité résulte d'une lésion de l'oreille interne, l'excitation galvanique, même assez forte pour déterminer des
contractions des muscles de la face, sera impuissante à faire naître
des sensations subjectives.

CHAPITRE V

MALADIES DE L'APPAREIL OLFACTIF.

L'appareil olfactif comprend le nez et les fosses nasales, auxquelles
sont annexés la cavité naso-pharyngienne ou arrière-cavité des fosses
nasales, et les sinus frontaux et maxillaires. Nous décrirons successivement les affections de ces diverses régions.

ARTICLE PREMIER

MALADIES DU NEZ.

I

LÉSIONS TRAUMATIQUES DU NEZ.

Sous ce titre nous étudierons les contusions, les plaies et les fractures des os propres du nez.

La portion cartilagineuse du nez, mobile, fuit devant les corps contondants ; de plus, la densité des tissus qui la composent s'oppose à la formation d'ecchymoses et d'épanchements sanguins. La base ou portion osseuse du nez est au contraire exposée aux contusions, qui donnent lieu à l'écoulement de sang par les narines ou épistaxis, à des bosses sanguines et à des ecchymoses qui s'étendent aux paupières et aux parties latérales du nez.

Les contusions violentes s'accompagnent fréquemment de fractures des os du nez ; elles sont parfois suivies de la formation d'abcès sous-muqueux ou sous-cutanés. Enfin, quand la violence est considérable, le choc peut être transmis à la base du crâne et donner naissance à tous les symptômes de la commotion cérébrale.

2° PLAIES DU NEZ.

Les piqûres limitées aux parties molles n'ont pas de gravité ; si elles pénètrent jusque dans les fosses nasales, elles peuvent s'accompagner d'emphysème. Enfin des instruments piquants pénétrant profondément et de bas en haut dans les fosses nasales peuvent atteindre la base du crâne et déterminer une fracture de la lame criblée de l'ethmoïde.

Les plaies par instrument tranchant n'ont que peu d'importance, lorsqu'elles n'intéressent pas les os et les cartilages, et qu'elles ne pénètrent pas dans les fosses nasales. Mais si ces dernières cavités sont ouvertes, si surtout le bord libre des narines est intéressé, il importe de réunir par la suture les lèvres de la plaie, de façon à éviter leur cicatrisation isolée et une difformité persistante. La même conduite s'imposerait à fortiori, si l'instrument tranchant avait formé un lambeau ne tenant plus que par un mince pédicule et retombant par son propre poids. Enfin, on a vu même des cas dans lesquels des portions plus ou moins considérables du nez, détachées complètement, ont été remises en place par la suture, ont pu continuer à vivre et se réunir aux parties voisines.

5° FRACTURES DU NEZ.

Les fractures des os du nez sont le résultat de causes directes. Elles peuvent être uniques ou multiples, quelquefois même ce sont des fractures comminutives. Elles se traduisent par un gonflement considérable, une ecchymose, de l'épistaxis, quelquefois un emphysème plus ou moins étendu. En saisissant entre les doigts la base du nez et en lui imprimant des mouvements de latéralité, il est le plus souvent possible de reconnaître la mobilité anormale, et parfois même la crépitation.

Lorsque la fracture est simple et unilatérale, il n'y a généralement pas de déplacement. Quelquefois cependant, en cas de fracture verticale, un des fragments chevauche sur l'autre. Si la fracture est transversale, si surtout il y a plusieurs fragments, généralement il existe un enfoncement plus ou moins prononcé de la base du nez.

Quelquefois le trait de fracture s'étend jusqu'à l'os unguis et à l'apophyse montante du maxillaire supérieur. Dans ces cas, l'altération des voies lacrymales détermine une tumeur lacrymale et un larmoiement persistant. Il est même des cas dans lesquels la fracture du nez s'est accompagnée d'une fracture de la lame criblée de l'ethmoïde. On comprend la gravité d'une pareille complication.

Le traitement doit se proposer de combattre la difformité. Pour cela, une sonde introduite dans les narines relèvera les fragments. Il faut ensuite ordonner au malade le repos, lui défendre de se moucher avec effort. Dans les cas où la difformité a tendance à se reproduire, on a introduit dans les narines des canules en gomme élastique, ou métalliques, destinées à soutenir les fragments. Ces corps étrangers sont en général assez mal tolérés ; aussi a-t-on proposé de leur substituer des vessies de caoutchouc gonflées d'air. S'il y avait tendance à la déviation latérale du nez, on pourrait le maintenir par une gouttière en gutta-percha.

II

LÉSIONS INFLAMMATOIRES DU NEZ.

1° FURONCLE.

Le furoncle n'est pas très rare dans la portion cartilagineuse du nez ; il s'y développe près de l'ouverture des narines, et assez souvent dans l'épaisseur de la sous-cloison. Vu la densité des tissus, il détermine des douleurs vives, et un gonflement considérable qui s'étend à la lèvre supérieure. Comme tous les furoncles de la face, il peut présenter une gravité très grande, résultant d'une phlébite de la veine ophthalmique avec propagation de l'inflammation à l'intérieur du crâne.

2° ABCÈS DU NEZ.

Les abcès des parties molles du nez se développent quelquefois à la suite de l'érysipèle ; dans d'autres cas, ils succèdent à des plaies, et à des contusions. Développés à la base de l'organe, ils fusent vers les paupières ; près de l'extrémité libre du nez, ils donnent lieu à des collections purulentes mieux limitées, qui proéminent parfois en même temps vers la peau et dans l'intérieur des narines, où il est bon de les ouvrir, pour éviter la formation d'une cicatrice apparente.

3° ULCÈRES.

Ils sont de nature syphilitique ou scrofuleuse.

a. **Ulcères syphilitiques.** — Les ulcères primitifs ou chancres sont rares ; il en est de même des plaques muqueuses. Ce que l'on observe surtout, ce sont les ulcérations tertiaires, qui se développent primitivement du côté de la peau, ou qui succèdent à des lésions (gommes, tubercules sous-muqueux, périostoses) de la muqueuse ou des os. Ces ulcérations se développent donc, tantôt de dehors en dedans, tantôt de dedans en dehors. Elles sont reconnaissables à leur fond grisâtre, à leurs bords taillés à pic, décollés. Quelquefois elles permettent de voir à nu les os nécrosés ou cariés.

b. **Ulcères scrofuleux.** — Les ulcérations scrofuleuses du nez sont le résultat du lupus scrofuleux. C'est surtout chez les femmes, et avant trente ans, qu'on les rencontre. Les parties qui en sont affectées présentent d'abord des tubercules rouges, livides, qui s'ulcèrent et se recouvrent de croûtes. Il en résulte une destruction progressive des parties constituantes du nez, lobule, ailes du nez, sous-cloison. Il est des cas extrèmement graves dans lesquels le nez est détruit en quelques semaines. La maladie s'étend le plus souvent aux parties voisines de la face.

La réparation se fait par une cicatrice rosée, mince et luisante.

Le diagnostic des deux variétés d'ulcérations, scrofuleuse et syphilitique, se fait d'après les caractères suivants : Les ulcères syphilitiques ont des bords nets et taillés à pic, tandis que les bords des ulcérations scrofuleuses sont rouges et indurés. Les ulcères scrofuleux sont d'un rouge livide, tandis que ceux de la syphilis sont brunâtres. Il faut joindre à ces caractères l'âge des malades, et la présence ou l'absence d'antécédents syphilitiques.

Traitement. — Dans les ulcères syphilitiques, c'est le traitement spécifique qui doit être employé. Contre le lupus, les toniques amers, l'huile de foie de morue, le fer, l'iodure de potassium doivent être conseillés. Localement on a eu recours aux applications de teinture d'iode, et même à des caustiques énergiques, tels que le chlorure de zinc.

Dans ces dernières années, Volkmann a conseillé le raclage des ulcérations avec la cuiller tranchante ; enfin les scarifications pratiquées d'après le procédé de Vidal donnent aussi de très bons résultats.

Une fois le lupus guéri, s'il reste des difformités trop considérables, on peut se proposer de les corriger, soit par des opérations autoplastiques (rhinoplastie), soit par l'emploi d'appareils prothétiques.

III

TUMEURS DU NEZ.

De nombreuses tumeurs peuvent se développer sur le nez comme
sur tout autre point du corps ; ainsi les productions cornées ou verruqueuses, des kystes sébacés, des tumeurs érectiles, des épithéliomas qui, ici, comme sur le reste de la face, appartiennent à la variété
de l'adénome sudoripare. Il nous suffit de les mentionner ; nous insisterons seulement sur une variété de tumeur qui appartient en
propre à la région nasale, l'éléphantiasis du nez.

ÉLÉPHANTIASIS DU NEZ.

Sous le nom d'éléphantiasis du nez, on décrit une tumeur caractérisée par l'hypertrophie totale de la peau du nez, et particulièrement
des glandes sébacées nombreuses de la région.

Cette hypertrophie peut être générale et s'étendre à tout l'organe,
qui est alors augmenté de volume en masse ; ou bien elle est irrégulière, et donne naissance à des tumeurs surajoutées. Il existe dans
la science des cas où le nez ainsi hypertrophié a pu atteindre un
volume véritablement énorme. Dans le fait de Theulot rapporté dans
les *Mémoires de l'Académie de chirurgie*, le malade portait à la
partie supérieure des deux ailes du nez quatre tumeurs qui lui
fermaient les narines, couvraient entièrement la bouche et tombaient
jusqu'au bas du menton. Le malade fut guéri par l'opération, « et
débarrassé de quatre masses monstrueuses dont le poids, au total
se trouva de cinq livres lorsque l'extirpation fut faite ».

On trouvera, dans le Traité de Follin et Duplay, une planche représentant le nez du malade de Civadier, dont l'histoire est également rapportée dans les *Mémoires de l'Académie de chirurgie*.
Chez lui, il existait plusieurs petites tumeurs, et au centre, une masse
énorme qui transformait le nez en un appendice pyriforme descendant au-devant de la bouche et de la lèvre inférieure. Enfin, dans
un cas présenté par M. A. Guérin à l'Académie de médecine, et dont
le moule est déposé au musée de l'hôpital Saint-Louis, le nez, hypertrophié dans son ensemble, atteignait 16 centimètres de longueur,

tandis que sa largeur mesurait 22 centimètres. Le malade, dégusta-
teur en vins, était obligé, lorsqu'il voulait boire, de relever avec la
main gauche cette énorme masse qui retombait au-devant de la lèvre
supérieure.

Ces exemples donnent une idée du volume énorme que peuvent
acquérir ces tumeurs, et des troubles fonctionnels qu'elles occasionnent. Elles gênent à la fois la parole, la respiration et l'alimentation.
Elles peuvent même porter obstacle à la vision.

L'aspect de ces tumeurs est celui de masses violacées rougeâtres,
à la surface desquelles on voit se dessiner un grand nombre de
vaisseaux capillaires dilatés. On y remarque aussi une foule de petites
éminences formées par les follicules sébacés hypertrophiés. On a
voulu placer, tantôt dans l'une, tantôt dans l'autre de ces lésions le
point de départ de la maladie. Ainsi, M. Devergie a soutenu que cette
hypertrophie a pour origine la couperose, c'est-à-dire une maladie
des vaisseaux capillaires. Au contraire, MM. A. Guérin, Hardy, Gosselin, croient que le point de départ est dans les glandes sébacées.
Pour M. Ollier, ces lésions n'auraient pas l'importance de lésions primitives. Les vaisseaux et les glandes sébacées seraient hypertrophiés
comme tous les éléments constituants de l'organe. Pour lui, en effet,
la lésion essentielle, c'est l'hypertrophie générale de tous les éléments
du derme. Et il a démontré que cette hypertrophie ne se limitait
pas aux parties molles, mais qu'elle atteignait le périoste et le périchondre dont l'épaisseur est exagérée, et le cartilage lui-même qui,
dépouillé des parties molles, descendait, dans un cas, jusqu'au bord
libre de la lèvre supérieure.

La maladie s'observe surtout chez les hommes, et à partir de cinquante ans. L'alcoolisme paraît une cause évidente de son développement.

Le traitement consiste dans l'ablation des tumeurs isolées, et dans
la décortication du nez, conseillée par Ollier, quand il s'agit d'une
hypertrophie totale. On enlève toutes les parties molles jusqu'au cartilage. On s'est aussi servi des cautérisations ; M. Hardy a employé
le fer rouge en pointes pénétrant à un centimètre de profondeur;
M. A. Guérin a eu recours aux flèches de Canquoin.

IV

VICES DE CONFORMATION ET DIFFORMITÉS DU NEZ.

Les vices de conformation, congénitaux ou acquis, sont très nombreux. Les uns portent sur l'organe dans son ensemble, les autres sur l'ouverture des narines.

a. Vices de conformation du nez proprement dit. — Notons d'abord l'absence totale du nez observée par Maisonneuve chez une petite fille de neuf mois; l'excès de volume du nez, l'aplatissement de l'organe à sa racine, la déviation de sa pointe en haut ou latéralement. Dans un cas où la déviation latérale était très prononcée, Dieffenbach sépara, à l'aide d'un ténotome introduit sous la peau, les cartilages de l'aile et du dos du nez, des os avec lesquels ils étaient en rapport; l'organe prit ainsi une grande mobilité, et put être redressé complètement.

Dans d'autres cas, la déviation du nez est due à des cicatrices vicieuses attirant l'organe, soit vers la joue, soit vers la lèvre supérieure. L'incision de la cicatrice, et l'autoplastie permettraient de remédier à cette difformité.

Enfin une étendue plus ou moins considérable du nez peut avoir été détruite, soit par un traumatisme, soit par une lésion ulcéreuse. On y remédiera, suivant les cas, soit par la rhinoplastie, soit par l'emploi d'appareils prothétiques.

b. Vices de conformation des narines. — Tantôt il s'agit d'un rétrécissement plus ou moins marqué, tantôt d'une oblitération complète de la narine. Ces deux vices de conformation peuvent être congénitaux ou acquis.

Le rétrécissement peu marqué n'apporte qu'une gêne insensible à la respiration et à l'olfaction. Il n'en est pas de même d'un rétrécissement considérable, et surtout de l'oblitération complète des narines. Aussi ces vices de conformation nécessitent-ils des opérations destinées à les combattre.

Les procédés employés sont la dilatation, l'incision, et l'autoplastie par inflexion ou par renversement.

1° Dilatation. — Ce procédé consiste à introduire dans la narine rétrécie des canules métalliques, des tiges de laminaria, des cônes d'éponge préparée, destinés à la dilater. Mais il a l'inconvénient d'être lent et douloureux ; de plus, dès qu'on cesse le traitement, la difformité a la plus fâcheuse tendance à se reproduire.

2° **Incision**. — Elle consiste à pratiquer sur le pourtour de l'orifice de la narine plusieurs incisions destinées à permettre sa dilatation que l'on obtient ensuite par des pansements convenables et par l'introduction de corps dilatants. Mais ici, comme avec la dilatation simple, la difformité a la plus grande tendance à se reproduire. Aussi a-t-on cherché à s'opposer à cette reproduction par l'autoplastie.

5° **Autoplastie par inflexion ou renversement**. — Cette méthode, conseillée par Velpeau et Jobert, consiste à exciser tout autour de l'orifice nasal une bandelette de peau de 5 à 6 millimètres, en conservant la muqueuse. On renverse ensuite cette muqueuse en dehors, et on la suture à la peau ; on obtient ainsi un orifice bordé de muqueuse, et qui n'a plus tendance à se rétrécir. Les auteurs du Compendium font remarquer avec juste raison que, dans les cas où il s'agit d'un tissu cicatriciel, il est bien difficile de disséquer une bandelette cutanée, en conservant la muqueuse. De plus, la peau étant supprimée du côté de l'aile du nez dans une certaine hauteur, la souscloison formera en avant une saillie disgracieuse.

Sur une jeune fille atteinte d'atrésie de la narine gauche, j'ai opéré en disséquant sous forme d'un lambeau rectangulaire la peau, j'ai excisé le tissu de cicatrice sous-jacent, et j'ai exécuté l'autoplastie par inflexion ou par bordage en renversant du côté de la narine le lambeau de peau laissé adhérent à l'aile du nez. En un mot, c'es aux dépens de la peau et non aux dépens de la muqueuse que j'ai exécuté l'inflexion. Le résultat a été très satisfaisant.

ARTICLE II

MALADIES DES FOSSES NASALES

I

LÉSIONS TRAUMATIQUES DES FOSSES NASALES.

Les lésions traumatiques des fosses nasales coïncident fréquemment avec celles du nez. Elles comprennent les ecchymoses et les bosses sanguines de la cloison, l'épistaxis traumatique, les corps étrangers des fosses nasales.

1° ECCHYMOSES ET BOSSES SANGUINES DE LA CLOISON.

Les traumatismes du nez portent quelquefois sur la cloison; il arrive que, sous l'influence d'une contusion violente, la cloison se recourbe sur elle-même; la muqueuse se décolle dans une plus ou moins grande étendue : il en résulte un épanchement de sang ; de là, des ecchymoses et des bosses sanguines. Dans d'autres cas, il y a eu même fracture de la cloison, ou rupture de ses adhérences avec le vomer.

Les bosses sanguines de la cloison se présentent sous la forme de tumeurs rouges, tendues, violacées, proéminant quelquefois à travers l'orifice des narines. Elles peuvent exister d'un seul côté ; mais habituellement il se forme un épanchement sanguin sur chacune des faces de la cloison. Ces deux tumeurs communiquent l'une avec l'autre à travers une perforation de la cloison nasale, comme on peut s'en assurer en renvoyant d'un côté à l'autre la sensation de fluctuation. On a expliqué cette communication en disant que le cartilage, privé de ses vaisseaux, s'ulcère et se perfore. Mais il est des cas, comme celui de Fleming, dans lesquels la communication entre les deux tumeurs a été observée dès le lendemain de l'accident. Il est impossible d'admettre ici une perforation consécutive; force est bien d'admettre, selon l'opinion de Jarjavay, une fracture primitive de la cloison. Ces bosses sanguines peuvent s'enflammer et donner naissance à des abcès.

Il semble tout d'abord inutile d'insister sur le diagnostic d'une lésion aussi simple. Et cependant des bosses sanguines de la cloison ont été prises pour des polypes. La notion d'un traumatisme antérieur, le point d'implantation de la tumeur sur la cloison, tandis que les polypes s'insèrent sur les cornets; la communication facile entre les deux tumeurs à travers le cartilage, feront éviter l'erreur,

Le traitement consiste à donner issue au sang épanché par une ponction étroite, de façon à éviter l'ulcération de la tumeur et la formation d'un abcès.

2° ÉPISTAXIS TRAUMATIQUE.

L'épistaxis ou hémorrhagie par les fosses nasales peut être symptomatique des diverses lésions que nous avons mentionnées, contusions, fractures des os et des cartilages du nez. Elle se montre aussi comme conséquence d'une intervention chirurgicale, à la suite des extirpations de polypes ou de l'examen des fosses nasales. Enfin diverses lésions des fosses nasales, tumeurs et ulcérations, peuvent aussi lui donner naissance.

A côté de ces épistaxis, il en est une autre variété beaucoup plus grave par sa signification pronostique, c'est celle qui succède aux fractures de l'étage antérieur du crâne.

En général, les épistaxis traumatiques ne sont ni très abondantes, ni de longue durée; partant, elles n'ont pas une grande gravité. Si donc, on voit une hémorrhagie nasale se prolonger d'une façon insolite, ou prendre des proportions inquiétantes, il faut penser à quelque altération du sang ou des viscères, qui entretient l'écoulement sanguin. De ce nombre sont l'hémophilie, l'empoisonnement paludéen, les affections du foie, du cœur et des reins, etc.

L'épistaxis due à une fracture du crâne se reconnaîtra à sa durée prolongée, à l'écoulement de sérosité qui lui fait suite, aux différents symptômes cérébraux qui l'accompagnent. Sa gravité tient à la lésion dont elle est le symptôme, et non à l'écoulement du sang en lui-même.

L'épistaxis traumatique ayant tendance à s'arrêter spontanément, n'exige souvent aucun traitement. S'il en était autrement, on aurait recours aux injections froides, astringentes et coagulantes; aux poudres, telles que le sous-nitrate de bismuth, capables de favoriser la formation d'un caillot. Si ces moyens se montraient insuffisants, le tamponnement antérieur ou même le tamponnement complet des fosses nasales devrait être employé. Le sulfate de quinine à l'intérieur, les injections sous-cutanées d'ergotine sont des moyens précieux, surtout si l'épistaxis est entretenue par un état général.

3° CORPS ÉTRANGERS DES FOSSES NASALES.

Les corps étrangers des fosses nasales sont de natures très variées : les uns, en effet, sont des corps étrangers inertes venus du dehors; les autres se sont formés dans l'intérieur même des fosses nasales, ce sont les calculs. D'autres enfin sont constitués par des animaux accidentellement introduits dans les fosses nasales.

a. — CORPS ÉTRANGERS ET CALCULS DES FOSSES NASALES.

Depuis le Compendium de chirurgie, tous les auteurs étudient, dans un même article les corps étrangers et les calculs des fosses nasales, à cause de la similitude des considérations pratiques auxquelles il donnent lieu.

Les corps étrangers qui peuvent pénétrer dans les fosses nasales sont aussi nombreux que variés. Tantôt ce sont des noyaux de cerise, de petites pierres, des perles, des haricots, que des enfants s'introduisent en jouant dans les narines ; tantôt ce sont des corps qui, après avoir fait une plaie, se sont brisés dans les fosses nasales. M. Legouest a extrait du nez un fragment de crayon de charpentier long de 7 centimètres qui, après avoir fait une plaie de l'aile du nez, s'était rompu dans l'intérieur des fosses nasales, et y avait séjourné pendant dix-huit mois. M. Lemaître a rapporté l'exemple curieux d'un homme qui avait conservé pendant plusieurs années dans les fosses nasales un petit fragment d'obus.

A côté de ces corps qui ont pénétré dans les fosses nasales par leur partie antérieure, il en est d'autres qui arrivent dans ces cavités d'arrière en avant, par exemple lorsqu'on avale de travers, ou encore dans les efforts de vomissements. Ces derniers corps étrangers, une fois la gêne momentanée qu'a causée leur introduction disparue, passent souvent inaperçus.

A la longue, les corps étrangers contenus dans les fosses nasales subissent des modifications importantes. Les graines, comme les haricots, peuvent se gonfler par l'humidité; elles peuvent même germer. D'autres fois, le corps étranger s'entoure d'une coque calcaire et donne naissance à un véritable calcul.

Ces derniers, connus sous le nom de rhinolithes, s'observent rarement. Tandis que, pour certains auteurs, ils se forment spontanément, pour d'autres ils se développent toujours autour d'un corps étranger. On a trouvé parfois, au centre des rhinolithes, des cavités remplies d'un liquide albumineux ou d'une matière infecte, ce qui a fait penser que cette cavité était d'abord occupée par un corps étranger qui se serait peu à peu transformé.

Il existe quelquefois plusieurs rhinolithes simultanément dans une seule ou dans les deux fosses nasales. Ces concrétions peuvent obstruer complètement les narines, et même dévier ou détruire la cloison. Leur coloration est grise ou noirâtre; leur forme irrégulière paraît quelquefois moulée sur les anfractuosités des cavités nasales. La consistance assez grande à la surface est friable au centre. Quant à leur composition chimique, on y a trouvé du mucus, des phosphates de chaux et de magnésie, des carbonates des mêmes bases et du chlorure de sodium.

Symptômes et diagnostic. — Au moment de l'introduction du corps étranger, le malade éprouve une sensation de chatouillement et de suffocation qui le porte à faire des mouvements précipités d'inspiration et d'expiration pour se débarrasser. Mais bien souvent ces efforts n'ont d'autre résultat que de faire pénétrer plus profondément le corps étranger. Il détermine alors de la gêne, de l'enchifrènement, quelquefois des épistaxis; la narine du côté correspondant ne permet plus le passage de l'air. La présence du corps étranger occasionne quelquefois dans les fosses nasales et dans les sinus des douleurs, qui peuvent prendre la forme de douleurs névralgiques revenant par accès, comme le fait est noté dans des observations de MM. Verneuil et Axmann.

L'examen direct permet en général de reconnaître le corps étranger. En effet, lorsqu'ils ont pénétré par les narines, ces corps se placent ordinairement près du plancher des fosses nasales, où il est facile de les apercevoir. C'est seulement lorsqu'ils ont pénétré par la partie postérieure des fosses nasales, que ces corps se placent plus haut, par exemple au niveau du méat moyen. C'est dans ces cas surtout que le corps étranger peut être méconnu.

L'inspection des fosses nasales à l'aide du spéculum, la rhinoscopie postérieure et le toucher avec le doigt recourbé en crochet derrière le voile du palais, si le corps étranger est profondément situé, le font reconnaître.

On peut encore avoir recours à l'examen à l'aide du stylet, qui permettra d'apprécier sa consistance dure. Si l'on hésitait entre un corps étranger et une tumeur osseuse des fosses nasales, l'emploi de l'acupuncture trancherait le diagnostic. Tandis, en effet, que l'aiguille ne peut pénétrer dans la tumeur osseuse éburnée, elle s'implante dans le corps étranger toujours un peu friable. Mais l'erreur qui a été le plus fréquemment commise, c'est celle qui consiste à prendre le corps étranger pour une nécrose. La coloration grisâtre de ces corps les fait confondre, en effet, avec un séquestre, dont ils ont la dureté; et la suppuration qui accompagne leur présence ne fait qu'entretenir l'erreur. MM. Verneuil et Tillaux ont rapporté à la Société de chirurgie des cas de cette nature, dans lesquels les corps étrangers avaient été pris pour une nécrose, soit du cornet inférieur, soit du bord postérieur du vomer.

La seule gravité du pronostic réside dans ce fait que les corps étrangers peuvent être très longtemps méconnus, et donnent lieu à des suppurations et à des lésions osseuses persistantes.

Mais, même dans ces cas, la guérison spontanée est possible par la chute du corps étranger. Une jeune dame de vingt-cinq ans était atteinte depuis l'âge de cinq ans d'un ozène que rien n'avait pu guérir, lorsque subitement, dans des efforts d'éternuement, elle rendit par les narines une perle de verre; la guérison fut bientôt complète.

Traitement. — Il consiste évidemment dans l'extraction du corps étranger qu'on pratiquera à l'aide des pinces à polypes ordinaires, et, au besoin même, avec un petit forceps. Cette extraction peut présenter de sérieuses difficultés. Un des cas les plus intéressants à cet égard est celui qui a été présenté par M. Le Fort à la Société de chirurgie. Il s'agissait d'un couteau qu'un enfant de quatre ans s'était introduit dans la narine. La lame du couteau formait avec le manche un angle droit; toutes les tractions directes exercées sur le manche du couteau n'avaient d'autre résultat que de faire arc-bouter l'angle formé par le manche et la lame contre la partie postérieure du palais osseux. Un mouvement de bascule de haut en bas imprimé au manche du couteau eut au contraire pour effet de dégager très rapidement la lame, et le corps étranger fut extrait sans difficulté.

Si le corps étranger était d'un trop gros volume, on pourrait, soit le broyer, soit pratiquer le débridement de l'aile du nez, en suivant le sillon naso-génien.

b. — PARASITES DES FOSSES NASALES.

En France, les parasites des fosses nasales se rencontrent assez rarement; il n'en est pas de même dans les pays chauds, où ces mêmes parasites peuvent déterminer de redoutables accidents. Ce sont habituellement des larves de mouche qu'on rencontre dans les fosses nasales. Dans nos contrées, ce sont les larves de la mouche bleue de la viande (*Calliphora vomitoria*) qu'on y observe. Ces parasites déterminent des douleurs plus ou moins violentes, pouvant aller jusqu'à provoquer des convulsions et du délire, un écoulement abondant de sérosité; mais elles n'entraînent pas la mort. Au contraire, dans les pays intertropicaux, au Sénégal où les faits ont été observés par Coquerel, à Cayenne, aux Indes, au Pérou, d'après les observations de M. Ornellas, les parasites des fosses nasales déterminent des accidents promptement mortels. Ils sont causés par la larve d'une mouche particulière à laquelle Coquerel a donné le nom de *Lucilia hominivorax*.

Les œufs déposés par les mouches à l'entrée des narines y pénètrent grâce aux mouvements respiratoires, ils s'y développent et donnent naissance aux larves qui causent les accidents. C'est au moment de la ponte pendant les mois chauds de l'année, que s'observe cette affection, et de préférence chez les sujets malpropres atteints d'un écoulement nasal, et surtout pendant le sommeil en plein air. Les nègres y sont particulièrement exposés, sans doute à cause de leurs narines larges et relevées en dehors.

Symptômes. — Au début, les malades accusent seulement des

fourmillements dans les fosses nasales et une douleur frontale plus
ou moins intense. Bientôt s'y joignent un gonflement érysipélateux
du nez, et un œdème se propageant aux paupières et au reste de la
face. Des épistaxis se produisent; on voit sortir des larves, soit par
les narines, soit par des ulcérations qui se forment sur la face dorsale du nez. Cet ulcère s'élargit et détruit quelquefois la plus grande
partie de la face. Mais ce qui fait surtout la gravité de l'affection,
c'est l'apparition de phénomènes cérébraux, fièvre, délire, indiquant
la méningite qui amène rapidement la mort. Quelquefois la maladie
peut s'arrêter dans sa marche et aboutir à la guérison; mais elle
laisse toujours après elle une perte de substance et une difformité
persistante.

Traitement. — Il consiste à détruire et à entraîner au dehors les
larves. Pour cela on pratique des injections avec divers liquides médicamenteux. A Cayenne, on se sert d'injections avec une solution de
sublimé à la dose de 5 centigrammes pour 30 grammes d'eau. Dans
l'Inde, les Anglais font des injections de tabac et de térébenthine.
Au Pérou, on fait priser la poudre de *veratrum sabadilla*. On s'est
également servi de fumigations excitantes. Si ces différents moyens
ne pouvaient suffire, on devrait recourir à la trépanation des sinus
frontaux ou des sinus maxillaires, de manière à pouvoir faire de
grands lavages à travers toutes les cavités de l'appareil olfactif.

II

LÉSIONS INFLAMMATOIRES DES FOSSES NASALES.

L'inflammation de la muqueuse pituitaire porte le nom de coryza.
Elle peut exister à l'état aigu ou à l'état chronique. Le coryza aigu
appartient à la pathologie médicale. Nous nous occuperons seulement
des diverses variétés de coryza chronique, mais auparavant nous
dirons quelques mots des abcès de la cloison et de l'épaississement de
la pituitaire.

1° ABCÈS DE LA CLOISON.

Étiologie. — Déjà nous avons noté que les bosses sanguines de la
cloison pourraient, en s'enflammant, passer à la suppuration. Dans

d'autres cas, les abcès de la cloison résultent de la propagation d'inflammations de voisinage; ils peuvent encore être causés par la présence d'une nécrose, d'un corps étranger, ou bien ils se développent à la suite de maladies graves, fièvres éruptives, fièvre typhoïde, dans le cours de la morve.

Symptômes. — La marche des abcès de la cloison est, tantôt aiguë, tantôt chronique. Les abcès aigus succèdent surtout aux traumatismes. La muqueuse présente un état prononcé de sécheresse et de chaleur. Le malade ressent des douleurs qui prennent bientôt la forme d'élancements, en même temps qu'il présente de la fièvre.

Par l'examen des fosses nasales, on aperçoit, faisant saillie de chaque côté de la cloison, une double tumeur symétriquement disposée. La muqueuse qui la recouvre est rouge et luisante. La tumeur est parfois assez volumineuse pour remplir entièrement la fosse nasale correspondante. Elle présente en général une fluctuation manifeste, qui peut être transmise d'une tumeur à l'autre à travers une perforation de la cloison.

Les abcès froids ou chroniques résultent, soit d'une affection locale, ulcères des fosses nasales, nécrose des cartilages, soit d'un état général grave. Ils se développent lentement, sans phénomènes réactionnels; on ne trouve pas de traumatisme antécédent dans l'étude des commémoratifs.

Diagnostic. — Pour les abcès aigus, le diagnostic ne présente presque jamais de difficultés. On doit seulement les différencier des bosses sanguines de la cloison; mais tandis que la bosse sanguine se montre peu d'heures après l'accident, les abcès ne surviennent que plus tardivement.

Ce sont surtout les abcès chroniques qu'on pourrait confondre avec des polypes muqueux, vu leur développement lent et l'absence de réaction; l'erreur serait surtout possible quand l'abcès est unilatéral et qu'on ne peut constater la transmission à travers la cloison perforée. Mais les polypes siègent sur la paroi externe des fosses nasales, plus haut que les abcès: ils en diffèrent encore par leur coloration grisâtre. Un examen attentif permettra de différencier aussi les abcès des tumeurs sarcomateuses et des déviations de la cloison.

Pronostic. — Il est bénin, surtout pour les abcès chauds. Les abcès froids, en effet, peuvent s'accompagner de nécroses des os et

des cartilages qui entretiennent la suppuration; ils peuvent laisser
à leur suite une perforation définitive de la cloison, donnant lieu au
nasonnement de la voix.

Traitement. — Le traitement consiste à inciser l'abcès. Il sera
bon, surtout dans les abcès chroniques, de favoriser l'écoulement du
pus par une incision sur chacune des tumeurs symétriques, qu'on
réunira par le drainage.

2° ÉPAISSISSEMENT DE LA PITUITAIRE.

La pituitaire présente parfois des hypertrophies localisées de son
tissu, qu'il est utile de connaître, car trop souvent elles sont prises
pour des polypes. C'est surtout chez les enfants scrofuleux qu'on les
rencontre.

Leur siège le plus fréquent est la portion de la muqueuse située
en arrière et au-dessous du cornet inférieur. Ce qu'on peut expliquer avec M. Terrier, parce que cette portion de muqueuse est plus
exposée à l'action de l'air et des poussières venant du dehors.

L'examen histologique pratiqué dans un cas par M. Rendu a
montré un développement exagéré du système glandulaire et de
l'épithélium vibratile recouvrant à ce niveau le derme de la muqueuse lui-même hypertrophié.

Cette affection se traduit par les symptômes d'un coryza chronique, enchifrènement, nasonnement, gène de la respiration, perte
de l'odorat. La tumeur forme une saillie rougeâtre souvent prise pour
un polype, mais elle en diffère par sa coloration beaucoup plus rouge,
et par l'absence d'un pédicule circonscrit.

Traitement. — On peut employer des applications astringentes,
ou même légèrement caustiques. Si l'on ne réussit pas, le mieux est
de pratiquer avec des ciseaux droits l'excision de la tumeur.

3° CORYZA CHRONIQUE SIMPLE.

Il consiste en une inflammation chronique de la pituitaire se caractérisant seulement par le gonflement et les troubles de sécrétion de
cette membrane.

Étiologie. — On l'observe à tout âge, mais principalement chez

les enfants scrofuleux. M. Duplay pense que l'étroitesse congénitale
des fosses nasales, en s'opposant à la libre circulation de l'air dans
leur intérieur, prédispose à cette inflammation. L'action irritante de
diverses substances, et notamment du tabac en poudre, est encore
une cause de son développement.

Symptômes. — Le coryza chronique peut occuper à la fois les
deux fosses nasales, ou seulement l'une d'elles. M. Duplay lui
décrit deux variétés : la forme humide et la forme sèche.

Le coryza humide, plus fréquent chez les sujets jeunes, succède
quelquefois au coryza aigu ; mais le plus souvent il s'établit d'emblée. La sécrétion nasale est exagérée ; elle est parfois extrêmement
épaisse, et se dessèche sous forme de croûtes molles qui exhalent
une odeur fétide. La muqueuse de la cloison, et surtout celle des
cornets, est d'un rouge violacé, hypertrophiée, elle est quelquefois
d'apparence granuleuse, ou même villeuse.

La forme sèche, plus fréquente chez l'adulte, se caractérise au
contraire par l'absence presque complète de sécrétion. La muqueuse
est d'un rouge sombre, épaissie et tapissée çà et là de petites
croûtes adhérentes. Les malades se plaignent d'une sensation de
sécheresse très pénible.

Le coryza chronique simple détermine de l'enchifrènement, du
nasonnement, la gêne de la respiration, la diminution ou la perte
totale de l'olfaction. Souvent les malades accusent des douleurs de
tête continuelles, surtout au niveau des sinus frontaux. L'haleine
prend une fétidité particulière qui caractérise l'ozène ou punaisie. Ce
qui rend particulièrement fâcheux le pronostic, c'est qu'il s'agit
d'une affection rebelle et difficile à guérir.

Traitement. — Le traitement général s'adresse aux diathèses
scrofuleuse ou herpétique, causes de l'affection. Quant au traitement
local, il comprend les insufflations de poudres médicamenteuses, alun,
borax, bismuth, qui ont l'inconvénient d'être irritantes. Il faut leur
préférer les injections ou mieux les douches naso-pharyngiennes suivant le procédé de Weber.

Ce dernier moyen a une telle importance dans le traitement de
toutes les affections de la cavité naso-pharyngienne que nous devons
l'exposer ici. Il est fondé sur ce fait que l'une des fosses nasales
étant remplie d'un liquide poussé avec une certaine pression, pendant que le malade respire par la bouche, le voile du palais ferme

complètement l'arrière-cavité des fosses nasales, de sorte que le liquide sort par la narine du côté opposé, après avoir baigné toute l'étendue de la muqueuse des fosses nasales. Pour arriver à ce résultat, il faut se servir pour administrer la douche d'un tube de caoutchouc terminé par un embout olivaire, assez volumineux pour fermer exactement l'orifice de la narine. Le malade, respirant largement par la bouche, se place la tête droite ou même légèrement renversée en arrière au-dessus d'un vase destiné à recevoir l'eau qui sort des fosses nasales. On peut se servir, pour ces douches, d'eau salée, de solutions astringentes (alun, tannin, sulfate de zinc, acétate de plomb), ou de solutions désinfectantes (permanganate de potasse, acide phenique, acide thymique, chloral). On emploie aussi les eaux minérales, eau du Mont-Dore, de Saint-Christeau, etc.

A côté de la douche naso-pharyngienne, nous devons signaler encore les fumigations faites avec diverses substances, telles que le goudron, l'iode; et aussi les inhalations de liquides pulvérisés, eau de goudron, eaux sulfureuses, qui peuvent être employées seules ou combinées aux douches naso-pharyngiennes, suivant les cas.

4° CORYZA ULCÉREUX.

Boyer a divisé les ulcérations des fosses nasales, suivant qu'elles donnent lieu ou non à une odeur fétide, en ulcères simples, bénins, et en ulcères malins ou fétides. Mais cette division ne saurait être conservée ; car, ainsi que nous le verrons plus loin, la présence d'ulcérations n'est pas nécessaire pour donner naissance à la fétidité spéciale de l'haleine, désignée sous le nom d'ozène. Mieux vaut diviser les ulcères des fosses nasales, d'après leurs causes, en ulcères simples et ulcères symptomatiques.

A. — ULCÈRES SIMPLES.

Exceptionnellement des ulcérations se forment à la suite du coryza aigu. C'est habituellement dans le cours du coryza chronique qu'on les observe. La présence de corps étrangers, de calculs, de tumeurs des fosses nasales explique aussi leur formation. Le contact du pus provenant d'un organe voisin, et en particulier du sinus maxillaire, donne également naissance à des ulcérations. Enfin, nous devons mentionner les ulcères professionnels qu'on observe chez les ouvriers employés à la fabrication du bichromate de potasse, chez ceux qui manient le vert de Schweinfurt (arsénite de cuivre). C'est surtout sur la cloison des fosses nasales que s'observent ces ulcères, et ils en amènent assez fréquemment la perforation.

B. — ULCÈRES SYMPTOMATIQUES.

La plupart des ulcérations des fosses nasales sont symptomatiques d'un état général. Ainsi, dans la morve, les ulcères des fosses nasales sont de règle. On les observe encore à la suite de la fièvre typhoïde, et des fièvres éruptives. Il se produit, en pareil cas, des abcès qui décollent la muqueuse, et causent fréquemment des nécroses et des perforations de la cloison.

Il est aussi des ulcérations rebelles, récidivant facilement et qu'on a rattachées à la diathèse herpétique. A l'appui de cette manière de voir, on cite un cas de Desaivre qui a vu des ulcérations des fosses nasales coïncider chez un homme avec un psoriasis invétéré. M. Terrier cite un cas observé par lui d'ulcérations de la cloison chez un diabétique, qui furent améliorées par le traitement général du diabète. Mais de toutes les ulcérations symptomatiques les plus nombreuses et les plus importantes sont celles qui appartiennent à la scrofule et à la syphilis.

1° Ulcérations scrofuleuses. — Les ulcérations d'origine scrofuleuse sont nombreuses et peuvent se produire par plusieurs mécanismes différents. Dans certains cas, il s'agit d'un véritable lupus scrofuleux, qui débute, en général, par la cloison sous forme de tubercules qui font saillie à la face antérieure des narines, et peuvent arriver à oblitérer leur cavité. La cloison offre un épaississement considérable ; elle présente des masses fongueuses, bourgeonnantes, au milieu desquelles se voient des ulcérations, et des croûtes formées par le pus desséché. Les ulcérations augmentent de profondeur, gagnent le squelette des fosses nasales, et surtout la cloison dont le cartilage est bientôt perforé.

La scrofule peut aussi donner naissance à un coryza chronique simple qui s'accompagne d'ulcérations superficielles. Dans d'autres cas enfin, il y a des altérations des os et des cartilages ; la suppuration est très abondante, et l'on voit se former des fistules multiples.

2° **Ulcérations syphilitiques.** — Jusqu'ici on n'a pas signalé d'exemple d'ulcères syphilitiques primitifs des fosses nasales. Les ulcérations secondaires représentées par les plaques muqueuses y sont elles-mêmes rares, du moins dans la syphilis des adultes. Elles revêtent de bonne heure la forme ulcéreuse. Chez les enfants, la syphilis héréditaire détermine fréquemment un coryza intense, qui serait dû, d'après Diday, au développement de plaques muqueuses. Les plaques muqueuses des fosses nasales s'étendent habituellement à la face supérieure du voile du palais et à la cavité naso-pharyngienne, ainsi que le montre une image rhinoscopique due à Semeleder, et reproduite dans le *Traité* de Follin et Duplay.

Quant aux ulcérations tertiaires, elles sont très fréquentes dans les fosses nasales; elles débutent parfois du côté de la muqueuse sous la forme d'ulcérations serpigineuses, qui augmentent sans cesse de profondeur et intéressent consécutivement le squelette. Mais, plus souvent encore, ce sont les os et les cartilages qui sont le point de départ des lésions. De là, la carie et la nécrose des os propres du nez ; la disparition de la cloison, et l'effondrement du squelette nasal. De là, la propagation de l'inflammation aux sinus voisins, aux voies lacrymales ; et la perforation de la voûte palatine.

Symptômes. — Dans les ulcères simples, les symptômes sont en général peu prononcés. On constate seulement un léger degré de coryza, tantôt avec sécheresse, tantôt avec augmentation de sécrétion des fosses nasales. Le malade est gêné par un enchifrènement et par la présence de croûtes qui obstruent les fosses nasales. L'odorat est altéré, mais surtout il existe une fétidité repoussante de l'haleine à laquelle on a donné le nom d'ozène ou punaisie.

Dans le cas où les os sont altérés, il y a des douleurs vives, à forme névralgique, qui s'irradient dans les organes voisins, un écoulement muco-purulent abondant, et quelquefois rejet par les narines de parcelles osseuses nécrosées. La carie peut s'étendre jusqu'aux os du crâne et déterminer des accidents mortels. Trousseau rapporte l'exemple d'un jeune officier anglais, qui, au cours d'un ozène syphilitique, expulsa une grande partie de la lame criblée de l'ethmoïde, et succomba, vingt-quatre heures après, à des accidents cérébraux. Dans un cas publié par Weber, la mort survint avec des phénomènes d'infection purulente. A l'autopsie, on trouva une thrombose du sinus caverneux, et de la veine ophthalmique, une méningite suppurée de la base, et des abcès métastatiques dans les viscères.

Diagnostic. — En général, le diagnostic d'ulcère ne présente pas de difficultés. Cependant, pour être sûr de ne pas laisser échapper une ulcération des fosses nasales, il importe d'examiner avec soin non seulement la région antérieure, mais aussi, avec le rhinoscope, la région postérieure des fosses nasales. Ce qu'il faut, c'est reconnaître la cause de l'ulcération. Les ulcères simples sont facilement rapportés à leur véritable cause. Les antécédents, l'examen direct permettent de reconnaître la présence de corps étrangers. Cependant nous avons déjà signalé la possibilité de prendre pour des nécroses partielles les corps étrangers ayant séjourné longtemps dans les fosses nasales. Les ulcérations professionnelles seront aussi diagnostiquées d'après les antécédents, l'existence d'ulcérations sur d'autres points du corps, les signes de l'intoxication chronique ou arsenicale. Il est à noter cependant que les ulcérations arsenicales recouvertes de croûtes peuvent simuler des ulcérations syphilitiques.

Le caractère des ulcérations à bords déchiquetés, à fond sanieux, grisâtre, ou recouvert de croûtes noirâtres, devra faire penser à la syphilis. Les altérations osseuses seront encore une preuve en faveur de cette idée. Cette circonstance que les ulcérations se présentent chez des malades adultes, n'ayant aucun des attributs de la diathèse scrofuleuse, enfin les antécédents, et par-dessus tout, la coexistence d'autres lésions] manifestement syphilitiques, trancheront le diagnostic.

Quant à la scrofule, le jeune âge des malades, l'aspect bouffi de la face propre aux scrofuleux, l'épaississement de la lèvre supérieure, sont autant de caractères qui feront penser à cette diathèse. Le gonflement de la muqueuse au pourtour des ulcérations, leur teinte blafarde seront encore à prendre en considération. Le lupus de la cloison pourrait être confondu, soit avec la syphilis, soit avec des tumeurs de la région. En cas de doute, on pourrait pratiquer l'excision d'une petite portion de la tumeur et en faire l'examen histologique, qui permettrait de reconnaître la constitution tuberculeuse du lupus.

Pronostic. — Le pronostic des ulcères des fosses nasales est toujours fâcheux, à cause de la lenteur et de la difficulté de la guérison, à cause de l'ozène qui les accompagne le plus souvent; en outre, ils altèrent l'odorat, et déterminent, lorsqu'ils atteignent le squelette, des déformations du nez persistantes. Les faits terminés par la mort que nous avons cités plus haut, bien qu'exceptionnels, montrent combien la maladie peut acquérir parfois de gravité.

Traitement. — Le traitement général a une importance considérable, puisque le plus souvent on a affaire à une affection diathésique. Dans la syphilis surtout, il est indispensable à la guérison.

Le traitement local comprend les divers moyens que nous avons déjà signalés à propos du coryza chronique simple; les injections médicamenteuses, et surtout la douche naso-pharyngienne de Weber, les fumigations, les pulvérisations de liquide, les insufflations de poudres. Lorsque l'examen au spéculum permet de découvrir les ulcérations, on peut les toucher directement avec un pinceau trempé dans la teinture d'iode, dans une solution de nitrate d'argent, ou de perchlorure de fer, avec des crayons de nitrate d'argent ou de sulfate de cuivre.

S'il existe des os nécrosés, il faudra en pratiquer l'extraction. Rouge (de Lausanne) a conseillé une méthode destinée à ouvrir largement les fosses nasales pour y pratiquer le curage des fongosités, et l'extraction des séquestres. Ce chirurgien pénètre dans les fosses nasales par le sillon gingivo-labial supérieur; on a ainsi l'avantage de n'avoir pas de cicatrice apparente. Mais il faut bien savoir que ces opérations ne sont pas sans danger. Un moyen fort utile pour modifier les surfaces ulcérées et fongueuses, c'est le fer rouge.

5° CORYZA CASÉEUX.

Sous le nom de coryza caséeux, M. Duplay a décrit pour la première fois, une affection caractérisée par l'accumulation dans les fosses nasales d'une matière analogue au contenu de certains kystes sébacés.

Il s'agit là d'une affection rare; des faits observés par Maisonneuve ont été publiés par lui en 1855, sous le nom de kyste butyreux de la face. MM. Verneuil, Reverdin, Guyon, Terrier en ont observé des exemples. En 1879, M. Périer en a communiqué à la Société de chirurgie un cas intéressant.

Étiologie. — L'étiologie de cette affection est encore fort mal connue. L'âge ne paraît pas avoir d'importance, car on l'a observée chez des jeunes gens, aussi bien que chez des adultes et des vieillards. Assez souvent on a noté l'existence d'un érysipèle précédant le début de la maladie. Dans le cas de M. Périer, le malade avait eu une bronchite, suivie d'un coryza très intense. Dans l'observation de M. Verneuil, il existait au milieu de la matière caséeuse un corps étranger. M. Terrier est porté à admettre un mode particulier d'inflammation de la pituitaire et de ses annexes déterminant une hypersécrétion de l'épithélium et sa desquamation anormale.

Symptômes. — Le début de l'affection est obscur; il y a seulement des signes de coryza et d'ozène. Puis, au bout de quelque temps, l'obstruction de la narine devient de plus en plus complète, l'odorat est perdu; il se forme une véritable tumeur qui déjette en dehors l'aile du nez; l'œil lui-même peut être repoussé en dehors et en haut; il y a de l'exophthalmie, de la diplopie, de l'épiphora. Il se fait des poussées d'inflammation aiguë, les téguments du nez présentent de la rougeur et de l'œdème, des fistules se forment.

L'examen des fosses nasales fait reconnaître une tumeur d'apparence rosée, charnue, qui simule un polype ou une tumeur maligne. Mais un stylet, introduit dans la narine, pénètre très facilement dans la tumeur, sans donner lieu à un écoulement sanguin appréciable; il peut aussi ramener des détritus caséeux.

Diagnostic. — Au début, le diagnostic est très difficile, et la maladie se confond avec un coryza chronique simple. Plus tard, quand il existe de la déformation et une tumeur dans les fosses nasales, c'est surtout avec les tumeurs malignes qu'on fait la confusion. Les douleurs, l'amaigrissement, le mauvais état général du malade contribuent à entretenir l'erreur. Mais l'étude des antécédents apprendra que, dans le début, le malade rejetait de temps en temps des masses caséeuses; de plus, on ne constatera pas d'engorgement ganglionnaire, et l'on pourra extraire avec la curette ou le stylet des débris caséeux qui, examinés au microscope, trancheront le diagnostic. On les trouve composés de matière grasse, mélangée de leucocytes et de cellules épithéliales.

Traitement. — Il consiste dans l'ablation avec la curette et à l'aide de lavages de la matière sébacée accumulée dans les fosses nasales. Il est nécessaire de traiter ensuite, par les irrigations longtemps

continuées et par les topiques convenables le coryza qui, abandonné
à lui-même, reproduirait la maladie. Le traitement demande donc un
temps assez long; mais généralement la guérison est complète ; les
fonctions de la respiration nasale et de l'odorat se rétablissent.
Quelquefois cependant il subsiste des désordres irréparables résultant
de la perte d'un des cornets, ou de la perforation de la cloison.

6° OZENE.

Pendant longtemps le mot ozène est demeuré synonyme de coryza
ulcéreux, et la fétidité particulière de l'haleine était mise sur le
compte, soit d'altérations des os et des cartilages, soit d'ulcérations
de la muqueuse nasale. Mais déjà plusieurs auteurs, et Trousseau
surtout, ont fait remarquer que, parmi les malades atteints d'ozène,
il en est un bon nombre qui ne présentent ni altérations osseuses, ni
ulcérations de la muqueuse. Trousseau compare la fétidité des sécrétions nasales chez ces personnes à la fétidité de la sueur des pieds
et des aisselles, à la fétidité des sécrétions vaginales. Il est, dit-il,
beaucoup de gens qui ne peuvent contracter un coryza sans que les
sécrétions nasales revêtent chez eux une odeur extrêmement désagréable. Cette idée de Trousseau n'a fait que se confirmer par les
recherches ultérieures, et aujourd'hui, à côté de l'ozène symptomatique des altérations des os et de la muqueuse, il y a lieu de décrire
l'ozène essentiel ou ozène vrai.

L'étude de cette dernière variété a réalisé dans ces dernières années de grands progrès, grâce aux travaux de bon nombre d'auteurs
allemands, parmi lesquels nous devons citer surtout Michel (de Co-
logne), Zaufal (de Prague), Gottstein (de Breslau), Hartmann (de
Berlin). Ces travaux ont été vulgarisés en France par M. Calmettes
et par la thèse de M. Alfred Martin publiée en 1881. On trouvera le
résumé de ces travaux dans l'article Ozène du *Dictionnaire Encyclopédique.*

Étiologie et pathogénie. — C'est surtout chez des enfants, à
partir de 8 à 10 ans, et chez des adolescents, de 16 à 20 ans, qu'on
observe l'ozène vrai. Lorsqu'on le rencontre chez les adultes, on apprend
que cette infirmité date chez eux de l'enfance ou de la puberté. On
ne constate le plus souvent chez ces malades aucun signe de scrofule
ni de syphilis. En revanche, on trouve chez eux une conformation

particulière des fosses nasales, et c'est sur cette disposition qu'est fondée la théorie pathogénique nouvelle de l'ozène, édifiée par les auteurs allemands. On constate en effet une largeur anormale des fosses nasales, qui permet de voir dans une étendue beaucoup plus considérable que d'habitude la cloison et le plancher des fosses nasales. Le cornet inférieur, extrêmement peu développé, ne forme plus qu'un bourrelet mince, laissant apercevoir l'orifice pharyngien de la trompe et ses mouvements pendant la déglutition. Le cornet moyen est quelquefois aussi atrophié.

Ces caractères n'ont pas seulement été établis sur le résultat de l'examen rhinoscopique; ils s'appuient aussi sur des autopsies pratiquées par Zaufal, Hartmann et Gottstein, dans lesquelles on a pu constater l'absence d'ulcérations de la muqueuse et la largeur anormale des cavités nasales. On constate en outre l'atrophie de la muqueuse.

Pour Zaufal, dont la théorie paraît généralement adoptée aujourd'hui, c'est à ce vice de conformation qu'est due la fétidité caracté-. ristique de l'ozène. A l'état normal, en effet, le courant d'air d'inspiration n'a que peu d'influence sur le nettoyage des mucosités formées dans les fosses nasales. Le courant d'expiration, au contraire, les entraîne en avant, où elles s'accumulent et sont expulsées de temps en temps par l'action de se moucher. Le cornet inférieur, en rétrécissant par son volume la cavité nasale, imprime au courant d'air d'expiration une force plus grande. Ce cornet vient-il à manquer, les fosses nasales forment une large cavité que le courant d'air d'expiration n'arrive plus à balayer complètement, et dans laquelle stagnent les mucosités. Elles s'y accumulent, s'y dessèchent sous forme de croûtes extrêmement fétides, qui adhèrent fortement à la muqueuse. Et la preuve que telle est bien la véritable cause de l'affection, c'est qu'une fois ces croûtes entraînées complètement par le lavage, toute odeur fétide de l'haleine disparaît.

Diagnostic. — D'après cela, le diagnostic ne présente pas de sérieuses difficultés. Il repose sur l'examen rhinoscopique qui permet de constater la configuration particulière des fosses nasales que nous avons indiquée, et l'absence d'ulcérations. Une fois les croûtes qui tapissaient la muqueuse enlevées, on constate que celle-ci est rouge, mince et lisse, en un mot, atrophiée.

Pronostic. — Avant la connaissance des faits précédents, le pro-

nostic de l'ozène simple ou idiopathique était extrêmement grave.
La guérison en effet ne s'obtenait que d'une façon exceptionnelle, et
après un temps considérable. Toutefois Trousseau note que l'ozène
qui n'apparaît qu'après la première enfance, a souvent tendance à
diminuer pendant l'âge adulte et dans la vieillesse. Aujourd'hui la
connaissance plus exacte des causes qui le produisent, permet,
sinon de le guérir, puisque les conditions qui lui donnent naissance
tiennent à un vice de conformation persistant, du moins de pallier
très heureusement ses inconvénients, et par là, de débarrasser les
malades d'une horrible infirmité.

Traitement. — Il consiste tout d'abord dans l'expulsion des mucosités concrètes au moyen de la douche naso-pharyngienne employée
comme nous l'avons indiqué précédemment. On peut se servir pour
les lavages, soit d'eau salée, soit de liquides médicamenteux, et en
particulier du chlorate de potasse à la dose de 4 à 5 grammes
pour 100. Ces douches doivent être répétées trois fois dans les vingt-
quatre heures, puis on ne les fera plus que deux fois, et enfin une
seule fois. Il est nécessaire de faire passer à chaque séance un ou
deux litres d'eau à travers les fosses nasales. Puis, pour empêcher la
reproduction des croûtes et de l'ozène, on place dans les fosses nasales un petit tampon d'ouate. Ce tampon du volume d'une plume
d'oie environ est enroulé sur une tige et introduit au niveau du
cornet inférieur, c'est-à-dire un peu en haut et en arrière, dans la
direction de l'angle externe de l'œil. On s'assure qu'il est bien placé
lorsque le malade, en soufflant par la narine correspondante, ne
rejette pas le tampon. Dès que ce moyen est employé, le malade commence à expulser en se mouchant des mucosités liquides, il ne se
forme plus de croûtes, et toute odeur fétide disparaît. Le tampon
peut rester en place pendant deux ou trois jours; au bout de ce
temps, il tombe, chargé de mucosités, pendant les efforts faits en se
mouchant, et doit être renouvelé.

III

NÉOPLASMES OU TUMEURS DES FOSSES NASALES.

1° MYXOMES OU POLYPES MUQUEUX.

Les myxomes ou polypes muqueux sont les tumeurs les plus fréquentes des cavités nasales. Ils se rencontrent surtout dans l'âge adulte, et un peu plus souvent chez l'homme que chez la femme.

Anatomie pathologique. — Ces tumeurs sont molles et tremblotantes, d'aspect gélatineux. Elles appartiennent au tissu muqueux, ce sont donc des myxomes. Elles prennent naissance dans le tissu conjonctif de la muqueuse et dans le tissu sous-muqueux. Leur surface est recouverte par la couche d'épithélium cylindrique stratifié et à cils vibratiles qui appartient normalement à la muqueuse des fosses nasales. Dans quelques-unes d'entre elles, on trouve des glandes muqueuses qui ont subi une hypertrophie considérable, et dont les culs-de-sac et les conduits excréteurs présentent des dilatations kystiques. Ce sont là des tumeurs mixtes ou myxo-adénomes. L'implantation se fait habituellement sur la partie antérieure des fosses nasales et sur sa paroi externe, surtout au niveau du cornet moyen, plus rarement sur le cornet inférieur ; on ne les trouve jamais sur la cloison. Quelquefois aussi l'implantation a lieu près de la partie postérieure des fosses nasales, auquel cas les tumeurs proéminent dans la cavité naso-pharyngienne. Habituellement multiples, les polypes muqueux des fosses nasales peuvent occuper une seule, ou les deux narines à la fois. Leur volume est extrêmement variable, et à côté de polypes volumineux, on trouve à la surface de la muqueuse de petites masses de la grosseur d'un pois ou d'un grain de millet qui expliquent bien la fréquence des récidives. Le pédicule est tantôt très étroit, tantôt assez large. Il renferme des vaisseaux peu abondants, mais pas de nerfs.

Étiologie. — On sait peu de chose sur l'étiologie des polypes muqueux des fosses nasales. On a incriminé le traumatisme, le froid humide, les coryzas répétés. Encore faut-il faire remarquer à ce propos que, dans beaucoup de cas sans doute, le coryza était déjà symptomatique de l'existence d'un polype méconnu.

Symptômes. — Au début, les symptômes ne sont autres que ceux du coryza chronique; enchifrènement, nasonnement de la voix, augmentation de la sécrétion nasale, qui est quelquefois mélangée de filets de sang. Le polype augmentant de volume amène une certaine gène au passage de l'air, et il y a sous ce rapport des alternatives d'amélioration et d'aggravation. Elles tiennent à ce que le polype étant hygrométrique augmente ou diminue de volume, suivant l'état d'humidité de l'atmosphère. Bientôt le volume de la tumeur est tel que l'air ne peut plus passer par les fosses nasales et que le malade est obligé de respirer la bouche ouverte. Il en résulte pendant le sommeil un ronflement guttural particulier; l'odorat se perd, quelquefois même l'ouïe est altérée par propagation de l'inflammation de la muqueuse nasale à l'ouverture des trompes. Parfois les malades ont eux-mêmes conscience de la présence d'un corps étranger dans les fosses nasales, qui se déplace pendant les mouvements de la respiration.

L'examen des fosses nasales, soit simplement en faisant exécuter au malade un mouvement d'expiration forcée, soit à l'aide du spéculum, permet de reconnaître une tumeur grisâtre, quelquefois rosée, et même dans certains cas d'un rouge vif, qui obstrue plus ou moins complètement la fosse nasale. Quelquefois les polypes implantés profondément font saillie dans l'arrière-cavité des fossses nasales où le doigt recourbé en crochet derrière le voile du palais permet de les reconnaître.

La marche de la maladie est en général progressive. En se développant, les polypes déjettent en dehors l'aile du nez du côté correspondant. Ils peuvent même comprimer le canal nasal et déterminer un certain degré d'épiphora. Mais ces symptômes de compression sont toujours très limités; ils diffèrent singulièrement, comme nous le verrons, de ceux qu'on observe dans les cas de polypes fibreux. La présence des polypes muqueux entretient un état irritatif continuel de la muqueuse nasale. Elle détermine des amygdalites fréquentes, et même des accès d'asthme, ainsi que l'a indiqué, en France, M. Duplay, en Allemagne, Voltolini; ainsi que cela résulte d'un mémoire intéressant publié par le Dr Joal dans les Archives de médecine de 1882. Exceptionnellement on a vu les polypes se résorber graduellement; enfin quelquefois même ils ont été expulsés spontanément. Mais c'est là une terminaison trop rare pour qu'on soit en droit d'y compter.

Diagnostic. — Le diagnostic des polypes muqueux, sans être difficile, peut prêter cependant à de nombreuses erreurs. Souvent l'épaississement de la muqueuse nasale au niveau du cornet inférieur a été pris pour un polype. Mais ici la couleur rouge et la vascularisation sont beaucoup plus prononcées; la tumeur n'a pas le pédicule nettement circonscrit des polypes, elle n'a pas non plus leur mobilité.

La déviation de la cloison peut être également prise pour un polype; mais l'examen avec le stylet permet de constater que, tandis que la cloison des fosses nasales forme une convexité dans l'une des narines, elle présente du côté opposé une concavité correspondante.

Les corps étrangers, les calculs des fosses nasales, lorsqu'ils sont recouverts de mucus, pourraient aussi donner lieu à l'erreur; mais l'examen à l'aide du stylet permettra de reconnaître leur consistance dure, très différente de celle des polypes.

Souvent aussi les tumeurs malignes des fosses nasales, sarcomes, épithéliomas, ont été prises à tort pour des polypes muqueux.

Mais leur développement et leur marche progressive excessivement rapides, les hémorrhagies abondantes auxquelles elles donnent lieu, l'engorgement ganglionnaire concomitant les en feront distinguer.

Quant au diagnostic entre les polypes muqueux et les polypes nasopharyngiens, nous l'exposerons à propos de ces dernières tumeurs.

Pronostic. — Sans être grave, le pronostic des polypes muqueux est fâcheux, en ce qu'ils constituent une affection gênante et qui récidive avec une extrême facilité.

Traitement. — Un très grand nombre de méthodes ont été conseillées pour l'ablation des polypes muqueux des fosses nasales; mais la plupart d'entre elles sont complètement tombées en désuétude. De ce nombre sont l'exsiccation à l'aide de poudres astringentes, la compression, la cautérisation, la ligature. Restent aujourd'hui seulement l'excision et l'arrachement.

Cette dernière méthode remonte à Fabrice d'Acquapendente qui imagina la pince à polypes; mais l'arrachement pratiqué à l'aveugle, comme on le faisait autrefois, est une opération brutale et pleine d'inconvénients. La pince en effet n'est guidée ni par la vue, ni par

la main; on détermine des fractures, des arrachements de la muqueuse et des cornets, des hémorrhagies abondantes. J'ai vu un chirurgien opérant ainsi arracher la totalité du cornet inférieur.

Aussi faut-il suivre le conseil de M. Duplay et s'aider du spéculum
et de l'éclairage fourni par le miroir frontal pour guider l'instrument.
On peut également pratiquer de la même manière l'excision, à l'aide
du polypotome de Wilde.

En général, l'écoulement sanguin cache au bout d'un certain temps
le champ opératoire; aussi vaut-il mieux faire l'ablation des polypes
en plusieurs temps plutôt que de poursuivre l'opération, sans être
guidé par la vue.

Une fois les polypes enlevés, il faut se préoccuper d'empêcher la
récidive. Pour cela, il est nécessaire de cautériser le point d'implantation soit avec le nitrate d'argent, soit avec une solution de chlorure
de zinc portée à l'aide d'un pinceau sur les fosses nasales mises à
découvert par le spéculum.

Puis les douches, les insufflations et les pulvérisations de substances astringentes (alun, tannin, sulfate de zinc, etc.) seront conseillées, tant pour traiter le coryza concomitant, que pour détruire
ces petites masses polypeuses qui existent toujours dans le voisinage
des gros polypes, et qui, échappant à l'instrument, deviennent le
point de départ des récidives.

2° FIBROMES OU POLYPES FIBREUX DES FOSSES NASALES.

Autrefois on décrivait sous le nom de polypes nasaux les fibromes
des fosses nasales, et suivant que ces polypes poussaient des prolongements dans telle ou telle des cavités de la face, on leur donnait les
noms de polypes naso-maxillaires, naso-frontaux, et naso-pharyngiens.
Nous savons aujourd'hui que l'implantation primitive de ces polypes
dans les fosses nasales est excessivement rare. Presque toujours elle
se fait, à la base du crâne, dans la cavité naso-pharyngienne. Lors
même que l'insertion se fait dans les fosses nasales, c'est près de leur
extrémité postérieure qu'elle a lieu, et de bonne heure, ces tumeurs
proéminent dans la cavité naso-pharyngienne. Nous renvoyons donc
leur description à celle des polypes naso-pharyngiens dont nous parlerons à propos des maladies de l'arrière-cavité des fosses nasales.

3° OSTÉOMES DES FOSSES NASALES.

Outre les exostoses qui peuvent se développer aux dépens du squelette des fosses nasales, et qui appartiennent le plus souvent à la syphilis, on rencontre encore dans ces cavités des tumeurs osseuses particulières, qui ont pour caractères de se montrer chez des sujets jeunes, en dehors de toute cause diathésique, et de n'avoir avec le squelette que des relations très peu marquées. C'est à cette dernière variété de tumeurs qu'on réserve le nom d'ostéomes des fosses nasales.

C'est aux travaux de Follin, de Dolbeau, de Richet, que nous devons la connaissance de ces tumeurs qui ont été, en 1869, l'objet d'une très bonne thèse de M. Ollivier. En 1870, M. Rendu leur a consacré un article dans les *Archives de médecine*.

Anatomie pathologique. — Les ostéomes des fosses nasales sont formés de tissu compact, éburné, ou de tissu spongieux. Les ostéomes éburnés sont les plus fréquents. Leur consistance est tellement dure qu'on a vu les divers instruments s'émousser à leur surface, sans pouvoir les entamer. Ils sont composés de couches concentriques stratifiées, dont la disposition rappelle celle des calculs urinaires.

Les ostéomes spongieux ou celluleux sont enveloppés par une seule couche de tissu compact d'où partent des aiguilles osseuses qui convergent vers leur centre et qui circonscrivent des aréoles remplies d'une matière gélatineuse.

Le volume de ces tumeurs est extrêmement variable. S'il en est qui ne dépassent pas la grosseur d'une noix, d'autres atteignent celle du poing. Leur forme, très irrégulière, se moule sur toutes les anfractuosités des fosses nasales. Les exostoses éburnées présentent une surface mamelonnée.

De toutes parts, la tumeur est enveloppée par la muqueuse nasale. En se développant, ces tumeurs déplacent et même perforent les os voisins. C'est à leur enclavement exact dans les cavités des fosses nasales qu'est due la difficulté de leur extraction. Car, ainsi que nous l'avons noté déjà, elles n'ont que très peu de connexions avec le squelette. Ce point a été surtout mis en lumière par les travaux de Follin et de Dolbeau. Mais à cet égard il est entre elles une différence ; les unes en effet sont complètement libres dans une cavité tapissée par la muqueuse, les autres adhèrent au squelette par un pédicule très peu volumineux, et plutôt ostéo-fibreux qu'osseux. Parfois les ostéomes déterminent par leur présence des ulcérations de la muqueuse, et même des nécroses des os voisins.

Étiologie et pathogénie. — C'est à tort qu'on a invoqué dans le développement des ostéomes les différentes causes diathésiques, scrofule, syphilis, et le traumatisme. La seule notion étiologique bien établie, c'est celle de l'âge. C'est en effet chez des jeunes gens de 15 à 20 ans que l'on rencontre ces tumeurs.

Quant à leur mode de formation, on est loin d'être encore fixé à cet égard. La cause en est que les autopsies sont extrêmement rares, et que, dans le cours des opérations pratiquées, il est toujours très difficile de déterminer les connexions précises de la tumeur avec les os voisins; il est même difficile de dire si ces connexions existent ou non. Toutefois les opinions anciennes de J. Cloquet, qui faisait de ces tumeurs des polypes ossifiés, et de Rokitansky qui les regardait comme des enchondromes ossifiés, ne sauraient être admises. Les deux opinions qui ont cours à l'heure actuelle sont celle qui place l'origine des ostéomes dans la muqueuse des fosses nasales, et celle qui les fait venir du squelette.

Virchow fait de ces tumeurs des énostoses, c'est-à-dire des productions qui, nées du diploé, perforent la table externe de l'os pour devenir libres au dehors. Dans quelques cas, en effet, on a constaté des adhérences évidentes entre la tumeur et l'os sous-jacent. Mais, dans d'autres, il semblait que l'ostéome fût complètement libre dans la cavité qui le contenait. C'est pour ces cas que les auteurs du *Compendium de chirurgie* ont mis en avant l'hypothèse du développement de la tumeur aux dépens « de ces concrétions, sorte de stalactites » rencontrées quelquefois par eux sur les parois des sinus. L'opinion du *Compendium* à laquelle s'est rangé Dolbeau semble recevoir une confirmation des faits observés par MM. Verneuil et Sappey. En 1855, en effet, M. Verneuil a présenté à la Société de biologie le sinus maxillaire d'un jeune homme de 25 ans sur la muqueuse duquel on voyait de petites concrétions osseuses très adhérentes. Deux fois M. Sappey dit avoir constaté dans l'épaisseur du périoste, intimement uni au derme de la muqueuse, une mince lamelle osseuse. Il semble donc bien que, la membrane de Schneider se confondant par sa couche profonde avec le périoste, ce soit la couche profonde de cette muqueuse qui donne véritablement naissance aux ostéomes des fosses nasales. Quoi qu'il en soit d'ailleurs, le point le plus important à retenir pour le chirurgien, c'est le peu d'adhérence entre ces tumeurs et l'os sous-jacent.

Symptômes. — Pendant longtemps les symptômes restent très obscurs ; les malades accusent seulement un coryza chronique, et quelquefois des épistaxis. Plus tard, la tumeur augmentant de volume détermine des douleurs névralgiques, dues à la compression qu'elle exerce sur les nerfs du voisinage. Proéminant dans les fosses nasales, elle entrave le passage de l'air, et apporte obstacle à l'olfaction et à la respiration. Enfin la tumeur peut faire une saillie visible à l'orifice antérieur des fosses nasales; elle est recouverte par une muqueuse rosée, quelquefois grisâtre et ulcérée. Arrivée à ce degré, la tumeur refoule et détruit les parties voisines. La narine est élargie, la cloison des fosses nasales et le nez lui-même sont déjetés du côté opposé. Le sillon naso-génien se comble et disparaît. Les voies lacrymales et l'œil lui-même sont comprimés et déplacés; de là, de l'épiphora et de l'exophthalmie ; la voûte palatine et le voile du palais sont abaissés. Quelquefois en même temps on observe des douleurs violentes, des hémorrhagies répétées et de la suppuration, qui épuisent la constitution du malade.

En général, la marche est chronique et lentement progressive. On a vu exceptionnellement la tumeur être expulsée spontanément, comme dans un cas de Hilton, mais cela grâce à la nécrose des os voisins, et au prix d'une déformation persistante.

Diagnostic. — Au début, il est fort obscur; c'est seulement un examen soigneux des fosses nasales à l'aide du spéculum et du stylet qui permettrait de reconnaître des tumeurs assez petites pour ne faire aucune saillie apparente au dehors.

Plus tard, quand la tumeur est devenue assez visible pour qu'on puisse apprécier aisément tous ses caractères, le diagnostic ne présente pas en réalité de difficultés. Sa consistance la distingue des polypes, son développement très lent la sépare des tumeurs malignes. Quant aux exostoses syphilitiques, l'âge des malades, l'absence d'antécédents, l'absence d'autres manifestations syphilitiques à la surface du corps, et, au besoin, le traitement spécifique, les en distingueraient. Restent les corps étrangers et les calculs ; mais ces derniers ne déterminent pas la déformation des cavités de la face causée par les ostéomes, ils ne présentent pas non plus leur marche continue et progressive.

Pronostic. — Sans avoir la gravité des tumeurs malignes, les ostéomes de la face n'en sont pas moins fâcheux, à cause des désordres de voisinage auxquels ils donnent lieu. Aussi faut-il le plus rapidement possible procéder à leur extirpation.

Traitement. — C'est ici qu'il importe de se rappeler les notions fournies par l'anatomie pathologique. Prenant en considération la consistance éburnée de la plupart de ces tumeurs, on n'essayera pas de les fragmenter; mais, par des opérations préliminaires convenables, on créera une brèche suffisante pour leur livrer passage; après quoi, il sera très facile de les extraire, en les saisissant avec un fort davier.

4° ENCHONDROMES.

Les enchondromes des fosses nasales sont rares. Toutefois on en a signalé plusieurs exemples sur la cloison, appartenant à Richet, Bryant, Erichsen. M. Verneuil a enlevé un enchondrome implanté sur les cellules ethmoïdales, chez un jeune garçon de onze ans. Enfin M. Heurtaux (de Nantes) a communiqué, en 1877, à la Société de chirurgie l'intéressante observation d'un enchondrome de la fosse nasale gauche, pesant 135 grammes, et enlevé par lui sur une jeune femme de vingt-deux ans.

Comme les ostéomes, ces tumeurs ont presque toujours été rencontrées chez de jeunes sujets. Elles déterminent, à l'exemple des exostoses et des polypes fibreux, des phénomènes de compression et de refoulement sur les organes voisins. Aussi les mêmes opérations leur sont-elles applicables.

5° ADÉNOMES.

Déjà nous avons noté dans l'épaisseur de certains polypes muqueux la présence de nombreuses glandes hypertrophiées. Il existe aussi des tumeurs entièrement constituées par l'élément glandulaire, véritables adénomes des fosses nasales. M. Robin le premier en a décrit un exemple. M. Verneuil en a recueilli un cas qui a été le point de départ de la thèse de Puglièse (1862) sur les adénomes des fosses nasales.

Ces tumeurs donnent lieu à des symptômes analogues à ceux des polypes muqueux; en cas de doute, l'examen microscopique trancherait le diagnostic. Il est important, en effet, d'être fixé sur leur véritable nature, car l'arrachement qui convient aux polypes muqueux ne saurait suffire en cas d'adénomes. Il a été plusieurs fois suivi de récidives. Il est donc nécessaire de faire sur le squelette du nez des opérations préliminaires pour mettre largement à nu l'intérieur des fosses nasales et détruire, en même temps que la tumeur, son point d'implantation.

6° TUMEURS MALIGNES (ÉPITHÉLIOMA, SARCOME).

Sous le nom de cancer des fosses nasales, on a décrit tantôt des épithéliomas, tantôt des sarcomes. Quant au carcinome primitif des fosses nasales, nous pouvons dire, avec M. Terrier, avec MM. Cornil et Ranvier, qu'il n'en existe pas d'exemple authentique.

A l'entrée des fosses nasales on rencontre l'épithélioma pavimenteux qui se développe, soit primitivement dans la peau pour envahir ensuite la narine, soit aux dépens de l'épithélium pavimenteux qui tapisse à l'état normal le vestibule des fosses nasales. On rencontre aussi dans les fosses nasales l'épithélioma à cellules cylindriques, qui affecte une grande ressemblance avec les polypes muqueux.

A côté de l'épithélioma, il faut signaler les papillomes; un de ces polypes papillaires, enlevé par M. Tillaux et examiné par MM. Cornil et Ranvier, a récidivé.

Les sarcomes des fosses nasales sont rares; ils peuvent se développer sur tous les points de ces cavités. On les a rencontrés notamment sur la cloison. Tantôt ils se développent aux dépens de la muqueuse seule, tantôt aux dépens des os, sous forme d'ostéosarcomes.

Le diagnostic de ces tumeurs est surtout à faire, soit avec les polypes muqueux, soit avec les polypes fibreux des fosses nasales. A propos des polypes muqueux, nous rappellerons combien est rare leur insertion sur la cloison, qui est au contraire un fait fréquent dans les tumeurs malignes; les hémorrhagies abondantes, l'engorge-

ment ganglionnaire sont aussi des signes qui appartiennent seulement à ce dernier groupe de tumeurs. Quant aux polypes fibreux,
les conditions d'âge et de sexe ont la plus haute importance, puisqu'on les observe seulement chez des jeunes gens et dans le sexe
masculin.

Rappelons en terminant qu'on a pu voir des encéphalocèles et des
méningocèles faisant saillie dans l'intérieur des fosses nasales. On
devra donc toujours se méfier beaucoup de tumeurs congénitales de
cette région.

Le pronostic des tumeurs malignes des fosses nasales est extrêmement grave, tant à cause de la nature même de ces tumeurs, que vu
leurs rapports avec la cavité encéphalique qu'elles peuvent envahir,
donnant lieu à des complications mortelles. Les opérations qu'on
leur oppose sont donc pleines d'incertitude, car il peut se faire que
déjà la tumeur ait poussé des prolongements du côté du crâne, sans
qu'aucun symptôme soit venu en avertir l'observateur. De plus, la
profondeur à laquelle on opère, l'abondance de l'hémorrhagie gênent
l'action du chirurgien et rendent parfois bien difficile une ablation
complète. Quoi qu'il en soit, nous devons répéter ici ce que nous
avons déjà dit à propos des adénomes, l'arrachement de ces tumeurs
est toujours insuffisant. Si l'on intervient contre elles, il faut le faire
d'une façon radicale, à l'aide de larges opérations préliminaires portant sur le squelette de la face et du nez.

IV

VICES DE CONFORMATION DES FOSSES NASALES.

Les difformités acquises des fosses nasales sont très fréquentes,
soit à la suite de traumatismes, soit comme conséquence d'altérations pathologiques des parties molles et du squelette du nez. Nous
ne nous en occuperons pas ici; nous dirons seulement quelques mots
de deux vices de conformation congénitaux : 1° l'étroitesse des fosses
nasales; 2° la déviation de la cloison.

Le rétrécissement des fosses nasales peut porter soit sur leur diamètre transversal, soit sur le diamètre vertical. Quand c'est le diamètre transversal qui est rétréci, les cornets arrivent au contact de la cloison, et ce n'est qu'en suivant le méat inférieur qu'un instrument peut être introduit dans le pharynx. Le rétrécissement porte-t-il, au contraire, sur le diamètre vertical, il peut tenir à l'aplatissement de la base du nez, ou, plus souvent encore, à l'exagération de convexité du plancher des fosses nasales. Ces différents vices de conformation paraissent prédisposer aux maladies de la pituitaire et de la cavité naso-pharyngienne, et, par là, aux maladies de l'appareil auditif.

Rien n'est plus fréquent que la déviation de la cloison; bien rarement, en effet, elle affecte une disposition tout à fait verticale. Le plus souvent elle s'incline légèrement vers l'une des deux fosses nasales, surtout du côté gauche. Lorsque cette déviation est peu marquée, elle n'a que l'intérêt d'une disposition anatomique particulière; rappelons toutefois que c'est à cette déviation de la cloison à gauche qu'on a attribué la fréquence plus grande de la tumeur lacrymale de ce côté.

Mais lorsque la déviation est très prononcée, elle met obstacle au passage de l'air et elle peut même être assez marquée pour que la partie antérieure de la cloison fasse une saillie visible au dehors et constitue une difformité persistante.

Tantôt la déviation existe d'un seul côté, tantôt elle est en forme d'S et occupe à la fois les deux narines en des points différents. Souvent on rencontre, dans ces faits, une exagération de la convexité du plancher des fosses nasales. Il semble que la hauteur des cavités nasales étant insuffisante, la cloison a dû se recourber sur elle-même. On comprend que cette disposition apporte une gêne considérable à la respiration dans les cas où elle est bilatérale; de plus, comme le rétrécissement simple des fosses nasales, elle expose aux maladies de la cavité naso-pharyngienne et de l'audition.

Cette déformation est encore intéressante à connaître, vu les erreurs de diagnostic auxquelles elle peut donner lieu. On peut, en effet, prendre la saillie formée par la cloison déviée pour une tumeur; un examen attentif fera reconnaître que la déviation existe en sens inverse dans la fosse nasale du côté opposé, et permettra d'éviter l'erreur.

C'est seulement dans les cas où il y aura une difformité apparente et une gêne très grande à la pénétration de l'air, que l'on devra intervenir. Dernièrement cette question a été, de la part de M. Berger, l'occasion d'une intéressante communication à la Société de chirurgie. Jusqu'ici les diverses opérations faites pour combattre cette difformité avaient porté sur la portion cartilagineuse de la cloison. Un chirurgien belge, Heylen, cité par les auteurs du *Compendium*, avait réséqué une partie de ce cartilage. Chassaignac en avait pratiqué l'évidement, de façon à l'amincir et à pouvoir le redresser. Blandin avait enlevé à l'emporte-pièce une partie de la cloison cartilagineuse. M. Berger, se fondant sur la remarque de M. Duplay, que la tumeur visible constituée par la cloison déviée comprend à la fois une portion cartilagineuse appartenant à la cloison et une portion osseuse appartenant au vomer, a pratiqué une résection de cette portion osseuse, et cela avec succès. C'est donc à la tumeur osseuse située près du plancher des fosses nasales, et facile à distinguer à sa consistance spéciale de la portion cartilagineuse, qu'il faut s'adresser. A l'aide du ciseau, on enlève des copeaux successifs de la substance osseuse avec la muqueuse qui la recouvre. Ces sections sont faites parallèlement à la direction de la cloison; une dilatation ultérieure de la narine complète la guérison.

ARTICLE III

MALADIES DE L'ARRIÈRE-CAVITÉ DES FOSSES NASALES OU CAVITÉ NASO-PHARYNGIENNE.

Déjà, à plusieurs reprises, nous avons signalé l'importance des maladies de la cavité naso-pharyngienne dans le développement des affections de l'oreille. Aussi tous les auteurs qui s'occupent d'otologie consacrent-ils un chapitre spécial aux maladies de l'arrière-cavité des fosses nasales. Jusqu'ici les *Traités de chirurgie* étudiaient ces maladies avec celles des fosses nasales. M. Terrier, le premier, leur a consacré un chapitre à part; nous imiterons cet exemple.

I

LÉSIONS TRAUMATIQUES.

Les lésions traumatiques de l'arrière-cavité des fosses nasales sont rares et accompagnent celles des fosses nasales ou de la cavité buccale. Tantôt elles résultent de coups de feu, tantôt ce sont des instruments piquants, qui, après avoir perforé le palais, pénètrent dans la cavité naso-pharyngienne. Des corps étrangers peuvent s'introduire dans cette cavité et y séjourner plus ou moins longtemps. Déjà nous avons cité le fait d'Urbantschitsch, dans lequel un épi d'avoine aurait pénétré dans l'arrière-cavité des fosses nasales et, de là, dans la trompe. Hickman a observé le cas d'un anneau d'acier qui était resté logé pendant treize ans et demi dans la cavité naso-pharyngienne. C'est l'examen rhinoscopique et le toucher avec le doigt introduit derrière le voile du palais, qui permettront de reconnaître la présence et le siège exact de ces corps étrangers.

II

LÉSIONS INFLAMMATOIRES.

L'inflammation aiguë de la cavité naso-pharyngienne se montre habituellement dans le cours d'une angine ou d'un coryza aigu. Nous insisterons seulement ici sur les inflammations chroniques, et nous décrirons : 1° le catarrhe naso-pharyngien; 2° les tumeurs adénoïdes; 5° les ulcérations de la cavité naso-pharyngienne.

1° CATARRHE NASO-PHARYNGIEN.

Étiologie. — Dans un grand nombre de cas, l'inflammation chronique de la cavité naso-pharyngienne succède à un catarrhe chronique des fosses nasales ou à une angine granuleuse. Mais il peut se faire aussi que l'inflammation débute par l'arrière-cavité des fosses nasales pour se propager ensuite au pharynx et aux fosses nasales. Les causes générales de cette inflammation sont la scrofule, l'arthritisme ou l'herpétisme; quant aux causes locales, ce sont le froid humide, l'abus de l'alcool, du tabac, l'action de toutes les substances irritantes.

Symptômes. — Les malades accusent une sensation de sécheresse et de chatouillement dans la gorge et à la partie supérieure du du voile du palais. La région malade est le siège d'une augmentation de sécrétion qui se dessèche et forme des croûtes qui sont expulsées le matin surtout, avec de violents efforts, déterminant parfois le vomissement. Quelquefois les croûtes rejetées par les malades revêtent la forme de godets, de concrétions moulées sur certaines dépressions de la cavité naso-pharyngienne, telles que l'ouverture des trompes, la fossette de Rosenmuller.

Assez souvent on observe de la céphalalgie, de la gêne respiratoire, forçant le malade à respirer presque constamment par la bouche; il y a aussi de la fétidité de l'haleine, des bourdonnements, et un affaiblissement plus ou moins marqué de l'ouïe, tenant parfois à l'obstruction de la trompe par des bouchons muqueux, tantôt à la propagation de l'inflammation à l'intérieur de ce conduit. Enfin on note aussi de la gêne de la prononciation, surtout marquée pour les consonnes nasales.

Très souvent on constate en même temps que le catarrhe naso-pharyngien tous les signes de l'angine granuleuse, rougeur, granulations, veines variqueuses de la paroi postérieure du pharynx et des piliers du voile. Par l'examen rhinoscopique, on constate la rougeur et le gonflement de la muqueuse, les dilatations variqueuses de ses veines, les concrétions muqueuses qui la recouvrent. Le gonflement de la muqueuse rétrécit la cavité naso-pharyngienne : quelquefois elle présente de petites ulcérations; enfin l'hypertrophie de ses éléments lymphoïdes, et surtout de cet amas de tissu adénoïde siégeant à la paroi supérieure du pharynx, et appelé glande de Luschka, donne naissance à de véritables tumeurs granuleuses. Quelquefois même, d'après Wendt, on rencontre dans ces masses des kystes glandulaires.

La marche de la maladie est essentiellement chronique; elle se termine, soit par l'atrophie de la muqueuse et de ses organes glandulaires, soit, au contraire, par l'hypertrophie totale du tissu adénoïde du pharynx, donnant naissance aux tumeurs adénoïdes dont nous parlerons bientôt.

Diagnostic. — Les symptômes fonctionnels que nous avons énumérés, rapprochés de l'existence d'un coryza chronique, de l'angine granuleuse et de troubles de l'audition doivent faire penser au catarrhe naso-pharyngien. L'examen rhinoscopique viendra confirmer le diagnostic; mais, dans un grand nombre de cas, cet examen est difficile. Le toucher avec le doigt introduit derrière le voile du palais fera constater l'existence des granulations.

Pronostic. — Il est assez fâcheux, en ce que la maladie est tenace, difficile à guérir, et qu'elle détermine souvent des troubles de l'audition.

Traitement. — C'est ici surtout que la douche naso-pharyngienne a une supériorité incontestable sur tous les autres moyens conseillés pour faire pénétrer des liquides médicamenteux dans l'arrière-cavité des fosses nasales. On peut employer dans ce but l'eau salée, l'alun, les eaux sulfureuses, l'eau de Saint-Christeau, etc. Aux douches on joindra d'ailleurs les pulvérisations de liquides et les insufflations de poudre. Avec le traitement local on combinera le traitement général qui s'adressera aux diathèses scrofuleuse, herpétique ou syphilitique, suivant que l'une ou l'autre d'entre elles pourra être incriminée.

2° TUMEURS ADÉNOÏDES DE LA CAVITÉ NASO-PHARYNGIENNE.

L'hypertrophie des follicules clos nombreux de la cavité naso-pharyngienne, et spécialement de la glande de Luschka, peut donner naissance à des productions morbides qui ont été bien étudiées par Meyer (de Copenhague) sous le nom de tumeurs adénoïdes du pharynx.

Anatomie pathologique. — Ces petites excroissances ou végétations se montrent surtout à la partie supérieure et postérieure de la cavité naso-pharyngienne, là où les follicules clos sont particulièrement abondants. Elles affectent la forme de lamelles ou de bâtonnets. Leur structure histologique est absolument celle du tissu adénoïde; stroma réticulé, à mailles plus ou moins étroites, et remplies de corpuscules lymphatiques. Il existe dans leur intérieur un développement veineux considérable, et à leur surface une couche de cellules cylindriques à cils vibratiles.

Étiologie. — C'est surtout dans les climats froids et humides, tels que ceux de l'Angleterre, du Danemark et de l'Allemagne, que la maladie a été observée. On la rencontre surtout chez les enfants et les jeunes gens, de préférence dans le sexe féminin ; elle a tendance à diminuer avec les progrès de l'âge. L'hérédité, la constitution scrofuleuse, les catarrhes naso-pharyngiens répétés, l'exercice longtemps prolongé de la voix, sont les différentes causes qu'on peut invoquer.

Symptômes. — Au début, les symptômes sont ceux du catarrhe naso-pharyngien. Le gonflement de la muqueuse et la présence des végétations adénoïdes amènent de la difficulté de la respiration, une sensation de sécheresse et de gêne dans l'arrière-cavité des fosses nasales, des douleurs dans l'oreille et un peu de surdité. Au fur et à mesure que les tumeurs se développent, tous les symptômes s'exagèrent. Les malades en arrivent à ne plus pouvoir respirer que la bouche ouverte. De là, une sécheresse très marquée du pharynx ; de là aussi, peut-être, le développement de granulations pharyngées. Les fosses nasales cessant d'être traversées par l'air présentent une inflammation chronique de leur muqueuse produisant une altération de l'odorat. Le chant, la prononciation des consonnes nasales est difficile, ce qui est dû, d'après Meyer, à la tuméfaction du voile du palais. Dans la plupart des cas, il existe de la surdité, due soit à la propagation de l'inflammation aux trompes, soit à l'obstruction de ces conduits par du mucus ou par des végétations adénoïdes.

Un symptôme qui effraye parfois beaucoup les malades, c'est le crachement de sang qui provient du pharynx, et qui se reproduit surtout le matin, au réveil. Quelquefois on note de la céphalalgie habituelle ; on a vu aussi l'engorgement des ganglions cervicaux.

Diagnostic. — Il repose sur l'examen direct à l'aide du spéculum et du rhinoscope ; mais parfois cet examen est rendu difficile par le gonflement de la muqueuse. Le toucher avec le doigt sera alors le meilleur moyen de se renseigner sur l'existence de ces végétations molles qui remplissent plus ou moins la cavité naso-pharyngienne.

Pronostic. — Il est fâcheux, car les altérations fonctionnelles, et particulièrement celles du côté de l'audition sont quelquefois persistantes. Dans d'autres cas, cependant, l'ablation des végétations adénoïdes suffit à faire disparaître tous les symptômes.

Traitement. — Les médications topiques utiles dans le catarrhe naso-pharyngien se montrent ici insuffisantes, et il faut recourir à la destruction des végétations adénoïdes, soit par les caustiques, soit par une opération.

Les cautérisations sont faites le plus souvent avec le nitrate d'argent mitigé porté derrière le voile du palais à l'aide d'un porte-caustique coudé. On les fait suivre d'une douche naso-pharyngienne avec l'eau salée pour neutraliser l'excès du caustique. On a employé également le galvano-cautère.

Quant à l'ablation des tumeurs, elle se fait, soit avec un couteau annulaire conseillé par Meyer, et analogue à l'anneau tranchant de l'amygdalotome, soit avec une curette tranchante. On a eu recours aussi à divers serre-nœuds, et à l'écrasement des tumeurs pédiculées, soit avec le doigt, soit avec des pinces à polypes.

3° ULCÉRATIONS DE LA CAVITÉ NASO-PHARYNGIENNE.

Les ulcérations de la cavité naso-pharyngienne dues à la scrofule ou à la syphilis coïncident le plus souvent avec des altérations semblables du pharynx ou des fosses nasales.

a. **Ulcérations scrofuleuses.** — On peut retrouver ici les deux formes d'ulcérations, superficielles ou bénignes, profondes ou malignes, décrites dans le pharynx. D'après Wendt, les ulcérations scrofuleuses profondes siégeraient surtout au niveau de la tonsille pharyngienne et de la paroi postérieure du pharynx : elles seraient dues à l'ulcération du tissu lymphoïde, très développé dans ces régions. Ces ulcères grisâtres, à bords quelquefois nets, parfois décollés, atteignent une grande profondeur, et peuvent détruire le pavillon de la trompe.

C'est surtout chez les enfants et les jeunes gens, de préférence dans le sexe féminin, qu'on observe ces ulcérations dues à la scrofule. Non seulement elles détruisent les parties voisines, mais elles peuvent, en se cicatrisant, oblitérer les trompes et le pharynx, et par là entraîner la perte plus ou moins complète de l'audition, de la respiration nasale et de l'olfaction.

b. **Ulcérations syphilitiques.** — Elles constituent des accidents tertiaires de la syphilis et résultent, soit de syphilides ulcéreuses, soit de l'ulcération de gommes du pharynx.

Anatomie pathologique. — Les ulcères syphilitiques se montrent de préférence au niveau des orifices des trompes et de l'amygdalepharyngienne. Ces ulcères sont taillés à pic, à fond grisâtre, parfois recouverts de croûtes noirâtres. Pour quelques auteurs, ils pourraient atteindre même les os sous-jacents et se propager aux méninges et aux gros vaisseaux.

En se cicatrisant, ils amènent le rétrécissement de la cavité naso-pharyngienne et l'oblitération de l'orifice des trompes; d'où production d'une surdité incurable.

Symptômes. — On note tous les signes du coryza concomitant, la sécheresse du pharynx, le nasonnement de la voix, la gêne de la respiration, l'altération de l'ouïe. L'examen de la gorge fait constater la rougeur et l'épaississement du voile du palais qui est tendu et luisant. Le toucher permet de reconnaître le rétrécissement de la cavité naso-pharyngienne. Les ulcérations donnent lieu à un écoulement sanieux, purulent, ou même sanguinolent par les narines.

Diagnostic. — L'examen doit être complété par l'emploi du rhinoscope, qui permet de voir les ulcérations et d'apprécier leurs caractères. Toutefois ceux-ci ne sont pas toujours assez tranchés pour permettre de distinguer d'une façon certaine ce qui revient à la scrofule ou à la syphilis. De là, la nécessité de tenir le plus grand compte des antécédents et des lésions concomitantes.

Pronostic. — Il est grave, parce que les ulcérations ne se cicatrisent pas sans donner naissance à des difformités persistantes. Déjà nous avons signalé l'oblitération des trompes et la surdité. Les ulcérations syphilitiques coïncident parfois avec une infiltration gommeuse de tout le pharynx nasal. Cette lésion amène la production d'un tissu cicatriciel qui rétrécit la cavité naso-pharyngienne. M. Alphonse Guérin a beaucoup insisté sur cette altération, qu'il compare au rétrécissement du rectum causé par le syphilome ano-rectal. Une autre déformation consiste dans la soudure complète de la face supérieure du voile du palais avec la paroi postérieure du pharynx. Cette difformité a été étudiée dans un mémoire de Julius Paul (de Breslau) traduit par Verneuil. Elle entraîne, on le comprend, la perte complète de la respiration nasale, un trouble de la phonation et de l'olfaction. Ce qui aggrave le pronostic de cette difformité, c'est que toutes les opérations entreprises contre elle n'ont donné jusqu'ici presque que des insuccès.

Traitement. — Il doit s'adresser tout d'abord à la cause générale qui a produit les ulcérations. En cas de syphilis, l'iodure de potas-

sium à haute dose, ou mieux encore le traitement mixte, iodure
et frictions mercurielles, ou sirop de Gibert, doivent être employés.
Dans la scrofule, ce sont les amers, les toniques, l'huile de foie
de morue, qui doivent faire la base du traitement. Il est utile en
même temps de toucher directement les ulcérations, soit avec la teinture d'iode, soit avec le nitrate d'argent.

Quand le voile est adhérent au pharynx, on a tenté de l'en décoller
par une opération et d'empêcher son agglutination par divers appareils ;
malgré les soins les mieux entendus, presque toujours l'agglutination
des lèvres de la plaie a lieu, et la difformité se reproduit.

III

TUMEURS DE LA CAVITÉ NASO-PHARYNGIENNE.

Les plus importantes et les plus nombreuses de ces tumeurs sont
les fibromes ou polypes naso-pharyngiens. Mais, avant de nous en
occuper, nous devons dire quelques mots des myxomes et des sarcomes
de la cavité naso-pharyngienne.

1° MYXOMES NASO-PHARYNGIENS.

Déjà nous avons dit que des polypes muqueux des fosses nasales
insérés près de la partie postérieure de ces cavités peuvent proéminer
dans l'espace naso-pharyngien. Ils peuvent aussi s'implanter sur le
pourtour de l'orifice postérieur des fosses nasales et sur le bord libre
de la cloison, et même sur l'apophyse basilaire de l'occipital, constituant la paroi supérieure de la cavité naso-pharyngienne. Ce sont là
des faits exceptionnels, mais importants à connaître pour le chirurgien. Ces tumeurs, en effet, ne doivent pas être confondues avec les
fibromes naso-pharyngiens, car les mêmes procédés opératoires ne leur
sont pas applicables. MM. Legouest, Trélat, Panas ont fait connaître
un certain nombre de ces observations. Mais, en changeant de siège,
les polypes muqueux changent aussi leur constitution anatomique.
Dans les fosses nasales, c'étaient des myxomes purs ; dans la cavité
naso-pharyngienne, ils constituent des fibro-myxomes. De là, leur

consistance et leur aspect extérieur rappelant les fibromes naso-pharyngiens.

Ces fibro-myxomes de l'arrière-cavité des fosses nasales ont été
observés à tous les âges, aussi bien dans le sexe féminin que dans
le sexe masculin.

Les premiers symptômes qu'ils déterminent sont ceux du coryza
postérieur ou catarrhe naso-pharyngien, gêne de la respiration nasale,
troubles de l'audition, nasonnement de la voix. Puis, au fur et à
mesure que la tumeur augmente de volume, elle proémine à la fois
dans l'une des narines et dans la cavité pharyngienne. Elle peut
même repousser en avant et déformer le voile du palais ; elle arrive
à le dépasser et à faire une saillie apparente dans la cavité pharyngienne. Ce lobe de la tumeur visible dans le pharynx prend généralement une coloration rouge et une consistance plus ferme qui le font
ressembler aux fibromes naso-pharyngiens. Mais le toucher permettant
d'apprécier la mobilité de ces tumeurs, leur insertion limitée, leur
mollesse en certains points, les fera distinguer des polypes naso-
pharyngiens. Nous reviendrons d'ailleurs sur ce diagnostic, à propos
de ces dernières tumeurs.

Traitement. — Ces myxomes de l'arrière-cavité des fosses nasales
ne poussant pas des prolongements dans les diverses cavités de la
face, n'appellent pas les graves opérations préliminaires réservées aux
polypes naso-pharyngiens. Tout au plus, pour les enlever, a-t-il été
nécessaire de pratiquer une incision du voile du palais ou boutonnière palatine. Dans un cas, M. Trélat a eu recours à l'opération de
Rouge (de Lausanne), pour aborder plus facilement le polype. Mais
dans beaucoup de cas on pourra se contenter d'une opération simple,
consistant à pratiquer l'arrachement de la tumeur avec des pinces
courbes portées derrière le voile du palais, ou sa ligature à l'aide
d'un serre-nœud, introduit par l'une des narines. La cautérisation
du point d'implantation devra suivre l'ablation, pour éviter les récidives.

2° SARCOMES NASO-PHARYNGIENS.

Il est possible, disent MM. Cornil et Ranvier, que plusieurs des
tumeurs décrites sous le nom de polypes fibreux des fosses nasales
soient en réalité des sarcomes. La même opinion a été émise par

Spencer Watson. On peut aussi, en présence de la fréquence et de la gravité des récidives, penser à la transformation de certaines tumeurs primitivement fibreuses en tissu sarcomateux ; c'est là un argument qu'on a fait valoir en faveur des opérations larges, destinées à enlever complètement en une seule fois les fibromes naso-pharyngiens.

Des sarcomes primitivement nés dans les fosses nasales, peuvent aussi faire une saillie considérable dans la cavité naso-pharyngienne. Enfin, à côté des tumeurs précédentes il existe aussi certainement des sarcomes primitivement développés dans la cavité naso-pharyngienne, probablement aux dépens de la tonsille pharyngienne de Luschka. Le pronostic de ces tumeurs est celui de toutes les tumeurs malignes. Le traitement qu'elles comportent est l'extirpation complète au moyen de larges opérations préliminaires.

5° FIBROMES NASO-PHARYNGIENS.

Les fibromes de l'arrière-cavité des fosses nasales sont habituellement désignés sous le nom de polypes naso-pharyngiens.

Anatomie pathologique. — Ces tumeurs sont constituées par du tissu fibreux, sous forme de faisceaux diversement entre-croisés qui donnent naissance à des lobes séparés par du tissu conjonctif. Muron a trouvé dans leur intérieur une très grande quantité de vaisseaux capillaires à parois embryonnaires, minces, ce qui rend compte de la fréquence des hémorrhagies. A côté du tissu fibreux, on y trouve des éléments cellulaires jeunes, cellules embryonnaires et fibro-plastiques, semblables à celles qui constituent les sarcomes. C'est à la présence de ces jeunes cellules qu'on attribue la fréquence des récidives, et la dégénérescence possible de ces tumeurs en sarcomes, admise par certains auteurs, entre autres par O. Weber.

Les fibromes naso-pharyngiens peuvent subir diverses dégénérescences ; on y a signalé des incrustations calcaires. J. Cloquet a montré, en 1860, à la Société de chirurgie, un polype dont le pédicule renfermait une concrétion calcaire longue et effilée, ressemblant à une arête de poisson. Cruveilhier et Maisonneuve ont cité des cas dans lesquels la tumeur renfermait des kystes. On a signalé aussi la dégénérescence graisseuse. La muqueuse qui recouvre les polypes est généralement épaissie et très vasculaire ; aussi présente-t-elle une coloration d'un rouge foncé ; quelquefois elle offre des ulcérations.

Un des points les plus intéressants dans l'étude des polypes naso-pharyngiens est celui qui concerne leur implantation. Autrefois on pensait que ce point d'implantation était extrêmement variable, et pouvait se faire sur les différentes parties des fosses nasales et de la cavité pharyngienne. De là, la division en polypes nasaux, naso-fron-taux, naso-maxillaires et naso-pharyngiens. Ces données ont été sin-gulièrement modifiées par les travaux de Nélaton et de ses élèves, Robin-Massé, Botrel et d'Ornellas. Pour l'école de Nélaton, en effet, le seul point d'implantation primitif des polypes naso-pharyngiens, c'est la base du crâne au niveau de l'apophyse basilaire et du corps du sphénoïde; plus rarement, sur les parties latérales, au niveau du sommet du rocher et des apophyses ptérygoïdes. En un mot l'inser-tion de ces tumeurs serait limitée à un espace compris entre l'inser-tion du muscle grand droit antérieur et l'articulation du sphénoïde avec le vomer d'avant en arrière, et les deux fosses ptérygoïdes laté-ralement.

Ainsi posée, la question de l'implantation primitive des polypes naso-pharyngiens est résolue d'une façon beaucoup trop exclusive. Il faut tenir compte en effet de ces cas exceptionnels dans lesquels on a vu l'implantation se faire dans les fosses nasales, sur la lame criblée de l'ethmoïde, dans les sinus sphénoïdaux, et même sur les pre-mières vertèbres cervicales. Des faits semblables ont été signalés par Cruveilhier, Robert et Michaux. Toutefois, à propos de l'insertion vertébrale, il importe de tenir compte de la remarque suivante faite par Nélaton. Lorsqu'on examine un malade, la bouche ouverte et la tête renversée en arrière, ce qu'on a devant les yeux au fond du pharynx, ce qu'on touche avec le doigt introduit derrière le voile du palais, c'est l'apophyse basilaire, et non les premières vertèbres cer-vicales. Il faut tenir compte en effet de l'obliquité normale de l'apo-physe basilaire, encore exagérée par le renversement de la tête en arrière. Une autre objection aux divers points d'insertion signalés est faite par Nélaton et ses élèves. Pour eux, en effet, beaucoup de ces points d'insertion ne sont pas primitifs, mais bien secondaires. La muqueuse qui recouvre le polype s'enflamme, s'ulcère et contracte des adhérences avec une autre surface muqueuse. De là, des inser-tions consécutives, au niveau desquelles des communications vascu-laires nouvelles fournissent à la nutrition du néoplasme. Toutefois certaines de ces insertions, considérées comme secondaires par Nélaton, présentent une résistance plus considérable que l'insertion primitive. Des faits de cette nature ont été signalés par Michaux.

En résumé donc, en tenant compte de tous les faits observés, il est permis de dire qu'exceptionnellement les polypes fibreux peuvent prendre naissance dans les fosses nasales, mais que dans l'immense majorité des cas ils s'insèrent sur la base du crâne. On pourrait donc leur donner le nom, que propose M. Terrier, de polypes basilo-pharyngiens. On a cherché la cause de cette localisation spéciale des polypes fibreux au niveau de l'apophyse basilaire. Lorain a fait remarquer l'épaisseur du périoste à ce niveau, son adhérence intime à l'os, l'absence presque complète de fibres élastiques, qui en fait un tissu fibreux presque pur.

En se développant, les polypes naso-pharyngiens atteignent un volume considérable, qu'on a pu comparer à celui du poing. Ils forment des masses arrondies, lobulées, qui s'insinuent dans les différentes cavités de la face, les déforment, et détruisent même leurs parois osseuses. Ils peuvent ainsi pénétrer dans l'intérieur même de la cavité crânienne.

Étiologie. — Nous ne savons rien sur les causes qui favorisent le développement des polypes naso-pharyngiens. Les deux seules circonstances étiologiques qu'il importe de bien préciser, vu leur grande importance pour le diagnostic, sont relatives à l'âge et au sexe des malades. C'est, en effet, toujours chez de jeunes sujets que se rencontrent ces tumeurs, exceptionnellement chez de très jeunes enfants, beaucoup plus souvent chez des adolescents et des jeunes gens, par exemple de quinze à vingt ans. On ne les rencontre plus après trente ans. De même aussi c'est toujours dans le sexe masculin qu'on les voit. Les faits observés chez la femme, tels que ceux de Richard et de M. Verneuil, sont tout à fait exceptionnels.

Symptômes. — Le début de la maladie est très obscur; les symptômes sont ceux d'un coryza chronique, auquel se joignent parfois de petites épistaxis. La tumeur augmentant de volume, le malade a la sensation d'un corps étranger qui s'oppose au passage de l'air pendant la respiration. Les deux fosses nasales sont quelquefois oblitérées en même temps; aussi le malade est obligé de respirer par la bouche. Il dort la bouche ouverte, en faisant entendre un ronchus particulier; il en résulte quelquefois une vive irritation des amygdales et du pharynx,

Les sécrétions des fosses nasales deviennent de plus en plus abondantes, muco-purulentes, quelquefois fétides. Les hémorrhagies se reproduisent fréquemment et atteignent quelquefois une telle gravité qu'on a pu être obligé de lier la carotide. Même lorsqu'elles sont moins abondantes, elles amènent par leur répétition un état très fâcheux d'anémie. Les malades accusent en général des douleurs frontales très intenses.

Si l'on pratique l'examen à ce moment, en faisant ouvrir la bouche du malade, on constate parfois que le voile du palais est déformé. Tantôt il est abaissé en masse au point de présenter une convexité inférieure au lieu de sa concavité normale ; tantôt, la tumeur étant surtout prononcée d'un côté, le voile du palais est asymétrique. Dans d'autres cas, le polype est assez volumineux pour faire saillie au-dessous du bord libre du voile du palais et être visible au fond de la cavité pharyngienne. Le doigt recourbé en crochet et porté derrière le voile du palais permet de reconnaître la forme et la consistance du polype, il renseigne aussi sur son volume et sur son point d'implantation. L'examen des fosses nasales à l'aide du spéculum fait constater, tantôt dans l'une des narines, tantôt dans les deux à la fois, une tumeur rosée, vasculaire. Une sonde conduite par la narine, en même temps que le doigt est introduit dans le pharynx, renseigne sur le point d'implantation et sur le volume du pédicule. Mais tous ces examens doivent être faits avec beaucoup de délicatesse, dans la crainte de provoquer des hémorrhagies.

Mais la tumeur ne reste pas stationnaire, et, si on n'intervient pas, elle pousse bientôt des prolongements dans tous les sens. Elle avance de plus en plus dans les narines au point de devenir facilement visible au niveau de l'orifice antérieur de ces cavités ; elle refoule et détruit la cloison, et, grâce à la perforation ainsi établie, elle remplit la totalité des deux narines. Le squelette du nez est rejeté en dehors, d'où l'élargissement de l'aile du nez, la compression du canal lacrymal et l'épiphora. La tumeur pénétrant dans le sinus maxillaire refoule toutes les parois de cette cavité ; elle proémine donc en avant, du côté de la joue, en bas vers la voûte palatine osseuse dont elle efface la concavité, qu'elle détruit même, pour faire saillie sous la muqueuse palatine. Enfin, repoussant en haut la paroi supérieure du sinus, elle détermine de l'exophthalmie. La tumeur peut aussi pénétrer dans la cavité orbitaire, par plusieurs mécanismes. Dans quelques cas, elle refoule et détruit l'unguis, et pénètre dans l'orbite par son côté interne. Dans d'autres, le polype sort du pharynx par la fente ptérygo-maxillaire, il remplit la fosse ptérygo-maxillaire, et, passant par la fente sphéno-maxillaire, il arrive dans la cavité de l'orbite. Il peut même s'insinuer au-dessous de l'apophyse zygomatique et former tumeur dans la fosse temporale; ou bien, s'épanouissant au-devant de la face antérieure du maxillaire supérieur, il distend et repousse en avant la paroi de la joue.

Enfin la tumeur peut pousser des prolongements par en haut et pénétrer dans les sinus frontaux, ou même, perforant la lame criblée de l'ethmoïde, elle peut s'introduire dans la cavité crânienne. Il semble que cette dernière complication doive se révéler au chirurgien par la production de symptômes cérébraux; il n'en est rien, et parfois tout se borne à un peu de céphalalgie.

Arrivés à ce degré extrême, les polypes naso-pharyngiens donnent lieu aux troubles fonctionnels les plus nombreux. Outre la difformité de la face qui est très-marquée, la respiration est difficile, l'olfaction est supprimée; de même la compression de la trompe d'Eustache gêne l'audition; le malade a de la peine à avaler, à cause du refoulement du voile du palais. Souvent il avale de travers et les liquides ressortent par l'une des fosses nasales. Enfin la vision elle-même peut être compromise; tantôt il y a de la diplopie, tantôt la cornée, sans cesse exposée au contact de l'air, s'enflamme, et on observe une fonte purulente de l'œil; dans d'autres cas, c'est l'atrophie du nerf optique qui entraîne la perte de la vision. A ces différents symptômes il faut joindre les hémorrhagies abondantes, l'écoulement du pus, les douleurs incessantes, qui épuisent le malade et le réduisent à l'état le plus lamentable.

Marche, durée, terminaisons. — La marche des polypes naso-pharyngiens est généralement lente et continue; les progrès incessants de la tumeur amènent la mort au bout d'un temps qui varie de un à trois ans, soit par hémorrhagie, soit par gêne de la respiration et de la déglutition, ou même encore par le fait de lésions cérébrales. Mais il est des cas dans lesquels la marche est beaucoup plus rapide; les polypes peuvent être alors assimilés aux tumeurs malignes, et en quelques mois ils déterminent une terminaison mortelle. A côté de ces faits à développement extrêmement rapide, il convient de citer ceux qui ont été signalés par MM. Legouest et

Gosselin, et dans lesquels la tumeur a présenté, dans sa marche, des temps d'arrêt et même une véritable régression. De son côté, M. Verneuil a observé des faits semblables. C'est surtout à l'approche de l'âge adulte, c'est-à-dire du moment où l'on ne voit plus guère se développer les polypes naso-pharyngiens, que cet arrêt ou même cette rétrocession dans la marche de la maladie est à espérer. C'est là, comme nous le dirons tout à l'heure, une donnée importante au point de vue du traitement.

Diagnostic. — Deux circonstances dominent toute l'étude des polypes naso-pharyngiens au point de vue du diagnostic : l'âge et le sexe des malades. On peut dire que toute tumeur de la cavité naso-pharyngienne développée après trente ans, et chez une femme, n'est probablement pas un fibrome. Ceci étant posé, il reste à différencier, d'après leurs caractères physiques, les polypes naso-pharyngiens des autres tumeurs avec lesquelles on pourrait les confondre.

Tout d'abord, pour les polypes muqueux des fosses nasales, la difficulté n'est pas grande en général. L'examen avec le doigt de la cavité naso-pharyngienne montre que cette cavité est libre ; il s'agit donc d'une tumeur purement nasale ; sa mobilité, sa coloration grisâtre, sa mollesse, l'absence d'hémorrhagies, la distinguent d'un fibrome. Mais où la difficulté augmente, c'est lorsqu'il s'agit des polypes muqueux de l'arrière-cavité nasale ou polypes fibro-muqueux. Ici la tumeur occupe bien la cavité naso-pharyngienne ; toutefois sa consistance plus molle, son point d'implantation limité, qui a lieu souvent sur l'orifice postérieur des fosses nasales, les caractères de la portion nasale de la tumeur qui sont ceux des polypes muqueux, permettront de la différencier des fibromes. Restent les tumeurs malignes, épithélioma, sarcome, à propos desquelles la difficulté s'exagère encore. Ces dernières tumeurs, en effet, donnent lieu à tout l'ensemble symptomatique des polypes naso-pharyngiens ; ce sont les mêmes troubles fonctionnels, les mêmes hémorrhagies, les mêmes prolongements dans les diverses cavités de la face. Les considérations d'âge et de sexe auront ici un grand poids. De plus, on trouvera, dans les tumeurs malignes, l'engorgement ganglionnaire qui fait défaut dans les polypes naso-pharyngiens.

Étant admis qu'il s'agit d'un fibrome, il reste à chercher quels sont les différents prolongements de la tumeur. L'examen soigneux de la bouche, de la face, de l'œil, de la fosse temporale, renseignera à cet égard. Mais il est une variété de prolongements sur laquelle il serait important d'être, avant tout, fixé; ce sont les prolongements intracrâniens. Malheureusement, comme nous l'avons déjà dit, ces prolongements peuvent ne se révéler par aucun phénomène appréciable, et plusieurs fois ils ont été rencontrés dans le cours d'une opération et ont entraîné la mort, sans que rien, auparavant, ait pu les faire soupçonner. C'est donc encore là une circonstance qui aggrave le pronostic des opérations entreprises contre ces tumeurs.

Pronostic. — Le pronostic des polypes naso-pharyngiens est d'ailleurs très grave, tant à cause de la marche progressive de ces tumeurs et des désordres auxquels elles donnent lieu, qu'en raison des graves opérations qu'elles nécessitent quelquefois. Il est toutefois une circonstance qui atténue un peu la gravité du pronostic, c'est la possibilité des temps d'arrêt dans la marche, et même de la rétrocession spontanée de ces tumeurs. Comme cette éventualité heureuse se montre surtout en approchant de l'âge adulte, il en résulte que, plus le polype débutera tardivement, moins son pronostic sera grave.

Traitement. — Entièrement chirurgical, le traitement des polypes naso-pharyngiens comprend un très grand nombre de méthodes et de procédés. Nous les exposerons d'abord brièvement; nous nous efforcerons ensuite de tracer les indications opératoires qui permettront de choisir telle ou telle méthode dans un cas donné.

Les différents moyens employés contre les polypes naso-pharyngiens se divisent en méthodes simples et composées, suivant qu'on agit directement sur le polype pour le détruire, ou qu'on se crée d'abord une voie pour arriver jusqu'à lui par certaines opérations dites *opérations préliminaires.*

A. **Méthodes simples.** — Elles sont très nombreuses; les unes, manifestement insuffisantes, comme l'exsiccation et le séton; les autres, dangereuses à cause des hémorrhagies auxquelles elles donnent lieu, comme le broiement et l'excision, ne doivent pas nous arrêter.

Nous étudierons seulement ici l'arrachement, la rugination, la ligature, la cautérisation et l'électrolyse.

1° **Arrachement.** — Cette méthode consiste à pratiquer l'ablation du polype à l'aide de fortes pinces recourbées conduites derrière le voile du palais. Mais elle expose à des hémorrhagies abondantes qu'il sera difficile d'arrêter, dans l'impossibilité où l'on est d'agir directement sur le point qui fournit le sang. De plus, c'est une méthode aveugle, et dans certains cas, elle a déterminé une fracture de l'ethmoïde et l'ouverture de la cavité crânienne. Enfin, elle ne serait de mise que dans les cas de polypes à insertion bien limitée ; quand il existe une vaste surface d'insertion et des prolongements nombreux, elle est tout à fait inapplicable.

2° **Rugination.** — M. Borelli (de Turin) et, après lui, M. Alph. Guérin ont conseillé la rugination du polype au moyen d'une rugine droite introduite par la narine, et guidée par l'index gauche introduit dans l'arrière-cavité des fosses nasales. Cette méthode, on le comprend, ne serait applicable qu'à des polypes à insertion très limitée, sans prolongement en dehors du pharynx.

3° **Ligature.** — Elle consiste à étreindre le pédicule du polype par un lien passé, soit du côté de la gorge, soit du côté des narines. Ce procédé attribué à Guillaume de Salicet (treizième siècle) est d'une exécution difficile. Le plus souvent, malgré les nombreux instruments imaginés dans ce but, double canule de Levret, porte-ligatures de Hatin, de Rigaud, de Leroy d'Étiolles, on ne réussit pas à porter l'anse de fil jusque sur le pédicule lui-même ; c'est le polype qu'on étreint dans un point de sa longueur ; on en pratique en réalité une véritable excision. De plus, la chute du polype après la ligature exigeant un certain temps, celui-ci se sphacèle, détermine de la suppuration ; de là des accidents septicémiques, quelquefois la propagation de l'inflammation au cerveau et aux méninges ; on a vu même le polype se détachant brusquement tomber sur l'orifice supérieur du larynx et déterminer une suffocation mortelle. Avec les différents procédés de ligature extemporanée, tels que les serre-nœuds de Maisonneuve, l'écraseur linéaire de Chassaignac, on n'a pas à redouter les mêmes inconvénients ; mais ces instruments, comme les ligatures simples, sont difficiles à placer. De plus, ils ne mettent pas d'une façon complète à l'abri des hémorrhagies.

De la ligature lente on peut rapprocher la compression prolongée à l'aide de pinces laissées à demeure. M. Letenneur (de Nantes) lui a dû un succès ; mais c'est un procédé lent, douloureux, le plus souvent insuffisant, passible, en un mot, de tous les reproches que nous avons déjà faits à la ligature.

4° **Cautérisation.** — C'est certainement l'une des meilleures méthodes simples à employer pour la destruction des polypes naso-pharyngiens. On s'est servi du fer rouge ; aujourd'hui on peut employer dans le même but le thermocautère et le galvanocautère. Les caustiques chimiques sont aussi d'excellents moyens. Le chlorure de zinc sous la forme de pâte de Canquoin a été vanté par A. Richard ; M. Verneuil a conseillé l'acide chromique ; on s'est également servi des injections interstitielles de chlorure de zinc.

5° **Électrolyse.** — Si l'électricité peut être employée comme source de chaleur pour détruire les polypes par la cautérisation, elle peut agir aussi par l'action chimique de la pile dite action électrolytique. Nélaton s'en est servi avec succès de cette manière, et depuis lors, MM. Dolbeau et Guyon lui ont dû des succès. Les séances d'électrolyse peuvent être prolongées pendant dix minutes ; elles doivent être renouvelées un plus ou moins grand nombre de fois.

B. **Méthodes composées.** — *Opérations préliminaires.* — L'insuffisance ou même l'impossibilité d'applications des diverses méthodes simples, la nécessité reconnue d'enlever très complètement tous les prolongements de la tumeur pour éviter les récidives, ont conduit les chirurgiens à l'emploi des méthodes composées. Ce qui les caractérise, c'est l'adjonction aux méthodes simples destinées à détruire le polype de certaines opérations, dites *opérations préliminaires*, qui sont destinées, non pas à attaquer la tumeur elle-même, mais bien à ouvrir un large accès jusqu'à elle.

Trois voies s'offrent au chirurgien pour mettre à nu les polypes naso-pharyngiens, les voies nasale, palatine et faciale.

1° **Voie nasale.** — Cette méthode est bien ancienne, puisqu'on la trouve nettement indiquée dans Hippocrate. Dans certains cas, on peut se contenter d'inciser les parties molles de la narine ; mais ce procédé, applicable aux tumeurs des fosses nasales, ne présente guère d'utilité dans l'ablation des polypes naso-pharyngiens. Ce qu'il faut, dans ce dernier cas, c'est pratiquer une résection temporaire des os du nez, conseillée pour la première fois par Chassaignac en 1854. On peut du reste, remettre immédiatement en place le lambeau ostéoplastique ainsi créé, après la destruction du polype ; ou bien, laissant la voie largement ouverte, détruire lentement la tumeur, transformant ainsi la voie nasale en un des procédés de cure lente des polypes naso-pharyngiens.

2° **Voie palatine.** — Déjà, en 1717, Manne d'Avignon incisa sur la ligne médiane le voile du palais pour aller à la recherche d'un polype naso-pharyngien ; Dieffenbach, en 1834, et Maisonneuve, en 1859, exécutèrent la même opération, mais en laissant intact le bord libre du voile du palais. Ils firent, en un mot, la boutonnière palatine.

En 1843, Adelmann enleva un polype naso-pharyngien à travers la voûte palatine déjà perforée. Nélaton, au contraire, en 1848, après avoir incisé le voile du palais sur la ligne médiane, fit la résection partielle de la voûte palatine osseuse et s'ouvrit ainsi une large voie. Cette méthode qui a l'avantage de ne laisser aucune cicatrice apparente a été employée par un grand nombre de chirurgiens. Elle a, par contre, l'inconvénient de laisser à sa suite un trouble persistant de la phonation et de nécessiter une opération pour combler la fente pratiquée sur le voile du palais. Dans ces dernières années, M. Eug. Bœckel (de Strasbourg) a conseillé de faire sur le voile du palais une incision transversale, au lieu d'une incision longitudinale. Cette manière de faire donnerait au chirurgien plus de jour ; elle aurait en même temps l'avantage de se prêter beaucoup mieux à l'oblitération, même spontanée, de la fente ainsi créée.

3⁰ **Voie faciale.** — Dans cette dernière méthode, on s'ouvre un large accès jusqu'au polype, en pratiquant l'ablation du maxillaire supérieur. Syme (d'Édimbourg) fit, le premier, cette opération en 1832 ; Flaubert fils, de Rouen, l'exécuta en France en 1840.

Sans doute l'ablation du maxillaire supérieur ouvre au chirurgien une voie très large, mais on n'obtient cet avantage qu'au prix d'une difformité persistante. Aussi a-t-on cherché à pallier les inconvénients de cette méthode : c'est ainsi qu'on a proposé la résection temporaire du maxillaire supérieur ; une fois la tumeur enlevée, l'os est remis en place, et de cette manière on évite la difformité. L'idée de cette opération appartient à Huguier, qui l'a indiquée pour la première fois en 1852 devant la Société de chirurgie, et l'a de nouveau très nettement formulée en 1854. C'est donc tout à fait à tort qu'en Allemagne on a revendiqué la priorité de cette idée en faveur de Langenbeck et de V. Bruns. D'ailleurs, la difficulté de la consolidation de l'os remis en place, le peu de jour que donne cette opération, font perdre à cette idée ingénieuse une grande partie de sa valeur.

M. Ollier a conseillé la résection sous-périostée du maxillaire supérieur. Mais, en ce point, le périoste ne donne qu'une reproduction osseuse très incomplète ; aussi, tout en s'efforçant de conserver cette membrane, ne faut-il pas trop compter sur son pouvoir ostéogénique.

Enfin, dans le but de diminuer la difformité, on a fait des résections partielles de la mâchoire supérieure ; on a conservé par exemple le plancher de l'orbite. Quand ce procédé sera applicable, il mérite d'être conseillé.

Appréciation des diverses méthodes. — Il est bien difficile, au milieu des nombreux procédés que nous venons d'indiquer, de faire un choix, qui sera déterminé seulement par l'étude des faits particuliers. Tout ce que nous pouvons dire ici, c'est que tous ces procédés méritent d'être conservés et trouveront leur application suivant les cas. Toutefois rarement les méthodes simples, arrachement, rugination, cautérisation, ligature, suffiront. Il faut pour cela que le polype soit de petit volume, et ait son insertion limitée à la cavité pharyngienne. Ces méthodes conviendront bien plus aux polypes muqueux de la cavité naso-pharyngienne ou fibro-myxomes, qu'aux véritables polypes naso-pharyngiens. Dans l'immense majorité des cas, il faudra y joindre l'une des opérations préliminaires que nous avons signalées. Autrefois on admettait la nécessité d'opérations très larges, permettant un accès facile jusqu'au polype, pour l'enlever entièrement et détruire son point d'insertion. Aujourd'hui, sous l'influence des remarques faites par MM. Legouest, Gosselin, Verneuil, A. Guérin, sur la guérison spontanée des polypes naso-pharyngiens avec les progrès de l'âge, on n'est plus aussi convaincu de la nécessité des larges opérations préliminaires dans tous les cas. Sans doute lorsqu'il s'agit de polypes énormes, ayant poussé des prolongements multiples dans les diverses cavités de la face, lorsque des hémorrhagies graves commandent une intervention radicale, il faut avoir recours à une opération préliminaire permettant d'enlever complètement la tumeur ; c'est alors la voie faciale ou la voie nasale qui conviendront, suivant les cas. Une autre circonstance doit intervenir dans la décision du chirurgien : c'est celle qui est relative à l'âge du malade. Le sujet est-il un adolescent, de 18 ou 20 ans, approchant par conséquent de l'âge auquel on observe la rétrocession et la guérison spontanée des polypes, c'est une raison pour se montrer parcimonieux dans l'emploi des opérations préliminaires. On peut espérer en effet qu'en détruisant incomplètement la tumeur, en ayant recours à ce qu'on a appelé la cure lente des polypes, on verra peu à peu la guérison se compléter d'elle-même avec les progrès de l'âge. La voie palatine se prête admirablement à la cure lente des polypes naso-pharyngiens. Suivant les cas, on pratiquera la simple boutonnière palatine, ou l'opération de Nélaton (section du voile et de la voûte palatine osseuse). On aura ainsi une voie qu'on laissera largement ouverte et par laquelle on pourra procéder, par des opérations successives, à la destruction lente du polype, soit au moyen de l'arrachement, soit au moyen des caustiques ou de l'électrolyse. On espère qu'avec les progrès de l'âge, la tendance à la répullulation de la tumeur diminuant, on arrivera à en triompher d'une manière définitive. On pourra alors, par une opération autoplastique, remédier aux inconvénients résultant de la fente palatine.

S'agit-il au contraire d'un jeune enfant, les circonstances sont tout autres. Si l'on pratique une extirpation incomplète, la tumeur se reproduira sans cesse à cet âge de la vie, et il est à craindre que, dans cette lutte inégale entre la tendance à la prolifération du néoplasme et la destruction par la main du chirurgien, le petit malade ne finisse par succomber. Ajoutons à cela l'indocilité des malades, qui à cet âge se prêteraient fort mal aux manœuvres nombreuses et successives nécessaires pour la destruction de la tumeur. Ici donc la cure rapide doit avoir le pas sur les procédés de cure lente ; et comme nous l'avons déjà dit, les méthodes faciale et nasale nous paraissent l'emporter en pareille circonstance sur la voie palatine. Nous dirions donc volontiers sous forme de conclusion, si nous ne craignions d'être trop absolu : Rarement les méthodes simples conviennent au traitement des polypes naso-pharyngiens.

Le malade approche-t-il de l'âge adulte, la tumeur a-t-elle un volume modéré, n'entraîne-t-elle pas de péril imminent, on peut tenter la cure lente par l'arrachement, les cautérisations, l'électrolyse. La voie palatine se prête très bien à ce traitement.

Au contraire, s'agit-il d'un jeune enfant, d'un polype volumineux, à prolongements multiples, menaçant à bref délai l'existence, s'il n'est enlevé en totalité, il faut avoir recours à la cure rapide, au moyen d'une large opération préliminaire. Suivant les cas, ce sera la méthode nasale ou la voie faciale qui devra être conseillée.

ARTICLE IV

MALADIES DES SINUS FRONTAUX.

I

LÉSIONS TRAUMATIQUES.

Sous ce titre, nous étudierons les plaies et les fractures des sinus frontaux, et la présence de corps étrangers dans l'intérieur du sinus.

1° **Plaies.** — Les instruments piquants et tranchants peuvent produire des plaies du sinus frontal. Limitées à la paroi antérieure du sinus, ces plaies n'ont pas de gravité. Elles se cicatrisent généralement sans laisser de traces. Cependant, si la plaie est étroite et sinueuse, l'air peut s'infiltrer, pendant les efforts du malade pour se moucher, dans les parties molles, et donner naissance à de l'emphysème. Il peut se faire aussi que la suppuration se développe dans l'intérieur du sinus, et amène la production d'une fistule persistante.

Dans les cas où la force d'impulsion a été assez considérable pour que l'instrument atteigne la paroi postérieure du sinus, le pronostic est beaucoup plus grave. Il s'agit en réalité d'une fracture du crâne.

2° **Fractures.** — Rarement les chutes sur le front déterminent une fracture du sinus frontal. Le plus souvent il s'agit de violences au moyen d'instruments contondants et surtout de fractures par armes à feu. Dans ces cas, le plus souvent la fracture est esquilleuse ; il y a un enfoncement plus ou moins considérable de la paroi antérieure du sinus, et quelquefois complication de la présence de corps étrangers. La fracture peut exister sans plaie ; le plus souvent, au contraire, elle s'accompagne d'une plaie des parties molles. D'après Boyer, la paroi osseuse du sinus étant fracturée, la muqueuse pourrait rester intacte, et même, se gonflant pendant les efforts d'expiration, elle pourrait être prise pour la dure-mère soulevée par les mouvements du cerveau. Mais habituellement la muqueuse elle-même est déchirée ; elle s'enflamme et fournit une sécrétion blanchâtre, qui, au dire de Quesnay, aurait pu être prise pour de la substance cérébrale. On comprend qu'un examen soigneux permettra facilement d'éviter de pareilles erreurs. Ici, comme dans les cas de plaies du sinus, l'air s'infiltrant dans les parties molles pourra donner naissance à la production de l'emphysème.

3° **Corps étrangers.** — Comme ceux des fosses nasales, les corps étrangers des sinus frontaux se divisent en corps étrangers animés, vivants, et corps étrangers inertes. Déjà nous avons parlé des mouches dont les larves pénètrent dans les fosses nasales ; ce sont les mêmes qu'on rencontre dans les sinus frontaux. Maréchal fils, de Metz, y a trouvé en outre un myriapode, la scolopendre. C'est surtout lorsqu'ils pénètrent dans les sinus frontaux que ces divers insectes déterminent des accidents terribles. Ils peuvent en effet pénétrer dans la cavité orbitaire et détruire le globe de l'œil, dans la cavité crânienne, où ils déterminent une méningo-encéphalite mortelle.

Les corps étrangers inertes pénètrent dans le sinus frontal à l'aide d'une plaie ou d'une fracture, tantôt par sa face antérieure, tantôt par sa face inférieure, c'est-à-dire du côté de l'orbite, comme Mackenzie en a rapporté un exemple. Ils sont de natures extrêmement variées ; tantôt en effet ce sont des fragments d'épée, de fleuret, de flèche, tantôt ce sont des projectiles lancés par la poudre.

Ces corps peuvent être pendant très longtemps tolérés sans donner naissance à aucun symptôme. Ainsi Larrey a rapporté un cas dans lequel une pointe de flèche resta pendant quatorze ans dans le sinus ; dans un autre cas cité par Haller, une jeune fille conserva pendant neuf mois l'extrémité d'un fuseau fixée dans un des sinus frontaux. Mais cette tolérance n'est pas indéfinie, et tôt ou tard les corps étrangers déterminent de la suppuration. Dans le fait rapporté par Mackenzie, une balle qui avait pénétré par l'orbite dans la cavité du sinus, y séjourna pendant douze ans, puis elle finit par tomber dans la gorge et fut rejetée par la bouche. Tantôt le corps est libre dans la cavité du sinus, tantôt il est implanté dans ses parois. Il peut se faire que, par les progrès de la suppuration, un corps primitivement fixé dans les os devienne libre. C'est ce qui arriva dans un cas du service de M. Gosselin, rapporté par M. Duplay en 1862 à la Société anatomique. Une balle, primitivement enclavée dans la paroi postérieure du sinus, s'en détacha sous l'influence de la suppuration, et devint libre dans le sinus, d'où elle fut extraite facilement. La possi-

˜bilité de la suppuration et de sa propagation à la cavité crânienne donne au pronostic des corps étrangers du sinus frontal une grande gravité.

En général, le diagnostic est facile au moment même de l'accident. On ne devra toutefois procéder à l'exploration du sinus qu'avec une extrême prudence, dans la crainte de pénétrer dans la cavité crânienne par une perforation de la paroi postérieure du sinus.

Traitement des lésions traumatiques du sinus frontal. — Dans les cas de plaie simple, la réunion exacte des lèvres de la plaie favorisera la cicatrisation et évitera la formation d'une fistule. S'il s'agit d'une fracture avec plaie, on relèvera les fragments enfoncés, on enlèvera les esquilles, puis on traitera la plaie comme une plaie simple. Existe-t-il un corps étranger, on procédera à son extraction, et pour cela on élargira, s'il est nécessaire, la perte de substance du sinus à l'aide d'une couronne de trépan.

Déjà nous avons parlé du traitement applicable aux corps étrangers vivants des fosses nasales. C'est surtout dans les cas où leur présence aura été reconnue dans les sinus frontaux, que la trépanation de ces cavités sera nécessaire pour permettre de larges irrigations dans les cavités nasales.

II

LÉSIONS INFLAMMATOIRES DES SINUS FRONTAUX.

1° INFLAMMATIONS (HYDROPISIE ET ABCÈS) DES SINUS FRONTAUX.

Étiologie. — Le coryza s'accompagne souvent d'inflammation du sinus frontal. Dans d'autres cas, l'inflammation débute primitivement par le sinus, soit spontanément, soit sous l'influence d'une contusion, d'une lésion osseuse, de la présence d'un corps étranger.

Symptômes. — L'inflammation du sinus frontal se traduit par une céphalalgie intense qui prend quelquefois le caractère de douleurs névralgiques, et s'exaspère par les éternuements et par l'action de se moucher. Bientôt cette douleur s'accompagne de l'écoulement d'une grande quantité d'un liquide muqueux, quelquefois muco-purulent, ou même mélangé de sang.

Tout peut se borner là, et la maladie se terminer par résolution. Mais, dans d'autres cas, soit sous l'influence du gonflement de la muqueuse, soit à cause de la consistance visqueuse de l'exsudat, le liquide épanché ne peut plus trouver issue au dehors. Il s'accumule dans le sinus qu'il dilate, en donnant naissance à l'affection connue sous le nom d'hydropisie du sinus frontal. Dans d'autres cas, au lieu d'un liquide muqueux, il s'agit de pus épanché dans le sinus; on est alors en présence d'un abcès du sinus frontal.

Dans les deux cas, les symptômes observés ont la plus grande analogie. Les douleurs persistent; on voit se former, à la partie interne du sourcil, une tumeur d'abord dure; puis, la coque osseuse qui l'enveloppe s'amincissant, l'os se laisse déprimer sous le doigt en donnant la sensation parcheminée. Enfin quand la perforation osseuse est complète, la fluctuation est manifeste.

La tumeur proéminant dans la cavité orbitaire refoule l'œil en bas et en dehors, et donne naissance à de l'exophthalmie et à de la diplopie. On jugera bien de cette déformation par une figure de l'ouvrage de Follin et Duplay, représentant un cas de Sœlberg Wells. L'état peut rester longtemps stationnaire, jusqu'à ce que la collection liquide augmentant de volume s'ouvre au dehors au niveau du sourcil, du grand angle de l'orbite, ou dans l'intérieur des fosses nasales. L'ouverture peut également se faire dans la cavité orbitaire, ou même dans l'intérieur du crâne, comme Dezeimeris en a rapporté des exemples. On comprend toute la gravité de cette dernière terminaison.

Diagnostic. — Au début, le diagnostic est difficile. Il se fonde seulement sur le siège précis de la céphalalgie frontale. Plus tard, quand la tumeur formée par le sinus distendu est encore dure, on peut la prendre pour une tumeur solide; une ponction à travers la paroi osseuse du sinus permettra seule d'affirmer le diagnostic à cette période. Plus tard, la sensation nette de fluctuation rend le diagnostic évident.

Pronostic. — La possibilité de l'ouverture dans le crâne, l'exophthalmie et même la cécité complète observée chez un malade de Richet montrent que le pronostic des collections liquides du sinus frontal est susceptible de prendre une grande gravité. Même dans les cas favorables, l'ouverture spontanée au dehors peut entraîner des altérations osseuses et une fistule permanente.

Traitement. — Il consiste à donner issue au liquide, soit à l'aide du bistouri, si la paroi osseuse est perforée, soit avec le trépan dans les cas où l'os est encore résistant. On maintiendra l'ouverture béante par un drain, et on fera des lavages dans la cavité du sinus pour modifier ses parois. Parfois, quand l'orifice commence à se resserrer, on voit tous les phénomènes inflammatoires s'exaspérer. Il serait indiqué en pareil cas d'imiter l'exemple de Sœlberg Wells et de Ribéri, c'est-à-dire de perforer la paroi interne du sinus, de relier par un tube à drainage sa cavité avec celle des fosses nasales, et de pousser par ce tube de larges injections. La communication avec les fosses nasales étant rétablie, l'orifice extérieur se ferme aisément.

2° PISTULES DES SINUS FRONTAUX.

Les fistules des sinus frontaux peuvent se montrer consécutivement aux diverses lésions traumatiques ou spontanées que nous venons de passer en revue. Dans le cas de lésions osseuses primitives, c'est le plus souvent la syphilis qui leur donne naissance.

La fistule donne issue à du muco-pus, et aussi à l'air, quand le malade fait effort pour se moucher. Cependant ce dernier signe peut faire défaut, lorsque l'orifice de communication du sinus avec les fosses nasales est oblitéré. Un stylet introduit dans l'orifice fistuleux pénètre dans une cavité large et se dirige du côté des fosses nasales.

Le pronostic est toujours assez sérieux, vu la difficulté d'amener l'oblitération de l'orifice fistuleux.

Dans les traumatismes, on préviendra par des pansements bien faits, par l'enlèvement des esquilles et des corps étrangers, la formation de fistules. De même, dans les cas de lésions osseuses primitives, on amènera par un traitement convenable la guérison de la maladie de l'os ; puis, si l'orifice n'a pas tendance à se fermer spontanément, on en déterminera l'occlusion par l'avivement et la suture de ses bords, ou même par l'autoplastie, si l'orifice a de trop grandes dimensions.

III

NÉOPLASMES OU TUMEURS DES SINUS FRONTAUX.

Les tumeurs primitivement développées dans les sinus frontaux sont extrêmement rares. On y a rencontré des kystes hydatiques, des polypes, des exostoses.

1° **Kystes hydatiques.** — Bien que plusieurs observations aient été publiées sous ce titre, la seule où le siège de la lésion soit nettement établi est celle de Langenbeck. Il s'agissait d'une jeune fille de dix-sept ans, qui présentait dans la région du sinus une tumeur volumineuse. La cavité du sinus fut ouverte ; il s'en écoula un liquide clair et visqueux, et le chirurgien arracha par fragments la poche hydatique qui tapissait la cavité.

2° **Polypes.** — Outre les polypes naso-pharyngiens qui envahissent secondairement le sinus frontal, on rencontre des tumeurs primitivement développées dans cette cavité, et qui ont été décrites sous le terme général de polypes. La nature de ces tumeurs est très variable. On y rencontre des fibromes, plus rarement des myxomes ; on y voit aussi des sarcomes et des tumeurs mixtes présentant quelquefois dans leur intérieur des points ossifiés.

Le début de ces tumeurs est extrêmement obscur. Tout au plus constate-t-on des douleurs dans la région frontale. Plus tard, la tumeur distendant le sinus, et commençant à le dilater, donne lieu à des douleurs plus vives qui prennent parfois la forme névralgique. Bientôt se montrent tous les signes de la dilatation du sinus. La tumeur proémine à la fois au dehors, au niveau de la tête du sourcil, dans la cavité orbitaire, refoulant l'œil en bas et en dehors, et dans les fosses nasales. Elle peut aussi, refoulant la paroi postérieure du sinus, déterminer des phénomènes de compression cérébrale. Enfin, la distension va jusqu'à la rupture des parois osseuses, et la tumeur pousse des prolongements dans les diverses directions. Ici, comme pour les polypes naso-pharyngiens, l'existence de prolongements intra-crâniens peut ne se révéler par aucun symptôme apparent.

On comprend d'après cela la gravité de semblables tumeurs. Il faut donc, dès que le diagnostic est possible, ouvrir largement la paroi antérieure du sinus, pratiquer l'ablation de la tumeur et cautériser soigneusement son point d'implantation, pour éviter sa répullulation dans le crâne.

3° **Ostéomes.** — Déjà, à propos des fosses nasales, nous avons indiqué la nature et le mode de développement de ces tumeurs. Il y a ici ce point particulier à noter, qu'il est souvent très difficile de déterminer si le point de départ de la tumeur est bien le sinus, ou si elle n'y a pénétré que secondairement. Par là, l'histoire des ostéomes du sinus frontal a beaucoup d'analogie avec celle des ostéomes de la cavité orbitaire. Comme ces dernières tumeurs, les ostéomes des sinus frontaux déterminent de violentes douleurs par compression des nerfs ; elles refoulent l'œil en bas et en avant, provoquent de l'exophthalmie, de l'œdème de la conjonctive et des paupières, et même la perte de la vision. Les parois osseuses du sinus peuvent être détruites par la tumeur, et celle-ci fait saillie sous la peau, dans la cavité orbitaire et, ce qui est beaucoup plus grave encore, dans la cavité crânienne.

Le traitement consiste à pratiquer l'ablation de l'ostéome ; on se rappellera son peu de connexion avec les parties voisines ; sans·donc entamer la tumeur, on lui ouvrira une large issue par la trépanation de la paroi antérieure du sinus, plutôt que d'exercer sur elle des tractions violentes qui seraient dangereuses à cause du voisinage du cerveau.

ARTICLE V

MALADIES DU SINUS MAXILLAIRE.

Ces maladies ont été, au siècle dernier, l'objet de travaux nombreux et importants, parmi lesquels nous citerons ceux de Runge, de Jourdain et de Bordenave. Plus près de nous, la thèse de concours de Giraldès, en 1851, a réalisé un progrès important dans cette question.

I

LÉSIONS TRAUMATIQUES DU SINUS MAXILLAIRE.

1° PLAIES ET FRACTURES DU SINUS MAXILLAIRE.

Des instruments piquants et tranchants peuvent, après avoir traversé les parties molles de la joue, pénétrer dans le sinus maxillaire. Les corps contondants produisent bien plus souvent des fractures de la paroi antérieure du sinus à travers les parties molles. Cependant, quand le corps contondant est d'un petit volume, il peut pénétrer dans l'intérieur du sinus ; c'est ce qui arriva dans le cas rapporté par Béclard, où l'extrémité ferrée d'un parapluie pénétra directement dans le sinus en traversant sa paroi antérieure, et resta dans sa cavité.

Les fractures de la paroi antérieure du sinus sont généralement des fractures esquilleuses, avec enfoncement des fragments. De là, la suppuration du sinus maxillaire, la nécrose de ses parois osseuses, la production de fistules.

2° ÉPANCHEMENTS SANGUINS.

Les épanchements sanguins dans l'intérieur du sinus maxillaire peuvent se montrer comme conséquence d'une contusion, ou bien ils succèdent à une hémorrhagie par les fosses nasales.

Jourdain, Dupuytren, Velpeau ont cité des faits tendant à faire admettre la possibilité d'un épanchement sanguin du sinus à la suite d'une contusion. Un des faits les plus connus est celui de Brémond : un malade qui avait reçu vingt ans auparavant un coup violent sur la face, présentait une tuméfaction du sinus maxillaire. L'incision donna issue à 1000 grammes de sang liquide. Une pareille quantité de sang ne pouvant être contenue dans le sinus maxillaire, force est bien d'admettre qu'une hémorrhagie se produisit au moment de l'incision. De ce fait nous rapprocherons un cas très intéressant, rapporté en 1879 par Boissarie, à la Société de chirurgie. Comme le malade de Brémond, celui de Boissarie présentait tous les signes d'une tumeur du sinus maxillaire, mais il n'avait pas subi de trau-matisme. L'incision donna issue à une très grande quantité de sang, et l'hémorrhagie se reproduisit pendant plusieurs jours. L'auteur admet, d'après l'histoire du malade, qu'il avait été atteint d'un kyste du sinus, dont les parois très vascularisées ont donné naissance à l'hémorrhagie.

Quant aux épanchements sanguins consécutifs à l'épistaxis, on comprend que, pendant le tamponnement des fosses nasales, le sang puisse refluer par l'ouverture du sinus maxillaire et s'accumuler dans sa cavité.

3° CORPS ÉTRANGERS.

Les traumatismes du sinus maxillaire se compliquent parfois de la présence de corps étrangers. Déjà nous avons signalé le cas de Béclard dans lequel le bout ferré d'un parapluie était tombé dans le sinus. Bordenave cite un cas dans lequel un clou projeté par une arme à feu avait pénétré dans le sinus maxillaire; Desprès y a rencontré une balle; on y a vu des lombrics qui avaient pénétré par l'orifice normal du sinus. On a parlé aussi de calculs formés spontanément dans l'intérieur du sinus maxillaire.

Ces différents corps étrangers peuvent être longtemps tolérés sans déterminer d'accidents, mais ils finissent généralement par causer l'inflammation du sinus, la nécrose de ses parois et donner lieu à des fistules persistantes.

Traitement des lésions traumatiques du sinus maxillaire. — Lorsqu'il s'agit d'une plaie simple, des pansements méthodiques suffisent à en amener la guérison. Mais lorsque la plaie est compliquée de fracture, il faut pratiquer l'extraction des esquilles, relever les fragments enfoncés; quant aux fragments qui sont restés adhérents aux parties molles, on les remettra en place et on tentera leur conservation. Les corps étrangers qui séjournent depuis longtemps dans le sinus maxillaire devront en être extraits par l'orifice fistuleux qu'ils entretiennent, après qu'on lui aura fait subir, s'il est nécessaire, une dilatation.

Enfin les épanchements sanguins dans le sinus nécessitent aussi l'ouverture de cette cavité, soit par la fosse canine, soit par le bord alvéolaire. S'il survenait, comme dans les cas de Brémond et de Boissarie, une hémorrhagie grave, on aurait recours au tamponnement. Les jours suivants, on pratiquera des injections détersives dans la cavité.

II

LÉSIONS INFLAMMATOIRES DU SINUS MAXILLAIRE.

1° INFLAMMATION DU SINUS MAXILLAIRE.

Les anciens auteurs, Runge, Jourdain, Bordenave, ont singulièrement exagéré la fréquence et la gravité de l'inflammation du sinus maxillaire. Ils en décrivaient plusieurs variétés : l'engorgement inflammatoire ou sanguin, pouvant se terminer par suppuration;

l'engorgement lymphatique amenant l'hydropisie du sinus; enfin la rétention du mucus dans l'intérieur du sinus.

La vérité est que l'inflammation du sinus maxillaire est une affection rare. Elle se montre comme complication d'un coryza, d'une périostite alvéolo-dentaire, comme conséquence d'une lésion traumatique du sinus. Ses symptômes sont fort obscurs. Ils se bornent à une douleur profonde, persistante, dans la région du sinus, avec irradiations qui la font confondre souvent avec une douleur névralgique. Quelquefois les douleurs s'étendent à la région orbitaire; Hunter a même fait observer qu'il pouvait y avoir des symptômes d'irritation du côté de l'œil.

2° ABCÈS DU SINUS MAXILLAIRE.

Étiologie. — On a invoqué des causes générales telles que la variole, la rougeole, la syphilis, mais sans preuves bien démonstratives. Il en est tout autrement des traumatismes qui constituent une cause bien évidente d'abcès du sinus. L'extraction d'une molaire peut, en établissant une communication entre l'alvéole et la cavité du sinus, en déterminer la suppuration. La dent peut même être enfoncée dans le sinus par une manœuvre maladroite.

Souvent l'abcès du sinus succède à une inflammation de voisinage. Le plus souvent c'est la périostite alvéolo-dentaire qui lui donne naissance, surtout lorsqu'elle se développe au niveau des molaires, à cause des rapports intimes qui existent entre les racines de ces dents et les parois du sinus. Dans d'autres cas, le point de départ a été dans un abcès de la joue ou de l'orbite.

Enfin il est probable que, dans bon nombre de cas, l'abcès du sinus a été la conséquence de l'intervention chirurgicale. On ouvrait en effet cette cavité pour combattre le prétendu engorgement inflammatoire ou lymphatique dont nous avons parlé; et plus d'une fois, sans doute, cette ouverture a déterminé la suppuration. La preuve en est que, de nos jours, où l'on est beaucoup plus réservé, l'abcès du sinus maxillaire est une maladie fort rare.

Anatomie pathologique. — Elle a été rarement faite. Cependant Marc, Foucher, Duménil, en ont publié des observations. Le pus est fétide, séreux ou grumeleux, caséeux. L'orifice de communication avec les fosses nasales est tantôt libre, tantôt oblitéré. La muqueuse épaissie était ossifiée dans le cas de Duménil. Les parois osseuses sont tantôt refoulées, amincies et même nécrosées ; tantôt, au contraire, elles sont épaissies, au point qu'on pourrait croire à l'existence d'une tumeur solide.

Symptômes et marche. — Au début, le signe le plus important est la douleur qui siège profondément dans la région du sinus, en s'irradiant au-dessous de l'œil et vers le rebord alvéolaire. Les dents elles-mêmes sont douloureuses ; elles semblent au malade allongées. Cette sensibilité des dents s'étend à tout un côté de la mâchoire.

Lorsque le pus a distendu les parois du sinus, à la douleur se joignent les signes physiques. La distension de la paroi supérieure amène la projection de l'œil en haut ; celle de la paroi interne obstrue la narine et met obstacle au passage de l'air. La paroi inférieure est également déprimée, il en résulte un effacement de la concavité de la voûte palatine du côté correspondant. Enfin la paroi antérieure et la joue sont projetées en avant.

Le plus souvent le pus se fait jour au dehors, soit par l'orifice normal du sinus, auquel cas il s'échappe par la narine correspondante, soit par un orifice accidentel. L'ouverture a lieu quelquefois au fond de l'alvéole d'une dent ou bien au pourtour du collet d'une dent restée en place. Dans d'autres cas, l'ouverture se fait dans la bouche, soit au niveau de la voûte palatine, soit dans la fosse canine. Exceptionnellement on a pu voir l'abcès, après avoir perforé la partie supérieure de l'orbite, se faire jour à la paupière inférieure. Enfin lorsque l'ouverture se fait à la joue, elle détermine la production d'une fistule persistante.

La marche de l'affection peut être aiguë, mais le plus souvent elle est chronique. Le pus s'écoule par la fosse nasale du côté correspondant, surtout lorsque le malade penche la tête en avant, et ce pus d'odeur fétide détermine une variété particulière d'ozène à laquelle on donne le nom d'ozène du sinus maxillaire. Mais l'écoulement se fait d'une façon insuffisante, aussi n'empêche-t-il pas la production d'ouvertures spontanées et de fistules qui perpétuent la durée du mal.

Complications. — La nécrose peut s'étendre à une portion considérable du sinus maxillaire. La mort peut même survenir par phlébite des sinus crâniens ou par méningite suppurée. Rarement enfin on a observé de graves complications du côté de l'œil, amaurose avec anémie rétinienne, paralysie incomplète de la troisième paire. Dans d'autres cas, on a constaté tous les signes d'une névralgie du trijumeau.

Diagnostic. — Lorsque le pus se vide par la narine avec tous les caractères de l'ozène du sinus maxillaire, le diagnostic ne présente pas de difficultés. De même encore, lorsqu'il existe un trajet fistuleux, la possibilité d'y introduire un stylet et de le faire mouvoir dans une vaste cavité fera le diagnostic entre l'abcès du sinus maxillaire et une périostite alvéolo-dentaire suppurée. Le sinus est-il distendu, mais non encore ouvert, l'amincissement de ses parois permettant de constater la crépitation parcheminée et même une véritable fluctuation, rapprochée des antécédents de fièvre et de douleurs violentes dans la région du sinus, conduira au diagnostic d'abcès. D'ailleurs une ponction exploratrice pratiquée dans le point le plus fluctuant permettra de vérifier ce diagnostic. Mais c'est dans les cas où il existe un abcès sans dilatation des parois du sinus que la difficulté devient considérable. On n'a pour se guider que le caractère des douleurs profondes et siégeant bien dans la région du sinus, mais on est exposé à confondre l'affection, soit avec une névralgie faciale, soit avec une inflammation de la pulpe d'une dent ou de son alvéole. S'il existe une dent malade, il faut en pratiquer l'extraction ; après cela, les douleurs persistent-elles, on sera autorisé à perforer l'alvéole et à pénétrer dans le sinus d'où s'échappera, en cas d'abcès, un flot de pus.

Pronostic. — C'est tout à fait exceptionnellement que l'abcès du sinus entraîne la mort et même la perte de la vision, comme nous en avons rapporté des exemples. Mais le pronostic est fâcheux à cause des altérations osseuses et des fistules persistantes qui en résultent, et aussi à cause des opérations que nécessite l'affection.

Traitement. — Jourdain conseilla en 1765 le cathétérisme par l'orifice normal du sinus; Allouel fils prétendit même que cette opération avait été imaginée par son père en 1737, et mise en usage dès 1739. Mais l'Académie royale de chirurgie jugea ce procédé inapplicable, et depuis lors le cathétérisme du sinus maxillaire ne s'est pas relevé de ce jugement. La seule opération qui s'offre au chirurgien est donc la perforation du sinus pour donner issue au pus. Cette perforation a été faite par un grand nombre de procédés.

Meibomius le père eut le premier, en 1660, l'idée d'arracher une dent pour pénétrer dans le sinus maxillaire. Le fond de l'alvéole étant perforé, le pus s'écoula immédiatement après l'extraction de la dent. Plus tard, Cowper et Dracke employèrent la même opération, mais ils durent perforer le fond de l'alvéole pour pénétrer dans le sinus.

Un autre procédé consiste à ouvrir le sinus, non pas au niveau du bord alvéolaire, mais par sa partie antérieure. C'est ce procédé qui a été mis en œuvre par Lamorier et par Desault. Lamorier perforait l'os au-dessous de l'apophyse malaire. Desault a fait subir à ce procédé une modification avantageuse, en faisant la perforation dans la fosse canine.

On comprend aisément les circonstances qui guideront la conduite du chirurgien. S'il existe une dent malade, on en pratiquera l'extraction, suivie au besoin de la perforation de l'alvéole (procédé de Meibomius, Cowper et Dracke). Au contraire, toutes les dents sont-elles saines, on perforera la paroi antérieure du sinus par la fosse canine (procédé de Desault). On fera ensuite, à l'aide d'un drain ou d'une canule en argent placés dans le sinus, des injections; mais on en conseillera l'occlusion au moment des repas pour éviter la pénétration dans le sinus de corps étrangers.

3° FISTULES DU SINUS MAXILLAIRE.

Les fistules du sinus maxillaire sont rares. On peut les diviser en deux variétés, suivant qu'elles s'ouvrent à la joue ou dans l'intérieur de la cavité buccale.

Étiologie. — Parmi les causes, il faut citer tout d'abord l'extraction d'une dent qui, en ouvrant la paroi du sinus, a pu en déterminer la suppuration. Les fistules résultent encore de l'ouverture spontanée d'un abcès du sinus, d'une fracture ou d'une nécrose de ses parois, d'une opération chirurgicale qui a ouvert sa cavité.

Anatomie pathologique. — Le plus souvent les fistules s'ouvrent au niveau du bord alvéolaire; elles peuvent aussi siéger sur la paroi antérieure du sinus ou au niveau de la voûte palatine. Enfin elles occupent la joue ou même la paupière inférieure. Habituellement elles sont petites; elles peuvent cependant présenter une grande largeur lorsqu'elles résultent d'une vaste perte de substance osseuse.

Le plus souvent il n'y a qu'un orifice fistuleux ; on a pu cependant en observer plusieurs, comme dans un cas de Maigrot où la fistule s'ouvrait à la fois à la joue et au niveau du bord alvéolaire.

Symptômes et diagnostic. — Les fistules du sinus maxillaire livrent passage à un pus fétide ou à un mucus clair, visqueux, de saveur salée. Quelquefois les malades accusent le passage de l'air par la fistule lorsqu'ils font effort pour se moucher ; de même aussi les injections poussées par l'orifice fistuleux peuvent sortir par la fosse nasale correspondante. Mais on comprend que ces signes feront défaut dans les cas où l'orifice de communication normal entre le sinus et les fosses nasales est oblitéré. L'exploration à l'aide du stylet montre qu'on pénètre dans une vaste cavité ; de plus, elle permet de reconnaître l'existence de nécrose des parois et de corps étrangers.

Marche et pronostic. — Les petites fistules qui succèdent à l'avulsion d'une dent ont tendance à guérir spontanément ; il en est de même des fistules pratiquées dans un but chirurgical. Quant aux fistules spontanées, et particulièrement celles qui se forment au niveau de la joue, leur orifice n'étant pas placé dans un point déclive, elles n'ont aucune tendance à se fermer. Dans d'autres cas, la perte de substance est trop large pour qu'on puisse espérer l'accolement de ses bords.

Traitement. — Lorsqu'il s'agit de fistules buccales, étroites, on se bornera à pratiquer dans le sinus des injections destinées à tarir la suppuration. Tant que ce résultat ne sera pas obtenu, il faudra maintenir, et au besoin même, dilater l'orifice fistuleux, pour assurer le libre écoulement du pus. Si la fistule était entretenue par la présence d'esquilles, de corps étrangers, il faudrait tout d'abord en pratiquer l'extraction. L'orifice fistuleux est-il trop large pour qu'on puisse en espérer la guérison, on se contentera de faire porter au malade un obturateur destiné à empêcher la pénétration dans le sinus des corps étrangers. Dans les cas de fistules cutanées, il est nécessaire d'établir dans un point déclive de la cavité buccale une contre-ouverture pour assurer l'écoulement du pus. Si cependant l'orifice cutané, trop large, n'avait pas tendance à se fermer, il faudrait pratiquer une opération autoplastique.

III

NÉOPLASMES OU TUMEURS DU SINUS MAXILLAIRE.

Les néoplasmes qui peuvent se développer dans le sinus maxillaire sont assez nombreux ; nous les énumérerons rapidement, puis nous tracerons la symptomatologie générale des tumeurs du sinus maxillaire.

1° TUMEURS LIQUIDES. — KYSTES DU SINUS MAXILLAIRE.

Les anciens auteurs, Jourdain et Deschamps entre autres, ont admis l'existence dans le sinus maxillaire de tumeurs liquides auxquelles ils ont donné le nom d'hydropisie du sinus maxillaire. Elles se formeraient consécutivement à l'oblitération de l'orifice normal du sinus. Cette opinion fut admise sans conteste jusqu'à la thèse de concours de Giraldès publiée en 1851. Cet auteur démontra que la prétendue hydropisie du sinus maxillaire n'est appuyée sur aucune preuve anatomique solide. Il prouva l'existence de glandes dans la paroi de la muqueuse du sinus ; ces glandes deviennent fréquemment le point de départ de kystes, et ce sont ces tumeurs kystiques qui donnent lieu à tous les symptômes des prétendues hydropisies du sinus maxillaire.

L'opinion de Giraldès a été confirmée par les recherches de M. Marchant, auteur d'une thèse sur les kystes muqueux du sinus maxillaire, publiée à Strasbourg en 1868.

Anatomie pathologique. — Giraldès admet deux variétés de kystes du sinus maxillaire : 1° les kystes miliaires, formés par la dilatation d'une partie périphérique du canal excréteur de la glande ; ils sont du volume d'un grain de millet, transparents, remplis d'une matière épaisse, ressemblant à la substance du cristallin ; 2° les kystes glandulaires ou grands kystes, plus volumineux, constitués par la dilatation de tout le corps de la glande. Ces kystes sont tantôt uniques et de volume variable, tantôt multiples et plus petits. Leurs parois sont minces, quelquefois très vasculaires, et recouvertes par la muqueuse qui peut présenter des fongosités.

La paroi du kyste est formée de tissu fibreux, et tapissée à son intérieur de cellules épithéliales.

Symptômes. — La maladie a été surtout observée chez de jeunes sujets. Le début est obscur. A peine y a-t-il quelques douleurs sourdes précédant la dilatation du sinus. Celle-ci commence par la paroi antérieure, qui se laisse distendre et forme une tumeur apparente à la joue au niveau de la fosse canine. La voûte palatine est abaissée; le plancher de l'orbite est soulevé, il y a de l'exophthalmie; les dents tombent, le nez est dévié et la fosse nasale du côté correspondant est oblitérée. La tumeur est d'abord dure, puis, au fur et à mesure qu'elle augmente de volume, sa consistance diminue. Ses parois amincies donnent la sensation parcheminée; enfin elles se résorbent, et la tumeur devient nettement fluctuante. La peau reste saine; il n'y a pas de larmoiement.

Diagnostic. — Le diagnostic est difficile. Il se fonde sur la lenteur de la marche, l'absence d'ulcération, d'engorgement ganglionnaire, le bon état de la santé générale. Toutefois les kystes pourraient être confondus, soit avec un abcès à marche lente, soit avec une tumeur solide du sinus. La ponction exploratrice seule tranchera le diagnostic.

Pronostic. — Il n'offre pas de gravité; tout se borne à la déformation de la face.

Traitement. — Il consiste à pratiquer une large incision, soit au niveau de l'arcade alvéolaire, soit dans la fosse canine ou sur la voûte palatine. Par là, on évacue le contenu du kyste, on pratique des injections détersives et, à l'aide d'un stylet introduit dans le sinus, on détruit les autres kystes qui peuvent exister.

2° TUMEURS SOLIDES.

Les tumeurs solides développées primitivement dans le sinus maxillaire doivent être distinguées de celles qui, parties des os ou des cavités voisines, n'envahissent que secondairement cette cavité.

a. **Polypes muqueux (myxomes).** —Luschka a montré qu'on rencontre quelquefois dans la cavité du sinus maxillaire de véritables petits polypes muqueux analogues à ceux qui se développent dans les fosses nasales, et distincts des kystes glandulaires décrits par Giraldès. L'existence de ces polypes est rarement reconnue sur le vivant.

On peut admettre cependant que ces masses polypeuses refoulant la paroi antérieure du sinus, déforment la joue. Plus souvent peut-être l'une d'elles, s'insinuant dans l'ouverture normale du sinus, vient faire saillie dans la fosse nasale du côté correspondant, où elle peut être prise pour un polype de cette cavité.

b. **Polypes fibreux (fibromes).** — Les tumeurs fibreuses du sinus maxillaire sont très rares. Elles présentent parfois une vascularisation considérable, une véritable texture caverneuse. Demarquay a observé deux cas de fibrome calcifié du sinus maxillaire.

c. **Enchondromes.** — Comme les fibromes, ces tumeurs sont très rares. Il est possible que plusieurs des enchondromes, regardés comme des tumeurs du sinus maxillaire, soient partis en réalité de l'os. On y a signalé des tumeurs mixtes, ostéochondromes comme dans un cas de Dolbeau et Trélat, fibro-chondromes, comme dans un cas de Giraldès ; ces tumeurs, à marche lente, se montrent surtout chez les jeunes sujets.

d. **Ostéomes.** — Déjà, à propos des fosses nasales, des sinus frontaux, de l'orbite, nous avons parlé des ostéomes des cavités de la face et de leur pathogénie. Nous n'avons pas à y revenir. Nous dirons seulement qu'on rencontre ici les deux variétés d'ostéomes que nous avons signalées, les ostéomes celluleux ou spongieux, et les ostéomes éburnés. Ces tumeurs sont recouvertes par la muqueuse du sinus. Elles n'affectent que très peu de rapports avec ses parois osseuses.

Les ostéomes du sinus maxillaire peuvent prendre un énorme développement. Fergusson en a vu atteignant un poids de 3 à 400 grammes. Michon a enlevé en 1850, chez un jeune homme de dix-neuf ans, un ostéome du sinus maxillaire du poids de 120 grammes. Ces tumeurs coexistent assez souvent avec des polypes muqueux. Elles se rencontrent seulement chez des jeunes gens, de quinze à vingt-cinq ans.

e. **Sarcomes.** — Bien que beaucoup des tumeurs sarcomateuses qui occupent le sinus maxillaire soient parties en réalité de l'os, il n'en est pas moins vrai que ces tumeurs prennent aussi leur point de départ sur la muqueuse ou sur le périoste qui tapisse la cavité du sinus.

f. **Épithéliomes.** — Exceptionnellement enfin on peut voir des tumeurs épithéliales naissant dans l'épaisseur de la muqueuse du

sinus. Ces tumeurs d'aspect papillaire et très vasculaires peuvent distendre le sinus sans détruire ses parois. Mais plus souvent elles perforent le bord alvéolaire, au niveau duquel elles viennent faire saillie
en déterminant la chute des dents. Mais, bien que l'épithélioma primitif du sinus existe, nous verrons que les tumeurs épithéliales qui
envahissent cette cavité débutent en réalité le plus souvent au niveau
du bord alvéolaire du maxillaire supérieur.

**Symptomatologie générale des tumeurs du sinus maxil-
laire.** — A l'exemple de M. Duplay, nous diviserons en trois périodes la marche des tumeurs du sinus maxillaire.

La première période est latente; aucun symptôme n'avertit du
développement de la tumeur, sauf dans quelques tumeurs cancéreuses qui, dès le début, déterminent des douleurs névralgiques
excessivement intenses.

La tumeur se développant amène tôt ou tard la distension des
parois du sinus et des phénomènes de voisinage qui caractérisent la
seconde période. On constate une sensation persistante de gêne et de
pesanteur dans la région du sinus. La joue est un peu tuméfiée;
l'œil devient saillant; la tumeur proéminant dans les fosses nasales
détermine le nasonnement de la voix; souvent en même temps il y a
du larmoiement, et même une véritable tumeur lacrymale par compression du canal lacrymo-nasal. Les dents s'ébranlent et tombent;
quelquefois même c'est le malade qui les fait arracher, pour tâcher
de calmer les douleurs violentes qu'il met sur le compte d'une névralgie dentaire.

Enfin, dans la troisième période, on ne constate plus seulement les
signes de la réplétion du sinus, mais ses parois ont été écartées, dans
certains points même elles sont complètement détruites, et la tumeur
fait saillie en dehors du sinus.

Généralement c'est la paroi antérieure qui résiste le moins longtemps. Elle est refoulée, amincie, donne lieu à la crépitation parcheminée, et enfin elle se perfore. La tumeur vient alors faire saillie à
la joue, et dans la bouche, au niveau de la fosse canine. Le développement se prononce-t-il surtout du côté de la paroi supérieure du
sinus, l'œil est refoulé; le plus souvent, il est projeté en haut et en
avant, et on constate de l'exophthalmie. La tumeur, détruisant la paroi
interne du sinus, peut venir faire saillie dans la fosse nasale du côté
correspondant. Elle détermine des épistaxis fréquentes. Enfin, elle

proémine aussi du côté de la voûte palatine dont elle efface la concavité et qu'elle finit par perforer. Après avoir déterminé la chute des
dents, le néoplasme fait également saillie dans la cavité buccale au
niveau des alvéoles dont le fond a été détruit. A ce moment la tumeur
peut s'étendre assez loin en arrière pour comprimer la trompe et
altérer l'audition. Elle peut même perforer la base du crâne et déterminer une méningo-encéphalite mortelle.

Arrivées à leur période ultime, les tumeurs du sinus maxillaire
ulcérées, saignantes, donnent lieu à un écoulement sanieux, fétide,
qui entretient dans la bouche des malades une odeur repoussante ; les
téguments sont eux-mêmes distendus, amincis, les veines dilatées ;
la sensibilité est détruite dans la zone où se distribue le nerf sous-
orbitaire ; les ganglions sont engorgés ; enfin la peau elle-même s'ulcère ; les malades présentent tous les signes de la cachexie cancéreuse, encore aggravés par la septicémie à laquelle donnent lieu les
matières putrides qui pénètrent dans la cavité buccale.

Diagnostic. — A la première période, latente, il ne saurait être
question de poser d'une manière précise le diagnostic de tumeur du
sinus maxillaire ; on ne peut avoir encore que des présomptions à cet
égard.

Plus tard, quand se révèlent les signes de la distension du sinus,
on peut se demander s'il s'agit en réalité d'une tumeur du sinus
maxillaire, et dans ce dernier cas, quelle est la nature de la tumeur
à laquelle on a affaire. Tout d'abord il est à noter que des tumeurs
du pharynx et des fosses nasales, telles que les polypes naso-pharyngiens pénétrant secondairement dans le sinus, peuvent donner naissance à tous les symptômes des tumeurs du sinus maxillaire. C'est
par un examen soigneux des fosses nasales, de la cavité naso-pharyngienne, de la bouche et du voile du palais qu'on évitera la confusion
entre les tumeurs primitivement développées dans le sinus, et celles
qui n'y ont pénétré que secondairement.

Il faut encore distinguer les tumeurs du sinus des abcès lentement
développés dans cette cavité. Les circonstances étiologiques dans lesquelles s'est développée l'affection, les douleurs violentes qui en ont
marqué le début permettront de supposer qu'il s'agit d'une collection
purulente du sinus ; un signe important est tiré de la paralysie du
nerf sous-orbitaire, qui est comprimé ou détruit par les tumeurs solides, tandis qu'il est intact dans les cas d'abcès du sinus. Mais on le

comprend, dans les cas douteux, c'est la ponction exploratrice qui, seule, tranchera la question du diagnostic. C'est encore la ponction exploratrice qui est seule capable de distinguer les tumeurs solides des tumeurs liquides ou kystes. Sans doute cette dernière variété de tumeurs donne naissance à la fluctuation. Mais il est des tumeurs solides qui sont aussi fluctuantes, et l'on ne doit pas attacher une valeur absolue à ce signe.

Quant à différencier les unes des autres les diverses variétés de tumeurs solides, la chose est plus difficile. Rappelons toutefois la consistance très dure des ostéomes et de l'enchondrome, et leur développement chez les jeunes sujets. Les tumeurs malignes, au contraire, telles que l'épithélioma et le sarcome, se montrent chez des personnes plus avancées en âge ; elles s'accompagnent d'engorgement ganglionnaire, et leur développement est marqué par des douleurs névralgiques très intenses. Elles amènent la compression ou la destruction du nerf sous-orbitaire et sa paralysie. Nous conclurons en disant que le diagnostic des tumeurs du sinus maxillaire est plein de difficultés, et que c'est une règle absolue pour le chirurgien de ne jamais entreprendre l'extirpation d'une de ces tumeurs sans avoir au préalable vérifié le diagnostic par une ponction exploratrice.

Pronostic. — Le pronostic est toujours sérieux, vu la nécessité d'une opération ; quant aux tumeurs malignes, elles ont une énorme gravité.

Traitement. — Le seul traitement utile consiste dans l'ablation de la tumeur. Elle peut se faire par différents procédés suivant la nature du néoplasme auquel on a affaire. S'agit-il d'un ostéome, il suffira d'ouvrir largement la paroi antérieure du sinus et d'ébranler la tumeur à l'aide de spatules et de daviers pour l'extraire de la cavité où elle est contenue. Dans les autres variétés de tumeurs bénignes, telles que les fibromes et les myxomes, il suffira également d'ouvrir largement le sinus pour pratiquer ensuite l'ablation de la tumeur par l'excision ou par l'arrachement. Dans ces cas, il sera bon de joindre à ces moyens la cautérisation du point d'implantation du néoplasme pour empêcher sa répullulation.

Dans les cas de tumeurs malignes, un pareil traitement serait tout à fait insuffisant. Ce qu'il faut, en pareil cas, c'est pratiquer l'extirpation complète du maxillaire supérieur. Encore faudra-t-il au préalable s'assurer par le toucher de la région naso-pharyngienne que la tumeur n'a pas poussé dans le pharynx des prolongements qu'il serait impossible d'enlever. Souvent en effet, après l'ablation de l'os, on se trouve en présence de ces prolongements qui, s'ils ne sont extirpés complètement, repullulent avec une terrible rapidité. Les ganglions sous-maxillaires engorgés seront extirpés, s'ils sont mobiles. S'il y a des ganglions adhérents, des prolongements pharyngiens impossibles à enlever, toute tentative est inutile.

CHAPITRE VI

MALADIES DES MACHOIRES.

Nous étudierons dans deux articles isolés les maladies des maxillaires, et celles de l'articulation des deux mâchoires entre elles ou articulation temporo-maxillaire.

ARTICLE PREMIER

MALADIES DES MAXILLAIRES.

I

LÉSIONS TRAUMATIQUES.

Elles comprennent seulement les fractures de la mâchoire supérieure et celles de la mâchoire inférieure.

1° FRACTURES DE LA MACHOIRE SUPÉRIEURE.

Les fractures du maxillaire supérieur sembleraient devoir être fréquentes, vu la position superficielle de cet os et la minceur de ses parois. Mais la saillie du nez, celles de l'apophyse malaire et du menton protègent cet os contre les traumatismes extérieurs ; aussi ses fractures sont-elles rares. Elles n'en présentent pas moins un très grand nombre de variétés.

Étiologie. — Le plus souvent la fracture est produite par une cause directe ; elle résulte alors d'un coup porté sur la face anté-rieure du maxillaire, coup de poing, coup de pied de cheval, plaie par arme à feu. Dans d'autres cas, la fracture est indirecte ; elle résulte de la propagation au maxillaire supérieur d'une violence por-tant sur le crâne, sur l'apophyse malaire ou sur le menton.

C'est ainsi qu'on voit des fêlures du crâne se propager au maxil-laire supérieur. Il peut même se faire que la violence porte à la fois sur le menton et sur la voûte du crâne. Le maxillaire supérieur est alors écrasé entre ces deux forces agissant en sens contraire. C'est ainsi qu'on signale le cas d'une fracture du maxillaire supérieur chez un individu tombant sur le menton sur le rebord d'une trappe dont le couvercle était venu retomber sur la tête.

Variétés de ces fractures. — Au point de vue anatomo-patho-logique on peut distinguer les fractures portant sur un point isolé de l'os, et celles qui s'étendent à la totalité du maxillaire. Dans les frac-tures des os propres du nez, il existe quelquefois en même temps des fractures de l'apophyse montante du maxillaire supérieur. Sou-vent aussi on observe des fractures limitées au bord alvéolaire, qu'elles résultent d'un choc direct sur cette partie de l'os, ou de l'avulsion d'une dent. Il existe aussi des fractures isolées de la voûte palatine, soit qu'il s'agisse de fractures par causes directes, produites le plus souvent par armes à feu et accompagnées de plaies, soit que la voûte palatine soit détachée en bloc du reste de l'os, comme chez deux malades de Velpeau.

Dans d'autres cas encore, c'est la paroi antérieure du sinus maxil-laire qui est intéressée ; quelquefois il y a une fracture esquilleuse de cette paroi, comme dans les plaies par armes à feu, avec large ouverture du sinus maxillaire. D'autres fois, il y a enfoncement de la paroi osseuse dans l'intérieur du sinus. M. Dubreuil a appelé, en 1870, l'attention de la Société de chirurgie sur une variété parti-culière de ces fractures, dans laquelle l'apophyse malaire frappée directement s'enfonce dans le sinus maxillaire, le bord alvéolaire de l'os restant intact. J'ai pu observer une de ces fractures sur un homme qui avait reçu un coup de pied de cheval sur la joue gau-che. L'apophyse malaire avait pénétré dans le sinus, la pommette était affaissée; on sentait sur le rebord orbitaire inférieur une dépres-sion très nette répondant au trait de fracture, il y avait de l'emphy-

sème de la paupière inférieure ; le rebord alvéolaire était intact.
Enfin la lésion peut se borner à une simple fêlure qui, passant par
le trou sous-orbitaire, blesse le nerf du même nom.

A côté de ces diverses variétés de fractures occupant seulement une
partie isolée du maxillaire supérieur, il en est d'autres qui intéressent l'os dans sa totalité. Lorsqu'elles s'accompagnent de plaies, lorsqu'il s'agit de fractures esquilleuses étendues à plusieurs des os de la
face, le diagnostic n'offre pas de difficultés. Mais il est des fractures
occupant tout le corps du maxillaire supérieur, qui ne s'accompagnent, ni de déplacement, ni de crépitation, et qui pourraient
passer inaperçues, si l'attention n'était pas éveillée sur elles d'une
manière toute spéciale. C'est cette variété de fracture qui a été de la
part de M. Alphonse Guérin l'objet d'un mémoire publié dans les
Archives de médecine en 1866. Cet auteur a conclu de l'observation
clinique et de l'expérimentation qu'un coup porté d'avant en arrière
sur la face au-dessous de l'orifice des narines produit une fracture
transversale passant à un centimètre environ au-dessous de l'os malaire et se propageant en arrière jusqu'aux apophyses ptérygoïdes
qui sont fracturées en même temps. Quelquefois la fracture de la lame
verticale de l'ethmoïde coïncide avec celles des maxillaires et des
apophyses ptérygoïdes. L'apophyse montante de l'os palatin participe
nécessairement à la fracture. Il s'agit le plus souvent, en pareil cas,
de fractures étendues aux deux maxillaires supérieurs.

Le mécanisme de ces fractures, exposé par M. Alphonse Guérin,
trouve une confirmation très nette dans une remarquable observation
communiquée en 1854 à la Société de chirurgie par M. Prestat ; mais
ici, comme la violence était considérable, on constatait avec l'existence d'une plaie tous les signes habituels des fractures. Il s'agit
d'un jeune homme qui, monté sur la plate-forme d'une locomotive,
fut précipité sur le coffre à charbon du tender. La lèvre supérieure
était séparée du nez par une fente transversale à travers laquelle le
doigt constatait que la voûte palatine était séparée par une fente
horizontale du reste de l'os. De sorte qu'on pouvait comparer cette
pièce palatine isolée aux moules de palais qu'on voit exposés à la
porte des dentistes.

Enfin signalons en terminant la possibilité de fractures avec enfoncement du maxillaire supérieur notée dans une observation de Simonin
(de Nancy) rapportée par Malgaigne. Wiseman a vu la mâchoire su-

périeure tout entière enfoncée dans la profondeur de la face et rétrécissant le calibre du pharynx.

Symptômes et diagnostic. — Deux cas sont possibles : ou bien
la fracture se présente avec tous les symptômes habituels aux fractures,
déformation apparente, mobilité anormale, crépitation ; dans ce cas,
le diagnostic ne présente pas de difficultés. Ou bien, la fracture du
maxillaire supérieur existe en dehors de tous les symptômes habituels
aux fractures ; c'est ici que la difficulté est grande, et que le signe
donné par M. Alphonse Guérin rend de précieux services. Il est basé
sur la coexistence de la fracture de l'apophyse ptérygoïde et du
maxillaire supérieur. Le doigt porté dans la cavité buccale, au niveau
de l'aile interne de l'apophyse ptérygoïde, provoque une douleur
vive, et quelquefois même permet de constater là mobilité de cette
apophyse. Parfois aussi il existe en même temps une ecchymose dans
l'épaisseur du voile du palais à ce niveau.

Il est encore des cas d'un diagnostic délicat, ce sont ceux dans lesquels il existe seulement une fêlure de la paroi antérieure du sinus
sans déplacement. Il est alors deux signes auxquels il faut attacher
la plus grande importance, ce sont l'emphysème des paupières tenant à la déchirure du sinus, et la perte de la sensibilité dans la
zone de distribution du nerf sous-orbitaire. Dans deux cas où la
fêlure du maxillaire produite par un coup porté sur la face antérieure ne s'accompagnait d'aucun symptôme apparent de fracture,
les deux signes précédents nous permirent de faire le diagnostic.
Dans un fait communiqué par Hiffelsheim à la Société de biologie, la
lésion du nerf sous-orbitaire se traduisait par une anesthésie de la
joue, de la partie correspondante du nez et de la lèvre supérieure,
qui persistait deux ans après l'accident.

Signalons encore comme complications possibles de ces fractures
les hémorrhagies nasales, la présence de corps étrangers dans le
sinus maxillaire, des accidents de commotion cérébrale. Il peut
même y avoir en même temps fracture du crâne ; mais ici la fracture du maxillaire supérieur perd son importance, en présence
d'une aussi grave lésion.

Pronostic. — Il est fâcheux seulement au point de vue des
déformations de la face et de la perte des dents qui accompagne
assez souvent la fracture.

Traitement. — Il variera beaucoup suivant l'espèce de fracture

qu'on aura sous les yeux. S'il s'agit d'une fracture sans déplacement, il suffira de conseiller au malade d'éviter de parler, de
mâcher des corps durs. On pourra soutenir la mâchoire inférieure
avec un bandage en forme de fronde, de sorte que les dents de cette
mâchoire fourniront un point d'appui à la mâchoire supérieure. Dans
les fractures esquilleuses, Malgaigne conseille avec raison de conserver tous les fragments osseux restés adhérents, car leur consolidation se fait avec une grande facilité. Y a-t-il un enfoncement considérable des fragments, on s'efforcera de les relever, soit à l'aide
du doigt introduit dans la bouche, soit avec un instrument agissant
par les fosses nasales. La ligature des dents, des moules en gutta-
percha maintiendront les fractures du bord alvéolaire. Dans les cas
comme celui de M. Prestat, où le fragment inférieur tend à s'écarter
du supérieur par son propre poids, on soutiendra ce fragment au
moyen d'un appareil construit sur le modèle de celui de Graefe,
c'est-à-dire au moyen de tiges verticales terminées par des crochets
qui embrassent les dents, et reliées à une pièce frontale horizontale-
ment disposée qui les soutient.

2° FRACTURES DE LA MACHOIRE INFÉRIEURE.

Bien que plus fréquentes que celles de la mâchoire supérieure,
les fractures du maxillaire inférieur sont cependant rares. C'est ce
que montre la statistique de Malgaigne, d'après laquelle on n'en
aurait observé que vingt-sept cas en onze années à l'Hôtel-Dieu.

Étiologie. — Les causes directes sont les plus fréquentes. Ce
sont, soit des chutes sur le menton, soit des coups portés sur un
point de la mâchoire inférieure, par exemple, des coups de feu, des
coups de pied de cheval. L'avulsion des dents peut produire ici,
comme pour la mâchoire supérieure, des fractures du rebord alvéolaire.

Les causes indirectes agissent, soit en exagérant, soit en diminuant la courbe de la mâchoire inférieure. Le plus souvent, c'est ce
dernier mécanisme que l'on observe, quand un corps pesant, tel
qu'une roue de voiture, une pièce de vin, presse sur un côté de la
mâchoire dont l'autre côté est appuyé sur le sol. On peut aussi, à la
suite de chutes sur le menton, observer des fractures indirectes du
col du condyle.

Variétés anatomiques. — C'est à tort que Boyer avait nié la fracture siégeant au niveau de la symphyse du menton; il en existe dans la science un certain nombre d'exemples incontestables. Mais le plus souvent la fracture siège sur l'une des parties latérales du corps de l'os. Elle peut être verticale; mais habituellement elle est oblique. La direction la plus fréquente est celle dans laquelle le trait de fracture se porte de haut en bas et d'arrière en avant. Généralement le fragment postérieur est taillé en biseau aux dépens de la table interne de l'os. Il peut y avoir des fractures multiples; parfois les traits de fracture siégeant sur les deux côtés du corps du maxillaire isolent du reste de l'os un fragment moyen renfermant la symphyse du menton, et se déplaçant en bas par la traction des muscles sus-hyoïdiens et par son propre poids. Il existe aussi des fractures des branches montantes de la mâchoire inférieure, de l'apophyse coronoïde, et du col du condyle. Les fractures du maxillaire inférieur peuvent être des fractures simples; plus souvent elles sont compliquées par la pénétration de l'air dans le foyer de la fracture, résultant de la déchirure de la muqueuse buccale. Il peut y avoir aussi complication d'une plaie cutanée.

Symptômes. — Le premier symptôme consiste dans la douleur ressentie au moment de l'accident, et qui est réveillée par tous les mouvements de la mâchoire et par la pression au niveau de la fracture. A cette douleur se joignent la tuméfaction de la région de la mâchoire, de la salivation, le crachement de sang. Parfois une ou plusieurs dents sont ébranlées ou même arrachées complètement.

En général il existe une crépitation et une mobilité anormale faciles à constater en saisissant entre les doigts la mâchoire inférieure au point présumé de la fracture.

L'étude la plus intéressante est celle du déplacement. Dans les cas les plus habituels, ceux où le fragment postérieur est oblique en bas et en avant, et taillé en biseau aux dépens de la table interne de l'os, le déplacement est le suivant : Le fragment postérieur est porté en haut et en dehors par les muscles élévateurs de la mâchoire, tandis que le fragment antérieur est porté en bas et en arrière par les muscles sus-hyoïdiens. Il en résulte que les dents cessent d'être sur un même plan. Lorsqu'il s'agit d'une fracture double, détachant du reste du maxillaire un fragment médian, celui-ci est porté en bas et en arrière, et la déformation est toujours très marquée.

Inversement, dans les fractures verticales, surtout lorsqu'elles siègent au niveau de la symphyse, le déplacement est presque nul. Parfois cependant il existe une ascension légère d'un des fragments, et les dents ne sont plus sur un même plan.

Les fractures des branches montantes de la mâchoire sont difficiles à reconnaître, parce qu'ici il n'y a pas de déplacement, les deux fragments étant maintenus par les muscles masséter et ptérygoïdien interne. C'est seulement la douleur pendant les mouvements de la mâchoire, la douleur à la pression directe exercée sur la face externe de la branche montante, ou encore sur sa face interne par l'intérieur de la bouche, qui permettront de faire le diagnostic.

Dans les fractures de l'apophyse coronoïde, le fragment supérieur est entraîné en haut par le muscle temporal. En introduisant le doigt dans la cavité buccale, et pressant dans le point répondant à cette apophyse, on détermine une douleur vive, on constate la mobilité anormale, l'écartement des fragments, et plus rarement la crépitation.

Enfin les fractures du condyle sont extrêmement rares. Elles portent habituellement sur le col du condyle, qui est entraîné en avant et en dedans par le ptérygoïdien externe qui s'y insère. Il en résulte une dépression apparente au-devant du conduit auditif. On détermine une douleur vive par la pression directe en ce point; on peut percevoir la crépitation pendant les mouvements de la mâchoire, soit en plaçant le doigt au niveau du col du condyle, soit en introduisant la pulpe du doigt dans le conduit auditif en rapport intime avec le condyle du maxillaire.

Complications. — On peut observer, en même temps qu'une fracture de la mâchoire inférieure, une déchirure du nerf dentaire inférieur, se traduisant par la perte de sensibilité de la lèvre du côté lésé. Parfois aussi on voit survenir une hémorrhagie par l'oreille; elle s'explique par la fracture de la paroi antérieure du conduit auditif. C'est le condyle qui, pressé de bas en haut par la force agissant sur le menton, fracture le conduit auditif et parfois même pénètre dans son intérieur. Déjà nous avons signalé cette lésion à propos des traumatismes du conduit auditif; nous aurons occasion d'y revenir en parlant des luxations de la mâchoire. Quelquefois même l'ébranlement se communique au cerveau lui-même, et l'on observe tous les signes de la commotion cérébrale.

Il est une complication consécutive des fractures du maxillaire inférieur qui présente une haute gravité, et sur laquelle M. Richet a tout particulièrement appelé l'attention; c'est la septicémie qui résulte de la déchirure de la muqueuse et de la pénétration de l'air extérieur et de détritus d'aliments dans le foyer de la fracture.

Pronostic. — La possibilité de ces graves accidents doit rendre assez réservé le pronostic des fractures de la mâchoire inférieure. A part les cas où la mort résulte de la septicémie, on voit parfois se développer, dans les fractures compliquées de plaie, de vastes suppurations; il en résulte des nécroses des fragments et quelquefois une pseudarthrose. Dans la plupart des cas cependant le pronostic ne présente pas de gravité, et la fracture guérit au bout de trente à quarante jours.

Traitement. — En général, la réduction de la fracture n'offre pas de difficultés; mais ce qui est très difficile, ainsi qu'en témoigne le grand nombre d'appareils imaginés, c'est la contention des fragments.

Lorsqu'il n'y a pas beaucoup de tendance au déplacement, une simple fronde passée sous le menton, et dont les deux extrémités sont nouées sur le sommet de la tête, suffit pour tout appareil. Existe-t-il au contraire un déplacement marqué, on a cherché à le réduire, soit en agissant sur les dents, soit au moyen d'appareils, ou encore en agissant sur les fragments eux-mêmes au moyen de la suture ou de la ligature osseuse.

La ligature des dents, qui consiste à enrouler autour des deux dents les plus voisines de la fracture un fil métallique destiné à les relier entre elles, est un procédé qui ne mérite pas d'être conseillé. Il peut se montrer insuffisant; en outre il cause souvent une douleur vive, le gonflement et l'inflammation de la gencive et l'ébranlement des dents.

Quant aux appareils, les uns agissent seulement sur les arcades dentaires, les autres exercent une double pression à la fois sur les arcades dentaires et sur le menton, de façon à maintenir immobiles les fragments entre ces deux points d'appui opposés l'un à l'autre. De ces derniers appareils le plus connu est celui d'Houzelot (de Meaux). Il se compose d'une plaque supérieure en liège creusée d'une rainure pour s'appliquer sur les dents de la mâchoire inférieure; l'autre plaque s'appuie sous le menton, et les deux plaques sont rappro-

chées l'une de l'autre au moyen d'une vis de rappel. Morel-Lavallée
a substitué à la plaque supérieure en liège un moule de l'arcade dentaire fait avec la gutta-percha.

J'ai vu à Lariboisière dans le service de M. Panas un malade qui,
ne pouvant supporter aucun des appareils qu'on lui avait appliqués,
s'était construit lui-même un petit appareil très simple et très suffisant. Il se composait d'une tige recourbée appuyant sur la partie de
l'arcade dentaire qui s'élevait au-dessus du reste de la mâchoire, de
façon à l'abaisser ; cette tige prenait son point d'appui sur une ceinture fixée sous les aisselles du malade.   .

Enfin, dans les cas où les appareils sont insuffisants, il ne faut pas
hésiter à recourir à la suture osseuse, qui donne ici de très bons résultats. M. Bérenger-Féraud a proposé de substituer à la suture
osseuse la ligature osseuse, qui consiste à enrouler autour des fragments mis en place un fil métallique.

L'auteur rapporte à l'appui de cette méthode cinq cas terminés par
la guérison. Elle mérite donc d'être employée. Enfin il ne faut pas
oublier le danger de septicémie dont nous avons parlé, et ordonner
au malade de fréquents lavages de la cavité buccale avec des liquides
antiseptiques (alcool, chloral, acide salicylique). Dans les cas de fractures compliquées, après avoir enlevé les esquilles, après avoir pratiqué la suture et la ligature osseuse, il faudra faire à la région sus-
hyoïdienne une contre-ouverture, dans laquelle on introduira un
drain pénétrant jusque dans la cavité buccale, et servant à faire de
fréquents lavages du foyer de la fracture.

II

MALADIES INFLAMMATOIRES DES MACHOIRES.

Un fait domine toutes les altérations pathologiques des mâchoires,
c'est la présence dans l'épaisseur de ces os des dents dont les lésions
retentissent toujours plus ou moins sur l'os qui les porte. Cette
réflexion s'applique aussi bien aux maladies inflammatoires des maxillaires qu'aux tumeurs ou néoplasmes de ces os.

Nous suivrons dans la description de ces affections l'excellent article MAXILLAIRES publié par MM. Guyon et Ch. Monod dans le *Dictionnaire encyclopédique.*

1° OSTÉO-PÉRIOSTITE DES MACHOIRES.

Dans l'ostéo-périostite des mâchoires, il faut examiner isolément l'ostéo-périostite du bord alvéolaire et celle du corps de l'os. Cette division répond à la division anatomique en périoste alvéolo-dentaire et périoste du corps des mâchoires.

A, — OSTÉO-PÉRIOSTITE DU BORD ALVÉOLAIRE.

Nous devons lui décrire trois formes : l'ostéo-périostite simple, suppurée et ossifiante.

a. **Ostéo-périostite simple alvéolo-dentaire**. — C'est celle qui se termine par résolution, sans laisser à sa suite ni suppuration et nécrose, ni hypertrophie de l'os.

Elle peut se montrer soit à l'état aigu, soit à l'état chronique. L'ostéo-périostite simple aiguë du bord alvéolaire n'a pas de gravité. Elle se réduit à une sensibilité légère de la dent, qui semble au malade être allongée. Cependant une pression modérée, exercée en comprimant les mâchoires l'une contre l'autre, calme la douleur ; la dent est quelquefois légèrement mobile. Les causes qui lui donnent naissance sont les opérations sur les dents, un coup de dent violent porté sur un corps dur. Elle peut se montrer aussi comme complication de la stomatite mercurielle. Le froid serait capable de lui donner naissance, et Tomes a décrit une forme rhumatismale de l'ostéo-périostite alvéolaire aiguë.

La forme chronique est causée, soit par une irritation des gencives par une ligature autour du collet des dents, soit par l'accumulation du tartre à la partie inférieure de la couronne. Mais la cause de beaucoup la plus fréquente, c'est la carie dentaire. Il y a un peu de rougeur et de gonflement de la gencive ; la dent est mobile et légèrement douloureuse. Quelquefois l'inflammation chronique aboutit à un épaississement limité du périoste et à la formation de véritables tumeurs fibreuses à son niveau. Dans d'autres cas, l'inflammation passe à l'état aigu et détermine la suppuration.

b. **Ostéo-périostite suppurée du bord alvéolaire**. — Il y a lieu de décrire à cette forme de la maladie deux variétés, suivant que l'ostéo-périostite suppurée, succédant à une affection dentaire, est limitée à un seul alvéole, ou bien que la maladie, de cause générale, occupe à la fois plusieurs alvéoles.

Première variété. — **Abcès alvéolaire de cause locale.** — Toutes les lésions traumatiques et spontanées des dents peuvent donner naissance à la périostite alvéolo-dentaire suppurée. Mais il faut citer par-dessus tout la carie. Le froid humide joue parfois le rôle de cause déterminante. L'éruption difficile de la dent de sagesse lui donne aussi naissance.

Lorsque la périostite alvéolo-dentaire doit aboutir à la suppuration, le gonflement de la gencive augmente, il s'étend aux parties molles de la joue. Il en résulte cette tuméfaction dure, œdémateuse, connue sous le nom de *fluxion*. La formation du pus s'accompagne d'un peu de fièvre, de chaleur à la peau, d'inappétence ; enfin le pus se collecte, et se fait jour en des points variés. Parfois le pus s'ouvre un chemin à travers la dent cariée, ou bien il décolle le périoste et s'écoule au pourtour du collet de la dent ; il peut même, perforant la paroi de l'alvéole, sortir, soit à travers la muqueuse buccale, soit à travers la peau. C'est le plus souvent à la face externe de la gencive, dans le sillon gingivo-buccal, ou encore à la face interne des joues, des lèvres, que viennent s'ouvrir les abcès. Il est plus rare de les voir s'ouvrir à la face inférieure de la voûte palatine. Enfin l'ouverture peut encore se faire à la peau, soit au niveau du menton, de la joue, dans la fosse canine, soit à l'angle de la mâchoire et à la région sus-hyoïdienne pour les abcès partis de la dent de sagesse. En général, dès que le pus a été évacué, le malade est rapidement soulagé ; mais l'ouverture de l'abcès reste souvent fistuleuse, et le stylet qu'on y engage constate la nécrose des racines et la dénudation osseuse.

Dans les cas où la périostite-alvéolo-dentaire est due à la carie ou à l'éruption difficile de la dent de sagesse, les accidents peuvent prendre une grande gravité. Il se produit une contracture des muscles amenant le resserrement des mâchoires, un gonflement prononcé au niveau de l'angle de la mâchoire inférieure ; le pus se fait jour à la fois du côté de la muqueuse buccale, et vers la peau. Il décolle le périoste dans une grande étendue ; bridé par les muscles masséter et ptérygoïdien interne, il fuse au loin, soit du côté de la joue et du cou, soit profondément vers le pharynx ; ces lésions peuvent s'aggraver et s'étendre au point de déterminer la mort.

Diagnostic. — C'est avec le phlegmon sous-maxillaire que doit
être fait le diagnostic de la périostite alvéolo-dentaire. Le gonflement,
dans les deux cas, est le même et il envahit les mêmes régions. Cependant, dans le phlegmon sous-maxillaire, la douleur et le gonflement ont leur maximum au niveau de la région sus-hyoïdienne, tandis que, dans la périostite alvéolo-dentaire, le gonflement répond au
corps de la mâchoire elle-même, avec lequel il est intimement soudé ;
c'est là aussi que l'on constate le maximum de la douleur.

Lorsque la périostite a donné lieu à l'existence d'une fistule cutanée, il faut distinguer cette variété d'une fistule salivaire ; on y arrivera par la considération du siège de l'orifice et de la nature du
liquide qui, dans les fistules salivaires, est une salive claire, limpide,
s'écoulant surtout en grande quantité au moment des repas. Enfin le
siège et la direction du trajet fistuleux, l'examen des dents, permettront de faire le diagnostic avec les abcès dus simplement à une altération osseuse ou des parties molles.

Deuxième variété. — **Ostéo-périostite alvéolo-dentaire de
cause générale (gingivite expulsive de Marchal de Calvi).** —
La périostite alvéolo-dentaire tenant à l'altération d'une dent est limitée ; mais, dans certains cas, la périostite peut s'étendre à un plus ou
moins grand nombre d'alvéoles. C'est ce qui arrive dans les différentes formes de stomatites, mercurielle, scorbutique, ulcéro-membraneuse, où la maladie, débutant par la muqueuse buccale, se propage au périoste du bord alvéolaire, si elle n'est pas convenablement
soignée.

A côté de cette ostéo-périostite alvéolo-dentaire, tenant à l'état de
la muqueuse buccale, il faut signaler celle qui est due à l'état général du sujet et qui se propage à une certaine étendue du bord alvéolaire. C'est cette forme qui a été signalée pour la première fois par
Fauchard et qui a reçu des noms différents : suppuration conjointe
des alvéoles et des gencives, pyorrhée interalvéolo-dentaire, ostéo-
périostite alvéolo-dentaire. Oudet a, pour la première fois, déterminé
d'une manière exacte son siège anatomique dans le Dictionnaire
en trente volumes. M. Magitot lui a consacré, en 1867, dans les *Archives de Médecine,* une bonne description. D'après cet auteur, l'ostéo-périostite alvéolo-dentaire ne serait autre chose que la gingivite
expulsive de Marchal de Calvi.

Anatomie pathologique. — Ce qu'il importe de bien établir tout d'abord, c'est que les dents sont complètement saines au début. L'affection du périoste est primitive ; les altérations des gencives, des dents et de leurs racines ne sont que secondaires. Le périoste enflammé, épaissi et injecté, se décolle depuis le collet de la dent jusqu'au sommet de la racine ; du pus se produit et se fait jour au niveau du collet de la dent ; c'est à ce fait que la maladie a dû sa dénomination de pyorrhée interalvéolo-dentaire. Bientôt la gencive elle-même participe à l'inflammation ; elle se boursoufle, se ramollit, s'ulcère. Elle laisse à nu le collet de la dent, et c'est cet aspect des lésions qui avait fait donner à la maladie par Marchal de Calvi le nom de gingivite expulsive. Enfin l'inflammation gagne la pulpe dentaire elle-même et les parois de l'alvéole qui, atteintes d'ostéite raréfiante, finissent par disparaître, ce qui entraîne la chute de la dent.

Étiologie. — Ce fait que la maladie survient en dehors de toute altération des dents et de la muqueuse buccale montre bien que la cause doit en être recherchée dans l'état général du sujet. On l'a signalée dans la goutte et le rhumatisme, dans les anémies consécutives aux maladies de longue durée, dans le mal de Bright, et surtout dans le diabète sucré, dont elle constituerait, pour Magitot, un symptôme constant.

L'ostéo-périostite alvéolo-dentaire se voit dans les deux sexes et dans l'âge moyen de la vie, de trente à trente-cinq ans. Ce sont les grosses molaires qui sont atteintes les premières ; puis viennent les incisives inférieures, les petites molaires, les incisives supérieures et les canines.

Symptômes. — La marche de la maladie est divisée par M. Magitot en trois périodes. La période de début est marquée par trois signes principaux : la déviation et le léger allongement de la dent dus à la tuméfaction du périoste, la présence d'un liséré rougeâtre au niveau du bord libre de la gencive, et enfin l'apparition du pus autour du collet de la dent.

Dans la seconde période ou période d'état, l'alvéole est en pleine suppuration, la dent est ébranlée. Presque toujours la paroi osseuse de l'alvéole est perforée, et il se forme une petite fistule gingivale, qui livre passage au pus. Les douleurs sont plus vives, et elles reviennent parfois sous forme d'exacerbations qui rappellent celles qu'on observe dans la carie dentaire.

Enfin, à la troisième période ou de terminaison, la dent est devenue très mobile; elle est bleuâtre, ce qui indique sa nécrose; elle tombe, la suppuration se tarit, la gencive se cicatrise; mais il reste un affaissement de l'alvéole dû à la résorption de ses parois. Si les choses en restaient là, le malade pourrait être considéré comme guéri; mais bientôt on voit la même série de phénomènes se reproduire sur chacune des dents voisines, et l'affection se prolonge ainsi pendant plusieurs mois, quelquefois même pendant plusieurs années.

Diagnostic. — Cette forme d'ostéo-périostite alvéolo-dentaire se reconnaîtra à l'absence de carie et de toute lésion traumatique, à ce qu'elle atteint successivement plusieurs dents, à ce que la suppuration débute au niveau du collet de la dent, tandis que, dans la périostite alvéolo-dentaire de cause locale, la suppuration débute au niveau de la racine et ne se montre que plus ou moins tardivement autour du collet, quand même le pus se fait jour par cette voie.

Le diagnostic doit être fait aussi avec la gingivite qui amène la chute des dents par le même mécanisme. Mais la gingivite due au mercure, au scorbut, aux fièvres graves, atteint toujours simultanément un grand nombre de dents; enfin elle ne détermine pas d'emblée la mobilité des dents et la suppuration interalvéolo-dentaire.

Pronostic et traitement. — Longtemps l'ostéo-périostite alvéolo-dentaire a été regardée comme une maladie incurable, et entraînant fatalement la perte des dents. Il est, au contraire, démontré aujourd'hui qu'un traitement convenable réussit à l'améliorer et même à la guérir. Il faut modifier par des cautérisations l'état local. On a employé le cautère actuel, le nitrate d'argent, la teinture d'iode, le chlorure de zinc. M. Magitot préfère l'acide chromique, à l'aide duquel il répète les cautérisations tous les six ou huit jours. En même temps l'on fait prendre le chlorate de potasse à l'intérieur à la dose de 1^{gr},50 à 2 grammes, et l'on combat, par un traitement approprié, la maladie générale dont la périostite alvéolo-dentaire est une manifestation.

c. **Ostéo-périostite hypertrophiante du bord alvéolaire.** — L'inflammation chronique du périoste alvéolo-dentaire aboutit parfois à la formation de dépôts osseux qui siègent, tantôt du côté de la dent, tantôt sur les parois de l'alvéole. Sur la dent, c'est la couche cémentaire de la racine qui s'hypertrophie et qui aboutit à la formation de petites tumeurs appendues à la racine de la dent, et qui ont été improprement décrites sous le nom d'odontomes. Ce sont de véritables exostoses dentaires. Le dépôt osseux peut se faire aussi sur les parois osseuses ou dans l'intérieur de l'alvéole. Après la chute des dents, on voit ainsi l'alvéole se combler par l'apport de tissu osseux. Quelquefois cette hypertrophie des parois alvéolaires aboutit à la formation de petites tumeurs osseuses qui séparent les dents.

B. — OSTÉO-PÉRIOSTITE DU CORPS DES MAXILLAIRES.

Nous n'insisterons pas sur l'ostéo-périostite simple du corps des maxillaires, qui est rare, et n'a que peu d'importance. Dans les cas de fractures des mâchoires, elle se développe nécessairement au voisinage des fragments. De même, les lésions dentaires, les tumeurs des mâchoires, les phlegmons de la région sus-hyoïdienne, peuvent causer un certain degré d'ostéo-périostite du corps des maxillaires.

Nous décrirons seulement l'ostéo-périostite suppurée du corps des maxillaires, et l'ostéo-périostite hypertrophiante.

a. **Ostéo-périostite suppurée du corps des maxillaires. —** **Étiologie.** — L'ostéo-périostite suppurée du corps des mâchoires peut reconnaître des causes locales et des causes générales. Tout d'abord l'inflammation du périoste alvéolo-dentaire peut gagner le corps de l'os. Cette complication se montre surtout chez les sujets scrofuleux ou qui sont débilités par une maladie antérieure. L'éruption des dents de lait chez les enfants faibles ou scrofuleux s'accompagne quelquefois de suppuration aiguë des maxillaires et de nécroses très étendues. De même encore, dans la convalescence de la fièvre typhoïde et des fièvres éruptives, particulièrement chez les enfants, on voit se développer des inflammations aiguës du périoste des mâchoires, qui aboutissent habituellement à la nécrose ; c'est cette forme qui a été décrite par Salter sous le nom de nécrose exanthématique.

A côté de ces ostéo-périostites succédant aux fièvres graves, et à marche très aiguë, il faut placer l'ostéomyélite de développement qui peut se montrer sur le maxillaire inférieur. Bien qu'elle y soit infiniment plus rare que sur les os longs, le maxillaire inférieur est cependant parmi les os plats un de ceux qui sont le plus souvent atteints. M. Lannelongue, dans son mémoire sur l'ostéomyélite aiguë pendant la croissance, en présente un exemple terminé par une vaste nécrose. La lésion du maxillaire inférieur, en pareil cas, est, dit-il, presque toujours unilatérale.

Parmi les causes, il faut citer aussi la diathèse rhumatismale. L'ostéo-périostite rhumatismale, décrite par Graves, est plus fréquente au maxillaire inférieur qu'à la mâchoire supérieure ; elle débute par le bord alvéolaire et ne s'étend que consécutivement au corps de l'os ; elle n'occupe pas symétriquement les deux côtés de la mâchoire. Des faits d'ostéite rhumatismale du maxillaire inférieur ont été rapportés par Adams, et, plus récemment, par Cadiat. Mais il est juste de faire remarquer avec M. Gosselin, qui rappelle ces faits dans son article Os du *Dict. de Jaccoud*, que l'ostéite rhumatismale étant très rare, tandis que l'ostéite consécutive à des maladies dentaires est fort commune, il est permis de se demander s'il n'y a pas eu quelquefois erreur sur la véritable cause de la maladie.

Signalons enfin comme cause la syphilis qui se localise le plus souvent à la mâchoire supérieure, surtout dans ses portions nasale et palatine. Elle est, au contraire, exceptionnelle à la mâchoire inférieure.

Symptômes et diagnostic. — L'ostéo-périostite étendue au corps des maxillaires peut se présenter sous des formes très différentes ; tantôt, en effet, elle existe à l'état aigu, tantôt à l'état subaigu et même chronique.

C'est dans l'ostéite qui se montre chez les jeunes enfants, au moment de l'éruption des dents de lait, dans celle qui se développe à la suite des fièvres graves, dans l'ostéomyélite de développement, que l'on observe la forme aiguë. Le gonflement est très étendu et considérable ; le périoste se décolle sur une grande surface, et il en résulte des nécroses qui, parfois limitées à une partie du bord alvéolaire des mâchoires, s'étendent dans d'autres cas, à toute la hauteur de l'os. C'est surtout au maxillaire inférieur qu'on observe cette forme de l'affection, et elle y affecte généralement une marche symétrique. Les symptômes locaux s'accompagnent de phénomènes généraux très intenses, fièvre, agitation, délire, et même convulsions chez les jeunes enfants. La forme rhumatismale de la maladie peut aussi exister à l'état aigu.

Dans la scrofule et la syphilis, ce sont plutôt les formes subaiguë et chronique que l'on observe. La syphilis donne lieu au développement de gommes du périoste, qui déterminent la suppuration ; dans d'autres cas, elle aboutit à la formation d'exostoses et de périostoses.

Comme forme spéciale, il faut signaler l'ostéo-périostite de la face orbitaire du maxillaire supérieur, donnant lieu à de l'exophthalmie. et à des troubles de la vue.

Il est enfin une forme très rare et encore fort mal connue de suppuration des mâchoires, c'est l'ostéite centrale, aboutissant aux abcès centraux des maxillaires. C'est à la mâchoire inférieure qu'on l'observe. Dans un cas d'Annandale, un abcès du corps du maxillaire inférieur à parois très épaisses fut pris pour une tumeur, et l'on pratiqua la résection de la mâchoire. Ces abcès paraissent dépendre le plus souvent d'une carie dentaire. Il est permis de se demander s'ils constituent bien véritablement une forme particulière d'inflammation, ou s'ils ne sont pas dus à la transformation purulente de certains kystes dentaires dont nous parlerons plus loin.

Le diagnostic de l'ostéo-périostite des maxillaires est généralement facile. M. Duplay signale cependant la possibilité de confondre la périostite de la branche montante du maxillaire inférieur avec les oreillons. Mais, dans l'oreillon, le gonflement siège dans le tissu sous-cutané et présente son maximum à la région parotidienne ; dans la périostite, au contraire, le gonflement siège au niveau du corps de l'os auquel il adhère intimement. Les mêmes considérations s'appliquent au diagnostic de la périostite du maxillaire et de la parotidite suppurée.

Pronostic. — Le pronostic ne prend de gravité que lorsque l'inflammation osseuse amène une suppuration prolongée et une nécrose très étendue des mâchoires, ou bien lorsqu'elle se complique de phlegmasies de l'orbite, du cerveau et des méninges.

Traitement. — Lorsque l'ostéo-périostite du corps des maxillaires n'est que la propagation de la périostite alvéolo-dentaire, c'est à la carie, cause première de l'affection, qu'il faut s'adresser. On s'efforcera de traiter et de guérir la carie, ou bien, si la conservation n'est pas possible, on aura recours à l'extraction de la dent cariée. Mais, pour agir ainsi, il faut attendre que les accidents aigus soient calmés, d'autant plus que la constriction des mâchoires pendant la période d'acuité de la maladie, ne permettrait que difficilement l'extraction de la dent. Quant à l'ostéo-périostite en elle-même, ce sont les larges débridements, les contre-ouvertures, le drainage qui sont indiqués pour livrer passage au pus, et en même temps permettre de faire de larges injections antiseptiques.

b. **Ostéo-périostite hypertrophiante du corps des maxil-**

laires. — La périostite subaiguë ou chronique peut aboutir à la formation de dépôts osseux à la surface des maxillaires, et surtout du maxillaire inférieur. Une dent, anormalement retenue dans l'épaisseur des mâchoires, est assez souvent la cause des accidents. C'est le plus souvent la dent de sagesse qui amène ce résultat. Il se forme, en pareil cas, une tumeur dure occupant l'angle de la mâchoire. Cette tumeur peut être prise pour un ostéosarcome. Il faudra attacher la plus grande importance à l'âge du sujet, à la marche de la maladie, à l'absence de la dent de sagesse sur le côté de la mâchoire qui présente cette tumeur. Il faut tenir compte aussi de la dureté uniforme de la masse, différente de ce qu'on observe dans les sarcomes. En pareil cas, la guérison ne peut être obtenue que par l'extirpation de la dent retenue dans l'épaisseur du maxillaire.

2° LÉSIONS HYPERTROPHIQUES (HYPERTROPHIE DIFFUSE DES MAXILLAIRES).

Il existe des cas dans lesquels la plupart des os de la face et du crâne sont le siège d'une hypertrophie considérable. Virchow, rapprochant cette hypertrophie des os de l'éléphantiasis des parties molles, en fait un véritable éléphantiasis des os, et lui donne le nom de *leontiasis ossea*. En 1879, M. Le Dentu a publié sur ce sujet un mémoire dans la Revue mensuelle de médecine et de chirurgie, à propos d'un cas observé dans son service. Mais, dans le fait de Le Dentu, la marche rapide et la terminaison prompte par accidents cérébraux permettent de se demander s'il ne s'agissait pas plutôt d'un sarcome ossifiant étendu à un grand nombre des os de la face et du crâne.

Dans l'hypertrophie diffuse des maxillaires, en effet, la marche est très lente, et la maladie peut se prolonger pendant un très grand nombre d'années. En général elle débute par les maxillaires supérieurs, et ne s'étend que secondairement à la mâchoire inférieure et aux os du crâne. C'est presque toujours chez des adolescents ou des jeunes gens que la maladie a été observée.

Les troubles fonctionnels qui en résultent sont très nombreux, difficulté de l'alimentation, de la parole, gêne de la respiration, altération de l'ouïe, cécité résultant de l'exophthalmie et de la fonte purulente des globes oculaires. Plusieurs malades ont été atteints d'aliénation mentale. La mort survient soit par érysipèle, soit par le fait des accidents cérébraux ou de la gène de l'alimentation.

Jusqu'ici on ne connaît aucun traitement utile contre cette affection. Tout au plus pourrait-on songer à pratiquer une opération, quand le mal est très limité; encore devrait-on craindre de voir la récidive survenir dans les os voisins.

3° LÉSIONS ATROPHIQUES (RÉSORPTION PROGRESSIVE DES ARCADES ALVÉOLAIRES).

La résorption sénile des alvéoles est un fait normal chez le vieillard, et c'est par ce mécanisme que survient la chute des dents avec les progrès de l'âge. Mais en dehors de ces faits, on peut observer cette lésion chez des sujets jeunes, pour lesquels on ne peut invoquer une altération sénile. Cette résorption pathologique des arcades alvéolaires a été signalée pour la première fois par Léon Labbé en 1868 à la Société de Chirurgie, et désignée par lui sous le nom d'affection singulière des arcades alvéolo-dentaires. Dolbeau, Dubreuil en ont depuis lors observé des exemples. M. Duplay dit l'avoir rencontrée chez un homme de trente-cinq ans.

Le début de la maladie est insidieux; sa marche est essentiellement lente et progressive. Le premier symptôme consiste dans l'ébranlement des dents, sans que le malade ait ressenti de douleurs, sans qu'il y ait eu ni suppuration, ni écoulement sanguin. La résorption des alvéoles entraîne la chute des dents; elle s'étend à la voûte palatine et à la paroi inférieure du sinus maxillaire, et établit ainsi une communication anormale entre la bouche et les fosses nasales.

La nature de cette singulière affection est encore inconnue. M. Duplay tend à y voir une forme de la carie sèche, assez fréquente, comme l'on sait, dans les os du crâne et de la face chez les syphilitiques. Et, de fait, les malades de MM. Labbé et Duplay étaient certainement syphilitiques.

4° CARIE DES MAXILLAIRES.

La carie ne s'observe que rarement au maxillaire inférieur; on peut cependant la rencontrer, soit au niveau du corps, soit sur les branches montantes de cet os. Beaucoup plus souvent la carie se

rencontre sur le maxillaire supérieur, au niveau des portions palatine et nasale. Elle est due, soit à la scrofule, soit à la syphilis. Elle
détermine du côté des fosses nasales les ulcérations et l'ozène dont
nous avons déjà parlé; sur la voûte palatine, les perforations osseuses que nous devrons décrire, en parlant des maladies de cette
région.

5° NÉCROSE DES MAXILLAIRES.

Étiologie. — Les causes qui peuvent donner lieu à la nécrose
des mâchoires sont extrêmement nombreuses. Ce peut être tout
d'abord le traumatisme, en particulier, les fractures, et surtout les
fractures compliquées, comme on les observe dans les coups de feu.
Beaucoup plus souvent ce sont les lésions dentaires, qu'il s'agisse de
l'extraction d'une dent, d'une carie, ou bien encore d'un trouble dans
l'évolution dentaire. C'est surtout à propos de la dent de sagesse de
la mâchoire inférieure que s'observe cette complication.

Toutes les affections inflammatoires, ulcéreuses et gangréneuses,
de la muqueuse buccale peuvent, par propagation de l'inflammation
au périoste, déterminer la nécrose. Ainsi, les formes graves de stomatite gangréneuse, décrites sous le nom de *noma* de la bouche, peuvent
donner naissance à la nécrose. Cette dernière peut encore résulter du
scorbut, de la stomatite ulcéro-membraneuse, et même de la stomatite mercurielle, si elle est négligée. Enfin, on observe parfois, au
milieu de l'épithélioma des mâchoires, des portions osseuses nécrosées.

A côté de ces diverses causes locales, il faut signaler les causes générales, et tout d'abord la scrofule et la syphilis. De même l'ostéo-
périostite survenant chez les enfants débilités, à la suite des fièvres
éruptives, donne naissance à cette forme décrite par Salter sous le
nom de nécrose exanthématique.

Anatomie pathologique. — Le maxillaire inférieur est plus
souvent le siège de nécrose que le supérieur. On a attribué ce fait à
la texture compacte de cet os, et à sa position superficielle. M. Guyon
invoque avec juste raison la facilité très grande avec laquelle le périoste se laisse décoller sur cet os, particularité dont on se rendra
aisément compte en s'exerçant à la résection sous-périostée du maxillaire inférieur.

Le plus souvent la nécrose débute au niveau du bord alvéolaire. Parfois elle y reste limitée ; dans d'autres cas, elle s'étend à l'os tout entier. C'est surtout le maxillaire inférieur dont le corps est ainsi envahi en totalité ; habituellement cependant une moitié de l'os est seule atteinte. Parfois la nécrose se limite au niveau de l'angle du maxillaire inférieur ou de la branche montante ; c'est ce qui arrive dans les nécroses causées par une altération de la dent de sagesse. Au maxillaire supérieur, la nécrose des alvéoles peut avoir pour conséquence l'ouverture du sinus maxillaire.

Ce qui fait surtout l'intérêt de cette étude anatomo-pathologique, c'est l'examen du mode de réparation de l'os, après la nécrose. Au maxillaire inférieur, cette réparation est un fait fréquent. Le mode de réparation diffère, suivant que la nécrose siège, sur le corps de l'os ou sur les branches. Broca a donné, dans l'article NÉCROSE de *Cyclopædia of Practical Surgery, by Costello*, une description des phénomènes devenue aujourd'hui classique.

Lorsque la nécrose est peu étendue, l'os nouveau se présente sous la forme d'une gouttière qui n'enveloppe le séquestre que sur une partie de ses faces et sur son bord inférieur. La raison en est que les minces lames périostiques qui siègent entre les alvéoles ont été de bonne heure détruites par la suppuration. Le périoste est donc réduit aux lames qui tapissent les faces antérieure et postérieure et le bord inférieur de l'os ; il a lui-même la forme d'une gouttière sur laquelle se moule l'os de nouvelle formation. En outre, ce périoste, ainsi détaché de ses insertions supérieures aux alvéoles, se rétracte le long des faces du maxillaire inférieure; il diminue de hauteur; aussi l'os nouveau auquel il donne naissance est lui-même moins élevé que l'ancien.

Lorsque la nécrose est étendue à tout le corps de l'os, la déformation de l'os nouveau est encore beaucoup plus marquée. Ici en effet le périoste abandonne complètement la surface de l'os nécrosé ; il se rétracte en arrière de lui, et forme un arc qui n'est plus adhérent à la mâchoire qu'au niveau de ses branches. Les muscles génio-glosse, génio-hyoïdien et digastrique conservant leurs insertions sur cette bande fibreuse, tendent à l'attirer en arrière et à en redresser la courbure. Il en résulte que l'os nouveau, en même temps qu'il a moins de hauteur et moins de longueur, présente aussi une courbure moins marquée que l'ancien. Il décrit un demi-cercle concentrique à celui du maxillaire inférieur primitif.

Lorsque la nécrose est limitée à une des branches montantes
du maxillaire, le séquestre est ordinairement compris dans une
gaîne osseuse aplatie dont le périoste des deux faces de l'os a fourni
les éléments. Cette gaîne est interrompue en certains points de la
face externe ou du bord postérieur de l'os, au niveau desquels sont
des trajets fistuleux qui livrent passage au pus, et où le périoste a été
détruit.

Quand la nécrose a envahi toute une moitié du maxillaire, y compris la branche montante, l'os nouveau présente une particularité de
forme qui a été signalée par Ollier. Il a une longueur moindre que
l'os ancien; de plus, l'angle de la mâchoire paraît effacé. Il semble
que l'os nouveau décrive une courbe régulière à convexité inférieure ;
mais, à un examen plus attentif, on découvre sur son trajet deux an-
gles peu marqués, situés l'un au-devant de l'autre. L'un représente
l'angle normal du maxillaire dont il occupe la place ; l'autre, situé
plus antérieurement, répond au point d'union de la formation osseuse
nouvelle avec le maxillaire ancien.

Le maxillaire supérieur diffère beaucoup, au point de vue des phénomènes de réparation, de l'inférieur. Son corps est occupé par une
cavité centrale, le sinus maxillaire, dont les parois minces se prêtent
très peu à la réparation. Tout au plus la voûte palatine osseuse, qui
est plus épaisse et tapissée de périoste sur ses deux faces, se régénère-
t-elle quelquefois. Le bord alvéolaire ne se reproduit jamais. Il en est
de même des dents. Les cas de prétendue régénération des dents ont
tous été observés chez de jeunes enfants, chez lesquels les follicules
dentaires de la seconde dentition avaient certainement été conservés.

Symptômes. — Les phénomènes du début ne sont autres que
ceux de l'ostéo-périostite, cause de la nécrose, douleur, gonflement,
apparition de la suppuration. Quant aux symptômes de la nécrose
elle-même, ils diffèrent suivant qu'elle est limitée au bord alvéolaire, ou qu'elle occupe le corps même de l'os. Dans la nécrose du
bord alvéolaire, tout se passe, suivant l'expression de Bérard, dans
l'intérieur de la bouche. Il n'y a que peu ou même pas de phénomènes généraux. Une ou plusieurs fistules se produisent, au fond
desquelles l'os est mis à nu; celui-ci devient mobile, et au bout d'un
certain temps il tombe spontanément ou il est extrait par le chirurgien. La perte de substance ne se répare jamais. Mais lorsqu'elle
n'a qu'une petite étendue, la difformité est peu marquée ; chez les

jeunes sujets surtout les dents voisines tendant à se rapprocher, l'espace laissé vide par la chute du séquestre diminue de largeur.

Lorsque la nécrose est étendue au corps et aux branches montantes du maxillaire inférieur, il existe un gonflement considérable qui occupe non seulement la joue, mais encore la région sus-hyoïdienne. Ce gonflement est dur; on sent à travers son épaissseur, par le palper, l'augmentation de volume de l'os. Des fistules nombreuses existent au milieu de ces tissus épaissis; elles livrent passage à un pus extrêmement fétide, qui s'écoule aussi, par des ulcérations des gencives, dans l'intérieur de la cavité buccale. L'examen de cette cavité est quelquefois rendu difficile par la constriction des mâchoires; il permet de constater l'absence de plusieurs dents; celles qui restent implantées dans le séquestre sont mobiles. De ce côté aussi, on se rend compte de l'augmentation de volume de l'os; quelquefois les ulcérations des gencives sont assez larges pour permettre de voir à nu le séquestre. Enfin le séquestre devient mobile, et il est extrait. Mais son extraction n'amène pas toujours la guérison, car la nécrose envahit parfois d'autres portions de l'os. Généralement les mouvements de la mâchoire se rétablissent; mais il reste toujours une difformité de la face.

Dans la nécrose du maxillaire supérieur, il semble, d'après ce que nous avons dit du défaut de réparation, que la déformation doive toujours être extrêmement marquée. Il n'en est rien cependant; les joues sont soutenues par un tissu fibreux de nouvelle formation, qui comble parfois tout l'espace répondant au sinus maxillaire. Mais, du côté de la cavité buccale, l'existence d'une communication anormale entre la bouche et les fosses nasales entraîne un trouble persistant de la phonation et de la déglutition.

Marche, durée, terminaisons. — A part les cas où la nécrose survient chez de jeunes enfants débilités, et dans la convalescence des maladies fébriles, sa marche est lente. Il faut toujours au moins 3 ou 4 mois pour que le séquestre se mobilise et tombe; quelquefois les accidents se prolongent pendant un an et plus.

La guérison est la terminaison habituelle. La mort peut cependant survenir par le fait d'un érysipèle ou de complications cérébrales. Demarquay a vu la mort être causée, par le fait d'une ulcération de la carotide interne, chez un malade atteint d'une nécrose étendue du maxillaire inférieur. Béraud a vu une nécrose donner lieu à une listule ouverte d'une part dans la bouche, d'autre part à la partie supérieure du cou ; il en résultait un écoulement de salive considérable, un affaiblissement et une maigreur très prononcés du malade.

A part ces faits exceptionnels, la guérison est la règle. Chez les jeunes enfants et dans la nécrose exanthématique, la marche des accidents est extrêmement rapide ; elle donne lieu souvent à la mort : mais celle-ci résulte de l'ostéo-périostite elle-même plutôt que du processus nécrosique.

Diagnostic. — Le diagnostic ne présente pas de difficultés. Dans les cas d'abcès alvéolaire causé par une carie dentaire et ayant donné naissance à une fistule, on pourrait cependant être induit en erreur. L'exploration à l'aide du stylet conduit sur un corps dur que l'on peut croire être un séquestre du maxillaire, tandis qu'il s'agit en réalité d'une dent dénudée. L'extraction de la dent, indiquée dans les deux cas, tranchera la question.

Traitement. — Il doit consister à favoriser par le drainage et les injections antiseptiques l'écoulement du pus, en attendant la mobilisation du séquestre. Lorsque ce dernier est devenu mobile, il faut en pratiquer l'extraction. Cette dernière sera faite par la bouche, toutes les fois que la chose sera possible. Dans un mémoire sur *l'ablation complète intra-buccale et sous-périostique de la mâchoire inférieure*, Rizzoli a appelé l'attention des chirurgiens sur les avantages de ce procédé.

6° NÉCROSE PHOSPHORÉE.

On décrit isolément la nécrose des mâchoires observée sous l'influence du phosphore, tant à cause de son étiologie particulière que des considérations pratiques auxquelles elle donne lieu. Elle a été observée pour la première fois en 1839, cinq ans après l'apparition de l'industrie des allumettes chimiques en Allemagne. En 1845, Lorinser (de Vienne), et, peu de temps après lui, Heyfelder, firent paraître leurs premières recherches sur ce sujet. La même année, Strohl (de Strasbourg), sans connaître les travaux des auteurs allemands, faisait de son côté des observations semblables. Depuis lors ont paru le mémoire de Bibra et Geist en 1847, et en 1857 la thèse d'agrégation de M. Trélat, qui marque un progrès important dans l'étude de cette question.

Étiologie et pathogénie. — C'est le plus souvent dans les fabriques d'allumettes chimiques qu'a été observée la nécrose phosphorée. Elle est très rare chez les ouvriers employés à la fabrication du phosphore. Et cependant la composition de l'air respiré dans les deux cas ne diffère pas sensiblement. La différence tient aux conditions hygiéniques meilleures où se trouvent les ouvriers dans les fabriques de phosphore, et aussi à ce que le phosphore n'y entre pas en combustion. Ce qui est le plus dangereux, en effet, c'est l'oxydation du phosphore et son passage à l'état d'acide phosphorique. Ce sont la trempe des allumettes dans le mastic chimique et le séchage qui constituent les opérations les plus périlleuses.

Il y a toujours, avant l'éclosion des accidents, une période d'incubation assez longue, qui a pu être de cinq, et même de sept à huit ans. Le malade peut même avoir quitté l'atelier depuis assez longtemps, lorsqu'il ressent les premières atteintes du mal.

On observe la nécrose phosphorée dans les deux sexes ; aucun âge n'en est préservé. Si on l'a rencontrée plus souvent chez les femmes et chez les enfants, c'est parce qu'un grand nombre d'entre eux sont employés à la fabrication des allumettes chimiques.

Un point très contesté, c'est celui qui concerne le mode d'action des vapeurs phosphorées. On s'est demandé si elles agissaient seulement, après avoir été absorbées, et au moment de leur élimination par les glandes salivaires, comme le mercure ; ou bien, si elles agissaient directement sur la muqueuse buccale et les mâchoires. La première opinion est celle qui fut soutenue au début par Lorinser, frappé de la débilité de ses malades et des troubles généraux présentés par eux. Elle est aujourd'hui abandonnée, malgré les efforts faits en 1872 par Degner pour la réhabiliter. La seconde opinion, celle d'une action directe sur les mâchoires, fut défendue dès le début par Strohl (de Strasbourg). Dans cette théorie, on admet que les acides du phosphore dissous dans la salive imprègnent le tissu gingival qui s'enflamme ; de là, propagation de l'inflammation au périoste alvéolo-dentaire, périostite alvéolo-dentaire, chute des dents et consécutivement, nécrose. Mais on s'est demandé pourquoi cette action élective sur le tissu des gencives, plutôt que sur les autres points de la muqueuse buccale, et même nasale, également exposés aux vapeurs du phosphore. M. Th. Roussel a tenté de résoudre la question en disant que c'étaient les seules personnes atteintes de carie dentaire qui présentaient la nécrose phosphorée. La pulpe dentaire et le canal dentaire lui-même étant mis à nu par la carie, les vapeurs du phosphore arriveraient immédiatement en contact avec le périoste alvéolo-dentaire sur lequel elles exerceraient une influence nuisible. A l'appui de cette opinion, on a cité aussi les expériences de Bibra et Geist qui, exposant des lapins aux vapeurs de phosphore, n'ont vu la nécrose survenir que chez les animaux dont les os avaient été directement mis en contact avec les vapeurs précédentes par l'arrachement des dents et la fracture des maxillaires. Que la présence de la carie constitue une cause prédisposante, c'est là un fait incontestable, mais elle n'est point nécessaire, comme l'a démontré M. Trélat, en faisant connaître des observations de nécrose phosphorée survenue en dehors de toute carie dentaire. Quant aux expériences de Bibra et Geist, elles s'éloignent tellement des conditions dans lesquelles se trouvent placés les malades atteints de nécrose phosphorée, que l'on n'en peut tirer aucune conclusion. De son côté, M. Trélat a cherché une explication physiologique de cette action élective du phosphore sur le tissu des gencives. Il l'a trouvée dans la constitution anatomique même du tissu des gencives, dans l'absence à leur niveau de glandes et de cette mue épithéliale incessante qui sont pour les autres muqueuses une protection efficace.

La maladie débute toujours par les maxillaires; mais elle peut envahir consécutivement les autres os de la face et même du crâne. C'est le maxillaire inférieur qui est le plus souvent atteint. A la mâchoire supérieure, les deux maxillaires sont habituellement atteints ensemble. Enfin il peut se faire que les deux mâchoires soient malades, à la fois ou successivement.

Anatomie et physiologie pathologiques. — La nécrose phosphorée n'a pas, au point de vue anatomo-pathologique, de caractères qui lui appartiennent en propre. La lenteur de sa marche est son trait le plus particulier. Il en résulte du côté du périoste et du séquestre lui-même certaines altérations qui sont la conséquence de la longue durée des phénomènes.

Du côté du périoste, on constate d'abord l'inflammation du périoste alvéolo-dentaire, puis du périoste tapissant le corps de l'os. En même temps que cette inflammation a pour conséquence la formation de pus, elle aboutit aussi à la production de dépôts osseux nouveaux, décrits sous le nom d'ostéophytes phosphoriques. De ces ostéophytes, les uns restent adhérents à la face externe du séquestre, dont ils couvrent la surface, sous la forme de fines lamelles osseuses, diversement entre-croisées, et rappelant par leur aspect la pierre ponce ou l'éponge de platine. Les autres, restés accolés à la face interne du périoste, présentent dans certains point une texture spongieuse, dans d'autres, au contraire, un aspect éburné. C'est surtout dans les couches les les plus profondes que se montre ce dernier caractère.

Le séquestre présente des lésions du même ordre que les ostéophytes. Sa surface est poreuse, irrégulière; elle offre même çà et là des dépressions et des anfractuosités nombreuses. La nécrose tend à gagner successivement les diverses parties de l'os. Sa limitation est très lente. C'est du côté de la bouche que tend ordinairement à se porter le séquestre. Les couches osseuses nouvelles développées aux dépens du périoste tendent encore à maintenir en place le séquestre, et à retarder son élimination. Au maxillaire inférieur, la régénération se fait par le processus que nous avons indiqué à propos de la nécrose des maxillaires en général; à la mâchoire supérieure, elle manque le plus souvent.

Dans certains cas, la nécrose ne s'étend pas seulement à la totalité des mâchoires, mais elle gagne encore les os voisins, malaires, palatins, cornets, vomer, et même les os du crâne, ethmoïde, frontal, sphénoïde, occipital. Elle peut déterminer la mort par complications cérébrales.

Enfin, à côté des lésions osseuses, il faut signaler les lésions viscérales, qui ont été rarement trouvées à l'autopsie; c'est surtout la stéatose viscérale, qui peut être attribuée aussi bien à la suppuration prolongée qu'à l'empoisonnement par le phosphore. On a cité aussi la dégénérescence amyloïde.

Symptômes. — Le début est marqué par des douleurs dentaires qui conduisent le plus souvent les malades à faire arracher la dent douloureuse, surtout si elle est cariée. Mais les douleurs n'en continuent pas moins, et elles affectent tantôt la forme continue, tantôt celle de crises passagères. Les gencives sont rouges, tuméfiées et saignantes; aussi la salive est-elle souvent teintée de sang.

Bientôt se montre du côté de la face une tuméfaction qui revêt l'aspect d'un gonflement phlegmoneux. Les douleurs vont en augmentant d'intensité; elles s'étendent à la région de la tempe et de l'oreille, et même à celle du cou.

Les dents tombent, les gencives, de plus en plus fongueuses et saignantes, s'ulcèrent, et leur destruction permet de voir l'os à nu. Des foyers de suppuration se forment, la fluctuation devient manifeste, et l'écoulement du pus donne naissance à des fistules qui conduisent sur l'os dénudé. La période de mortification et de mobilisation du séquestre est fort longue; elle exige quelquefois plusieurs années. Cette longue durée de l'affection expose le malade à des accidents résultant de l'abondance de la suppuration et de la déperdition continuelle de la salive.

Diagnostic. — En général le diagnostic, basé sur les commémoratifs, sur la longue durée de l'affection et son mode de début, ne présente pas de difficultés. Ce qu'il faut surtout, c'est déterminer l'état du séquestre, savoir s'il est mobile, c'est-à-dire si la nécrose est définitivement limitée. Cet examen est quelquefois rendu difficile par la présence des ostéophytes qui invaginent le séquestre. L'exploration avec un ou plusieurs stylets renseignera sur ce point. L'envahissement des os du crâne est indiqué, d'après M. Trélat, par des douleurs profondes dans l'intérieur de l'oreille, avec un écoulement par le conduit auditif.

Pronostic. — La nécrose phosphorée est une affection grave, non-seulement à cause de la perte des mâchoires, mais encore parce qu'elle entraîne trop souvent la mort par quelque complication; érysipèle, méningo-encéphalite succédant à l'envahissement des os du crâne. Quelquefois même la mort surviendrait dès le début par suite de l'intensité des phénomènes locaux, avec sphacèle des parties molles et œdème considérable de la face et du cou. Déjà nous avons signalé la mort survenant par le fait de l'épuisement dû à une suppuration profuse.

Traitement. — Le traitement prophylactique consiste dans une bonne hygiène, aussi bien pour ce qui regarde le système dentaire qu'au point de vue de l'hygiène générale; mais il consiste surtout dans la substitution du phosphore rouge au phosphore ordinaire dans la préparation des allumettes chimiques.

Quant au traitement de la nécrose en elle-même, deux opinions se sont fait jour à cet égard; l'une défendue surtout par les chirurgiens allemands, Billroth en particulier, et son élève Haltenhoff; l'autre appartenant aux chirurgiens français, formulée par M. Trélat dans sa thèse, et défendue à la Société de chirurgie par MM. Maisonneuve, Verneuil et A. Guérin. Tandis que ces derniers chirurgiens attendent, pour opérer l'extraction du séquestre, que celui-ci soit mobile, Billroth conseille d'opérer prématurément, en faisant de larges résections de la mâchoire. Mais, outre qu'on s'expose à sacrifier trop de parties en agissant ainsi, on observe encore de fréquentes récidives, parce que la maladie, qui n'est pas encore limitée, continue son évolution.

Ce n'est que dans les cas où le malade est épuisé par l'abondance de la suppuration qu'on serait autorisé à opérer avant la mobilisation du séquestre, pour éviter la mort par infection putride.

III

NÉOPLASMES OU TUMEURS DES MACHOIRES.

Les maxillaires, comme les autres os, peuvent présenter un certain nombre de tumeurs dont le point de départ est le système osseux ; mais, en outre, la présence des dents dans leur épaisseur donne naissance à certaines variétés très importantes de néoplasmes. De là, la division des tumeurs des mâchoires en : 1° tumeurs d'origine dentaire ; 2° tumeurs indépendantes du système dentaire.

1° TUMEURS D'ORIGINE DENTAIRE.

Les dents, à toutes les périodes de leur évolution, peuvent être le point de départ de tumeurs des mâchoires. Chez l'adulte, les altérations pathologiques des dents complètement développées causent certaines tumeurs des maxillaires. Mais les anomalies de développement du système dentaire leur donnent encore plus fréquemment naissance. Il est donc nécessaire, pour comprendre la pathogénie de ces tumeurs, d'avoir présentes à l'esprit les notions principales de développement du système dentaire.

Résumé du développement du système dentaire. — Les dents sont des produits d'origine épithéliale, qui se développent aux dépens du bourrelet épithélial qui tapisse les arcs maxillaires. Ce bourrelet épithélial pousse dans la profondeur de l'arc maxillaire un prolongement connu sous le nom de lame épithéliale, qui est le point de départ de l'émail de la dent future. En même temps s'avance de bas en haut un bourgeon ou bulbe dentaire qui refoule l'organe de l'émail au-devant de lui et s'en coiffe pour ainsi dire, absolument comme la papille refoule le bulbe du poil.

Bientôt du pourtour du bulbe dentaire on voit se détacher une membrane qui, s'élevant de bas en haut et se recourbant de dehors en dedans, finit par envelopper complètement et le bulbe dentaire et l'organe de l'émail, dérivé, comme nous l'avons déjà dit, de l'épithélium buccal. Ainsi se trouve constitué un véritable sac auquel on donne le nom de follicule dentaire, composé d'une paroi fibro-celluleuse et renfermant dans son intérieur l'organe de l'ivoire et l'organe de l'émail, aux dépens desquels vont se développer les éléments définitifs de la dent. Ce qu'il importe surtout de bien préciser, pour comprendre la pathogénie des tumeurs d'origine dentaire, ce sont la constitution et les modifications successives que va subir le follicule dentaire pour aboutir à la formation de la dent.

La paroi folliculaire ne constitue pas un sac complet; elle manque à la partie profonde, dans le point où le bulbe dentaire pénètre dans l'intérieur du follicule; c'est par là que s'introduisent dans la cavité folliculaire les vaisseaux et les nerfs qui vont nourrir la dent future. Ainsi disposé, le follicule dentaire est entièrement rempli par le bulbe qui fait saillie dans son intérieur, et par l'organe de l'émail, qui comble l'espace compris entre le bulbe et la paroi folliculaire.

Les diverses modifications qui vont s'accomplir dans l'intérieur du follicule pour aboutir à la formation de la dent ont été rangées par Broca dans les quatre périodes suivantes : 1° période embryo-plastique; 2° période odontoplastique; 3° coronaire; 4° radiculaire.

1° **Période embryoplastique**. — Dans cette période, les tissus constituants de l'organe de l'émail et de l'ivoire n'ont point encore de caractères particuliers qui permettent de les reconnaître. A part une couche épithéliale continue qui recouvre l'organe de l'émail et double la paroi folliculaire, ce sont des éléments embryonnaires ou fusiformes qu'on retrouve dans tous les tissus en voie de développement. De là le nom de période embryoplastique.

2° **Période odontoplastique**. — Cette période est caractérisée par l'apparition des éléments spéciaux qui vont donner naissance aux tissus définitifs de la dent. Ce sont les cellules de la dentine, ou odontoblastes, et les cellules de l'émail.

Les cellules de la dentine constituent dans la couche superficielle du bulbe une rangée unique et continue de cellules allongées, fusiformes, renfermant un noyau et qu'on a pu comparer aux bâtonnets de la rétine. En même temps que se montrent les cellules dentinaires, on voit naître à la face profonde de l'émail, immédiatement au-dessus du bulbe, par conséquent, une couche de cellules spéciales qu'on appelle cellules de l'émail. Ces cellules allongées, rectilignes, rappellent, bien mieux encore que les cellules dentinaires, la disposition des bâtonnets de la rétine. A partir du moment où existent les deux couches de cellules de la dentine et de l'émail, l'appareil odontogénique possède tous les éléments qui concourent à la formation des tissus définitifs de la dent. La dentification commence et l'on passe à la troisième période, ou coronaire.

3° **Période coronaire.** — La dentification débute dans les couches les plus superficielles du bulbe, au-dessus des cellules de la dentine. Elle ne s'opère pas d'une façon régulière sur toute l'étendue du bulbe, mais sous forme de plaques isolées répondant à chacun des mamelons de la dent, et appelées chapeaux de dentine. Ces différents chapeaux de dentine arrivent à se rejoindre, et l'ivoire, en se développant de haut en bas, forme la couronne de la dent. En même temps, l'émail se dépose à la surface de l'ivoire, sous forme d'une couche composée de tubes prismatiques, auxquels on donne le nom de prismes de l'émail.

4° **Période radiculaire.** — Toute la surface intrafolliculaire du bulbe recouverte d'une couche de dentine, tapissée elle-même par l'émail, constitue la couronne de la dent, dont la limite est marquée par l'insertion du col du follicule. Mais l'ivoire, continuant à se développer en hauteur, forme une nouvelle partie, la racine, qui est elle-même enveloppée par une production nouvelle, le cément, qui n'est autre chose qu'une mince couche de tissu osseux. Dès lors, le développement de la dent est complet.

Or, que ce développement vienne à être entravé à l'une quelconque des périodes que nous venons d'indiquer, et l'on verra se former chacune des variétés de tumeurs que nous allons étudier. Tantôt ces tumeurs sont solides, et elles portent le nom d'odontomes; tantôt c'est du liquide qui s'accumule dans le follicule et qui donne naissance aux kystes dentaires.

A. — ODONTOMES.

Définition. — Sous le nom d'*odontomes*, on décrit des tumeurs constituées par l'hypergénèse des tissus dentaires transitoires ou définitifs. Ce groupe a été constitué par Broca, qui en donne une description magistrale dans le second volume de son *Traité des tumeurs.*

Il importe tout d'abord de bien se rendre compte des odontomes, tels que les comprenait Broca, tels que nous les décrirons ici. Ce sont des tumeurs essentiellement dues à un trouble de développement de la dent, et qui ne peuvent, par conséquent, se montrer après l'évolution complète du bulbe dentaire. Les néoplasmes qui se montrent sur les dents après leur entier développement méritent le nom de tumeurs des dents; ce ne sont pas des odontomes. Il était essentiel de bien préciser le sens que nous donnons ici au mot *odontome;* car, Virchow et ses élèves lui ont donné une signification différente. Ils comprennent en effet sous cette dénomination et les tumeurs de la période de développement des dents (odontomes de Broca), et les tumeurs des dents complètement développées.

Ceci étant établi, les odontomes surviennent à chacune des périodes du développement de la dent que nous avons précédemment signalées. Ils se divisent, par conséquent, en odontomes embryoplastiques, odontomes odontoplastiques, coronaires et radiculaires.

a. **Odontomes embryoplastiques.** — Ils peuvent se subdiviser en deux variétés principales, selon que le tissu de la tumeur reste à l'état fibroplastique ou qu'il subit la transformation fibreuse. D'où les odontomes fibroplastiques et fibreux. Ce groupe répond aux tumeurs fibreuses ou fibro-celluleuses de Dupuytren. Les tumeurs qui le constituent se différencient des autres variétés de tumeurs fibreuses des mâchoires, en ce que celles-ci sont diffuses et se continuent insensiblement avec le tissu osseux voisin, tandis que les odontomes fibroplastiques et fibreux sont nettement enkystés et isolés du tissu osseux ambiant. Toutefois la constitution anatomique de ces tumeurs n'a rien qui permette de les reconnaître; aussi Virchow et ses élèves n'y voient-ils que des myxomes, des fibromes, des sarcomes. Ils réservent le nom d'odontomes aux seules tumeurs caractérisées par la présence des tissus propres de la dent. Il y a donc ici encore une divergence entre la manière de voir de Broca, et celle de l'école allemande.

b. **Odontomes odontoplastiques.** — Ils constituent la variété la plus importante : ce sont ceux qui naissent pendant la seconde période d'évolution des dents, période odontoplastique. Mais suivant le degré d'ossification, ils peuvent se présenter à des états différents. Ils peuvent être mous, odontomes non dentifiés; ou bien, ils sont en voie de dentification ou complètement dentifiés.

Les odontomes non dentifiés, de consistance molle, fibreuse, sont les plus rares. De bonne heure, en effet, on voit se développer dans leur intérieur des masses d'ivoire qui, d'abord isolées, finissent par se rejoindre et envahir la totalité de la tumeur. Les odontomes augmentent de volume jusqu'à ce que le travail de dentification dont ils sont le siège soit terminé; à partir de ce moment, ils peuvent rester indéfiniment stationnaires.

c. **Odontomes coronaires.** — Les odontomes coronaires, nés pendant la période de formation de la couronne, sont toujours plus ou moins dentifiés, puisqu'ils débutent à un moment où la dentification est déjà commencée. La tumeur est constituée par l'hypertrophie de la pulpe dentaire; mais la portion de la couronne qui est formée avant le début du travail pathologique reste intacte et parfaitement reconnaissable. L'odontome coronaire peut d'ailleurs se présenter à deux états différents. Tantôt il résulte de l'hypertrophie de toute la pulpe, il est alors diffus; tantôt il constitue une tumeur limitée, surajoutée en un point de la dent; l'odontome est dit alors circonscrit, et dans ce dernier cas il n'entrave pas l'évolution de la dent, qui peut se faire complètement, y compris la formation de la racine.

d. **Odontomes radiculaires.** — Cette dernière variété se rapproche de l'odontome coronaire circonscrit, en ce que, comme elle, elle se montre avec le développement complet de la racine. Mais ce qui la distingue de toutes les formes précédentes, c'est que, coïncidant avec la période de formation de la racine, elle présente dans son intérieur du cément, tandis que les diverses variétés d'odontomes que nous avons passées en revue jusqu'ici étaient exclusivement composées de dentine.

Étiologie. — Un fait domine l'étiologie de l'odontome, c'est l'âge des sujets qui le présentent; c'est en effet une affection propre à la jeunesse. Étant intimement liée au développement des dents, cette tumeur ne peut se montrer lorsque l'évolution complète du système dentaire est terminée. Ceci établi, il faut bien avouer que nous sommes très ignorants de toutes les causes qui peuvent favoriser leur développement. Tout ce que nous savons, c'est que ces tumeurs se montrent presque toujours au niveau de la mâchoire inférieure et des molaires. A part les odontomes coronaires circonscrits (dents verruqueuses de Salter), qui peuvent se développer sur les incisives, c'est toujours sur les molaires, et surtout sur les grosses molaires, que siège l'odontome.

Symptômes, marche et pronostic. — Pendant la première période de leur développement, les odontomes occupent l'épaisseur du maxillaire, et peuvent ne trahir leur existence par aucun symptôme. Quelquefois cependant il existe des douleurs à forme névralgique.

Mais, dans un grand nombre de cas, les douleurs font complètement défaut, et le premier symptôme est l'apparition de la tumeur.

Celle-ci siège généralement dans la région des grosses molaires ; elle est fusiforme, et occupe le voisinage du bord alvéolaire, ou du moins, si elle en est distante tout d'abord, elle s'en rapproche de plus en plus en se développant ; elle finit même par venir faire saillie au-dessous de la gencive, où il est possible d'apprécier sa consistance à la fois ferme et dépressible. Quelquefois même la coque osseuse qui renferme la tumeur est assez amincie pour donner la sensation parcheminée.

En examinant l'état de la dentition, on constate habituellement l'absence d'une ou de plusieurs dents. En effet, à part les cas d'odontomes coronaires circonscrits, dans lesquels la dent malade peut faire normalement son éruption, dans tous les autres cas, la dent affectée d'odontome reste incluse dans l'épaisseur de la mâchoire. De plus, la tumeur gêne par sa présence l'éruption des dents voisines, et il n'est pas rare de voir ces dernières manquer complètement.

Le développement du néoplasme est le plus souvent fort lent ; mais lorsque la dentification de l'odontome est complète, la tumeur, qui jusque-là avait été bien tolérée et n'avait pas donné naissance à des phénomènes de voisinage, cause une inflammation plus ou moins intense. La tumeur devient douloureuse, elle joue le rôle d'un véritable corps étranger, et provoque autour d'elle une suppuration plus ou moins diffuse. Il en résulte de la périostite, des abcès ossi-fluents, des fistules, des nécroses. Exceptionnellement la destruction osseuse peut être suffisante pour livrer passage à l'odontome qui tombe spontanément.

Le pronostic tire toute sa gravité de ces phénomènes inflamma-toires de voisinage; la tumeur en elle-même n'a aucun caractère de malignité. La possibilité d'en pratiquer l'extirpation sans faire de résection de la mâchoire atténue encore la gravité du pronostic.

Diagnostic. — Comme le fait remarquer Broca, la notion qui doit, avant tout, guider le chirurgien, c'est celle du début de la tumeur. Tout néoplasme qui se montre dans le maxillaire après l'achèvement de l'évolution du système dentaire, ne peut être un odontome. Lorsque la tumeur a perforé la gencive et se montre au niveau du bord alvéolaire, après avoir subi une éruption comparable à celle d'une dent normale, le diagnostic ne présente pas de sérieuses difficultés. Au contraire, lorsque la tumeur est encore incluse dans l'épaisseur du maxillaire, on peut la confondre avec bon nombre de tumeurs de cet os, et en particulier avec une autre variété de néoplasmes qui se lie également au développement des dents, savoir les kystes dentaires. On comprendra mieux ce que nous avons à dire de ce diagnostic, quand nous aurons traité de cette dernière variété de tumeurs.

Enfin, lorsque l'odontome a déterminé autour de lui de l'inflam-mation et des abcès, on peut le confondre, et l'erreur a été souvent commise, avec des exostoses ou avec des séquestres du maxillaire. La connaissance des antécédents permettra d'éviter une erreur de diagnostic qui, d'ailleurs, n'aurait pas une grande importance; car, la conduite à tenir dans les deux cas serait la même, c'est-à-dire l'ablation du corps étranger.

Traitement. — Il se résume en une seule indication : enlever la tumeur, en ménageant autant que possible le maxillaire. S'il s'agit d'un odontome circonscrit, coronaire ou radiculaire, l'arrachement de la dent qui le porte pourra suffire. La tumeur ne peut-elle être enlevée par simple arrachement, on pratiquera une résection limitée du bord alvéolaire. Lorsque l'odontome est encore inclus dans l'épaisseur de l'os, il sera nécessaire de le mettre à découvert, en enlevant la lame externe du maxillaire qui le recouvre. L'opération sera faite par la bouche, en incisant la muqueuse et mettant à nu la

face antérieure de l'os. C'est seulement dans les cas où la tumeur
siège sur les dernières grosses molaires, où elle n'est pas accessible
par la cavité buccale, qu'on pratiquera une incision à la joue. Après
avoir enlevé l'odontome de la cavité osseuse qui le contenait, on
ruginera soigneusement ses parois. Enfin, dans des cas exceptionnels,
le volume de la tumeur peut être tel qu'on soit obligé de pratiquer
la résection du maxillaire dans toute son épaisseur.

B. — KYSTES DENTAIRES.

Bien que les kystes des mâchoires aient été mentionnés par les
anciens chirurgiens, on peut dire que leur histoire est récente. On
n'avait aucune idée sur leur pathogénie, lorsqu'en 1816, Delpech, le
premier, ayant remarqué que certaines dents entraînaient dans leur
extraction de petites poches attenantes à leur racine, émit l'hypothèse que les kystes des mâchoires se développent dans la pulpe
dentaire ou dans son cordon vasculo-nerveux. Dupuytren étudia
surtout l'affection au point de vue clinique, sans se préoccuper de la
pathogénie. En 1840, Forget, dans sa thèse inaugurale, émit l'opinion qu'un certain nombre de kystes des mâchoires sont dus au système dentaire, et siègent dans l'intérieur même des alvéoles; il leur
donne le nom de kystes alvéolo-dentaires. Enfin, en 1847, M. Guibout, dans un mémoire publié dans l'*Union médicale*, démontra que
certains kystes des mâchoires sont dus à un arrêt de développement
du follicule dentaire. Ainsi se trouvait démontrée l'existence des
deux grandes variétés de kystes dentaires : les kystes formés aux
dépens d'une dent complètement développée, et qui ont reçu de
Forget le nom de kystes alvéolo-dentaires, et les kystes qui ont leur
origine dans un arrêt de développement du follicule dentaire, et dont
la première démonstration a été donnée par Guibout.

Depuis lors l'étude des kystes des mâchoires a été poursuivie par
M. Magitot, qui leur a consacré, dans les *Archives de médecine* de
1872-73, un excellent mémoire. Enfin, tout dernièrement, M. Malassez, dans un travail publié par les *Archives de physiologie*, en
février 1885, en appelant l'attention sur les débris épithéliaux qu'on
rencontre autour de la racine des dents chez l'homme adulte et à
l'état normal, a complété l'étude des kystes alvéolo-dentaires ou
kystes des racines et achevé de fixer définitivement leur pathogénie.

Division et pathogénie. — D'après ce que nous venons de dire, on voit que les kystes dentaires se divisent en deux grands groupes : 1° les kystes folliculaires, qui tiennent à un arrêt de développement du follicule dentaire, retenu dans l'épaisseur des mâchoires ; 2° les kystes des racines, ou kystes alvéolo-dentaires, qui se forment aux dépens d'une dent adulte, complètement développée.

1° *Kystes folliculaires.* — De même que le développement pathologique du follicule dentaire peut donner naissance aux odontomes, par le mécanisme que nous avons indiqué ; de même aussi il peut devenir l'origine de kystes, lorsqu'il se produit du liquide dans l'intérieur du follicule dentaire. Suivant la période de développement du follicule à laquelle se montre le kyste dentaire, il affecte une composition différente. On a ainsi des kystes de la période embryoplastique, de la période odontoplastique et de la période coronaire, qui, apparaissant au moment où la couronne de la dent est complètement développée, prennent le nom de kystes dentigères.

Lorsque le kyste prend naissance à la période embryoplastique, l'organe de l'émail, composé d'éléments mous et fragiles, se dissocie et disparaît. Il se produit dans l'intérieur du follicule un amas d'un liquide séreux et fluide, kyste séreux ; ou bien le liquide est épais, visqueux et filant, auquel cas le kyste est dit mélicérique. Parfois même la cavité est remplie d'une masse caséiforme, kyste butyreux. Cette dernière variété est due sans doute à la transformation graisseuse des éléments du bulbe.

Lorsque le kyste se produit à une période plus avancée de l'évolution folliculaire, à la période odontoplastique, on trouve dans son intérieur les éléments définitifs du tissu dentaire, l'ivoire et l'émail. Les seules formes qu'on rencontre à cette période sont les kystes séreux ou mélicériques ; on n'y voit pas les kystes butyreux, dont l'existence est propre aux kystes de la période embryoplastique.

Les organes de l'émail et de l'ivoire arrêtés dans leur développement sont impropres à produire une couronne normale ; ils donnent seulement naissance à des masses informes dans lesquelles on trouve soit l'ivoire seul, soit des plaques dentinaires recouvertes d'émail.

Les deux variétés précédentes, kystes des périodes embryoplastique et odontoplastique, sont exceptionnelles. Les kystes de la troisième variété, répondant à la période coronaire, sont de beaucoup les plus

fréquents. Ici la couronne est complètement formée ; mais tantôt
elle a son volume et sa forme normale ; tantôt, et le plus souvent,
elle est atrophiée, petite ou difforme. Quelquefois la dent manquant
complètement de racine, tombe dans l'intérieur du kyste où elle est
libre ; tantôt au contraire, une certaine étendue de la racine a eu le
temps de se former, et la dent reste implantée dans la paroi kystique. Quelquefois on a trouvé deux, et même plusieurs dents dans
l'intérieur d'un même kyste ; ce fait semble pouvoir s'expliquer par
la fusion de deux ou d'un plus grand nombre de follicules.

2° *Kystes alvéolo-dentaires ou kystes des racines.* — C'est à
cette variété que se rapportent les petites poches kystiques appendues aux racines, et signalées depuis longtemps par Delpech. Ce sont
eux également qui ont été dénommés par Forget kystes alvéolo-
dentaires, et par M. Magitot, kystes périostiques. Tandis que les
kystes folliculaires se rattachent à la période de développement de la
dent, et coïncident toujours avec un arrêt plus ou moins complet de
la formation de cet organe, les kystes alvéolo-dentaires ou kystes des
racines, appartiennent à l'âge adulte, et se montrent aux dépens
d'une dent complètement développée. Tantôt cette dent est saine,
tantôt, et plus souvent, elle est le siège de lésions.

Déjà nous avons rappelé l'opinion de Delpech qui faisait naître la
production kystique dans l'épaisseur du cordon vasculo-nerveux
pénétrant le sommet de la dent. Cette interprétation ne pouvait
être admise. M. Magitot lui a substitué la théorie suivante, qui a été
généralement adoptée jusqu'à ces derniers temps. Cet auteur admet
que le périoste alvéolo-dentaire tapissant la racine de la dent est
soulevé sous une influence pathologique par une production de
liquide, et se sépare de la surface du cément sous-jacent. Tantôt
ce soulèvement du périoste se produit sur l'un des côtés de la racine,
tantôt il a lieu au niveau du sommet de la dent. Ce dernier cas est
de beaucoup le plus fréquent. Si la dent est saine, il n'y a aucune
difficulté à comprendre l'accumulation de liquide au-dessous du
périoste détaché de la racine. La dent est-elle au contraire fracturée
ou cariée, il est nécessaire d'admettre qu'une production accidentelle
de dentine est venue clore le canal central de la pulpe ainsi ouvert,
et s'opposer à l'effusion du liquide au dehors. Et en effet ces conditions se rencontrent assez fréquemment.

Cette théorie s'accordant assez bien avec les faits cliniques, a trouvé un accueil favorable; elle est cependant passible de graves objections. M. Magitot note en effet que la paroi kystique est tapissée à sa face interne par une couche d'épithélium sphérique ou polyédrique, tantôt simple, tantôt stratifié. Or, le périoste ne renferme pas dans son épaisseur d'éléments épithéliaux. Aussi M. Magitot est-il obligé, pour expliquer la présence de cet épithélium, d'admettre sa formation par genèse directe; mais on ne voit nulle part le processus inflammatoire donner naissance à la production accidentelle d'épithélium. L'objection a été faite depuis longtemps par M. Verneuil ; et cette remarque l'a conduit à proposer dès 1874 une théorie différente. Pour lui, les kystes des racines ou kystes alvéolo-dentaires dérivent de débris épithéliaux persistants du cordon épithélial ou de la paroi folliculaire elle-même. Cette opinion émise par M. Verneuil, et souvent reproduite par lui depuis lors, vient de recevoir récemment une confirmation éclatante des recherches anatomo-pathologiques de M. Malassez. Dans un mémoire publié dans les *Archives de physiologie*, le 5 février 1885, cet auteur fait connaître qu'il a rencontré tout autour des dents adultes de nombreuses traînées de cellules épithéliales plongées dans l'épaisseur du périoste alvéolo-dentaire. Ces amas épithéliaux échelonnés tout le long de la racine de la dent sont les restes des productions épithéliales qu'on rencontre chez le fœtus et qui servent au développement de l'organe dentaire ; M. Malassez leur donne le nom de débris épithéliaux paradentaires. Par eux se trouve expliquée la présence d'épithélium à la face interne des kystes alvéolo-dentaires. Ces kystes sont donc formés aux dépens de ces masses épithéliales, incluses dans l'alvéole, et méritent le nom de kystes épithéliaux paradentaires. Il est du reste une autre considération qui vient battre en brèche la notion des kystes périostiques, telle qu'elle avait été établie par Magitot ; c'est la conception nouvelle du périoste alvéolo-dentaire. En effet, les recherches de Kœlliker, de Ranvier, Malassez, Aguilhon de Sarran ont montré qu'il n'y avait point une couche fibreuse continue tapissant la racine de la dent, et méritant le nom de périoste alvéolo-dentaire. Il existe seulement des faisceaux fibreux qui, des parois de la cavité alvéolaire, vont en convergeant s'insérer à la surface de la racine dentaire, en formant dans leur ensemble une sorte de ligament circulaire, qui mérite le nom de ligament alvéolo-dentaire.

En résumé donc, si par une excellente étude M. Magitot a appelé l'attention sur les kystes alvéolo-dentaires ou kystes des racines, c'est à M. Verneuil qu'appartient l'honneur d'avoir le premier donné la pathogénie véritable de cette variété de kystes, pathogénie qui vient de recevoir des recherches anatomo-pathologiques de M. Malassez une éclatante confirmation.

Symptômes. — La tumeur formée par le kyste dentaire proémine surtout vers la face antérieure des maxillaires. Tant qu'elle est incluse dans l'épaisseur de l'os, il est bien difficile de reconnaître sa véritable nature ; mais lorsque l'os est assez aminci pour se laisser déprimer sous le doigt, on obtient alors la sensation parcheminée sur laquelle a beaucoup insisté Dupuytren, c'est-à-dire que la lamelle osseuse se laisse facilement déprimer, mais revient immédiatement sur elle-même, quand on cesse la pression du doigt, en produisant un bruit comparable à un froissement de parchemin. Lorsque la paroi osseuse est suffisamment mince, ou même lorsqu'elle a été complètement résorbée, on perçoit même la fluctuation. Un signe assez fréquent pour qu'on ait pu lui attacher une véritable importance diagnostique, c'est la vascularisation marquée de la muqueuse au-devant de la paroi antérieure du kyste. Le développement de la tumeur ne s'accompagne pas de douleurs ; celle-ci est lisse, sans bosselures ; la peau est saine, les ganglions sous-maxillaires ne sont pas engorgés. C'est seulement lorsque le kyste est assez développé qu'il détermine du côté de la face une légère difformité.

Marche, durée, terminaisons. — La marche des kystes des mâchoires est en général fort lente ; les malades ne souffrant pas de leur tumeur, ne viennent quelquefois se montrer au chirurgien qu'après plusieurs années. En général le kyste augmente progressivement de volume ; il peut même arriver à se rompre, soit sous l'influence de la distension, soit par le fait de la suppuration de la poche. L'arrachement de la dent dans les kystes périostiques, en entraînant une partie plus ou moins considérable de la paroi kystique, suffit rarement à amener la guérison. Le plus souvent la tumeur ne se vide qu'incomplètement, et la maladie se reproduit. L'incision de la poche amène l'issue d'un liquide séreux, le plus souvent visqueux, quelquefois même purulent. Habituellement il est chargé de cristaux de cholestérine ; il présente parfois une coloration brunâtre, due à la présence du sang. Dans les cas de kystes dentigères, l'incision de la poche ne suffit pas ; il faut enlever la dent qui joue le rôle de corps étranger. Enfin, dans un certain nombre de cas, on voit survenir la récidive de kystes en apparence guéris. Ce fait est dû à l'insuffisance du traitement.

Diagnostic. — Il faut tout d'abord différencier les kystes des autres tumeurs des mâchoires, puis distinguer l'une de l'autre les deux variétés de kystes alvéolo-dentaires et folliculaires.

Le développement lent de la tumeur, sa forme circonscrite, son augmentation modérée de volume, l'absence de douleurs vives, la conservation de la santé générale, l'absence d'engorgement ganglionnaire, sont autant de circonstances qui permettent de rejeter l'hypothèse d'une tumeur maligne.

Lorsqu'il n'y a pas encore de sensation parcheminée, ni de fluctuation, on doit faire le diagnostic entre les kystes dentaires et les odontomes. Tout d'abord il est une première différence entre les odontomes et les kystes dentaires, c'est celle qui est relative au siège de la tumeur. Les odontomes se développent le plus souvent au niveau des dents molaires et à la mâchoire inférieure ; jamais on ne les a vus au niveau des incisives. Les kystes dentaires se développent beaucoup plus souvent au contraire à la mâchoire supérieure, et au niveau des canines et des incisives.

Au maxillaire inférieur, les kystes proéminent surtout du côté de la face antérieure de l'os, tandis que l'odontome se développe à la fois sur les deux faces. A la mâchoire supérieure, ce trait distinctif est moins marqué. La tumeur constituée par le kyste dentaire reste toujours plus ou moins distante du bord alvéolaire ; au contraire, l'odontome s'en rapproche de plus en plus, et il a tendance à faire son éruption du côté de la muqueuse gingivale, comme une dent normale. Le kyste, par son développement, ne met pas obstacle à l'éruption des dents voisines ; l'odontome empêche toujours l'éruption des dents qui font suite à la dent malade, quelquefois même celle d'une ou des deux dents qui la précèdent.

Un diagnostic qui se pose souvent en clinique, c'est celui du kyste dentaire et du kyste du sinus maxillaire. Les kystes dentaires se montrant le plus souvent à la mâchoire supérieure, au niveau des incisives et des canines, se développent précisément dans la région du sinus maxillaire. Ils refoulent la paroi antérieure du sinus, effacent sa cavité ; quelquefois même ils perforent la paroi osseuse du sinus et deviennent libres dans son intérieur. On comprend qu'en pareil cas, le diagnostic sera toujours éxtrêmement difficile, quelquefois même impossible.

Étant donné qu'il s'agit d'un kyste dentaire, il reste à différencier l'une de l'autre les deux variétés que nous avons étudiées, le kyste folliculaire, et le kyste des racines ou kyste épithélial paradentaire (kyste périostique de Magitot). Le kyste folliculaire se développant au niveau d'une dent arrêtée dans son évolution, on constatera l'absence d'une dent du côté de la mâchoire où siégera le kyste. Il faudra toutefois à cet égard éviter plusieurs causes d'erreur ; tout d'abord s'assurer qu'il n'y a pas eu de dent arrachée ; puis penser à la possibilité d'un follicule dentaire surnuméraire, auquel cas le système dentaire est complet. Il peut enfin se faire qu'une dent de lait ait persisté ; le système dentaire paraît normalement constitué, alors que la dent correspondante de la seconde dentition n'a pas fait son évolution.

Quant aux kystes des racines, ou kystes épithéliaux paradentaires, ils se distinguent des précédents, en ce qu'ils se montrent chez des adultes, après l'évolution complète du système dentaire, et coïncident souvent avec des altérations pathologiques de la dent au niveau de laquelle ils sont développés.

Traitement. — Lorsque le kyste siège au niveau d'une dent cariée, ou d'une racine malade, la première chose à faire, c'est de pratiquer l'extraction de la dent ou de la racine altérée. Dans les cas où le kyste est très petit, ce moyen pourra suffire à amener la guérison. S'il en est autrement, ou si le kyste est développé au niveau d'une dent saine, il faut ouvrir largement sa cavité, et y introduire un drain pour empêcher son occlusion ; si la poche est très vaste, si elle a trop de tendance à se fermer, il est préférable même de pratiquer la résection de sa paroi osseuse ; on fait ensuite des injections irritantes dans sa cavité, pour en amener l'oblitération par suppuration. Après avoir pratiqué l'ouverture du kyste, il est nécessaire d'explorer soigneusement sa cavité, pour voir s'il n'y a pas une couronne de dent incluse dans sa paroi. Dans les cas de kystes dentigères, en effet, il est nécessaire de pratiquer l'ablation de la couronne contenue dans le kyste, qui jouerait le rôle de corps étranger, entretiendrait la suppuration, et mettrait obstacle à la guérison.

2° TUMEURS D'ORIGINE NON DENTAIRE.

De nombreuses tumeurs, indépendantes du système dentaire, peuvent occuper les maxillaires ; les unes sont des tumeurs liquides, les autres des tumeurs solides.

A. — TUMEURS LIQUIDES (KYSTES).

Indépendamment des variétés précédentes de kystes, qui, tous, sont uniloculaires, il existe aux mâchoires, et surtout au maxillaire inférieur des kystes multiloculaires, qui semblent indépendants du système dentaire. M. Magitot s'est efforcé de les rapporter, comme les kystes uniloculaires, à une affection des dents ; mais la preuve de cette relation n'est point faite. Tout au plus peut-on supposer que les altérations des dents, en produisant une irritation de voisinage, exercent une certaine influence sur le développement de ces productions morbides.

Les kystes multiloculaires occupent souvent une grande étendue du maxillaire inférieur, et quelquefois même toute la branche montante de cet os. Ils déforment alors la joue où ils produisent une saillie considérable, ils refoulent les parties molles du plancher de la bouche et du cou, et amènent une gêne de la respiration et de la déglutition.

La forme de ces tumeurs est bosselée, irrégulière ; l'amincissement de l'os à leur niveau donne lieu à la crépitation parcheminée ; quelquefois même certaines des bosselures sont assez distendues et assez proéminentes pour donner lieu à de la transparence. Tantôt les diverses poches sont isolées les unes des autres, tantôt elles communiquent ensemble. Le liquide contenu est tantôt séreux, tantôt sanguinolent. Il peut se faire que la tumeur venant à s'enflammer s'ouvre à l'extérieur ; en pareil cas, l'ouverture reste fistuleuse.

Diagnostic. — Les kystes multiloculaires, appelés par les auteurs anglais maladie kystique du maxillaire, doivent être distingués du cystosarcome des mâchoires. Ce diagnostic présente souvent les plus grandes difficultés. Toutefois la marche du sarcome est beaucoup plus rapide que celle des kystes simples. La consistance de la tumeur est également différente ; molle en certains points, elle est charnue dans d'autres, tandis que les kystes sont partout fluctuants. Enfin l'existence de douleurs violentes, l'altération de la santé générale, la présence d'engorgement ganglionnaire, sont encore en faveur du sarcome.

Traitement. — Si le mal est assez limité, on peut tenter son ablation en conservant le bord inférieur du maxillaire, mais souvent on sera obligé de pratiquer une résection, et même la désarticulation d'une des branches montantes de cet os.

B. — TUMEURS SOLIDES.

Sous ce titre, nous passerons successivement en revue les fibromes, les enchondromes, les ostéomes, les sarcomes, les myxomes et l'épithélioma.

a. **Fibromes.** — Les fibromes des mâchoires sont des tumeurs rares, surtout au maxillaire supérieur. On en distingue deux variétés, les fibromes centraux et les fibromes périostiques.

Au maxillaire supérieur, les fibromes centraux atteignent parfois un grand volume; ils peuvent pénétrer dans le sinus maxillaire ou effacer sa cavité; ils envahissent la voûte palatine et proéminent dans la bouche. Au maxillaire inférieur, les fibromes centraux sont beaucoup plus fréquents qu'à la mâchoire supérieure. C'est là surtout qu'on rencontre la crépitation parcheminée; car, à la mâchoire supérieure, l'os est tellement mince, qu'il est bientôt perforé. Les fibromes centraux des maxillaires se rapprochent beaucoup des odontomes fibroplastiques de Broca; la seule différence, c'est que les odontomes sont régulièrement circonscrits et enkystés, tandis que les fibromes d'origine non dentaire sont des tumeurs diffuses qui se continuent insensiblement avec le reste de l'os. Encore ces caractères ne sont-ils pas toujours assez tranchés pour constituer une différence absolue entre ces deux variétés de néoplasmes; et parfois on est dans le doute pour savoir si une tumeur fibreuse des mâchoires est, ou non, d'origine dentaire.

Les fibromes périphériques ou périostiques sont encore plus rares que les fibromes centraux. Parmi eux, il en est une variété qui, naissant au niveau du bord alvéolaire, prennent le nom d'épulis fibreuse. Il est du reste à remarquer que ce mot d'épulis (επί, sur, et ούλον, gencive), n'indique pas autre chose que le siège de la tumeur.

Il n'implique aucune idée sur sa nature ; et à côté d'épulis fibreuses, il existe des épulis sarcomateuses et épithéliales. Ces tumeurs prennent le plus habituellement naissance dans l'intervalle qui sépare deux dents voisines ; dans d'autres cas, elles émergent d'un alvéole dont la dent est absente ; ou bien encore, elles siègent un peu au-dessous du bord alvéolaire, sur l'une ou l'autre face de l'os. Tantôt la tumeur a une base d'implantation assez large ; tantôt son pédicule est mince et se rompt avec la plus grande facilité. Ce qu'il importe surtout de savoir au point de vue du traitement, c'est que tous les tissus fibreux qui entrent dans la composition de l'arcade alvéolaire peuvent prendre part au développement de la tumeur ; ce n'est donc pas seulement une tumeur des gencives, mais bien du périoste alvéolo-dentaire et de l'os lui-même.

Étiologie. — Bien que les fibromes des mâchoires puissent s'observer à tous les âges, ce sont cependant surtout des tumeurs du jeune âge et de l'adolescence. On s'accorde généralement à attacher dans leur développement une grande importance à toutes les causes d'irritation locale. C'est ainsi que les traumatismes, l'avulsion des dents, des racines restées incluses dans le bord alvéolaire, des dents cariées, ont pu leur donner naissance.

Symptômes et marche. — Dans les cas de fibromes centraux, tant que la tumeur reste incluse dans l'épaisseur de l'os, on ne remarque pas autre chose qu'une augmentation de volume du maxillaire. Plus tard, la déformation de la face s'accentue, et l'os s'amincissant donne lieu à la crépitation parcheminée. Enfin la tumeur devenant libre au dehors, on peut apprécier ses caractères, sa dureté, avec une certaine élasticité, sa surface lisse. La peau et la muqueuse sont saines ; si du moins cette dernière s'ulcère, c'est par le contact mécanique des parties voisines ; mais elle ne présente pas ces fongosités saignantes qu'on observe dans les tumeurs de mauvaise nature.

La marche de ces tumeurs est généralement fort lente. Leur volume est quelquefois considérable. Ce qui aggrave le pronostic, c'est la possibilité de leur repullulation et de la transformation en sarcomes.

Diagnostic. — Les caractères qui permettent de reconnaître le fibrome sont sa dureté, sa consistance partout égale ; tandis que le chondrome présente souvent dans son intérieur des poches kystiques, fluctuantes. Le diagnostic doit être fait surtout avec les tumeurs malignes. Il se tire de la marche beaucoup plus lente des fibromes, de l'absence d'envahissement des tissus voisins, du manque de douleurs et d'engorgement ganglionnaire. Les ulcérations et les hémorrhagies sont aussi des caractères qui appartiennent beaucoup plus aux tumeurs malignes qu'aux fibromes. L'anesthésie partielle du menton, due à la compression ou à la destruction du nerf dentaire inférieur, bien que pouvant se rencontrer dans les fibromes, appartient bien plutôt aux tumeurs malignes. Il faut tenir compte enfin du jeune âge des malades et de l'intégrité de la santé générale.

b. **Enchondromes.** — Plus rares encore que les fibromes, les chondromes sont un peu plus souvent observés à la mâchoire inférieure qu'à la supérieure.

On observe les deux variétés suivantes : l'enchondrome naissant des parties centrales de l'os, et celui qui se développe dans les couches superficielles au-dessous du périoste ou périchondrome. C'est cette dernière forme qu'on observe presque exclusivement à la mâchoire supérieure, où le périchondrome se développe, tantôt dans la fosse canine, tantôt sur le bord alvéolaire, ou même au niveau de la branche montante. L'enchondrome ou chondrome central se développe surtout à la mâchoire inférieure.

Étiologie. — Comme le fibrome, l'enchondrome des mâchoires s'observe presque exclusivement chez des sujets jeunes. Les causes intimes de son développement nous sont inconnues.

Symptômes et diagnostic. — Les chondromes ont une marche lente ; ils ne s'accompagnent généralement que de peu de douleurs. Toutefois ils peuvent donner lieu à des névralgies dentaires, et tôt ou tard ils déterminent l'ébranlement et la chute des dents. La tumeur peut atteindre un volume considérable, et entraîner la gêne de la mastication et de la déglutition. Elle a pu causer même la mort par asphyxie. La consistance de la tumeur est très dure ; quelquefois même, elle est tout à fait osseuse en certains points, car il n'est pas rare d'observer la calcification et l'ossification partielles de semblables tumeurs. Dans d'autres points, au contraire, la consistance est molle ; ce qui est dû à la production de kystes et à la transformation muqueuse, qui ne sont pas rares non plus, dans l'intérieur de ces tumeurs. Contrastant avec le volume énorme que peuvent atteindre les chondromes, il faut signaler l'absence d'ulcérations et d'hémorrhagies, l'absence d'engorgement ganglionnaire, la longue conservation de l'état général. Ce sont surtout ces derniers caractères qui

permettront de les distinguer des tumeurs malignes, telles que l'épithélioma et le sarcome.

Pronostic. — L'enchondrome des mâchoires a une bénignité
relative; c'est-à-dire qu'il n'a pas grande tendance à se généraliser
et à envahir les ganglions. Mais, extirpé d'une manière insuffisante, il
récidive sur place avec une grande ténacité. Il est d'ailleurs des
formes mixtes, comme le chondrosarcome, qui ont toute la gravité
des tumeurs malignes.

c. **Ostéomes.** — Nous devons répéter à propos des ostéomes ce
que nous avons dit déjà à propos des fibromes, savoir que souvent ces
tumeurs ont été confondues avec les odontomes. Certaines tumeurs
considérées comme des ostéomes éburnés du maxillaire inférieur n'é-
taient autre chose que des odontomes; et, réciproquement, certaines
tumeurs dites ostéomes spongieux se rapportaient à des tumeurs primitivement molles (fibromes, chondromes) ayant subi la métamorphose calcaire.

Tantôt les ostéomes se développent superficiellement au-dessous
du périoste, tantôt ils débutent par l'intérieur même de l'os. A la
mâchoire supérieure, les ostéomes peuvent être limités au bord alvéolaire, ou à la branche montante de l'os ; à la mâchoire inférieure, on
les rencontre assez souvent au niveau de l'angle de la mâchoire.

Les ostéomes, comme les fibromes et les chondromes, sont des
tumeurs du jeune âge. Les irritations causées par les affections du
système dentaire ont une influence manifeste sur leur développement.
Dans d'autres cas, ces tumeurs sont d'origine traumatique. C'est surtout au niveau de l'apophyse montante du maxillaire supérieur qu'on
rencontre les exostoses syphilitiques.

La consistance extrêmement dure de ces tumeurs, leur forme lisse
et arrondie, leur marche lente, sont les signes qui permettent de les
reconnaître. Elles sont habituellement indolentes ; quelquefois cependant elles s'accompagnent de violentes douleurs, qui pourraient les
faire confondre avec des tumeurs malignes.

d. **Sarcomes.** — De toutes les tumeurs des maxillaires, les sarcomes sont les plus fréquentes. Tantôt ils se développent au centre
même de l'os (sarcomes centraux) ; tantôt ils naissent sous le périoste
(sarcomes périphériques ou périostiques). Enfin, dans certains cas, ils
forment sur le bord alvéolaire la variété la plus fréquente d'épulis.
Nous examinerons successivement chacune de ces formes de l'affection.

Les sarcomes centraux ou intra-osseux se développent en écartant les deux lames du maxillaire ; puis, au bout d'un certain temps, l'une de ces lames est perforée, et la tumeur devient libre dans la cavité buccale. Parmi les sarcomes intra-osseux, la variété la plus fréquente est le sarcome myéloïde, qui, sous le titre de tumeur à myéloplaxes, avait été d'abord considéré comme une classe à part, distincte de celle des sarcomes.

M. Robin, le premier, montra que certaines tumeurs des os sont presque entièrement formées de ces plaques à noyaux multiples ou myéloplaxes qu'on trouve à l'état normal dans la moelle des os ; de là, le nom de tumeurs à myéloplaxes. Paget, de son côté, les décrivit sous le nom de tumeurs myéloïdes. Mais c'est surtout Eugène Nélaton qui, dans sa thèse publiée en 1860, donna de cette affection une bonne description clinique, et signala particulièrement sa fréquence aux mâchoires. Il présentait ces tumeurs comme étant de nature bénigne, bien différentes par conséquent des sarcomes. Les caractères sur lesquels on s'appuyait pour établir cette distinction étaient d'une part la coloration rouge brun du tissu constituant de ces tumeurs ; d'autre part, la présence dans leur intérieur des myéloplaxes. Cette description ne saurait être aujourd'hui conservée. Les cellules à noyaux multiples ou myéloplaxes ne sont nullement caractéristiques d'un tissu particulier ; elles se retrouvent dans un grand nombre de sarcomes, non seulement des os, mais des parties molles. Tout ce qui reste de l'ancienne description, c'est la bénignité de ces tumeurs. Encore n'est-ce là qu'une bénignité relative ; car on connaît maintenant un grand nombre d'exemples de généralisation de ces néoplasmes. Les tumeurs à myéloplaxes ne sont donc qu'une variété particulière de sarcomes, caractérisées par la présence dans leur intérieur d'un grand nombre de myéloplaxes ou plaques à noyaux multiples, et présentant une bénignité relative.

Comme nous l'avons déjà dit, les tumeurs à myéloplaxes ou sarcomes myéloïdes constituent la plupart des sarcomes centraux des mâchoires. Dans la variété type d'Eugène Nélaton, la tumeur présente une coloration rouge brun, qu'on a comparée, soit à celle de la rate, soit à celle du poumon hépatisé, et qui permet toujours de reconnaître aisément cette forme. On y rencontre une quantité considérable de myéloplaxes ; mais, à côté de ces éléments, il existe toujours des éléments embryonnaires, arrondis ou fusiformes. Dans une autre variété, ces éléments embryonnaires l'emportant sur le nombre des cellules à myéloplaxes, la tumeur prend une consistance plus ferme, en même temps qu'elle perd sa coloration d'un rouge foncé, pour prendre une teinte grisâtre ou blanchâtre.

Tantôt les tumeurs à myéloplaxes sont enkystées, nettement séparées du reste de l'os; tantôt, au contraire, elles sont diffuses, et se continuent, sans ligne de démarcation précise, avec l'os voisin. Mais les tumeurs sarcomateuses infiltrées appartiennent bien plutôt aux variétés du sarcome embryonnaire ou encéphaloïde et du sarcome fasciculé qu'aux tumeurs à myéloplaxes.

Les sarcomes périphériques ou périostaux ne sont qu'exceptionnellement des tumeurs à myéloplaxes. Quelquefois ils constituent la variété connue sous le nom de sarcomes ossifiants, c'est-à-dire que des aiguilles osseuses nombreuses, partant de la surface de l'os, pénètrent perpendiculairement ou obliquement dans la tumeur. Tantôt développés à la face interne du maxillaire inférieur, tantôt à la face externe, ils englobent quelquefois cet os en entier, en contournant son bord inférieur. Ils occupent assez souvent l'angle de la mâchoire et sa branche montante.

La dernière forme du sarcome, c'est celle qui se développe au niveau du bord alvéolaire, et qui, pour cette raison, porte le nom d'épulis sarcomateuse. Elle a son point de départ dans le tissu osseux, et même, d'après Eugène Nélaton, elle naîtrait toujours de la moelle osseuse. Il est même des cas dans lesquels la tumeur paraît sortir de l'intérieur d'un alvéole. M. Magitot a rapporté des faits dans lesquels des épulis sarcomateuses, développées au niveau des racines dentaires, étaient cachées au fond d'un alvéole, et purent être enlevées en arrachant la dent qui les portait.

Étiologie. — Tout ce que nous savons sur l'étiologie des sarcomes des mâchoires, c'est que la variété myéloïde ou tumeur à myéloplaxes est une affection du jeune âge, et quelquefois même de l'enfance. Parfois on a pu invoquer dans l'étiologie l'existence d'un traumatisme antérieur, ou même d'altérations des dents.

Symptômes et diagnostic. — Les symptômes de ces tumeurs, à la première période, varient nécessairement suivant que le sarcome est intra-osseux ou qu'il est périostique. Dans le premier cas, on n'aperçoit tout d'abord qu'un gonflement limité du maxillaire, tandis que, si le développement s'est fait au-dessus du périoste, on a dès le début une tumeur sous les yeux. Quel qu'ait été le mode de développement, on peut, au bout d'un temps plus ou moins long, l'enveloppe osseuse du maxillaire ayant été rompue, reconnaître les caractères de la tumeur. Ce qui distingue la tumeur à myéloplaxes, c'est sa mollesse, sa couleur rouge, et sa grande vascularisation qui détermine même parfois dans son intérieur des battements qui pourraient faire confondre ces néoplasmes avec des tumeurs purement vasculaires.

Les autres variétés de sarcome ne présentent pas cette rougeur et cette vascularisation ; leur consistance est inégale, dure par places, elle peut aller jusqu'à la mollesse et même à la fluctuation la plus marquée. Leur développement rapide, l'engorgement des ganglions lymphatiques, l'existence des douleurs sont autant de circonstances qui peuvent conduire au diagnostic de ces tumeurs. Les sarcomes des mâchoires sont susceptibles de prendre un volume considérable ; ils peuvent alors amener l'ulcération de la muqueuse, la formation de bourgeons fongueux, saignants, des hémorrhagies ; ils amènent même, quoique plus tardivement, des ulcérations de la peau.

Le diagnostic du sarcome intra-osseux, lorsque la tumeur est encore enfermée dans l'intérieur de l'os, présente les plus sérieuses difficultés ; on est exposé à le confondre, soit avec des kystes à leur première période, soit avec diverses tumeurs solides, fibromes, ostéomes, chondromes, ou même avec certaines formes d'ostéite extrêmement douloureuses sur lesquelles M. Trélat a dernièrement appelé l'attention, dans une leçon clinique sur les ostéomes de la mâchoire inférieure. C'est surtout la considération du développement rapide de la tumeur qui conduira au diagnostic de sarcome. Plus tard, quand on a le néoplasme sous les yeux, ou même, dès le début, dans les cas de sarcomes sous-périostiques, la consistance plus molle de la tumeur la fera distinguer du fibrome et de l'enchondrome. S'il y a de la fluctuation, une ponction exploratrice sera nécessaire pour la distinguer des kystes. Encore, avons-nous dit, sera-t-il parfois très difficile de faire le diagnostic entre certains cysto-sarcomes de la mâchoire et les kystes multiloculaires. Ce sont surtout les notions de marche rapide, de douleurs vives, l'engorgement ganglionnaire, l'altération de la santé générale qui sont ici à prendre en considération.

Déjà nous avons noté que les tumeurs à myéloplaxes, vu leur couleur rouge foncé et leurs battements, pourraient être confondues avec des tumeurs vasculaires. Mais la réductibilité des tumeurs érectiles

les sépare des tumeurs à myéloplaxes ; quant aux tumeurs hématiques, l'existence d'un traumatisme antérieur permettrait de les diagnostiquer.

e. **Myxomes.** — Bien que le myxome des os soit rare, en général, il affecte cependant d'une manière particulière les mâchoires. Le myxome pur est rare ; souvent, au contraire, il est mélangé à du fibrome, à du chondrome, à du sarcome ; ou même son tissu est mélangé de kystes, et forme des masses fluctuantes.

Les myxomes constituent des tumeurs volumineuses, leur marche lente, l'absence d'ulcérations et d'engorgement ganglionnaire, permettent de les distinguer du cancer. Ce sont des tumeurs généralement bénignes.

f. **Épithéliomas.** — On peut voir aux mâchoires des épithéliomas primitifs, et des épithéliomas par propagation. C'est surtout à la mâchoire inférieure qu'on rencontre cette dernière variété ; elle s'y montre le plus souvent, consécutivement à l'épithélioma de la lèvre inférieure, les éléments épithéliaux s'infiltrant dans l'orifice inférieur du canal dentaire, et pénétrant de là dans le reste de l'os.

Quant à l'épithélioma primitif des maxillaires, ce n'est pas dans l'intérieur même de l'os qu'il débute, mais plutôt dans l'épaisseur des gencives, ou même dans l'intérieur de la cavité alvéolaire. M. Magitot a réuni plusieurs cas de tumeurs épithéliales intra-alvéolaires, développées dans l'épaisseur du périoste alvéolo-dentaire. Toutes ces tumeurs furent enlevées au moment de l'extraction de la dent à laquelle elles adhéraient.

Quant aux épithéliomas, qui naissent au niveau des gencives, ils constituent une variété particulière de tumeurs pédiculées auxquelles on donne le nom d'épulis épithéliale. Comme les épulis sarcomateuses et fibreuses, elles naissent souvent de l'espace compris entre deux dents, mais elles en diffèrent par leur consistance plus molle, par leur friabilité, leur aspect granité, en forme de chou-fleur.

Il existe enfin, au maxillaire supérieur, une variété particulière signalée pour la première fois par M. Verneuil sous le nom d'épithélioma térébrant, et qui a été, sous ce titre, l'objet d'une étude spéciale publiée par Reclus en 1876. Cet épithélioma térébrant a une marche extrêmement rapide et un pronostic d'une gravité excessive. Débutant par le bord alvéolaire, il creuse dans l'épaisseur de l'os une cavité tapissée de bourgeons épithéliaux, et envahit toute l'éten-

due du sinus maxillaire. Discutant sa pathogénie, M. Verneuil admet
qu'il se développe aux dépens des débris épithéliaux, vestiges du
bourgeonnement des cordons des dents temporaires ou permanentes,
qu'on rencontre dans l'épaisseur des gencives. On se rappelle que
c'est à l'existence de ces mêmes débris épithéliaux que M. Verneuil
a, le premier, rapporté la formation des kystes dentaires, dits par
M. Magitot, kystes périostiques. Les récentes recherches de M. Malassez, dont nous avons déjà parlé, jettent sur la production de ces tumeurs épithéliales, comme sur celle des kystes, la plus vive lumière.
Du moment que ces débris épithéliaux se rencontrent non-seulement
dans l'épaisseur des gencives, mais encore dans l'alvéole au pourtour
de la dent, on s'explique aussi ces faits signalés par M. Magitot,
dans lesquels l'épithélioma formait une petite tumeur appendue à la
racine de la dent et qu'on arrachait avec ce dernier organe.

Contrairement aux sarcomes et aux tumeurs à myéloplaxes, l'épithélioma des mâchoires se montre généralement chez des sujets avancés en âge.

Symptômes et diagnostic. — Les tumeurs cancéreuses des mâchoires traduisent généralement leur existence par des douleurs qui,
dès le début, affectent une extrême intensité; les dents sont généralement incriminées de produire la douleur, et sont arrachées en plus
ou moins grand nombre. Celles qui restent ne tardent pas à être
ébranlées par les progrès du néoplasme. Ces douleurs violentes tiennent
à ce que, de bonne heure, les filets du nerf dentaire lui-même sont
envahis par le néoplasme. Les autres tumeurs, y compris même les
sarcomes, respectent habituellement le nerf. Aussi est-ce là un caractère qui, sans être absolu, ne laisse pas d'avoir une très grande
valeur au point de vue du diagnostic. La mollesse et la friabilité particulière des tumeurs épithéliales, les hémorrhagies abondantes,
l'apparition rapide de l'ulcération, de l'engorgement ganglionnaire,
et de l'altération de la santé générale, sont autant de caractères qui
permettent de reconnaître le cancer et de le différencier des autres
tumeurs des mâchoires.

Traitement des tumeurs solides des mâchoires. — A part
les cas dans lesquels une exostose des mâchoires est d'origine syphilitique, et justiciable, par conséquent, du traitement spécifique, les
tumeurs des maxillaires réclament toujours un traitement chirurgical. Dans les cas de tumeurs bénignes, fibromes, ostéomes, chon-

dromes, dans les cas de tumeurs à myéloplaxes, on peut généralement se contenter de pratiquer l'ablation de la tumeur, ou une
résection partielle du bord alvéolaire, suivant les cas. Encore devra-
t-on faire suivre cette extirpation de la rugination et de la cautérisation des parties voisines avec le thermocautère, de façon à éviter la
récidive. Dans tous les cas de tumeurs malignes, épithéliomas, sarcomes, il ne s'agit plus d'extirper la tumeur, mais bien de pratiquer
une large résection de l'os qui la porte. Cette opération sera, suivant
les cas particuliers, une résection totale du maxillaire supérieur, une
résection partielle, ou même la désarticulation d'une des branches
montantes du maxillaire inférieur.

ARTICLE II

MALADIES DE L'ARTICULATION TEMPORO-MAXILLAIRE.

I

LÉSIONS TRAUMATIQUES.

LUXATIONS DE LA MACHOIRE.

Les luxations de la mâchoire sont assez rares. Dans l'immense
majorité des cas, elles ont lieu en avant et sont tantôt bilatérales,
tantôt unilatérales. Les luxations bilatérales sont les plus fréquentes.
Malgaigne en compte 54 sur 76 cas.

On cite comme tout à fait exceptionnel le fait de Robert qui observa le déplacement d'un des condyles en haut et en dehors. Il
s'agissait d'un jeune homme qui tomba, le côté gauche de la tête
touchant le sol, tandis qu'une roue lui passa sur le corps de la mâchoire inférieure du côté opposé. Il en résulta une fracture presque
verticale du corps de la mâchoire à droite, tandis que le condyle du
côté gauche, pressé de dedans en dehors par la violence extérieure,

quitta la cavité glénoïde et vint se placer, en haut et en dehors, dans la fosse temporale. La réduction fut obtenue, et le malade guérit. On ne comprendrait pas la production d'une pareille lésion sans fracture.

Quant à la luxation en arrière, Guillaume de Salicet, Lanfranc, Guy de Chauliac, l'avaient admise. Mais elle fut rejetée par Fabrice d'Aquapendente et par tous les auteurs qui l'ont suivi. Dans ces dernières années, la réalité de ce déplacement a été démontrée par M. Baudrimont (de Bordeaux), dans un mémoire adressé à la Société de chirurgie, et par M. Farabeuf, dans son rapport sur le travail précédent. Déjà, à propos de l'otorrhagie dans les fractures du crâne, nous avons dit que le sang s'écoulant par l'oreille pouvait provenir, non d'une fracture du crâne, mais bien d'une fracture de la paroi antérieure du conduit auditif. Il arrive, en effet, que dans une chute sur le menton, le condyle du maxillaire inférieur fortement pressé de bas en haut contre la paroi antérieure du conduit auditif, la brise. La violence est-elle plus considérable, le condyle peut passer à travers la solution de continuité de la paroi antérieure du conduit auditif et venir obstruer plus ou moins complètement ce conduit. Il s'agit, on le voit, dans ces cas, d'une véritable luxation de la mâchoire en arrière. La réalité de ce mécanisme est établie par l'existence d'une plaie au niveau du menton. L'otorrhagie sera encore un symptôme de cette variété de luxation.

Ces déplacements exceptionnels étant signalés, nous n'aurons plus en vue, dans ce qui suit, que la luxation en avant, soit unilatérale, soit bilatérale.

Étiologie. — Le sexe et l'âge semblent avoir une certaine influence sur la production de ces luxations. C'est plus souvent chez des femmes et chez des adultes qu'on les observe, beaucoup plus rarement chez des enfants et des vieillards. On a admis comme causes prédisposantes la faiblesse des muscles élévateurs (temporaux et masséters) et le relâchement des ligaments ; cette dernière cause doit avoir surtout de l'importance chez les personnes qui sont sujettes à de fréquentes récidives de cette luxation.

Quant aux causes déterminantes, ce sont toutes celles qui ont pour effet d'abaisser brusquement la mâchoire inférieure. Ce sont quelquefois des mouvements physiologiques, comme, par exemple, dans le vomissement, le bâillement, le rire, les convulsions. Dans d'autres cas, ce sont des violences extérieures qui produisent le brusque abaissement de la mâchoire; ainsi, un coup violent appliqué sur le menton, des efforts pour ouvrir la bouche d'un malade qui s'obstine à la tenir fermée, une violence portant sur le maxillaire pendant l'arrachement d'une dent.

Mécanisme. — Le mécanisme des luxations de la mâchoire a donné naissance à de nombreuses théories et n'est pas encore définitivement fixé. Cela tient à la rareté extrême des autopsies.

Toutes les causes que nous avons énumérées agissent en produisant un écartement exagéré des mâchoires, pendant lequel le condyle du maxillaire inférieur, glissant d'arrière en avant, passe au-devant de la racine transverse de l'apophyse zygomatique, et demeure arrêté dans sa nouvelle position. C'est à tort que Malgaigne a prétendu que le passage du condyle en avant de l'apophyse zygomatique était un fait se produisant normalement dans le mouvement d'écartement des mâchoires, et, par conséquent, nullement caractéristique de la luxation. La vérité est qu'à l'état normal, le condyle du maxillaire glisse sur la racine transverse de l'apophyse zygomatique, sans jamais l'abandonner dans les mouvements d'écartement des mâchoires. Le passage de ce condyle au-devant de l'apophyse caractérise donc la luxation. Mais ce qu'il est beaucoup plus difficile d'établir, ce qui est encore aujourd'hui douteux, c'est la cause qui maintient le condyle dans sa nouvelle position, et qui rend permanent, quelquefois même irréductible, le déplacement.

Boyer, J. L. Petit, et, plus près de nous, Maisonneuve, ont accordé le rôle principal aux muscles élévateurs de la mâchoire. J. L. Petit admettait que, dans la luxation, le condyle du maxillaire, dépassant en avant l'insertion supérieure des muscles masséter et ptérygoïdien interne, ceux-ci devenaient abaisseurs, au lieu d'être élévateurs et maintenaient la mâchoire dans sa position vicieuse.

M. Richet a pensé que le plan incliné qui se trouve au-devant de l'apophyse transverse constitue un obstacle à la rentrée du condyle dans la cavité glénoïde.

Une théorie qui a eu plus de succès que les deux précédentes, est celle qui, émise pour la première fois par Hunauld, a été reprise et développée par Nélaton. Elle admet que l'apophyse coronoïde, abaissée et portée en avant, vient s'accrocher au bord inférieur de l'os malaire, et que cet accrochement constitue un obstacle invincible à la réduction. Cette théorie, acceptée par Malgaigne et les auteurs du *Compendium*, a été généralement adoptée. Mais deux autopsies, publiées depuis lors, ne lui sont pas favorables. L'une appartient à Demarquay et a été publiée en 1865 dans la *Gazette des hôpitaux*, l'autre a été communiquée en 1878 à la Société de chirurgie, par M. Périer. Dans aucun de ces deux cas il n'existait d'accrochement de l'apophyse coronoïde.

La dernière théorie est celle qui a été développée en 1868, dans les *Archives de médecine*, par M. Mathieu, professeur agrégé au Val-de-Grâce, et établie par lui sur de nombreuses recherches expérimentales. M. Mathieu admet que le fibro-cartilage articulaire peut se luxer en même temps que le condyle du maxillaire. Mais cela doit être exceptionnel, car cela suppose de grands désordres, et notamment la déchirure du très fort ligament postérieur de l'articulation. Beaucoup plus souvent le ménisque intra-articulaire doit abandonner le condyle, et c'est lui qui, restant fixé sur la racine transverse de l'apophyse zygomatique, s'oppose à la rentrée du condyle dans la cavité glénoïde. Déjà Astley et Samuel Cooper, Chélius, avaient admis la variété de luxation sous-méniscoïde. Lorsqu'on réussit à la produire par l'expérimentation et qu'on cherche à rapprocher les mâchoires, on éprouve un temps d'arrêt qui est dû à l'interposition du ménisque entre le condyle et l'apophyse transverse. De plus, les faits sont venus confirmer cette théorie qui semble aujourd'hui la mieux établie. Dans les autopsies de Demarquay et de M. Périer, dont nous avons déjà parlé, on a pu constater ce déplacement du fibro-cartilage. Ce n'est pas que, dans cette théorie, on nie le rôle des muscles et de l'accrochement de l'apophyse coronoïde, mais il n'est plus que secondaire.

Symptômes. — Ils doivent être examinés isolément, suivant que la luxation est bilatérale ou unilatérale.

a. *Luxation bilatérale.* — Le premier symptôme de la luxation de la mâchoire, c'est, pour le malade, l'impossibilité de fermer la bouche. Non seulement l'arcade dentaire inférieure est écartée de 5 à 4 centimètres de la supérieure, mais encore elle se trouve sur un plan antérieur à cette dernière; en d'autres termes, il y a projection du menton en avant. Il en résulte une gêne de la parole, la difficulté de la déglutition et l'impossibilité de la mastication. Il y a de plus un écoulement incessant de la salive au dehors.

La déformation consiste dans l'allongement et l'aplatissement des joues, au niveau desquelles les masséters forment des cordes fortement tendues. On sent au-devant du conduit auditif une dépression correspondant à la cavité glénoïde abandonnée par le condyle ; enfin, les doigts introduits dans le vestibule de la bouche rencontrent de chaque côté la saillie formée par l'apophyse coronoïde portée en avant, et se rapprochant de l'os malaire, au point même d'être parfois accrochée à son bord inférieur.

b. *Luxation unilatérale.* — Les symptômes de la luxation unilatérale sont beaucoup moins prononcés. Le menton est porté du côté sain ; l'arcade dentaire est déplacée latéralement, la bouche est de travers. La joue du côté luxé est aplatie, tandis qu'elle semble creuse du côté sain, à cause du relâchement des parties molles de ce côté. Enfin on ne constate au-devant du conduit auditif qu'une seule dépression correspondant au côté luxé.

Diagnostic. — Il ne présente pas de difficultés. On a peine à comprendre comment une luxation de la mâchoire a pu être confondue avec un spasme musculaire, un trismus et même une paralysie faciale. Et cependant l'erreur a été commise ; pour l'éviter, il suffit de se rappeler que, dans aucun des états précédents, il n'y a écartement des mâchoires avec perte de la mobilité.

Pronostic. — En général, le pronostic n'a pas de gravité ; la réduction du déplacement est aisée : mais il faut tenir compte de la facilité de sa reproduction. Enfin, dans certains cas, on a pu voir échouer toutes les tentatives de réduction. La luxation non réduite a de graves inconvénients pour la mastication, la déglutition et l'articulation des sons ; aussi faut-il faire des tentatives de réduction même fort longtemps après l'accident. Donavan a obtenu la réduction au bout de 98 jours ; Michon et M. Gosselin, au bout de 150 jours.

Traitement. — L'indication à remplir consiste à abaisser la partie postérieure du maxillaire inférieur, de manière à dégager le condyle, puis, à le reporter dans sa cavité par un brusque mouvement d'élévation de la mâchoire. Bien des procédés ont été employés pour arriver à ce but. Le plus ancien, puisqu'il date d'Hippocrate, consiste à abaisser le maxillaire, en agissant seulement sur le menton, puis à repousser la mâchoire en arrière.

Un procédé plus efficace et aussi beaucoup plus employé consiste à appuyer sur les dents molaires postérieures de chaque côté les

pouces préalablement entourés de linge ou de diachylon, pour les pré-
server de la morsure. Le chirurgien saisit ainsi l'angle de la mâchoire
entre ses pouces appliqués sur les dents molaires et les autres doigts
embrassant le bord inférieur de l'os, puis il porte le maxillaire inférieur en bas et en arrière. Il retire brusquement ses pouces au moment où l'os reprend sa place. La crainte d'être mordu a fait ima-
giner un autre procédé qui a été employé par Dupouy, Fabre (d'Avignon), Chaussier, et qui a été remis en honneur par Nélaton, en
vertu de la théorie de l'irréductibilité à laquelle il s'était arrêté. Ce
procédé consiste à appuyer les pouces, non plus sur les dents molaires, mais sur les apophyses coronoïdes, et à les repousser de haut
en bas et d'avant en arrière. Il a pu procurer des succès. Enfin, dans
les cas anciens, on a réussi parfois en interposant entre les molaires
postérieures un coin de bois, et en élevant la mâchoire inférieure à
l'aide d'une fronde. Divers instruments ont été imaginés pour arriver au même but, notamment les pinces de Atti et celles de Stromeyer, qui, introduites entre les dernières molaires, écartent les
dents des deux mâchoires par l'écartement de leurs mors, et produisent ainsi l'abaissement du maxillaire inférieur. On comprend que,
dans les cas difficiles, on aura un auxiliaire puissant dans l'emploi
du chloroforme,

On peut aussi recourir au procédé indiqué par Hey et Monteggia,
et qui consiste à réduire successivement l'un après l'autre les deux
condyles du maxillaire. Ce procédé s'imposerait dans les luxations
bilatérales de la mâchoire accompagnées de fracture, comme Malgaigne en rapporte deux exemples. Ce dernier auteur insiste avec
raison sur la nécessité de faire porter pendant plusieurs jours au
malade une fronde, de ne lui faire prendre que des aliments liquides,
enfin de lui interdire tous les mouvements d'écartement étendu de
la mâchoire. C'est à cette condition seulement qu'on obtiendra la
cicatrisation des ligaments rompus et qu'on évitera la reproduction
de la luxation.

II

1° ARTHRITES TEMPORO-MAXILLAIRES.

L'inflammation de l'articulation temporo-maxillaire est très rare.

L'arthrite aiguë, soit spontanée, soit d'origine traumatique, est assez exceptionnelle pour que les auteurs du *Compendium de chirurgie*, et M. Guyon, dans le *Dict. encyclop.*, déclarent ne l'avoir jamais rencontrée. On observe des arthrites de voisinage, consécutives, soit aux oreillons et à la parotidite suppurée, soit à des périostites de la branche montante du maxillaire inférieur ou du temporal. La périostite phosphorée, les périostites consécutives à l'éruption de la dent de sagesse, peuvent leur donner naissance.

L'arthrite fongueuse ou tumeur blanche de l'articulation temporo-maxillaire est tout aussi rare que l'arthrite aiguë. Elle peut être primitive ou succéder à une ostéite du temporal, elle-même consécutive à une otite purulente. Il peut en résulter des complications graves, non seulement du côté de l'oreille, mais encore du côté des méninges et du cerveau. Dans un cas communiqué par M. Lannelongue à la Société anatomique, le condyle, séparé du reste de l'os, et poussé en haut par les muscles, avait pénétré lentement à travers le conduit auditif externe et la partie antérieure du rocher, jusque dans la cavité crânienne, en refoulant le nerf facial et le ganglion de Gasser. Ce déplacement du condyle avait amené la formation d'un abcès du lobe moyen du cerveau.

Outre ces graves complications du côté de l'oreille et de l'encéphale, la tumeur blanche temporo-maxillaire, en apportant une gêne aux mouvements de l'articulation, entrave la mastication. Elle se traduit par l'existence d'une douleur et d'un gonflement au niveau de l'articulation ; la production de fongosités et d'abcès, qui se montrent, soit du côté de la peau, soit dans l'intérieur du conduit auditif externe.

Contrairement à l'arthrite aiguë et à l'arthrite fongueuse, l'arthrite sèche de l'articulation temporo-maxillaire est loin d'être exceptionnelle. Son existence est parfaitement établie par l'anatomie patholo-

gique, qui a permis de constater la disparition des surfaces articulaires, des stalactites osseuses au pourtour de l'articulation, et des
corps étrangers nombreux dans son intérieur.

Tout peut se borner à une crépitation indolente de l'articulation;
mais, dans d'autres cas, il existe de la douleur et une gêne marquée
des mouvements. Enfin la maladie peut même aboutir à l'ankylose
complète. Des poussées aiguës interrompent de temps en temps la
marche chronique de la maladie, qui s'accompagne assez souvent
d'arthrite sèche des autres articulations, et en particulier d'arthrite
cervicale.

2°. CONSTRICTION DES MACHOIRES.

Sous ce titre, on étudie la perte de mouvement des mâchoires,
quelle qu'en soit la cause. C'est donc simplement un symptôme qui
peut tenir, soit à une lésion de l'articulation temporo-maxillaire, soit
à une altération des parties molles ou des os eux-mêmes. Suivant la
cause qui lui a donné naissance, la constriction des mâchoires peut
être passagère ou permanente, et c'est là une division qui a la plus
grande importance au point de vue du traitement.

Étiologie et pathogénie. — D'après leur mécanisme et les
causes qui leur donnent naissance, les diverses variétés de constrictions des mâchoires peuvent être divisées en : 1° constrictions musculaires; 2° constrictions cicatricielles; 3° constrictions par ankylose.

1° *Constrictions musculaires.* — La contracture du masséter est
assez fréquemment la cause de constriction des mâchoires.

Elle est très souvent consécutive aux périostites du maxillaire
inférieur, et notamment à l'éruption difficile de la dent de sagesse.

La myosite syphilitique et les gommes du masséter, sur lesquelles
M. Guyot a appelé l'attention dans un mémoire, lui donnent également naissance. La contracture du temporal, dans les ostéo-périostites de la fosse temporale, peut aussi donner lieu à la constriction
des mâchoires. On admet que la contracture du ptérygoïdien interne
peut aboutir au même résultat. Enfin Duchenne (de Boulogne) a
signalé comme cause de constriction des mâchoires la rétraction du
buccinateur consécutive à la paralysie faciale.

2° *Constrictions cicatricielles.* — Ce sont les plus fréquentes et,
aussi, les plus importantes. Elles succèdent le plus souvent, soit aux

ulcérations de la stomatite, soit à la gangrène de la bouche; plus
rarement, elles ont pour causes des brûlures ou des traumatismes.
C'est dans ces derniers cas seulement que la cicatrice occupe toute
l'épaisseur de la joue. Dans les cas les plus fréquents, la peau reste
intacte. Les brides cicatricielles sont développées seulement du côté
de la muqueuse et des parties molles de l'épaisseur de la joue. Ces
brides ont une consistance très variable; tantôt fibreuses, tantôt fibro-
cartilagineuses, elles peuvent être même ossifiées ; mais ce qui a plus
d'importance encore que leur volume et leur consistance, c'est leur
siège. On peut, à cet égard, les diviser, comme l'a fait M. Verneuil, en
deux groupes, suivant qu'elles sont antérieures ou postérieures. Ces
dernières, siégeant au niveau de l'angle de la mâchoire et des grosses
molaires, sont les plus graves au point de vue des mouvements de
l'articulation.

5° *Constrictions par ankylose.* — Les lésions de l'articulation
peuvent déterminer l'ankylose osseuse ou fibreuse, centrale ou périphérique. L'ankylose osseuse ou par fusion est exceptionnelle.

Symptômes et diagnostic. — Tantôt la constriction n'est pas
complète; un certain degré d'écartement des mâchoires est encore
possible. Tantôt elle est complète, et l'on comprend la gêne qui en
résulte pour l'alimentation.

Le diagnostic ne présente aucune difficulté lorsqu'il existe des
brides cicatricielles évidentes; tout se borne en pareil cas à constater
l'intégrité de l'articulation du côté opposé, afin de pouvoir juger
l'opportunité d'une intervention chirurgicale. En l'absence des
brides cicatricielles, il peut être beaucoup plus difficile de savoir si
la cause de la constriction est d'origine musculaire ou articulaire. Le
chloroforme peut être utilement employé pour résoudre cette question.

Pronostic et traitement. — Il varie essentiellement suivant la
nature de la cause qui a donné naissance à la constriction. S'il s'agit
d'une lésion syphilitique du masséter ou des os voisins, on peut
espérer la guérison par le traitement spécifique. De même encore,
dans les cas où la constriction est due à la présence d'un séquestre, d'un corps étranger, à une altération de la dent de sagesse.
L'extraction de ces différents corps suffira à amener la guérison. Il
en est tout autrement dans les cas où la constriction est due à l'ankylose ou à la présence de brides cicatricielles très étendues. Il

mporte tout d'abord de mettre de côté les cas où la lésion est double, et qui sont au-dessus de nos ressources. Nous ne nous occuperons donc ici que des cas où la lésion est unilatérale.

C'est seulement dans les faits de constriction passagère, due à des altérations des dents ou des os voisins, qu'on peut espérer réussir par la dilatation mécanique pratiquée au moyen des divers ouvre-bouche, et des coins de bois introduits entre les arcades dentaires.

Dans les constrictions permanentes dues à l'ankylose ou à des brides cicatricielles, une opération est nécessaire. C'est seulement dans les cas d'ankylose où les lésions sont nettement limitées à l'articulation qu'on pourrait réussir par la résection du col du condyle conseillée par A. Bérard et par Richet. Lorsqu'il s'agit de brides cicatricielles, la section de ces brides et même l'autoplastie pourront être parfois suffisantes. Mais lorsque les brides sont très étendues, lorsqu'elles sont situées très en arrière, leur section ne suffit plus. C'est pour ces cas qu'Esmarch et Rizzoli ont conseillé de pratiquer la section du maxillaire inférieur au niveau du corps de l'os, c'est-à-dire en avant de la branche montante, en avant des brides fibreuses qui s'opposent aux mouvements de la mâchoire. Tandis qu'Esmarch pratique la résection d'un coin osseux, Rizzoli se contente d'une simple section de la mâchoire. Le résultat qu'on se propose ainsi d'obtenir, c'est la création d'une fausse articulation qui permette au côté sain de la mâchoire de se mouvoir librement. Lorsque la constriction est bilatérale, elle n'est plus curable par une opération. Il faut se contenter alors d'un traitement palliatif, qui consiste dans l'extraction d'une ou de plusieurs dents, de façon à permettre l'alimentation.

CHAPITRE VII

MALADIES DE LA BOUCHE ET DES GLANDES SALIVAIRES.

ARTICLE PREMIER

MALADIES DES LÈVRES.

Après avoir dit quelques mots des lésions traumatiques et des inflammations des lèvres, nous insisterons surtout sur leurs tumeurs et leurs vices de conformation, comprenant l'épithélioma des lèvres et le bec-de-lièvre, affections qui, par leur fréquence et leur traitement, appellent toute l'attention du chirurgien.

I

LÉSIONS TRAUMATIQUES DES LÈVRES.

a. **Contusions.** — Les contusions des lèvres n'ont que peu d'importance ; souvent elles compliquent des traumatismes plus graves, tels que des fractures des maxillaires. Les tissus de la lèvre étant très serrés du côté de la peau, c'est du côté de la muqueuse, où le tissu cellulaire est plus lâche, que se montre l'ecchymose.

b. **Plaies.** — Les plaies par instrument piquant sont sans gravité, à moins qu'elles ne soient l'occasion de l'inoculation d'un venin, ou qu'elles ne se compliquent de la présence d'un corps étranger. Dans ces cas, il peut se produire un gonflement considérable et de la suppuration.

Les plaies par instruments tranchants présentent un bien plus grand intérêt. Lorsqu'elles sont incomplètes, c'est-à-dire lorsqu'elles n'intéressent que la muqueuse ou la peau, elles guérissent aisément. De même encore, la cicatrisation des plaies transversales ne présente pas de difficulté, car elles n'ont que peu de tendance à l'écartement de leurs bords. Il n'en est point de même des plaies verticales. Ici les fibres divisées de l'orbiculaire agissant en sens inverse, tirent sur chacune des lèvres de la plaie et produisent un écartement considérable. Un autre danger des plaies par instruments tranchants, c'est l'hémorrhagie, qui est d'autant plus à craindre que la plaie est située plus près de la commissure labiale, c'est-à-dire plus près de l'origine de l'artère coronaire sur le tronc de la faciale.

Les plaies contuses affectent quelquefois l'apparence de plaies par instrument tranchant, la lèvre saisie entre le corps contondant et l'arcade dentaire venant se couper sur cette arcade qui agit à la manière d'un instrument tranchant. Dans d'autres cas, les plaies contuses des lèvres sont lacérées, irrégulières, avec formation de plusieurs lambeaux, comme dans les plaies contuses ordinaires. C'est ce qui arrive dans les cas de plaies par armes à feu, dans les cas de suicide, lorsque le canon de l'arme est introduit dans la cavité buccale.

Traitement. — Les plaies des lèvres par instruments tranchants réclament absolument la suture, pour éviter la difformité résultant de l'écartement de leurs bords. Même dans les cas de plaies contuses, la suture sera de mise, pourvu que les bords de la plaie ne soient pas trop dilacérés. On pourra même faciliter la réunion, en régularisant les lèvres de la solution de continuité. La seule précaution à prendre pour toutes les sutures des lèvres, soit pour des plaies accidentelles, soit à la suite d'opérations chirurgicales, c'est de comprendre dans la suture la presque totalité de la lèvre, c'est-à-dire de faire passer l'aiguille à suture immédiatement au-devant de la muqueuse. De cette manière on comprend dans la suture les artères coronaires qui sont profondément situées en avant de la muqueuse, et du même coup l'on comble la perte de substance et l'on arrête l'hémorrhagie.

II

LÉSIONS INFLAMMATOIRES.

On rencontre aux lèvres les divers modes d'inflammations; les unes sont superficielles, comme l'herpès, l'érysipèle, le psoriasis, qui produit sur le bord des lèvres des fissures très douloureuses; les autres sont profondes, comme le phlegmon et les abcès, le furoncle et l'anthrax.

a. **Phlegmons et abcès des lèvres.** — Le phlegmon des lèvres peut succéder à des plaies contuses, ou encore à dés opérations chirurgicales, par exemple lorsqu'une suture des lèvres manque et détermine de la suppuration. Il est encore parfois la suite d'érysipèles. Ce qui caractérise surtout l'inflammation phlegmoneuse des lèvres, c'est d'être excessivement douloureuse. Les tissus constituant la lèvre sont si denses, si serrés, que le gonflement inflammatoire y produit une violente douleur. C'est surtout à la face postérieure, du côté de la muqueuse, où le tissu cellulaire est plus lâche, que le gonflement peut se produire ; mais il est limité par la rencontre du bord alvéolaire. Aussi le bord libre de la lèvre se renverse-t-il en dehors, en donnant naissance à un véritable ectropion muqueux du bord labial.

Le seul moyen de calmer les douleurs, c'est de donner de bonne heure une issue au pus, sans attendre qu'il soit bien collecté. Dès qu'on constatera un ramollissement dans le gonflement inflammatoire, on pratiquera en ce point une incision, en se guidant aussi sur le maximum du gonflement et de la douleur.

b. **Furoncles et anthrax.** — Ce qui donne aux furoncles et aux anthrax des lèvres une importance toute particulière, c'est qu'ils peuvent devenir le point de départ des plus graves complications. Il arrive en effet que l'inflammation se propage aux veines labiales, et de là, à la veine faciale elle-même. Il en résulte une gêne de la circulation cérébrale, vu l'anastomose de la veine faciale avec l'ophthalmique et la large communication de cette dernière avec le sinus caverneux. Aussi voit-on parfois la mort survenir avec des phénomènes cérébraux, et, à l'autopsie, on constate, soit les traces de la congestion cérébrale, soit même une véritable inflammation des méninges et de l'encéphale. Dans d'autres cas, la mort survient par infection purulente, facile à interpréter dans l'inflammation suppurative des veines.

Les symptômes du furoncle et de l'anthrax sont les mêmes aux lèvres que partout ailleurs. Toutefois, comme les phlegmons, ils sont extrêmement douloureux, toujours à cause de la densité considérable des tissus au milieu desquels se développe l'inflammation.

Lorsque la phlébite se propage de l'intérieur de la lèvre à la veine faciale, on sent un cordon dur qui dessine le trajet des vaisseaux. Il y a un œdème blanc de la face, et même de la projection au dehors du globe de l'œil, donnant naissance à une véritable exophthalmie. A ces signes locaux se joignent des symptômes généraux, du délire, de la fièvre, des frissons, et la mort survient, soit avec les phénomènes de la méningite, soit avec ceux de l'infection purulente.

Le diagnostic de l'anthrax des lèvres est à faire surtout avec la pustule maligne qu'on rencontre assez fréquemment dans cette région. Mais la pustule maligne se reconnaîtra à son eschare centrale grise, à son cercle de vésicules et à l'absence de suppuration. Le gonflement de la lèvre qu'on observe dans l'érysipèle et dans certains cas de périostites des mâchoires est diffus et mou, il ne se présente pas sous la forme d'une tumeur dure et nettement circonscrite comme dans l'anthrax.

Le traitement consiste à pratiquer de bonne heure l'incision cruciale de la tumeur, qu'on fera suivre de cautérisations et de pansements antiseptiques, pour détruire tous les éléments septiques contenus dans la plaie, et s'opposer, autant que possible, aux chances de la phlébite et de l'infection.

III

TUMEURS DES LÈVRES.

Les tumeurs qui peuvent se développer dans la région des lèvres ne sont pas très nombreuses : les unes, comme les tumeurs érectiles, les kystes, les adénomes, sont bénignes ; le groupe des tumeurs malignes est représenté aux lèvres par l'épithélioma, dont la fréquence et la gravité méritent toute l'attention du chirurgien.

1° TUMEURS ÉRECTILES.

Les tumeurs érectiles des lèvres sont les plus fréquentes de toutes celles de la face. Un grand nombre d'entre elles sont congénitales et se présentent d'abord sous la forme de *nœvi materni*. Le jeune âge et le sexe féminin y sont plus particulièrement disposés.

Bien que tous les points de l'orifice buccal puissent être le siège de tumeurs érectiles, elles paraissent surtout fréquentes à la lèvre inférieure. C'est du moins ce qui ressort de la statistique de Bouisson, qui, sur dix cas de tumeurs érectiles des lèvres, a vu six fois la lèvre inférieure être le siège de la tumeur.

On rencontre aux lèvres toutes les variétés de tumeurs érectiles. Les unes sont des angiomes artériels, superficiels, constituant de simples taches de naissance, *nævi materni*, les autres sont des tumeurs érectiles veineuses, profondes, occupant toute l'épaisseur des tissus de la lèvre et se diffusant parfois plus ou moins loin.

Les symptômes et la marche de ces tumeurs ne présentent rien de particulier. Si l'on a vu exceptionnellement ces tumeurs demeurer stationnaires, ou même guérir spontanément, dans la plupart des cas, au contraire, elles ont tendance à faire des progrès et appellent un traitement chirurgical.

Lorsqu'il s'agit de simples *nævi materni*, la vaccination de la tache érectile pourra suffire. S'agit-il de tumeurs érectiles profondes, mais bien limitées, on pourra les traiter comme toute autre tumeur solide des lèvres, c'est-à-dire en pratiquer l'extirpation, en faisant une excision en forme de V du bord labial. Si la tumeur est diffuse et en même temps profonde, ce procédé n'est plus applicable; il faut alors avoir recours, soit aux injections coagulantes (perchlorure de fer, chloral, liqueur de Piazza), soit à l'électrolyse qui constitue en pareil cas un excellent mode de traitement. Lorsque la tumeur peut se pédiculiser et qu'elle n'occupe que le bord labial, on peut l'enlever à l'aide de la ligature, soit simple, soit multiple, par le procédé de Rigal (de Gaillac). Bouisson rapporte un exemple intéressant à l'appui de cette méthode. C'est celui d'une petite fille de dix mois, qui présentait une tumeur érectile occupant tout le contour de l'orifice buccal, et faisant de rapides progrès. Étreinte par douze ligatures, cette tumeur tomba le sixième jour, et laissa l'ouverture de la bouche agrandie, mais régulière. Plus tard la rétraction cicatricielle ramena la bouche à des dimensions normales. Quatre ans après, la guérison complète se maintenait.

2° KYSTES.

Il peut se développer, aux lèvres, des kystes; soit du côté de la

peau, soit du côté de la muqueuse. Les premiers, beaucoup plus
rares, sont des kystes sébacés. Blandin cite le cas d'une tumeur sébacée des lèvres qui avait été prise pour un cancer.

Quant aux kystes profonds, ils se développent aux dépens des
nombreuses glandules qui siègent au-devant de la muqueuse labiale.
Tantôt uniques, tantôt multiples, ces kystes forment de petites
tumeurs lisses et arrondies, rénitentes plutôt que fluctuantes. Comme
la grenouillette, dont nous parlerons plus tard, et à laquelle on peut
fort bien les comparer, ces kystes présentent quelquefois une teinte
bleuâtre. Le contenu de la tumeur est un liquide visqueux et filant.
Dans un cas que nous avons observé à la Salpêtrière, le kyste siégeant
à la lèvre inférieure avait, par son contact incessant avec l'arcade alvéolaire, produit une ulcération présentant l'apparence d'un chancre. En
palpant la base de l'ulcération pour y chercher l'induration, nous con-
statâmes une petite tumeur arrondie, globuleuse, qui avait tous les
caractères d'un kyste. Le diagnostic fut d'ailleurs confirmé par la
ponction.

L'incision de la tumeur, donnant issue au liquide, ne suffit pas
pour amener la guérison. Il faut y joindre les cautérisations répétées
de la poche pour détruire complètement les éléments épithéliaux,
origine de la sécrétion. Si le kyste est très volumineux, on pourra,
par une dissection de la muqueuse, mettre à découvert sa face antérieure et en pratiquer une résection plus ou moins étendue; après
quoi, on cautérisera la portion restante de la poche.

3° ADÉNOMES ET ADÉNO-CHONDROMES.

Les nombreuses glandules labiales donnent plus souvent naissance
à des tumeurs adénoïdes qu'à des kystes. Ici, comme pour la parotide, on peut avoir affaire à des tumeurs mixtes. M. Duplay dit avoir
observé un cas dans lequel la consistance dure de la tumeur avait
fait penser à un fibrome, et où l'examen histologique montra qu'il
s'agissait d'un chondrome. Dans une thèse récente sur les tumeurs
mixtes des glandes salivaires, M. Pérochaud (1885) rapporte deux
cas d'adéno-chondromes de la lèvre supérieure.

Les caractères de ces tumeurs sont d'être profondément situées du
côté de la muqueuse, là où siègent normalement les glandes. Elles
ont de plus une consistance ferme et une surface granitée caractéris-

tique. Pour bien apprécier ce dernier caractère, il faut renverser en dehors la surface muqueuse de la lèvre et la tendre ; on sent alors, en passant le doigt à la surface de la tumeur, ces fines bosselures, égales, qui ne présentent ni la même régularité, ni le même nombre dans les diverses variétés de tumeurs qu'on pourrait confondre avec l'adénome, telles que le fibrome, le sarcome, certaines tumeurs érectiles solidifiées.

L'adénome des lèvres est une tumeur bénigne. Le seul traitemen qui lui convienne est l'extirpation, qui sera toujours pratiquée du côté de la muqueuse.

4° ÉPITHÉLIOMA.

Beaucoup plus fréquent que les tumeurs précédentes, l'épithélioma des lèvres affecte une prédominance marquée dans le sexe masculin, et à la lèvre inférieure. Il est exceptionnel de le rencontrer à la lèvre supérieure. Habituellement unique, la tumeur peut être double, ainsi que cela existait chez deux malades que j'ai observés. Chez l'un d'eux, il y avait à la fois un petit épithélioma de la lèvre supérieure et un de la lèvre inférieure, se correspondant si exactement qu'on aurait pu penser que l'inoculation s'était faite d'un point à l'autre. Le second malade portait à la lèvre inférieure deux tumeurs épithéliales séparées par un intervalle de peau saine.

Bien qu'on puisse observer l'épithélioma des lèvres chez des sujets encore jeunes, c'est cependant de cinquante à soixante ans qu'on le rencontre le plus souvent. Il est plus fréquent chez les gens de la classe pauvre que chez les personnes aisées. Sa fréquence est surtout remarquable chez les individus des campagnes, soit parce qu'ils ne prennent guère de soins hygiéniques, soit aussi parce que le séjour continuel au grand air détermine chez eux sur le pourtour des lèvres des fentes, des gerçures, qui sont le point de départ de l'épithélioma.

En effet, ici comme pour toutes les variétés de tumeurs épithéliales, les irritations répétées ont une grande importance dans l'étiologie de la maladie. On trouve cité partout le cas du malade de Lassus, dont la profession consistait à engraisser des volailles, et qui, soufflant des grains dans le bec de ces animaux, avait constamment la lèvre mordue au même endroit. Parfois l'on voit des personnes chez lesquelles une dent déviée, irrégulière, venait constamment irriter la lèvre, présenter un épithélioma à ce niveau. Enfin, on a incriminé surtout l'usage du tabac, et spécialement des pipes à tuyau court, vulgairement désignées sous le nom de brûle-gueule. M. Bouisson (de Montpellier) s'est fait surtout le défenseur de cette opinion. Mais il n'y a là évidemment qu'une source d'irritation, et non une cause véritable de la maladie; car, dans les pays où les femmes fument la pipe, comme dans le Finistère, elles ne sont pas pour cela sujettes à l'épithélioma des lèvres.

Symptômes. — La maladie présente dans sa forme et dans sa marche un certain nombre de variétés. Dans un premier ordre de faits, décrits par Bouisson comme une forme spéciale, il n'existe rien autre chose qu'une production épithéliale exagérée qui recouvre une étendue plus ou moins considérable du bord labial. Cette forme diffuse et superficielle reste souvent stationnaire et n'aboutit pas nécessairement à l'ulcération.

Une seconde forme est représentée par l'épithélioma corné et offre également une bénignité relative. Elle est constituée par des excroissances en forme de corne, de nature épithéliale, qui coexistent parfois avec les autres variétés d'épithélioma.

Enfin, la troisième forme, qui est de beaucoup la plus ordinaire, débute par une excroissance verruqueuse ou par une fissure dont les bords sont plus ou moins indurés. Lorsque le mal a débuté sous la forme de végétations verruqueuses, on voit les papilles hypertrophiées augmenter sans cesse de volume et de nombre. La tumeur s'accroît ainsi en tous sens; les irritations extérieures y déterminent bientôt de petites érosions qui se recouvrent de croûtes. Celles-ci tombent de temps en temps ou sont arrachées par le malade; au-dessous d'elles on trouve alors une surface ulcérée. Lorsque le début a eu lieu par une fissure, celle-ci se creuse de plus en plus; l'induration épithéliale qui constitue ses bords s'étend de proche en proche, et de bonne heure la tumeur arrive à la période d'ulcération.

Que l'ulcère soit déprimé, enfoncé, se bornant à la destruction des tissus (forme rongeante), ou qu'il s'accompagne, au contraire, de la production de bourgeons exubérants (forme végétante), il donne naissance à un écoulement ichoreux, fétide et parfois à des hémorrhagies assez abondantes.

Arrivé à cette période, le mal s'étend à la fois en surface et en profondeur. Il gagne parfois la plus grande partie du contour buccal ; en même temps il se répand dans les tissus voisins de la joue et du menton et, suivant de préférence le tissu conjonctif, comme l'a montré M. Heurtaux dans son étude sur l'épithélioma, il arrive à l'orifice inférieur du.canal dentaire par lequel il s'infiltre dans le maxillaire inférieur dans une grande étendue.

En même temps que cet envahissement des tissus voisins, on observe la propagation du mal par les lymphatiques. C'est à tort qu'on a pensé autrefois que l'infection ganglionnaire était rare en pareil cas. Elle est, au contraire, la règle à une certaine période de la maladie. Sur 12 cas d'épithéliomas de la lèvre inférieure, M. Heurtaux l'a trouvée six fois ; d'après Lortet, elle existait 97 fois sur 181 cas opérés à l'Hôtel-Dieu de Lyon par Desgranges. Ce sont d'abord le ganglion sus-hyoïdien situé au niveau des insertions antérieures du digastrique, puis les ganglions sous-maxillaires, qui sont envahis ; plus tard le mal s'étend à la chaîne des ganglions carotidiens. D'abord simplement augmentés de volume, les ganglions sont durs, mobiles les uns sur les autres et mobiles sur les parties profondes. Puis le tissu cellulaire voisin, venant à s'enflammer, soude ces ganglions entre eux ; il les unit aussi intimement à la peau et aux tissus ambiants, et même au maxillaire inférieur. Enfin, dans une dernière période, ces masses ganglionnaires augmentent considérablement de volume ; elles se ramollissent, deviennent fluctuantes et finissent par s'ulcérer. Les trajets fistuleux ainsi formés livrent passage à un ichor abondant et fétide, constitué par un pus ténu, très fluide, mélangé de débris caséeux de nature épithéliale.

La mort survient par le fait de la cachexie cancéreuse. Exceptionnellement on observe la généralisation et le développement de tumeurs secondaires dans les viscères.

Diagnostic. — Le diagnostic de l'épithélioma des lèvres ne présente pas, en général, de grandes difficultés. Les ulcérations scrofuleuses siègent de préférence à la lèvre supérieure, elles sont superficielles, ne s'accompagnent pas de l'existence d'une tumeur indurée. Elles se montrent de préférence chez les enfants et les jeunes gens.

Le lupus se distingue de l'épithélioma à la forme serpigineuse de l'ulcération, à la présence de points cicatrisés dans son voisinage, aux tubercules ulcérés qui caractérisent la.maladie et aux plaques crustacées qui revêtent les ulcérations.

Ce sont certainement les manifestations de la syphilis sur les lèvres qui prêtent le plus à la confusion. Le chancre induré surtout, à cause de la base résistante sur laquelle il repose, à cause de la croûte qui le recouvre parfois, peut simuler l'épithélioma. Mais il s'accompagne toujours de l'adénopathie qui fait habituellement défaut au début du développement des tumeurs épithéliales. Les ulcérations tertiaires pourraient également donner lieu à des erreurs. Il ne faut pas, du reste, attacher à ces difficultés une importance exagérée. Le traitement spécifique nous fournit un précieux moyen de trancher la question. Si, méthodiquement soumise au traitement antisyphilitique, la lésion ne s'améliore pas, si même elle s'aggrave, la question du diagnostic est tranchée. Il ne faut pas insister plus longtemps sur un traitement inutile, et recourir sans retard à l'opération.

Pronostic. — Comme tous les épithéliomas, celui des lèvres a un pronostic grave; trop souvent il récidive après avoir été enlevé et cause la mort par cachexie cancéreuse. Cependant si on le compare aux diverses formes d'épithélioma des muqueuses, de la langue, de l'utérus, du rectum, on s'aperçoit qu'il a un pronostic beaucoup moins défavorable que ces derniers. Sa marche est beaucoup moins rapide, ses récidives bien moins fatales. C'est par un prompt diagnostic et par une large ablation du mal qu'on atténuera autant que possible la gravité du pronostic.

Traitement. — Le traitement est en effet tout entier chirurgical. Il consiste dans la large excision de la tumeur, c'est-à-dire qu'il faut toujours, en pratiquant cette ablation, comprendre dans les parties excisées une large zone, un travers de doigt au moins, de tissus sains, pour se mettre à l'abri de la récidive. Il faut aussi explorer avec le plus grand soin les régions ganglionnaires répondant à la lèvre malade et pratiquer l'extirpation de tous les ganglions qui sont suspects.

Dans les cas d'épithélioma superficiel du bord labial, on peut pratiquer l'excision d'une bandelette de tissus, parallèle au bord libre de la lèvre. Quelquefois même on peut, à l'exemple de Bouisson, pratiquer une excision en forme de coin, des tissus, dans l'épaisseur du bord libre. Mais le plus souvent tout le bord libre doit être sacrifié; l'excision cunéiforme n'est plus possible. Il faut avoir recours à l'ablation d'un V des parties molles dont la base est au bord libre, dont le sommet est dirigé du côté du menton. La réunion sera faite

ensuite par la suture, en conduisant les fils immédiatement au-devant
de la muqueuse, de façon à comprendre dans leurs anses les artères
coronaires et à faire en même temps l'hémostase et la réunion. Dans
les cas plus complexes, il faudra pratiquer de larges opérations
autoplastiques, et quelquefois même des résections partielles du
maxillaire inférieur.

IV

VICES DE CONFORMATION.

Nous dirons d'abord quelques mots du renversement et de l'atrésie
des lèvres; puis, nous insisterons sur la principale des difformités des
lèvres, le bec-de-lièvre.

1º RENVERSEMENT.

Le renversement des lèvres en dehors peut être congénital ou accidentel. Tantôt il tient à une hypertrophie du bord libre de la lèvre,
qui forme un bourrelet muqueux rouge et saillant en dehors ; tantôt
le renversement est dû à l'existence d'une cicatrice cutanée qui,
tirant la lèvre de bas en haut et de dehors en dedans, expose au dehors sa face muqueuse et produit un véritable ectropion du bord
labial. C'est surtout à la lèvre inférieure que s'observe cette dernière
variété.

Lorsque la difformité consiste dans l'hypertrophie du rebord muqueux de la lèvre, il faut en pratiquer l'excision, puis la suture. Si
le renversement est dû à une cicatrice cutanée, il faut pratiquer la
section de brides cicatricielles, et même une opération autoplastique,
telle que celle de Wharton Jones, pour augmenter la hauteur de la
surface cutanée de la lèvre, et éviter son renversement.

2º ATRÉSIE.

L'atrésie ou rétrécissement de l'orifice buccal est congénitale ou
acquise.

L'atrésie congénitale complète ou imperforation de l'orifice buccal coïncide habituellement avec d'autres vices de conformation, incompatibles avec l'existence. Dans d'autres cas, l'atrésie congénitale est due à la présence d'une membrane accidentelle obturant la bouche, ou bien à des adhérences anormales, établies entre les deux lèvres pendant la vie fœtale. Dans ces derniers cas, la guérison peut quelquefois être obtenue par une opération.

Quant à l'atrésie accidentelle, elle est toujours due à la production d'un tissu de cicatrice, fusionnant l'une avec l'autre les deux lèvres, dans une plus ou moins grande étendue. Plusieurs cas peuvent se présenter, suivant que l'atrésie s'accompagne ou non d'une perte de substance, suivant qu'elle est ou non compliquée d'adhérences aux mâchoires. Nous suivrons ici cette division, qui est celle des auteurs du Compendium de chirurgie, également adoptée par M. Duplay.

a. — Atrésie sans perte de substance et sans adhérences aux mâchoires. — Elle est la conséquence d'ulcérations syphilitiques ou scrofuleuses, d'excoriations ou de gerçures du bord libre des lèvres. Ces différentes ulcérations produiront d'autant plus aisément l'atrésie de la bouche qu'elles siégeront au voisinage de la commissure.

b. — Atrésie avec perte de substance. — Ici la difformité est la suite de la rétraction du tissu de cicatrice, que la perte de substance soit la conséquence de l'intervention du chirurgien, par exemple, dans l'extirpation d'une tumeur, ou qu'elle ait une cause accidentelle. Cette dernière variété succède aux plaies contuses, aux plaies par armes à feu ; à la gangrène des lèvres, telle qu'on l'observe, par exemple, chez les enfants à la suite des fièvres éruptives, à la pustule maligne, aux brûlures.

c. — Atrésie avec perte de substance et adhérences aux mâchoires. — Beaucoup plus grave que les deux variétés précédentes, cette forme succède aux larges ulcérations occupant à la fois la face interne des lèvres et les gencives, comme cela s'observe dans le noma, dans les stomatites gangréneuses, dans les chancres phagédéniques. Parfois aussi les plaies contuses, et surtout les plaies par armes à feu, produisent le même résultat. Non seulement l'orifice buccal est rétréci en pareil cas ; mais les brides fibreuses, unissant les mâchoires entre elles, s'opposent à leur écartement.

Symptômes. — Outre la difformité produite par l'atrésie buccale, on observe encore une gêne considérable de l'alimentation et de la phonation. A ces symptômes se joignent l'écoulement incessant de la salive, dans les cas où il y a une large perte de substance, et l'impossibilité d'écarter les mâchoires, si des brides fibreuses les relient l'une à l'autre.

Traitement. — Le traitement palliatif par la dilatation artificielle au moyen de la laminaire ou de l'éponge préparée n'a que peu de valeur, et ne serait de mise que si le malade se refusait absolument à une opération.

Quant au traitement chirurgical, l'incision simple des commissures ne saurait suffire ; car bientôt la cicatrisation de la plaie reproduirait la difformité. Ce qu'il faut, c'est avoir recours à l'autoplastie par inflexion ou par ourlet, suivant le procédé de Dieffenbach. Il consiste à exciser une bandelette mince de la peau et des muscles ; on a ainsi une certaine largeur de la muqueuse mise à nu. Cette muqueuse est fendue sur sa partie moyenne, et chacune de ses moitiés est suturée avec la peau, et surtout avec la commissure, de façon à obtenir une réunion immédiate et à éviter une rétraction cicatricielle, reproduisant la difformité.

Dans les cas où l'atrésie se complique de perte de substance et d'adhérences aux maxillaires, il faut avoir recours à l'autoplastie, à la dissection et à l'excision des brides cicatricielles, et aussi à la dilatation ; mais ici le succès est très difficile à obtenir, et le pronostic beaucoup plus grave.

3° BEC-DE-LIÈVRE.

Avec les auteurs du Compendium, nous définirons le bec-de-lièvre : une division verticale des lèvres dans une étendue plus ou moins grande de leur hauteur. Ainsi comprise, cette difformité peut être accidentelle ou congénitale.

Il peut arriver, en effet, que par suite d'un traumatisme, l'une des lèvres présente une fente qui n'a de commun avec le bec-de-lièvre congénital que de nécessiter l'avivement et la suture de ses bords. Mais elle en diffère complètement à tous les autres points de vue ; aussi laisserons-nous ici de côté le bec-de-lièvre accidentel, pour ne nous occuper que du bec-de-lièvre congénital.

Bien qu'on ait pensé qu'elle ait été connue dans l'antiquité, cette difformité n'est nettement indiquée dans les livres de chirurgie que depuis la Renaissance. C'est A. Paré qui créa le mot *bec-de-lièvre* et proposa son traitement par la suture entortillée. Franco proposa, de son côté, le nom de *lèvre fendue de nativité*, et attacha son nom au traitement d'une des formes de bec-de-lièvre compliqué. Depuis lors, un très grand nombre d'auteurs se sont occupés du bec-de-lièvre, soit au point de vue de sa pathogénie, soit au point de vue du traitement. Leurs noms trouveront place dans le cours même de notre description. Nous nous contenterons de signaler ici les articles de MM. Bouisson et Demarquay dans les Dictionnaires où l'on trouvera réunis tous les éléments de la question.

Pathogénie. — Le bec-de-lièvre est dû à un arrêt dans le développement de la face; aussi, pour comprendre cette difformité et les nombreuses variétés qu'elle présente, il est nécessaire d'avoir présentes à l'esprit les notions d'embryogénie de cette région.

Déjà un certain nombre d'auteurs avaient pressenti cette véritable pathogénie du bec-de-lièvre. Ainsi A. Paré le regardait comme un défaut de la force formatrice. Harvey dit que beaucoup naissent avec une fente de la lèvre supérieure, parce que, dans l'évolution du fœtus humain, les moitiés latérales de la lèvre supérieure se soudent très tardivement. Blumembach avait invoqué comme explication du bec-de-lièvre le développement de la lèvre supérieure, par trois points, un médian et deux latéraux, qui se réunissent de bonne heure; mais il n'avait pas apporté de preuve à l'appui de son assertion. La démonstration du mode de développement des lèvres, et par suite, de la véritable pathogénie du bec-de-lièvre, n'a été fournie que par Coste, l'illustre embryologiste français, dont l'*Histoire générale et partielle du développement* a été publiée en 1848.

Le développement de la mâchoire supérieure se fait par trois bourgeons qui sont déjà visibles dès le vingtième jour de la vie intra-utérine. Le bourgeon médian ou frontal est un appendice de la vésicule cérébrale antérieure. De chaque côté de lui, s'avancent deux bourgeons latéraux ou maxillaires, qui se subdivisent eux-mêmes de façon à donner naissance aux bourgeons maxillaires supérieurs et inférieurs.

Le bourgeon médian ou frontal, en se développant, se creuse à sa partie moyenne d'une échancrure, qui le partage en deux bourgeons plus petits, appelés bourgeons incisifs. Les bourgeons maxillaires supérieurs de chaque côté marchent à la rencontre du bourgeon médian; mais ils en sont séparés par une échancrure profonde qui est le premier rudiment des narines. A ce moment donc, la lèvre supérieure est formée par 4 bourgeons séparés les uns des autres par trois échancrures ou fentes. Sur les parties latérales se trouvent les deux bourgeons maxillaires supérieurs, séparés l'un et l'autre du bourgeon médian ou frontal par une échancrure qui représente la narine. Au centre se trouve le bourgeon médian, lui-même subdivisé par une incisure verticale en deux bourgeons incisifs.

Au trente-cinquième jour de la vie intra-utérine, les bourgeons maxillaires arrivent au contact des bourgeons incisifs, dont ils ne sont plus séparés que par une fente représentant le sac lacrymal et le canal nasal, et aboutissant au grand angle de l'œil. Plus les bourgeons maxillaires se développent, plus les bourgeons incisifs diminuent de volume ; ils se réunissent de haut en bas sur la ligne médiane l'un à l'autre, tandis que leurs parties latérales se soudent avec les bourgeons maxillaires. Ainsi, la lèvre supérieure, primitivement composée de trois parties distinctes, se trouve définitivement constituée.

Tandis que, par leur partie antérieure, ces bourgeons donnent naissance aux tissus mous constituant la lèvre supérieure, par leur partie profonde ils fournissent au développement du squelette de la mâchoire supérieure. Les bourgeons latéraux donnent naissance aux maxillaires supérieurs ; les bourgeons médians ou incisifs forment les os du même nom, portant les dents incisives ; de sorte que la fente séparant ces bourgeons du bourgeon maxillaire existe de chaque côté entre la dent incisive latérale et la canine.

Ainsi formée, la mâchoire supérieure ferait largement communiquer la cavité buccale avec les fosses nasales. Mais tandis que les bourgeons incisifs se soudent entre eux et avec les bourgeons maxillaires supérieurs, on voit se développer une cloison médiane qui, partant du bourgeon frontal, sépare l'une de l'autre les cavités nasales et constitue la cloison de ces cavités. En même temps, de la partie postérieure des bourgeons maxillaires partent deux cloisons horizontales qui, marchant à la rencontre l'une de l'autre, arrivent à se souder sur la ligne médiane entre elles et avec la cloison verticale, de façon à constituer la voûte palatine osseuse et le voile du palais. Ainsi se trouve établie la séparation entre la cavité de la bouche et celle des fosses nasales.

Le développement de la lèvre inférieure est à la fois beaucoup plus simple et plus rapide que celui de la lèvre supérieure. Tandis que le développement de cette dernière n'est pas complet avant le quarantième jour, dès le trentième jour, les deux bourgeons maxillaires inférieurs se sont soudés sur la ligne médiane pour donner naissance à la lèvre correspondante.

On suivra aisément les différentes phases de ce développement sur la description et les figures qui en sont données par M. Sappey, figures empruntées à l'atlas de Coste.

Anatomie pathologique et variétés du bec-de-lièvre. — Les notions embryologiques précédentes nous permettent de nous rendre aisément compte de la production du bec-de-lièvre et des nombreuses variétés qu'il peut présenter.

Tout d'abord, le bec-de-lièvre est infiniment plus fréquent à la lèvre supérieure; celui de la lèvre inférieure est une rareté tout à fait exceptionnelle. La complexité beaucoup plus grande et la marche plus lente du développement de la lèvre supérieure nous aident à comprendre cette localisation spéciale de la maladie. En effet, plus l'évolution embryonnaire est lente, plus elle est complexe, et plus on a de chances de la voir arrêtée à un moment donné d'une manière accidentelle; d'où la production d'une difformité.

1° Bec-de-lièvre de la lèvre supérieure. — Nous insisterons sur le bec-de-lièvre de la lèvre supérieure, qui est celui qu'on rencontre chaque jour ; nous consacrerons ensuite quelques mots au bec-de-lièvre de la lèvre inférieure, qui n'est guère qu'une rareté pathologique.

A la lèvre supérieure, la difformité connue sous le nom de bec-de-lièvre est susceptible de présenter un grand nombre de variétés, qui peuvent être rangées dans les trois groupes suivants, selon que le bec-de-lièvre est unilatéral ou bilatéral, simple ou compliqué.

a. **Bec-de-lièvre unilatéral simple.** — Le type de cette variété est constitué par une simple fissure congénitale, occupant le côté gauche de la lèvre supérieure. On peut faire remarquer, à propos de cette fréquence plus grande du bec-de-lièvre à gauche, qu'à part le cerveau, le développement de la moitié gauche du corps est plus lent que celui de la moitié droite. De là, comme nous l'avons déjà dit, une plus longue chance de production d'une difformité. Le bec-de-lièvre simple, de la variété latérale gauche, siège entre le bourgeon médian ou incisif et le bourgeon maxillaire supérieur gauche. Il répond par conséquent à l'intervalle compris entre l'incisive latérale gauche et la canine du même côté. Tantôt la fente existant normalement en ce point au début du développement embryonnaire, a persisté dans toute sa hauteur, et communique en haut avec la narine qui est transversalement aplatie ; tantôt la fente s'est en partie comblée, elle n'occupe plus alors qu'une hauteur variable de la lèvre supérieure, et la narine est complètement fermée. Les bords de la solution de continuité ont une coloration rosée, due à la présence de la muqueuse ; habituellement réguliers, ils sont quelquefois onduleux. Souvent le développement en hauteur de la lèvre paraît arrêté, et le bord interne de la fente n'a ni la même longueur, ni la même épaisseur que le bord externe. Celui-ci, attiré en dehors par les muscles de la commissure labiale, prend une direction oblique, et s'écarte du bord interne en formant avec lui une sorte de V ouvert en bas et en dehors.

Nous venons de décrire la forme la plus habituelle, celle dans laquelle la fissure constituant le bec-de-lièvre est située du côté gauche. Beaucoup plus rarement elle occupe la ligne médiane ou même la commissure des lèvres, constituant le bec-de-lièvre génien ou commissural.

C'est à tort qu'on a nié le bec-de-lièvre médian. Nicati et Blandin en rapportent chacun un exemple. M. Bouisson dit avoir vu deux cas de ce genre, l'un au musée de Strasbourg, l'autre au musée de Tubingen. La fissure médiane du bourgeon incisif et sa séparation en deux bourgeons secondaires nous permettent de comprendre aisément cette difformité. La fissure médiane du bourgeon incisif peut en effet exceptionnellement demeurer permanente, comme d'habitude persiste la fissure qui sépare ce même bourgeon incisif du bourgeon maxillaire gauche, dans les cas les plus fréquents de bec-de-lièvre.

Le bec-de-lièvre génien est, comme le bec-de-lièvre de lièvre médian, une rare exception. Tantôt la fente buccale est prolongée dans le sens transversal vers la région auriculaire ; tantôt elle se prolonge suivant une direction oblique et aboutit à la paupière inférieure, qui peut être affectée elle-même de coloboma.

b. **Bec-de-lièvre double ou bilatéral.** — Que chacune des fentes qui séparent latéralement le bourgeon incisif des bourgeons maxillaires persiste, et l'on a le bec-de-lièvre double, dans lequel la

lèvre est divisée en trois parties, un lobule médian, et deux parties
latérales, comme dans les premiers temps de la vie embryonnaire.

c. **Bec-de-lièvre compliqué.** — De nombreuses complications
peuvent accompagner le bec-de-lièvre ; mais tandis que ces complications sont accidentelles dans le cas de bec-de-lièvre unilatéral, elles
sont au contraire la règle dans le bec-de-lièvre double.

Ces complications peuvent être rangées en deux groupes, suivant
qu'elles portent uniquement sur les parties molles voisines, ou bien
qu'elles s'étendent au squelette de la mâchoire supérieure.

Du côté des parties molles, on rencontre exceptionnellement la
bifidité du lobe ou des ailes du nez, qui nécessite une suture, comme
la fente labiale elle-même. Une autre complication également fort
rare, c'est la présence, sur le bord libre de la lèvre inférieure, de
deux petits pertuis siégeant de chaque côté de la ligne médiane, et
conduisant dans un trajet muqueux, long de quelques millimètres.
Nous aurons occasion d'y revenir en parlant du bec-de-lièvre de la lèvre
inférieure. Enfin une dernière complication du côté des parties
molles, beaucoup plus importante que les précédentes à cause de
sa fréquence, c'est celle qui consiste en une adhérence anormale de
la lèvre à la gencive. La nécessité de disséquer ces adhérences dans
une plus ou moins grande étendue donne à l'opération du bec-de-
lièvre une gravité beaucoup plus grande. Dans les cas de bec-de-
lièvre double, il arrive parfois que le lobule médian est en même
temps très court et adhérent par toute sa face postérieure, ce qui
contribue à rendre plus difficile la réparation.

Les complications du côté du squelette de la mâchoire supérieure
sont au nombre des plus fréquentes, et, en même temps, des plus
graves. La communauté de développement des lèvres et des mâchoires
aux dépens des bourgeons embryonnaires explique aisément que le
même arrêt de développement qui produit du côté des lèvres le bec-
de-lièvre, amène dans la constitution des mâchoires des difformités
concomitantes.

On peut observer tout d'abord l'absence complète de toute la
voûte palatine ; mais cette difformité coïncide habituellement avec
d'autres vices de développement incompatibles avec l'existence, et
n'a par conséquent aucun intérêt pratique. Il n'en est pas de même
des simples fentes ou fissures qui peuvent siéger sur l'arcade alvéolaire, sur la voûte palatine osseuse et sur le voile du palais.

Le bec-de-lièvre unilatéral peut être compliqué par la présence
d'un sillon existant sur la face antérieure du bord alvéolaire, et indiquant le point d'union de l'os incisif avec le maxillaire correspondant. Dans d'autres cas, ce n'est plus seulement un sillon, mais
une division complète qui existe dans le même point. Cette division
peut occuper l'arcade alvéolaire seule, mais le plus souvent elle se
prolonge obliquement en arrière et en dedans sur la voûte palatine,
où elle se termine au niveau du conduit palatin antérieur. Il peut
arriver que les deux lèvres de cette fente osseuse soient sur un même
plan ; mais le plus souvent il n'en est pas ainsi. La lèvre interne,
celle qui correspond au bourgeon incisif, proémine en avant et se
trouve sur un plan antérieur à celui de la lèvre externe de la fente ;
ce qui exagère singulièrement la difformité.

Il arrive aussi que le bec-de-lièvre unilatéral coïncide avec une
fissure médiane de la voûte palatine, et cette dernière peut elle-
même s'accompagner d'une fente plus ou moins complète du voile
du palais. La bifidité du voile peut aussi exister comme seule complication du bec-de-lièvre. Enfin, dans certains cas, la fissure compliquant le bec-de-lièvre existe à la fois sur l'arcade dentaire, sur la
voûte palatine et le voile du palais.

Mais c'est surtout dans le bec-de-lièvre double que se rencontrent
les complications du côté du squelette. A la rigueur, une fente
unique siégeant entre l'incisive latérale et la canine peut coïncider
avec un bec-de-lièvre double ; mais, dans l'immense majorité des cas,
la fente alvéolaire est elle-même bilatérale, et les deux fissures qui
la constituent se réunissent au niveau du trou palatin antérieur.
Tantôt la difformité s'arrête là ; tantôt elle se continue avec une
fente médiane de la voûte palatine et du voile du palais. La difformité est alors à son comble, et la cavité buccale communique
largement avec la cavité des fosses nasales. C'est ce degré extrême
du bec-de-lièvre compliqué qui prend le nom de *gueule de loup*.
Mais il est encore une circonstance qui présente la plus haute
importance au point de vue du traitement, c'est la position qu'occupe le bourgeon médian représentant les os incisifs ou intermaxillaires et la partie moyenne de la lèvre. Quelquefois ce bourgeon médian, appelé aussi lobule ou tubercule médian, est vertical ;
mais le plus souvent, n'étant plus soutenu latéralement, appendu
à la cloison des fosses nasales par une sorte de pédicule, il est

projeté en avant et fait une saillie plus ou moins considérable au-devant des deux maxillaires supérieurs. C'est à cette difformité qu'on donne le nom de bec-de-lièvre double avec saillie de l'os intermaxillaire. Enfin, dans des cas extrêmes, la sous-cloison du nez fait complètement défaut, et le tubercule médian vient s'insérer à l'extrémité du lobule du nez.

2º **Bec-de-lièvre de la lèvre inférieure.** — Cette variété est tout à fait exceptionnelle. Elle avait été niée à tort par Cruveilhier. Mais déjà Béclard et d'autres anatomistes avaient signalé comme un premier degré de bec-de-lièvre la profondeur anormale du sillon que présente à sa partie moyenne la lèvre inférieure. Couronné (de Rouen), Nicati et Bouisson (de Montpellier) ont rapporté des cas authentiques de cette variété du bec-de-lièvre.

Comme permet de le comprendre le développement de la lèvre inférieure, qui se fait par deux bourgeons venant se souder sur la ligne médiane, c'est à la partie moyenne de cette lèvre que siège la difformité. La fente est plus ou moins prolongée, plus ou moins complète. Il est même permis de se demander si l'on ne peut pas rapprocher du bec-de-lièvre ces petits pertuis communiquant avec une dépression en forme de cul-de-sac, dont nous avons signalé l'existence sur le bord libre de la lèvre inférieure, comme étant une complication du bec-de-lièvre de la lèvre supérieure. Des exemples de cette petite difformité ont été signalés par plusieurs chirurgiens, au nombre desquels nous citerons Demarquay, Murray, MM. Richet et Lannelongue. Toutefois, il est juste de faire remarquer avec Béraud que ce vice particulier de conformation ne répond à aucun état embryonnaire connu.

Comme le bec-de-lièvre de la lèvre supérieure, celui de la lèvre inférieure peut se compliquer de lésion osseuse. Il est en effet des cas dans lesquels il existait, en même temps qu'une division de la lèvre, une fissure médiane du maxillaire inférieur. M. Parise (de Lille) a fait connaître une observation dans laquelle un bec-de-lièvre médian de la lèvre inférieure s'accompagnait d'une division du maxillaire inférieur. MM. Faucon (d'Amiens), Verneuil, Lannelongue, ont publié des faits dans lesquels il y avait, outre la fente labiale et la division du maxillaire, une tumeur surajoutée à cet os, constituant un maxillaire surnuméraire, et fournissant un exemple de la difformité connue sous le nom de *polygnathie*.

Étiologie. — Si la connaissance exacte du développement de la face et des lèvres nous permet de comprendre la production des divers vices de conformation décrits sous le nom de bec-de-lièvre, et nous fournit en même temps dans un arrêt de développement la pathogénie de cette difformité, il reste encore à déterminer la cause du phénomène. En d'autres termes, le bec-de-lièvre est produit par un arrêt de développement; mais cet arrêt de développement lui-même, quelle en est la cause?

Il faut admettre dans certains cas une altération primitive du germe, une disposition spéciale transmise par les parents, comme en témoigne l'hérédité de la maladie établie sur des preuves certaines. Murray a fait connaître l'histoire d'une famille dans laquelle le père et deux enfants avaient un bec-de-lièvre double de la lèvre supérieure. Demarquay a cité le cas de trois enfants atteints de bec-de-lièvre, dans une famille où le père présentait la même anomalie. M. Trélat a signalé un exemple où l'influence de l'hérédité s'est manifestée sur plusieurs générations.

Il faut ensuite faire une part aux lésions qui peuvent entraver le cours du développement, que ces lésions soient extérieures à l'embryon, ou qu'elles viennent de lui-même. Dans le premier groupe de causes se rangent les maladies des parents, les traumatismes de l'utérus pendant la grossesse. Dans le second groupe prennent place les maladies de l'embryon lui-même. Dans un mémoire sur les anomalies congénitales considérées au point de vue de leur pathogénie, publié dans les *Archives de médecine* en 1885, M. Lannelongue s'efforce de faire prévaloir ces idées, et il rapporte des exemples qui ont trait au bec-de-lièvre. Ainsi, il rattache à la présence d'une petite tumeur kystique de la gencive d'origine érectile un bec-de-lièvre simple de la lèvre supérieure. Il explique par la présence du maxillaire inférieur surajouté au maxillaire normal, la double fente de la lèvre inférieure et de la mâchoire dont nous avons déjà parlé.

Symptômes et diagnostic. — Outre la difformité causée par la présence du bec-de-lièvre, difformité qui s'exagère avec les différentes complications que nous avons signalées, ce vice de conformation a encore pour inconvénient grave d'entraver plus ou moins complètement la nutrition. Sans doute, dans le bec-de-lièvre simple, la succion n'est pas empêchée, et les enfants peuvent prendre le sein. Mais dans le bec-de-lièvre double et surtout compliqué, il n'en est plus de même; on est obligé d'alimenter les enfants à l'aide d'une cuiller, et la nutrition est sérieusement menacée.

Le diagnostic ne présente aucune difficulté. Il résulte de l'examen soigneux du malade, et de la connaissance exacte de la pathogénie de l'affection, qui permet de se rendre compte des détails de chaque cas particulier.

Pronostic. — Le pronostic découle de ce que nous venons de dire au sujet des symptômes. Si le bec-de-lièvre simple constitue seulement une difformité ; le bec-de-lièvre compliqué représente au contraire une lésion des plus graves. L'impossibilité de la succion expose un grand nombre d'enfants à succomber dès leur bas âge. S'ils survivent, ils conservent, outre la difformité, une gène très grande de la mastication, de la déglutition et de la parole. Enfin l'opération à faire en pareil cas n'est pas sans présenter elle-même de graves dangers.

Traitement. — Le traitement du bec-de-lièvre comprend deux questions ; l'une est relative à l'âge auquel il convient d'opérer les malades, l'autre a trait au choix même du procédé.

1° De l'âge auquel il convient d'opérer. — Les opinions les plus diverses ont été émises sur cette partie de la question. Tandis que certains chirurgiens, parmi lesquels P. Dubois, ont conseillé l'opération dans les premiers jours qui suivent la naissance, d'autres, tels que Boyer, Dupuytren et les auteurs du Compendium, veulent l'ajourner au sixième mois, ou même après la seconde année.

Ainsi présentée, la question ne nous paraît pas susceptible de solution. Il faut nécessairement, en effet, établir des distinctions suivant la nature des cas que l'on a sous les yeux.

S'agit-il d'un bec-de-lièvre tout à fait simple, se réduisant à une fente qu'il suffira d'aviver et de suturer pour obtenir la guérison, on pourra opérer de bonne heure. Les auteurs du Compendium admettent l'opération hâtive en pareil cas. Tel est l'avis de Broca et de son élève, M. Monod ; M. Trélat exprimait récemment la même idée dans une discussion sur ce sujet à la Société de chirurgie. M. Duplay partage la même opinion. Encore même dans ces cas ne nous semble-t-il pas nécessaire d'opérer dès les premiers jours qui suivent la naissance.

En effet, la succion et par conséquent la nutrition ne sont pas nécessairement compromises. La moindre perte de sang, la moindre complication peuvent avoir à ce moment une influence funeste. Aussi nous semble-t-il plus sage d'attendre, par exemple, la fin du premier mois, et de n'opérer qu'après s'être assuré que la nutrition se fait d'une façon régulière, et que l'enfant est assez vigoureux pour supporter une opération. Celle-ci doit-elle être plus compliquée, nécessite-t-elle, par exemple, des décollements étendus, qui exposent à l'hémorrhagie, on devra la retarder jusqu'au quatrième ou au cinquième mois. Enfin, lorsqu'il sera nécessaire d'exécuter des opérations complexes, portant sur le squelette, comme celles que nécessite le bec-de-lièvre double et compliqué, on devra reculer l'intervention jusqu'après la seconde année. Opérer de bonne heure, en pareil cas, serait exposer sans nécessité les enfants à de graves dangers; on ne retirerait du reste de l'opération aucun avantage sérieux; car lors même qu'on réussirait à réparer la difformité de la lèvre, la fente persistante de la voûte palatine et du voile du palais s'opposerait à la succion, et condamnerait les petits malades à une alimentation défectueuse.

2° **Du choix du procédé opératoire.** — Ici encore il faut, de toute nécessité, établir une subdivision, suivant qu'on a affaire à un bec-de-lièvre simple ou compliqué.

a. *Bec-de-lièvre simple.* — Le procédé le plus ancien et, en même temps, le plus expéditif, consiste à aviver, soit avec les ciseaux, soit avec le bistouri, les deux lèvres de la solution de continuité, puis à les réunir par la suture. La suture entortillée a été employée dans ce but par A. Paré. Elle tend de plus en plus à être délaissée aujourd'hui, et à être remplacée par la suture entrecoupée, pratiquée soit à l'aide des fils métalliques, soit avec des fils de soie. Nous ne saurions trop insister ici sur la recommandation que nous avons déjà faite à propos des plaies des lèvres, de comprendre dans la suture toute l'épaisseur du bord labial jusqu'à la muqueuse, de façon à comprimer les artères coronaires et à arrêter l'hémorrhagie. Cette recommandation a ici d'autant plus d'importance que les jeunes enfants exercent instinctivement des mouvements de succion qui entretiennent l'hémorrhagie, si l'hémostase n'a pas été bien complète. On a vu des enfants succomber ainsi à l'hémorrhagie, en avalant le sang qui s'écoulait incessamment de la plaie, et sans que rien ait révélé au dehors cette terrible complication.

Mais l'opération ainsi pratiquée ne saurait convenir que dans des cas exceptionnels où les bords de la fente labiale ont un complet développement. Pour peu que la lèvre soit arrêtée dans son développement en hauteur, en même temps qu'elle présente une fente congénitale, ce qui est le cas le plus fréquent, on ne remédierait ainsi qu'incomplètement à la difformité. On verrait en effet persister une encoche plus ou moins prononcée sur le bord labial. C'est pour éviter cette encoche qu'ont été imaginés un très grand nombre de procédés.

Husson fils proposa de faire l'avivement du bec-de-lièvre suivant deux lignes courbes se regardant par leur concavité. Il espérait que le redressement de ces courbes sous l'influence de la suture aurait pour effet d'augmenter la hauteur verticale de la lèvre. Clémot (de Rochefort) et Malgaigne tentèrent d'arriver au même résultat, par un procédé différent. Faisant leur avivement de haut en bas, ces auteurs dessinaient deux petits lambeaux qui, au lieu d'être supprimés, étaient conservés, et laissés pendants par leur propre poids, constituaient une sorte de petite trompe qui suppléait au manque de hauteur de la lèvre à ce niveau. Plus tard, si ce petit appendice était trop exubérant, on pourrait le raccourcir en l'excisant.

Le procédé de Nélaton n'est qu'une modification de celui de Malgaigne ; au lieu de faire deux lambeaux latéraux, il fait un avivement unique, comprenant tout le pourtour de la solution de continuité, y compris la muqueuse répondant à l'angle de la fente. La bandelette de tissus ainsi isolée et attirée en bas forme un V dont les bords sont accolés et réunis ensemble par la suture.

Henry (de Nantes) a apporté également une modification utile à connaître au procédé de Clémot et Malgaigne. Comme ces deux auteurs, il dessine deux lambeaux latéraux ; mais il les taille obliquement en biseau, l'un aux dépens de la face antérieure, l'autre aux dépens de la face postérieure de la lèvre, de sorte que, rapprochés par la suture, ces lambeaux se répondent par de larges surfaces.

Giraldès a également imaginé un procédé qui consiste à pratiquer le double avivement en sens inverse sur chacun des bords de la solution de continuité, et à conserver pour la réparation les lambeaux ainsi formés. Ce procédé, auquel on a pu reprocher d'être un peu compliqué, convient surtout pour les cas dans lesquels la fente s'étend jusque dans la narine, et s'accompagne d'élargissement transversal du nez. Il serait difficile de le comprendre, sans avoir sous les yeux une figure ; aussi renvoyons-nous pour sa description aux livres de médecine opératoire.

Enfin, un procédé excellent, et applicable dans l'immense majorité des cas, c'est celui de Mirault d'Angers, qui consiste à conserver seulement l'un des lambeaux formés par l'avivement du bec-de-lièvre, et à venir l'appliquer par la suture sur l'autre lèvre de la fente préalablement avivée. Ce procédé a été adopté avec des modifications par Broca et par M. Lannelongue. Ce dernier auteur, après avoir taillé un lambeau aux dépens d'une des lèvres de la solution de continuité, se contente de pratiquer sur l'autre lèvre un avivement extrêmement superficiel de façon à diminuer autant que possible la perte de substance.

Dans les cas de bec-de-lièvre double, si le lobule médian est suffisamment long, on pourra opérer comme s'il s'agissait d'un bec-de-lièvre simple, en exécutant une opération semblable sur chacun de ses bords. Mais souvent il arrive que le tubercule médian n'a que très peu de hauteur; il est dès lors impossible de l'attirer jusqu'au bord libre de la lèvre. On est obligé de se contenter de l'interposer, après avivement, à la base seule de la fente, dont les deux lèvres se rejoignent au-dessous de lui, de sorte que les lignes de réunion représentent après le passage des fils la figure d'un Y. Enfin dans les cas où le lobule médian est complètement atrophié, on est obligé de l'exciser, et l'on se comporte alors comme si l'on avait affaire à un bec-de-lièvre simple.

Dans les cas où le lobule serait implanté à l'extrémité du nez, on pourrait imiter l'exemple de Dupuytren, c'est-à-dire ramener ce lobule en arrière, lui donner la direction horizontale, et reconstituer à ses dépens la sous-cloison.

Déjà nous avons parlé des cas dans lesquels il existe de larges adhérences de la lèvre à la mâchoire supérieure; nous avons également signalé, comme complication des fentes larges et se prolongeant jusque dans la narine, l'élargissement transversal du nez. Dans ces différents cas, pour ramener au contact les deux lèvres de la solution de continuité, on est obligé de pratiquer de larges dissections. Or, ce qu'il faut avant tout éviter, c'est la perte de sang, très mal tolérée chez les jeunes enfants. On a donc imaginé plusieurs procédés pour faire ces dissections sans avoir d'hémorrhagie. Broca se servait du galvano-cautère; M. Verneuil a fait construire dans le même but un petit écraseur; MM. Trélat et Monod conseillent le thermocautère. Tous ces instruments convenablement maniés peuvent donner de bons ré-

sultats. Le thermocautère mérite cependant la préférence par sa sim-
plicité.

b. *Bec-de-lièvre compliqué*. — Les complications du côté des os
commandent, comme nous l'avons déjà dit, de remettre l'opération
à une époque plus éloignée, par exemple, vers la deuxième année.
Toutefois, lorsqu'il s'agit d'un bec-de-lièvre unilatéral, ou même
d'un bec-de-lièvre double, sans saillie des os intermaxillaires, on
doit opérer d'assez bonne heure (vers le sixième mois) la fente des
parties molles, parce que, sous l'influence du rapprochement de ses
bords, on est assez heureux quelquefois pour voir diminuer la largeur
de la fissure osseuse. La réparation de cette dernière sera donc plus
facile, lorsque plus tard on s'occupera de la combler.

Mais les complications osseuses peuvent exiger certaines opérations
particulières. Il arrive, en effet, comme nous l'avons déjà dit, que,
même dans les cas de bec-de-lièvre unique, compliqué de fissure alvéolaire, l'os intermaxillaire fasse une saillie assez considérable pour
rendre impossible le rapprochement des bords de la solution de continuité labiale. M. Duplay a conseillé en pareil cas, après avoir avivé
les bords de la solution de continuité osseuse, de fracturer le maxillaire supérieur à son union avec l'os incisif, puis de refouler en arrière ce dernier os ainsi mobilisé. La saillie de l'os incisif ayant disparu, il devient alors facile de pratiquer, comme à l'ordinaire, la suture de la fente labiale.

Quant à l'aplatissement du nez, les larges décollements conseillés
par Broca, en permettant le rapprochement plus facile des bords de
la solution de continuité, y remédient en partie. Si cependant ces
décollements se montraient insuffisants, on pourrait recourir au
moyen conseillé par Guersant et par Philipps, c'est-à-dire rapprocher
les deux narines l'une de l'autre, soit au moyen d'une serrefine spéciale, soit au moyen d'une aiguille passée à travers l'épaisseur même
des narines et de la cloison. Tout en employant ce procédé dans les
cas où il sera jugé indispensable, il importe de savoir qu'il a l'inconvénient de rendre très difficile, impossible même la respiration
nasale, et qu'en pareil cas les enfants doivent être attentivement
surveillés.

Une complication qui rend très grave l'opération du bec-de-lièvre,
c'est la saillie de l'os intermaxillaire coexistant fréquemment avec le
bec-de-lièvre double. Tantôt on a enlevé purement et simplement

l'os intermaxillaire ; c'est le procédé de Franco. Tantôt on s'est efforcé de conserver cet os intermaxillaire, après l'avoir remis en place. On est aujourd'hui d'accord pour conserver cet os intermaxillaire toutes les fois où cela sera possible, c'est-à-dire quand la difformité ne sera pas trop considérable. Déjà Desault pratiquait le refoulement en arrière du tubercule médian par une compression lente et suffisamment prolongée. Gensoul pratiqua le refoulement brusque de ce tubercule en fracturant son pédicule. Enfin Blandin substitua à ce procédé un peu brutal la résection de la cloison permettant de refouler en arrière sans fracture le tubercule médian. Mais ce procédé expose à l'hémorrhagie. Cependant Broca a montré que la section de la cloison, comme la dissection des adhérences des parties molles, pouvait être faite à l'aide du galvano-cautère, sans fournir de perte de sang. Il semble que le refoulement du tubercule médian soit une opération très supérieure à son ablation; cependant, même après l'avivement de ses bords, le tubercule ainsi remis en place conserve souvent sa mobilité. Toutefois Broca a pu, par la suture métallique du tubercule médian avec les maxillaires, obtenir une consolidation osseuse. Mirault (d'Angers) est arrivé au même résultat, en pratiquant la résection sous-périostée du vomer, c'est-à-dire décollant le périoste sur ses parties latérales, puis réséquant une surface quadrilatère de cet os, dans laquelle vient se loger l'os incisif refoulé et maintenu en place par la suture.

ARTICLE II

MALADIES DE LA VOUTE PALATINE, DU VOILE DU PALAIS ET DES AMYGDALES.

Nous diviserons cet article en deux parties : les maladies de la voûte palatine osseuse et du voile du palais constituant dans leur ensemble la paroi supérieure de la bouche, se prêtent à des considérations communes. Elles formeront la première partie ; dans une seconde partie, nous traiterons des maladies des amygdales.

PREMIÈRE PARTIE

MALADIES DE LA VOUTE PALATINE ET DU VOILE DU PALAIS.

I

LÉSIONS TRAUMATIQUES.

Les traumatismes de la voûte palatine et du voile du palais sont rares. A la voûte palatine, lorsque les parties molles sont seules intéressées, la lésion traumatique n'a pas une grande importance. Les lésions de la voûte palatine osseuse ne sont parfois qu'un incident dans des fractures de la face et du crâne, présentant une bien plus grande gravité. Il est cependant des traumatismes qui sont limités à la voûte palatine osseuse. C'est ce qui arrive, par exemple, chez des personnes qui font une chute sur la face, en tenant entre les dents un corps solide, tel qu'une pipe, une canne, un manche de raquette, une tige métallique, etc. Après avoir déchiré la muqueuse, l'instrument perfore la voûte palatine osseuse. Une autre cause très fréquente de lésions de la voûte palatine, ce sont les plaies par armes à feu, qui s'accompagnent de déchirures étendues de la muqueuse et de fractures esquilleuses de la voûte palatine. On les observe surtout dans les tentatives de suicide, lorsque le canon de l'arme a été introduit dans la cavité buccale. En pareil cas, il existe le plus souvent des désordres étendus du côté des parties molles voisines, lèvres, langue, voile du palais.

Les simples piqûres du voile du palais, comme celles qui sont causées par la déglutition d'un corps piquant (os, arête de poisson), n'ont pas d'importance. Elles déterminent seulement un épanchement sanguin dans la muqueuse. Les plaies elles-mêmes, lorsqu'elles sont peu étendues et surtout lorsqu'elles n'intéressent pas le bord libre du voile du palais, se réunissent généralement sans incidents. Au contraire, si le bord libre du voile du palais est intéressé, les deux lèvres de la plaie ont la plus grande tendance à s'écarter l'une de l'autre et à laisser subsister une difformité. Aussi faut-il, en pareil cas, pratiquer la suture pour éviter la cicatrisation isolée des lèvres de la plaie. Généralement l'hémorrhagie est sans importance ; si elle persistait, on pourrait, à l'exemple de Boyer, l'arrêter en touchant avec la pointe d'un stylet rougi au feu le point qui fournit le sang. Quant aux plaies par armes à feu, on les traitera seulement par de fréquents lavages antiseptiques de la cavité buccale ; on s'efforcera de conserver tous les lambeaux muqueux, toutes les esquilles ; plus tard, s'il y a lieu, on traitera la perforation persistante, comme nous le dirons en parlant des divisions de la voûte palatine et du voile du palais.

II

LÉSIONS INFLAMMATOIRES.

a. **Ostéo-périostite de la voûte palatine.** — Elle peut reconnaître pour cause un traumatisme ; dans d'autres cas, elle succède à la périostite alvéolo-dentaire ; mais le plus souvent elle est d'origine diathésique ; développée sous l'influence de la scrofule ou de la syphilis, elle amène la carie ou la nécrose et aboutit fréquemment à des perforations de la voûte palatine. M. Duplay pense que, dans l'immense majorité des cas, les lésions débutent par le plancher des fosses nasales et se propagent secondairement à la voûte palatine. On comprend ainsi comment l'os dénudé sur ses deux faces se nécrose, et donne naissance à une perforation. Souvent, en effet, en même temps que l'ostéo-périostite de la voûte palatine, on constate de l'ozène.

Quel que soit son mode de début, l'ostéo-périostite de la voûte palatine se révèle par de la douleur, du gonflement et de la rougeur, dans le point qui est le siège de l'inflammation. Tous les points de la voûte palatine peuvent être atteints, si la lésion est d'origine traumatique. Lorsqu'elle est d'origine dentaire, elle se développe au voisinage de l'arcade alvéolaire ; enfin, quand la syphilis est la cause de l'ostéo-périostite, elle siège habituellement sur la ligne médiane.

Le gonflement augmentant de volume et devenant de plus en plus mou, on perçoit bientôt la fluctuation qui décèle la formation d'un abcès. Celui-ci ouvert, la lésion peut aboutir à une complète guérison, lorsqu'il s'agit d'une ostéo-périostite traumatique ou d'origine dentaire. Dans les cas d'ostéo-périostite scrofuleuse ou syphilitique, le plus souvent l'abcès reste fistuleux, des esquilles sont éliminées, et l'on voit s'établir une perforation.

b. **Abcès du voile du palais.** — Ces abcès peuvent être dus à des traumatismes, aux diverses angines phlegmoneuses, ou à la carie des dernières molaires. Ils déterminent une violente douleur, de la fièvre, un état général grave. La voix prend un timbre nasillard, la respiration est difficile, la déglutition est entravée. Le malade n'écarte qu'avec peine les mâchoires. Si l'examen est possible, on constate sur un point du voile du palais une bosselure rouge, tendue, luisante; le doigt porté sur cette tumeur et la déprimant, a la sensation du choc en retour. Dès qu'on est convaincu de l'existence du pus, il faut lui donner issue. Pour cela, on se sert d'un bistouri dont la lame est enveloppée de linge ou de diachylon jusqu'à un centimètre de la pointe, pour éviter la blessure des parties voisines.

Quelquefois la suppuration se propage dans l'épaisseur même de la luette; dans d'autres cas, cet appendice est seulement infiltré. Enfin, à propos de l'inflammation du voile du palais, signalons les cas de prolongement hypertrophique de la luette, dans lesquels cet organe augmente de longueur, vient irriter la base de la langue et l'entrée du larynx, et provoque des accès de toux réflexe et des mouvements incessants de déglutition. Si l'affection ne cède pas à un traitement astringent, il peut devenir nécessaire de pratiquer l'excision de la luette. Mais il est à noter que cette petite opération peut donner lieu à des hémorrhagies, et laisser à sa suite une altération du timbre de la voix.

c. **Gommes du palais.** — Les gommes de la voûte palatine ne sont le plus souvent que des ostéo-périostites gommeuses rentrant dans l'ostéo-périostite de la voûte palatine, dont nous avons déjà parlé. Quant aux gommes du voile du palais, elles sont loin d'être rares. Nous ferons remarquer avec M. Fournier, qui a donné de cette affection une excellente description, que la marche est le plus souvent insidieuse. Il n'y a pas de douleurs, seulement un peu de gêne de la déglutition, qui se traduit par le reflux des aliments par le nez, et quelquefois le travail ulcératif amène la perforation du voile avant que l'on ait pu porter le diagnostic. Quelquefois il s'agit d'une tumeur circonscrite, mais le plus souvent elle revêt la forme d'une véritable infiltration gommeuse diffuse du voile du palais. Celui-ci est épaissi dans tout son ensemble, rouge, tendu, luisant. L'exploration en est facile, vu son peu de sensibilité; on constate alors son épaississement. Ses mouvements sont en grande partie perdus. Enfin l'ulcération se fait, soit du côté de la bouche, soit du côté des fosses nasales; ou même elle comprend toute l'épaisseur du voile, et laisse à sa suite une perforation persistante.

    d. **Ulcérations.** — Les principales sont les ulcérations diathésiques, qui appartiennent à la syphilis et à la scrofule.

Les ulcérations secondaires, plaques muqueuses ulcérées, du voile du palais, sont loin d'être rares. On y rencontre aussi des ulcérations tertiaires, qui, le plus souvent, débutent par la face supérieure du voile du palais et donnent naissance, soit à des perforations, soit à ces adhérences du voile du palais au pharynx étudiées par Julius Paul (de Breslau), et dont nous avons déjà parlé à propos des maladies de la cavité naso-pharyngienne.

Les ulcérations scrofuleuses se rencontrent surtout chez les femmes et chez les enfants. Débutant généralement par la paroi postérieure du pharynx, elles envahissent secondairement le voile du palais. Elles sont peu douloureuses, à bords serpigineux, à fond jaunâtre, recouvert de bourgeons charnus pâles et volumineux. On observe aussi sur le voile du palais des ulcérations tuberculeuses qui coïncident presque toujours avec des ulcérations de même nature siégeant sur d'autres points de la cavité bucco-pharyngienne, avec des manifestations pulmonaires. Les ulcérations grisâtres, superficielles, sont entourées de petits points jaunâtres, qui représentent des tubercules caséeux. Ce dernier caractère permet de reconnaître les ulcérations tuberculeuses.

Quant aux ulcérations scrofuleuses, elles se distinguent de celles qui appartiennent à la syphilis par leur indolence, l'irrégularité de leur forme, la présence sur leur fond de bourgeons charnus grisâtres et volumineux.

Les ulcérations syphilitiques sont douloureuses, elles ont une forme arrondie, des bords déchiquetés et taillés à pic; leur fond est jaunâtre, d'apparence bourbillonneuse.

III

NÉOPLASMES OU TUMEURS.

Bien que rares, les tumeurs de la voûte palatine et du voile du palais ne laissent pas que d'être assez nombreuses.

a. **Anévrysmes.** — On a vu des tumeurs anévrysmales développées sur le trajet de l'artère palatine postérieure. Un de ces cas appartient à Teirling, l'autre à Gross (de Philadelphie). La guérison fut obtenue, dans le premier cas, par la cautérisation au fer rouge ; dans le second, par l'ouverture de la tumeur et la ligature des deux bouts du vaisseau, d'après la méthode ancienne. L'article *Palais* du Dictionnaire encyclopédique cite un troisième fait observé récemment par le professeur Dubreuil (de Montpellier), et où la guérison fut obtenue par l'injection de perchlorure de fer.

b. **Tumeurs érectiles.** — A part un cas de tumeur érectile de la luette observé par Blum à l'hôpital Beaujon, toutes ces tumeurs ont été vues à la voûte palatine. Fano, dans sa thèse de concours en 1857, en a réuni huit exemples.

Parfois assez volumineuses pour remplir complètement la cavité buccale, ces tumeurs présentent généralement une coloration violacée, et des veines dilatées à leur surface. Elles ont pu donner lieu à une fluctuation manifeste qui les a fait prendre pour des abcès. Le traitement qui leur convient le mieux, c'est la destruction par la cautérisation au moyen du fer rouge ou du thermocautère.

c. **Polypes muqueux.** — On observe, soit sur le bord libre du voile du palais, soit sur la luette, des polypes muqueux qui, venant irriter la base de la langue et l'isthme du gosier peuvent déterminer des nausées et des accès de suffocation, par le même mécanisme que le prolongement hypertrophique de la luette, et nécessitent l'extirpation.

d. **Kystes.** — Ils sont très rares. Saucerotte (de Lunéville) a publié le cas d'un kyste séreux ayant le volume de la moitié d'un œuf de pigeon qui fut traité et guéri par la ponction suivie d'une injection iodée. Legroux a fait connaître un cas de kyste dermoïde opéré par A. Richard.

e. **Adénomes.** — Ces tumeurs sont des plus intéressantes parmi celles du palais. Elles sont dues à l'hypertrophie des éléments glandulaires nombreux de la région. Déjà étudiées par Nélaton en 1847, puis en 1851, elles furent signalées en 1852 par Michon à la Société de chirurgie. Depuis lors elles ont été l'objet de travaux de Parmentier, de Rouyer et de Letenneur. Le siège habituel est la face inférieure du voile du palais. Plus rarement on les rencontre à la voûte palatine.

Pendant longtemps, ces tumeurs ont été regardées comme de simples hypertrophies ganglionnaires. Mais l'examen d'un de ces néoplasmes pratiqué par Coyne, dans un cas de Desprès, a montré qu'il s'agissait d'un sarcome glandulaire. Peut-être un certain nombre de ces tumeurs ont-elles cette composition. Un caractère de ces adénomes, c'est de ne jamais occuper primitivement la ligne médiane; ils se développent toujours sur l'une des parties latérales du palais; plus tard, à la vérité, ils peuvent atteindre et même dépasser la ligne médiane. Leur volume est variable, depuis celui d'une noisette jusqu'à celui d'un œuf de poule et au delà. Leur développement est lent et indolent. Lorsqu'elles atteignent de grandes dimensions, ces tumeurs peuvent occasionner des troubles considérables de la déglutition et de la respiration; elles peuvent même provoquer de véritables accès de suffocation. Elles déterminent, en outre, du nasonnement de la voix.

Les adénomes du palais constituent des tumeurs arrondies, bosselées, toujours indolentes même à la pression. Elles présentent cette même surface granitée dont nous avons parlé à propos des adénomes des lèvres. Leur consistance est uniformément dure; nulle part il n'y a de fluctuation. Jamais on n'observe d'ulcération, ni d'engorgement ganglionnaire.

Le pronostic est bénin. Toutefois l'extirpation est nécessaire, pour éviter les graves accidents tenant à l'augmentation incessante de volume de ces tumeurs. L'opération est loin d'ailleurs de présenter les difficultés qu'on redoutait avant qu'on connût bien l'anatomie pathologique de ces tumeurs. En effet, il n'est nullement nécessaire de les disséquer péniblement dans l'épaisseur du palais. Un des caractères les plus essentiels de ces néoplasmes, c'est d'être exactement enkystés, et de n'adhérer nulle part à la muqueuse voisine. Il suffit donc de pratiquer sur cette muqueuse une incision suffisante. La tumeur vient d'elle-même se montrer entre les lèvres de la plaie ; il suffit de la saisir avec des érignes, tandis qu'avec une spatule ou tout autre instrument mousse, on décolle les différents points de sa périphérie.

f. **Fibromes.** — Les fibromes du palais sont fort rares ; peut-être faut-il ranger dans cette classe un fait rapporté par Élie Politis ; encore, dans ce cas, la présence de points ossifiés doit-elle plutôt faire ranger la tumeur parmi les ostéo-chondromes. Un fait beaucoup plus net a été publié par Panas qui, trois ans après l'opération, présentait le malade guéri à la Société de chirurgie. Un cas plus récent opéré par Desgranges (de Lyon) a été rapporté par M. Sabatier dans le *Lyon médical* en 1878.

g. **Myxomes.** — Comme les fibromes, ces tumeurs sont fort rares dans le palais. Bien qu'on cite comme tel un cas rapporté par Bryant, il est beaucoup plus probable qu'il s'agissait d'une tumeur maligne ; car, malgré l'extirpation et la cautérisation avec l'acide nitrique, la lésion récidiva, les ganglions s'engorgèrent, et le malade succomba un an après le début de l'apparition de la tumeur. Il n'en est pas de même de deux faits appartenant au service de M. Verneuil et à celui de M. Gosselin, et dans lesquels la nature myxomateuse de la tumeur fut confirmée par l'examen histologique.

h. **Lipomes.** — Dans les cas de myxomes observés, l'élément graisseux entre pour une large part dans la constitution de la tumeur ; ce sont donc des myxomes lipomateux. Mais on a vu aussi dans l'épaisseur du palais de véritables lipomes. Dans une thèse récente sur les tumeurs du palais, M. Ott (1880) en rapporte deux exemples, dont l'un, appartenant à M. Richet, occupait le voile du palais ; l'autre, publié par M. Cartaz, siégeait dans la voûte palatine.

i. **Enchondromes.** — Comme les tumeurs précédentes, les enchondromes de la voûte palatine sont rares. Une observation des plus intéressantes en a été fournie par M. Trélat à la Société de chirurgie. La tumeur s'était développée, depuis un an, chez un jeune homme de dix-neuf ans. Elle occupait la moitié droite du voile du palais ; sa consistance était dure, presque ligneuse. La tumeur put être énucléée facilement ; l'examen pratiqué par M. Malassez démontra qu'il s'agissait d'un enchondrome développé, non aux dépens des os voisins, mais dans l'intérieur d'une glandule salivaire du palais, ainsi que le démontrait la présence dans son intérieur d'éléments épithéliaux. C'était donc un adéno-chondrome.

j. **Ostéomes.** — Chassaignac a insisté sur les exostoses qui se
montrent sur la voûte palatine. Pour lui, les exostoses médio-pala-
tines seraient constantes chez les syphilitiques au début de la période
tertiaire. Mais il y a certainement là une exagération, car on peut
observer de semblables exostoses, constituant un simple vice de conformation, chez des sujets qui ne sont nullement syphilitiques.

k. **Sarcomes.** — Déjà nous avons signalé le cas d'adéno-sarcome
provenant du service de Després et étudié par Coyne. Des cas semblables ont été recueillis dans les hôpitaux de Lyon, par MM. Tédenat
et Vincent. Dans ce dernier fait, la récidive fut extrêmement rapide.

Les symptômes de ces tumeurs les rapprochent beaucoup des adénomes ou des fibromes. C'est seulement la rapidité de leur évolution
et la présence d'engorgement ganglionnaire qui permettraient de les
en distinguer.

l. **Épithéliomas.** — Les tumeurs épithéliales ne sont point rares
au palais, mais tantôt elles ne sont que la propagation d'une tumeur
de voisinage, tantôt elles s'y développent primitivement. M. Brissaud
a publié un cas d'épithélioma tubulé primitif de la voûte palatine,
survenu à la suite d'un psoriasis buccal. La tumeur se développe,
soit au niveau de la voûte palatine osseuse, soit dans l'épaisseur du
voile du palais. Sa mollesse, l'absence de petites saillies granuleuses,
son adhérence intime avec les parties voisines, la distinguent de l'adénome. Le développement de l'épithélioma s'accompagne de douleurs
très violentes ; bientôt surviennent l'ulcération de la tumeur et l'engorgement des ganglions.

Le pronostic habituellement si grave de l'épithélioma s'aggrave
encore, dans ce cas particulier, de la gêne apportée à l'alimentation.
Le traitement ne comporte pas d'autres moyens que l'ablation très
large et rapide de la tumeur, en s'ouvrant au besoin une voie par
une opération préliminaire.

m. **Calculs et corps étrangers.** — Des néoplasmes du palais
nous rapprocherons les calculs et les corps étrangers qu'on peut
trouver dans l'épaisseur de cet organe.

Dans les plaies par armes à feu, des balles, des fragments de projectiles peuvent rester inclus dans l'épaisseur du palais. Dans les
simples piqûres du palais pendant la déglutition, des arêtes de poisson, des fragments d'os peuvent rester implantés dans son épaisseur.

Mais, à côté de ces corps étrangers venus du dehors, il faut signaler les calculs qui peuvent se développer dans l'épaisseur du palais. Velpeau cite, d'après Krüger, l'observation d'un homme chez lequel survint une inflammation du palais ; l'ouverture spontanée se produisit et donna issue à une pierre assez grosse, de couleur cendrée et assez opaque. Dans deux cas publiés par Anselmier, les concrétions calculeuses étaient multiples.

Enfin une dernière classe de corps étrangers est représentée par les tumeurs dues à l'hétérotopie d'un follicule dentaire. Dans une communication sur le diagnostic différentiel des tumeurs dures de la voûte palatine, faite à la Société de chirurgie en 1884, M. Magitot insiste particulièrement sur cette variété de tumeurs dont il rapporte deux exemples. Jourdain a déjà fait connaître des cas semblables. C'est assez souvent la dent canine qui présente cette hétérotopie palatine. Du reste, cette anomalie comprend deux ordres de faits. Dans les premiers, il s'agit purement et simplement de l'éruption d'une dent se faisant anormalement en un point quelconque de la voûte palatine. Dans le second ordre de faits, le follicule dentaire en hétérotopie devient le siège d'un kyste folliculaire qui peut persister pendant longtemps, puis s'enflammer, donner naissance à des accidents divers, jusqu'à ce qu'il s'ouvre et qu'on trouve dans son intérieur la couronne d'une dent.

Il faudra donc toujours, dans le diagnostic des tumeurs palatines, tenir compte de l'état du système dentaire. L'âge auquel a débuté la tumeur, sa marche lente, la présence de quelque anomalie de l'arcade dentaire, pourront mettre sur la voie du diagnostic.

IV

VICES DE CONFORMATION.

Déjà, à propos des maladies des fosses nasales, nous avons signalé cette conformation particulière de la voûte palatine dans laquelle la concavité normale formée par cette voûte osseuse est exagérée. Il en résulte une diminution de hauteur des fosses nasales. C'est à ce vice de conformation que les auteurs anglais ont donné le nom de *V shaped maxilla.*

Nous avons également mentionné à plusieurs reprises l'adhérence anormale du voile du palais au pharynx, étudiée par Julius Paul (de Breslau). Enfin on peut observer l'absence complète de la luette et du voile du palais. La luette peut être détruite par un traumatisme ou par un travail ulcératif; à part une légère gêne de la prononciation, son absence n'entraîne pas d'inconvénients sérieux. Il n'en est pas de même de la destruction totale du voile du palais qui provoque une infirmité grave et trouble les fonctions de la déglutition, de la phonation, du goût et de l'odorat. Toute opération chirurgicale est impuissante à remédier à une semblable infirmité et l'on est obligé de se contenter d'un appareil prothétique. La même infirmité peut être congénitale. Ancelot a observé un cas dans lequel il y avait une absence congénitale complète de la luette et du voile du palais.

Nous contentant de signaler les difformités précédentes, nous insisterons seulement ici sur les perforations et les divisions plus ou moins complètes du palais.

PERFORATIONS ET DIVISIONS DU PALAIS.

Parmi les nombreux travaux publiés sur ce sujet, nous citerons un très important mémoire de Baizeau, inséré dans les *Archives de médecine* de 1861 ; un travail de Rouge (de Lausanne) sur l'uranoplastie; deux thèses, dont l'une, de Bedel (1872), est consacrée aux perforations traumatiques de la voûte palatine, tandis que l'autre, celle de M. Chrétien (1873), traite des fissures congénitales du palais. Enfin, par une longue suite de travaux sur ce sujet, le professeur Trélat a contribué pour une large part aux progrès de la chirurgie dans le traitement de cette infirmité.

Division. — Les perforations du palais se divisent naturellement en deux grands groupes, suivant qu'elles sont accidentelles ou d'origine congénitale.

A. — Perforations accidentelles. — Les perforations accidentelles du palais sont d'origines diverses. Elles portent, soit sur le voile du palais, soit sur la voûte palatine osseuse. Elles peuvent être divisées, d'après leur cause, en trois grands groupes : les perforations traumatiques, pathologiques et opératoires.

Les perforations traumatiques résultent rarement de plaies par instruments piquants et tranchants; beaucoup plus souvent, elles

succèdent, comme nous l'avons déjà dit, aux plaies par instruments
contondants, et surtout aux plaies par armes à feu. De pareilles perforations ne sont pas rares dans les cas où la muqueuse a été largement dilacérée, où de nombreuses esquilles de la voûte palatine ont
été enlevées. Quant aux perforations pathologiques, elles succèdent
à la carie et à la nécrose de la voûte palatine osseuse, à la destruction par ulcération du voile du palais. De pareilles lésions sont le
plus souvent la conséquence de la scrofule, et surtout de la syphilis.
Elles peuvent également résulter de la perforation du palais par des
tumeurs développées, soit dans le sinus maxillaire, soit dans les
fosses nasales. Comme cas exceptionnel, mentionnons l'observation
qui a été rapportée, en 1869, par M. Trélat à la Société de chirurgie.
Il s'agissait d'une petite fille de trois semaines, chez laquelle la partie
médiane et antérieure du voile était mince, tendue, blanchâtre, d'aspect cicatriciel. Derrière le bord de la voûte osseuse, il existait une
fente de la grosseur d'un grain d'avoine ; cette fente n'existait pas à
la naissance. Elle s'était produite le quatrième jour sous la forme
d'un petit trou, gros comme une tête d'épingle, qui s'était peu à peu
agrandi jusqu'à l'âge de trois semaines, où l'enfant fut observée.
Enfin les perforations opératoires sont celles que le chirurgien crée,
dans les procédés de Manne et de Nélaton, pour livrer passage à des
tumeurs et surtout à des polypes naso-pharyngiens. Ces diverses
variétés de perforations accidentelles diffèrent, à beaucoup d'égards,
des perforations congénitales. Elles peuvent siéger, soit au voile du
palais, soit à la voûte palatine, et quelquefois elles occupent simultanément ces deux régions. Elles ne présentent dans leur siège, dans
leur nombre et dans leur forme, aucune régularité. Il en est de fort
larges, d'autres sont petites ; les unes sont médianes, les autres latérales. Mais le point le plus important de leur histoire, c'est celui qui
a trait à la conformation de leurs bords. Tandis, en effet, que les
perforations congénitales présentent des bords épais, charnus, mobiles, les perforations accidentelles, au contraire, ont des bords
minces, cicatriciels, adhérents aux os, qui sont loin de présenter les
mêmes ressources pour la réparation.

B. — **Divisions congénitales.** — Après ce que nous avons dit
du bec-de-lièvre et de sa pathogénie, il n'est pas nécessaire d'insister longtemps sur le mode de production des divisions congénitales
du palais. On comprend que les deux bourgeons qui vont à la ren-

contre l'un de l'autre, pour former par leur accolement sur la ligne médiane la voûte et le voile du palais, n'arrivant pas à se rejoindre, il en résulte une fente persistante. De plus, les os incisifs restant séparés de chaque côté des maxillaires supérieurs, sur cette fente médiane viennent aboutir deux fissures alvéolaires, et le tout coïncidant avec un bec-de-lièvre double, constitue la difformité connue sous le nom de gueule-de-loup. Mais c'est là le plus haut degré du vice de conformation, représentant la fissure médiane complète et bilatérale. Il est, à côté d'elle, bien des degrés moindres à signaler.

Au voile du palais, la division peut se borner à la bifidité de la luette ; dans d'autres cas, elle comprend le quart ou le tiers postérieur du voile du palais ; enfin, dans les cas extrêmes, la division occupe -toute la longueur de ce voile membraneux. La fente est toujours médiane. Le voile est formé de deux parties séparées par un intervalle affectant la forme d'un V dont la pointe est tournée en avant. Cette forme résulte de la rétraction subie par les deux moitiés du voile, écartées l'une de l'autre. Mais il y a, sous ce rapport, des degrés ; dans certains cas, en effet, l'écartement est faible, et sous l'influence des mouvements de déglutition, les deux moitiés du voile peuvent arriver au contact, et combler la fente. Dans d'autres cas, ce rapprochement reste toujours incomplet ; enfin, chez certains malades, l'arrêt de développement est encore plus prononcé. Le voile du palais n'est plus représenté que par deux minces cordons, accolés à la paroi pharyngienne, et restant toujours séparés par une large fente. Ces diverses particularités ont la plus grande importance au point de vue du traitement.

A la voûte palatine, les fissures peuvent être également complètes ou incomplètes. De plus, elles sont unilatérales, bilatérales ou médianes. La fissure unilatérale siège le plus souvent à gauche, comme le bec-de-lièvre ; elle commence entre l'incisive externe et la canine, se dirige obliquement en arrière et en dedans jusqu'au trou palatin antérieur ; à partir de là, elle chemine parallèlement à la ligne médiane jusqu'au bord postérieur de la voûte, et se prolonge en arrière sur le voile. Cette fissure unilatérale peut rester incomplète ; elle s'arrête alors au trou palatin antérieur, ou s'étend jusque près du bord postérieur de la voûte, sans empiéter sur le voile. C'est là ce qu'on appelle la variété antérieure. Dans la variété postérieure, il y a au contraire division du voile du palais et de la voûte palatine, s'avançant plus ou moins près du bord alvéolaire, mais sans l'atteindre.

Les fissures bilatérales, commençant en avant par une double fissure siégeant entre l'incisive latérale et la canine, et coïncidant avec le bec-de-lièvre double, peuvent également être complètes ou incomplètes, suivant qu'elles se prolongent sur toute la hauteur de la voûte palatine et du voile, ou qu'elles s'arrêtent à une certaine distance du bord postérieur de la voûte palatine osseuse. Enfin les fissures médianes, excessivement rares, sont celles qui commencent entre les deux incisives moyennes en avant, et qui se prolongent jusqu'au trou palatin antérieur ; elles trouvent leur explication dans la bifidité du lobule médian ou incisif.

Un point qui mérite d'attirer l'attention dans l'étude des fissures palatines, c'est l'état du vomer qui se recourbe, au niveau de son bord inférieur, et s'étale pour combler en partie la perte de substance. Cette disposition a été signalée par Gratiolet ; nous verrons quel parti en a tiré M. Lannelongue pour l'opération. De plus, la muqueuse qui revêt la cloison est manifestement épaissie.

Symptômes. — La nutrition est gravement compromise chez les enfants par l'obstacle apporté à la succion. Toutefois les fissures étroites et surtout incomplètes de la variété postérieure n'entravent pas nécessairement la succion. Il en est de même de la division du voile du palais. Plus tard, les fissures palatines mettent obstacle à la déglutition, à la mastication, à la phonation et à l'olfaction. Souvent les aliments liquides et solides reviennent par la bouche ; les malades sont dans l'impossibilité de siffler ou de souffler ; la voix est fortement nasonnée, quelquefois même tout à fait inintelligible.

Pronostic. — Il existe des faits parfaitement authentiques dans lesquels l'existence d'une cicatrice apparente à la naissance démontrait d'une manière certaine la guérison d'une perforation congénitale, pendant la vie intra-utérine. Mais, après la naissance, la guérison spontanée ne s'observe guère. Cependant Passavant a rapporté un fait de cette nature. M. Trélat a vu un homme de 43 ans qui, jusqu'à l'âge de 12 ans, avait présenté une perforation du voile. A ce moment, la division disparut en donnant naissance à une cicatrice. Mais de tels faits sont exceptionnels ; d'où la nécessité d'une intervention chirurgicale.

Traitement. — Il est palliatif ou curatif.

a. **Traitement palliatif.** — Il consiste dans l'emploi des obturateurs et des voiles du palais artificiels pour combler la perte de substance. On divise généralement, avec les auteurs du Compendium, les obturateurs en deux groupes, suivant qu'ils sont fabriqués par le malade lui-même, ou qu'ils sont dus aux fabricants d'appareils. Les obturateurs imaginés par les malades eux-mêmes sont composés de mie de pain, d'éponge, de cire, de liège, etc. Ils ne conviennent qu'aux perforations de très petites dimensions. Les obturateurs proprement dits sont très nombreux; ils ont été divisés par Sédillot en 4 classes : 1° les obturateurs à ailes, formés d'une plaque palatine, surmontée d'un pivot et de deux ailes qui s'abaissent au moyen d'une vis sur le plancher des fosses nasales, de manière à maintenir en place l'appareil ; 2° les obturateurs à verrous, dans lesquels les plaques sont remplacées par un verrou qu'on fait mouvoir sur le plancher des fosses nasales ; 3° les obturateurs à chapeau (Sédillot), dans lesquels la plaque palatine est surmontée par un cylindre creux qui pénètre dans la perte de substance, dont il mesure exactement la largeur. Tous ces obturateurs ont pour inconvénient d'avoir une partie de l'appareil pénétrant dans la perforation, et empêchant sa cicatrisation ; 4° les obturateurs à plaques échappent à cet inconvénient. Ils consistent en une large plaque qui obture la perforation en la recouvrant et sans y pénétrer.

b. **Traitement curatif.** — On a pensé qu'il suffisait d'opérer le bec-de-lièvre ou la fente palatine par la staphylorraphie pour voir les lèvres de la fissure palatine se rapprocher et se souder entre elles. Il y a certainement là une grande exagération ; car Chrétien, qui rapporte dans sa thèse ses recherches à cet égard, n'a trouvé que deux faits dans lesquels ce résultat ait été obtenu. Déjà cependant nous avons dit que, si l'opération du bec-de-lièvre ne doit pas par elle-même être trop compliquée, l'existence d'une fissure palatine est une raison pour ne pas trop différer cette opération, qui peut par elle-même avoir un heureux résultat sur le rapprochement des lèvres de la fente palatine osseuse. On peut en dire autant de la compression exercée sur les maxillaires au moyen des appareils, telle qu'elle a été conseillée par Levret, Antenrieth et Dupuytren. Elle peut amener une amélioration, mais bien rarement une guérison complète. Il est donc nécessaire d'intervenir chirurgicalement.

Deux méthodes ont été employées : la cautérisation et l'autoplastie. Mais la cautérisation n'a que des indications très limitées. Elle ne

peut être appliquée que dans les cas de perforations étroites ; pour
la rendre plus efficace, Baizeau conseille de détacher en même temps
les parties molles dans une certaine étendue autour de la perforation,
de manière à favoriser leur rapprochement. Au voile du palais,
J. Cloquet a conseillé aussi la cautérisation des petites perforations ;
on espère, par plusieurs cautérisations successives, obtenir la guérison
par le mécanisme de la cicatrisation des plaies angulaires ; la rétraction cicatricielle diminuant à chaque cautérisation nouvelle la
longueur de la solution de continuité. Mais cette méthode ne s'applique qu'aux divisions peu étendues, et plus particulièrement aux
divisions pathologiques. Dans l'immense majorité des cas, c'est à
l'autoplastie qu'il faut avoir recours. A la voûte palatine, elle porte
le nom d'uranoplastie ; au voile du palais, elle constitue la staphylorraphie.

1° **Uranoplastie.** — Elle consiste à former aux dépens des parties molles de la voûte palatine des lambeaux qui sont appliqués au-
devant de la solution de continuité, de manière à l'obturer, et maintenus en place par la suture. Elle comprend un grand nombre de
procédés, qui ont été divisés en trois groupes :

a. *Procédés par glissement.* — Ils consistent à décoller la
muqueuse de chaque côté de la division, puis à réunir ses bords par
la suture, après avivement. Roux et Sédillot mirent successivement
en usage ce procédé ; mais ils échouèrent. Langenbeck y apporta une
modification importante, en comprenant dans les lambeaux le périoste
de la voûte palatine, et en prolongeant le décollement jusqu'aux
arcades alvéolaires. Il obtint par ce procédé un succès complet.

b. *Procédés par renversement.* — Ce procédé consiste à tailler sur les bords de la fente palatine un ou plusieurs lambeaux qu'on
décolle par leur face profonde, puis qu'on renverse sur eux-mêmes
de façon à tourner leur face muqueuse vers les fosses nasales, leur
surface cruentée vers la bouche. Ce procédé comprend un très grand
nombre de variétés sur lesquelles nous n'insisterons pas ici, et qu'on
trouvera d'ailleurs exposées dans les mémoires de Baizeau et de
Chrétien.

c. *Procédés par déplacement latéral.* — Ils consistent à tailler
des lambeaux qui ne sont plus seulement amenés au-devant de la
fente par glissement, comme dans le premier procédé, mais qui sont
rendus suffisamment mobiles pour pouvoir être facilement déplacés

sans tiraillement, et venir pour ainsi dire d'eux-mêmes se placer au-
devant de la fissure palatine, où ils sont maintenus par la suture.
Tantôt les lambeaux que l'on dessine sont complètement libres en
avant, comme dans les procédés de Botrel et de Roux ; tantôt ils sont
laissés adhérents en avant et en arrière à la voûte palatine, et libres
par leur partie moyenne, ils sont soulevés en forme de pont. C'est à
cette dernière manière de faire que l'on a recours aujourd'hui, et le
procédé que l'on emploie mérite à juste titre le nom de procédé
Baizeau-Langenbeck ; il comprend de larges lambeaux latéraux,
comme l'a indiqué Baizeau, et, dans ces lambeaux, le périoste de la
voûte palatine, ainsi que l'a pratiqué le premier avec succès Langenbeck, comme nous l'avons déjà dit, à propos des procédés par glissement.

M. Lannelongue a imaginé un procédé particulier applicable aux
fissures très larges, dans lesquelles le bord inférieur de la cloison fait
une saillie marquée. Il est basé sur ce fait que nous avons déjà
indiqué, savoir que la muqueuse du bord libre de la cloison présente
une épaisseur considérable. M. Lannelongue dessine donc un lambeau
quadrangulaire aux dépens de cette muqueuse, le mobilise avec le
périoste correspondant, l'abaisse et le maintient appliqué contre le
bord externe de la fente palatine préalablement avivée par quelques
points de suture. Ce procédé a donné entre les mains de son auteur
trois succès.

2° **Staphylorraphie.** — La suture d'une fente palatine fut pratiquée pour la première fois par un dentiste de Rouen, Lemonnier.
Plus tard, Eustache (de Béziers) fut conduit à proposer la même opération dans un mémoire à l'Académie de chirurgie. Mais sa proposition fut repoussée. En 1816, Graefe (de Berlin) fit cette opération et
obtint un succès ; mais son procédé était défectueux, et plusieurs tentatives ultérieures, faites jusqu'en 1820, échouèrent. En 1819, Roux,
qui n'avait pas eu connaissance de l'opération de Graefe, pratiqua sa
première opération sur un jeune docteur américain, Stephenson ; il
mit en usage un bon procédé et eut du premier coup un succès ;
depuis lors, cette opération, répétée un très grand nombre de fois
par ce chirurgien, se vulgarisa rapidement. Les noms de Graefe et
de Roux doivent donc être associés dans la découverte de la staphylorraphie.

L'opération se compose de l'avivement des lèvres de la fente et de

la suture. Le passage des fils présente de grandes difficultés, et a
donné naissance à un nombre considérable d'instruments. Le plus
simple est l'aiguille du professeur Trélat. Nous renvoyons du reste,
pour l'étude de l'opération, aux traités de médecine opératoire. Nous
nous contenterons de dire que si les bords du voile palatin étaient
trop tendus après la suture, on devrait y pratiquer des débridements
latéraux, comme l'a conseillé Dieffenbach. On est allé beaucoup plus
loin dans cette voie : Mason Waren a fait la section du pilier postérieur ; Fergusson, celle des péristaphylins internes et des glosso-sta-
phylins ; enfin Sédillot a pratiqué la section des péristaphylins internes,
des piliers antérieurs et postérieurs du voile. Mais de pareilles sections sont inutiles et même nuisibles, et les incisions latérales de
Dieffenbach sont suffisantes.

Il est bien entendu qu'après l'opération un calme absolu doit être
imposé aux malades ; on leur défendra de parler ; on ne leur permettra que des aliments, liquides ; toutefois il faut, dès les premiers
jours, alimenter les malades, l'alimentation étant favorable au travail
de la réparation et à la vitalité des lambeaux.

Un progrès considérable dans la pratique de ces opérations est dû à
l'emploi du chloroforme, rendu possible par le procédé qui consiste
à opérer les malades la tête tombante. De cette manière, on évite
l'entrée du sang dans les voies aériennes, et on peut recourir à l'anesthésie. M. Trélat emploie aujourd'hui le chloroforme et cette position
spéciale de la tête dans ses opérations.

Indications et contre-indications de l'autoplastie. — Ici,
comme sur plusieurs autres points de la chirurgie, la lutte a été vive
entre la prothèse et l'autoplastie. On a peine à comprendre tout
d'abord qu'il en soit ainsi, tant l'autoplastie semble avoir d'avantages
sur sa rivale. L'autoplastie, comme l'a dit au congrès de Genève, en
1877, M. Trélat, guérit sans appareils coûteux et pour longtemps. Les
cas de destruction de la cicatrice et de récidive sont rares. On peut
ajouter que l'autoplastie guérit presque sans danger, car M. Trélat a
pu opérer quarante-six malades sans avoir un seul décès, et Roux ne
perdit son premier opéré qu'après sa cinquantième opération. La prothèse au contraire laisse persister une difformité qu'elle ne fait que pallier ; elle oblige à porter constamment un appareil qu'il faut entretenir
et renouveler. On ne comprend donc pas comment la lutte ait pu se
prolonger entre les deux méthodes. Cela tient à ce que l'autoplastie

n'a pas toujours tenu ce qu'elle promettait ; plus d'une fois, après
s'être soumis à une opération, les malades ont été cruellement déçus
dans leur attente, en voyant que chez eux la parole n'était en rien
améliorée. Il faut en effet établir une distinction bien nette entre le
résultat plastique de l'opération, qui peut être parfait, et le résultat
fonctionnel qui peut être nul ou, du moins, très insuffisant.

On a beaucoup discuté sur les causes de cet insuccès au point de
vue fonctionnel : Passavant avait avancé que les troubles persistants de
la phonation après la staphylorraphie tenaient à l'insuffisance de longueur du voile, qui ne pouvait se mettre'en contact avec la paroi postérieure du pharynx. Mais Juliùs Paul, se fondant sur les cas de soudure
complète du voile du palais avec le pharynx, où l'on observe le nasonnement de la voix, a démontré que telle n'était pas la cause de l'imperfection des résultats. On a accusé aussi le défaut d'innervation du
voile, le développement incomplet de ses muscles. Enfin M. Trélat
incrimine surtout la brièveté de la voûte palatine et l'arrêt de développement des maxillaires supérieurs. Toutes les fois, dit-il, que la
voûte et le voile sont trop courts, on nasonne toujours malgré l'autoplastie ; mais la prothèse n'y peut rien non plus.

Mais, à côté de ces causes tenant au vice de conformation lui-même
et expliquant, dans certains cas, l'imperfection des résultats, il en est
une autre beaucoup plus générale, et qui, à cause de cela, mérite
toute l'attention. C'est sur elle que M. Trélat a surtout insisté dans
sa très importante communication à l'Académie de médecine en
1884. Cette cause, c'est le défaut d'exercice. Il est nécessaire que les
sujets atteints de division palatine soient méthodiquement exercés à
parler ; suivant qu'ils auront été ou non soumis à des exercices méthodiques, on observera dans les résultats les différences les plus grandes. Si la prothèse a paru parfois obtenir l'avantage sur l'autoplastie,
c'est que les sujets munis d'appareils prothétiques avaient été soigneusement exercés à la parole. On n'a pas oublié le fait de cet industriel qui, atteint d'une destruction complète du voile du palais,
s'était construit un appareil à l'aide duquel il parlait fort bien ; il
vendit son secret fort cher à un dentiste ; mais quand celui-ci voulut
en faire l'application sur ses clients, le résultat fut déplorable. Tout
le secret de l'industriel consistait dans l'éducation très soigneuse à
laquelle il s'était soumis. Nous conclurons donc avec M. Trélat :
« Qu'il faut soumettre les futurs opérés à une éducation attentive de-

puis le moment où ils essayent leurs premiers mots jusqu'à l'opération, et reprendre ensuite l'éducation post-opératoire. C'est le moyen assuré d'éviter les déceptions et de hâter le moment de la guérison fonctionnelle. »

En résumé donc, l'autoplastie est la méthode de choix dans le traitement des fentes palatines; les indications de la prothèse se trouvent bornées aux cas dans lesquels l'autoplastie est impossible, c'est-à-dire dans lesquels la fente est trop considérable, l'atrophie des parties trop marquée pour qu'il soit possible d'y tailler des lambeaux. Mais reste une question de la plus haute importance, c'est celle de l'âge auquel il convient d'entreprendre l'opération. Avant l'emploi du chloroforme, on retardait l'intervention jusqu'à ce que les malades eussent assez de raison pour se prêter librement à une opération. Depuis lors, on a beaucoup avancé le moment de l'intervention opératoire, et l'on en est venu à opérer jusque dans les premiers mois. C'est là une erreur, l'opération présentant à ce moment de graves dangers; et ici encore nous conclurons avec M. Trélat « qu'il ne faut pas faire d'opérations plastiques sur le palais avant l'âge de sept ans au minimum. Avant cet âge, elles sont dangereuses, compromises ou inutiles. »

DEUXIÈME PARTIE

MALADIES DES AMYGDALES.

I

AMYGDALITE PHLEGMONEUSE.

Bien que l'inflammation des amygdales appartienne à la pathologie interne, nous devons cependant consacrer ici quelques mots à l'amygdalite phlegmoneuse, tant à cause du traitement qu'elle nécessite que des graves complications auxquelles elle peut donner lieu.

Certaines personnes sont soumises à de fréquentes rechutes de

l'amygdalite, et chez elles la maladie a tendance à prendre toujours
la forme suppurative. Un gonflement violacé intense, un œdème considérable de la luette et des piliers du voile du palais, des douleurs
qui prennent le caractère gravatif ou pulsatif, permettent de prévoir
dès le début la nature phlegmoneuse de la maladie. Le malade a une
fièvre violente, et quelquefois un état d'anxiété extrême. Monro a
laissé un tableau saisissant de l'état d'angoisse auquel il fut en proie
pendant le cours d'un phlegmon de l'amygdale. La face est vul-
tueuse, la voix rauque et nasonnée, la respiration est bruyante ; il y
a parfois de véritables accès de suffocation.

La présence de la tumeur amygdalienne provoque un besoin incessant de déglutition. Les mouvements de l'articulation temporo-
maxillaire sont douloureux ; il en résulte une constriction passagère
des mâchoires, qui ne permet d'explorer la gorge qu'avec les plus
grandes difficultés. A ces symptômes se joignent un engorgement
ganglionnaire au niveau de l'angle de la mâchoire, des douleurs dans
l'oreille et quelquefois de la surdité par propagation de l'inflammation à la trompe d'Eustache.

Il est rare que le phlegmon amygdalien occupe les deux côtés à la
fois ; le plus souvent il est unilatéral, et quand les deux amygdales
doivent suppurer, elles sont habituellement atteintes l'une après
l'autre.

C'est vers le huitième jour que l'abcès est collecté et tend à s'ouvrir ; on peut alors avec le doigt porté sur la tumeur percevoir une
sensation de rénitence particulière, et même de fluctuation. Le
point où l'ouverture doit se faire présente une saillie de plus en plus
marquée et une coloration d'un blanc jaunâtre. Presque toujours
l'ouverture se produit dans l'intérieur de la bouche, et suffit immédiatement à faire disparaître tous les accidents. Il est exceptionnel
que l'ouverture de l'abcès se fasse au dehors, du côté du cou.

Complications. — Un des points les plus intéressants de l'histoire du phlegmon amygdalien, c'est l'étude des graves complications
qu'il peut présenter.

L'inflammation est quelquefois assez intense pour provoquer le
sphacèle. Cette gangrène due à la tension extrême des tissus, à
l'exagération du processus inflammatoire, est exceptionnelle dans
l'angine phlegmoneuse franche. Elle diffère beaucoup par sa signification de l'angine gangréneuse maligne qu'on observe à la suite des

fièvres éruptives, et des maladies générales, comme la diphthérie.

Il est exceptionnel de voir l'angine phlegmoneuse amener la mort. Cependant le pus a pu fuser le long de la région cervicale et pénétrer dans la poitrine, comme Londe en rapporte un exemple. D'autres fois le pus pénétrant dans les voies respiratoires, au moment de l'ouverture de l'abcès, surtout pendant le sommeil, a pu déterminer la suffocation. Mais les complications les plus graves sont celles qui peuvent se montrer du côté des vaisseaux. Dans une thèse récente sur ce sujet, M. Breton (1883) insiste sur la possibilité de phlébites suppurées, développées au voisinage d'un phlegmon amygdalien, et rapporte un exemple de cette grave complication observé par lui dans le service de M. Rigal, et terminé par l'infection purulente et la mort. D'après l'auteur, cette phlébite a été constatée jusqu'ici dans les veines pharyngienne inférieure, linguale, ranine, jugulaire interne et maxillaire interne. Les malades ont succombé, soit aux progrès de l'œdème et à la suffocation, soit à l'infection purulente.

Une autre complication, non moins redoutable, c'est l'ulcération de la carotide interne au cours d'une amygdalite suppurée. Déjà Grisolle en a rapporté un exemple. En 1878, M. Ehrmann (de Mulhouse) a adressé une observation semblable à la Société de chirurgie. Il s'agissait d'un phlegmon de la région amygdalienne, survenu chez un jeune homme de vingt-deux ans en apparence bien portant. L'ouverture spontanée de l'abcès au huitième ou neuvième jour amena une hémorrhagie foudroyante, qui nécessita la ligature de la carotide primitive ; le malade guérit. M. Monod, dans un mémoire sur la perforation des artères au contact des foyers purulents, a pu ajouter au fait d'Ehrmann quatre autres observations.

On comprend combien de pareilles complications sont de nature à aggraver le pronostic de l'amygdalite phlegmoneuse. Hâtons-nous d'ajouter qu'elles sont tout à fait exceptionnelles.

Traitement. — Si les astringents, si même une application de sangsues au début n'ont pu arrêter la marche de l'amygdalite phlegmoneuse, il est inutile d'insister sur ces moyens. Il faut se contenter de calmer la douleur par des gargarismes émollients. Un vomitif peut quelquefois produire un bon résultat. Si la gêne de la respiration n'est pas trop marquée, on peut laisser l'abcès s'ouvrir spontanément. Si, au contraire, il y a une véritable angoisse, des phéno-

mènes effrayants du côté de la respiration, il faut donner issue au
pus, dès qu'il est collecté. Pour cela, on se servira d'un bistouri
entouré de linge ou de diachylon jusqu'à un centimètre de sa pointe;
on le conduira avec précaution sur l'index de la main gauche, jusque
sur le point fluctuant, et on tiendra l'instrument parallèle à la cavité
buccale pour ne pas risquer d'aller blesser en dehors la carotide
interne.

II

HYPERTROPHIE DES AMYGDALES.

Étiologie. — C'est surtout dans l'enfance et chez les individus
lymphatiques qu'on observe l'hypertrophie des amygdales. Elle se
montre comme conséquence d'amygdalites aiguës qui récidivent avec
la plus grande facilité, et qui, à chaque nouvelle attaque, aggravent la
maladie préexistante. Chez les adultes, l'hypertrophie amygdalienne
est beaucoup plus rare; elle est quelquefois la conséquence de la
syphilis, qui détermine une augmentation de volume, en même temps
qu'une induration de l'organe.

Anatomie pathologique. — Elle a été faite dans ces dernières
années par M. Cornil. Généralement les cryptes amygdaliennes sont
réduites à de simples fentes dont les parois sont en contact. Les follicules lymphatiques sont augmentés de volume et séparés par des
bandes épaisses de tissu fibreux hypertrophié. Le réseau papillaire
du chorion muqueux est atrophié, comme si la muqueuse était tendue
et repoussée en avant par l'hypertrophie du tissu sous-jacent. C'est à
cette atrophie de la muqueuse qu'est dû l'aspect lisse et poli de
l'amygdale. Les vaisseaux sanguins, artères et veines, sont sclérosés;
leur calibre est diminué. Il résulte, disent MM. Cornil et Ranvier, de
cet état des vaisseaux, que les amygdales hypertrophiées sont anémi-
ques, et que leur ablation donne lieu à une hémorrhagie insigni-
fiante.

Quelquefois l'amygdale hypertrophiée a subi la dégénérescence
fibreuse; les follicules sont alors détruits en pareil cas, et l'organe
presque entièrement réduit à du tissu fibreux.

Symptômes. — Tantôt l'hypertrophie des amygdales se développe lentement, tantôt elle se montre à la suite d'un certain nombre de poussées aiguës successives. Le plus souvent la coloration des amygdales est d'un rose pâle ; il est exceptionnel de les voir présenter une couleur rouge intense, en dehors des moments d'inflammation. Parfois on aperçoit à leur surface des points jaunâtres, constitués par des amas de matière caséeuse accumulée dans les cryptes amygdaliennes.

Il y a bien plutôt de la gêne que de la douleur, mais parfois le rétrécissement de l'isthme du gosier est tel que la respiration est sérieusement entravée. Les enfants sont obligés de respirer la bouche ouverte, ce qui leur donne un air d'hébétude particulier. L'haleine est habituellement fétide au moment du réveil. Souvent il existe un engorgement des ganglions du cou. La voix est nasonnée, et son timbre est élevé. On observe parfois une surdité plus ou moins prononcée. Enfin Dupuytren a signalé la possibilité de voir, chez les jeunes gens, comme conséquence de l'hypertrophie amygdalienne et de la gêne respiratoire qu'elle entraîne, un rétrécissement antéro-postérieur du thorax. Chassaignac a également insisté sur ce fait dans un mémoire sur l'hypertrophie des amygdales.

Les malades sont sujets à des coryzas et à des bronchites répétés ; mais que survienne une angine aiguë chez des sujets dont l'isthme du gosier est déjà en grande partie oblitéré, et l'on comprendra qu'il se produise alors des menaces sérieuses de suffocation. C'est donc une raison pour ne pas laisser subsister l'hypertrophie amygdalienne, et pour intervenir, au besoin, contre elle par une opération.

Traitement. — Lorsque le traitement médical, comprenant les topiques résolutifs et les moyens généraux, comme l'iodure de potassium, les eaux sulfureuses, les toniques, reste impuissant, il faut avoir recours à l'ablation des amygdales. Cette opération peut se pratiquer, soit avec le bistouri, soit à l'aide d'un des nombreux amygdalotomes dont on trouvera la description dans les traités de médecine opératoire. Si l'on se sert du bistouri, on enveloppe cet instrument de diachylon jusqu'à une certaine distance de sa pointe ; puis, saisissant l'amygdale avec une pince de Museux, on l'attire légèrement en dedans ; on en pratique ensuite l'excision de bas en haut, en tenant le bistouri parallèlement aux piliers du voile. On préfère généralement au bistouri l'amygdalotome qui, imaginé par un chirurgien américain, Fahnestock, a subi dernièrement un grand nombre de modifications. L'opération exécutée au moyen de l'amygdalotome se compose de trois temps. Dans un premier temps, l'amygdale est introduite dans la lunette de l'instrument ; dans un second temps, elle est embrochée à l'aide de la petite fourche que porte l'amygdalotome; enfin, par un mouvement imprimé à la tige de l'instrument, on fait agir la lame tranchante qui sectionne d'arrière en avant l'organe à enlever.

La seule indication formelle du bistouri, c'est la présence dans l'intérieur de l'amygdale de concrétions calcaires qui s'opposeraient au jeu de la lame mobile de l'amygdalotome et pourraient même en déterminer la rupture. Comme accident à craindre, nous signalerons surtout l'hémorrhagie qui, dans quelques cas, a pris des proportions inquiétantes. Chassaignac a montré que tout ce qui peut entraver la respiration, comme un polype, un rétrécissement des fosses nasales, la striction du cou par un col ou une cravate trop serrée, peut provoquer l'hémorrhagie. Et, partant de cette idée, M. Monod a conseillé, pour arrêter l'écoulement sanguin, de faire ouvrir largement la bouche du malade. La respiration se trouve ainsi facilitée, et le sang cesse de couler. Si l'hémorrhagie se prolonge, on emploiera la glace; dans les cas graves, on a eu recours à la compression de l'amygdale, soit avec le doigt, soit avec la pince de Hatin, dont l'un des mors s'applique sur l'amygdale, tandis que l'autre presse sur la peau, dans un point correspondant. Enfin, Gensoul a réussi dans un cas à arrêter l'hémorrhagie par la compression de la carotide.

III

ULCÉRATIONS DES AMYGDALES.

Outre les tumeurs ulcérées, on peut rencontrer sur les amygdales diverses variétés d'ulcérations, dont les unes sont dues à la syphilis, les autres à la tuberculose.

a. **Ulcérations syphilitiques.** — On rencontre sur les amygdales les accidents répondant aux trois périodes de la syphilis. Le chancre infectant de l'amygdale, nié à tort autrefois, est parfaitement démontré aujourd'hui, quoique rare. On en trouvera des observations intéressantes dans un mémoire de M. Paul Legendre, inséré

dans les *Archives de médecine* de 1884, et dans la thèse de M. Pivau-
dran sur la syphilis des amygdales, qui date de la même année.

Parmi les faits les plus intéressants à noter au sujet de son origine, il faut signaler que les enfants syphilitiques ont été assez souvent la source de l'infection en pareil cas. Le diagnostic a pu présenter de sérieuses difficultés. On a hésité surtout entre le chancre,
l'angine diphthérique, l'angine gangréneuse et l'épithélioma.

Les plaques muqueuses ne sont pas rares au niveau de l'amygdale.
D'après M. Cornil, elles s'ulcèrent rarement. Il peut arriver cependant qu'il se produise à leur surface des érosions ou des ulcérations,
qui même se recouvrent d'une pseudo-membrane fibrineuse, lorsque
l'inflammation est très intense.

Enfin la syphilis tertiaire peut se manifester sur les amygdales
par des syphilides, qui déterminent des destructions très étendues, ou plus souvent encore par des gommes qui laissent, après
leur ouverture, des ulcérations profondes de l'amygdale.

b. **Ulcérations tuberculeuses.** — La tuberculose des amygdales peut se manifester à l'état aigu, sous forme de granulations
miliaires, ou à l'état chronique sous forme d'ulcérations caséeuses
plus ou moins profondes. Les granulations miliaires sont grises,
demi-transparentes. Leur confluence amène un processus destructeur
et une ulcération à fond jaunâtre qui détermine parfois la fonte
totale de l'amygdale. Ces ulcérations tuberculeuses coïncident avec
des lésions semblables du pharynx, du voile du palais et de la base
de la langue.

IV

NÉOPLASMES OU TUMEURS DE L'AMYGDALE.

Les tumeurs de l'amygdale sont loin d'être fréquentes ; nous passerons rapidement en revue les plus importantes d'entre elles.

a. **Kystes hydatiques.** — Dupuytren, voulant pratiquer l'excision d'une amygdale qu'il croyait atteinte d'hypertrophie simple chez
une femme blonde et lymphatique, ouvrit un kyste hydatique. Éclairé
sur la véritable nature de la maladie, il compléta alors l'extirpation
de la poche kystique. Davaine rapporte une observation analogue
appartenant à Robert.

b. **Fibromes.** — M. Rassaquay, auteur d'une thèse sur les tumeurs de l'amygdale (1872), rapporte une observation de fibrome de l'amygdale, enlevé par M. Verneuil.

c. **Cancer.** — Il est exceptionnel de rencontrer des carcinomes primitifs de l'amygdale. On y observe plus souvent des épithéliomas; encore, dans certains cas, est-il bien difficile de dire si la maladie a débuté par l'amygdale ou par un point voisin du voile du palais. Nous n'insisterons pas sur l'immense gravité de pareilles tumeurs, qui déterminent de bonne heure l'engorgement ganglionnaire, l'ulcération, des douleurs violentes, et qui contribuent encore à la ruine de l'organisme par l'obstacle mécanique qu'elles apportent à la respiration et à la déglutition.

d. **Lymphadénomes.** — Ce sont les plus fréquentes des tumeurs des amygdales. Étant donnée la nature du tissu qui constitue l'organe à l'état normal, tissu adénoïde, on comprend qu'il soit fréquemment le siège du lymphadénome, qu'il s'agisse de lymphadénome simple ou de lymphosarcome. On voit habituellement le lymphadénome de l'amygdale coïncider avec le lymphadénome des ganglions du cou.

Diagnostic. — Le diagnostic des tumeurs de l'amygdale ne laisse pas que de présenter de grandes difficultés. Au début, lorsque la tumeur n'est pas ulcérée, on peut croire à une hypertrophie simple. Cependant l'âge avancé des malades, la dureté de l'organe, l'unilatéralité de l'affection sont des signes qui doivent faire penser plutôt au cancer ou au lymphadénome. Lorsque la tumeur est ulcérée, on est exposé à la confondre avec un chancre induré, ou avec une gomme ulcérée. Mais dans le chancre, il y a une induration manifeste ; dès le début, une adénopathie composée de ganglions indurés ; enfin, on ne constate pas les douleurs violentes qui appartiennent au cancer. En cas de doute, il faut instituer le traitement spécifique.

Traitement. — Ce qui aggrave encore le pronostic des tumeurs malignes de l'amygdale, c'est la difficulté du traitement. En opérant par la bouche, soit avec l'amygdalotome, soit avec le bistouri, on court toujours le risque de n'enlever le mal qu'incomplètement. Aussi vaut-il mieux se frayer une voie jusqu'à l'amygdale par une incision cutanée. C'est ce que fit Demarquay, qui pratiqua une incision le long du bord antérieur du sterno-mastoïdien, écarta les vaisseaux, et enleva l'amygdale avec l'écraseur. Cheever (de Boston) a conseillé

un procédé analogue, qui se compose de deux incisions, l'une parallèle au sterno-mastoïdien, l'autre suivant le bord inférieur du maxillaire.

ARTICLE III

MALADIES DE LA LANGUE ET DU PLANCHER DE LA BOUCHE.

PREMIÈRE PARTIE

MALADIES DE LA LANGUE.

Comme travaux consacrés à la pathologie chirurgicale de la langue
en général, nous citerons, outre les articles des *Dictionnaires*, l'ouvrage de Fairlie Clarke, publié en 1873, et une revue critique de
Paul Hybord, insérée dans les *Archives de médecine* de la même
année.

I

LÉSIONS TRAUMATIQUES DE LA LANGUE.

Sous ce titre, nous décrirons les plaies et les corps étrangers de la
langue.

1° PLAIES.

Protégée par les parties molles du plancher de la bouche et par
les arcades dentaires, la langue est assez rarement le siège de traumatismes qui intéressent isolément cet organe. Au contraire, dans
les plaies de la région sus-hyoïdienne, la base de la langue est parfois atteinte.

Les simples piqûres de la langue sont habituellement sans gravité.
Cependant, dans un cas exceptionnel, une aiguille à tricoter fut

enfoncée si profondément dans la langue, qu'il en résulta une hémorrhagie, qui persistait encore après vingt-quatre heures. Brasdor, pour arrêter le sang, dut cautériser la plaie à l'aide d'une aiguille rougie au feu.

Les plaies par instruments tranchants sont rares ; mais ce qu'on observe beaucoup plus souvent, ce sont les morsures de la langue. Les morsures simples, qui se produisent accidentellement pendant la mastication, n'ont pas de gravité. Il en est autrement des morsures qui se produisent dans le cours d'attaques convulsives, par exemple dans l'épilepsie ou le tétanos. Bouisson rapporte le cas d'un tétanique qui, pendant qu'il essayait de montrer sa langue, fut pris d'une crise de trismus d'où résulta l'écrasement de l'organe entre les incisives. Si l'on n'eût dégagé la langue à l'aide d'un instrument mousse, sa section eût été complète. Les morsures fréquemment répétées de la langue chez les épileptiques amènent parfois une dilacération de l'organe, qui est criblé de cicatrices. Quelquefois même les morsures, portant toujours sur le même point, creusent à la surface de l'organe un sillon qui sépare du reste de la langue une portion de son tissu, qui devient le siège d'une hypertrophie gênante pour le malade. C'est ce qui existait chez un épileptique observé par Maisonneuve, à Bicêtre. Il éprouvait une telle gêne dans les fonctions de la langue, qu'il demanda l'ablation de la partie tuméfiée, dont le volume égalait celui d'un œuf de pigeon. Il est encore une circonstance dans laquelle les plaies de la langue produites par les dents peuvent prendre une grande importance. C'est lorsque ces morsures surviennent à la suite d'un coup ou d'une chute sur le menton. Cette dernière cause a été observée plus d'une fois chez les enfants. Deux cas de ce genre ont été vus, par Wilkes et par Branca, chez des enfants de quatre et de treize mois. Dans ces faits, toute l'épaisseur de la langue était divisée, et la partie antérieure de l'organe formait un lambeau flottant qui entravait la succion et la mastication. La suture amena rapidement la guérison. Enfin les plaies par armes à feu sont plus graves encore que les précédentes, à cause de la dilacération des parties, de la mortification consécutive des lambeaux et de la présence des corps étrangers. On les observe parfois dans les tentatives de suicide.

Traitement. — Les petites plaies, qui ne comprennent pas toute l'épaisseur de l'organe, ne réclament pas autre chose que quelques lavages sous forme de gargarismes antiseptiques. La plaie est-elle plus large, comprend-elle la langue dans toute son épaisseur, il est nécessaire de recourir à la suture. Pour amener une conptation exacte des lambeaux, on fera des sutures sur chacune des deux faces de l'organe. Il est enfin des cas dans lesquels la partie antérieure de la langue, presque complètement détachée, ne tient plus au reste de l'organe que par un mince pédicule. Que doit-on faire en pareil cas? Eh bien! ici encore, les recherches de Bérenger-Féraud ont démontré que la conservation avec suture de l'organe devait être la règle. Cet auteur a pu réunir onze cas de cette nature. Le plus souvent, avons-nous dit, l'hémorrhagie n'a pas de gravité. Si cependant il en était autrement, la première chose à faire serait de tenter la ligature des vaisseaux dans la plaie. Si l'on n'y pouvait réussir, on devrait imiter la conduite de Brasdor, c'est-à-dire recourir à la cautérisation avec le fer rouge. On pourrait encore pratiquer le tamponnement de la plaie avec une boulette de charpie imbibée de perchlorure de fer. La ligature des artères linguales resterait comme dernière ressource.

2° CORPS ÉTRANGERS.

Déjà nous avons signalé comme complication des plaies par armes à feu la présence des corps étrangers. Ce sont tantôt des projectiles, comme des balles, des éclats de bois, tantôt des esquilles des maxillaires, ou même des fragments de dents. Ces derniers ont pu aussi se retrouver dans des plaies par morsure ou à la suite d'extractions de dents.

Lorsqu'on voit le malade immédiatement après l'accident, l'exploration de la plaie, soit avec les doigts, soit à l'aide d'instruments, une douleur localisée, la sensation d'un corps dur perçue par le blessé, sont autant de circonstances qui rendent aisé le diagnostic. Mais il peut se faire qu'au moment même de l'accident, l'existence du corps étranger passe inaperçue, et, plus tard, les circonstances dans lesquelles il se présente ne laissent pas que de causer au chirurgien un certain embarras. On connaît les faits de Boyer et de Velpeau, dans lesquels une balle incluse dans la langue depuis plusieurs mois formait une tumeur circonscrite, dure et peu douloureuse; un trajet fistuleux conduisait un stylet jusque sur le corps étranger, et permettait d'en apprécier la résistance. Dans un fait com-

muniqué à la Société de chirurgie par le docteur Herbert (de Til-
lières), il s'agissait de la couronne d'une grosse molaire qui avait
pénétré dans la langue au moment de l'extraction d'une dent faite
par un charlatan. Sur un blessé de la campagne de Crimée, M. Bouisson retira de la base de la langue, quinze mois après la blessure,
une grosse molaire à racines multiples divergentes dont l'une était
cassée.

Une circonstance qui se retrouve dans la plupart des observations,
c'est l'existence d'un trajet fistuleux conduisant sur le corps étranger. Cela permettra de distinguer les corps étrangers de la langue
des tumeurs de l'organe avec lesquelles on pourrait les confondre.
Quant au traitement, il consiste bien évidemment dans l'ablation du
corps étranger.

II

LÉSIONS INFLAMMATOIRES DE LA LANGUE.

1° GLOSSITE.

L'inflammation de la langue ou glossite peut être superficielle,
c'est-à-dire n'intéressant que la muqueuse, ou profonde, développée
dans l'épaisseur même du tissu charnu de l'organe. Si la glossite
superficielle est plutôt du domaine de la médecine, la glossite profonde appartient à la chirurgie par son histoire clinique et par son
traitement.

Définition. — La glossite a reçu un très grand nombre de noms
différents : glossocèle, paraglosse, glossite phlegmoneuse ou œdémato-
phlegmoneuse, glossite parenchymateuse ou profonde. La glossite
profonde peut exister à l'état aigu et à l'état chronique. A l'exemple
de M. Duplay, nous ne traiterons ici que de la glossite aiguë, renvoyant ce que nous avons à dire de la glossite profonde à l'histoire
de la macroglossie.

Étiologie. — Nous pouvons, avec M. Caulier, auteur d'une thèse
récente sur ce sujet (1885), ranger en deux groupes les causes de la

glossite aiguë, suivant qu'elles relèvent de l'état général ou qu'elles sont purement locales.

Parmi les causes générales, il faut signaler les maladies infectieuses et les fièvres graves, au premier rang desquelles se place la variole ; d'après le même auteur, la scarlatine aurait causé une fois la glossite profonde aiguë. Enfin la fièvre typhoïde a donné plus d'une fois naissance à cette complication.

Les causes locales sont les traumatismes, les corps étrangers, les brûlures, les diverses opérations pratiquées sur la langue. L'application de substances irritantes, des cautérisations trop énergiques, les piqûres d'insectes, l'action de certains venins, peuvent encore lui donner naissance. A. Paré rapporte que deux hommes ayant bu du vin dans lequel ils avaient fait infuser de la sauge sans la laver, eurent un gonflement énorme de la langue, des vomissements, des sueurs froides, des syncopes. Ils enflèrent et moururent. Leur mort fut attribuée à la bave de crapaud dont étaient couvertes les feuilles de sauge qu'ils avaient cueillies. Dupont a vu un jeune paysan de seize ans qui, ayant mâché à deux reprises un crapaud, eut un gonflement tel de la langue qu'il pensait déjà à faire la trachéotomie. De nombreuses scarifications suffirent à réduire le volume de l'organe.

Il faut encore signaler comme causes de la glossite aiguë la stomatite mercurielle et l'impression du froid, qu'on trouve notée dans plusieurs observations.

Anatomie pathologique. — Il semble, d'après ce que nous savons de l'anatomie pathologique de la glossite, que ce soit surtout une inflammation interstitielle. En effet, d'après Niemeyer, les fibres musculaires sont rarement altérées, au début du moins. Ce n'est que si la maladie se prolonge que l'on constate le ramollissement et la désorganisation des fibres musculaires. Il existe dans le tissu cellulaire interstitiel de l'organe une infiltration de sang et de sérosité ; plus tard même, une infiltration purulente. Enfin le pus, venant à se collecter, constitue un abcès dans l'intérieur duquel on trouve des débris de tissu conjonctif et de fibres musculaires altérées. Prenant en considération la rareté du tissu cellulaire dans la langue, M. Caulier se demande avec juste raison si la plus grande part dans l'évolution des phénomènes inflammatoires ne doit pas revenir au système lymphatique.

Symptômes. — Il est à remarquer tout d'abord que la glossite peut être générale ou partielle. Cette dernière est beaucoup moins fréquente; elle peut porter sur la base de l'organe, ou sur une de ses moitiés, du côté gauche le plus souvent. Le début brusque du mal et la gravité apparente des symptômes frappent l'observateur. Il se produit en effet un gonflement considérable de l'organe qui remplit complètement la cavité buccale, déborde même les arcades dentaires et fait saillie entre les lèvres. Cette langue ainsi saillante hors de la bouche est tantôt pâle et anémiée, tantôt rouge. et même noirâtre, fuligineuse; sur sa face supérieure se voient les empreintes tracées par le contact prolongé des dents. La parole est toujours extrêmement gênée, quelquefois même impossible. Ne pouvant plus prononcer un seul mot, le malade est réduit à s'exprimer par signes. La bouche étant constamment entr'ouverte, il en résulte une salivation abondante; l'haleine est fétide. La douleur est habituellement très vive, la déglutition extrêmement difficile; enfin, la respiration elle-même est entravée; il se produit des accès de suffocation, qui ont obligé quelquefois de recourir à la trachéotomie.

La marche est toujours très rapide, et la maladie évolue en quelques jours. La terminaison peut se faire par résolution; c'est là le cas le plus favorable et aussi le plus fréquent. D'autres fois la suppuration se produit et aboutit à la formation d'un abcès, qui se montre sous la forme d'une tuméfaction molle, rénitente, quelquefois même fluctuante. L'existence d'un pareil abcès au niveau de la base de la langue peut déterminer des phénomènes graves de suffocation, comme M. Caulier en rapporte dans sa thèse un exemple intéressant. Le pus qui s'échappe des abcès de la langue est habituellement fétide; son évacuation est suivie d'une prompte amélioration. Une dernière terminaison possible, c'est la gangrène. C'est surtout dans les cas où la glossite se montre comme complication dans les états généraux graves, variole, fièvre typhoïde, que l'on observe cette terminaison. Mais on peut l'observer aussi comme conséquence de l'excès d'inflammation, en dehors de tout état général particulier. Le gonflement de l'organe est tel, la constriction produite sur lui par les arcades dentaires est si marquée, que toute la portion de la langue qui proémine en dehors de la bouche, privée de circulation, est frappée de gangrène.

Comme complications de la glossite aiguë, nous avons cité déjà les accès de suffocation; le gonflement peut être tel qu'il détermine la mort en quelques heures. Lyfor a rapporté le cas d'un malade qui

succomba trente-deux heures après le début de l'inflammation. On
trouvera dans la thèse de M. Caulier un cas de mort subite par perforation de l'artère linguale et pénétration du sang dans le larynx.

Diagnostic. — En général, le diagnostic de la glossite aiguë est
aisé. Peut-être cependant le début brusque et la similitude des accidents pourraient-ils la faire confondre avec une grenouillette aiguë.
Mais, dans cette dernière affection, il sera possible de constater une
tumeur rouge et luisante, remplissant le plancher de la bouche, tandis que la langue est refoulée en haut et en arrière. On pourrait encore confondre la glossite aiguë avec un phlegmon du plancher de la
bouche. Mais dans cette dernière affection, comme dans la grenouillette, la langue est refoulée en haut et en arrière, tandis que, dans
la glossite, elle vient proéminer entre les arcades dentaires. De plus,
dans la glossite, le gonflement se produit d'abord dans la cavité buccale, tandis que, dans le phlegmon du plancher de la bouche, il se
manifeste surtout du côté de la région sus-hyoïdienne. Quant à la
cause de la glossite, les antécédents, l'existence souvent constatée
d'une fausse membrane au niveau de la plaie ou de la morsure, la
coïncidence de la gingivite et de la stomatite, la fétidité de l'haleine,
l'abondance de la suppuration permettront de rattacher la maladie
soit à un traumatisme, soit à l'ingestion du mercure.

Pronostic. — D'une manière générale, le pronostic n'est pas
grave. Très effrayante par son cortège de symptômes, la glossite aiguë
se termine le plus souvent par la résolution. Cependant la possibilité
des graves accidents que nous avons signalés, et aussi l'état général
des malades dans les fièvres graves, sont de nature à rendre réservé
le pronostic.

Traitement. — Dans les cas les plus légers, les gargarismes
émollients, les révulsifs sur le tube digestif, les applications de sangsues à la région sus-hyoïdienne peuvent suffire à amener la résolution.
Si le gonflement est énorme et qu'il y ait menace de suffocation, il ne
faut pas hésiter à pratiquer à la surface de l'organe de longues et
profondes scarifications qui amènent une détente rapide des symptômes.
Enfin lorsque la palpation attentive de l'organe permet de constater
l'existence d'abcès, il faut sans tarder donner issue au pus. Dans des
cas comme celui de Weger, où le malade est menacé de périr as-
phyxié, il faudrait imiter la conduite de ce chirurgien, et pratiquer
immédiatement la trachéotomie.

On observe à la langue des ulcérations auxquelles on peut donner le nom d'*ulcérations dentaires*, vu la cause qui les produit le plus souvent. Par opposition aux ulcérations spécifiques de la syphilis et de la tuberculose, aux ulcérations du cancer, on leur donne aussi le nom d'ulcères simples.

Leur siège de prédilection est sur les bords de la langue, au niveau des dents molaires. C'est en effet le plus souvent l'une de ces dents qui, atteinte de carie ou présentant des aspérités aiguës à la suite de la fracture d'une partie de sa couronne, provoque l'ulcération. Pendant les mouvements de la mastication, le bord de la langue vient incessamment frotter sur la pointe de la dent ; de là une petite plaie qui se creuse de plus en plus, verse un pus fétide, et prend les caractères d'une ulcération rebelle, à bords indurés et calleux. Elle cause généralement au malade de grandes souffrances. Parfois la saillie de la dent qui produit l'ulcération n'est pas très appréciable à la vue ; mais il suffit de passer le doigt sur la couronne pour sentir l'aspérité aiguë qui est la cause des accidents. L'extraction de la dent malade détermine la cicatrisation de l'ulcération linguale ; et par là, celle-ci se différencie facilement des autres ulcérations avec lesquelles on pourrait la confondre.

3° SYPHILIS LINGUALE.

La syphilis peut se manifester à la langue à ses diverses périodes et sous des formes multiples. Nous décrirons successivement les accidents des périodes initiale, secondaire et tertiaire.

a. **Chancre lingual.** — Le chancre lingual est très rare. Dans la statistique dressée par M. Fournier, il figure trois fois seulement sur 824 cas de chancres divers. Habituellement solitaire, il siège le plus souvent au niveau de la pointe de l'organe. Il constitue une ulcération à fond grisâtre, dont les bords sont rouges, dont la base est indurée. Les ganglions sous-maxillaires sont engorgés, durs et indolents. Le diagnostic est généralement facile. Il se base sur les caractères de l'ulcération, sur la présence de l'engorgement ganglionnaire, l'âge du sujet, la conservation de la santé générale qui distingue le chancre des ulcérations tuberculeuses ou cancéreuses. Du reste, la cicatrisation survenant rapidement lèverait tous les doutes.

b. **Accidents secondaires.** — A l'exemple de M. Duplay, nous étudierons sous ce titre les plaques muqueuses, les syphilides tuberculeuses et ulcéreuses.

Les plaques muqueuses de la langue sont très fréquentes. Elles siègent le plus souvent sur les bords de l'organe, et leur contact incessant avec les dents détermine fréquemment leur ulcération. Chez les fumeurs, le contact répété du tuyau de la pipe aboutit au même résultat.

On observe alors de petites ulcérations irrégulières, recouvertes d'une pellicule blanchâtre qui semblent quelquefois se mouler sur les anfractuosités des dents. Assez souvent on rencontre en même temps d'autres manifestations syphilitiques sur la gorge et à la surface du corps.

Les syphilides tuberculeuses constituent une lésion beaucoup plus rare et plus tardive. Les tubercules se présentent sous la forme de saillies à base large, indurée, faisant corps avec la muqueuse linguale. Lorsqu'ils s'ulcèrent, ils ont un fond grisâtre, des bords taillés à pic et de couleur rouge brun. Ils laissent après leur guérison une cicatrice étoilée.

Enfin on observe encore à la langue des syphilides ulcéreuses qui ne reposent pas sur des tubercules. Elles ont une forme irrégulière, serpigineuse ; elles détruisent toute l'épaisseur de la muqueuse et pénètrent par conséquent à une grande profondeur. Elles coïncident parfois avec des syphilides ulcéreuses ou pustulo-crustacées de la peau.

· *c.* **Glossites tertiaires.** — Les glossites tertiaires ont été, en 1877, de la part de M. le professeur Fournier, l'objet d'un très intéressant mémoire que nous suivrons dans notre description.

On doit les diviser en deux classes : les glossites scléreuses et les glossites gommeuses, tout en notant que ces deux formes peuvent se trouver réunies.

Bien qu'elles se rencontrent dans les deux sexes, les glossites tertiaires sont infiniment plus fréquentes chez l'homme. Ce sont des lésions des périodes avancées de la syphilis, se développant généralement après la cinquième année de la maladie. Leur siège de prédilection est la face dorsale de l'organe.

1° *Glossite scléreuse*. — La glossite scléreuse, caractérisée anatomiquement par l'hyperplasie du tissu fibreux, peut être superficielle ou profonde. La glossite superficielle ou corticale a son siège dans le derme de la muqueuse; la glossite profonde ou parenchymateuse est caractérisée par l'hypertrophie du tissu conjonctif interstitiel de la langue.

La glossite scléreuse superficielle consiste en des indurations en forme de plaques, au niveau desquelles la muqueuse est rouge, lisse et luisante; on n'y constate ni ulcérations, ni desquamation épithéliale. Tantôt ces îlots d'induration sont isolés, disséminés à la surface de la muqueuse, tantôt ils forment une nappe continue qui la recouvre complètement. Parfois la muqueuse présente un aspect comme parqueté, c'est-à-dire que sa surface est parcourue, à la façon d'un parquet, par un réseau de sillons, qui isolent les uns des autres les îlots indurés. On voit même, au bout d'un certain temps, se produire des fissures, des crevasses profondes qui ajoutent à la maladie un élément douloureux. La marche est du reste essentiellement chronique.

La glossite scléreuse profonde occupe le plus souvent à la fois l'épaisseur de la muqueuse et tout le tissu cellulaire interstitiel de l'organe. Elle s'étend habituellement à une grande partie de la langue, à sa moitié, à ses deux tiers ou même à ses trois quarts antérieurs. Il y a une tuméfaction et une induration profonde de la langue, dont la surface est mamelonnée, lobulée. Ces mamelons, ces bosselures sont séparées les unes des autres par des sillons et des fissures profondes. Ces sillons, ces crevasses ont été signalées par Saison dans sa thèse, en 1871. Fairlie Clarke y insiste également. Elles ont une grande importance au point de vue du diagnostic. Quelquefois, on voit se produire au milieu des lobules scléreux des ulcérations à fond jaunâtre, bourbillonneux, à bords profondément excavés. Ce sont de petites gommes ulcérées. Il s'agit en pareil cas de formes mixtes, scléro-gommeuses.

2° *Glossite gommeuse*. — Comme la forme scléreuse, la glossite gommeuse peut être superficielle ou profonde.

Les gommes superficielles ne sont pas autre chose que de petites nodosités qui se développent dans l'épaisseur même de la muqueuse, et proéminent sous forme de mamelons sur la face dorsale ou sur les bords de l'organe. Ce sont ces petites gommes superficielles qui, en s'ulcérant, donnent naissance aux ulcérations dont nous notions tout à l'heure la présence dans certains, cas de glossites mixtes, scléro-gommeuses.

Les gommes profondes siègent dans l'épaisseur même des muscles. M. Bouisson fait remarquer avec juste raison que, de tous les organes musculeux, c'est la langue qui est la plus sujette aux gommes.

Elles se développent d'une façon presque exclusive vers la face supérieure de l'organe, à peu près aussi souvent vers la pointe et la partie antérieure de la langue que vers sa base. C'est à tort, dit M. Fournier, qu'on les a décrites comme étant plus fréquentes sur la partie médiane de la langue; elles siègent plus souvent, au contraire, sur les parties latérales. Il existe quelquefois une tumeur unique; mais habituellement on en rencontre deux ou trois, et même davantage. Aussi lorsqu'on vient à palper avec l'extrémité des doigts la face supérieure de l'organe, on sent dans son épaisseur un grand nombre de tumeurs dures. Il semble, selon l'expression de Ricord, que la langue soit « rembourrée de noisettes ». Exceptionnellement ces tumeurs confluentes peuvent atteindre un grand volume. La langue présente alors une tuméfaction considérable; elle ne peut plus être contenue dans la cavité buccale et devient procidente, comme dans un cas de J. Cloquet, où elle descendait à trois pouces au-dessous du niveau du menton. Le malade était constamment inondé de salive; il ne pouvait plus parler que d'une façon presque inintelligible; il ne respirait et n'avalait qu'avec une difficulté extrême. Plusieurs médecins avaient pensé à un cancer; J. Cloquet reconnut la syphilis, et obtint la guérison par le traitement spécifique.

Très dures à leur début, les gommes de la langue se ramollissent de plus en plus, au point de devenir complètement fluctuantes. La muqueuse rougit à leur niveau; elle s'amincit, enfin l'ulcération s'établit. Celle-ci est souvent profondément excavée, à bords taillés à pic, à fond grisâtre et induré. Dans des cas exceptionnels, les ulcérations gommeuses de la langue prennent la forme phagédénique, elles s'étendent en surface d'une manière irrégulière et deviennent serpigineuses, ou bien, creusant en profondeur, elles revêtent la forme térébrante.

Le début de la maladie est insidieux, les phénomènes fonctionnels sont peu marqués; ce qui gène les malades, c'est la salivation continuelle, la difficulté de la phonation et de la déglutition, plutôt que les douleurs. Celles-ci n'apparaissent qu'avec la période d'ulcération. La règle est qu'il n'y a pas d'engorgement ganglionnaire. On peut cependant en voir quelquefois au voisinage des gommes ulcérées.

L'évolution des glossites syphilitiques est essentiellement chronique. La glossite gommeuse, après avoir marché très longtemps d'une façon sourde et insidieuse, aboutit à la période d'ulcération et de réparation. Les lésions de la glossite scléreuse sont, au contraire, permanentes et définitives. De plus, elle est sujette à de nombreuses rechutes; de sorte que le pronostic de la forme scléreuse est beaucoup plus défavorable que celui de la forme gommeuse.

4° TUBERCULOSE LINGUALE.

Bien qu'elle ait été depuis longtemps signalée, la tuberculose linguale a cependant une histoire assez récente. C'est, en effet, surtout la thèse de Julliard, en 1865, qui a appelé sur elle l'attention. Depuis lors ont paru un mémoire de M. Trélat sur ce sujet dans les *Archives de médecine* de 1870, les thèses de Bourcheix et de Pouzergues, un article de M. Féréol dans l'*Union médicale*, etc.

Anatomie pathologique. — Deux opinions ont été émises sur la nature des ulcérations linguales qu'on peut observer dans le cours de la tuberculose. Les uns les ont considérées comme des ulcérations simples, tenant à l'état cachectique du malade et résultant de l'inflammation et de la suppuration des glandules de la langue; les autres, avec MM. Trélat, Verneuil, Féréol, Bourcheix, les ont regardées comme étant réellement tuberculeuses, c'est-à-dire produites par la fonte de véritables tubercules de la muqueuse linguale. Dans un travail postérieur à sa thèse, M. Julliard a admis une opinion mixte, c'est-à-dire qu'auprès des ulcérations tuberculeuses, il admet des ulcérations simples produites chez les tuberculeux par l'état cachectique. Que cette dernière variété d'ulcérations existe, il n'en est pas moins vrai que, dans l'immense majorité des cas, les ulcérations de la langue, dans le cours de la tuberculose pulmonaire, sont bien réellement de nature tuberculeuse.

La tuberculose linguale débute sous la forme d'une ou plusieurs granulations confluentes, situées à la surface du chorion muqueux, où elles déterminent un léger relief. Au bout d'un certain temps, il se forme au sommet du tubercule une érosion qui creuse peu à peu en profondeur, au point d'amener même parfois l'élimination complète de la granulation tuberculeuse. Mais généralement, en même temps que les produits tuberculeux s'éliminent par ulcération, de nouvelles productions néoplasiques se déposent dans les tissus voisins. Lorsqu'on examine au microscope une ulcération tuberculeuse, on constate que ses bords sont formés par la muqueuse linguale extrêmement épaissie ; le fond de l'ulcère est constitué par des bourgeons charnus, formés de tissu embryonnaire. Au-dessous de cette couche bourgeonnante et jusque dans le tissu conjonctif qui sépare les faisceaux musculaires de l'organe, on trouve des granulations tuberculeuses isolées. On en voit aussi à la surface de la muqueuse, au pourtour des ulcérations ; quelquefois il existe simultanément des lésions tuberculeuses de la luette, des amygdales et du voile du palais.

Symptômes. — Les ulcérations tuberculeuses peuvent se voir sur tous les points de la langue, mais surtout à la face supérieure, d'où elles peuvent empiéter sur les bords et même sur la face inférieure de l'organe. Il est très rare d'observer simultanément plusieurs ulcérations. Lorsqu'elles sont multiples au début, elles ne tardent pas à se fusionner.

L'ulcération, une fois établie, a une forme plus ou moins irrégulière, des bords saillants, boursouflés, d'un rouge vif, jamais décollés ni taillés à pic. La muqueuse linguale présente tout autour de l'ulcération un véritable semis de petits points ou de plaques jaunâtres, qui ne sont autre chose que des granulations tuberculeuses. M. Trélat a signalé ces petits points jaunâtres comme présentant une très grande valeur diagnostique.

Les lésions tuberculeuses de la langue déterminent une douleur très vive qui est exaspérée par le passage des aliments et les mouvements de mastication. Il y a en même temps une gêne plus ou moins marquée de la phonation et de la déglutition, une salivation abondante. Le plus souvent on constate tous les signes de la tuberculose pulmonaire, mais il importe de savoir que l'ulcération linguale peut exceptionnellement constituer le premier symptôme de l'infection tuberculeuse.

La marche est essentiellement lente et chronique ; il est tout à fait exceptionnel d'observer la guérison de l'une de ces ulcérations.

Le pronostic est grave, tant à cause de l'infection tuberculeuse

générale que vu la gêne apportée à l'alimentation par la présence
des ulcérations linguales, vu l'existence des douleurs continuelles et
l'abondance de la suppuration.

Traitement. — Le traitement doit être avant tout général, s'a-
dressant à la diathèse tuberculeuse. Quant au traitement local, il
n'est que palliatif; le fer rouge employé par M. Trélat, le chlorate
de potasse conseillé par M. Féréol n'ont produit que des améliora-
tions passagères. Une seule fois, M. Verneuil a obtenu la guérison
par des cautérisations répétées à l'acide chromique. On peut se demander avec M. Trélat si, dans les cas où les douleurs sont très
vives, où la mastication et la déglutition sont sérieusement entravées,
on ne serait pas autorisé à pratiquer l'extirpation de la partie malade
de l'organe pour s'opposer à la débilitation résultant de la gêne de
l'alimentation.

III

NÉOPLASMES OU TUMEURS DE LA LANGUE.

—

1° MACROGLOSSIE.

La macroglossie est aussi désignée sous les noms de prolongement
hypertrophique de la langue ou prolapsus lingual. Différente du
prolapsus causé par l'inflammation aiguë de la langue, elle constitue
une maladie rare.

Étiologie. — Elle est congénitale ou acquise; et, dans ce dernier
cas, elle se montre presque toujours pendant la première enfance.
L'étiologie est encore très obscure. On s'est demandé tour à tour si
le prolapsus était la conséquence de l'hypertrophie, ou bien, au contraire, si cette dernière ne survenait que consécutivement à l'issue de
la langue en dehors de la cavité buccale.

Parmi les causes du prolapsus accidentel, on a noté les efforts de
succion, l'habitude de se mordre la langue et de la tenir au dehors,
des quintes de toux, des attaques convulsives.

Anatomie pathologique. — D'après certains examens histologiques, tous les tissus constituants de la langue prendraient part à

l'hypertrophie. Weber (de Bonn) et Gayraud ont constaté tous les deux l'hyperplasie du tissu musculaire. D'autre part, Virchow et Billroth ont reconnu, dans certains cas de macroglossie congénitale, un développement considérable du système lymphatique. Au milieu du tissu conjonctif hypertrophié, se rencontrent un grand nombre de vaisseaux lymphatiques qui ont subi une ectasie énorme et qui représentent des espaces caverneux. Ces espaces sont tapissés d'endothélium et remplis par une sérosité contenant de nombreuses cellules lymphatiques. En un mot, d'après les recherches de ces auteurs, la lésion caractéristique de la macroglossie congénitale serait une lymphangiectasie, qui devrait faire ranger cette hypertrophie linguale dans le groupe des éléphantiasis.

Symptômes. — Au début, la macroglossie congénitale peut passer complètement inaperçue. Les enfants tettent facilement; quelquefois cependant on note une certaine gêne de la succion, et l'habitude de tenir la bouche entr'ouverte, et de porter fréquemment la langue entre les lèvres. Plus tard, vers l'âge de deux ou trois ans, la difformité s'accuse davantage; le rapprochement des mâchoires est difficile, la langue fait saillie entre les lèvres, et la salivation est abondante. Lorsque le volume de l'organe devient très considérable, la partie de la langue qui fait saillie hors de la bouche est étranglée, et les arcades dentaires y impriment un sillon profond qui est quelquefois le siège d'ulcérations. La langue retombe au-devant du menton; sa surface est tantôt rosée, tantôt noirâtre, recouverte de mucus desséché ; ses papilles sont hypertrophiées.

Les parties voisines ne tardent pas à subir l'effet de ce déplacement de la langue. Le maxillaire inférieur est projeté en avant; il subit un véritable renversement, qui porte en haut sa face postérieure, et en bas sa face antérieure. Les dents incisives sont directement dirigées en avant; leur face postérieure est habituellement le siège d'un dépôt de tartre abondant. La lèvre inférieure est également renversée ; elle est œdématiée, et augmentée de volume; enfin les parties profondes de la cavité buccale elles-mêmes, le voile du palais et les amygdales, l'os hyoïde et le larynx, sont entraînés en avant par le poids de la langue hypertrophiée.

On comprend combien, en pareil cas, la nutrition devient difficile. Une autre cause de débilitation résulte de l'écoulement incessant de la salive au dehors. La respiration devient elle-même très-difficile;

elle ne peut plus se faire que par les fosses nasales. La phonation
est elle-même presque abolie, et la parole devient tout à fait inintelligible.

La marche est essentiellement progressive; arrivée à la période
d'état, la maladie n'a aucune tendance à guérir spontanément. Le
pronostic emprunte donc à cette marche, rapprochée des troubles
fonctionnels que nous venons d'énumérer, une réelle gravité.

Traitement. — Au début de la maladie, il faut s'opposer à l'habitude que prennent les enfants de projeter la langue en avant. Pour
cela, il sera bon de les élever au biberon, en déposant le lait dans la
cavité buccale, de manière à éviter la projection de la langue nécessitée
par la succion. Dans l'intervalle des repas, on maintiendra la bouche
fermée et les mâchoires rapprochées, à l'aide d'un bandage en
forme de fronde.

Lorsque le prolapsus est constitué, il faut recourir à la compression, ou, si ce dernier moyen ne réussit pas, pratiquer l'excision de
la partie procidente. Employée pour la première fois par Leblanc
(d'Orléans), la compression a donné entre les mains de Fréteau (de
Nantes) de nombreux succès. Elle peut être réalisée par deux procédés : la compression indirecte se proposant de refouler la langue en
arrière et de la faire rentrer dans la cavité buccale, et la compression
directe, dans laquelle l'organe est enveloppé dans un bandage compressif destiné à diminuer son volume. La compression indirecte, en
refoulant la langue dans la bouche, gêne la respiration et peut déterminer la suffocation. Aussi la compression directe semble-t-elle préférable.

Si ces divers moyens échouent, il faut en venir à l'ablation de la portion de la langue saillante au dehors. L'excision à l'aide du bistouri
exposerait à l'hémorrhagie; aussi vaut-il mieux se servir de l'écraseur. On se guidera, pour l'application de l'instrument, sur le sillon
tracé à la surface de l'organe, par les arcades dentaires.

Le traitement sera complété par le redressement, au moyen d'appa-
pareils convenables, de la lèvre et de la mâchoire inférieures. On pratiquera, s'il est nécessaire, l'arrachement des dents incisives déviées.

2° TUMEURS VASCULAIRES.

Les tumeurs vasculaires de la langue sont rares; elles appartiennent, soit à la classe des anévrysmes, soit à celle des tumeurs érectiles.

a. **Anévrysmes.** — On a rencontré dans la langue des anévrysmes diffus et circonscrits. A la suite d'une plaie de la langue dans laquelle une artère a été intéressée, on peut voir se former un épanchement sanguin qui, restant en communication avec la plaie artérielle, présente tous les caractères de l'anévrysme diffus ou faux primitif. Il se montre sous forme d'une tumeur molle, mal circonscrite, sans battements appréciables, mais animée d'un frémissement cataire. Tantôt l'anévrysme se limite et se transforme en anévrysme circonscrit; tantôt il devient le siège d'un travail inflammatoire et aboutit à la suppuration.

Pour le traitement, on devra imiter la conduite de Maisonneuve, qui pratiqua la ligature de l'artère linguale dans la plaie préalablement agrandie. Pasturel réussit à l'aide de la compression au moyen d'un fil métallique double porté en arrière de la plaie à travers la langue, et étreignant dans son anse toutes les parties molles. Enfin la ligature de la linguale dans la région sus-hyoïdienne constitue la dernière ressource.

Les anévrysmes circonscrits peuvent, comme nous venons de le dire, succéder aux anévrysmes diffus, ou bien se montrer primitivement. Ils sont d'ailleurs fort rares. Ils donnent au doigt la sensation de frémissement et de pulsations isochrones aux battements du pouls. Ils augmentent de volume pendant l'effort.

On pourra, dans le traitement, imiter la conduite de Colomb, qui lia l'artère au-dessus et au-dessous de la tumeur, et ouvrit le sac; au bout de cinq jours, la guérison était complète. Si la tumeur était peu accessible, et que ce mode de traitement présentât de trop grandes difficultés, on aurait recours à la ligature de l'artère linguale, en dehors de l'organe.

b. **Tumeurs érectiles.** — À l'inverse des anévrysmes, les tumeurs érectiles de la langue ne sont pas rares. Foucher, dans sa thèse, en 1862, a pu en réunir un certain nombre d'observations, et tracer de cette affection un tableau didactique.

Les tumeurs érectiles de la langue sont congénitales; mais assez souvent elles passent inaperçues pendant les premières années, à cause du peu de gêne qu'elles déterminent. Elles débutent parfois dans la langue sous forme de *nœvi materni;* dans d'autres cas, elles résultent de l'extension de tumeurs érectiles, primitivement situées dans la joue, les lèvres ou le plancher de la bouche.

On y observe les deux variétés dites tumeurs érectiles artérielles ou télangiectasie simple et les tumeurs érectiles veineuses ou caverneuses. Les tumeurs érectiles artérielles sont surtout superficielles, tandis que les tumeurs profondes sont caverneuses ou veineuses. La tumeur érectile superficielle ou artérielle se présente sous la forme d'une saillie mollasse, élastique, réductible par la palpation et par la compression de la carotide primitive. Elle présente parfois des pulsations isochrones aux mouvements du pouls. La tumeur érectile veineuse est d'une teinte bleuâtre, plus molle, plus souple, que la tumeur érectile artérielle. Elle ne possède ni battements, ni frémissement. Elle se vide lentement par la pression, et ne revient que lentement aussi à son volume primitif.

Lorsque la tumeur est superficielle et bien circonscrite, on peut en pratiquer l'extirpation ou la ligature. Est-elle, au contraire, plus profonde, ou diffuse, on aura recours soit à la cautérisation avec le fer rouge, soit à l'électrolyse ou encore aux injections coagulantes.

3° KYSTES.

Bien que rares, les kystes de la langue ne laissent pas que d'être de natures très variées : on y rencontre des kystes dermoïdes, dits kystes pileux, ou athéromateux. On y voit aussi des kystes hydatiques, et des kystes séreux simples. Enfin les plus fréquents sont les kystes muqueux, qui se développent aux dépens des nombreux éléments glandulaires renfermés dans l'épaisseur de la langue. Le contenu de ces kystes est filant, visqueux ; sa ressemblance avec le liquide de la grenouillette, le siège fréquent de la tumeur à la face inférieure de la langue, leur a fait quelquefois donner le nom de grenouillette linguale. Dans un cas de cette nature, opéré par Bouisson (de Montpellier), l'analyse chimique n'y fit reconnaître que du mucus absolument pur.

Quelle que soit leur nature, les kystes de la langue ont pour siège de prédilection la base de l'organe ou sa face inférieure. Ils sont presque toujours superficiels ; rarement ils occupent l'épaisseur même des tissus. On les a rencontrés à tous les âges de la vie. Paul Dubois a observé, chez un nouveau-né âgé de deux jours, un kyste de la partie inférieure et libre de la langue.

Les tumeurs kystiques sont arrondies, indolentes ; quelquefois molles ou légèrement élastiques, dans d'autres cas, au contraire, nettement fluctuantes. Habituellement les troubles fonctionnels qu'ils provoquent sont sans importance. Il y a un peu de gêne de la parole et de la mastication. C'est seulement dans des cas, comme celui de Dubois, que, la succion étant impossible chez un jeune enfant, la vie est sérieusement menacée.

Le diagnostic ne présente guère de difficultés que pour les kystes profonds, ayant des parois épaisses et un contenu muqueux. Lorsque la poche est superficielle, on sent aisément la fluctuation. Quant à la nature du kyste, c'est la ponction exploratrice qui, seule, peut la préciser.

Le traitement consiste dans la ponction et l'injection iodée qui pourront suffire, si le kyste a des parois minces et renferme un liquide séreux. Si ce traitement reste insuffisant, si le liquide est très visqueux, on devra recourir à l'excision de la poche. L'excision complète ne laisserait pas que d'être d'une exécution difficile et dangereuse, lorsqu'il s'agit de kystes profondément situés ; aussi vaut-il mieux suivre le conseil des auteurs du *Compendium de chirurgie*, et lui préférer l'excision partielle. La poche est embrochée avec un ténaculum et attirée en avant ; on résèque toute la portion comprise en avant de l'instrument ; on a ainsi une large ouverture qui reste béante et permet de faire des cautérisations au nitrate d'argent pour amener la guérison.

4° LIPOMES.

Le lipome de la langue est une affection tellement rare qu'en 1861, les auteurs du *Compendium* pouvaient encore donner comme unique l'observation recueillie par M. Bastien, interne dans le service de Laugier. Depuis lors, de nouveaux faits ont été publiés, et M. Bouisson dans le *Dictionnaire encyclopédique*, et M. Duplay en comptent quatre cas. Dans ces dernières années, j'ai pu en observer un exemple qui, vu sa fluctuation et sa transparence parfaite, avait été pris pour un kyste. La tumeur siégeait à la pointe de la langue du côté droit. Plus tard, le malade entra dans le service de M. Gosselin, qui pratiqua l'ablation de la tumeur et constata qu'il s'agissait d'un lipome. La pièce a été présentée à la Société anatomique par M. Guelliot, interne de M. Gosselin, et l'observation est consignée dans les Bulletins de cette Société pour l'année 1880. A propos de ce fait, M. Guelliot a cherché les autres cas de lipomes de la langue, et il n'a pu en réunir que huit; celui de M. Gosselin constitue le neuvième. Il en résulte donc qu'il s'agit là de tumeurs extrêmement rares.

Tantôt la tumeur est superficielle et située immédiatement au-dessous de la muqueuse, tantôt elle est profonde et naît dans l'épaisseur même des fibres musculaires de l'organe. Le plus souvent elle occupe la région antérieure et dorsale de la langue. En général, la tumeur est unique, mais on a pu voir, dans un cas de Mason, trois -tumeurs graisseuses de la face dorsale de la langue.

Tantôt la tumeur est sessile, tantôt elle possède un pédicule plus ou moins large; elle est quelquefois bosselée et présente une coloration jaunâtre; c'est ce qui existait dans les cas de Follin et de Bouisson, et dans celui de Gosselin que nous avons pu observer. La fluctuation est parfois si nette qu'on comprend que la tumeur ait pu être prise pour un kyste. Les troubles fonctionnels sont peu prononcés. Il y a cependant de la gêne de la parole et de la mastication.

Le pronostic est bénin. Quant au traitement, il consiste dans . l'extirpation qui a pu être faite soit avec le bistouri, si la tumeur est très superficielle, soit avec la ligature ou le galvano-cautère, dans les cas où la tumeur est profonde et où l'on craint une hémorrhagie.

5° FIBROMES.

Comme les lipomes, les fibromes de la langue sont des tumeurs rares. C'est chez les adultes qu'on les a surtout rencontrés. Ils siègent le plus souvent à la face dorsale de la langue, soit sous la muqueuse, soit dans les parties profondes. Leur consistance est habituellement dure, leur forme est arrondie; quelquefois la tumeur présente un pédicule plus ou moins long et plus ou moins étroit, affectant complètement la forme d'un polype. Ce sont des tumeurs indolentes, à marche lente. Elles ne dépassent guère habituellement le volume d'une noix; quelquefois même elles peuvent rester stationnaires. Dans d'autres cas, au contraire, elles s'enflamment et s'ulcèrent.

En général, les troubles fonctionnels sont peu marqués; ils se bornent à une certaine gêne de la parole et de la mastication. Cependant, chez une jeune fille observée par Pooley, on vit survenir deux complications graves; des hémorrhagies abondantes, et des accès de suffocation. Ceux-ci tenaient au siège même et à la forme de la tumeur; dans ce cas, en effet, le fibrome de la langue était pédiculé et situé à la base de l'organe, de sorte que, dans les mouvements de déglutition, il venait s'appliquer sur l'orifice supérieur du larynx et déterminait les accès de suffocation.

Le diagnostic peut présenter de sérieuses difficultés. Toutefois la dureté de la tumeur, sa pédiculisation, sa marche lente, l'absence d'engorgement ganglionnaire, l'inutilité du traitement spécifique, sont autant de circonstances qui permettront de différencier les fibromes, soit des tumeurs syphilitiques, soit du cancer.

Le pronostic, à part les cas exceptionnels que nous avons signalés plus haut, ne présente pas de gravité.

Le traitement consiste dans l'extirpation, qui pourra être faite par la simple excision au bistouri, si la tumeur est superficielle; à l'aide de la ligature ou de l'écraseur, si la tumeur est profondément située, et qu'on ait à craindre l'hémorrhagie.

6° ÉPITHÉLIOMA.

Contrairement aux tumeurs précédentes, kystes, fibromes, lipomes, qui sont des exceptions rares, l'épithélioma lingual est, au contraire, d'une fréquence extrême, et malheureusement aussi d'une extrême gravité.

Anatomie pathologique. — On décrivait autrefois dans la langue toutes les variétés de cancer, et cette description se retrouve encore dans les articles du *Compendium de chirurgie* et dans celui de M. Bouisson (*Dict. encycl.*). Ce dernier auteur, en effet, passe successivement en revue le squirrhe, l'encéphaloïde et l'épithélioma. Aujourd'hui cette manière de voir tend à être abandonnée complètement, et l'épithélioma semble être la seule variété de tumeur cancéreuse dont on doive admettre l'existence dans la langue. Hannover, Paget et Hutchinson, se fondant sur les faits cliniques, furent les premiers à émettre des doutes sur la présence du carcinome dans la langue. De leur côté, Forster, Thiersch et Billroth, en Allemagne, arrivèrent à la même conclusion, en se basant sur leurs examens histologiques. M. Th. Anger, auteur d'une très bonne thèse d'agrégation sur le cancer de la langue (1872), tend à se rattacher à l'opinion des auteurs précédents. Toutefois il n'ose trancher définitivement la question ; il adopte comme Fairlie Clarke une opinion mixte ; M. Duplay s'arrète à la même solution. En résumé, il est permis de conclure que, s'il existe des carcinomes de la langue, dans les cas surtout où il s'agit de la propagation à cet organe d'un carcinome primitif du voisinage ; dans l'immense majorité des faits, au contraire, le cancer affecte dans la langue la forme de l'épithélioma. Aussi est-ce la seule dont nous nous occuperons ici.

D'après son mode de début, on peut décrire à l'épithélioma lingual deux formes : l'épithélioma papillaire et l'épithélioma interstitiel.

a. *Épithélioma papillaire.* — Souvent cette forme débute au niveau d'une de ces plaques d'un blanc laiteux qu'on a désignées quelquefois sous le nom de glossite ou plaque des fumeurs, que M. Debove dans sa thèse (1873) a décrites sous le nom de psoriasis buccal. Cet auteur rapporte un certain nombre de faits appartenant à MM. Bazin, Hardy, Lallier, Verneuil, etc., qui tous ont constaté cette transformation fréquente du psoriasis buccal en épithélioma. Depuis lors, M. Trélat, soit dans des communications à la Société de chirurgie, soit dans ses leçons cliniques, a fréquemment insisté sur les relations étroites du psoriasis buccal, dit aussi par M. Vidal leucoplasie buccale, avec l'épithélioma. On voit, en effet, dans un grand nombre de cas, une desquamation épithéliale au niveau des plaques blanches de psoriasis ; les papilles linguales sont mises à nu et hypertrophiées, et il en résulte un véritable papillome ; puis les éléments épithéliaux s'infiltrent dans l'épaisseur de la muqueuse linguale, qui se creuse de sillons profonds, et aboutit à l'ulcération.

Cette forme de l'épithélioma papillaire ou superficiel s'observe surtout à la face dorsale de la langue et dans ses parties antérieures ; les faits comme ceux de Roux (de Brignoles) dans lesquels l'épithélioma se développe sur les côtés du frein de la langue, sont exceptionnels.

b. *Épithélioma interstitiel.* — Cette forme, bien étudiée par Thiersch, ne débute pas par les papilles et les couches superficielles de l'épiderme lingual, mais bien dans la profondeur des sillons interpapillaires. Elle a surtout tendance à croître en profondeur et à pousser des prolongements dans l'interstice des fibres musculaires. Pendant longtemps la muqueuse reste intacte ; elle est seulement épaissie et indurée ; l'ulcération ne survient que tardivement. Au contraire, les éléments épithéliaux s'infiltrent dans l'épaisseur des muscles, et forment souvent de longues traînées épithéliales qui, siégeant loin du foyer primitif, expliquent aisément les récidives après les opérations. C'est habituellement l'épithélioma pavimenteux, lobulé, qu'on observe dans l'épaisseur de la langue.

L'épithélioma interstitiel siège fréquemment sur les parties latérales de la langue, tantôt à quelque distance de la pointe, tantôt beaucoup plus profondément, dans le sillon qui sépare la langue de l'amygdale. Cette localisation, signalée par MM. Verneuil et Demarquay, a une grande importance ; car, en rendant très difficile le traitement, elle aggrave beaucoup le pronostic.

De bonne heure, la propagation se fait aux ganglions sous-maxillaires, puis aux ganglions carotidiens. Quelquefois même, les parties voisines de la langue, le plancher de la bouche, les amygdales, le voile du palais, sont envahies par l'épithélioma.

Étiologie. — Ce que nous savons sur le développement de l'épithélioma lingual se borne aux données suivantes : la maladie est infiniment plus fréquente chez l'homme que chez la femme, à tel point que, chez cette dernière, elle constitue une véritable rareté. C'est dans l'âge adulte, de quarante à soixante ans, qu'on l'observe le plus souvent. Toutefois on en a vu des exemples à un âge moins avancé, vers trente ans, par exemple ; Billroth en a même observé un cas chez un jeune homme de dix-huit ans. L'hérédité est signalée dans un certain nombre de faits. Toutes les irritations locales constituent autant de causes prédisposantes du développement de l'épithélioma lingual ; ainsi les ulcérations simples causées par la présence d'un chicot ; les irritations répétées, exercées par la pipe et le tabac chez les fumeurs. Rappelons enfin la relation intime de l'épithélioma lingual avec le psoriasis ou leucoplasie buccale, qu'on rencontre fréquemment chez des arthritiques, ainsi que l'a noté Bazin.

Symptômes. — Le début diffère suivant qu'on a affaire à l'épithélioma superficiel, ou à l'épithélioma interstitiel ou infiltré.

Dans la première forme, il existe tantôt une petite fente ou crevasse, tantôt une verrue ou papillome qui elle-même s'ulcère, et

gagne en profondeur, en même temps qu'elle s'étend en largeur.
Dans la forme interstitielle, au contraire, ce qu'on voit au début, c'est
une tumeur, appréciable à sa consistance au milieu des parties saines
voisines, et au relief qu'elle forme à la surface de l'organe. La tumeur augmente progressivement de volume, en même temps qu'elle
pousse des prolongements en tous sens. Elle prend la forme bosselée ;
enfin l'une de ces bosselures devient plus saillante, et finit par s'ulcérer. L'ulcération creuse en profondeur ; elle est recouverte d'un
pus sanieux, grisâtre, tapissée par des bourgeons fongueux, mollasses,
qui saignent facilement. Elle repose, soit sur un fond induré, soit
même sur une véritable tumeur.

À cette période, l'état du malade atteint d'épithélioma buccal devient des plus misérables. Il est en proie à des douleurs violentes
qui s'irradient dans les parties voisines, dans la face, dans le cou,
mais surtout dans l'oreille du côté correspondant. Cette douleur de
l'oreille dans l'épithélioma lingual se présente avec un si grand degré
de fréquence qu'elle prend une véritable importance diagnostique. La
parole, la mastication, la déglutition sont rendues très difficiles, quelquefois même, à la fin de la maladie, elles deviennent tout à fait
impossibles. Un ichor fétide s'écoule incessamment dans la bouche ;
parfois il existe des hémorrhagies plus ou moins abondantes et plus
ou moins répétées. Enfin un symptôme constant qui tourmente beaucoup les malades, c'est une salivation profuse qui les oblige à faire
des mouvements incessants d'expuition.

Les ganglions sous-maxillaires et carotidiens sont envahis ; ils forment des tumeurs volumineuses, qui exagèrent encore les douleurs
par les compressions nerveuses auxquelles elles donnent lieu. Ces tumeurs elles-mêmes s'ulcèrent, fournissent un écoulement ichoreux
abondant. Enfin le malade miné par des douleurs continuelles, souffrant de la faim, arrivé au dernier terme de la cachexie cancéreuse,
succombe aux progrès de l'affection locale ; il est beaucoup plus rare
de voir se produire des dépôts secondaires dans les viscères et une
généralisation cancéreuse.

Pronostic. — Après ce que nous venons de dire des symptômes,
il est inutile d'insister longuement sur l'effroyable gravité du pronostic.
C'est celui du cancer en général, encore aggravé ici par la gêne de
l'alimentation et par l'impuissance de la chirurgie dans l'immense
majorité des cas. On peut dire que, malgré le nombre et la perfection

apparente des procédés opératoires mis en usage, la récidive est la
règle, la guérison définitive est la très rare exception. Il en existe
cependant quelques exemples. Réunissant les faits qui lui sont per-
sonnels à ceux de MM. Verneuil, Kocher, Ledentu, Guyon, Delens,
M. Trélat, dans l'une de ses cliniques, est arrivé à en rassembler treize
exemples. Ce sont ces faits qui obligent le chirurgien à intervenir
opératoirement. Il faut ajouter du reste que lors même que la récidive
se montre, elle se fait quelquefois assez longtemps attendre pour que
le malade ait éprouvé un soulagement prolongé et tiré un bénéfice
réel de l'opération. De sorte que, même à ce point de vue, l'intervention s'impose au chirurgien.

Diagnostic. — Les opinions les plus opposées sont professées sur
le diagnostic de l'épithélioma lingual. Tandis, en effet, que certaines
personnes le regardent comme étant d'une difficulté extrême, d'autres, au contraire, pensent qu'il est le plus souvent aisé. Sans doute
il est des cas difficiles ; mais il faut proclamer bien haut avec
MM. Verneuil et Trélat, que ces cas sont l'exception, et que, dans
l'immense majorité des faits, le diagnostic de l'épithélioma lingual
est en réalité facile. Ce fait a la plus haute importance; car trop souvent, s'abritant derrière la difficulté et l'incertitude du diagnostic, on
a institué les traitements les plus funestes, cautérisations répétées,
administration de l'iodure de potassium et du mercure à l'intérieur ;
et il est permis de dire que trop souvent le pronostic de l'épithélioma lingual, déjà si grave par lui-même, a été aggravé encore par
un traitement inopportun.

Déjà nous avons parlé des ulcérations simples, d'origine dentaire ;
parfois elles présentent un aspect extérieur, elles reposent sur une
induration, qui rappellent les caractères de l'épithélioma lingual.
Après s'être assuré que l'aspérité d'une dent est en rapport avec l'ulcération linguale, rien n'est plus simple que d'arracher la dent, de
traiter le malade par le chlorate de potasse, les gargarismes émollients, et l'on verra bientôt guérir l'ulcération.

Le chancre lingual ne peut pas donner, non plus, longtemps naissance à l'hésitation. Sa forme circonscrite, son siège à la pointe de
la langue, l'engorgement ganglionnaire accompagnant dès le début
l'ulcération, enfin la guérison rapide, sont autant de circonstances
qui le différencient de l'épithélioma.

Les ulcérations tuberculeuses ne reposent pas sur une tumeur; elles

n'ont pas des bords indurés. Leur fond est rosé, présentant çà et là
quelques petits bourgeons, parmi lesquels il en est qui ont une teinte
grisâtre ou jaunâtre. Enfin sur la muqueuse voisine on observe un
semis de petites taches jaunâtres qui ne sont autre chose que des granulations tuberculeuses isolées, et qui achèvent de confirmer le
diagnostic. Ajoutons que ces ulcérations tuberculeuses s'observent
souvent chez des sujets jeunes atteints de tuberculose pulmonaire, ou
présentant d'autres manifestations tuberculeuses à l'intérieur de la
bouche ou sur le voile du palais. Bien que pouvant causer des douleurs, les ulcérations tuberculeuses sont cependant beaucoup moins
douloureuses que le cancer.

C'est surtout avec les lésions tertiaires de la syphilis que doit s'établir le diagnostic. En effet, les gommes avant leur ouverture peuvent
être confondues avec la tumeur formée par l'épithélioma infiltré. Une
fois ouvertes, l'ulcération à laquelle elles donnent lieu peut présenter certains caractères des ulcérations cancéreuses. Toutefois il est à
remarquer que les gommes de la langue sont souvent multiples, tandis que l'épithélioma forme une tumeur unique. Dans la syphilis tertiaire de la langue, il n'y a pas d'engorgement ganglionnaire, il n'y
a pas la base indurée sur laquelle repose l'ulcération cancéreuse ; il
n'y a pas, enfin, les douleurs atroces du cancer. Un signe qui a une
grande importance, c'est la présence à la surface de la langue de ces
crevasses, de ces fissures qu'on rencontre dans la syphilis, et sur lesquelles Saison, dans sa thèse, et Fairlie Clarke ont insisté. Mais il peut
se faire que ces différents signes ne se présentent pas toujours avec le
même degré de netteté ; souvent même il arrive qu'un épithélioma lingual se développe chez un syphilitique, et même se surajoute à des
lésions spécifiques antérieures de l'organe ; on comprend qu'en pareil
cas le diagnostic puisse présenter les plus sérieuses difficultés. C'est
le traitement spécifique qui tranchera la question. En effet, si un traitement mixte par l'iodure de potassium et le mercure méthodiquement institué et régulièrement suivi par le malade, reste sans effet,
on doit abandonner l'hypothèse de lésion syphilitique ; mais ce qu'il
importe de bien savoir, c'est que l'épreuve ne doit pas être longtemps
prolongée. Si le traitement spécifique n'a pas produit d'effet au bout
de quinze jours ou trois semaines, il faut l'abandonner, et ne pas
poursuivre pendant des mois entiers l'administration de l'iodure de
potassium, extrêmement nuisible dans les cas de cancer.

Traitement. — Ce qu'il importe de bien établir tout d'abord, c'est que le traitement de l'épithélioma lingual ne comporte que deux ordres de moyens ; ou bien un traitement palliatif, destiné à calmer les souffrances du malade, ou bien un traitement chirurgical, qui doit consister dans une très large ablation du mal. Entre ces deux ordres de moyens il n'y a point place pour les demi-mesures, pour les opérations parcimonieuses n'enlevant le mal qu'incomplètement, et surtout pour les cautérisations qui, en activant la marche du cancer, vont directement contre le but qu'on se propose.

a. *Traitement palliatif.* — Calmer les douleurs du malade, parer aux inconvénients qui résultent pour lui de l'ulcération de la tumeur, des hémorrhagies, de la difficulté de la déglutition, telles sont les indications que comporte le traitement palliatif.

Les calmants à l'intérieur, les gargarismes à la fois émollients et narcotiques, l'usage du chlorate de potasse, qui, en diminuant l'inflammation de la muqueuse buccale, peut soulager les douleurs, sont les moyens principaux dont se compose le traitement palliatif. En 1850, le docteur Hilton eut l'idée, pour calmer les douleurs du cancer de la langue, de sectionner le nerf lingual ; le malade fut momentanément soulagé. Pratiquée cinq fois depuis lors, cette opération a donné des résultats assez avantageux. On pourrait donc y recourir, d'autant plus qu'elle ne présente pas de difficultés. Contre l'ichor fétide qui s'échappe des ulcérations, on aura recours aux gargarismes antiseptiques avec l'acide phénique, les acides borique ou salicylique. Désinfecter soigneusement l'ulcération est souvent le meilleur moyen de mettre le malade à l'abri de l'hémorrhagie. Si celle-ci survient, une compression légère avec un petit tampon imbibé d'un liquide astringent, eau de Pagliari, perchlorure de fer, l'emploi de la glace suffiront dans un très grand nombre de cas. S'il en était autrement, il faudrait recourir à la ligature de l'artère linguale. Cette dernière ligature a été conseillée dans un tout autre but par Harvey, et pratiquée par divers chirurgiens, au nombre desquels on peut citer Broca et Demarquay. On se propose en effet, en arrêtant la circulation dans la langue, d'amener l'atrophie de la tumeur. Dans plusieurs cas, les résultats ont été assez avantageux; on a pu constater une diminution sensible du volume de la tumeur, et un amendement des troubles fonctionnels. Mais ce moyen ne peut amener une guérison complète du cancer; aussi l'avons-nous placé dans le traitement palliatif. Enfin, dans certains cas d'épithélioma profond, se rapprochant beaucoup de l'épiglotte et de l'isthme du gosier, la déglutition devient si difficile que le malade est menacé de mourir de faim. Il est dès lors indispensable de le nourrir à l'aide de la sonde œsophagienne.

b. *Traitement curatif.* — Celui-ci ne devra être entrepris que si l'épithélioma est assez limité pour qu'on ait l'espérance de dépasser très largement les limites du mal. Deux cas peuvent se présenter : Ou bien le cancer est tout à fait au début, et parfaitement circonscrit; il siège en un point facilement accessible de la langue. On peut opérer alors par la bouche, en attirant la langue en avant, et enlevant la partie de l'organe malade, soit avec le bistouri ou le thermo-cautère, soit avec l'écraseur, le galvano-cautère, ou encore par la ligature élastique. La tumeur, au contraire, est-elle plus ou moins diffuse, s'étend-elle au loin vers la base de la langue, y a-t-il déjà des ganglions envahis, il est nécessaire d'avoir recours à une opération préliminaire pour pouvoir attirer aisément la langue hors de la bouche, voir clairement ce qu'on fait, et pratiquer du même coup la ligature de l'artère linguale, l'extirpation de la langue et des ganglions. De très nombreux procédés opératoires ont été imaginés dans ce but; nous ne pouvons les décrire ici; nous renvoyons pour leur étude aux traités de médecine opératoire. Nous nous contenterons de rappeler que Sédillot a conseillé la section du maxillaire inférieur sur la ligne médiane, que Billroth et Regnoli ont fait, dans la région sus-hyoïdienne, une incision parallèle à la mâchoire inférieure, et allant du bord antérieur d'un masséter à l'autre; que MM. Kocher et Verneuil adoptent une incision latérale allant de la symphyse du menton à l'angle de la mâchoire. Chacun de ces différents procédés pourra trouver son application suivant les cas particuliers.

IV

1° ABSENCE DE LA LANGUE.

La langue peut manquer complètement ou partiellement. Tantôt cette absence de la langue est congénitale, tantôt elle est accidentelle ou acquise. Dans l'absence congénitale de la langue, il existe presque toujours sur le plancher de la bouche un petit mamelon, représentant la base de l'organe. M. Bouisson fait remarquer que les auteurs ne parlent pas de la manière dont s'effectue la succion chez les enfants atteints de ce vice de conformation. Il est probable toutefois qu'elle est très difficile, sinon même complètement impossible. Dans l'âge adulte, il existe une gêne plus ou moins marquée de la déglutition, de l'expuition et de la phonation.

L'absence accidentelle de la langue tient à la destruction de cet organe par des plaies, des ulcérations, et aussi aux opérations chirurgicales. Il est à noter que, dans ce dernier cas, la gêne tenant à l'absence de la langue, est assez souvent passagère. On voit, au bout de quelque temps, la déglutition et la phonation se faire avec une assez grande facilité.

2° BIFIDITÉ DE LA LANGUE.

Normale dans certaines espèces animales, la bifidité de la langue constitue chez l'homme une anomalie fort rare, qui se lie le plus souvent à d'autres vices de conformation. Pigné a rapporté un cas de bifidité de la langue chez un monstre qui avait quatre membres abdominaux et diverses lésions incompatibles avec la vie. Parise a vu la bifidité de la langue coïncider avec une division du maxillaire inférieur.

Ce défaut de conformation pourrait également être acquis, dans les cas où une plaie profonde de la langue n'ayant pas été réunie par la suture, il en résulterait une fente gênant les fonctions de la

phonation et de la mastication. L'indication consisterait, en pareil
cas, à aviver les deux lèvres de la solution de continuité et à les
réunir par la suture.

3° ANKYLOGLOSSE.

Sous le nom d'ankyloglosse, on comprend toute adhérence anormale, congénitale ou acquise, tenant la langue fixée en un point de
la cavité buccale. Suivant que l'adhérence existe sur la ligne médiane
inférieure ou sur tout autre point de la face inférieure, sur les parties latérales ou sur la face supérieure de l'organe, M. Bouisson décrit quatre variétés d'ankyloglosse. A cette description, nous préfé-
rons celle adoptée par M. Duplay, et dans laquelle l'ankyloglosse est
divisé seulement en deux classes, suivant qu'il est accidentel ou
congénital.

a. **Ankyloglosse accidentel.** — La mobilité de la langue
rend assez rare la production d'adhérences entre elle et les parties
voisines. On peut cependant l'observer comme conséquence d'une
plaie, d'une glossite, d'une stomatite ulcéreuse. Tantôt les adhérences siègent sur la face inférieure de la langue, unissant cet organe
au plancher de la bouche, tantôt elles occupent les parties latérales
et se font, soit au niveau des gencives, soit au niveau des joues. Dans
une observation fort intéressante rapportée par Sédillot, l'ankyloglosse fut créé par le chirurgien lui-même. Une plaie par arme à feu
de la région sus-hyoïdienne avait amené une telle tuméfaction de la
langue que le malade était menacé de suffocation. Pour éviter ce
danger, la langue fut attirée au dehors à travers la plaie de la région
sus-hyoïdienne ; mais elle y contracta des adhérences, et le malade
guérit avec cette hernie de la langue, qu'on fut obligé de traiter
plus tard par la dissection des adhérences et la suture de la plaie
sus-hyoïdienne.

En général, les adhérences accidentelles sont assez lâches pour
qu'on puisse passer au-dessous d'elles une sonde cannelée et en pratiquer aisément la section.

b. **Ankyloglosse congénital.** — L'adhérence congénitale de
la langue peut se produire, soit avec la voûte palatine, soit avec le
plancher de la bouche. L'adhérence avec la voûte palatine, ou ankyloglosse supérieur, est extrêmement rare. Elle consiste dans l'appli-

cation exacte de la langue contre le palais auquel elle est reliée par
des adhérences assez molles pour qu'on puisse aisément les détruire,
soit avec le doigt, soit avec le manche d'une spatule.

Les adhérences au niveau de la face inférieure peuvent exister
dans tous les points de cette face, ou seulement sur la ligne médiane
dans le point répondant au frein de la langue. Un cas d'adhérence
complète de la langue au plancher de la bouche est rapporté par
M. Bouisson. La langue semblait enclavée dans une dépression du
plancher buccal. « Ce vice de conformation, dit M. Bouisson, empêche la succion et l'allaitement naturel ; il peut même gêner beaucoup la déglutition, et, si l'on n'y remédie, l'enfant est exposé à
périr d'asphyxie par le passage des liquides dans le larynx et la
trachée. » Sernin (de Narbonne) a observé un cas semblable, dans
lequel la langue était fixée dans toute sa largeur, à la mâchoire
inférieure, n'ayant de libre, de l'adhérence au bout de la pointe,
qu'environ deux lignes de longueur. Les adhérences anormales
purent aisément être détruites avec le bistouri. Il n'y eut pas d'hémorrhagie. Enfin, en 1883, M. Duplouy (de Rochefort) a communiqué à la Société de chirurgie l'observation d'une petite fille de
deux mois et demi, qui, en même temps qu'une ectromélie de la
main droite, présentait une adhérence totale de la langue au·plan-
cher de la bouche. La succion étant impossible, la nutrition de l'enfant ne se faisait qu'avec la plus grande difficulté. Dans la discussion
qui suivit cette communication, M. Trélat rappela qu'il avait pu,
dans un cas analogue, libérer la langue en incisant ses adhérences
sur les parties latérales et les détruisant ensuite avec la sonde cannelée. Dans un autre cas, M. Lucas Championnière s'est contenté de
libérer seulement la pointe de l'organe, de façon à rendre possible la
succion.

Si les faits d'adhérence totale de la langue au plancher de la
bouche sont exceptionnels, il n'en est pas de même dè ceux dans
lesquels il y a adhérence sur la ligne médiane, constituant la difformité connue sous le nom de brièveté du filet. Tantôt la langue est
accolée au plancher de la bouche par le frein ou filet qui se prolonge jusqu'à son extrémité ; tantôt le filet ne se prolonge pas aussi
loin en avant, mais il est trop court. Le résultat de cette difformité,
c'est l'impossibilité pour l'enfant d'attirer la pointe de la langue au-
devant de l'arcade alvéolaire. Il en résulte une gêne dans la succion

et dans la déglutition, et, plus tard, dans l'articulation des sons.
On remédie à ces inconvénients par la section du filet. La face
inférieure de la langue est portée en haut et en arrière par la plaque
de la sonde cannelée, dont la fente loge le filet qu'il s'agit de sectionner. A l'aide de ciseaux mousses dont la pointe est tournée en
bas, le filet est sectionné dans une étendue de 3 à 4 millimètres.
Cette petite opération, très simple, en général, a pu cependant parfois donner naissance à des complications. La section des artères et
des veines ranines a déterminé des hémorrhagies qui sont entretenues par les mouvements de succion exercés par l'enfant, et qui,
dans un cas cité par Bouisson, ont entraîné la mort. La cautérisation
du vaisseau avec le crayon de nitrate d'argent ou avec le fer rouge
serait le meilleur moyen à employer en pareil cas.

Un autre accident de la section du filet, c'est le renversement de
la langue vers le pharynx, sur lequel a insisté J. L. Petit. Il en avait
observé trois exemples, et dans l'un d'eux, la mort survint par
asphyxie. La cause de cet accident serait dans les efforts de succion
exercés par l'enfant. En pareil cas, il faudrait se hâter de porter le
doigt dans la bouche et de ramener la langue en avant pour éviter la
suffocation.

DEUXIÈME PARTIE

MALADIES DU PLANCHER DE LA BOUCHE.

Constituant la limite entre la cavité buccale et la région cervicale,
le plancher de la bouche est une région intermédiaire. Tout ce qui
a trait aux lésions traumatiques et inflammatoires de cette région
sera renvoyé à l'étude des maladies du cou. Nous traiterons seulement ici des maladies des glandes sous-maxillaire et sublinguale et
de certaines tumeurs qui, comme les kystes hydatiques, les kystes
dermoïdes et les lipomes, proéminent plutôt du côté du plancher de
la bouche que vers la région sus-hyoïdienne.

Les corps étrangers du canal de Wharton sont fort rares. Dans un mémoire publié par les Archives de médecine, en 1874, le docteur Claudot n'en rapporte que trois exemples. L'un d'eux appartenant à Robert a trait à une soie de sanglier introduite dans le canal de Wharton. Dans un cas appartenant à Délery, un calcul s'était formé autour d'une arète de poisson. Enfin, dans le fait qui est personnel à l'auteur, il s'agit d'un épillet de graminées.

Symptômes. — Dans un seul cas, celui de Délery, le moment précis du traumatisme est indiqué. Les accidents, dus à l'introduction d'une arète de poisson, débutèrent brusquement dans la nuit qui suivit un repas composé de truites. Le début est brusque, marqué par de la fièvre et un gonflement douloureux de la région sous-maxillaire. Au bout de quelques jours, se montre un écoulement muco-purulent par le canal de Wharton, qui se fait spontanément, ou quand on vient à presser sur la tumeur formée par le canal dilaté. La suppuration détermina, dans le cas de Robert, l'ulcération du conduit et l'issue du corps étranger, représenté par une soie de sanglier. Dans le cas de Claudot, l'extraction fut pratiquée; il y avait déjà incrustation de l'épillet. Enfin, dans le fait de Délery, le corps étranger persista pendant de longues années. Dans des cas semblables, l'inflammation disparaît au bout de quelque temps; il se forme une tumeur tenant à la dilatation du canal de Wharton; mais de temps en temps on observe des poussées inflammatoires.

Diagnostic. — Il se base sur la forme de la tumeur qui est unilatérale, piriforme, se terminant en pointe à sa partie antérieure, au niveau de l'orifice du canal de Wharton. Ce dernier canal est perméable, et le stylet qu'on y introduit vient buter contre un corps étranger. Ce corps peut être un calcul formé spontanément dans le canal de Wharton ou un corps étranger accidentellement introduit. Le brusque début des accidents est en faveur du corps étranger.

Traitement. — Le traitement consiste dans l'extraction du corps étranger, à l'aide d'une incision pratiquée sur le conduit de Wharton.

2° CALCULS SALIVAIRES.

Comme nous venons de le dire, l'histoire des calculs salivaires se rapproche de celle des corps étrangers du conduit de Wharton. A. Paré fut le premier à signaler l'existence des pierres sous la langue. Mais la signification de ces faits ne fut bien comprise que quand les recherches de Wharton, de Rivinus et de Bartholin eurent fait connaître l'existence des conduits excréteurs des glandes salivaires.

Étiologie. — A part les cas dans lesquels le noyau du calcul est un corps étranger, l'étiologie des calculs salivaires est fort obscure. Les circonstances les mieux connues sont celles qui sont relatives à l'âge et au sexe des malades. Dans une très bonne thèse sur les calculs salivaires (1855), M. Closmadeuc a constaté que jamais ces calculs ne s'étaient montrés sur des malades âgés de moins de vingt ans ; de plus, sur 81 cas, il en a rencontré 69 chez l'homme, et 19 seulement chez la femme.

Anatomie pathologique. — Les calculs salivaires occupent le plus souvent le conduit de Wharton, mais ils peuvent siéger aussi dans l'épaisseur des glandes sous-maxillaires et sublinguales. Le plus souvent uniques, ils sont quelquefois multiples. Leur volume est variable ; dans certains cas, ils distendent le canal de Wharton sur toute sa longueur, mais il n'est pas rare d'observer à leur surface une gouttière qui permet l'écoulement de la salive au dehors. Leur consistance est assez ferme ; quant à leur composition, ils sont formés en majeure partie de sels calcaires, phosphates et carbonates.

La muqueuse du conduit de Wharton est épaissie et enflammée ; mais habituellement ce conduit lui-même ne présente qu'une dilatation modérée. La glande sous-maxillaire est généralement le siège d'une inflammation chronique. Dans un cas de M. Terrier, elle était tellement indurée qu'on dut en pratiquer l'extirpation.

Symptômes. — En général, les symptômes fonctionnels sont peu marqués ; il y a seulement du gonflement de la région sous-maxillaire et de la gêne résultant de la présence d'une concrétion calcaire au niveau du plancher de la bouche. Mais de temps en temps on voit se surajouter à ces symptômes des poussées d'inflammation aiguë ; le plancher de la bouche est tendu et douloureux ; la muqueuse est œdématiée du côté malade ; on sent, à la région sus-hyoïdienne, un gon-

flement répondant à la glande sous-maxillaire. Ces phénomènes inflammatoires s'accompagnent de douleurs, auxquelles on a donné le
nom de coliques salivaires, par analogie avec les coliques hépatiques
et néphrétiques. Enfin l'inflammation aboutit à la formation de pus qui
s'échappe, mélangé de salive, à travers l'orifice du canal de Wharton.
Dans quelques cas, le calcul cheminant à travers ce conduit, arrive à
son orifice par lequel il est expulsé; dans d'autres cas, une ulcération
s'établit sur les parois du canal de Wharton et donne issue au calcul.
Mais, dans d'autres faits, le calcul n'a pas tendance à être expulsé
spontanément, et la maladie se prolonge jusqu'à ce que l'intervention chirurgicale vienne y mettre fin.

Diagnostic. — Lorsque la palpation du plancher de la bouche
permet de reconnaître un corps dur répondant au canal de Wharton,
le diagnostic ne présente pas de difficultés. Toutefois il est un cas
exceptionnel qui pourrait prêter à l'erreur, c'est celui signalé par
Stanski, qui observa l'enkystement d'une dent sous la muqueuse du
plancher de la bouche. Lorsque le calcul fait saillie par l'orifice du
conduit de Wharton, le diagnostic est rendu encore plus évident. Dans
les autres cas, le cathétérisme de ce conduit permet de reconnaître un
corps dur. L'erreur qui consisterait à prendre un corps étranger pour
un calcul serait sans importance. Pendant les périodes inflammatoires, l'exploration du conduit de Wharton est impossible. Mais la
localisation de la tuméfaction à la loge de la glande sous-maxillaire,
l'issue du pus à travers l'orifice du conduit, permettent de se rendre
compte de la véritable nature des phénomènes.

Traitement. — Il consiste à pratiquer l'extraction du calcul, à
travers l'orifice normal du conduit, si la chose est possible ; si non,
à l'aide de débridements. Si le calcul siégeait dans la glande elle-
même, et qu'on dût opérer par la région sus-hyoïdienne, il faudrait,
suivant le conseil de M. Duplay, éviter d'inciser la muqueuse buccale
pour ne pas avoir à redouter une fistule persistante. Enfin, dans des
cas comme ceux de M. Terrier, où la glande est indurée, remplie de
calculs, le seul traitement possible est l'extirpation de l'organe.

3° GRENOUILLETTE.

Il est en pathologie chirurgicale peu d'affections dont l'histoire présente autant d'obscurité que celle de la grenouillette. Cela tient à ce

que, sous ce nom, on a décrit un grand nombre de lésions de nature différente.

On n'est pas plus d'accord sur le sens même du mot grenouillette que sur l'objet auquel il s'applique. Tandis que certains auteurs pensent qu'il vient de la ressemblance entre la tumeur et une grenouille, d'autres, au nombre desquels A. Paré, cherchent dans les altérations de la voix et de la parole, chez les sujets atteints de grenouillette, l'origine de cette appellation. Elle est ainsi désignée, dit A. Paré, « pour ce que les patients difficilement peuvent articuler et interpréter leur langage, sinon en grenouillant. »

Sous le nom de grenouillette, nous décrirons ici tous les kystes salivaires du plancher de la bouche.

Historique. — Sans vouloir faire ici un historique complet de la question, nous rappellerons que les auteurs anciens, jusqu'à la fin du dix-septième siècle, privés de notions anatomiques exactes sur les glandes salivaires du plancher de la bouche et leurs conduits d'excrétion, n'ont pu avoir sur la grenouillette que des idées très confuses. A partir du dix-huitième siècle, après que Wharton, Bartholin et Rivinus eurent démontré l'existence des canaux excréteurs qui portent leur nom, ce fut à la rétention de la salive dans ces conduits que Stalpart van der Wiel, Munnichs, Jourdain, Louis, attribuèrent la production de la grenouillette. Dupuytren d'abord, puis Malgaigne, combattirent la théorie qui plaçait l'origine de la grenouillette dans la dilatation du canal de Wharton. Les recherches de M. Tillaux, qui démontra l'existence des glandes sublinguales accessoires, contribuèrent encore à faire admettre le développement de la grenouillette commune en dehors du conduit de Wharton, et à faire considérer comme exceptionnelle la grenouillette développée aux dépens de ce dernier conduit. De bonnes thèses ont été soutenues sur la grenouillette, en 1868, par M. Demons; en 1871, par M. Raillard. En 1881, M. Delens a publié dans la Revue de Chirurgie un mémoire sur une forme spéciale, la grenouillette sus-hyoïdienne.

Nous renvoyons du reste, pour l'étude complète de la question, à l'excellent article inséré récemment par M. Chauvel dans le Dictionnaire encyclopédique.

Variétés. — Décrivant, sous le nom de grenouillette, tous les kystes salivaires du plancher de la bouche, nous sommes conduits nécessairement à en reconnaître un certain nombre de variétés. Dans la plupart des cas, la grenouillette se développe aux dépens des glandes sublinguales; mais, à côté d'elle, il faut décrire les variétés de grenouillette qui se forment par ectasie du canal de Wharton, et celles qui se développent dans les glandes linguales, dites glandes de Blandin ou de Nühn. Quant au siège qu'elle occupe, la grenouillette se montre le plus souvent du côté du plancher de la bouche; mais elle peut également faire saillie à la région sus-hyoïdienne; de là, la division en grenouillette sublinguale et sus-hyoïdienne, sur laquelle ont insisté les auteurs du *Compendium*.

Enfin, si la grenouillette a le plus habituellement une marche chronique, elle peut prendre quelquefois une marche aiguë; elle peut même être congénitale. Par là, nous sommes conduits à reconnaître les variétés suivantes, que nous passerons successivement en revue :

   a. — Grenouillette sublinguale ou commune.

   b. — Grenouillette par ectasie du canal de Wharton.

   c. — Grenouillette de la glande de Nuhn-Blandin.

   d. — Grenouillette sus-hyoïdienne.

   e. — Grenouillette aiguë.

   f. — Grenouillette congénitale.

   a. — **Grenouillette commune ou sublinguale.** — Elle est le plus souvent unilatérale; quelquefois cependant elle dépasse la ligne médiane, et le frein de la langue lui donne un aspect bilobé. Développée aux dépens des nombreuses glandules sublinguales qui existent au-dessous de la muqueuse buccale, elle n'a, avec cette muqueuse, que des connexions très lâches; elle repose sur les muscles hyoglosse et mylo-hyoïdien; quelquefois même elle pénètre à travers les fibres musculaires de ce dernier. La poche kystique est formée par une paroi fibreuse, tapissée à sa face interne d'épithélium. L'étude histologique de cette paroi a été faite surtout dans ces dernières années par Recklinghausen. La couche épithéliale, qui tapisse la face interne du kyste, est double, d'après cet auteur. Elle se compose d'une couche superficielle de grandes cellules cylindriques, à cils vibratiles, et d'une couche profonde de petites cellules polygonales; au-dessous des cellules épithéliales, on trouve souvent une couche hyaline, reposant sur la paroi fibreuse. Parfois on trouve dans l'épaisseur de cette paroi des diverticules, des orifices, des lobules glandulaires, qui démontrent bien quel est le mode de formation de la production kystique aux dépens des glandes préexistantes.

Le contenu est un liquide clair, visqueux et filant. Sa consistance est parfois si forte qu'il adhère à la paroi dont on ne le détache qu'avec peine. Il renferme en grande quantité de l'eau et de la mucine; il diffère de la salive normale par l'absence de ptyaline et de sulfocyanure de potassium.

b. — **Grenouillette par ectasie du canal de Wharton.** — Déjà nous avons dit qu'après avoir considéré la dilatation du canal de Wharton comme la cause habituelle de la grenouillette, on en était venu, après Dupuytren et Malgaigne, à rejeter complètement cette origine de l'affection. C'était aller trop loin; car il est des cas dans lesquels on ne peut nier la dilatation de ce conduit. Sans rappeler ce qui se passe consécutivement à la présence de calculs ou de corps étrangers dans le canal de Wharton, il est des cas dans lesquels c'est bien réellement la dilatation de ce canal qui donne naissance à la tumeur kystique. Cette variété est admise par MM. Duplay et Chauvel. Bryk, sur 19 cas de grenouillette, constate 7 fois la dilatation du canal de Wharton. La tumeur a, dans ce cas, des parois minces; quelquefois elle se complique de la turgescence de la glande sous-maxillaire. Le stylet permet de constater l'oblitération du conduit de Wharton, et dans ce cas, la guérison ne peut être obtenue que par la création d'une fistule salivaire, assurant l'issue de la salive au dehors.

c. — **Grenouillette de la glande de Nuhn-Blandin** — Comme le fait observer M. Chauvel, ni Nühn, ni Blandin, en décrivant les glandes de la langue, n'ont songé à en faire le siège de la grenouillette. Cependant, dès 1833, Dubois faisait connaître un cas qui paraît bien se rapporter à cette variété. Il s'agissait d'un nouveau-né chez lequel la face inférieure de la langue arrondie était limitée par une membrane mince, tendue, donnant au doigt la sensation nette de fluctuation. Une ponction permit d'évacuer un liquide visqueux. Ici donc la tumeur était manifestement développée dans l'intérieur même de la langue. Le travail récent de Recklinghausen est basé sur l'examen d'un fait semblable; se fondant sur l'étude de ce cas particulier, l'auteur conclut que la glande de Nühn est le siège constant de la grenouillette commune. Sonnenburg a publié un travail confirmatif de celui de Recklinghausen. Il résulte de l'examen des faits qu'il existe bien évidemment une variété particulière de grenouillette, débutant dans la langue, aux dépens des glandules de cet organe; mais vouloir faire de ces glandes l'origine constante de la grenouillette serait certainement une exagération.

d. — **Grenouillette sus-hyoïdienne.** — Les auteurs du *Compendium de chirurgie* ont pour la première fois fait une description classique de cette variété de grenouillette. Ils en admettent deux formes : l'une, dans laquelle le kyste proémine à la fois sur le plancher de la bouche et dans la région sus-hyoïdienne; l'autre dans laquelle la tumeur est uniquement localisée à la région sus-hyoïdienne. Réunissant tous les faits antérieurs, M. Delens a pu publier, en 1881, dans la *Revue de chirurgie*, un mémoire sur cette variété de grenouillette, basé sur 12 observations, dont 4 lui sont personnelles. Comme le fait remarquer ce dernier auteur, ces tumeurs ont deux caractères constants : d'abord elles sont formées par de la salive, ainsi que l'indique leur consistance visqueuse; ensuite, elles proéminent à la région sus-hyoïdienne. Pour ce qui a trait à leur siège, plusieurs cas peuvent se présenter; exceptionnellement le kyste occupe la région sus-hyoïdienne, sans coïncidence de tumeur intra-buccale, comme cela existait dans un cas de Gross; habituellement au contraire, il y a sur le même sujet coïncidence d'une grenouillette sus-hyoïdienne et d'une grenouillette sublinguale. Mais tantôt le kyste sus-hyoïdien se montre, au bout d'un certain temps, comme propagation du kyste sublingual; tantôt même la grenouillette sublinguale est guérie, au moment où apparaît la tumeur sus-hyoïdienne. Généralement lorsque les deux variétés coexistent, il y a une communication entre la poche sus-hyoïdienne et la poche sublinguale. M. Gosselin a pu conduire une sonde de femme de l'une dans l'autre. Stratmann a pu faire la même constatation. Enfin, M. Dieu, dans un cas communiqué par lui à la Société de chirurgie, après avoir ouvert la tumeur sus-hyoïdienne, constata que ses parois s'engageaient dans une boutonnière assez large formée par les génio-glosses et les génio-hyoïdiens. Une sonde introduite dans cet orifice que l'auteur compare à la glotte arrivait jusque sous la muqueuse buccale.

Comme celui de la grenouillette sublinguale, le liquide est visqueux et filant; les cas où l'on a rencontré, à la région sus-hyoïdienne, des kystes renfermant un liquide séreux, ne paraissent pas se rapporter à la grenouillette. Quant à la pathogénie de l'affection, plusieurs hypothèses peuvent être émises : Il peut se faire qu'un kyste primitivement développé dans une glandule sublinguale, pousse un

prolongement à travers les fibres du génio-glosse et du mylo-hyoïdien
et vienne faire saillie à la région sus-hyoïdienne. Il est possible aussi
que deux kystes, isolément développés sur le plancher de la bouche
et dans la région sous-maxillaire, arrivent à communiquer ultérieurement, par le fait d'une érosion accidentelle. On peut, comme M. Chauvel, admettre que si le kyste sus-hyoïdien succède souvent à une grenouillette sublinguale qui a été opérée, c'est que le tissu cicatriciel
résultant de l'opération s'oppose au développement de la tumeur du
côté du plancher de la bouche, et la refoule pour ainsi dire à la région cervicale. En résumé, il semble, comme le dit M. Delens, que
la grenouillette sus-hyoïdienne ne soit pas une affection toujours
identique à elle-même. Constituée exceptionnellement par un kyste
développé primitivement aux dépens de la glande sous-maxillaire,
elle peut être due à la migration d'une grenouillette sublinguale,
venant faire saillie à la région sus-hyoïdienne, à travers un interstice
musculaire. Enfin il peut se faire que les deux tumeurs sublinguale
et sous-maxillaire primitivement isolées communiquent entre elles
secondairement. Dans ce dernier cas, M. Delens admet que le siège
de la tumeur sus-hyoïdienne est, non pas la glande sous-maxillaire
elle-même, mais bien ce lobule accessoire de la glande, isolé du reste
de l'organe, et appendu au canal de Wharton, dont la description a
été donnée par M. Nitot.

e. — **Grenouillette aiguë**. — La grenouillette est le plus souvent une affection à marche chronique. Il peut se faire cependant
qu'elle prenne tout d'un coup un grand développement et détermine
des phénomènes de suffocation; c'est à cette forme qu'on a donné le
nom de grenouillette aiguë.

Ce serait s'exposer à des répétitions, que de revenir ici sur ces cas
dans lesquels un calcul, un corps étranger du canal de Wharton,
déterminent un gonflement considérable de la glande sous-maxillaire
et du plancher de la bouche. Mais, en dehors de ces faits, il existe des
cas dans lesquels il se produit subitement un gonflement énorme de
la région sublinguale, qu'il y eût ou non une grenouillette existant
antérieurement. On a beaucoup discuté sur la pathogénie de ces faits,
et l'on est loin d'être fixé à leur égard. Dans certains cas, une inflammation de l'orifice du canal de Wharton due à une stomatite, à des
aphthes, à des ulcérations du plancher de la bouche, a pu rendre
compte de la rétention de la salive dans ce conduit, et de la brusque

production des accidents. Dans les faits où il y avait une grenouillette préexistante, on doit supposer qu'il y a eu tout d'un coup exagération de la production de liquide. Mais, dans un cas comme dans
l'autre, est-il possible d'admettre que la tumeur soit uniquement formée par la dilatation du conduit de Wharton? C'est ce qui ne semble guère probable, étant donnée la minceur des parois de ce conduit. Les expériences de M. Tillaux l'ont amené à conclure que le canal de Wharton n'est pas susceptible d'une brusque dilatation sans
rupture ; aussi pense-t-il que le liquide échappé des voies d'excrétion de la salive se collecte dans une cavité préexistante, savoir la
bourse séreuse de Fleischmann qui existe sous la muqueuse buccale,
au-devant des tendons des muscles génio-glosses. Mais l'existence de
cette bourse séreuse, douteuse pour certains auteurs, n'est certainement pas constante. Aussi est-on conduit à se demander avec M. Chauvel si, dans beaucoup de cas, l'épanchement de salive ne se produit
pas simplement dans le tissu cellulaire sous-muqueux, et si l'œdème
inflammatoire qui en résulte ne joue pas le plus grand rôle dans la
production des accidents.

f. — **Grenouillette congénitale.** — A côté des variétés précédentes, nous devons signaler les cas dans lesquels la grenouillette,
existant dès la naissance, est due à l'oblitération congénitale ou mieux
à l'imperforation du canal de Wharton. Un des faits de ce genre qui
ait été le plus nettement étudié, c'est celui qu'a communiqué, en
1866, à la Société de chirurgie, M. Guyon. Il s'agissait d'une petite
fille née avant terme et qui succomba le troisième jour sans avoir été
opérée. La tumeur formait, sur le côté droit de la langue, une saillie
allongée, du volume du petit doigt, d'une coloration blanc rosé, demi-
transparente. Le contenu était épais et visqueux. L'examen démontra
que le canal de Wharton, dilaté dans sa moitié antérieure, était im-
perforé à son orifice buccal. La glande sous-maxillaire était saine.
M. Demons rapporte dans sa thèse un fait analogue. M. Richer, auteur
d'une thèse récente (1883) sur l'oblitération congénitale du canal de
Wharton, en rapporte trois nouvelles observations, dues à M. Lannelongue.

Étiologie. — A part les cas dans lesquels la grenouillette du
canal de Wharton est due à l'oblitération, congénitale ou accidentelle,
de ce conduit on sait peu de chose sur l'étiologie de la grenouillette
en général. Elle s'observe plus souvent chez l'adulte et dans le sexe

féminin. On a prétendu que les professions qui exigent un usage fréquent de la parole, que le chant, donnaient quelquefois naissance à la grenouillette.

Symptômes et diagnostic. — Nous aurons d'abord en vue, dans la description des symptômes, la grenouillette commune ou sublinguale. Nous indiquerons ensuite les particularités qui sont propres aux diverses variétés que nous avons signalées.

Le début de la grenouillette est le plus souvent lent et insidieux. C'est par hasard que les malades s'aperçoivent un jour qu'ils portent une petite tumeur au niveau du plancher de la bouche. La tumeur occupe le plus souvent un des côtés seulement de la région sublinguale ; s'étendant en arrière jusqu'à la dernière molaire, elle s'arrête en avant au niveau du frein de la langue. Quelquefois cependant elle le dépasse, et empiète sur le côté opposé, en prenant la forme bilobée. La coloration de la tumeur est rosée; quelquefois même elle est bleuâtre, ce qui est dû à la minceur de la poche et à la vascularisation de ses parois. Le développement de l'affection est lent et indolent.

Tant que la tumeur n'a pas atteint un grand volume, elle ne cause que peu de gêne. Il y a seulement un peu d'embarras dans la prononciation. Lorsqu'au contraire, la grenouillette a pris un développement considérable, elle peut donner naissance à des troubles fonctionnels très prononcés. La langue est refoulée en haut et en arrière; la mastication et la déglutition sont entravées; la parole devient très difficile; la respiration même est gênée, et l'on peut observer des accès de suffocation. En atteignant ces grandes dimensions, la tumeur change de caractères : elle devient bosselée, elle est épaissie par places, et comme cartilagineuse. Elle donne lieu à des douleurs; quelquefois même, la poche s'enflamme et suppure; mais cela est exceptionnel. Bien plus souvent, lorsqu'elle atteint un grand volume, la poche s'amincit graduellement et finit par se rompre. Un flot de liquide s'écoule dans la bouche, en même temps que la tumeur s'affaisse et que tous les troubles fonctionnels disparaissent. Mais bientôt l'orifice anormal se ferme, et la poche se distend de nouveau.

Dans la grenouillette sus-hyoïdienne, il existe sous la branche horizontale du maxillaire une tumeur, ou mieux, dit M. Delens, une tuméfaction sans limites précises. Elle est molle plutôt que fluctuante. Dans la bouche, on observe une tumeur sublinguale, et la pression exercée sur cette dernière fait saillir davantage la tumeur de la région sus-hyoïdienne. L'orifice du canal de Wharton est libre.

Quant à la grenouillette aiguë, elle se caractérise surtout par une douleur brusque et un gonflement considérable du plancher de la bouche, qui survient quelquefois au moment du repas, et qui peut être assez prononcé pour déterminer la suffocation.

La grenouillette congénitale peut, chez les nouveau-nés, rendre très difficile la succion, et par là même entraver sérieusement la nutrition.

Le diagnostic de la grenouillette repose sur le siège et sur les caractères de la tumeur, sa transparence, sa fluctuation, son indolence. Cependant il a pu quelquefois donner naissance à des erreurs. Les kystes salivaires peuvent en effet être confondus avec certains kystes, certaines tumeurs du plancher de la bouche dont nous parlerons plus tard.

La ponction exploratrice, en permettant de constater les caractères du liquide, qui est clair, visqueux et filant, lèvera tous les doutes.

Quant aux différentes espèces de grenouillette, le cathétérisme du canal de Wharton, à l'aide du stylet de Méjean, en faisant constater la perméabilité ou l'oblitération de ce conduit, permettra de distinguer l'une de l'autre la grenouillette commune ou sublinguale, et la grenouillette du canal de Wharton. On pourra encore, en déposant une substance sapide sur la pointe de la langue, déterminer par voie réflexe un écoulement de salive par l'orifice du canal de Wharton, qui éclairera sur la perméabilité de ce conduit.

Le développement primitif de la tumeur à la région sus-hyoïdienne, ou dans l'épaisseur même de la langue, permettra de reconnaître les variétés dues à la dilatation de la glande sous-maxillaire et de la glande de Blandin ou de Nühn. Mais, plus tard, quand le kyste a pris une grande extension, il est souvent bien difficile de préciser exactement son point de départ.

Pronostic. — D'une manière générale, le pronostic de la grenouillette ne présente pas de gravité. Elle a seulement pour inconvénient de gêner la prononciation et la mastication.

Ce n'est que dans des cas exceptionnels qu'elle aurait mis la vie en danger par les accès de suffocation qu'elle détermine. Nous avons noté surtout le fait à propos de la grenouillette aiguë. Bruns aurait observé la mort pendant un accès de suffocation. Diemerbrock, l'aurait vue causée par l'introduction du liquide dans les voies aériennes, au moment de la rupture spontanée de la tumeur. Chez les nouveau-nés, le pronostic est beaucoup plus sérieux, à cause de la difficulté apportée à la nutrition, et aussi parce qu'à ce moment de la vie toute opération présente un caractère de gravité. Mais, en somme, ces cas exceptionnels étant mis à part, on peut dire que le côté le plus fâcheux du pronostic, c'est la fréquence des récidives et la difficulté de la guérison.

Traitement. — Les procédés de traitement de la grenouillette sont extrêmement nombreux. Mais ce n'est là, comme il arrive le plus souvent, qu'une fausse richesse, la multiplicité des procédés dénotant leur défectuosité. Rien n'est plus fréquent, en effet, que de voir survenir des récidives. Pour faire un choix au milieu de ces nombreux procédés, il importe tout d'abord de préciser la variété de grenouillette à laquelle on a affaire.

Lorsqu'il s'agit, en effet, d'une grenouillette due à l'ectasie du canal de Wharton, il ne suffit pas d'amener la destruction de la poche ; il faut encore, sous peine de récidive, assurer par la création d'un orifice anormal l'écoulement de la salive, qui ne peut plus se faire par le canal excréteur oblitéré. Ici donc la ponction simple, et même la ponction jointe à la cautérisation ou aux injections irritantes, sont insuffisantes. Il faut avoir recours à la large incision ou même à l'excision de la poche. Le séton, le drainage, peuvent également réussir en pareil cas. Pour assurer la formation d'un orifice fistuleux, on a introduit dans l'ouverture faite au kyste un corps étranger. Dupuytren a imaginé une canule présentant la forme d'un double bouton, dont la partie rétrécie répond à l'orifice, tandis que les portions élargies se trouvent, l'une dans la cavité buccale, l'autre dans l'intérieur de la poche. Ce procédé a donné des succès. Mais la présence d'un corps étranger sur le plancher de la bouche est incommode ; de plus, on peut craindre sa pénétration dans les voies aériennes. L'autoplastie a été également appliquée à la cure de la grenouillette ; Jobert de Lamballe a créé un procédé auquel il a donné le nom barbare de *batrachosioplastie*. Il consiste à pratiquer l'incision, puis la dissection et l'excision d'une portion de la muqueuse qui recouvre la tumeur. Celle-ci est ouverte à son tour, et les lambeaux de la poche sont suturés avec les bords de la muqueuse excisée, de façon à assurer la persistance d'un orifice. Plusieurs autres procédés ont été imaginés dans le même but. Le plus simple est celui de Ricord, qui consiste à traverser la grenouillotte à l'aide de quelques fils. La poche est ensuite incisée ; l'anse des fils est attirée au dehors, puis sectionnée. On a ainsi de chaque côté des bords de l'incision plusieurs fils en place, qu'il suffit de nouer pour assurer la suture de la muqueuse et de la paroi kystique.

Il est du reste, à propos de ces différents procédés, une remarque intéressante faite par M. Duplay. Malgré toute la peine que l'on a prise pour assurer la persistance d'un orifice fistuleux, on a bien souvent échoué. Ceci prouve qu'en réalité on avait affaire à toute autre chose qu'à une dilatation du canal de Wharton ; et c'est un argument de plus à faire valoir contre une semblable origine de la tumeur. Dans les cas, au contraire, où le conduit de Wharton est oblitéré, rien ne sera plus aisé que d'obtenir l'établissement d'un orifice fistuleux. En effet, la salive étant incessamment sécrétée, a tendance à s'échapper par l'ouverture anormale faite à la paroi. Pour obtenir le résultat qu'on désire, il suffira de s'opposer à une cicatrisation trop prompte des lèvres de la plaie, soit en pratiquant la cautérisation de ses bords, soit en excisant une partie du kyste. L'emploi du séton remplira le même but.

Dans la grenouillette congénitale tenant à l'imperforation du conduit de Wharton, l'indication à remplir est la même ; et le moyen le plus simple d'y répondre, c'est de pratiquer l'excision d'une partie de la paroi du kyste. Dans la grenouillette aiguë, si la gêne de la respiration va jusqu'à la suffocation, la ponction de la tumeur et l'évacuation du liquide s'imposent comme moyens de parer aux accidents imminents.

Quant au traitement de la grenouillette commune ou sublinguale, il doit se borner à amener l'oblitération du kyste, sans chercher à obtenir une fistule persistante. Certains des procédés que nous avons mentionnés sont encore applicables en pareil cas ; ainsi, l'excision et la cautérisation de la face interne du kyste avec le crayon de nitrate d'argent, le séton et le drainage. Quant à l'extirpation complète de la poche, c'est une opération beaucoup plus difficile et beaucoup plus grave, qui ne nous semble pas devoir être conseillée. Mais on a essayé encore d'obtenir la guérison par des procédés plus simples que la cautérisation et le drai-

nage; nous voulons parler des ponctions suivies d'injections irritantes.
On s'est servi avec succès des injections de teinture d'iode et des injections d'alcool. Mais la réaction a quelquefois dépassé le but, et l'on
a pu voir des paralysies du goût et de la sensibilité de la langue; on
a même observé une paralysie faciale du côté opéré, à la suite d'une
injection d'alcool. Plus récemment on a substitué aux injections précédentes, les injections de chlorure de zinc, qui ont été surtout re-
commandées par MM. Panas et Le Dentu. Voici les conseils donnés à
ce sujet par ce dernier chirurgien : Il faut se servir de chlorure de
zinc déliquescent; avoir soin de faire pénétrer l'aiguille jusqu'au
centre de la poche, pour ne pas agir directement sur ses parois, et ne
jamais injecter plus de deux gouttes de chlorure de zinc. La réaction
produite est souvent très vive ; mais ce moyen a donné d'excellents
résultats, puisque sur 25 opérations M. Le Dentu comptait, en 1881,
25 succès. Il est vrai que d'autres chirurgiens ont été moins heureux.

Quant à la grenouillette sus-hyoïdienne, c'est aussi les ponctions et
les injections irritantes qui lui conviennent le mieux. Suivant le conseil de MM. Gosselin et Delens, on s'adressera d'abord à la tumeur
sublinguale, et c'est seulement en cas d'échec que l'on agira directement sur la seconde poche par la région sus-hyoïdienne.

4° KYSTES SÉREUX DU PLANCHER DE LA BOUCHE.

On rencontre sur le plancher de la bouche un certain nombre de
kystes qui diffèrent de la grenouillette par leur contenu séreux et
par l'absence de connexions avec les glandes salivaires et leurs conduits. On a placé l'origine de ces kystes dans une hydropisie de la
bourse séreuse de Fleischmann, dont nous avons déjà parlé. La
preuve anatomique est bien difficile à faire. Les caractères qu'on a
attribués à ces kystes sont surtout tirés de la nature du liquide, du
cloisonnement de la poche, qui a été constaté dans un cas par Cruveilhier, du siège médian de la tumeur, qui est parfois divisée en
deux lobes par le frein de la langue. Toutefois, d'après les recherches de Demons, ce dernier signe est loin d'avoir une valeur absolue.
La perméabilité des conduits de Wharton est encore un signe qui
permettra de différencier ces tumeurs des grenouillettes formées par
l'ectasie de ce conduit.

Il est également des kystes séreux qui proéminent du côté de la
région sus-hyoïdienne. Dans les deux faits de MM. Le Fort et Périer,
ces kystes coïncidaient avec une grenouillette sublinguale. Nous devons ajouter que souvent ces kystes séreux multiloculaires du plancher de la bouche sont d'origine congénitale. La ponction suivie
d'injections irritantes est le traitement qui convient à ces divers
kystes séreux. Toutefois, dans les cas de kystes multiloculaires chez
les jeunes enfants, on fera bien de se borner à pratiquer une ponction simple, de peur de déterminer une réaction trop vive par l'emploi des liquides modificateurs.

5° GRENOUILLETTES SANGUINES OU TUMEURS ÉRECTILES DU PLANCHER DE LA BOUCHE.

Sous le nom de *grenouillettes sanguines*, Dolbeau a décrit des
kystes sanguins ou séro-sanguins du plancher de la bouche, développés aux dépens d'une tumeur érectile. Quant au mécanisme de
formation de ces tumeurs, Dolbeau admet qu'elles se produisent au
sein d'une tumeur érectile, par rupture ou ulcération de la paroi
veineuse, et épanchement de sang dans les tissus, ou bien encore par
dilatation simple des parois du vaisseau.

La grenouillette sanguine est congénitale. Elle est de couleur violacée, réductible, présentant des modifications de volume pendant les
cris et les efforts. Sa marche est lente; elle est susceptible de s'enflammer; ses communications avec la circulation veineuse peuvent s'interrompre et la tumeur se transformer en kyste séro-sanguin isolé. Se
fondant sur le cas malheureux de Nélaton, Dolbeau rejette toute
intervention. Nélaton, en effet, eut l'occasion d'observer une femme
qui présentait, en même temps qu'une tumeur érectile du cou, une
grenouillette sublinguale. Croyant à une simple coïncidence, il pratiqua une ponction dans cette dernière tumeur. Il en sortit un sang
très rouge; la malade mourut d'infection purulente. Il est certain
que, dans les cas où la réductibilité de la tumeur et ses changements de volume pendant la respiration permettent de conclure à
une large communication avec la circulation veineuse, le mieux est
de s'abstenir. Sinon, on pourrait, comme le conseillent les auteurs du
Compendium, recourir à une injection de 10 à 15 gouttes de perchlorure de fer. La cautérisation et l'électrolyse trouveraient encore ici

leur application. Enfin, l'extirpation complète de la tumeur resterait comme dernière ressource.

6° KYSTES HYDATIQUES.

Deux fois on a observé des kystes hydatiques du plancher de la bouche. Le premier de ces faits appartient à M. Gosselin, et a été publié par son élève, M. Laugier. Il s'agit d'un homme de 61 ans qui portait sur la partie latérale gauche du plancher de la bouche une tumeur qui, incisée, donna issue à du pus et à une membrane hydatique renfermant des crochets d'échinocoques. Le second cas est dû à M. Richet, qui, chez une femme de 38 ans, a enlevé un kyste hydatique du volume d'un œuf de pigeon, proéminant vers le plancher de la bouche et situé entre les génio-glosses.

On comprend combien le diagnostic de pareils faits présente de difficultés. Tout ce que l'on peut dire à ce sujet, c'est que l'enveloppe des kystes hydatiques est dure et résistante, tandis que celle de la grenouillette est habituellement mince et rosée. Le pronostic ne présente pas de gravité. La guérison a été facilement obtenue dans les deux cas : par l'excision et la cautérisation de la paroi dans le fait de M. Gosselin, par l'extirpation complète du kyste dans celui de M. Richet.

7° KYSTES DERMOÏDES.

Parmi les tumeurs les plus nombreuses et par conséquent les plus intéressantes du plancher de la bouche, puisqu'il faut toujours en tenir compte dans le diagnostic, se placent les kystes dermoïdes. Les exemples de ces tumeurs se sont multipliés dans ces dernières années. Elles ont été, en 1883, de la part de M. Ozenne, l'objet d'un mémoire intéressant publié dans les *Archives de médecine*. Cet auteur a pu en réunir 24 observations. Depuis lors, M. Dardignac en a fait connaître, dans la *Revue de chirurgie* de 1884, un nouveau cas.

La structure de ces kystes n'est autre que celle des kystes dermoïdes en général ; nous n'avons pas à y insister ici. Quant à leur pathogénie, l'hypothèse qui rend le mieux compte de leur formation,

c'est celle qui a été émise par M. Verneuil, et qui place dans une
inclusion de peau au niveau de la seconde fente branchiale, l'origine
de ces kystes. Un fait qui vient témoigner en faveur de cette origine,
c'est l'existence fréquente d'adhérences, soit avec le maxillaire inférieur, soit avec l'os hyoïde. C'est là une circonstance qu'il faut
prendre en considération au point de vue de l'intervention opératoire.

Bien que ces tumeurs soient d'origine congénitale, elles peuvent
ne se développer que très lentement et n'attirer l'attention qu'un
grand nombre d'années après la naissance. Les signes qui les caractérisent et qui permettent de les différencier des autres tumeurs du
plancher de la bouche sont d'être médianes, d'offrir parfois une coloration blanchâtre ou jaunâtre ; quelquefois fluctuantes, elles donnent,
dans d'autres cas, une sensation de mollesse, et gardent l'impression
du doigt comme une cire molle. Elles sont indolentes ; enfin, les
orifices des conduits de Wharton restent perméables. La ponction
exploratrice empêchera de confondre ces tumeurs avec la grenouillette, car elle ne donnera issue à aucun liquide, tout au plus seulement à un peu de matière sébacée.

Les troubles fonctionnels causés par les kystes dermoïdes ne diffèrent pas de ce qu'ils sont dans les autres tumeurs du plancher de la
bouche. Chez les jeunes enfants, il peut y avoir de la gêne, de la succion. Quant au traitement, il consiste dans l'extirpation complète de
la tumeur qui ne présente pas de difficultés, le kyste n'ayant que
des connexions très lâches avec les parties voisines. Au niveau de la
face postérieure du maxillaire seulement, on aura souvent à détruire
des adhérences solides. Chez les très jeunes enfants, si la succion
était entravée, on pourrait, comme M. Richet, se contenter d'exciser
la tumeur, pour permettre l'alimentation, tout en évitant une opération grave à ce moment de l'existence.

8° LIPOMES.

Beaucoup plus rares que les kystes dermoïdes, les lipomes du plancher de la bouche ont été quelquefois improprement désignés sous le
nom de *grenouillettes graisseuses*. En 1881, M. Monod en a communiqué à la Société de chirurgie un nouvel exemple. Ils présentent des
symptômes analogues à ceux des kystes dermoïdes. Ils en diffèrent

cependant par leur origine qui n'est pas congénitale, par leur marche lente et continue, par leur tendance à se développer du côté du cou plutôt que vers la bouche. Leur enveloppe mince permet quelquefois de reconnaître par transparence leur coloration jaunâtre, mais ils n'ont pas la consistance molle et pâteuse des kystes dermoïdes; ils ne conservent pas comme eux l'impression du doigt; au contraire, celui-ci est plutôt repoussé par l'élasticité de leur tissu. Le froissement des lobules graisseux les uns contre les autres donne une crépitation particulière, qui a été quelquefois décrite sous le nom de *collision crépitante.* Enfin la ponction exploratrice, en ne donnant issue à aucun liquide, permet de les différencier des grenouillettes et des kystes séreux du plancher de la bouche.

Si ces tumeurs deviennent gênantes par leur volume, le seul traitement qui leur convienne, c'est l'extirpation.

9° NÉOPLASMES OU TUMEURS DES GLANDES SOUS-MAXILLAIRE ET SUBLINGUALE.

Pendant longtemps les néoplasmes primitivement développés dans les glandes sous-maxillaires et sublinguales ont été niés par les chirurgiens. M. Duplay rappelle que Boyer niait le cancer de ces organes et prétendait que, si les glandes sous-maxillaire et sublinguale sont envahies par la dégénérescence cancéreuse, c'est toujours secondairement. Velpeau professait les mêmes idées; il cite cependant un enchondrome de la glande sous-maxillaire. Mais aujourd'hui les exemples de tumeurs primitives des glandes sous-maxillaire et sublinguale se sont multipliés, et il est permis d'en tracer une description. On observe dans ces glandes des épithéliomas, des adénomes et des chondromes.

a. **Épithélioma.** — Il existe des exemples d'épithélioma primitif des glandes sous-maxillaire et sublinguale. Le développement de la tumeur se fait dans les culs-de-sac glandulaires; mais, dans un grand nombre de cas d'épithélioma du plancher de la bouche, il est bien difficile de dire si le mal a débuté au niveau de la muqueuse buccale pour se propager secondairement dans l'intérieur des glandes salivaires, ou s'il a pris naissance dans ces glandes elles-mêmes. Nous avons eu occasion d'observer un cas intéressant de cette nature, l'année dernière, à la Pitié. Un homme jeune encore portait au voisinage de l'orifice du conduit de Wharton du côté droit un petit bourgeon épithélial ; l'infiltration épithéliale se prolongeait dans la glande sublinguale. Malgré la précaution que je pris d'enlever complètement la glande par la région sus-hyoïdienne, la récidive ne tarda pas à se montrer, et M. Verneuil dut pratiquer plus tard une nouvelle opération.

En général les ganglions sous-maxillaires ne tardent pas à se prendre ; la tumeur adhère au périoste de la mâchoire elle-même. Il est absolument nécessaire, en pareil cas, de pratiquer des opérations larges, et de réséquer même une certaine étendue du maxillaire inférieur. Malgré la gravité très grande du pronostic, en opérant ainsi, M. Verneuil a pu obtenir quelques guérisons durables.

b. **Adénomes**. — Dans une thèse sur les tumeurs de la glande sous-maxillaire, M. Talazac rapporte une observation appartenant à M. Verneuil. La tumeur présentait la structure d'un adénome vrai, ayant subi la métamorphose graisseuse. D'autres faits ont été observés depuis lors par MM. Richet et Duplay. Dans le cas de M. Richet, les glandes sous-maxillaire et sublinguale étaient atteintes à la fois. Dans celui de M. Duplay, il s'agissait d'un adénome partiel de la glande ne présentant qu'un mince pédicule, de la grosseur d'une plume d'oie.

c. **Adéno-chondromes**. — M. Talazac rapporte deux faits d'enchondromes de la glande sous-maxillaire appartenant à Scholz et à Virchow. Depuis lors, M. Nepveu a présenté à la Société de chirurgie, en 1879, un mémoire sur l'adéno-chondrome de la glande sous-maxillaire. A propos d'un fait recueilli par lui dans le service de M. Verneuil, cet auteur a réuni les faits publiés antérieurement et il a pu ainsi tracer de l'affection une description basée sur dix observations.

Les caractères de ces tumeurs sont leur marche lente, leur dureté, leur mobilité extrême, qui permet de les distinguer des adénopathies des ganglions sous-maxillaires, toujours plus ou moins adhérentes aux parties voisines. Un autre signe des tumeurs de la glande sous-maxillaire, indiqué par Talazac, est le suivant. Le canal de Wharton est libre ; et si l'on vient à y introduire un stylet et qu'on imprime des mouvements à la tumeur, ces mouvements sont communiqués au stylet, s'il s'agit d'un néoplasme de la glande sous-maxillaire.

Le pronostic des adénomes et des adéno-chondromes de la glande

sous-maxillaire est bénin. A propos du mémoire de M. Nepveu,
MM. Anger, Périer et Lannelongue ont rapporté des faits dans lesquels la récidive ne s'était pas montrée, trois ans, quatre ans et cinq
ans après l'opération. Celle-ci n'a jamais présenté de difficultés ;
l'énucléation de la tumeur est facile ; il n'y a pas de vaisseaux
importants à lier ; la guérison a été obtenue en un espace de temps
variant entre huit jours et trois semaines.

ARTICLE IV

MALADIES DES JOUES ET DE LA GLANDE PAROTIDE.

I

MALADIES DES JOUES.

1° PLAIES.

Les plaies des joues en elles-mêmes ne présentent pas une grande
importance. Tout leur intérêt se tire de la blessure possible du
canal de Sténon, donnant naissance, dans un grand nombre de cas,
à une fistule salivaire. Les auteurs du *Compendium* rapportent deux
cas, appartenant à Baillarger et à Borel, dans lesquels la blessure du
canal de Sténon par coup de feu avait déterminé l'oblitération consécutive de ce conduit. Dans le premier cas, la salive suintait à travers la peau pendant la mastication ; dans le second, la parotide
s'atrophia.

Il est rare que la cicatrisation des deux extrémités sectionnées du
canal de Sténon se produise sans accident ; beaucoup plus souvent,
l'écoulement incessant de la salive s'oppose à la cicatrisation complète de la plaie cutanée, et l'on voit s'établir une fistule salivaire.
Dans d'autres cas, la plaie extérieure se ferme, mais la salive
s'amasse dans une sorte de kyste, qui se distend pendant la mastication, et se vide dans la bouche par la pression du doigt.

En présence d'une plaie de la joue, l'indication à remplir est donc d'obtenir une réunion aussi complète et aussi rapide que possible, pour éviter la formation d'une fistule salivaire. Si la plaie est récente, on pourra y réussir par une suture très exacte, après un lavage soigneux. Si la plaie est ancienne, si la joue a été complètement perforée, il sera préférable de suivre le conseil donné par Boyer, c'est-à-dire d'introduire dans la plaie du côté de la muqueuse une mèche ou un drain, de façon à obtenir de ce côté une fistule permanente, qui permettra de pratiquer vers la peau l'occlusion complète de la plaie.

2° TUMEURS DE LA JOUE.

A l'exemple de M. Duplay, nous diviserons les tumeurs des joues en deux groupes, suivant qu'elles dépendent ou non du canal de Sténon.

A. — TUMEURS INDÉPENDANTES DU CANAL DE STÉNON.

a. **Épithéliomas**. — Bisson (d'Argentan) a publié, dans les Bulletins de la Société de biologie, l'observation d'une tumeur cornée développée sur la joue droite d'une vieille femme. Il n'est pas rare d'observer sur les téguments de la joue ces petits épithéliomas circonscrits qui, débutant par les glandes de la peau, ont reçu de M. Verneuil le nom d'adénomes sudoripares. Ces tumeurs coïncidant souvent avec d'autres néoplasmes semblables développés sur les divers points de la face, sont remarquables par la lenteur de leur marche. Mais à côté d'elles, on observe aussi de véritables épithéliomas diffus débutant par la muqueuse qui tapisse la face interne des joues, et affectant, dans leur marche et leur pronostic, toute la gravité des épithéliomas de la langue et du plancher de la bouche.

b. **Lipomes**. — Il existe dans la joue des lipomes siégeant, soit superficiellement au-dessous de la peau, soit profondément, au-devant de la muqueuse. M. Duplay rappelle un cas de lipome, présenté par M. Gouraud à la Société anatomique. Cette tumeur, développée dans l'épaisseur des téguments de la joue, était tellement fluctuante qu'on y avait pratiqué une ponction avant que Velpeau n'en fît l'ablation.

Les lipomes profonds, développés au-devant de la muqueuse, sont fort rares. Ce sont des hypertrophies de la boule graisseuse de Bichat. Un cas de cette nature, provenant du service de M. Verneuil, a été présenté, en 1881, par M. Cerné, à la Société anatomique. Cette tumeur du volume d'une grosse noix était lisse, et nettement limitée comme si elle avait été enkystée. Les caractères de ces lipomes sont d'être mous, faiblement unis aux parties voisines, et de s'énucléer avec la plus grande facilité.

c. Angiomes. — Les angiomes ou tumeurs érectiles cutanées, *nævi materni*, sont très fréquents à la joue ; ils constituent parfois de larges taches, de couleur lie de vin, qui recouvrent la plus grande partie de la face. Il existe également dans l'épaisseur de la joue des angiomes profonds. Nous empruntons à M. Duplay la description d'une de ces tumeurs enlevée par Lenoir sur la face interne de la joue, et présentée à la Société anatomique par Lebert. « La tumeur était parfaitement enkystée, dit Lebert ; elle était sous-muqueuse ; autour d'un réseau vasculaire très serré se trouvent des éléments de tissu cellulaire et quelques corps fibro-plastiques ; dans les interstices des vaisseaux on rencontre quelques vacuoles, de petites ampoules contenant du sang. » En 1883, M. Berger a présenté à la Société de chirurgie un malade atteint simultanément de lithiase parotidienne et d'une tumeur de la joue, considérée comme un angiome caverneux. En effet, la tumeur était lentement réductible par la pression ; elle se tendait, au contraire, sous l'influence des efforts et de l'inclinaison de la tête en avant. A propos de ce fait, M. Polaillon a indiqué qu'il avait traité avec succès par les injections coagulantes un malade atteint d'angiome profond de la joue, mais en ayant soin d'isoler la tumeur du reste de la circulation à l'aide d'une pince spéciale. M. Delens a communiqué l'observation d'une tumeur angio-lipomamateuse de la joue, dont il put aisément pratiquer l'ablation par l'intérieur de la bouche. La tumeur était mobile, parfaitement circonscrite ; malgré l'existence de lacunes veineuses très nombreuses dans son intérieur, l'écoulement sanguin ne fut pas très abondant ; il n'y eut pas besoin de faire de ligatures, ni de prendre de précautions hémostatiques particulières. La guérison fut rapide. Si donc les angiomes profonds de la joue sont diffus, on pourra les traiter par l'électrolyse ou par les injections coagulantes. S'ils sont mobiles et nettement circonscrits, on en pratiquera l'ablation.

d. **Fibromes.** — En 1882, j'eus occasion d'observer, dans le service du professeur Le Fort que je suppléais à l'Hôtel-Dieu, une singulière tumeur de la face interne de la joue. L'examen histologique pratiqué, après l'extirpation, par le Dr Lagrange, a démontré qu'il s'agissait d'un fibrome. Cette petite tumeur, du volume d'une noix, avait un pédicule si lâche que le malade pouvait l'attirer au dehors entre ses lèvres ; on constatait alors à sa surface un orifice qu'on reconnaissait facilement par le cathétérisme, et au liquide qui s'en échappait, être l'orifice du canal de Sténon. Le fibrome s'était donc développé tout autour de l'orifice de ce conduit. La tumeur, dans son ensemble, avec son orifice central, rappelait l'aspect du col utérin. L'excision en fut aisément pratiquée, et le malade guérit.

e. **Adénomes.** — Les auteurs du *Compendium* relatent un fait d'hypertrophie de la glande parotide accessoire, qu'ils ont eu occasion d'observer.

B. — TUMEURS FORMÉES PAR LA DILATATION DU CANAL DE STÉNON.

a. **Tumeur gazeuse.** — Eu 1872, M. Tillaux a vu, à l'hôpital Saint-Louis, un ouvrier verrier qui présentait une tumeur gazeuse développée aux dépens du canal de Sténon. La tumeur était indolente et réductible par la pression du doigt. Elle se reproduisait sous l'influence des efforts. Une injection colorée faite dans son intérieur à l'aide de la seringue de Pravaz s'écoula dans la bouche par l'orifice du canal de Sténon, et permit de s'assurer de la véritable nature de cette tumeur.

b. **Tumeurs salivaires et calculs salivaires.** — Déjà nous avons noté qu'on avait pu voir se former à la joue une tumeur salivaire dans des cas d'oblitération du canal de Sténon consécutive à un traumatisme. Jarjavay a rapporté le cas d'un jeune sujet chez lequel, consécutivement à l'extirpation d'une tumeur de la joue, il vit se développer, sur le trajet du canal de Sténon, une tumeur formée par la dilatation de ce conduit par la salive, ainsi que la ponction et l'analyse du liquide recueilli permirent de s'en assurer. Dans d'autres cas, la dilatation du canal de Sténon est due à un calcul ; Jarjavay en rapporte un exemple publié par Vernhes (du Tarn). Les calculs du canal de Sténon sont beaucoup plus rares que ceux de la glande sous-maxillaire. M. Trélat a rapporté à la Société de chirurgie le cas d'un malade qui souffrait d'un gonflement de la région parotidienne. Le cathétérisme du canal de Sténon permit de constater l'existence d'un corps dur ; un débridement fut pratiqué, et donna issue à deux petits calculs.

Tantôt les calculs donnent lieu à une tumeur salivaire formée aux dépens du canal de Sténon, tantôt ils produisent seulement un gonflement diffus de la région parotidienne, qui devient plus marqué au moment des repas, sous l'influence de l'augmentation de sécrétion de la salive pendant la mastication. Il peut arriver même que les calculs, par leur présence, déterminent l'ulcération des parois du canal de Sténon ; ils deviennent libres dans le tissu cellulaire voisin, des abcès se forment ; enfin l'ulcération de la peau survient et donne naissance à une fistule salivaire.

Le traitement consiste dans l'ablation du calcul. Elle a pu être pratiquée à l'aide de pinces, dans les cas où le canal était assez dilaté. Dans d'autres cas, un débridement a été nécessaire. Enfin s'il existait une fistule cutanée, l'extirpation du calcul pourrait être faite à travers l'orifice fistuleux.

3° FISTULES SALIVAIRES.

L'histoire des fistules salivaires appartient à la fois à la région de la joue et à la région parotidienne. On observe, en effet, des fistules de la glande parotide et des fistules du canal de Sténon. Nous traiterons ici des deux variétés de fistules, pour éviter des répétitions.

A. — FISTULES DU CANAL DE STÉNON.

Étiologie. — Déjà nous avons noté les principales causes qui peuvent donner naissance aux fistules du canal de Sténon. Ce sont les plaies de la joue, qu'il s'agisse de plaies accidentelles ou chirurgicales. Des ulcérations succédant à la gangrène, à la pustule maligne, à des gommes, à des brûlures, etc., peuvent aboutir au même résultat. Les calculs du conduit peuvent aussi leur donner naissance.

Symptômes. — Le symptôme principal est l'écoulement, par un orifice anormal de la joue, de la salive parotidienne. Elle se pré-

sente sous la forme d'un liquide limpide et non visqueux. Cet écoulement est continu ; mais il s'exagère toujours beaucoup au moment
des repas. Duphœnix cite un malade chez lequel on recueillit pendant un repas de vingt minutes 120 grammes de liquide. L'orifice
de la fistule siège, soit au niveau du masséter, soit au milieu de la
joue, au niveau du buccinateur. Il est quelquefois très étroit, difficile à voir au milieu des fongosités et du tissu cicatriciel. Le cathétérisme du conduit de Sténon permet de se rendre compte du
degré de perméabilité ou de l'obstruction du bout antérieur de ce
conduit.

Pronostic. — Sans être grave, le pronostic des fistules du canal
de Sténon ne laisse pas que d'être fâcheux, tant à cause de la déperdition continuelle de liquide à laquelle elles donnent lieu, que vu la
difficulté de leur guérison.

Traitement. — De très nombreux procédés ont été imaginés
pour la cure des fistules du canal de Sténon. Malgaigne les a rangés
sous les quatre chefs suivants ; 1° occlusion de l'orifice fistuleux ;
2° atrophie de la glande ; 3° rétablissement de la voie naturelle ;
4° formation d'un conduit artificiel.

1° *Occlusion de l'orifice fistuleux.* — Cette méthode ne saurait,
bien évidemment, convenir que dans les cas où le bout antérieur du
canal de Sténon est resté perméable. L'occlusion de l'orifice fistuleux a été réalisée, soit par la suture, soit par la cautérisation. On
a tenté également la compression appliquée entre la glande et la
fistule. Enfin Malgaigne a conseillé l'occlusion au moyen d'une
mince feuille d'or collée sur les téguments de la joue avec de la
poix.

2° *Atrophie de la glande.* — La ligature du canal de Sténon a
été proposée, à la fin du dix-huitième siècle, par Viborg ; Desault a
conseillé la compression exercée directement sur la glande. Mais ce
procédé long et douloureux est d'une efficacité fort douteuse.

3° *Rétablissement de la voie naturelle.* — Morand et Louis,
pensant que le rétrécissement du bout antérieur du conduit était la
cause de la persistance de la fistule, ont conseillé de pratiquer la
dilatation de ce conduit. Mais c'est un procédé insuffisant aujourd'hui
délaissé.

4° *Formation d'un conduit artificiel.* — Reste la création d'un
conduit artificiel qui est la méthode à laquelle on a le plus souvent

recours aujourd'hui, celle qui donne, dans les'cas difficiles, les résultats les plus avantageux. Cette méthode fut créée par Deroy, qui traversa toute l'épaisseur de la joue au niveau de l'orifice extérieur à l'aide du fer rouge. La salive trouvant écoulement du côté de la muqueuse, l'orifice cutané de la fistule se cicatrisa.

Monro arriva au même résultat en se servant d'une grosse alène de cordonnier, avec laquelle il traversa la joue de dehors, en dedans. Il fit passer ensuite dans le trajet un cordon de soie dont les deux bouts furent noués au niveau de la commissure des lèvres et qui fut laissé en place pendant trois semaines. Au bout de ce temps, le cordon fut retiré, et la fistule se cicatrisa.

Desault traversa la joue avec un trocart, dont la canule lui servit à introduire dans le trajet ainsi créé un fil. Puis, à l'aide de ce fil, il put passer dans l'orifice muqueux de ce trajet une mèche de plus en plus volumineuse. Duphœnix remplit la même indication à l'aide d'une petite canule introduite dans l'orifice muqueux du trajet.

Deguise a imaginé un nouveau procédé qui diffère des précédents, en ce qu'au lieu de pratiquer un seul orifice du côté de la muqueuse, ce chirurgien en fait deux ; aussi son procédé peut-il être appelé procédé de la double ponction. Dans cette manière de faire, la joue est traversée deux fois à l'aide d'un trocart, et les deux orifices ainsi formés du côté de la muqueuse sont réunis par l'anse d'un fil de plomb, dont les extrémités sont ensuite tordues ensemble dans l'intérieur de la cavité buccale. L'écoulement de la salive dans la bouche étant ainsi assuré, l'orifice extérieur de la fistule est fermé par la suture. Lorsque la cicatrisation est complète, le fil de plomb est enlevé par la bouche, ou plutôt chaque jour on le tord davantage, de manière à rétrécir l'anse qu'il forme et à sectionner complètement les parties comprises entre ses deux branches. Dans ces dernières années, M. Richelot a communiqué à la Société de chirurgie une modification du procédé de Deguise qui consiste à faire une seule ponction du côté de la muqueuse ; la seconde ponction est faite à la joue à quelque distance en arrière de la fistule, à l'aide d'un trocart conduit de dedans en dehors par l'orifice fistuleux. Un tube en caoutchouc relie les deux orifices ainsi établis du côté de la peau et du côté de la muqueuse, et laisse libre l'orifice fistuleux lui-même, qui est ensuite fermé par la suture, lorsque le gonflement est tombé et que l'écoulement de la salive par le nouveau conduit est définitivement établi.

Étiologie. — Les causes les plus fréquentes de ces fistules sont les traumatismes accidentels ou chirurgicaux. L'obstruction du canal de Sténon, la présence de calculs peuvent aussi donner naissance à des abcès, qui deviennent l'origine de fistules persistantes. Les parotidites suppurées peuvent conduire au même résultat.

Symptômes. — L'orifice de la fistule siège en des points différents. Tantôt il est situé au-dessous ou en arrière du lobule de l'oreille, ou même dans le sillon compris entre la branche montante du maxillaire et le sterno-mastoïdien, tantôt il est près du bord antérieur de la glande et du canal de Sténon. Cette distinction a de l'importance au point de vue du traitement.

L'orifice est habituellement fort étroit, situé dans une dépression, ou, au contraire, au sommet d'une petite éminence. Il donne passage à un liquide clair, limpide, qu'on reconnaît aisément être de la salive. L'écoulement devient beaucoup plus abondant au moment des repas sous l'influence des mouvements de mastication. Un stylet introduit dans l'orifice fistuleux permet de se rendre compte de sa longueur et de sa direction. Il est utile également de pratiquer le cathétérisme du canal de Sténon pour s'assurer de sa perméabilité et de ses rapports avec le trajet fistuleux. Enfin on peut chercher si des injections colorées poussées par la fistule pénètrent dans la bouche par l'orifice normal du canal de Sténon.

Les fistules de la parotide ont un pronostic moins fâcheux que celles de son conduit excréteur. Quelquefois elles se ferment spontanément, et lorsqu'on intervient contre elles par une opération, la guérison est bien plus facilement obtenue.

Traitement. — Trois méthodes principales ont été employées pour le traitement de ces fistules : la compression, la cautérisation, et la suture.

La compression peut être faite sur l'orifice fistuleux lui-même ou sur la glande pour tarir sa sécrétion.

La cautérisation faite, soit avec le nitrate d'argent, soit avec le fer rouge, est un très bon moyen dans le traitement des fistules parotidiennes.

Enfin, si les moyens précédents se montraient insuffisants, on pourrait recourir à la suture des bords de la fistule après avivement.

Dans le cas où l'orifice siège près du bord antérieur de la parotide, et où l'on n'aurait pas réussi par les moyens que nous venons d'indiquer, on pourrait traiter la fistule comme s'il s'agissait d'une fistule du canal de Sténon par le procédé de Deguise ou de Deroy.

Mentionnons en terminant une intéressante tentative faite par M. Mollière (de Lyon). Ce chirurgien pensant avoir affaire à une fistule dépendant d'un lobule isolé de la glande, se proposa d'amener l'atrophie de ce lobule par des injections irritantes. Il pratiqua des injections d'huile phéniquée, et put obtenir ainsi la guérison après la deuxième injection.

II

MALADIES DE LA RÉGION PAROTIDIENNE.

—

1ᵃ PLAIES.

Les plaies de la région parotidienne ont une grande importance, tant à cause des lésions de la glande elle-même que vu la blessure des vaisseaux et des nerfs qui sont contenus dans son intérieur.

Déjà nous avons signalé comme conséquence possible des lésions de la glande l'établissement d'une fistule salivaire. Quant aux nerfs, les troncs qui peuvent être blessés sont le nerf facial, l'auriculo-temporal, et les branches du plexus cervical superficiel. La lésion du nerf facial aura pour conséquence la paralysie totale des muscles de la face du côté correspondant, ou seulement la paralysie de certains d'entre eux, suivant que la branche supérieure ou inférieure du nerf aura seule été coupée. Quant aux lésions des nerfs auriculo-temporal et cervicaux superficiels, elles détermineront la perte de la sensibilité dans la zone où ces nerfs se distribuent.

Les blessures des nombreux vaisseaux artériels et veineux de la région présentent encore une bien plus haute gravité. Les artères sont

si nombreuses et si profondément situées (carotide externe, temporale, maxillaire interne, auriculaire, occipitale) qu'il sera le plus
souvent bien difficile de reconnaître quel est celui de ces troncs qui
a été blessé. La compression est rarement suffisante pour arrêter
l'hémorrhagie ; on essaiera de pratiquer la ligature des deux extrémités du vaisseau lésé dans la plaie. Si elle est impossible, on aura
recours à la ligature de la carotide externe ; et ce n'est que si cette
dernière était insuffisante, qu'on ferait la ligature de la carotide primitive. Encore faut-il bien savoir que les anastomoses des artères du
crâne et de la face sont si multipliées qu'on a vu l'hémorrhagie se
reproduire, même après la ligature de la carotide primitive.

2° INFLAMMATIONS.

On sait que la région parotidienne est le siège d'un grand nombre
de ganglions lymphatiques, qui sont placés, soit superficiellement
sous la peau, soit dans l'épaisseur même de la glande ; l'adénite de
ces ganglions peut déterminer des inflammations, soit localisées, soit
diffuses, siégeant à la superficie ou dans la profondeur de la région.
L'engorgement chronique de ces mêmes ganglions est à prendre en
considération dans le diagnostic des tumeurs de la région parotidienne.

Nous nous contentons de mentionner ces faits. Nous dirons seulement aussi quelques mots des inflammations de la parotide, qui sont
plutôt du domaine médical que chirurgical.

L'inflammation de la parotide ou parotidite peut revêtir deux
formes : A. La parotidite catarrhale ; B. la parotidite phlegmoneuse.

A. — PAROTIDITE CATARRHALE (OREILLONS).

Sous le nom de parotidite catarrhale, *ourles* ou *oreillons*, on décrit
un gonflement inflammatoire de la parotide, qui se montre le plus
souvent chez les enfants et chez les jeunes gens, de préférence dans
le sexe masculin. Endémiques dans certaines localités, les oreillons
revêtent assez souvent le caractère épidémique.

Symptômes. — La tuméfaction de la région parotidienne est
précédée ou accompagnée de symptômes généraux : malaise, fièvre,
courbature. Puis les malades accusent de la douleur dans la ré-

gion parotidienne, qui devient le siège de gonflement. Il est rare que ce gonflement se limite à l'une des parotides. Le plus souvent, au bout de vingt-quatre à quarante-huit heures, la tuméfaction se montre du côté opposé. Quelquefois même les deux parotides sont prises simultanément.

Dans bon nombre de cas, le gonflement est modéré; quelquefois il prend une intensité considérable, se propage à la région cervicale, s'accompagne de douleurs violentes, de chaleur et de rougeur à la peau qui font craindre la suppuration. Celle-ci cependant est exceptionnelle; et d'habitude la maladie se termine par la résolution, au bout de huit à dix jours. Quelques auteurs disent avoir observé à ce moment des phénomènes critiques, tels que de la diarrhée, des sueurs, de la salivation. Mais il n'est pas rare de voir, au moment où le gonflement de la région parotidienne commence à décroître, la température s'élever brusquement à 40 ou 41 degrés, en même temps que chez l'homme, l'un des testicules ou les deux testicules se tuméfient. C'est là l'orchite ourlienne, ou orchite métastatique des oreillons. Il est rare que cette orchite aboutisse à la suppuration; mais elle peut quelquefois se terminer par l'atrophie du testicule.

Chez la femme, on voit se développer des ovarites, des engorgements de la mamelle et des grandes lèvres.

Anatomie pathologique et pathogénie. — L'anatomie pathologique des oreillons est encore à faire; ce qui s'explique par la bénignité de la maladie qui n'a donné que bien rarement l'occasion de faire des autopsies. Pour Virchow, les lobules glandulaires de la parotide sont saillants et congestionnés; leurs conduits sont remplis de muco-pus. Il est à noter cependant que dans l'examen d'un cas appartenant au docteur Jacob et où l'étude histologique de la glande fut faite par Ranvier, on ne trouva pas de lésions inflammatoires de la parotide et de ses canaux. Quoi qu'il en soit, fût-il démontré que les lésions anatomiques des oreillons sont celles d'une parotidite catarrhale, ce ne serait pas une raison pour admettre que la maladie se borne là. En présence de la marche spéciale, des métastases sur l'ovaire, la mamelle, le testicule, force est bien de reconnaître qu'il s'agit d'une maladie générale qu'on a pu, avec juste raison, comparer aux fièvres éruptives.

Traitement. — Le traitement consiste simplement à maintenir une chaleur constante au niveau de la région parotidienne à l'aide d'une couche d'ouate, en même temps que l'on pratique des onctions avec un liniment, calmant. Un vomitif ou un purgatif sont indiqués, s'il y a des symptômes gastriques très prononcés.

B. — PAROTIDITE PHLEGMONEUSE.

La parotidite phlegmoneuse diffère des oreillons en ce qu'elle a la plus grande tendance à se terminer par suppuration. Elle en diffère aussi au point de vue étiologique, en ce qu'au lieu d'être une maladie primitive, elle est le plus souvent consécutive, soit à une maladie générale, soit à une phlegmasie locale de voisinage.

Étiologie. — Lorsque la maladie est de cause locale, elle succède le plus souvent à une irritation venue par l'intermédiaire du canal de Sténon, qu'il s'agisse d'une inflammation de ce conduit, de la rétention de la salive dans son intérieur, d'une stomatite mercurielle, etc. Dans d'autres cas, elle est due à une inflammation de voisinage, qu'il s'agisse d'un anthrax, d'une adénite, d'une inflammation de l'articulation temporo-maxillaire.

Fréquemment la parotidite phlegmoneuse se montre dans le cours des maladies générales, telles que l'infection purulente, la fièvre puerpérale, la pneumonie, la fièvre typhoïde, la variole, le choléra, la dysenterie, la morve, la diphthérie, etc.

Anatomie pathologique. — Le tissu conjonctif qui environne la glande est œdématié ou infiltré de pus. Le canal de Sténon lui-même est rempli de muco-pus. Sur une coupe de la glande, on distingue nettement les acini et les lobules, qui sont augmentés de volume. Au début de la parotidite, on constate que les cellules des acini sont devenues granuleuses ; des cellules lymphatiques se sont accumulées dans l'intérieur des culs-de-sac. En même temps les cloisons du tissu conjonctif qui séparent ces culs-de-sac et les lobules glandulaires sont infiltrées de cellules lymphatiques. Les cellules cylindriques des conduits glandulaires sont également en prolifération et séparées par des cellules lymphatiques. De sorte que, disent MM. Cornil et Ranvier, auxquels nous empruntons la description précédente, toutes les parties constituantes de la glande, tissu conjonctif, canaux excréteurs, acini, sont enflammées en même temps. Plus tard toutes ces parties sont infiltrées de pus.

Symptômes. — Lorsque la parotidite est de cause locale, les

malades accusent au début des douleurs violentes, qui s'irradient
dans la tempe et le cou. Les moindres mouvements de l'articulation
temporo-maxillaire sont extrêmement douloureux. Dans la parotidite
survenant au milieu d'un état général grave, le plus souvent les
autres symptômes cachent le début de l'inflammation parotidienne
qui évolue sourdement. Le gonflement augmente rapidement ; il s'y
joint de l'œdème ; enfin la fluctuation devient manifeste. Quelquefois
même la pression détermine un bruit de gargouillement dû au
mélange de pus et de gaz. Enfin la peau s'ulcère, et livre passage
à un pus fétide et à des détritus gangréneux.

Complications. — Lorsque l'abcès n'a pas été ouvert assez tôt,
on peut voir le pus fuser à la région cervicale ; quelquefois il se fait
jour dans le conduit auditif externe à travers les incisures de Santorini. On l'a vu même s'ouvrir dans le pharynx, ou encore remonter
en suivant la gaine des vaisseaux jusque dans l'intérieur du crâne,
où il détermine une méningite promptement mortelle. Enfin il peut
survenir des hémorrhagies résultant de l'ulcération gangréneuse de
la paroi des vaisseaux. La carotide externe et ses branches, la veine
jugulaire, peuvent être ainsi ulcérées.

On a vu aussi comme complications des suppurations parotidiennes
des phlébites de la veine jugulaire interne et des sinus crâniens.

Diagnostic. — L'inflammation simultanée des deux régions
parotidiennes, dans les oreillons, les circonstances tirées de l'état
général, de l'épidémicité, de l'âge des sujets, permettent de différencier la parotidite catarrhale de la parotidite phlegmoneuse.
Quant à la notion de la cause de la parotidite suppurée, elle se tirera
de la connaissance de la maladie générale au milieu de laquelle cette
complication s'est montrée, de l'examen de la gorge, des dents, de
la muqueuse buccale. Quand l'abcès a été ouvert, on examinera
avec le stylet l'état de l'os sous-jacent, pour reconnaître si le point
de départ n'a pas été dans une lésion du maxillaire inférieur.

Pronostic. — La parotidite suppurée survenant dans le cours des
maladies générales a toujours un pronostic excessivement grave.
Elle peut évoluer insidieusement, et aboutir en quelques heures à la
suppuration diffuse de la glande et à la gangrène, chez les vieillards et les sujets cachectiques. Au contraire, dans les cas où la
maladie est de cause locale, elle peut rester limitée à une portion
de la glande, et est loin de présenter la même gravité. Il est une

forme spéciale qui a été décrite par Chassaignac sous le nóm de parotidite canaliculaire, et dans laquelle on peut faire sourdre le pus par l'orifice du canal de la glande. C'est un véritable catarrhe purulent de la parotide et de ses conduits excréteurs.

Traitement. — Au début, si l'état général le permet, on pourra essayer d'enrayer la marche de l'inflammation par une application de sangsues. Mais si l'on échoue, il faut de bonne heure pratiquer des débridements, pour éviter les fusées purulentes que nous avons précédemment signalées. L'incision doit être faite parallèlement à la branche montante du maxillaire inférieur et au-dessous d'une ligne allant du tragus à la commissure des lèvres, pour éviter la blessure du nerf facial. La peau et le tissu cellulaire seront seuls incisés avec le bistouri ; l'aponévrose sera déchirée avec la sonde cannelée. Plus tard, des contre-ouvertures et du drainage seront pratiqués, s'il est nécessaire; et l'on aura recours à des injections antiseptiques.

3° NÉOPLASMES OU TUMEURS.

Les tumeurs de la région parotidienne peuvent être divisées en deux grandes classes : les unes, en effet, sont développées en dehors de la glande; les autres se développent dans l'intérieur même de la parotide, aux dépens de cette glande.

A. — TUMEURS DÉVELOPPÉES EN DEHORS DE LA PAROTIDE.

On trouve dans la région parotidienne des kystes sébacés, des kystes séreux simples, des lipomes et des tumeurs ganglionnaires ou adénopathies.

a. **Kystes sébacés.** — Les kystes sébacés se développent dans le tissu cellulaire sous-cutané. Ils diffèrent des tumeurs de la parotide en ce qu'ils n'occupent pas la loge parotidienne elle-même.

b. **Kystes séreux simples.** — M. Duplay en rapporte deux exemples appartenant, l'un au Dr Henri (de Lisieux), l'autre au professeur Gosselin. Dans les deux cas, la ponction donna issue à une sérosité limpide, transparente, analogue à celle de l'hydrocèle. La limitation exacte de ces tumeurs, le siège dans le tissu cellulaire sous-cutané, leur mobilité, leur fluctuation, leur transparence, sont autant de caractères qui permettent de les distinguer des autres tumeurs de la région.

c. **Lipomes.** — Le lipome de la région parotidienne peut se développer dans le tissu cellulaire sous-cutané; il peut aussi siéger dans l'intérieur même de la loge parotidienne. Le lipome sous-cutané se reconnaîtra aux caractères habituels de ce genre de tumeurs. De plus, il n'occupe pas la loge parotidienne elle-même. Le diagnostic présentera de plus grandes difficultés dans les cas de lipomes développés à l'intérieur même de cette loge. Demarquay a rapporté le cas d'un lipome en apparence sous-cutané qui siégeait en réalité au-dessous de la parotide saine, ainsi que le montra l'opération. La tumeur du volume d'un œuf de poule envoyait un prolongement sous la branche montante du maxillaire inférieur. Hamilton a publié une observation de lipome intra-parotidien. La tumeur remplissait complètement la région parotidienne, depuis l'arcade zygomatique jusqu'à l'angle de la mâchoire. Elle était élastique, unie, sans bosselures. L'opération permit de constater qu'il s'agissait d'un lipome situé immédiatement au-dessous de l'aponévrose parotidienne tendue et amincie.

d. **Adénopathies.** — Pendant longtemps les chirurgiens, avec Bérard, Velpeau, Cruveilhier, ont beaucoup exagéré l'importance du rôle attribué aux ganglions lymphatiques dans le développement des tumeurs de la région parotidienne. On admettait que bon nombre de ces tumeurs prenaient en réalité naissance dans les ganglions lymphatiques et non dans le tissu glandulaire lui-même. Mais s'il y avait là une exagération évidente, il n'en est pas moins vrai que les ganglions lymphatiques de la région peuvent être le siège de néoplasies dont il faut tenir compte au point de vue du diagnostic différentiel.

Triquet a rapporté le cas intéressant d'une adénite tuberculeuse de la région parotidienne, enlevée par Denonvilliers sur un homme de quarante-deux ans. M. Duplay cite les observations de deux lymphadénomes des ganglions parotidiens rencontrés par lui à l'hôpital Saint-Antoine, chez des femmes de trente et quarante ans.

B. — TUMEURS DE LA PAROTIDE PROPREMENT DITES.

A l'exemple des auteurs du *Compendium de chirurgie,* nous diviserons les tumeurs de la parotide en tumeurs bénignes et tumeurs

malignes. Dans les tumeurs bénignes, nous ferons rentrer l'adénome
et le chondrome, et les kystes salivaires. Aux tumeurs malignes se
rapportent le sarcome, l'épithélioma et le carcinome. Nous n'igno-
rons pas tout ce que cette division a d'artificiel. Il est en effet, en
clinique, bien des types intermédiaires entre les tumeurs bénignes
et les tumeurs malignes; de plus, une tumeur parotidienne qui a
évolué pendant longtemps avec toutes les apparences de la bénignité peut, à un moment donné, prendre la marche d'une tumeur
maligne. Il est encore une circonstance qui rend fort difficile la description théorique de ces tumeurs; c'est que, très souvent, il s'agit
de tumeurs mixtes. C'est là ce qui ressort de la thèse de M. Plan-
teau (1876), et de celle plus récente de M. Pérochaud (1885), sur
les tumeurs mixtes des glandes salivaires. On décrit en pathologie
des adénomes, des chondromes, des sarcomes, des épithéliomas, des
myxomes de la parotide ; et en clinique, on se trouve fréquemment
en présence de tumeurs qui renferment dans leur intérieur plusieurs
de ces éléments anatomiques à la fois, et qui, suivant la prédominance de l'un ou de l'autre, affectent un caractère de bénignité ou
de malignité. Ces remarques étaient indispensables pour donner une
juste idée de la nature des tumeurs de la parotide. Ceci étant établi,
nous conserverons néanmoins l'ancienne division en tumeurs bénignes
et tumeurs malignes, qui nous semble la plus utile au point de vue
de la symptomatologie et des déductions thérapeutiques.

1° TUMEURS BÉNIGNES.

a. — KYSTES SALIVAIRES.

Déjà nous avons signalé les phénomènes aigus produits par la
rétention brusque de la salive dans la glande parotide : douleur,
tuméfaction de la région parotidienne, rougeur et quelquefois même
transsudation de la salive à travers la surface cutanée. Ces différents
phénomènes peuvent succéder à l'oblitération mécanique du conduit
de Sténon par un traumatisme, un calcul ou un corps étranger.
En 1880, M. Terrier a signalé à la Société de chirurgie une nouvelle
cause de ces phénomènes, c'est la présence d'un aphthe, au niveau

de l'orifice buccal du canal de Sténon, produisant la rétention de la salive. Si cette rétention, au lieu de se faire brusquement dans toute l'étendue de la glande, se produit d'une manière lente et sur un lobe isolé, il en résulte la production d'une poche ou kyste salivaire. M. Duplay reproduit la figure d'un volumineux kyste salivaire observé par Desprès pendant son internat dans le service de Nélaton. Bouchard a vu une jeune fille chez laquelle un de ces kystes s'était développé lentement et sans douleur, dans la région parotidienne droite. Une ponction avec un trocart capillaire donna issue à un liquide un peu jaunâtre et légèrement visqueux. Mais la malade ayant mangé quelques heures après, la tumeur reprit son volume. M. Martinet a communiqué, en 1879, à la Société de chirurgie, un cas de tumeur salivaire qui s'était développée consécutivement à l'extirpation d'un petit adénome parotidien. Après la cicatrisation, il se forma, au point précédemment occupé par la tumeur, une petite poche liquide. La ponction donna issue à de la salive ; les injections faites dans la poche sortaient par le canal de Sténon. Elles suffirent à amener la guérison. M. Verneuil, dans son rapport sur cette observation, admet qu'il y a eu, consécutivement à l'ablation de la tumeur, formation d'une cavité dans laquelle la salive arrivait du canal de Sténon par reflux. Il pense que, dans des cas de cette nature, il faut faire une part, à côté de l'obstacle mécanique à l'écoulement de la salive, au spasme du conduit de Sténon.

Le traitement des kystes salivaires consiste à ouvrir le kyste par la bouche et à établir, de ce côté, un trajet fistuleux qui se ferme lorsque la poche est revenue sur elle-même après suppuration.

b. — ADÉNOMES ET ADÉNO-CHONDROMES.

Sous le titre de tumeurs hypertrophiques de la parotide, Bauchet a décrit autrefois des néoplasmes dont la structure histologique est des plus variées. En réalité, la dénomination d'adénome ne doit s'appliquer qu'à des tumeurs dont la structure est la même que celle du tissu glandulaire normal. Ainsi compris, l'adénome parotidien est rare. Ce qu'on trouve beaucoup plus fréquemment, c'est l'association du tissu adénoïde avec le tissu cartilagineux constituant l'adéno-chondrome. On peut, du reste, rencontrer dans la parotide des tumeurs entièrement formées de cartilage, *chondromes purs* ; et d'autrès dans lesquelles le tissu cartilagineux se joint à du tisssu fibreux, du tissu adénoïde et du tissu muqueux; ce sont les *chondromes mixtes*.

Déjà A. Bérard, dans sa thèse de concours sur les tumeurs de la parotide, en 1841, mentionne la présence du tissu cartilagineux dans quelques-unes de ces tumeurs. En 1855, Paget fit connaître la structure des chondromes de la parotide et eut le mérite d'insister sur ce fait que ce sont très-souvent des tumeurs mixtes. En 1856, Cruveilhier donna la description d'une variété de ces tumeurs, les chondromes péri-auriculaires. Plus tard, en 1858, Dolbeau a tracé, dans la *Gazette hebdomadaire*, une histoire clinique des tumeurs cartilagineuses de la parotide, basée sur 17 observations. Les travaux de Virchow, Robin, Cornil et Ranvier ont contribué à éclairer le mode de développement et la structure de ces tumeurs. Nous emprunterons à ces derniers auteurs la description anatomique de ces néoplasmes.

Anatomie pathologique. — Les chondromes purs de la parotide, disent MM. Cornil et Ranvier, constituent des tumeurs se rapprochant de la forme hémisphérique, lisses ou lobulées, bosselées à leur surface, séparées des parties voisines par une enveloppe fibreuse. Sur une section de ces tumeurs, on reconnaît les caractères du cartilage hyalin, soit dans toute la masse, soit dans des lobules séparés les uns des autres par du tissu fibreux.

Mais le chondrome pur est rare; souvent, au contraire, le tissu cartilagineux a subi diverses modifications; on y rencontre, en quantité variable, du tissu fibreux, du tissu muqueux, des kystes remplis d'un liquide muqueux ou sanguinolent. Les acini glandulaires sont aussi le siège d'altérations diverses; quelquefois atrophiés, ils présentent, dans d'autres cas, une hypertrophie et constituent des bourgeons épithéliaux pleins et végétants. Par là, on comprend l'association constatée quelquefois dans ces tumeurs du tissu épithélial au tissu cartilagineux. Suivant la nature des tissus qui sont mélangés au cartilage et suivant la prédominance de tel ou tel tissu, les chondromes reçoivent diverses dénominations. On a ainsi les chondromes myxomateux, si c'est le tissu muqueux qui prédomine, et les chondromes sarcomateux, lorsque la tumeur renferme dans son intérieur une grande quantité de tissu embryonnaire.

Quant au point de départ de ces tumeurs, Cruveilhier, Velpeau, les avaient fait dériver des ganglions lymphatiques de la région, et Dolbeau admet encore cette origine pour certains cas particuliers. Mais il pense que, dans la plupart des faits, au contraire, c'est la glande elle-même et spécialement les cloisons fibreuses qui séparent ses divers lobules, qui leur donnent naissance. Les travaux ultérieurs de Virchow, ceux de Cornil et Ranvier, ont confirmé cette manière de voir. Le chondrome des glandes salivaires, disent ces derniers auteurs, se développe d'habitude aux dépens du tissu conjonctif qui sépare les acini.

Étiologie. — Les chondromes de la parotide se montrent de préférence chez les jeunes gens et dans l'âge moyen de la vie. Ils paraissent un peu plus fréquents dans le sexe féminin. Les traumatismes, les inflammations de la région parotidienne ont paru quelquefois prédisposer à leur développement.

Symptômes. — Les chondromes parotidiens débutent sous la forme de petites tumeurs dures, mobiles sur la peau et sur les parties profondes, que les malades comparent à de petits pois ou de petites noisettes. Elles ont des sièges d'élection importants à connaître. On les observe : 1° au-devant de l'apophyse mastoïde, sous le lobule de l'oreille, descendant parfois plus ou moins sur l'extrémité supérieure du sterno-mastoïdien, au point de paraître étrangers à la glande parotide. C'est cette variété qu'a décrite Cruveilhier sous le nom de *corps cartilagineux sous-auriculaires*. On les rencontre encore : 2° au niveau et au-dessous de l'angle de la mâchoire inférieure ; 3° au niveau de la racine de l'arcade zygomatique, au-devant du conduit auditif, et s'étendant plus ou moins loin sur le bord antérieur du masséter.

Le développement de ces tumeurs est extrêmement lent ; elles constituent de petites saillies dures, tantôt formées d'un seul lobe, tantôt multilobées, indolentes, mobiles sur la peau et sur les parties profondes. On peut même, en les déplaçant, produire par leur choc sur la face externe de la branche montante un bruit particulier de frottement, sur lequel a insisté Nélaton comme signe de l'enchondrome parotidien. Quelquefois ces tumeurs présentent de la transparence à leur périphérie. Lorsque la tumeur est mixte, sa consistance diffère sur ses différents lobes ; elle peut être plus ou moins molle, quand il y a dans son intérieur du tissu fibreux ou myxomateux, ou même tout à fait fluctuante, quand il s'agit de kystes.

- Après avoir pendant longtemps présenté une augmentation de

volume presque insensible, sans causer de douleurs, constituant plutôt une difformité qu'une maladie, ces tumeurs prennent tout à coup
un développement considérable. Elles distendent la peau au point
d'amener son ulcération, compriment le nerf facial et déterminent
sa paralysie, elles peuvent même comprimer le conduit auditif et
causer des troubles de l'audition.

Pronostic. — Ce que nous venons de dire de la lenteur de la
marche de ces tumeurs montre que leur pronostic est bénin ; ce
n'est que dans leur seconde période, où le développement devient
très rapide, qu'elles déterminent des troubles assez graves pour nécessiter leur extirpation. La récidive est exceptionnelle. Cependant il
faut tenir compte de la dégénérescence possible de ces néoplasmes
en tumeurs malignes, expliquée par la présence de tissu sarcomateux
ou myxomateux dans un grand nombre de chondromes mixtes.

Traitement. — Cette dernière remarque doit être prise en
considération au point de vue du traitement. Aussi, au lieu de conseiller l'abstention, ou tout au moins l'extirpation incomplète de ces
tumeurs, comme Dolbeau, pensons-nous qu'il est préférable de les
enlever dès leur première période. On fait ainsi une opération beaucoup plus simple, et l'on met le malade à l'abri de toute dégénérescence de la tumeur.

2° TUMEURS MALIGNES.

Sous le nom de tumeurs malignes de la parotide, nous décrirons
le sarcome, l'épithélioma et le carcinome.

a. — SARCOMES.

Pendant longtemps les sarcomes de la parotide ont été confondus
avec les autres variétés de tumeurs malignes sous le nom de cancer.
Les progrès de l'histologie moderne ne permettent plus de maintenir
cette confusion. Il est à remarquer toutefois que, vu la dégénérescence
possible des chondromes mixtes sur laquelle nous avons déjà insisté
à plusieurs reprises, on peut trouver tous les intermédiaires entre les
tumeurs dites bénignes et les tumeurs malignes. Le sarcome constitue
donc une classe intermédiaire entre les tumeurs franchement béni-

gnes, comme le chondrome pur, et les tumeurs qui, comme le carcinome, présentent le plus haut degré de malignité.

Anatomie pathologique. — Suivant la remarque de M. Duplay, la plupart des tumeurs décrites dans la parotide sous le nom de tumeurs adénoïdes sont en réalité des sarcomes. On peut observer dans cette glande les différentes formes du tissu sarcomateux, sarcome encéphaloïde, fasciculé, cystosarcome. Le sarcome encéphaloïde constitué par des éléments embryonnaires peut donner naissance à des tumeurs d'un gros volume. Le sarcome fasciculé, au contraire, forme des tumeurs qui restent petites et d'une consistance ferme, se rapprochant de celle de l'adénome et du chondrome. Enfin le sarcome s'accompagne parfois de la dilatation irrégulière des cavités glandulaires de la parotide, sous forme de cystosarcome. En effet, tandis que le tissu conjonctif intra-acineux donne naissance au tissu sarcomateux, l'épithélium de la glande, de son côté, prolifère et détermine la formation de bourgeons épithéliaux au centre desquels on rencontre des dilatations kystiques. Il y a donc un développement simultané de l'élément conjonctif et de l'élément épithélial dans l'intérieur de ces tumeurs. Ce n'est pas tout encore, et la structure de ces néoplasmes est souvent beaucoup plus complexe. On y trouve encore, soit des îlots de tissu muqueux, soit des nodules de cartilage. Le myxome pur de la parotide est excessivement rare ; mais nous avons noté déjà qu'on trouve souvent le tissu myxomateux associé au chondrome ; souvent aussi il existe en proportion plus ou moins considérable dans l'intérieur des sarcomes. On trouve aussi dans les sarcomes des noyaux cartilagineux. On comprend par là que, suivant la proportion de tel ou tel élément, la tumeur changera de caractères. On aura ainsi des sarcomes mixtes, chondromateux ou myxomateux, ou des chondromes mélangés de sarcomes. Nous ne saurions trop revenir sur ce caractère de complexité des tumeurs de la parotide ; car c'est lui qui nous explique la marche irrégulière de ces tumeurs qui, après avoir pendant longtemps revêtu les allures d'une tumeur bénigne, peuvent prendre à un moment donné tous les caractères des tumeurs malignes, suivant la prédominance de tel ou tel élément.

Étiologie. — Le sarcome de la parotide se montre le plus souvent chez les sujets jeunes ou chez les adultes. Il paraît plus fréquent dans le sexe féminin. Les causes occasionnelles, traumatismes, inflammations antérieures, paraissent de nature à favoriser son déve-

loppement, comme elles occasionnent quelquefois celui du chondrome.

Symptômes. — Suivant que le point de départ du néoplasme est
profond ou superficiel, il se montre sous la forme d'une tuméfaction
irrégulière, ou, au contraire, d'une tumeur bien circonscrite. Pendant longtemps les progrès de cette tumeur sont fort lents. Quelquefois cependant elle a une marche saccadée ; c'est ainsi que, chez
les femmes, on constate une augmentation de volume, de véritables
poussées de la tumeur, soit au moment des règles, soit pendant la
grossesse. Puis, après avoir eu, pendant de longues années, une
marche silencieuse, la tumeur, soit à l'occasion d'un traumatisme,
soit sans cause appréciable, prend tout d'un coup un très grand
volume. La peau est sillonnée à son niveau de grosses veines dilatées ;
elle est tendue, amincie, quelquefois même d'une coloration rosée.
La tumeur présente des bosselures multiples, de consistance inégale,
suivant que le tissu qui les constitue est formé par du sarcome, ou
du myxome, ou que même il contient des kystes dans son intérieur.

Le sterno-mastoïdien est rejeté en dehors ; les nerfs auriculo-
temporal et cervicaux superficiels sont comprimés ; il en résulte des
irradiations douloureuses ; quelquefois on constate une compression
du nerf facial et sa paralysie. La déformation et la compression du
conduit auditif externe donnent naissance à la surdité. Tantôt la
tumeur reste mobile, tantôt elle est profondément enclavée dans
l'excavation parotidienne, et ne présente que très peu de mobilité.
Enfin la peau distendue finit par s'ulcérer et livrer passage à des
bourgeons fongueux.

Pronostic. — Bien que grave, le pronostic du sarcome parotidien
l'est beaucoup moins que celui du cancer. Pendant longtemps la
santé générale reste bonne ; les ganglions sont intacts. La généralisation du mal est exceptionnelle. Mais ce qu'on observe le plus souvent, c'est la répullulation sur place. On a vu la tumeur récidiver
quatre et cinq fois, et même dans ces cas, on a pu observer la
guérison.

Traitement. — Le seul traitement utile, c'est l'extirpation que
ne contre-indiquent, ni le volume de la tumeur, ni la présence de
vaisseaux et de nerfs importants dans la région. Le plus souvent
il sera possible de les ménager.

b. — ÉPITHÉLIOMA ET CARCINOME (CANCER DE LA PAROTIDE).

Le cancer de la parotide est une affection rare. Telle est l'opinion de M. Duplay, telle est celle de MM. Cornil et Ranvier. C'est aussi la conclusion qui résulte de la thèse récente de M. Michaux sur le carcinome de la parotide (1885).

Anatomie pathologique. — Malgré cette rareté, on rencontre cependant dans la parotide les diverses variétés de cancer. Il existe dans la science plusieurs faits d'épithélioma tubulé de la parotide, observés par MM. Robin, Verneuil, Billroth, Rindfleisch, etc. Ce sont en général des tumeurs diffuses, non isolées du reste de la glande par une enveloppe fibreuse, grisâtres, peu vasculaires, friables. On a vu aussi des cas d'épithéliome pavimenteux. Le carcinome s'y montre aussi avec ses deux formes, dure et molle, répondant aux dénominations anciennes de squirrhe et d'encéphaloïde. De bonne heure ces tumeurs englobent dans leur intérieur les tissus voisins, muscle sterno-mastoïdien, vaisseaux et nerfs, et même les os de la région. Leur examen histologique montre le stroma et les cellules caractéristiques du carcinome.

Étiologie. — Le cancer de la parotide est une affection de l'âge moyen de la vie et de la vieillesse. Tandis que l'encéphaloïde s'observe surtout de 35 à 50 ans, le squirrhe, d'après M. Michaux, est plutôt une maladie des vieillards. C'est presque toujours dans le sexe masculin qu'a été observée cette redoutable affection.

Symptômes. — Le cancer de la parotide débute sous la forme d'une petite tumeur qui, d'abord mobile, ne tarde pas à devenir bientôt complètement fixe. En même temps elle subit une augmentation rapide de volume, et prend des caractères différents suivant qu'il s'agit de squirrhe ou d'encéphaloïde. Dans le squirrhe, la tumeur est extrêmement dure ; elle adhère intimement aux tissus voisins qu'elle attire à elle et qu'elle rétracte. Par analogie avec ce qu'on observe dans la région mammaire, M. Michaux décrit dans la parotide le squirrhe atrophique et le squirrhe en plaques ou diffus.

La tumeur est extrêmement dure, bosselée, irrégulière, intimement adhérente à la peau qu'elle plisse et qu'elle déprime, adhérente au pavillon de l'oreille qu'elle recroqueville, au muscle sterno-mastoïdien et au maxillaire inférieur. Le carcinome encéphaloïde, au contraire, forme une tumeur molle, d'un gros volume, qui remplit toute la loge parotidienne, distend l'aponévrose, puis la perfore, et vient faire saillie sous la peau, au niveau d'une des bosselures de la tumeur. Celle-ci s'amincit peu à peu, devient violacée, et enfin s'ulcère. Des bourgeons charnus, mollasses, fongueux, font saillie à travers cette ulcération ; bientôt même se montrent des hémorrhagies fréquentes qui conduisent le malade à la cachexie cancéreuse.

De bonne heure, les ganglions lymphatiques sont engorgés et forment dans l'encéphaloïde des tumeurs considérables. Moore a noté dans un cas la présence sous la peau de cordons durs, formés par des lymphatiques dégénérés, reliant la tumeur aux ganglions du cou. Dans un cas de squirrhe, M. Michaux a constaté la même lésion.

A ces signes locaux répondent des troubles fonctionnels très accusés. La diffusion et l'envahissement des parties voisines étant les caractères principaux de ces tumeurs, il n'est pas étonnant de les voir déterminer de très bonne heure des troubles des organes nombreux contenus dans la région. De ces troubles fonctionnels, l'un des premiers et des plus importants est la paralysie faciale. Cette paralysie se montre surtout très rapidement dans le squirrhe, à cause de la tendance marquée à rétracter et à englober dans son tissu tous les organes voisins. L'encéphaloïde produit moins rapidement la paralysie faciale ; quelquefois même la paralysie étant due à la compression plutôt qu'à l'envahissement du nerf, reste incomplète. A la paralysie faciale, il faut joindre les violentes douleurs causées par la compression des nerfs nombreux de sensibilité que renferme la région parotidienne. Enfin, déjà nous avons mentionné les troubles de l'audition ; il faut y joindre la gêne des mouvements de la mastication et des mouvements du cou, due à l'envahissement des muscles qui sont préposés à ces mouvements.

La marche est rapide, toutefois elle l'est moins dans le squirrhe et dans l'épithéliome que dans le cancer encéphaloïde.

Diagnostic. — C'est surtout avec le sarcome et avec les tumeurs bénignes de la parotide, adénomes et adéno-chondromes, que doit être fait le diagnostic. Ces dernières tumeurs ont pour caractères de conserver toujours une très grande mobilité, sur la peau et sur les parties profondes. Elles ne déterminent pas de douleurs, pas d'en-

gorgement ganglionnaire, pas de troubles de la santé générale. Elles
ne causent pas non plus de paralysie faciale.

Le diagnostic est beaucoup plus difficile avec les sarcomes qui,
comme les carcinomes, peuvent prendre une marche rapide, affecter
un très gros volume, et déterminer l'ulcération de la peau, des douleurs, de la paralysie faciale. Toutefois il faut noter qu'avant de présenter un développement très rapide, ces dernières tumeurs ont eu
pendant longtemps une marche lente : elles conservent toujours un
certain degré de mobilité, parfois même une mobilité très marquée.
Le carcinome, au contraire, se développe d'emblée très rapidement ;
il adhère intimement à la peau et aux parties profondes ; il refoule
en haut le conduit auditif et le pavillon de l'oreille ; il s'accompagne
de douleurs violentes, d'hémiplégie faciale, d'engorgement ganglionnaire, et de troubles de la santé générale qu'on ne retrouve pas, ou
du moins pas au même degré, dans le sarcome. Quoi qu'il en soit, il
est bien évident qu'il y aura des cas dans lesquels ce diagnostic entre
le sarcome et le carcinome présentera en clinique les plus sérieuses
difficultés. Quant au diagnostic entre les deux formes de cancer
squirrheux et encéphaloïde, il résulte des symptômes que nous avons
précédemment énumérés ; nous n'y reviendrons pas ici.

Pronostic et traitement. — Le pronostic est d'une gravité absolue, et il s'aggrave encore ici de l'impuissance du chirurgien. Si,
en effet, dans le sarcome où la tumeur est mobile, on peut intervenir,
avec l'espoir d'enlever complètement le mal ; dans le cancer, l'adhérence intime du néoplasme avec les parties voisines ne permettrait
de faire qu'une extirpation incomplète, même au prix des plus graves désordres. Le mieux en pareil cas est donc de s'abstenir, et de se
borner à un traitement palliatif destiné à soulager les douleurs du
malade.

TABLE DES MATIÈRES

11615. — PARIS, IMPRIMERIE A. LAHURE

9, Rue de Fleurus, 9

www.ingramcontent.com/pod-product-compliance
Lightning Source LLC
Chambersburg PA
CBHW060415220326
41598CB00021BA/2182